国家卫生健康委员会"十四五"规划教材

全国高等中医药教育教材

供中药学类专业用

U0292762

中药化学

第 3 版

中藥

主　编　胡立宏　杨炳友　邱　峰

副主编　刘　斌　陈建真　才　谦　刘荣华　周洪雷

主　审　彭国平

编　委　（按姓氏笔画排序）

才　谦（辽宁中医药大学）	吴　霞（首都医科大学）
王彦志（河南中医药大学）	邱　峰（天津中医药大学）
王莉宁（天津中医药大学）	何细新（广州中医药大学）
刘　斌（北京中医药大学）	张毅楠（南京中医药大学）
刘荣华（江西中医药大学）	陈建真（浙江中医药大学）
关　枫（黑龙江中医药大学）	周洪雷（山东中医药大学）
孙　赟（云南中医药大学）	胡立宏（南京中医药大学）
孙建国（中国药科大学）	原红霞（山西中医药大学）
杨炳友（黑龙江中医药大学）	董　玉（内蒙古医科大学）

秘　书　王吓长（南京中医药大学）

人民卫生出版社

·北　京·

图书在版编目（CIP）数据

中药化学 / 胡立宏，杨炳友，邱峰主编 . —3 版
. —北京：人民卫生出版社，2021.9（2024.7重印）
ISBN 978-7-117-31589-0

Ⅰ.①中… Ⅱ.①胡… ②杨… ③邱… Ⅲ.①中药化
学 – 高等学校 – 教材 Ⅳ.①R284

中国版本图书馆 CIP 数据核字（2021）第 171511 号

人卫智网	www.ipmph.com	医学教育、学术、考试、健康，购书智慧智能综合服务平台
人卫官网	www.pmph.com	人卫官方资讯发布平台

中 药 化 学
Zhongyao Huaxue
第 3 版

主　　编：胡立宏　杨炳友　邱　峰
出版发行：人民卫生出版社（中继线 010-59780011）
地　　址：北京市朝阳区潘家园南里 19 号
邮　　编：100021
E - mail：pmph @ pmph.com
购书热线：010-59787592　010-59787584　010-65264830
印　　刷：北京市艺辉印刷有限公司
经　　销：新华书店
开　　本：850×1168　1/16　印张：28
字　　数：734 千字
版　　次：2012 年 8 月第 1 版　　2021 年 9 月第 3 版
印　　次：2024 年 7 月第 4 次印刷
标准书号：ISBN 978-7-117-31589-0
定　　价：82.00 元
打击盗版举报电话：010-59787491　E-mail：WQ @ pmph.com
质量问题联系电话：010-59787234　E-mail：zhiliang @ pmph.com

数字增值服务编委会

主 编 胡立宏 杨炳友 邱 峰

副主编 刘 斌 陈建真 才 谦 刘荣华 周洪雷

编 委 (按姓氏笔画排序)

丁 宁 (南京中医药大学)　　　　李慧峰 (山西中医药大学)

才 谦 (辽宁中医药大学)　　　　杨炳友 (黑龙江中医药大学)

王吓长 (南京中医药大学)　　　　吴 霞 (首都医科大学)

王彦志 (河南中医药大学)　　　　吴建军 (浙江中医药大学)

王莉宁 (天津中医药大学)　　　　邱 峰 (天津中医药大学)

巴寅颖 (首都医科大学)　　　　　何细新 (广州中医药大学)

朱立俏 (山东中医药大学)　　　　张毅楠 (南京中医药大学)

刘 艳 (黑龙江中医药大学)　　　陈建真 (浙江中医药大学)

刘 斌 (北京中医药大学)　　　　周洪雷 (山东中医药大学)

刘荣华 (江西中医药大学)　　　　郑云枫 (南京中医药大学)

关 枫 (黑龙江中医药大学)　　　赵启铎 (天津中医药大学)

孙 赟 (云南中医药大学)　　　　胡立宏 (南京中医药大学)

孙建国 (中国药科大学)　　　　　姜艳艳 (北京中医药大学)

杜 锟 (河南中医药大学)　　　　原红霞 (山西中医药大学)

李宝晶 (云南中医药大学)　　　　董 玉 (内蒙古医科大学)

秘 书 王吓长 (南京中医药大学)

◇◇◇ 修 订 说 明 ◇◇◇

为了更好地贯彻落实《中医药发展战略规划纲要(2016—2030 年)》《中共中央国务院关于促进中医药传承创新发展的意见》《教育部 国家卫生健康委 国家中医药管理局关于深化医教协同进一步推动中医药教育改革与高质量发展的实施意见》《关于加快中医药特色发展的若干政策措施》和新时代全国高等学校本科教育工作会议精神,做好第四轮全国高等中医药教育教材建设工作,人民卫生出版社在教育部、国家卫生健康委员会、国家中医药管理局的领导下,在上一轮教材建设的基础上,组织和规划了全国高等中医药教育本科国家卫生健康委员会"十四五"规划教材的编写和修订工作。

为做好新一轮教材的出版工作,人民卫生出版社在教育部高等学校中医学类专业教学指导委员会、中药学类专业教学指导委员会和第三届全国高等中医药教育教材建设指导委员会的大力支持下,先后成立了第四届全国高等中医药教育教材建设指导委员会和相应的教材评审委员会,以指导和组织教材的遴选、评审和修订工作,确保教材编写质量。

根据"十四五"期间高等中医药教育教学改革和高等中医药人才培养目标,在上述工作的基础上,人民卫生出版社规划、确定了第一批中医学、针灸推拿学、中医骨伤科学、中药学、护理学 5 个专业 100 种国家卫生健康委员会"十四五"规划教材。教材主编、副主编和编委的遴选按照公开、公平、公正的原则进行。在全国 50 余所高等院校 2 400 余位专家和学者申报的基础上,2 000 余位申报者经教材建设指导委员会、教材评审委员会审定批准,聘任为主编、副主编、编委。

本套教材的主要特色如下:

1. **立德树人,思政教育** 坚持以文化人,以文载道,以德育人,以德为先。将立德树人深化到各学科、各领域,加强学生理想信念教育,厚植爱国主义情怀,把社会主义核心价值观融入教育教学全过程。根据不同专业人才培养特点和专业能力素质要求,科学合理地设计思政教育内容。教材中有机融入中医药文化元素和思想政治教育元素,形成专业课教学与思政理论教育、课程思政与专业思政紧密结合的教材建设格局。

2. **准确定位,联系实际** 教材的深度和广度符合各专业教学大纲的要求和特定学制、特定对象、特定层次的培养目标,紧扣教学活动和知识结构。以解决目前各院校教材使用中的突出问题为出发点和落脚点,对人才培养体系、课程体系、教材体系进行充分调研和论证,使之更加符合教改实际、适应中医药人才培养要求和社会需求。

3. **夯实基础,整体优化** 以科学严谨的治学态度,对教材体系进行科学设计、整体优化,体现中医药基本理论、基本知识、基本思维、基本技能;教材编写综合考虑学科的分化、交叉,既充分体现不同学科自身特点,又注意各学科之间有机衔接;确保理论体系完善,知识点结合完备,内容精练、完整,概念准确,切合教学实际。

4. **注重衔接,合理区分** 严格界定本科教材与职业教育教材、研究生教材、毕业后教育教材的知识范畴,认真总结、详细讨论现阶段中医药本科各课程的知识和理论框架,使其在教材中得以凸显,既要相互联系,又要在编写思路、框架设计、内容取舍等方面有一定的区分度。

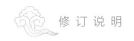

5. **体现传承,突出特色** 本套教材是培养复合型、创新型中医药人才的重要工具,是中医药文明传承的重要载体。传统的中医药文化是国家软实力的重要体现。因此,教材必须遵循中医药传承发展规律,既要反映原汁原味的中医药知识,培养学生的中医思维,又要使学生中西医学融会贯通,既要传承经典,又要创新发挥,体现新版教材"传承精华、守正创新"的特点。

6. **与时俱进,纸数融合** 本套教材新增中医抗疫知识,培养学生的探索精神、创新精神,强化中医药防疫人才培养。同时,教材编写充分体现与时代融合、与现代科技融合、与现代医学融合的特色和理念,将移动互联、网络增值、慕课、翻转课堂等新的教学理念和教学技术、学习方式融入教材建设之中。书中设有随文二维码,通过扫码,学生可对教材的数字增值服务内容进行自主学习。

7. **创新形式,提高效用** 教材在形式上仍将传承上版模块化编写的设计思路,图文并茂、版式精美;内容方面注重提高效用,同时应用问题导入、案例教学、探究教学等教材编写理念,以提高学生的学习兴趣和学习效果。

8. **突出实用,注重技能** 增设技能教材、实验实训内容及相关栏目,适当增加实践教学学时数,增强学生综合运用所学知识的能力和动手能力,体现医学生早临床、多临床、反复临床的特点,使学生好学、临床好用、教师好教。

9. **立足精品,树立标准** 始终坚持具有中国特色的教材建设机制和模式,编委会精心编写,出版社精心审校,全程全员坚持质量控制体系,把打造精品教材作为崇高的历史使命,严把各个环节质量关,力保教材的精品属性,使精品和金课互相促进,通过教材建设推动和深化高等中医药教育教学改革,力争打造国内外高等中医药教育标准化教材。

10. **三点兼顾,有机结合** 以基本知识点作为主体内容,适度增加新进展、新技术、新方法,并与相关部门制订的职业技能鉴定规范和国家执业医师(药师)资格考试有效衔接,使知识点、创新点、执业点三点结合;紧密联系临床和科研实际情况,避免理论与实践脱节、教学与临床脱节。

本轮教材的修订编写,教育部、国家卫生健康委员会、国家中医药管理局有关领导和教育部高等学校中医学类专业教学指导委员会、中药学类专业教学指导委员会等相关专家给予了大力支持和指导,得到了全国各医药卫生院校和部分医院、科研机构领导、专家和教师的积极支持和参与,在此,对有关单位和个人表示衷心的感谢!希望各院校在教学使用中,以及在探索课程体系、课程标准和教材建设与改革的进程中,及时提出宝贵意见或建议,以便不断修订和完善,为下一轮教材的修订工作奠定坚实的基础。

人民卫生出版社

2021 年 3 月

◇◇◇ 前 言 ◇◇◇

为了深入贯彻落实教育部高等教育教学改革精神,满足新时期培养具有创新精神和创新能力的中药学人才的需要,人民卫生出版社组织编写了国家卫生健康委员会"十四五"规划教材、全国高等中医药教育教材《中药化学》(第3版)。

中药化学是一门结合中医药基本理论和临床用药经验,运用现代科学技术,从化学的角度研究中药药效物质基础的一门学科,是衔接中药和化学的"桥梁"和"纽带",同时也是中药学类专业的主干课程。学习该课程对于创新型中药学人才的培养以及推动中医药现代化具有重要作用。

中药化学成分是构成中药药效物质基础的核心,也是中药化学的主要研究对象。它包括中药化学成分的结构类型、理化性质、提取分离纯化、检识鉴定和生物活性等内容。中药药效物质贯穿于中药从种植到加工生产再到临床应用的整个生命周期,伴随着药性、药理和药效的传递,是合理选取中药质量标识物的依据,也是有效控制中药材、饮片及中成药质量和开展中药研发的基础。本教材作为中药药效物质基本知识与创新思维启迪的载体,力求更加凸显传承与创新精神,担当起培养中药学高级人才之重任。

本教材在第2版《中药化学》知识体系基础上,将全书整合为上、下两篇。上篇为中药化学的方法学,包括绪论、中药化学成分的主要生源合成途径、中药成分理化性质的决定因素、中药成分的提取与分离、中药成分结构鉴定、中药成分代谢产物分析与鉴定、中药成分结构转变与修饰,以及中药复方药效物质基础的研究等。下篇为各类成分的具体应用,主要按生源分类法,介绍各类成分的知识与应用,包括结构与分类、提取与分离、结构鉴定、理化性质、构效关系及典型实例。各类成分通过典型案例来阐明中药化学学科在中药学研究中的作用,以及与药理学、药物分析学、药剂学等学科之间的交叉融合,阐明中药传统功效的物质基础、作用机制和量效关系,并应用功效物质基础进行质量控制、结构优化、创新药物研发等。

本版教材与上一版相比在内容和格式上进行了更新修订。具体包括:

(1) 将上一版中关于中药化学制备技术与鉴定实例(第十四章)的内容,分别重新整理到下篇的各类化学成分章节中,保证了相关知识的完整性,并通过典型案例加深对各类成分的认识。

(2) 上篇中增加了中药化学成分的主要生源合成途径、中药成分理化性质的决定因素和中药复方药效物质基础的研究等3章内容,通过生源关系学习中药次生代谢产物的来源和相互关系,以及在植物分类学中的意义;通过分子间作用力影响因素的分析,依据结构特点可预测、解析中药成分的理化性质,设计技术方法及生产工艺;通过对中药复方药效物质基础研究方法的简单介绍,让学生初步了解祖国传统医药的创新发展。

(3) 修订和整理了大部分化学结构的格式,使得结构式更加规范。

通过上述修订,力求使教材在基础性、适用性、前沿性、系统性和完整性上更加完善。同时,本教材在化学术语方面更加体现规范性与准确性,在架构体例方面更加呈现密切性与整体性,在化学结构方面更加反映规范性与完整性,在理论与实践方面更加富有创新性与应用性,从而更加凸显中药化学知识属性特性与中药药物属性特性的关联性。

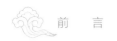

本书可供高等医药院校中药学类专业本科生使用,亦可作为中药生产企业及相关行业人员的学习参考用书。

在本教材编写过程中,得到了来自各大院校的编委会成员的重视和大力支持,许多同仁也对本书的编写提出了不少宝贵意见和建议,在此一并深表谢意!与第2版教材相比,本版教材增加了数字课程建设,特别感谢郑云枫、刘艳、赵启铎、巴寅颖、杜锟、吴建军、朱立俏、姜艳艳、李宝晶、李慧峰、丁宁等老师的参与,为此投入了巨大精力。

本教材在编写过程中参阅了大量文献资料,汇聚了编委们在长期教学实践中积累的经验,在知识覆盖面、创新性和实际运用方面都有可圈可点之处。但限于我们的水平和能力,书中难免有不足或不当之处,敬请读者斧正,以便修订完善。

编者

2021 年 3 月

◈◈◈ 目　　录 ◈◈◈

上　篇

下　篇

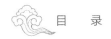

上　篇

◇◇◇ **第一章** ◇◇◇

绪　论

> ◤ **学习目标**
>
> 　　通过本章的学习,了解中药化学的基本概念、内涵和应用意义,以及在中医药现代化和中药产业化中的作用。

第一节　概　述

　　中药化学(chemistry of Chinese materia medica)是一门以中医药基本理论为指导,结合临床用药经验,主要运用化学的理论和方法研究中药化学成分的学科。具体来说,中药化学主要研究中药功效物质或有效成分的理化性质、提取分离方法与技术、结构鉴定、检识与分析方法,以及有效成分的化学结构修饰、生物转化及代谢分析等,同时也涉及有效成分的结构与生物活性之间的关系,以及外界因素对这些成分消长的影响等研究内容。

　　中药是中医药学的重要组成部分,是防治疾病的重要武器。在几千年的临床实践过程中,总结归纳形成了中医药理论体系,包括"辨证论治""升降浮沉""性味归经"等。因此,中药化学的研究既不同于一般含义上的植物化学(phytochemistry)研究,也不同于现代药学中的天然药物化学(natural medicinal chemistry)研究,尽管在研究内容和方法上有很多相近或相同之处。一方面,中药化学研究应关注中药传统理论和临床应用的特点,注重解决中医药学自身的问题,在继承和发展中为中医药临床服务;另一方面,也应借鉴植物化学及天然药物化学研究思路,积极探索发现中药的新活性物质、新生物活性,实践"传承精华、守正创新"的中医药发展道路。

　　青蒿素是源自中药青蒿的抗疟有效成分,早在东晋时期葛洪所著《肘后备急方》中就记载了青蒿具有清虚热、除骨蒸、解暑热、截疟、退黄之功效。20 世纪 70 年代,我国科学家屠呦呦研究团队与国内众多科研学者合作,受《肘后备急方》等古典文献中青蒿"截疟"及临床使用特点的启示,采用低沸点乙醚作为溶剂提取,发现了抗疟有效成分青蒿素,挽救了世界数百万恶性疟疾患者的生命。屠呦呦因此获得 2015 年诺贝尔生理学或医学奖,成为我国第一位获得诺贝尔奖的科学家,也让世界再一次认识了中医药的贡献及魅力。青蒿素的发现研究过程,很好地诠释了中药化学学科的内涵、研究任务和价值意义。

　　中药化学是中医药理论与现代科学如化学、物理学、生物学、植物学、现代医药学等理论和技术相互渗透相互结合的一门交叉学科,属于应用基础科学。一方面,中医药理论与快速发展的现代科学的深入结合,为本学科的发展进步提供了源源不断的动力;另一方面,本学科的发展不仅有力地促进了中医药理论的进步,以及中药现代产业的发展,而且还与中医药二级学科相互交叉渗透,形成新的学科或研究领域。如中药化学与中药资源学结合形成中药资源化学,中药化学与中药炮制学结合形成中药炮制化学,中药化学与方剂学结合形成中药方剂化学,中药化学与中药制药结合形成中药制药化学,中药化学与分析化学结合形成中药分析学,中药化学与药物代谢动力学结合形成中药药代动力学等。由此可见,推动中药化学学科的进步与发展对中医药现代化具有重大的科学意义和应用价值。

与传统中医药学不同,中药化学是一门时代性非常强的课程和学科,与现代科技的发展息息相关。随着新技术、新方法的不断推广与应用,中药化学的研究范围会不断地得到更新和拓展。因此,注重对有关中药现代化研究的新思路、新方法的了解,注重国内外本学科以及相关学科的新理论与新技术在本学科中的应用,对于学习、掌握中药化学知识与技术以及从事中药化学研究都是十分重要的。

第二节 中药有效成分与药效物质基础

传统中药除少数品种如青黛、冰片、阿胶和樟脑等为人工品外,大都来自植物、动物和矿物等。此前开展的全国中药资源普查结果表明,已经鉴定而有学名的中药有 12 807 种,其中来源于植物的数量达到 11 146 种,其他为动物药 1 581 种、矿物药 80 种。随着科学技术的进步和医疗实践的不断发展,还将会发现更多的中药资源。

中药的化学成分十分复杂,这种复杂性一方面是由于中药本身种类繁杂,对于同一种中药可能还存在着不同基原的药材,即"同名异种"。如中药甘草法定的品种来源就有 3 种,分别为甘草(*Glycyrrhiza uralensis* Fisch.)、光果甘草(*Glycyrrhiza glabra* Bat.)和胀果甘草(*Glycyrrhiza inflate* L.),其中除了一些共有的有效成分如甘草酸、甘草苷、异甘草苷等外,这 3 种药材中还含有许多不同的物质成分。另一方面,即使同一种药材,其中也会含有大量结构类型各不相同的化学成分。例如,中药人参中含有人参皂苷(ginsenoside)Ro、人参皂苷 Ra$_1$、人参皂苷 Ra$_2$、人参皂苷 Rb$_1$、人参皂苷 Rb$_2$、人参皂苷 Rb$_3$、人参皂苷 Rc、人参皂苷 Rd、人参皂苷 Re、人参皂苷 Rf、人参皂苷 Rg$_1$、人参皂苷 Rg$_2$、人参皂苷 Rg$_3$、人参皂苷 Rh$_1$、人参皂苷 Rh$_2$ 及人参皂苷 Rh$_3$ 等多种三萜皂苷类成分,此外,还含有挥发油、甾体、多糖、氨基酸、肽、蛋白质、炔醇、有机酸、维生素、微量元素等多类成分。一味中药如此,由多味中药配伍而成的方剂中的化学成分类型之多样、化合物数量之巨大就可想而知了。多样而复杂的化学成分是中药(复方)的特点,也是具有多种功效或多方面药理作用的物质基础。

在中药化学的学习或研究过程中,经常会接触到中药有效成分、活性成分、无效成分、毒性成分、有效部位、有效组分、药效物质基础等一系列名词概念。这可以看作研究者从不同的角度,依据中药化学成分对人体或其他生物的作用或影响,而对不同层次的中药化学成分进行的分类。

其中,有效成分和活性成分是常常容易混淆的一组概念。中药有效成分通常是指与中药防病治病作用相关联的化学成分,它往往与中药的功效相对应,如"丹参中的有效成分"一般就是指丹参中与活血化瘀、凉血消痈功效相关的化学成分,主要包括丹参酮等二萜醌类成分以及丹参酚酸 B、丹参素等酚酸类成分。而活性成分,则是基于现代医药学更宽泛的生物活性而产生的概念,这一概念可以脱离中药传统的功效,包括了中药的毒性成分,甚至可以不考虑能否在医药领域中应用,因而活性成分的概念不仅包括了上述有效成分,还包括与中药功效无关的活性物质以及毒性成分。

一般而言,有效成分、无效成分、毒性成分是相对的,有时甚至会发生相互转变。例如,

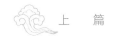

一些多糖、多肽、蛋白质和鞣质等,过去往往被认为是无效成分,现在被发现也具有很好的药效。此外,由于有效成分都是针对中药相应的功效而言的,某些成分对这种功效来说是有效成分,但对另一种功效而言则可能又成为无效成分。甚至某些成分,它既是有效成分同时也是毒性成分:在一定剂量范围内对特定的功效来说它属有效成分,而超过剂量或不是针对某种功效而言时它则会转变成毒性成分,而传统的毒性中药中往往就含有这样一些特殊的化学成分。例如,中药马钱子所含的一种吲哚生物碱——马钱子碱,既是马钱子镇痛的有效成分,同时也是马钱子的毒性成分。因此,不能以简单机械的态度理解中药有效成分、毒性成分与无效成分的概念,在开展中药研究时整个过程必须缜密、系统、全面才能真正阐明中药的有效成分。

基于构效关系的基本理论以及中药防病治病的多成分、多靶点的特点,相继又延伸出有效部位、有效组分、有效部位群等概念。含有一类主要有效成分或一组结构相近的有效成分的提取精制部位称有效部位或有效组分,如人参总皂苷、苦参总生物碱、丹参总酚酸等。中药特别是复方经提取分离处理后可能得到若干个有效部位或有效组分,而几个不同的有效部位或有效组分则构成了某一中药或方剂的有效部位群。

近年来,研究者们也经常使用中药或方剂药效物质基础的概念。由于中药及其复方成分复杂,仅用1种或少数几种有效成分很难阐明中药及复方的复杂体系及作用机制,因此着眼于整体,把对中药及复方临床功效有贡献的成分统称中药或复方药效物质基础。中药复方的优势与特点在于方中各药配伍后可起到协同或拮抗作用,从而达到增效减毒的目的,最终形成对机体的整体调节,因此其药效物质基础并不等于单味药有效成分的简单相加。在提取过程中,由于温度、pH、煎煮时间等因素使复方中的某些成分发生相互作用,形成缔合物、复合物、离子化合物甚至产生沉淀等而影响成分的溶出率,或发生水解、氧化、缩合等化学反应,使原有的某些成分转化或产生新的化合物,从而表现出单味药相加不具备的药理作用,因此在这个过程中所产生的对功效有贡献的化合物都应视为中药药效物质基础。可见,中药药效物质基础是一个更能体现中药整体作用的概念,比单纯的中药有效成分的概念更为完整和深入。

中药复方配伍是中医用药的特点之一,因此我们不但要研究单味药的有效成分和药效物质基础,还要对中药复方进行深入的化学和药理学研究,继而科学阐明中药复方配伍规律以及作用机制等问题。中药复方中的化学成分更为众多,相互关系极为复杂,这方面研究工作任重而道远,同时又极具挑战性和趣味性。

第三节　中药化学在中医药现代化和中药产业化中的作用

一、中药化学在中医药现代化中的作用

在中医药现代化研究中,阐释现代科学内涵的主要技术方法为化学法与生物法。化学法是以研究中药化学物质为目的,其中以中药化学为基础支撑;生物法是以生物效应来研究中药疗效或作用,以中药药理为基础内容。

(一)阐明中药药效物质基础

通过对中药有效成分的研究,不仅可以阐明中药产生功效的物质基础,也可以通过与中药药理学的结合,解析中药防治疾病的作用机制。迄今为止,许多中药尤其是一些常用中药

防治疾病的物质基础已被阐明。

如具有"活血化瘀"功效的银杏叶,现已基本阐明所含的黄酮苷类成分、银杏内酯 A、银杏内酯 B 和白果内酯等萜酮类成分为其主要有效成分群;而银杏酸(ginkgolic acid)类成分,由于能引起肝损伤、免疫毒性及严重过敏反应,被认为是银杏叶中的主要毒性成分,在临床应用时应控制限量。如中药大黄,《本草纲目》中记载可以"下瘀血血闭,寒热,破癥瘕积聚、留饮宿食,荡涤肠胃,推陈致新,通利水谷,调中化食,安和五脏……下痢赤白,里急腹痛,小便淋沥,实热燥结,潮热谵语,黄疸诸火疮"。现代研究表明,番泻苷类成分番泻苷 A、番泻苷 B、番泻苷 C、番泻苷 D 等是泻下作用的有效成分,游离蒽醌苷元具有一定的抗炎镇痛作用,大黄鞣质具有明显的降低血清尿素氮的作用,而芪类成分则是其抗高血脂的有效成分。

阐明中药功效的物质基础是中药现代化的关键科学问题,也是中药化学研究的主要任务之一。随着现代医药学及相关科学技术不断发展,中药的药效物质基础会越来越明晰,将会有力地促进中药的现代化发展。

(二) 促进中药药性理论的深入研究

中药药性理论是对中药作用性质以及特征的集中概括,是中药理论的核心部分,也是中医临床用药的重要依据,其理论体系主要包括四气、五味、归经、升降沉浮、有毒无毒等。从研究中药的生理活性和产生这些活性的物质基础——有效成分入手,对阐明中药药性的科学内涵大有裨益。

基于四气的现代研究主要包括中药四气对机体的中枢神经系统、自主神经系统、内分泌系统以及物质代谢等生物效应的影响。通过中药成分的药理作用与四气(寒、热、温、凉)药性作用的对应性,可以推断该药性的物质基础。如通过测量热证和寒证大鼠治疗前后自主神经平衡状态与尿中儿茶酚胺(catecholamine)及 17- 羟皮质酮含量的变化,发现寒证大鼠表现为心率减慢、尿中儿茶酚胺和 17- 羟皮质酮的排出量减少、氧耗量降低;热证大鼠则相反。温热药附子、吴茱萸、细辛、蜀椒、高良姜、丁香等都含有消旋去甲乌药碱(dl-demethylcoclaurine),而此成分为 β 受体激动剂,具有加强心肌收缩力,加快心率,促进脂肪、糖代谢等一系列作用,这些作用与热性药的药性基本一致,故推测去甲乌药碱等生物碱可能是热性中药的物质基础类型之一。此外,研究还发现,一些温热药如麻黄、陈皮、青皮有升压、强心作用。在这些中药中,麻黄含麻黄碱,陈皮、青皮含新福林(synephrine)。这两种化学成分及去甲乌药碱与肾上腺素一样,都具有儿茶酚胺的类似结构,由此提出中药中具有儿茶酚胺类结构的化学成分可能是热性中药的物质基础之一。

基于五味的现代研究主要包括中药五味与化学成分的关系以及与微量元素的关系。中药五味(辛、甘、酸、苦、咸)是中药味道与功效的概括和总结。现代研究揭示,不同类型的化学成分是中药五味的物质基础。如辛味药含挥发油成分最多,其次是苷类和生物碱。许多药理实验研究证明,麻黄、桂枝、紫苏、细辛、防风、生姜等解表药均有发汗解热作用。14 味行(理)气药中的 13 味为辛味,其化学成分亦以含挥发油成分者占多数,如枳实、陈皮、佛手、厚朴、木香、香附、乌药、荔枝核等。中药麻黄味辛、微苦,性温,具有发汗散寒、宣肺平喘、利水消肿等功效。以往的研究证明,麻黄挥发油中的 α- 松油醇(α-terpineol)能降低小鼠体温,是其发汗散寒的有效成分;具有肾上腺素样作用、收缩血管、兴奋中枢的麻黄碱(ephedrine)和具有松弛支气管平滑肌作用的去甲麻黄碱(norephedrine)是其平喘的有效成分;而利水的有效成分则是具有升压利尿作用的伪麻黄碱(pseudoephedrine)。

基于归经的现代研究主要包括通过探讨同一归经中药的相同化学成分或相同结构类型的化学成分,以阐明归经的物质基础。也可以通过研究中药化学成分的药理作用或考察中药中的某种有效成分在体内药物代谢动力学的特点来探讨与归经的关系。如麻黄碱对支气管平滑肌有解痉和升压作用等,伪麻黄碱有明显的利尿、抗炎作用,说明麻黄入肺、膀胱经是有依据的。

(三)阐明中药复方配伍的科学内涵

中药在临床上大多以复方的形式应用。为了阐明中药复方配伍理论的科学内涵,对复方进行有效成分的研究是极其必要的。传统中药配伍不仅是饮片层面的简单叠加,而是按君臣佐使的方法将药物加以组合运用,即将药物按照一定原则进行组合,并通过组分在数量上与含量上的变化,起到相同或不同功效,甚至产生新的组分,从而起到减毒增效的作用,以便适应复杂病情,甚至预防药物中毒的作用。并且,随着人类健康需求意识和对药品安全认识水平的日趋提高,以及科技进步和检测手段的不断提高,中药的安全性问题也更广泛地引起了社会的关注,而配伍减毒法正是最常见的中药减毒方法之一。

如医圣张仲景在《伤寒论》中所载含附子的方剂中,甘草是最常用的配伍药味。现代研究已证实,甘草与附子配伍可起到减毒增效作用,而通过比较配伍前后方中乌头类生物碱的含量,发现附子、甘草配伍后乌头碱和次乌头碱的含量显著下降,说明甘草配伍附子减毒增效的过程与减少附子中生物碱有关。进一步研究还揭示,附子与甘草配伍不仅可通过加热直接降解毒性较大的双酯型生物碱而发挥解毒作用,并且甘草中的酸性成分还可通过促进其水解、脂交换、生成缔合物而沉淀等多种途径进一步降低溶液中游离态生物碱的含量,不仅大大降低了附子的毒性,也增强了其回阳救逆的效果。

(四)阐明中药炮制的科学内涵

中药必须经过炮制才能入药,这是中医药的一大特色。中药炮制是根据中医药理论,依照辨证施治用药的需要和药物自身性质,以及调剂、制剂的不同要求,将中药材加工成饮片的过程,是中医临床用药的经验总结。很多中药在用于临床前都要经过炮制,以达到提高疗效、降低毒副作用、改变药物药性或功效、便于贮藏和服用等目的。

如延胡索醋制可以增强行气止痛作用,主要是因为延胡索的有效成分为生物碱,而醋制使延胡索中难溶于水的延胡索乙素(又称四氢帕马丁)等游离生物碱与乙酸结合生成易溶于水的生物碱盐,有利于生物碱的溶出。酒炙和醋炙均能提高延胡索生物碱和延胡索乙素的煎出量,从而增强了镇痛和镇静作用。又如,半夏通过炮制可以降低毒性反应。生半夏的毒性主要表现为对黏膜的刺激,主要原因是生半夏中的凝集素蛋白具有显著的促炎毒性。法半夏炮制过程中甘草汁和石灰水浸泡均可破坏毒性成分凝集素蛋白结构,显著降低毒性成分凝集素蛋白的含量,为法半夏炮制解毒机制之一。

研究中药炮制前后化学成分或有效成分的变化,有助于阐明中药炮制的原理、改进传统的炮制方法、制定炮制品的质量标准、丰富中药炮制的内容,是发掘和提高中医药传统理论的一个重要工作。

二、中药化学在现代中药开发中的作用

(一)建立适宜的提取分离工艺,保障药物质量及其均一性

中药及复方由植物、动物和矿物等天然药物构成。与化学药不同,现代中药不在于“创造”出新的功效物质,而是如何能够最大程度地保留有效成分(群),同时去除大部分杂质,即“去粗存精”,因而“提取分离”是现代中药制备过程中面临的主要问题。

从本质上看,中药(复方)提取分离就是利用中药复杂体系中有效成分与共存杂质之间在物理、化学性质上的差异,采用适宜的提取分离技术建立相应的工艺流程。由于中药分离精制的程度与制剂的质量均一性、药效及毒副作用、成本及价格等息息相关,使得提取分离工艺在现代中药行业发展中显得十分重要。如在提取分离工艺建立过程中,依据有效成分

的溶解性、酸碱性、热稳定性、挥发性等选择适当的溶剂和提取分离方法,确定被提取中药材的颗粒大小、溶剂的用量,提的温度、时间、次数,以及选择适宜的成分精制技术,把中药有效成分最大限度地提取分离出来,将杂质最大限度地除去,这是中药制剂过程中的一个重要步骤。

(二) 改进中药制剂剂型,提高药物临床疗效

中药汤剂和丸、散、膏、丹等传统剂型具有技术落后、产品粗糙、质量均一性差、用量大、携带不方便、起效慢、微生物难以控制、携带不便等缺点,难以适应现代医学防病治病的需要,更难适应国际市场的要求。近年来,中药剂型的改革也迅速发展。除传统的丸散膏丹外,中药片剂(分散片、薄膜包衣片等)、胶囊剂(肠溶胶囊、控缓胶囊等)、颗粒剂、口服液、针剂、冻干粉针等现代剂型的产品不断被开发并应用于临床。中药化学在中药制剂的研制中也起着十分重要的作用。中药的有效成分或有效部位的溶解性、酸碱性、挥发性、稳定性、生物利用度等性质是中药制剂剂型选择的主要考虑因素。根据中药有效成分或有效部位的理化性质,还可研制出合理可行的制剂成型工艺。中药制剂的稳定性是保证中药制剂安全有效的重要因素。中药有效成分是否稳定对中药制剂的稳定性影响很大。如中药制剂在制备加工过程及贮存放置过程中,某些中药有效成分受到光、热、空气、温度、酸碱度等的影响,可能会发生水解、聚合、氧化、酶解等化学变化,使有效成分破坏,导致中药制剂出现变色、混浊、沉淀等现象,从而使药效降低或消失,甚至产生毒副作用。因此,应针对中药有效成分的理化性质,通过采用适当的剂型、调整合适的 pH、制备衍生物或采用适当的包装等方法来提高中药制剂的稳定性。

(三) 建立和完善中药质量评价标准

目前,评价和控制中药质量最常用的方法是以中药材及其制剂中的某种或多种有效成分、标志性化学成分、主要化学成分作为评价指标,应用中药化学的检识反应、鉴别方法、各种色谱法(如薄层色谱法、高效液相色谱法、气相色谱法及高效毛细管电泳法等)以及各种波谱法(如红外光谱法、核磁共振波谱法及质谱法等)进行定性鉴别和含量测定。近年来,更加注重中药质量控制的整体性和均一性,采用多种(类)成分为指标,多模式、多分析方法组合评价目标中药质量,希望建立更加符合中医药理论和实践的要求,更准确、更全面地反映其自身质量的系统评价方法和体系,如以特征图谱、指纹图谱作为主要专属性鉴别方法,与以多指标成分定量分析相结合的中药质量评价新模式。

具体来说,不管是定性还是定量分析方法的建立,均需要依据指标性化学成分的理化性质选择适宜的检识、鉴别及色谱分析方法。如指标性化合物存在共轭双键,紫外吸收明显,在色谱分析法中即可选择紫外检测器;而对于结构中没有此类特征的成分,如黄芪中黄芪皂苷的检测、蜂蜜中的单糖类成分等,则可选用蒸发光散射检测器等通用性检测器。此外,在中药定性鉴别、含量分析时经常出现指标成分存在干扰的问题,因此需要依据指标成分性质优化供试品溶液制备方法,这在成分复杂的中药复方制剂质量标准研究中显得尤为重要。

(四) 研究与开发新药,扩大药源

创新药物的研究与开发关系到人类的健康与生存,其意义重大而深远。从天然产物中寻找生物活性成分,通过与药理学、毒理学、制剂学、临床医学等学科的密切配合,研制出疗效高、毒副作用小、使用安全方便的新药,这是国内外新药研制开发的重要途径之一。从经过数千年临床实践证明其临床疗效可靠的传统中药中寻找有效成分并研制开发成为新药,是一条事半功倍的研制新药的途径,而且其成功率要比从一般天然产物开始高得多。

迄今为止,通过中药化学成分研究发现并研制出了许多天然药物,如青蒿素(artemisinin)、麻黄碱(ephedrine)、小檗碱(berberine)、阿托品(atropine)、利血平(reserpine)等。

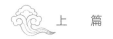

有些药物因为耐药性、制剂成型性或临床适应证的需要,可以针对原化合物进行结构修饰,从而开发出新一代药物。如青蒿素是从中药青蒿中分离出来的抗疟疾有效成分,是一个具有过氧化结构的倍半萜。为了解决青蒿素水溶性及油溶性不理想的问题,对青蒿素进行了化学结构修饰,开发出了水溶性的青蒿琥酯(artesunate)和油溶性的蒿甲醚(artemether),这两个青蒿素衍生物都有速效低毒、溶解性好、生物利用度高的优点。此外,在青蒿素基础上还进一步开发出了双氢青蒿素(dihydroartemisinin),其药效高于青蒿素近 10 倍,具有更突出的"高效、速效、安全、剂量小"等优点,已成为当前青蒿素类药物之优选药。又如香菇中的香菇嘌呤(eritadenine)具有降低胆固醇(又称胆甾醇)的生理活性,若将香菇嘌呤分子中的羧基转变为酯的结构,其降低胆固醇的活性可提高 10 倍。又如吗啡镇痛作用的合成代替品——哌替啶(度冷丁),在基本保留了吗啡样镇静作用的同时,大大降低了吗啡样成瘾性。

有些天然药物成分在首次发现的植物中含量较低,而为了有效解决药用资源,可以通过中药资源化学思路,根据植物的亲缘关系寻找成分含量高的新植物来扩大药源。例如抗菌消炎的小檗碱,最初是从毛茛科植物黄连中得到的,后来发现在小檗属的三颗针、防己科的古山龙、芸香科的黄柏等植物中也含有此成分,目前三颗针、古山龙均已成为提取小檗碱的主要原料。此外,还可以通过含量丰富的前体物质经半合成、仿生合成、生物转化等多种方式来获得目标天然药物。如著名的抗肿瘤天然药物——紫杉醇(paclitaxel),在植物紫杉各个部位的含量都非常低,即使在含量相对较高的韧皮部其含量也只有 0.01%~0.03%。为了解决其资源问题,法国 Potier 小组以叶中含量高达 1% 的 10- 去乙酰基浆果赤霉素(紫杉醇的核心骨架)为原料,通过半合成方法制备获得了紫杉醇成分,满足了临床用药的需求。又如临床用于治疗霍奇金淋巴瘤的天然活性成分长春碱(vinblastine),在长春花中的含量极低,不到十万分之四,但研究发现,在长春花全草中具有含量丰富的前体物质长春质碱(catharanthine),通过仿生合成反应可以制备获得长春碱,从而解决了其资源短缺的问题。

(胡立宏)

复习思考题

1. 简述中药化学的概念及其研究内容。
2. 简述中药化学在中医药现代化中的作用。
3. 简述中药化学在现代中药开发中的作用。

◆◆◆ 第二章 ◆◆◆

中药化学成分的主要生源合成途径

学习目标

通过本章的学习,掌握植物体内次生代谢产物的主要生物合成途径;熟悉乙酸-丙二酸途径、甲羟戊酸途径和莽草酸途径的生源合成过程。

第一节 概 述

人类在利用植物的过程中,最初将植物分为可吃的、药用的和有毒的类群,后面才逐渐形成植物化学成分与植物的系统位置相联系的概念。明代李时珍在《本草纲目》中,按药物的自然属性与特征加以归类,把亲缘近的属、种列在一起;如草部之四,湿草类的53种药物中,有21种属于菊科,并把8种蒿属植物排列在一起。蒿属种类不仅具有相似的形态,而且多含挥发油,药物效用也很接近。研究植物化学成分,阐明其结构特征,并研究这些成分在植物界的分布,以及它们的生源合成途径,有助于总结各级分类阶元如科、属和种所含化学成分的特性和合成途径;探索各化学成分在生物界中的分布规律,研究生物体中化学成分的自身进化;根据生物所含的化学成分及其合成途径,配合传统分类学及有关学科,共同研究生物类群的起源,如植物起源、动物起源、被子植物起源和哺乳动物起源等。

中药主要来源于天然药物及其加工品,其"有效成分"一般是指化学上的单体化合物,能用分子式和结构式表示,如乌头碱、麻黄碱等,并在中药材(或中成药)中起主要药效的化学成分。这种概念用于试图从天然药物中寻找化学新药,方向十分明确,几十年来取得了显著的成绩,如青蒿素的发现及应用。左旋麻黄素具有平喘、解痉作用,甘草酸有抗炎、抗过敏、治疗胃溃疡的作用,分别被认作中药麻黄和甘草的代表性有效成分。随着中药化学成分的分离和结构确证的数量增加,从中药中发现的成分结构类型多样,包括黄酮、萜类和生物碱等化合物。中药化学成分的生源合成途径研究,通俗来说,就是为了回答这些化学成分从哪儿来的科学问题。具体而言,就是利用有机化学、生物化学、分子生物学等手段,研究生命体中如何由简单的初级代谢产物逐步形成结构复杂的次级代谢产物的过程。通过解析各类成分在体内生物合成的途径、合成过程中各种酶所起的作用,以及产生的各种中间产物的化学机制及其结构,可阐明中药有效成分的生源合成途径。

生物体中主要含有合成酚类的乙酸途径和莽草酸途径、合成萜类的异戊二烯途径,以及合成生物碱的氨基酸途径等生物合成途径。这些途径可加以组合生成结构更为复杂的化合物。生物体以甲羟戊酸、磷酸去氧木糖、氨基酸、乙酸以及莽草酸等为基本构造单元,通过各种组装机制形成结构多样的天然化合物。探索天然产物的生物合成途径在学术研究和工业应用上具有重要的意义：①有助于天然产物的结构推导；②从天然产物的生物合成过程来判断生物体间的亲缘关系；③指导对有用天然产物的"仿生合成"；④可增加组织培养体系生产有用天然产物的生产速率和产率；⑤是控制和操纵有用天然产物的理论基础和前提。

第二节　初生代谢与次生代谢

生物体为了维持自身的生存、生长和繁殖，体内需要不停地进行大量有机化合物的转化和交换，以腺苷三磷酸（ATP）的形式为自身提供能量，且需要大量的构造单元来组装各自的组织结构。在这一过程中，形成了精密调节的酶促反应网络，统称中间代谢，而涉及的途径则称代谢途径。生物体中的成分按代谢合成途径可分为初生代谢产物（primary metabolite）和次生代谢产物（secondary metabolite）。绿色植物及藻类通过光合作用将水和二氧化碳合成为糖类，进一步通过不同途径，生产植物中普遍存在的维持有机体正常生存的必需物质，即初生代谢产物，如叶绿素、糖类和蛋白质等。糖类、脂类、蛋白质和核酸是生物体内最重要的分子。在合成和转化化合物的能力方面，不同生物体间差异很大。例如，植物依赖环境中的无机物经光合作用高效率地合成有机化合物，而其他生物体（如动物和微生物）则依赖食物合成有机化合物，如以植物为食物。有些代谢途径通过降解食物材料，生成基本构造单元，来合成特定分子。

生物体个体虽然存在差异，但它们修饰和合成糖类、蛋白质、脂类以及核酸物质的途径基本相同。这些代谢过程阐明所有生物体最基本的共性特征，统称初生代谢，而涉及的化合物称初生代谢产物。降解多糖和单糖一般经过糖酵解和Krebs循环途径，同时通过有机物氧化释放能量。Krebs循环亦称柠檬酸循环或三羧酸循环。脂肪酸经氧化释放能量，对需氧生物体而言，通过氧化磷酸化过程可以实现上述过程的最佳氧化。蛋白质在体内可降解为氨基酸，通过代谢实现对氨基酸的转化，降解不需要的氨基酸，同时也可释放能量。以上过程均为初生代谢过程。

以初生代谢产物，如乙酰辅酶A、丙二酸单酰辅酶A、莽草酸、甲羟戊酸及一些氨基酸等，作为原料或前体，又进一步经历不同的代谢过程，生成的化合物称次生代谢产物，如生物碱、萜类等。后一过程因为并非在所有的生命体中都能发生，对维持生命活动来说又不起重要作用，故称之为次生代谢过程。次生代谢产物在特定的生物体中或生物群中合成，具有明显的种属特异性，可反映中药科、属和种的特征，且大多具有特殊或显著的生理活性，为中药化学的主要研究对象。目前，人们还没完全了解这些次生代谢化合物的功能和对生物体的作用；某些化合物的产生有其显而易见的原因，如挥发性物质用来吸引同种或异种，毒性物质用来防卫天敌，有色物质用来吸引或警示其他物种等；所有次生代谢产物的产生都应该有其必然性。

关于初生代谢和次生代谢的界限区分并不完全严格，两者存在交叉重叠。一些天然产物归为这两个领域均没问题，如脂肪酸和糖，绝大多数情况下属于初级代谢产物，但一些典型的相关物质较罕见，仅在少数种属中发现，故可归属为次生代谢产物。同样，甾醇在自然界分布广泛，但也有一些结构仅局限于特定的生物体中，具有独特的药理活性。

植物体内的初生代谢产物生物合成过程见图2-1。

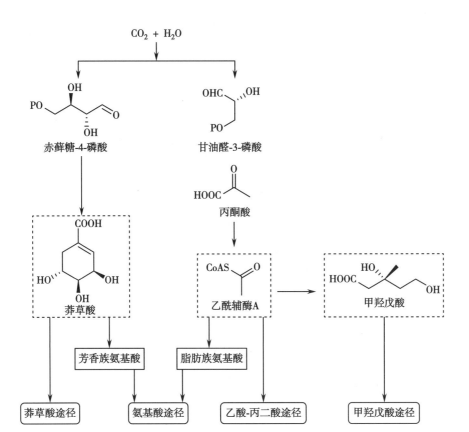

图 2-1　植物初生代谢过程简化示意图

第三节　中药次生代谢产物主要的生物合成途径

一、常见的基本结构单位

自然界中的化合物虽然总数多、结构复杂,但它们均由一定的基本结构单位按不同方式组合而成。

1. 碳骨架　指有机化合物中,碳原子互相连结成链或环构成的分子骨架结构,又称碳架或碳架结构。碳骨架是植物次生代谢的产物,与植物的种属存在着关联性,也是化合物结构分类的主要依据。碳骨架的常见基本结构单位类型如下。

(1) C_2 单位:二碳单元来自乙酰辅酶 A(acetyl-CoA),可以是简单酯中的乙酰基团,也可以是链烃(如脂肪酸)或芳香环(如酚类和苯醌等聚酮类化合物)的组成部分(图 2-2)。

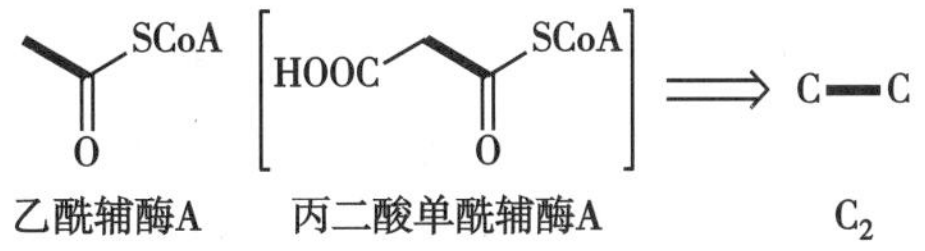

(2) C_5 单位:带支链的 C_5 异戊二烯单元是甲羟戊酸(mevalonate)和磷酸脱氧木糖(deoxyxylulose phosphate)衍生出来的特征化合物结构。甲羟戊酸本身由 3 个乙酰辅酶 A 合成,而 6 个碳的甲羟戊酸脱去 1 个羧基,贡献出 5 个碳原子。磷酸脱氧木糖是一个直链的糖衍生物,经骨架重排可形成支链异戊二烯单元。C_5 单位是合成萜类和甾体的重要组成部分(图 2-3)。

(3) C_6C_3 单位:苯丙素单元来自莽草酸(shikimic acid)途径产生的芳香族氨基酸 L- 苯丙

图 2-2　C_2 单位来源

乙酰辅酶A　丙二酸单酰辅酶A　C_2

11

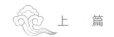

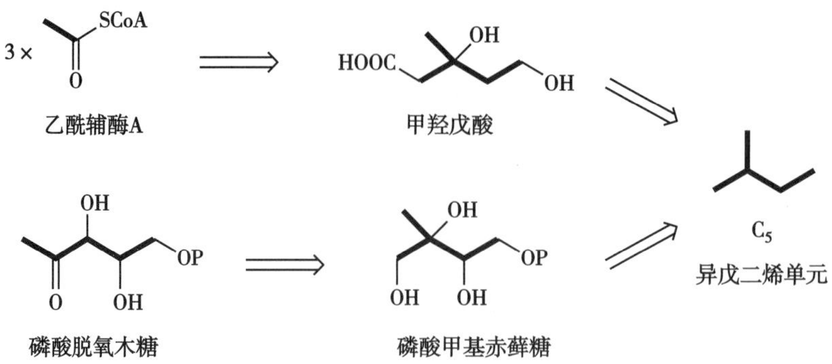

图 2-3　C₅ 单位来源

氨酸(L-phenylalanine)或 L- 酪氨酸(L-tyrosine),经过脱氨基形成苯丙素单元,C₃ 支链以饱和、不饱和或氧化状态存在,如香豆素、木脂素。有时,C₃ 支链可发生裂解反应,脱去 1 个或 2 个碳原子,形成 C₆C₂ 或 C₆C₁ 结构单元(图 2-4)。

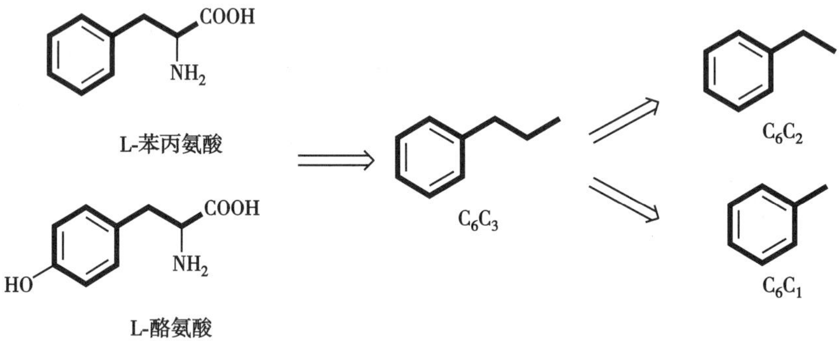

图 2-4　C₆C₃ 单位来源

2. 氨基酸单位　此为生物碱的主要组成部分。其中,C₆C₂N 构造单元来自 L- 苯丙氨酸或 L- 酪氨酸,经过脱羧基碳产生 C₆C₂N。L- 色氨酸同样经过脱羧过程产生吲哚 C₂N 单元。C₄N 单元通常在杂环吡咯烷中出现,来自非蛋白质氨基酸 L- 鸟氨酸(L-ornithine),与 C₆C₂N 和吲哚 C₂N 单元形成过程不同,鸟氨酸脱去羧基和 α- 氨基氮产生 C₄N 单元,而 δ- 氨基氮保留在 C₄N 单元中。同样,来自 L- 赖氨酸(L-lysine)的 C₅N 单元通常在哌啶环中出现,与 C₄N 单元形成方式相似,其 ε- 氨基氮保留在 C₅N 单元中(图 2-5)。

3. 复合单位　次生代谢物不仅可由同一类型的构造单元合成,也可由不同类型的构造单元合成,这就拓宽了天然产物结构的多样性,但也使得基于生物合成途径的分类变得复杂化。一个典型天然产物结构的不同部位可能分别来自乙酸途径、莽草酸途径以及磷酸脱氧木糖途径。一些次生代谢产物含有 1 个或多个糖单元,这些糖单元可以是简单的初级代谢产物(如葡萄糖或核糖),也可以是经修饰后形成的少见的糖单元。为阐明一个天然产物合成的来龙去脉,需要将它们的分子结构分解成若干个基本构造单元,并且分析其组装机制。合理地解释分子的组装历程可揭示截然不同的分子结构间的内在联系。因此,研究分子的相似性比研究差异性更有意义,而对生物合成途径的学习将有助于合理解释分子的生物合成过程。

二、中药次生代谢产物的主要生物合成途径

(一)乙酸 - 丙二酸途径(acetate-malonate pathway,AA-MA 途径)
脂肪酸、酚类和醌类等化合物均由这一途径生成。

图 2-5　氨基酸单位来源

1. 脂肪酸　脂肪酸的生物合成是由脂肪酸合酶（fatty acid synthase）参与完成的酶催化反应过程。如图 2-6 所示，天然饱和脂肪酸均由 AA-MA 途径生成。乙酰辅酶 A 和丙二酸单酰辅酶 A 自身并不能缩合，而是以硫酯键与酶结合形成复合物参加反应。丙二酸单酰辅酶 A 与酰基载体蛋白（ACP）结合产生丙二酸单酰 ACP 复合物，乙酰辅酶 A 与酶结合生成硫酯，两者经克莱森（Claisen）反应生成乙酰乙酰 ACP，然后消耗还原型烟酰胺腺嘌呤二核苷酸磷酸（NADPH），立体选择性还原生成相应的羟基酰基 ACP，消除 1 分子水，生成反式(E)-α,β-不饱和酰基 ACP，而 NADPH 可进一步还原双键，生成饱和脂肪酰 ACP 脂肪酸，使碳链延长 2 个碳原子。乙酰辅酶 A 为这一生物合成过程的起始物质，而丙二酸单酰辅酶 A 起延伸碳链的作用，并且缩合及还原 2 个反应交叉进行，生成的饱和脂肪酸均为偶数。以丙酰辅酶 A（propionyl CoA）为起始物质则产生碳链为奇数的脂肪酸。支链脂肪酸的起始物质则为异丁酰辅酶 A（isobutyryl CoA）、α-甲基丁酰辅酶 A（α-methylbutyryl CoA）及甲基丙二酸单酰辅酶 A（methyl malonyl CoA）等。

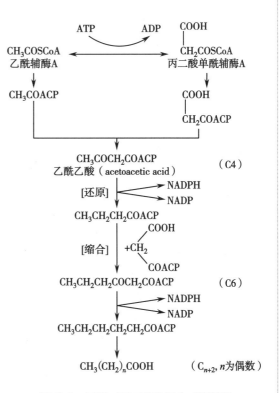

图 2-6　乙酸 - 丙二酸途径合成脂肪酸

2. 酚类　此类物质的生物合成过程中只发生缩合反应。乙酰辅酶 A 直线聚合后经不同途径环合生成各种酚类化合物。其特点是芳环上的含氧取代基（—OH、—CH₃）多互为间位(图 2-7)。

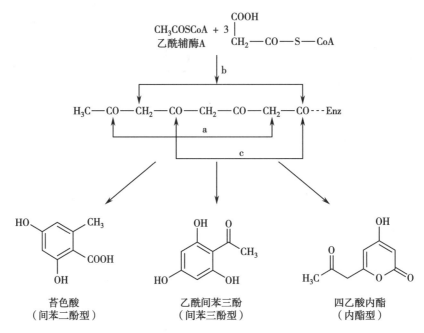

图 2-7 乙酸 - 丙二酸途径合成酚类

3. 醌类 在 AA-MA 途径中,由多酮环合生成各种醌类化合物或聚酮类化合物,如蒽醌类的生物合成多采用此途径进行(图 2-8)。

(二)甲羟戊酸途径(mevalonic acid pathway,MVA 途径)

由乙酰辅酶 A 生成的甲羟戊酸单酰辅酶 A,是中药体内生物合成各种萜类、甾体的基本单位(图 2-9)。甲羟戊酸(mevalonic acid,MVA)的生物合成涉及 3 分子乙酰辅酶 A,其中 2 个乙酰辅酶 A 分子先通过 Claisen 缩合反应生成乙酰乙酰辅酶 A,第 3 个分子再通过立体特异性的羟醛缩合反应结合上去,形成支链酯,即 β- 羟基 -β- 甲戊二酸单酰辅酶 A(β-hydroxy-β-methylglutaryl-CoA,HMG-CoA),而且第 3 个乙酰辅酶 A 分子通过巯基与酯相连,反应完成后该结合键被水解,从而形成了 HMG-CoA 的游离酸基,再经过以伯醇基磷酸化为起始的一系列反应,包含六碳的 MVA 转化为五碳的磷酸异戊二烯单元。这里有 2 种不同的 ATP 依赖酶参与该反应,使甲羟戊酸焦磷酸化,随后发生脱羧 / 脱水反应生成异戊烯焦磷酸(IPP),而 IPP 被异构化酶转化为其他的异戊二烯单元二甲基烯丙基焦磷酸(DMAPP)。IPP 和 DMAPP 是生物体内真正具有生化活性的异戊二烯单元。萜类化合物是由 C_5 异戊二烯单元通过"头对尾"的方式连接形成的一类骨架多样、数量巨大的天然产物。根据分子中异戊二烯单元数目的不同,可将萜类化合物分为半萜(C_5)、单萜(C_{10})、倍半萜(C_{15})、二萜(C_{20})、二倍半萜(C_{25})、三萜(C_{30})和四萜(C_{40})等。甾体是结构被修饰的三萜,具有四环稠合结构,与三萜相比缺少 C_4 位和 C_{14} 位上的 3 个甲基。胆固醇具有甾体的基本骨架,经进一步修饰,特别是其侧链经结构变化,可生成一大类具有重要生物学活性的天然产物,如甾醇(又称固醇)、甾体皂苷、强心苷、胆酸、皮质激素以及哺乳动物性激素等。

(三)莽草酸途径(shikimic acid pathway,SKA 途径)

莽草酸途径是芳香族化合物的合成途径之一。一些简单的苯甲酸衍生物如没食子酸等可通过 SKA 途径产生。SKA 途径首先由磷酸烯醇丙酮酸(PEP)和 D- 赤藓糖 -4- 磷酸缩合生成七碳物质 3- 脱氧 -D- 阿拉伯糖 - 庚酮酸 -7- 磷酸(DAHP,图 2-10)。该羟醛缩合反应的

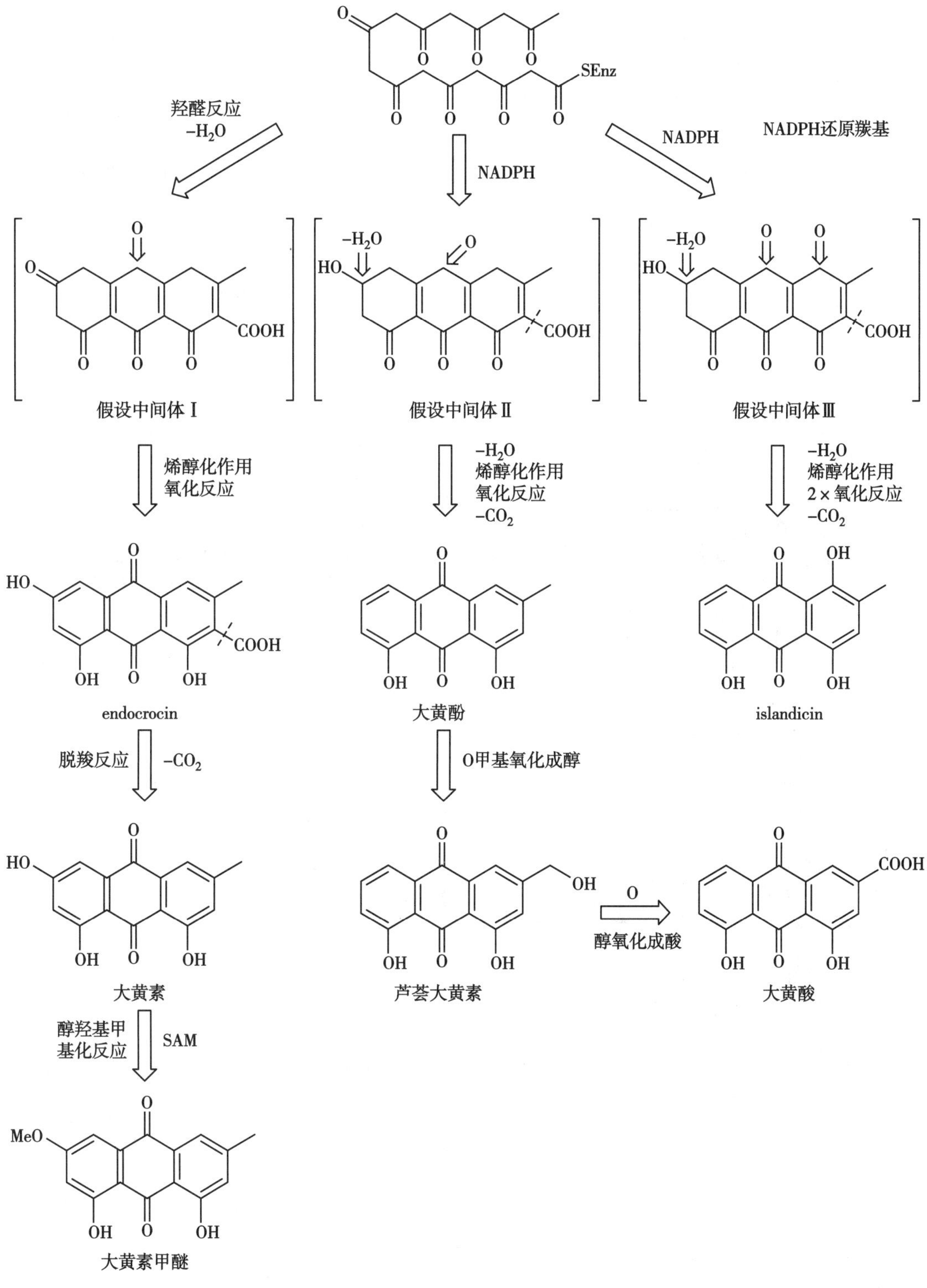

图 2-8 蒽醌类成分的生物合成

酶促机制较为复杂,第 1 个碳环中间体 3- 脱氢奎尼酸(3-dehydroquinic acid)是 DAHP 消除磷酸后发生分子内羟醛缩合反应生成的。这是一种较简单的解释,事实上,中心羟基经烟酰胺腺嘌呤二核苷酸(NAD)参与的氧化反应生成羰基后消除磷酸,然后羰基再经还原型烟酰胺腺嘌呤二核苷酸(NADH)参与的还原反应生成羟基,最后发生羟醛缩合反应。这几步反

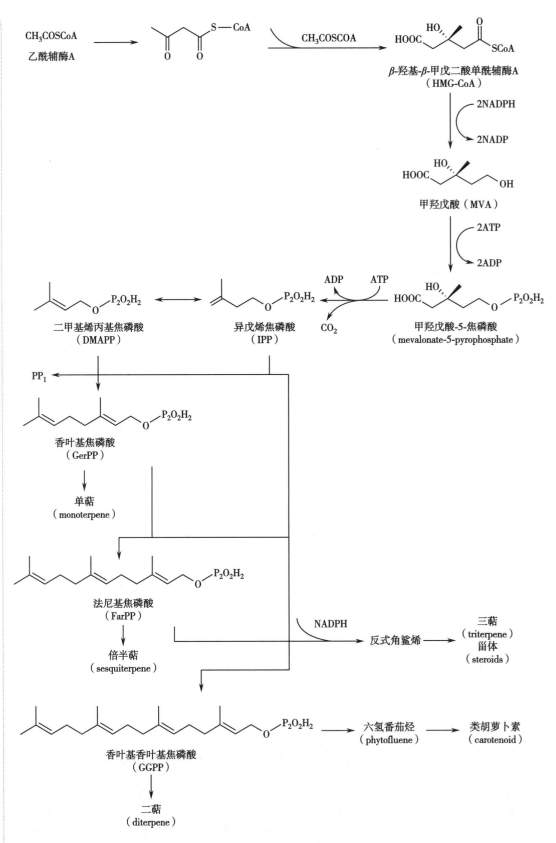

图 2-9　甲羟戊酸途径

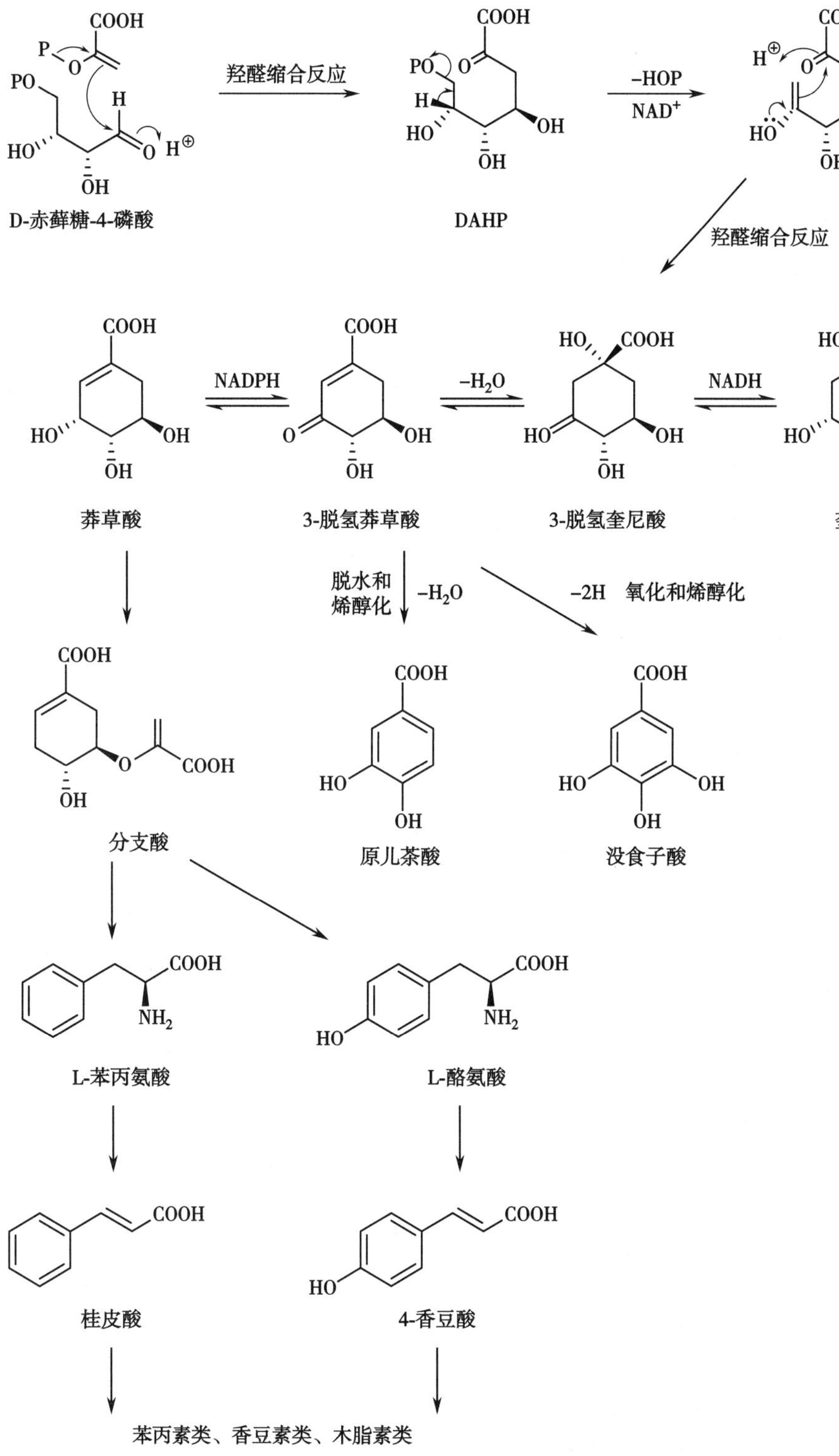

图 2-10 莽草酸途径合成芳香族化合物

应都是由一种酶催化完成。3- 脱氢奎尼酸还原生成奎尼酸, 后者是一种相当常见的天然产物, 常以游离形式、酯化形式或与生物碱结合形式 (如奎宁) 存在。3- 脱氢奎尼酸脱水生成 3- 脱氢莽草酸 (3-dehydroshikimic acid), 后者发生还原反应生成莽草酸 (shikimic acid)。在分支反应过程中, 3- 脱氢莽草酸经脱水反应和烯醇化反应生成简单酚酸原儿茶酸 (protocatechuic acid),也可经脱氢反应和烯醇化反应生成没食子酸(gallic acid)。没食子酸组成的单宁酸物质没食子鞣质(gallotannin),包括从植物中分得的五没食子酰葡萄糖,因具有交联蛋白功能,几千年来人们将其用于动物鞣皮制成革制品,因此又称鞣质。鞣质是引起食物和饮料发涩的成分,特别是茶、咖啡和酒等饮料。

分支酸(chorismic acid)是莽草酸途径中分支反应途径非常重要的一种化合物。PEP 与简单的依赖 ATP 磷酸化反应产物莽草酸 3- 磷酸缩合,经加成 - 消除反应生成 3- 烯醇丙酮莽草酸 -3- 磷酸酯,再经 1,4 消除反应脱去磷酸而生成分支酸。分支酸经一巧妙的重排反应生成预苯酸,而且该反应由分支酸变位酶催化完成;预苯酸经脱羧芳构化反应生成苯丙酮酸,随后经依赖磷酸吡哆醛(PLP)的转氨反应生成 L- 苯丙氨酸。依赖 NAD^+ 脱氢酶催化的脱羧芳构化反应可保留羟基,再经转氨反应生成 L- 酪氨酸。

莽草酸衍生物羟基的取代模式特征为:单羟基位于侧链官能团的对位,双羟基相邻,常见于侧链的 3、4 位;三羟基也相邻,常见处于侧链的 3、4、5 位。对位单羟基和邻位多羟基取代模式与乙酸途径生成的酚类衍生物的取代模式不同,后者常见间位多羟基取代模式。因此,在大多数情况下可根据芳香环上的羟基排布推测它的生源途径为乙酸途径或莽草酸途径。

L- 苯丙氨酸和 L- 酪氨酸是多种具有 C_6-C_3 天然产物的生物合成前体(图 2-10)。苯丙氨酸经苯丙氨酸脱氨酶(phenylalanine ammonialyase,PAL)脱去氨后生成桂皮酸,而酪氨酸则产生 4- 香豆酸;二者可进一步形成苯丙素类、香豆素类、木脂素类以及具有 C_6-C_3-C_6 骨架的黄酮类化合物。苯丙素类经环化、氧化和还原等反应,还可生成 C_6-C_2、C_6-C_1 及 C_6 等类化合物。

黄酮类(flavonoid)和芪类(stilbene)化合物以桂皮酰辅酶 A(cinnamoyl-CoA)作为起始单位合成。桂皮酰辅酶 A 具有 C_6C_3 结构,由莽草酸途径合成产生。4- 羟基桂皮酰辅酶 A(4-hydroxycinnamoyl-CoA)与 3 个丙二酸单酰辅酶 A 缩合生成 C_{15} 多聚酮链,此后经羟醛和 Claisen 两种不同反应过程(图 2-11),其中通过羟醛反应生成黄酮类化合物,如柚皮素(naringenin),分子中的六元氧环由酚羟基(乙酸途径形成)向 α,β- 不饱和酮亲核进攻形成;通过 Claisen 反应则生成芪类化合物,如白藜芦醇(resveratrol),4- 羟基桂皮酰辅酶 A 分子中的羰基参与缩合成环反应,构建芳环,随后碳链末端脱羧生成终产物。有些芪类化合物,如从苔藓中分离获得的半月苔酸(lunularic acid),结构中含有羧基。

(四) 氨基酸途径(amino acid pathway)

有些氨基酸,如鸟氨酸、赖氨酸、苯丙氨酸、酪氨酸及色氨酸(tryptophane)等,经脱羧成为胺类,再经过一系列化学反应(甲基化、氧化、还原和重排等)生成各种生物碱(图 2-12)。天然产物中的大多数生物碱均由此途径生成。

生物碱是一类主要分布于植物中的有机含氮碱,主要含有 1 个或多个氮原子并通常以伯胺、仲胺或叔胺的形式存在,因此生物碱常具有碱性,能与无机酸反应生成水溶性盐,从而易于分离和纯化。由于生物碱的分子结构以及其他官能团种类和连接位置的不同,生物碱的碱性强弱差别极大,有些生物碱实际上呈中性,而自然界中发现的含有季铵氮的生物碱则为强碱。生物碱常按含氮结构的特性分类,如吡咯烷、哌啶、喹啉、异喹啉、吲哚等。一些生物碱的结构复杂,使亚分类数目增多。除氨基酸常会在脱羧过程中失去羧基碳外,一般情况下,来源于氨基酸的氮原子和特殊氨基酸前体的碳骨架在生物碱结构中基本上保持完好。因此,以氨基酸前体为依据对生物碱进行分类合理易懂。实际上,生物碱生物合成中涉及的氨基酸前体较少,主要有鸟氨酸、赖氨酸、烟酸、酪氨酸、色氨酸、邻氨基苯甲酸和组氨酸。来源于乙酸、莽草酸或磷酸脱氧木糖途径的构造单元也常会引入到生物碱结构中,同时也有大量生物碱是通过氨基转移反应来获得氮原子的,它们仅并入氨基酸中的氮原子,而分子的其

图 2-11 黄酮类和芪类化合物的生物合成

余部分可以是来源于乙酸或莽草酸途径的化合物,也可以是萜类或甾体。

与生物碱不同,肽和蛋白质均是由氨基酸经羧基和氨基脱水缩合形成的聚酰胺。在生物化学中,连接 2 个氨基酸的酰胺键常称肽键。蛋白质和多肽间没有明确的界限,通常把由40 个以上的氨基酸残基相连而成的肽称蛋白质,而多肽则可包括任意不同链长的肽。肽和蛋白质表观结构相似,具有多种生物学功能,其中许多还具有显著的生理学功能,如结构蛋白、酶、免疫球蛋白、神经递质和激素。激素可以参与调节多种生理过程,如胃酸分泌、糖代谢和生长发育。通常蛇毒、蜘蛛毒和一些植物毒素本质上都是多肽,其功能各异的原因是肽和蛋白质中氨基酸的排列顺序(一级结构)不同和由此产生的蛋白质分子的三维结构(二级结构和三级结构)的不同及分子中侧链结构的差别。其中,许多结构是在基本聚酰胺骨架上再次进行结构修饰形成的,这些特殊结构决定了它们的生物学功能。

（五）复合途径

大部分天然产物可由特定的生物合成途径来生成,但一些结构较为复杂的天然产物,其

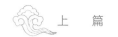

鸟氨酸　　　　　　　　莨菪碱

赖氨酸　　　　　　　　石榴皮碱

色氨酸　　　　　　　　麦角酸

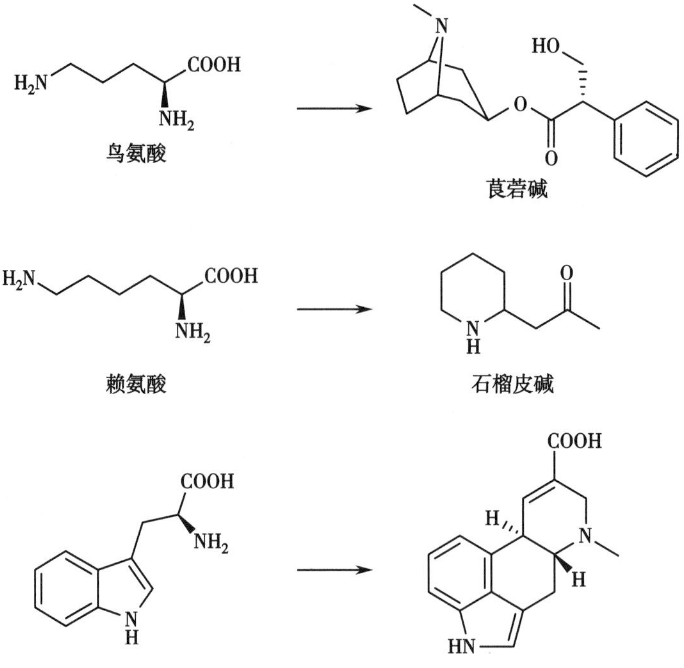

图 2-12　氨基酸途径

分子中各个部位并不是由单一合成途径生成,而是由 2 个及以上的生物合成途径生成,即通过复合途径产生(图 2-13)。常见的复合生物合成途径主要有以下几种:乙酸 - 丙二酸 - 莽草酸途径、乙酸 - 丙二酸 - 甲羟戊酸途径、乙酸 - 丙二酸 - 氨基酸途径、氨基酸 - 甲羟戊酸途径、氨基酸 - 莽草酸途径。

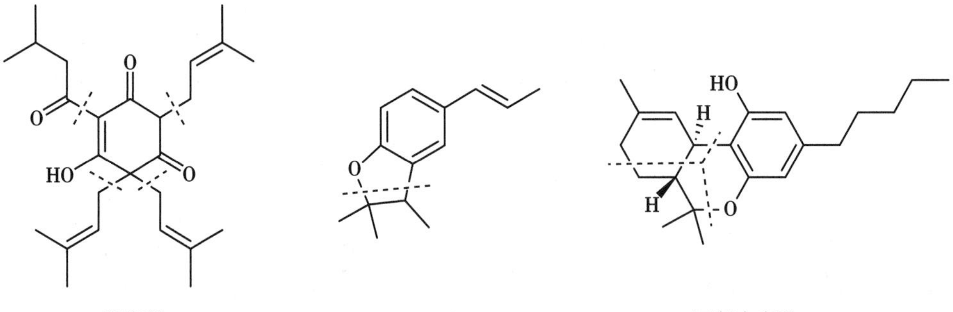

蛇麻酮　　　　　　　anisoxide　　　　　　四氢大麻酚
$3C_2 + 4C_5$　　　　　$C_9 + C_5$　　　　　$6C_2 + 2C_5 - C_1$

图 2-13　复合途径生成的化合物

天然产物(次生代谢产物)是大自然馈赠给人类的礼物。中药发挥临床疗效的主要物质基础就是其含有的各类活性天然产物。它们的复杂骨架结构和良好药用价值吸引着科学家们对其生源合成进行了不断深入的研究,以阐明各类化合物的生物合成规律及相互之间的联系(图 2-14),为更高效地合成这些天然产物打下了很好的基础。在基因水平上探索大自然合成复杂多样的天然产物的奥秘,不仅有助于人们进一步理解和认知有机化学,还为人们开发和利用大自然高效催化化学反应的工具——酶奠定了基础。

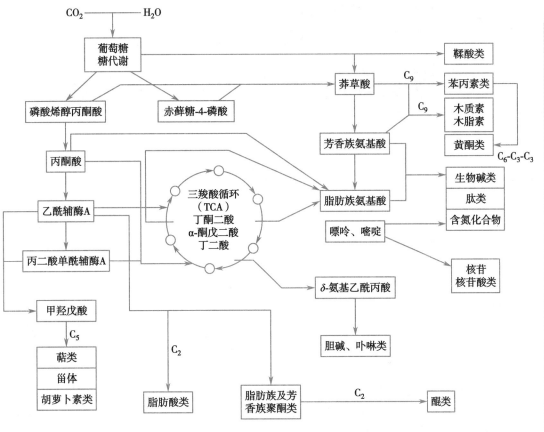

图 2-14 中药化学成分的主要生物合成途径

（王吓长）

复习思考题

1. 植物体内初生代谢产物和次生代谢产物的主要特点和区别有哪些？
2. 乙酸 - 丙二酸途径主要生成哪些类型化合物？
3. 萜类化合物主要由哪个生源合成途径生成？

◆◆◆ **第三章** ◆◆◆

中药成分理化性质的决定因素

> ### 📖 学习目标
>
> 　　认识中药化学中不同成分具备不同的理化性质,分子间作用力如何决定不同中药成分的理化性质,理解中药成分理化性质是开展中药化学研究的基础。

第一节　概　　述

　　中药及复方中的化学成分,是由多种类型的化合物分子组成的复杂成分体系。而中药化学的核心内容就是从复杂成分体系中提取、分离出单一化合物,并对其进行结构鉴定。在此过程中,分离是最关键的步骤,即利用各类化合物的理化性质差异,最终实现单体成分的有效分离。因此,对中药成分理化性质及其影响因素的了解,是中药化学研究的基础。

第二节　化合物的常见理化性质

一、物理性质

(一)熔点(melting point)

　　熔点是在给定压力下,单一晶体化合物的固态和液态平衡时的温度,即在该压力和温度下,此物质呈固态的化学势和呈液态的化学势相等。

　　单一化合物有晶体和非晶体之分。微观上,对于晶体化合物来说,升温过程中,分子吸热引起分子动能增大至挣脱晶格的束缚,而由晶格被破坏的过程是一个强吸热的过程,因此晶体化合物熔化时所吸收的热能绝大部分用于晶格的破坏,几乎不导致温度升高,直至所有晶格被破坏之后,温度才继续上升。而非晶体化合物没有晶格和晶格能量,在升温过程中,自然缺乏晶格破坏的吸热过程,所吸收的热量都用于温度的升高,因此非晶体化合物没有准确的熔点,更多情况下使用"玻璃化温度"表示分子从冻结状态到自由流动状态的温度。

　　晶体类型是决定化合物熔点的重要因素,同一化合物的不同晶型往往具有不同的熔点。一般来说,不同晶体类型的熔点从高到低依次为原子晶体 > 离子晶体 > 金属晶体 > 分子晶体。在单一中药分子中,最常见的就是有机化合物的分子晶体类型。分子晶体化合物的熔点高低主要取决于分子间作用力。一般来说,组成和结构相似的物质,其分子量越大,分子间作用力越强,熔点就越高。例如:$F_2 < Cl_2 < Br_2$;$CCl_4 < CBr_4 < CI_4$。同时,在分子晶体中含有分

子间氢键的熔点较高,如水(图 3-1)、氨气和苯酚等。

其他影响熔点的主要因素还有压强和微量的杂质成分等。一般来说,对于大多数物质,熔化过程是体积变大的过程,因此当压强增大时熔点要升高;对于含有分子间氢键的,如水熔化过程体积要缩小,所以压强增大时冰的熔点要降低。这也主要是因为分子间氢键使得液态水比固态冰更紧密所致。与此同时,杂质含量越多,化合物熔点越低。很多中药分子容易形成晶体,都有固定熔点,即初熔至全熔的温度变化不超过 0.5~1℃(熔点范围或熔程)。这是鉴定不同中药分子的性质的基本手段,也可以用来粗略估计中药分子的纯度。例如麻黄碱的熔点为 40~40.5℃,而它的非对映异构体伪麻黄碱的熔点为 117~118℃。

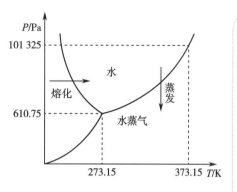

图 3-1 水的相图与熔沸点

(二) 沸点(boiling point)

沸点是在给定压力下,单一液态化合物的饱和蒸气压等于给定外压时的温度,即在该压力和温度下,此物质呈液态的化学势和呈气态的化学势相等。

影响化合物沸点的因素主要包括:

1. 外压 外界压强不同,沸点也不同。通常沸点是在标准大气压(P=101.3kPa)下测得的。例如,在标准大气压下水的沸点为 373.15K。

2. 分子间作用力 分子间作用力越强,化合物的沸点越高。例如含有分子间氢键的物质气化时,需要额外能量来破坏分子间的氢键;与此相反,含有分子内氢键的化合物,相应的分子间作用力就会降低,沸点降低。例如含有分子内氢键的 2- 硝基苯酚的熔点(45℃),比含有分子间氢键的 3- 硝基苯酚的熔点(96℃)和 4- 硝基苯酚的熔点(114℃)都低。

3. 分子立体结构 分子立体结构越稠合的化合物的沸点越低。如图 3-2 所示,无环单萜香叶醇(230℃)、单环单萜薄荷醇(216℃)、双环单萜冰片(213℃)的沸点随着结构稠合度增加,依次降低,而它们的熔点则不具备此性质。

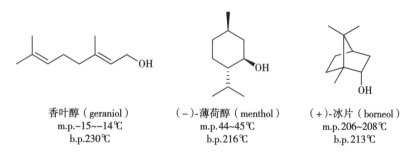

香叶醇(geraniol)
m.p.−15~−14℃
b.p.230℃

(−)-薄荷醇(menthol)
m.p.44~45℃
b.p.216℃

(+)-冰片(borneol)
m.p.206~208℃
b.p.213℃

图 3-2 结构类似的单萜的熔点和沸点比较

(三) 旋光度(optical rotation)

当平面偏振光通过含有不对称因素的化合物的液态或溶液时,偏振光的振动平面会发生向左或向右偏转,这种现象称旋光现象,而偏转的角度为旋光度。正对光传播的方向,使偏振光平面顺时针旋转的定义为右旋,以符号"+"表示;逆时针方向旋转的定义为左旋,以符号"−"表示。具有手性的化合物具有旋光性。为了比较不同物质的旋光度的差别,通常采用测量比旋光度([α]$_λ^t$)的方法,即在特定温度和入射波长下,测量物质浓度为 1g/ml 的

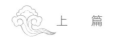
溶液在 10cm 长的旋光管内的旋光度。对映异构体之间具有符号相反、数值相等的比旋光度，而非对映异构体的比旋光度数值不等、符号不定（表 3-1）。

表 3-1　麻黄碱各对映异构体和非对映异构体的物理性质比较

名称	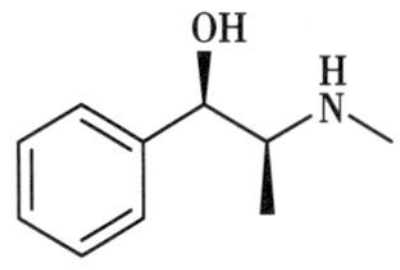 左旋麻黄碱 (−)-1R, 2S-ephedrine	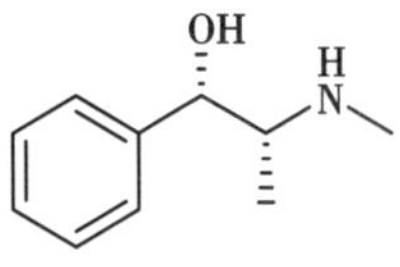 右旋麻黄碱 (+)-1S, 2R-ephedrine	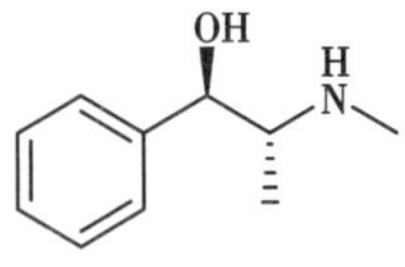 右旋伪麻黄碱 (−)-1R, 2R-pseudoephedrine	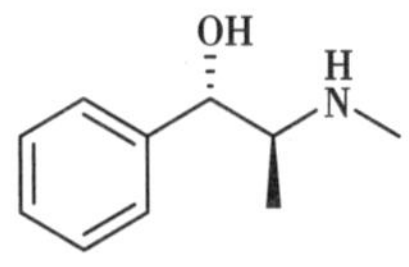 左旋伪麻黄碱 (+)-1S, 2S-pseudoephedrine
熔点 /℃	40~40.5	40~40.5	117~118	117~118
比旋光度 ($[\alpha]_\lambda^t$)	−6.3	+6.3	−52	+52

（四）挥发性（volatility）

挥发性是指化合物在低于沸点温度的条件下，从液体变为气体或从固体直接升华为气体的性质。具有挥发性的有机物分子量较小，结构上缺少容易形成氢键的官能团等特点，包括各种烃类、醚类、醛酮类、酯类、醇类等。中药分子中，具有挥发性的物质主要来源于芳香类中药，结构主要包括倍半萜及以下的萜类化合物和含有单个芳环的芳香族化合物，它们绝大多数是沸点低于 250℃ 的液体物质。

（五）折射率（refractive index）

折射率是指光线在空气中与化合物中的传播速度的比值，是液态有机化合物最重要的物理常数之一，又称折光率。通常采用 20℃ 时用钠光谱的 D 线测得的折射率，用 n_D^{20} 表示。折射率能精确地测定，可以作为液态有机化合物纯度的标准。折射率也可以用于确定液体混合物的组成比例。在蒸馏 2 种或 2 种以上的液体混合物且当各组分的沸点彼此接近时，就可利用折射率来确定馏分的组成。例如，中药化学中常用折射率表征挥发油成分组成的相似性，同科属植物在折射率等理化参数上较为接近。

二、化学性质

（一）极性（polarity）

在不同原子之间形成的共价键中，由于原子的电负性不同，对成键电子对的吸引力不同，使得电子对偏向于电负性较大的原子。这种电子云在原子之间的不对称分布造成了共价键具有极性，称极性共价键（polar covalent bond）。极性共价键两端的带电状况一般用 δ^- 或 δ^+ 标示，其中 δ^- 表示带有电子云偏向的原子，δ^+ 表示电子云偏出的原子。

共价键的极性大小可以用偶极矩（dipole moment）来表示。偶极矩符号 μ 表示。μ 的国际单位为库仑·米（C·m），但传统上用于度量化学键的偶极矩的单位是德拜，符号 D（1D=3.335 64 × 10^{-30} C·m）。偶极矩是一个向量，用符号 ⟼ 表示，箭头指向带负电荷的一端。对于双分子原子来说，键的极性就是分子的极性。对于多原子分子来说，如果组成分子的化学键都是非极性键，则分子一定是非极性分子；但如果组成分子的化学键含极性键，那么相同极性键在空间构型对称分布的为非极性分子，非对称分布的则为极性分子；这种多原子极性分子的偶极矩即是它所包含各极性共价键的向量和。如果电荷分布得不均匀，则该化合物具有极性；反之则为非极性分子。如图 3-3 所示：

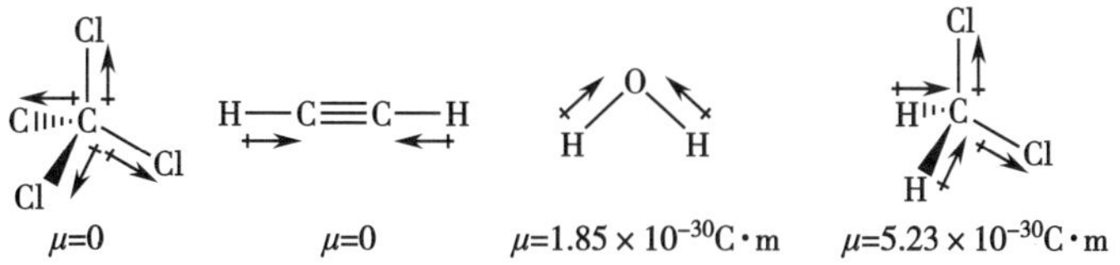

$\mu=0 \qquad \mu=0 \qquad \mu=1.85 \times 10^{-30}C \cdot m \qquad \mu=5.23 \times 10^{-30}C \cdot m$

图 3-3　部分典型分子的偶极矩

（二）酸碱性（acidity and basicity）

布朗斯特（Brønsted）酸碱理论又称质子酸碱理论。酸是质子给予体,碱是质子接受体。碱接受质子后生成的物质称该碱的共轭酸;酸给出质子后生成的物质称该酸的共轭碱。一个共轭酸的酸性越强,其共轭碱的碱性越弱;反之,一个共轭碱的碱性越强,则其共轭酸的酸性越弱。酸碱的强度可用酸度系数 pK_a,即酸解离氢离子平衡常数的负对数进行比较。pK_a 越小,意味着游离的质子浓度越高,酸性越强。水溶液中的氢离子浓度的负对数则为 pH。

与之相对应的是路易斯（Lewis）酸碱理论。酸是能接受电子对的物质,碱是提供电子对的物质,因此路易斯酸碱理论又称电子酸碱理论。因此,带正电荷或具有空电子轨道的物质都有接受电子对的倾向,是路易斯酸;含有孤对电子或具备提供填充电子轨道的物质都有给出电子对的倾向,是路易斯碱,如醇、胺等。(图 3-4)

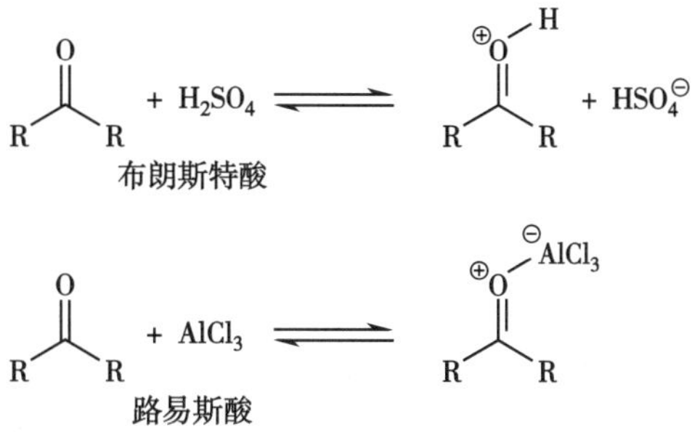

图 3-4　典型的布朗斯特酸和路易斯酸

（三）溶解性（solubility）

化合物溶解性的变化一般用溶解度（S）进行表示。溶解度指在给定温度和压力下,给定体积的饱和溶液中含有溶质的量。固体或液体溶质的溶解度常用 100g 溶剂中溶解多少克溶质表示,气体溶质的溶解度用 100g 溶剂中溶解多少毫升气体体积表示。有时也用易溶（$S>10g$）、溶解（$10g>S>1g$）、微溶（$1g>S>0.1g$）、难溶或不溶（$0.1g>S$）等定性概念表征溶解性能的好坏。溶解性首先取决于溶质和溶剂的极性,按照相似相溶原理,极性相似、分子大小相似的物质相互容易溶解;其次,溶解性还取决于溶解的温度。在中药化学中,提取药材中的化合物时,往往要考虑所提物质的溶解性,因此可以通过采用不同的溶剂和温度达到富集目标化合物的提取目的。

（四）反应性（reactivity）

与中药化合物关联较多的自发反应包括氧化反应、缩合反应、水解反应等。

1. 氧化反应　是指有机分子中与氧结合或失去氢的反应,在自然界发生的概率非常高。日常生活中,氧化反应普遍存在,如苹果放久了变色、植物油变质等。具有酚、烯醇、芳香胺、六元 N 杂环类的结构容易被空气中的氧气引发自由基链式反应。含有这些结构的中药成分氧化后,表现为含量下降、颜色变深、pH 减少等。

2. 缩合反应　是指 2 个或 2 个以上有机分子相互作用后,以共价键结合成一个大分子的反应,而且反应过程中常伴有失去小分子(如水、氯化氢、醇等)。缩合形成分子量更大的化合物是中药复杂成分体系中最常见的反应之一。中药在使用各种化学试剂处理过程中,常会不同程度地反应生成缩合物与聚合物。比如美拉德反应（Maillard reaction）、羟醛缩合、各种周环反应等都可以使中药化合物生成不同的大分子。

3. 水解反应　是指水与化合物反应,反应过程中化合物分解为两部分,水中氢原子加

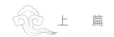

到其中的一部分,而羟基加到另一部分,因而得到 2 种或 2 种以上新的化合物的反应过程。一般水解都需要酸或碱的参与,即酸水解和碱水解的过程。中药化学中常见的参与水解反应的结构包括糖苷、酯、肽键等结构。

第三节　分子间作用力与化学结构

化学结构不仅是药物分子与靶点相互结合的决定因素,同时也直接决定了药物分子的理化性质,进而影响着药物分子在体内的吸收、分布、代谢和排泄等药物基本性能。对中药成分来说,中药成分结构所决定的理化性质还影响其从中药中提取、纯化等的制备工艺过程。而这种结构影响性质的特点,从本质上来说是由药物分子间的作用力特性决定的。

一、分子间作用力

(一) 化学键(chemical bond)

如本章第二节中所述,分子中各极性共价键偶极矩的向量和即分子极性。尽管单个共价键的极性显著影响此共价键的反应性能,但分子的极性通常并不是分子整体化学反应性质的决定因素,而是分子理化性质的重要决定因素。这主要靠影响分子间作用力起作用,进而对分子的熔沸点、溶解性等性质产生影响。例如根据相似相溶原理,非极性溶质一般易溶于非极性溶剂,极性溶质一般能溶于极性溶剂。其本质原因是溶质和溶剂极性越相似,分子间作用力相对越强,越有利于溶质在溶剂中分散溶解。

著名化学家鲍林在《化学键的本质》中定义化学键:"就两个原子或原子团而言,如果作用于它之间的力能够导致聚集体的形成,这个聚集体的稳定性又是大到可让化学家方便地作为一个独立的分子品种来看待,则我们说在这些原子或原子团之间存在着化学键。"这个定义主要是与分子间作用力区别,因为分子间作用力也可以导致"聚集体"的生成,只是这种聚集体并没有强大到可以稳定到成为"独立的化合物"。如表 3-2 所示,分子间作用力是存在于分子之间的一种电磁相互作用,它的强度为十几到几十 kJ/mol(普通化学键的相互作用为一百至几百 kJ/mol),距离为 2~3 个原子半径。这种强度使得它难以影响分子自身的化学反应性能,但却足以改变化合物的理化性质,以及在药物和生物体的多种相互作用中产生足够大的影响。分子间作用力主要包括范德瓦耳斯力(又称范德华力)和次级键,其中次级键又包括氢键、卤键等。接下来我们认识一下各种不同的分子间作用力,学习分子极性在分子间作用力中所扮演的角色,以及这些作用力对于分子理化性质的影响。

表 3-2　共价化学键与分子间作用力的对比

	化学键	氢键	范德瓦耳斯力
存在于何处	相邻 2 个或多个原子之间	连有 H 的电负性很大的原子之间(如 N、F、O)	分子与分子间
作用力强弱	强	弱	很弱
对物质性质的影响	主要影响分子本身结构和化学反应性质	主要影响分子的理化性质	主要影响分子的物理性质

(二) 范德瓦耳斯力(van der Walls force)及其影响

如表 3-3 所列,范德瓦耳斯力包括取向力[也称静电力(electrostatic force,Keesom force)]、诱导力(induction force,Debye force)和色散力(dispersion force,London force)。

表 3-3　不同范德瓦耳斯力的比较

	取向力	诱导力	色散力
存在于何处	极性分子间	极性分子与非极性分子间	非极性分子间、极性分子间、极性分子与非极性分子间
偶极类型	固有偶极间	固有偶极和诱导偶极	瞬时偶极间
决定其大小的因素	极性	极性、变形性	变形性
共同特性	具有加和性,无方向性和饱和性		

1. 取向力　当极性分子相互靠近时,由于同极相斥、异极相吸,分子发生了相对移动,这种由固有偶极取向而产生的作用力称取向力。

2. 诱导力　当非极性分子与极性分子靠近时,非极性分子发生正负电荷重心的相对位移,从而产生了诱导偶极。极性分子的永久偶极和非极性分子的诱导偶极之间形成的作用力称诱导力。

3. 色散力　当 2 个非极性分子相互靠近时,电子的运动和原子核的振动会引起电子云与原子核之间的相对位移,产生瞬时偶极,这种由瞬时偶极之间产生的相互作用力称色散力(图 3-5)。

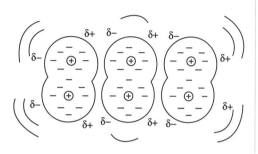

图 3-5　色散力示意图

以上 3 种作用力中,取向力和诱导力均源自经典电磁学理论,而色散力则来自电子密度的量子力学涨落导致的原子、分子中电子密度的重新分布,从而产生分子的瞬时偶极矩,并诱导了另一个分子的瞬时偶极矩。范德瓦耳斯力是一种长程引力,作用范围在 3~5Å(1Å=10^{-10}m),与距离的六次方成反比。

范德瓦耳斯力对化合物理化性质具有明显决定作用。例如,同系物的熔沸点随分子量增加而升高,并不是因为分子量增大需要更高的温度才能使分子具有更大的动能沸腾或熔化,而是因为分子量增大却偶极矩相同的同系物拥有变大的极化率,从而使分子间的诱导力和色散力增加所致。又如,同分异构体中,熔沸点随分子支化程度增大而降低,是因为分子支化后表面积相对链状减少(更趋近于球形),从而使得分子间的相互作用力减弱所致。再如,分子中的氢被卤素取代后,卤素产生吸电子效应,导致分子的偶极矩变大,从而增加了分子间范德瓦耳斯力的相互作用和卤代烃的熔沸点(表 3-4)。

表 3-4　范德瓦耳斯力对烃类和卤代烃类同系物沸点的影响

烃类	偶极矩 /D	沸点 /℃	卤代烃	偶极矩 /D	沸点 /℃
CH_4	0	-164	CH_3Cl	1.87	-24
C_2H_6	0	-89	C_2H_5Cl	2.05	13
n-C_3H_8	0	-45	n-C_3H_7Cl	1.94	47
n-C_5H_{12}	0	36	n-C_4H_9Cl	2.05	79
i-C_5H_{12}	0.13	30	n-$C_5H_{11}Cl$	2.16	107
neo-C_5H_{12}	0	10	$(CH_3)_3CCl$	2.13	51

(三)氢键(hydrogen bond)及其影响

氢键是指氢原子与电负性大的原子 X 以共价键结合后,若与另一个电负性大、半径小的第二周期原子 Y(主要是 F、O、N 原子)接近,在 2 个电负性大的原子之间以氢为媒介,生

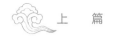

成的 X—H⋯Y 形式的分子间次级键。与前述范德瓦耳斯力不同,氢键具有饱和性(只能与1 个 Y 原子形成氢键)和方向性(只能朝向 Y 原子),虽然其强度还不足以让它成为"完整化学键",但它既具有静电力也具有部分共价键性质(图 3-6)。我们把这种具有饱和性和方向性的分子间作用力称为化学力,而范德瓦耳斯力则是没有饱和性和方向性的物理力。氢键既可以存在于分子与分子间,也可以存在于分子内部。氢键的存在影响物质的很多性质。

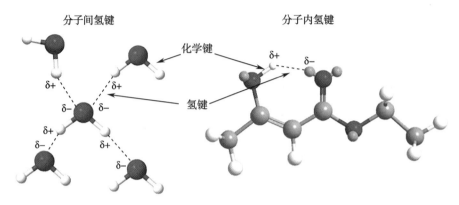

图 3-6 分子间(水)和分子内(乙酰乙酸乙酯)氢键示意图

氢键对化合物的熔沸点具有明显影响。分子间有氢键的物质熔化或气化时,除了要克服纯粹的分子间力外,还必须额外供应温度来破坏分子间的氢键,所以这些物质的熔沸点比没有氢键的明显升高。例如表 3-5 中,邻羟基苯甲酸比存在分子间氢键的间羟基苯甲酸、对羟基苯甲酸的熔沸点明显降低。在极性溶剂中,如果溶质与溶剂之间可以形成氢键则溶质的溶解度增大。这同样也可以体现在邻羟基苯甲酸与对羟基苯甲酸的对比中。

表 3-5 羟基苯甲酸中氢键对其理化性质的影响

氢键位置	分子内	分子间	分子间
熔点 /℃	159	201	215
沸点 /℃(1atm)	210	346	336
水溶解度 /(20℃,g/L)	1.8	7.2	5
pK_a(20℃)	3.0	4.1	4.5

注:1atm=101.325kPa。

氢键还可以通过影响化合物的结构从而影响有机物的 pK_a。例如表 3-5 中,邻羟基苯甲酸由于分子内氢键稳定了其共轭碱酸根,使其氢键明显强于没有分子内氢键的对位、间位同系物。又如 cis- 丁烯二酸的一级解离常数大于 trans- 丁烯二酸,而二级解离常数却小于 trans- 丁烯二酸。这主要是 cis- 丁烯二酸一级解离产生的稳定的具有分子内氢键的共轭碱,使得 cis- 丁烯二酸一级解离容易进行;与此同时,稳定的分子内氢键却限制了它的二级解离。trans- 丁烯二酸的 2 个羧基处于独立的位置,两级解离均没有氢键参与(参见后文表 3-9)。除此之外,分子间含有氢键越多的液体还具有较大黏度。例如,甘油、磷酸等多羟基化合物,由于分子间可形成众多氢键,性状显示为黏稠状液体。

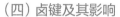

(四)卤键及其影响

除了氢键以外,近年来包括卤键在内的其他次级键作用,也逐渐被科研工作者关注。卤键是由卤原子 X(路易斯酸)与中性的或者带负电的电子供体(如羰基或羟基氧的孤对电子)之间形成的 C—X⋯Y—Z 形式的分子间次级键(X 为卤素,Y 为电负性较大的原子),是一种类似氢键的分子间弱相互作用。卤键最主要的结构特征是 C—X⋯Y 键角为 180°。可形成卤键的卤素为 I、Br、Cl,而且依次减弱。卤键在生命体中广泛存在,如甲状腺激素的碘原子在体内代谢过程中就有卤键次级相互作用;含卤素的药物分子与生物大分子的相互作用也要考虑存在卤键的影响。

(五)分子间作用力对药物与生命体的影响

生物体内广泛存在着分子间作用力。比如,双螺旋结构脱氧核糖核酸(DNA)分子中碱基的互相配对正是匹配不同氢键的饱和性和方向性作用完成;将蛋白质折叠成一定的空间结构,需要氨基酸侧链之间的范德瓦耳斯力和肽键之间的氢键来共同执行;很多酶催化反应的发生主要依靠氢键引导底物结合与分解;药物分子在细胞膜被动扩散、穿过不同的体内屏障凭借着与磷脂双分子膜的分子间作用力;药物分子与靶标结合的主要形式是非共价键的多种分子间作用力。整体而言,分子间作用力既是生物体维持自身生命存在、执行生理功能的关键要素,又是影响药物分子本身理化性质以及与生物体内靶标结合的决定性因素。

二、化学结构对分子间作用力的影响

(一)常见官能团的影响

1. 碳骨架 有机化合物的碳骨架主要包含烷基(包括环烷基)和芳香基两大类。骨架上 1 个亚甲基(—CH₂—)长度的改变或者芳香环上 1 个杂原子的改变,都可能会对化合物的理化性质以及与靶点的结合活性产生大量影响。对于理化性质,一般情况下,—CH₂—长度增加导致化合物的亲脂性增加,熔沸点升高,水溶性变差;芳环上导入以氧、氮为代表的杂原子,导致化合物亲水性增加,熔沸点升高,亲脂性变差。例如表3-6中的磺胺嘧啶,由于嘧啶环的吸电子效应,使磺酰氨基有较大的解离度(低 pK_a);磺胺甲嘧啶和磺胺二甲嘧啶,由于嘧啶环上 1 个甲基和 2 个甲基的给电子效应,同时甲基的存在阻碍了分子间氢键和偶极 -

表3-6 磺胺类药物的结构与理化性质对比

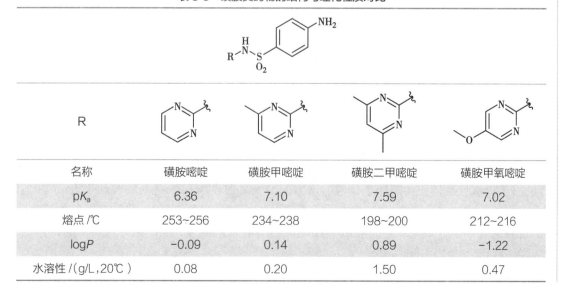

名称	磺胺嘧啶	磺胺甲嘧啶	磺胺二甲嘧啶	磺胺甲氧嘧啶
pK_a	6.36	7.10	7.59	7.02
熔点 /℃	253~256	234~238	198~200	212~216
$\log P$	-0.09	0.14	0.89	-1.22
水溶性 /(g/L,20℃)	0.08	0.20	1.50	0.47

偶极相互作用,减少了分子间的缔合,从而使 pK_a 升高、熔点降低、水溶性增加;磺胺甲氧嘧啶与磺胺嘧啶相比,甲氧基也起到类似的效果。

2. 羟基 氧原子的电负性大于碳原子,羟基中的氧原子包含 2 对孤对电子。化合物中含有羟基时,可以明显增加化合物的亲水性和极性,提高化合物的熔沸点(表 3-7)。与此同时,当羟基与脂肪链相连,表现为吸电子的诱导效应;而芳环相连的羟基由于 p-π 共轭效应成为芳香环的给电子基,使得酚类化合物的理化性质与醇类化合物有较大不同,包括降低的 pK_a、更易形成分子内和分子间氢键、易被氧化等。

表 3-7 苯胺类药物与乙酰苯胺的理化性质对比

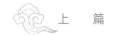

名称	乙酰苯胺	对乙酰氨基酚	非那西丁
熔点 /℃	113~115	168~172	135~138
logP	1.53	0.91	1.58
水溶性 /(g/L,20℃)	0.46	14	0.77

3. 醚键 醚氧和亚甲基(—CH₂—)互为电子等排体,相当于将烷烃中的 1 个 —CH₂— 用氧原子替代而成的化合物。由于醚中 C—O 键长及 C—O—C 键角与烷烃的 C—C 键长及键角接近,因此醚类化合物与烷烃化合物在理化性质上具有一定的相似性。主要区别在于,醚中氧原子可与极性溶剂形成氢键,增加了醚类化合物的亲水性和极性,与此同时 C—O 相对 C—C 在合成方法上更易通过亲核取代反应得到,因此在药物分子中常见。

4. 酸性基团 药物分子中典型的酸性基团为磺酸基和羧基等。含酸性基团的化合物显示较小的 pK_a,可大幅提高化合物的极性、熔沸点等,因此酸性基团在药物设计中常用于增加药物的亲水性和溶解度。与此同时,酸性基团在体内 pH 条件下,可与血清白蛋白的碱性氨基酸产生很强的离子性相互作用,影响本类化合物的体内分布容积、清除率等药代动力学参数。除此之外,含有酸性基团的化合物的水溶性提高后不利于穿透细胞膜吸收,特别是难以透过血脑屏障,不宜作为中枢神经药物。

5. 碱性基团 药物分子中典型的碱性基团为氨基和杂芳环等。含有碱性基团的药物分子易与生物大分子形成氢键,与各类蛋白靶点结合力加强;同时含有取代胺的结构因为脂溶性较好,有利于穿透细胞膜和血脑屏障,常表现出多种特有的生物活性。含有碱性基团的分子结构还易与酸根离子结合成盐,提高水溶性,因此本类结构往往既有利于消化道内溶解释放又有利于体内吸收,显示了良好的成药性质。例如生物碱分子多具有神经系统的活性或副作用,就与其普遍含有碱性基团有关。

6. 卤素 整体上,卤素原子在天然的中药化合物中并不常见,但由于它们具有特殊的结构性质,使得它们成为中药化合物衍生化中可以引入的重要结构单元。氟、氯、溴、碘是电负性大于碳的疏水性原子,因此卤素原子的引入可以增加药物分子的脂溶性、熔沸点和极性,而且疏水性及体积均随原子序数的增大而增大。如表 3-8 中,在长春胺的吲哚结构中引入溴原子得到的溴长春胺,可以明显提高化合物对血脑屏障的穿透性,增加其对脑梗死和脑出血后遗症的治疗效果。但是在脂肪族化合物中氟原子相对于氢原子为亲水性的,将其引入脂肪族化合物中可降低脂溶性。

表3-8 长春胺类药物的结构与理化性质对比

结构		
名称	长春胺（vincamine）	溴长春胺（brovincamine）
沸点/℃（1atm）	509	548
logP	3.10	3.65
水溶性/（g/L，25℃）	0.22	<0.2

注：1atm=101.325kPa。

（二）立体构型及影响

1. 顺反异构（cis-trans isomerism）　由于受碳碳双键不能旋转和环状平面上下有别的原因，顺反异构体广泛存在于双键和环状结构中。以简单的双键为例，当2个双键碳上连有相同的官能团时，反式异构体由于存在对称中心，偶极距为零，而顺式异构体则存在面对称，偶极距不为零；当2个双键碳所连官能团不同时，反式异构体的偶极距不为零。这些使得顺反异构体在熔沸点、极性、溶解性、pK_a以及反应性能上具有特征性差异。如表3-9中，cis-丁烯二酸（马来酸）比trans-丁烯二酸（延胡索酸、富马酸）具有明显升高的溶解度、极性，但同时熔沸点明显降低（反式异构体的对称性较大，分子间排列紧密）。除此之外，在马来酸中，2个羧基在空间上较为接近，相互之间的排斥力比较大，因而氢原子离子化倾向提高，第一级电离常数升高。对于缩合成酐反应，马来酸的2个羧酸基团处于同侧，在140℃即可脱水成酸酐环，而反式则需要破坏双键中的π键才能翻转成环，可以测得沸点。

表3-9 cis-、trans-丁烯二酸的结构与理化性质对比

结构		
名称	马来酸	延胡索酸、富马酸
熔点/℃	130~135	298~300
沸点/℃（1atm）	降解生成酸酐	522
pK_a（25℃）	pK_{a1}=1.97；pK_{a2}=6.23	pK_{a1}=3.02；pK_{a2}=4.38
水溶性/（g/L，25℃）	788	~7

注：1atm=101.325kPa。

2. 非对映异构（diastereomerism）　非对映异构体是指具有2个及以上手性中心的化合物。它们在其中某个手性中心具有相同的构型，而在其他手性中心不同。在中药化学中，最为常见的非对映异构体是单糖分子，但由于各种非对映异构体存在较大的个体差异，缺乏规律性理化性质变化的规律。非对映异构体之间的结构辨析，可以通过核磁共振或者高效液相色谱法（HPLC）进行。

3. 对映异构（enantiomerism）　对映异构体是指镜像与自身无法重合的2个化合物。除旋光度外，对映异构体在非手性环境中展现完全相同的理化性质，但是在空间上是无法重叠

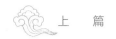

的,因此在靶点活性上往往具有不同的活性。如活性分子含有手性中心或手性因素,必须要考察活性分子的光学纯度,以及其对映异构体与药物有效性和安全性方面的联系。

（三）非共价键（non-covalent bond）

1. 离子键（ionic bond） 离子键是通过2个（或多个）化学基团（含单个原子）相互失去和获得电子而成为离子后,形成带相反电荷离子之间的相互作用。离子键成键的本质是阴阳离子间的静电作用。大多数的盐、活泼金属氧化物都是离子键。离子半径越小或所带电荷越多,离子键作用就越强。离子键越强的化合物,溶剂状态下电离程度越高、熔沸点越高,也更容易形成稳定的晶格。

2. 金属键（metallic bond） 金属键由自由电子及排列成晶格状的金属离子之间的静电吸引力组合而成,主要在纯金属中存在。金属键的强弱通常与金属离子半径呈逆相关,与金属内部自由电子密度呈正相关。对于中药化合物来说,金属键只存在于部分矿物药中。

第四节　分子间作用力对中药成分理化性质的影响

一、中药小分子的特征理化性质及其影响因素

中药小分子包括从中药资源中获得的各种有机和无机化合物。这些小分子化合物被普遍认为是中药产生其生理和药理活性的主要物质基础。由于它们各自多样性的结构,使得它们具有一些特征性的理化性质,而这些理化性质可能正是理解这些小分子从分离提纯到药理作用全过程的各种不同物理、化学和生物现象的基础。

（一）中药分子的溶解性及其影响因素

中药分子的溶解性决定了它们在生产研究过程中的提取溶剂、纯化方法、工艺流程、体内吸收分布代谢等过程,是中药研发和制备过程中的主要参数之一。

1. 溶解过程中的体系平衡 物质溶解是溶剂与溶质分子间作用力相互竞争的结果。溶质分子与溶剂分子之间形成各种作用力,使溶质分子从溶质团中剥离下来向溶液分子间扩散至溶解平衡。溶质分子与溶剂分子、溶质分子之间的作用力大致相等时,溶质较易溶解;溶质分子与溶剂分子之间的相互作用力小于溶质分子之间的作用力时,溶质较难溶解（图3-7）。

以图3-8中典型的中药分子芍药苷和芦丁为例,芦丁分子中包含大共轭π体系的黄酮结构,这种共轭π体系的分子之间有较强的静电力和色散力,使分子层叠堆积（π-π stacking）。即使水与芦丁糖侧链间的氢键也不足以抵消这种分子间相互作用力,故芦丁难溶于水。芍药苷分子虽然含有极性的氧原子更少,但它的各个氧原子充分暴露在外,朝向立体结构的各个方向,易与水分子发生氢键作用,抵消了单萜结构单元堆叠的较弱分子间作用力,可很容易地在水中实现溶解。因此,尽管两个化合物均含有糖结构,但芍药苷较芦丁更易溶于水。

随着溶质浓度的增加及其在溶剂中不断运动,有些溶质颗粒在碰到固体表面或受到固体表面正负离子的吸引后,重新回到固体表面上来,这个相反的过程称沉淀或析晶。在物质溶解和沉淀过程中,当溶解速率大于沉淀速率时,即单位时间内溶质进入溶液中的量大于溶质从溶液中析出的量则表现为溶解,反之则表现为沉淀。溶解和沉淀两个过程各自不断地进行,当两种速率相等,并形成饱和溶液时,溶液中未溶解的溶质和已溶解的溶质处于平衡状态——溶解-沉淀平衡。

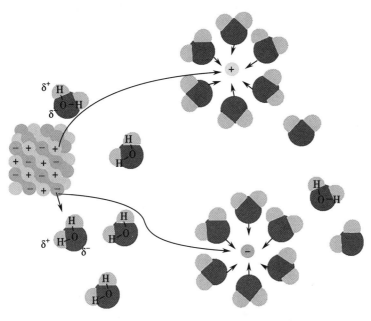

图 3-7 物质溶解示意图

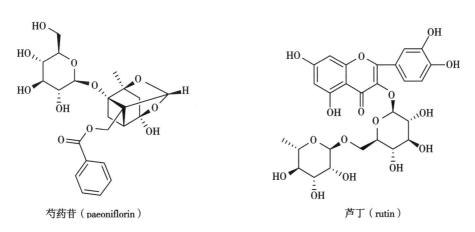

芍药苷（paeoniflorin）　　　　　　芦丁（rutin）

图 3-8 芦丁和芍药苷

2. 油水分配系数（log$P$）　药物分子在体内除了水溶性环境溶解外，还要考虑它穿透小肠上皮细胞膜被身体吸收的能力，而跨越细胞膜的过程主要与药物分子的脂溶性相关。因此，药物在体内的溶解、吸收、分布、转运与水溶性和脂溶性均有关，即和油水分配系数有关。油水分配系数（oil-water partition coefficient）是化合物在正辛醇和水中的分配系数比值的对数值。

一般来说，母核相同的化合物，其分子中官能团的极性越大或极性官能团数量越多，则整个分子的极性越大，容易形成氢键，亲水性越强，亲脂性越弱。分子非极性部分越大，饱和碳链越长，疏水性基团越多，偶极距偏小，亲脂性越强，亲水性就越弱。常见官能团极性顺序：R—COOH>Ar—OH>R—OH>R—NH₂>R—CHO>R—CO—R>R—H。其中，羧基、酚羟基、羟基和氨基都是亲水性基团。所以，葡萄糖、蔗糖等分子为多—OH 小分子化合物，具有强亲水性，亲脂性差；油脂、挥发油等以饱和碳链、碳环为主，都是亲脂性成分。

中药分子中的生物碱是一种特殊的化合物，它们在中性或碱性条件下表现为亲脂性，但在酸性条件下，可以生成具有离子键的盐，转变为较为亲水性的物质。与之相对的是羧酸和

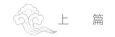

酚,它们在碱性条件下,可以与阳离子成盐,增加水溶性。例如,大黄酸和苦参碱成盐后,都可以表现为水溶性(图3-9)。

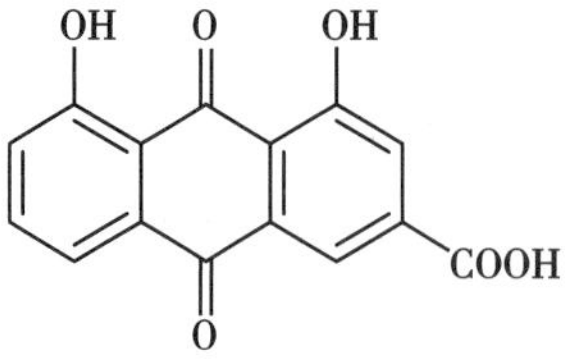

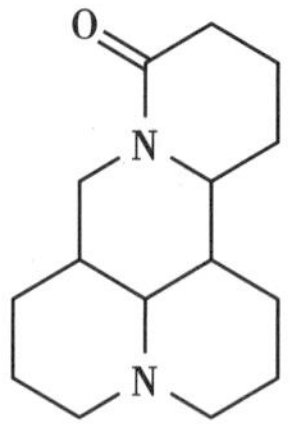

大黄酸(rhein)   苦参碱(matrine)

图3-9 大黄酸和苦参碱

3. 影响溶解度的因素

(1) 化合物制备过程中的影响因素

1) 温度:温度的升高加速了溶质和溶剂分子的热运动,增加化合物克服分子间发生作用力的可能,从而增加溶解度。但增加温度这个选项只能考虑使用在中药化合物的提取制备过程中,进入人体体内后只能是恒定的体温。

2) pH:如前所述,根据化合物的酸碱性,可以通过改变pH,影响化合物在溶剂中化学键的改变,提高化合物的溶解度。在分离制备碱性或酸性中药化合物过程中,这个方法可以有效提高目标酸碱性化合物的富集。

3) 溶剂:按照相似相溶原理,选取与目标化合物极性相似的溶剂,提升化合物分子与溶剂分子间的作用力,可以明显提高中药化合物提取制备过程的效率。

4) 粒子直径:一般情况下,溶解度与粒子大小无关。但当化合物处于更小的粒径时,可以以更大的表面积与溶剂接触,从而较快地达到其饱和溶解度。

(2) 药物溶解度的经验公式:化合物溶解度是影响药物发现过程的最重要因素之一。由于药物进入体内后处于固定温度和消化道的pH范围,无法通过改变前述因素增加溶解度,因此科学家根据溶解过程吉布斯自由能(Gibbs free energy)的变化,推导了溶解度经验公式:

$$logS=0.5-0.01×(熔点-25)-logP$$

从公式可知,通过改变化合物的分子结构,降低$logP$(增加化合物的极性基团),降低熔点(改变化合物官能团或改变晶型),都可以提升化合物的溶解度。除此之外,对于中药复杂体系,各成分之间存在着缔合、复合等复杂的相互影响,需要从更复杂的角度考虑对溶解度的整体影响。

(二) 中药分子的挥发性及其影响因素

蒸发是指液体常温下变成气体的现象。升华是指固体在常温下变成气体的现象。中药分子中含有很多挥发性成分,既包括处于液体状态的挥发油,也包括少数处于固体状态的苯丙素、萜类化合物等。

挥发性通常由分子间作用力的强弱决定。由于氢键的结合能量明显大于范德瓦耳斯力,所以分子间氢键数目越多,分子越倾向于聚集在一起而不易挥发。所以一般易挥发的分子结构很少含有2个以上拥有活泼氢原子的氢键供体官能团,包括醇、酸、=NH等。除此之外,分子量增大可以使分子间的诱导力和色散力增加,使化合物熔沸点升高,难以挥发。例如,单萜(如薄荷醇)的挥发性大于倍半萜(如桉叶醇),倍半萜的挥发性大于二萜(如松香酸)等(表3-10)。

34

表 3-10　具有挥发性的代表性中药分子

萜类	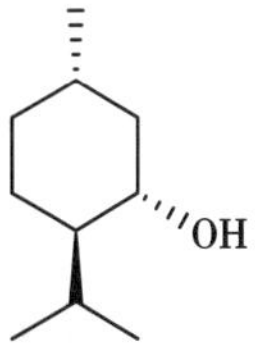	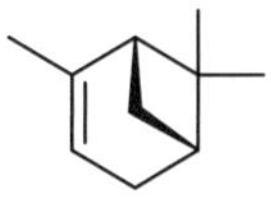	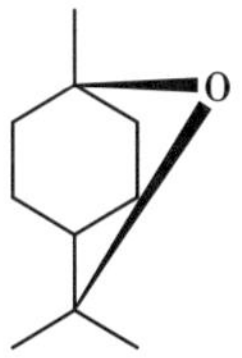	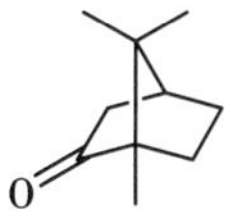
名称	薄荷醇	α-蒎烯	桉油精	樟脑
熔点/℃	34~36	-55	1~2	175~177
沸点/℃	216	155~156	176~177	204
苯丙素	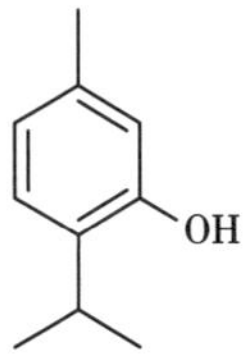	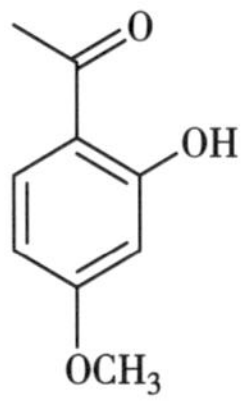	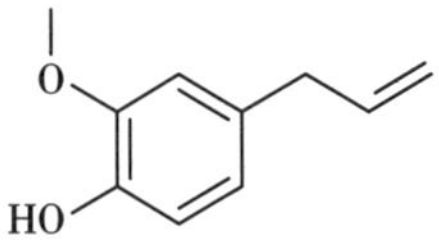	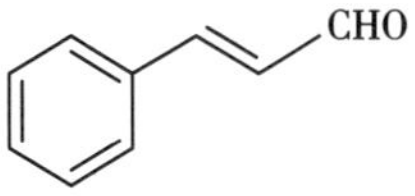
名称	麝香草酚	丹皮酚	丁香酚	肉桂醛
熔点/℃	48~51	48~50	-12~-10	-9~-4
沸点/℃	232	302	254	250~252
生物碱	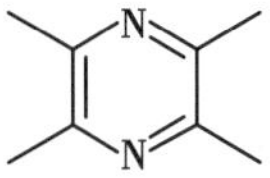	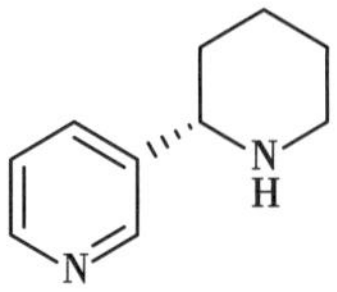	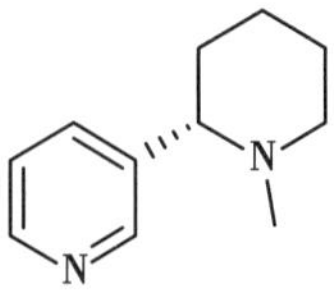	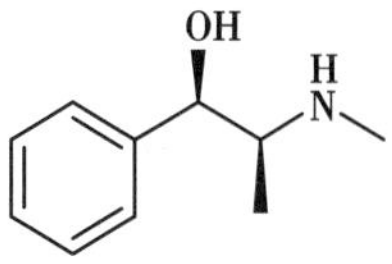
名称	川芎嗪	毒藜碱	烟碱	麻黄碱
熔点/℃	77~80	9	-8	40~40.5
沸点/℃	190	276	245	225

挥发性的中药分子由于极性官能团和氢键供体数目有限,显示较好的脂溶性。在制备它们的过程中,运用这个特性和它们低沸点的特性,使用水蒸气蒸馏后,再分离得到其中的油状液体,即药材的挥发油,可用于后续的中药制药生产。

（三）中药分子的酸碱性及其影响因素

中药的酸性分子包括有机酸和酚,碱性分子主要是各种生物碱,而氨基酸、肽等同时具有酸性和碱性官能团的成分,属于两性化合物。这些酸、碱性化合物表现出酸碱性,在中药复杂溶液中呈现多种存在状态,从而影响药物的理化性质,对制药过程产生重要影响。

1. 中药酸性分子　中药酸性分子的主要化合物类型为有机酸类、酸性皂苷类、蒽醌类、苯丙酸类、香豆素类及黄酮类化合物、葡萄糖酸、胆酸等。影响这些酸性分子 pK_a 的主要是有机分子中常见的诱导效应和共轭效应。含羧基化合物的酸性要明显强于含酚羟基化合物的酸性。羧基化合物的酸性受诱导效应和共轭效应的影响。若形成共轭体系,则羧基的酸性更强。含酚羟基化合物的酸性受分子内氢键和共轭体系中酚羟基的位置影响。若形成共轭体系,酸性增强;形成分子内氢键,酸性会降低。

常见的部分中药酸性分子的 pK_a：草酸(1.23)＞水杨酸(2.98)＞酒石酸(3.04)＞枸橼酸(3.15)＞苹果酸(3.46)＞丹参酚酸 B(3.63)＞阿魏酸(4.04)＞抗坏血酸(4.17)＞琥珀酸(4.20)＞没食子酸(4.41)＞桂皮酸(4.5)＞苯甲酸(4.63)＞熊果酸(4.81)＞齐墩果酸(4.93)＞大黄酚(8.51)。

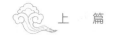

除此之外,还要考虑有些中药分子包含酯或内酯结构,在外界为碱性环境时,可能会导致其水解为羧酸盐的形式。比如,在 pH>8 的条件下,白果内酯就会开环生成羧酸盐(图 3-10)。

原儿茶酸(protocatechuic acid)　　绿原酸(chlorogenic acid)　　白果内酯(bilobalide)

图 3-10　具有酸性的代表性中药分子

2. 中药碱性分子　中药碱性分子的主要化合物类型为含有 N 原子的生物碱。虽然含 O、S 原子的化合物在强酸条件下也可以生成锌盐,表现出非常弱的碱性,但它们性质不稳定,不被普遍认为是碱性分子结构。而含有 N 原子的化合物,其孤对电子对 H^+ 有更强的结合力,容易形成稳定的共轭酸,从而显示碱性。影响这些碱性分子 pK_a 的主要因素包括 N 原子杂化方式、诱导效应、共轭效应以及空间位阻。如图 3-11 所示,一般来说,四级铵盐的碱性大于 N 原子 sp^3 杂化大于 N 原子 sp^2 杂化大于 N 原子 sp 杂化和酰胺键(它们一般没有碱性),比如小檗碱(pK_a=11.5)> 苦参碱(pK_a=8.2)> 川芎嗪(pK_a=3.7)> 秋水仙碱(pK_a=1.8)。吸电子

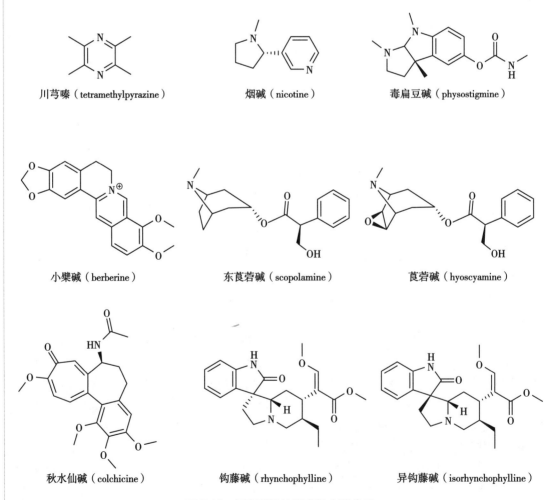

川芎嗪(tetramethylpyrazine)　　烟碱(nicotine)　　毒扁豆碱(physostigmine)

小檗碱(berberine)　　东莨菪碱(scopolamine)　　莨菪碱(hyoscyamine)

秋水仙碱(colchicine)　　钩藤碱(rhynchophylline)　　异钩藤碱(isorhynchophylline)

图 3-11　具有碱性的代表性中药分子

的诱导效应(烟碱,pK$_a$=8.2;N-甲基四氢吡咯,pK$_a$=10.4),N原子处于共轭体系(毒扁豆碱的2个N原子的pK$_a$分别为7.9和1.8),以及空间位阻(东莨菪碱,pK$_a$=7.5;莨菪碱,pK$_a$=9.6),都会使N原子的碱性减弱。除此之外,分子内氢键也可以使N原子与H原子结合得更紧密,增加碱性(钩藤碱,pK$_a$=6.3;异钩藤碱,pK$_a$=5.2)。

3. 中药酸碱两性分子　如果一个中药分子中同时含有上述酸性和碱性官能团,则它既能提供质子,又可接受质子,显示酸碱两性。如辛弗林、益母草碱、水苏碱、槟榔次碱和厚朴碱等(图3-12)。

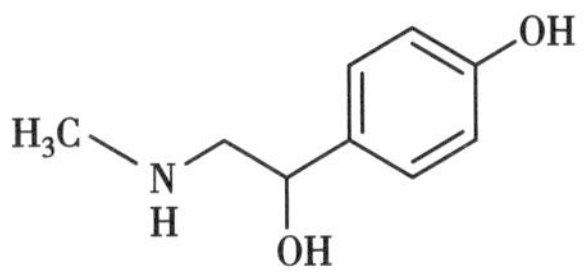

辛弗林（synephrine） 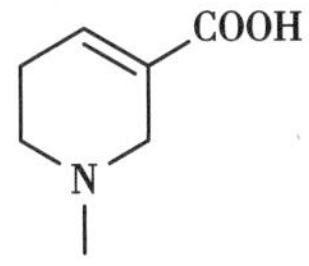　　槟榔次碱（arecaine） 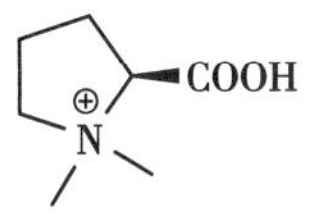　　水苏碱（stachydrine）

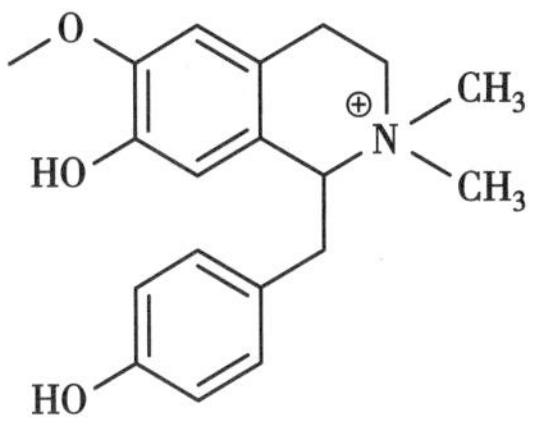

厚朴碱（magnocurarine） 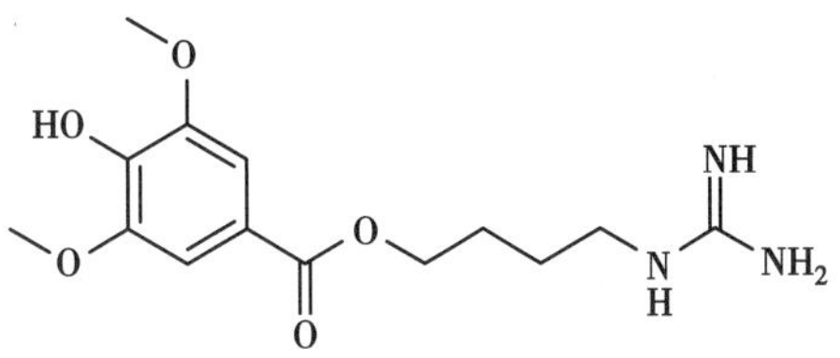　　益母草碱（leonurine）

图 3-12　具有酸碱两性的代表性中药分子

二、中药大分子的特征理化性质及其影响因素

中药大分子包括多糖、蛋白质、糖肽及鞣质等。过去常常认为这些大分子物质是非药用成分,然而越来越多的研究表明,中药大分子物质也很有可能是中药药理活性的关键物质。针对与小分子不同的一些典型中药大分子的理化性质,下面进行简要讨论。

(一)黏性(viscosity)及其影响因素

黏性是流体抵抗外力或自身变形产生相对运动而产生的阻力,是流体的固有属性。度量黏性的物理量称黏度。刨除外界温度、压力、分散介质等因素,黏度主要跟分散相的分子量、分子结构有关。一般情况下,分子量越大,分子结构越紧密,分子自身或/和分散介质之间的氢键越多,黏度越大。

中药多糖的水溶液具有较大的黏度,甚至可形成凝胶,不易透过细胞壁或组织膜。利用这种性质可以有效保护损伤的黏膜,减少黏膜的充血、出血、水肿和坏死。例如,猴头菌多糖对乙醇诱发的胃黏膜损伤有一定的预防作用,可有效减少或减轻胃黏膜炎症细胞的浸润。临床上,车前子、白及等中药水提物作为胃溃疡患者的辅助治疗药物,也是利用多糖的黏性形成保护层。

树脂是一类化学组成复杂的混合物,通常存在于植物组织的树脂道中,当植物体受伤后分泌出来,露于空气中干燥形成一种无定形的固体或半固体物质。例如,药用乳香、没药具有兴奋、收敛、防腐作用,作局部抗菌药外敷时,也是运用其在伤区形成保护性黏膜,防止细菌进入感染。

(二)胶体(colloid)及其影响因素

胶体又称胶状分散体,是一种均匀混合物。胶体的分散质粒子直径在1~100nm,即分散质粒子直径介于混合体系和溶液之间,是一种高度分散的多相体系。胶体性质包括布朗运动、丁铎尔现象(又称丁达尔效应)、电泳现象、不能透过半透膜以及具有光吸收能力等。

　　蛋白质类大分子物质是从药用植物中提取出来的一些具有显著生命活性的化合物。它们的水溶液是一种比较稳定的亲水胶体。蛋白质形成亲水胶体有 2 个基本因素:①蛋白质表面具有水化层。由于蛋白质颗粒表面带有许多亲水的极性基团,如—NH_3^+、—COO^-、—CO—NH_2、—OH、—SH、肽键等,易与水发生水合作用,使蛋白质颗粒相互隔开,阻止其聚集而沉淀。②蛋白质表面具有同性电荷。如图 3-13 所示,蛋白质溶液除在等电点时分子的净电荷为零外,在非等电点状态时,蛋白质颗粒皆带有同性电荷,即在酸性溶液中为正电荷,在碱性溶液中为负电荷。同性电荷相互排斥,使蛋白质颗粒不致聚集沉淀。一些中药蛋白质胶体具有明显的药用活性,如天花粉蛋白质具有引产作用和抗艾滋病病毒作用,菠萝蛋白酶等可治疗炎症、浮肿,分解坏死组织等。

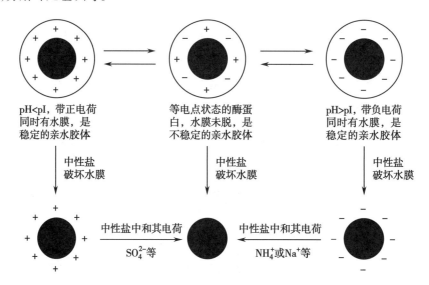

图 3-13　形成蛋白质胶体的过程

(三) 水解性及其影响因素

　　由于中药大分子主要是多糖、多肽、鞣质等聚合物,因此它们在受热或遇酸碱条件时容易发生水解反应。在分离提取、蒸发浓缩等过程中,大分子的组成呈现动态变化。水解反应主要包括苷的水解、酯的水解以及肽键的水解。

　　1. 多糖的水解反应　多糖中,糖与糖之间是以糖苷键相连接的。苷键在加热条件下发生水解而使糖链变短。这一反应在酸性条件下容易进行,其反应历程是苷原子首先质子化,然后发生苷键的断裂,生成苷元和糖的阳碳离子在水解溶剂中溶剂化,再失去质子而形成糖分子(图 3-14)。除此之外,很多糖水解酶也可以催化这个反应的发生,主要包括纤维素酶、蜗牛酶、β- 葡萄糖苷酶、β- 葡聚糖酶、木聚糖酶、果胶酶、糖化酶、高峰淀粉酶、α-L- 鼠李糖苷酶等。

　　受多糖易水解启发,现在多糖结构中也常应用化学或生物学手段控制多糖完全或部分水解,得到目标长度的寡糖或有实用价值的单糖分子。除此之外,部分水解还有助于测定糖链结构,明确多糖成分信息。

　　2. 糖苷的水解反应　糖苷(又称苷)是糖或糖的衍生物与另一种非糖物质通过糖的端基碳原子连接而成的一类化合物。从结构上看,绝大多数苷类化合物是糖的半缩醛羟基与苷元上的羟基脱水缩合而成的具有缩醛结构的物质。苷元与糖之间形成的化学键称苷键。

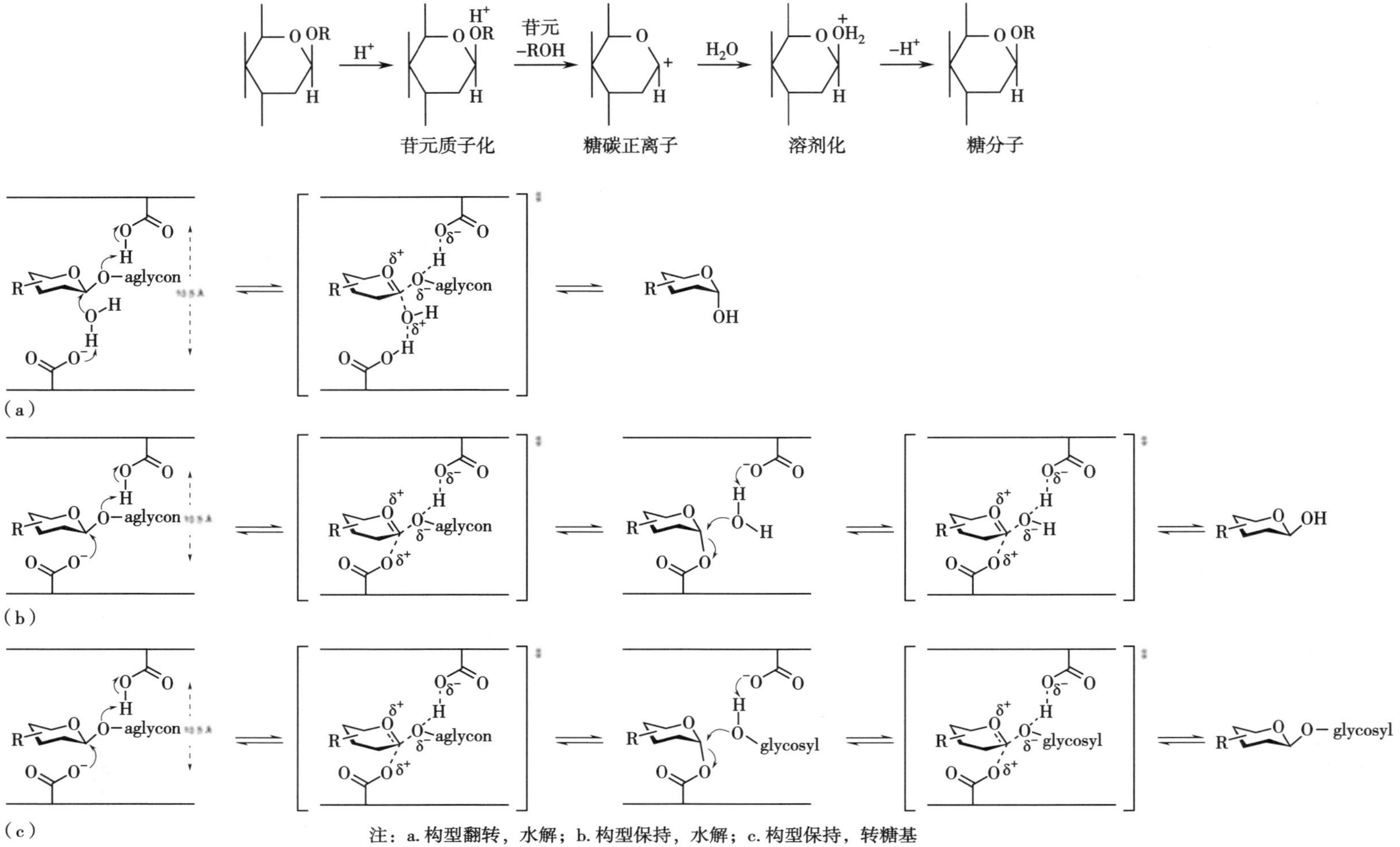

图 3-14 糖苷键的酸水解或酶水解

注：a. 构型翻转，水解；b. 构型保持，水解；c. 构型保持，转糖基

苷键在稀酸或者酶的作用下可以断裂,水解成苷元和糖。苷键水解的方法主要有酸水解、碱水解、酶水解等。对于含多个糖基的糖苷,若要选择性水解糖基,酸水解等化学方法反应条件剧烈,副产物多,无法控制糖基选择性水解;而酶水解反应条件温和,专一性好,选择性强,且较为环保。例如,利用蜗牛酶可以选择性水解人参皂苷 Rd 和人参皂苷 Rb$_1$ 的一个葡萄糖基,将其转化为稀有人参皂苷 C~K;利用 β- 葡聚糖酶水解罗汉果皂苷 V,可以同时制得连接不同糖链的罗汉果皂苷 ⅢE、罗汉果皂苷 Ⅲ、罗汉果皂苷 ⅣE 和赛门苷 Ⅰ 等次级皂苷。

3. 蛋白质的水解反应　蛋白质在酸、碱、酶等作用下可使肽键水解,断裂成分子量大小不等的肽段,以及完全水解为各种 α- 氨基酸(图 3-15)。一般采用水解条件缓和的酶水解法作为蛋白质水解的主要方法。例如,胃蛋白酶、胰蛋白酶等酶解全蝎体内的蛋白质,获得的多肽化合物的抑瘤作用要强于全蝎原粉。鹿茸多肽一般认为是鹿茸的主要活性成分。在制备鹿茸多肽的过程中,通常采用双酶水解法(胰酶蛋白与复合蛋白酶)水解鹿茸蛋白后得到鹿茸多肽。

4. 鞣质的水解反应　鞣质是一类具有涩味和收敛性、分子量较大的复杂多元酚类化合

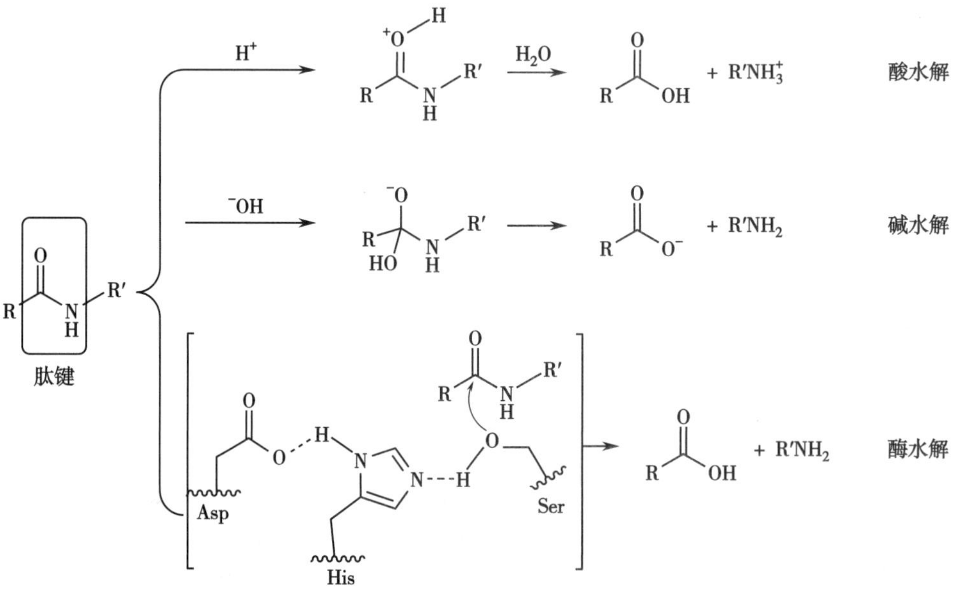

图 3-15　肽键的酸水解、碱水解和酶水解的机制

物。鞣质能与蛋白质形成不溶于水的沉淀,又称单宁或鞣酸。目前发现,中药中的鞣质除具有收敛、止血作用外,还具有显著抗脂质过氧化、清除自由基等作用。鞣质可以分为 3 类:可水解鞣质、缩合鞣质、复合鞣质。其中,可水解鞣质是一类由酚酸及其衍生物与葡萄糖或多元醇通过苷键或酯键连接而形成的化合物,因此可被酸、碱、酶(如鞣酶、苦杏仁酶等)催化水解。

(张毅楠)

复习思考题

1. 判断题

(1) 对于生物碱,常采用酸提碱沉的方法,故提取小檗碱时,可用稀盐酸溶液渗漉,后对提取液碱化沉淀进行分离。

(2) 化学键具有瞬间带电性,因此所有分子都产生色散力。

（3）中药成分成盐后更易溶于高浓度乙醇溶液中。

（4）运用有机溶剂提取法提取药材中的挥发油，可将其中的倍半萜，以及含氧多的、挥发性较弱的成分提取出来。

2. 问答题

（1）从氢键形成的 2 个条件出发，试举例存在分子内氢键的常见中药化学成分结构。它对化合物的理化性质有什么影响？

（2）同为低极性成分的油脂和挥发油采用甲醇溶解时，为何油脂的溶解度要远小于挥发油？

（3）试从分子间作用力角度解释游离水分子具有挥发性，而结晶水分子却不能挥发或升华。

笔记栏

04章PPT

PPT 课件

◆◆◆ **第四章** ◆◆◆

中药成分的提取与分离

学习目标

通过学习中药成分提取分离方法和技术的目的、原理、特点以及应用范围等,学会选择合适的方法与技术制备中药中的有效成分。

本章学习要点:①中药成分的常用提取方法,包括溶剂提取法、水蒸气蒸馏法、升华法等经典提取方法,以及超声波提取法、超临界流体萃取法、微波辅助提取法、仿生提取法、生物提取法等现代提取方法。②中药成分的分离方法,包括溶剂萃取法、沉淀法、结晶法、经典色谱法、分馏法、盐析法、透析法等经典分离方法,以及高效液相色谱法、超滤法、液滴逆流色谱法等现代分离方法。中药化学成分的分离方法在代表性中药中的应用。

中医药学是中华民族几千年文明的结晶。中药应用历史悠久,资源丰富,有着自身的理论应用体系。中药成分的提取与分离是现代研究中药成分的一个重要步骤,对阐明中药的药效物质基础,探索中药防治疾病的原理,阐明中药复方配伍及中药炮制的原理和现代科学依据,改进中药制剂剂型,控制中药及其制剂的质量,开发新药、扩大药源、结构修饰、合成等具有重要作用。

由于中药成分复杂且作用多样,如有些成分是一般高等植物普遍共有的,如糖类、油脂、蛋白质、色素、树脂、无机盐等,另一些成分则是存在于某些植物的某种器官中的特殊成分,如生物碱、黄酮、皂苷、强心苷、蒽醌、挥发油、有机酸、香豆素、木脂素等,故中药成分的提取分离情况也比较复杂。这里先简要讨论中药成分提取分离的一般原理及常用方法。

第一节 中药成分的提取方法

中药成分提取法即选择适当的溶剂或适当的方法将中药成分从药材中抽提出来的方法。不同的中药,成分不同,提取方法的选择也有所不同。如果提取方法设计合理,操作恰当,不但能将有效成分提出,而且有利于下一步的分离纯化。

中药化学成分的经典提取方法有溶剂提取法、水蒸气蒸馏法、升华法等。

一、经典提取方法

(一)溶剂提取法

1. 原理 溶剂提取法是根据相似相溶原理,依据中药中各种化学成分在不同溶剂中的溶解度不同,选用对有效成分溶解度大、对杂质成分溶解度小的溶剂,将有效成分从药材组织内溶解出来的方法。具体操作是:根据所要提取成分的性质,选择合适的溶剂,加到适当粉碎过的中药原料中;溶剂由于扩散、渗透作用会逐渐通过细胞壁透入到细胞内,溶解可溶性物质,而造成细胞内外的浓度差,于是细胞内的浓溶液不断向外扩散,细胞外的溶剂则不断进入药材组织细胞中;如此往返多次,直至细胞内外溶液浓度达到动态平衡时,将溶液滤出,浓缩;继续往过滤后的药渣中加入新溶剂,重复以上过程,反复多次就可以把所需要的成分几乎完全溶出或基本溶出,最后合并所有的浓缩液,即为含有所需有效成分或化学成分的混合液。

中药化学成分在溶剂中的溶解度与溶剂性质有关。常用溶剂可分为水、亲水性有机溶剂和亲脂性有机溶剂,被溶解的成分也有亲水性成分与亲脂性成分的不同。化合物亲水性、亲脂性及其程度的大小,与分子结构直接相关。有机化合物分子结构中,如果亲水性基团多,则其极性大而疏于油;如果亲水性基团少,则其极性小而疏于水。中药化学成分复杂,同一类有效成分的分子结构还有差异,难以做到用偶极矩和介电常数来比较每一个分子的极性,更多的情况下是从分子的结构出发去判断和比较有效成分的极性。一般来说,有以下几种情况:

(1) 如两种成分基本母核相同,其分子中极性基团的极性越大或数目越多,则整个分子的极性越大,亲水性越强,亲脂性越弱;反之,分子中非极性部分越大或碳链越长,则极性越小,亲脂性越强而亲水性越弱。如苷与苷元相比,苷分子由于含有糖基,极性基团多,因而亲水性较强,多用醇或水提取。

(2) 如两种化学成分的结构类似,分子的平面性越强,亲脂性越强。如黄酮类成分由于分子中存在共轭体系,平面性强,亲脂性强,多用亲脂性溶剂提取;二氢黄酮类成分由于黄酮基本母核的 2、3 位双键被氢化,平面性被破坏,其亲水性明显增强。

(3) 如分子中含有酸性或碱性基团,常可与碱或酸反应生成盐而增大水溶性。如生物碱可溶于酸水,羟基蒽醌可溶于碱水,一些含有内酯环的化合物也可与热碱水共煮开环而溶解。溶剂的性质同样也与其分子结构有关。例如,甲醇、乙醇的分子比较小,有羟基存在,与水的结构很近似,能够与水以任意比例混合,是亲水性比较强的溶剂;而丁醇和戊醇等分子中虽都有羟基,随分子逐渐加大,碳链增长,与水的性质也就逐渐疏远,虽能与水彼此部分相溶,但达到饱和状态之后,丁醇、戊醇都能与水分层。三氯甲烷、苯和石油醚是烃类或氯烃衍生物,分子中没有氧,属于亲脂性强的溶剂。实验室常用溶剂的极性强弱顺序如下:

水 > 甲醇 > 乙醇 > 丙酮 > 正丁醇 > 乙酸乙酯 > 乙醚 > 三氯甲烷 > 二氯甲烷 > 苯 > 四氯化碳 > 环己烷 > 石油醚。

中药化学成分不同,分子极性则不同。要做到最大限度地将有效成分从药材中提取出来,须遵循相似相溶原理。植物中的亲水性成分有蛋白质、单糖及寡糖、黏液质、氨基酸、水溶性有机酸、鞣质、苷及水溶性色素、生物碱盐等。植物中的亲脂性成分有游离生物碱、苷元、非水溶性有机酸、树脂、挥发油、脂溶性色素、油脂和蜡(表 4-1)。

表 4-1 中药化学成分及其较适用的提取溶剂

中药成分极性	中药成分的类型	适用的提取溶剂
强亲脂性(非极性)	挥发油、脂肪油、蜡、脂溶性色素、甾醇、个别苷元	石油醚、己烷
亲脂性	苷元、脂溶性生物碱、树脂、醌、有机酸、某些苷类	乙醚、氯仿
中等极性	某些苷类(如强心苷等)	氯仿-乙醇(2:1)
	某些苷类(如黄酮苷等)	乙酸乙酯
	某些苷类(如皂苷、蒽醌苷等)、水溶性生物碱	正丁醇、异戊醇
亲水性	极性很大的苷类、糖类、氨基酸、某些生物碱盐	丙酮、乙醇、甲醇
强亲水性	蛋白质、多糖(黏液质、树胶、果胶)、糖、氨基酸、无机盐	水

2. 溶剂的选择　运用溶剂法的关键是选择适当的溶剂。溶剂选择适当,就可以有效地将目标成分提取出来。选择溶剂要注意以下三点:①溶剂对有效成分溶解度大,对杂质溶解度小;②溶剂不能与中药的活性成分起化学反应;③溶剂要经济、易得、使用安全、易于回收等。

常见的提取溶剂可分为以下 3 类:

(1) 水:水是一种强极性溶剂。中药中的亲水性成分,如无机盐、糖类、鞣质、氨基酸、蛋白质、有机酸盐、生物碱盐及苷类等都能被水溶出。例如,葡萄糖、蔗糖等分子量比较小的多羟基化合物,具有强亲水性,极易溶于水。而淀粉虽然羟基数目多,但分子量太大,所以难溶于水;蛋白质和氨基酸都是两性化合物,有一定程度的极性,所以能溶于水,不溶或难溶于有机溶剂;苷类都比其苷元的亲水性强,特别是皂苷由于分子中连接多个糖分子,羟基数目多,能表现出较强的亲水性,而皂苷元则属于亲脂性强的化合物;鞣质是多羟基的化合物,为亲水性物质。

有时为了增加某些成分的溶解度,也常采用酸水或碱水作为提取溶剂。例如,多数游离的生物碱是亲脂性化合物,不溶或难溶于水,但与酸结合成盐后,能够离子化,加强了极性,就变为亲水性物质,不溶或难溶于有机溶剂,所以,通常用酸水提取生物碱。对于有机酸、黄酮、蒽醌、内酯、香豆素以及酚类成分,则常用碱水提取,可使成分易于溶出。但用水提取存在的问题也不少:①易酶解苷类成分,且易霉坏变质;②对于含果胶、黏液质类成分较多的中药,其水提取液常常呈胶状,很难过滤;③含淀粉量多的中药,沸水煎煮时,中药中的淀粉可被糊化,过滤困难,所以不宜磨成细粉水煎;④含有皂苷成分较多的中药,水提液在减压浓缩时,常会产生大量泡沫,浓缩困难。

(2) 亲水性有机溶剂:亲水性有机溶剂是指与水能混溶的有机溶剂,如乙醇(酒精)、甲醇(木精)、丙酮等,以乙醇最常用。乙醇的溶解性能比较好,对中药细胞的穿透能力较强。中药中的亲水性成分除蛋白质、黏液质、果胶、淀粉及部分多糖、油脂和蜡等外,其余成分在乙醇中皆有一定程度的溶解度;一些难溶于水的亲脂性成分,在乙醇中的溶解度也较大。此外,还可以根据被提取物质的性质采用不同浓度的乙醇进行提取。用乙醇提取时,乙醇的用量、提取时间皆比用水提取节省,溶解出来的水溶性杂质也少。乙醇为有机溶剂,虽易燃,但毒性小,价格便宜,来源方便,有一定设备即可回收反复使用,而且乙醇提取液不易发霉变质。因此,乙醇是实验室和工业生产中应用范围最广的一种溶剂,是提取工艺最常用的一种溶剂。甲醇的性质虽和乙醇相似,沸点也较低(64℃),但因为有毒性,所以提取时少用,使用时应注意安全。

(3) 亲脂性有机溶剂:亲脂性有机溶剂也就是一般所说的与水不互溶的有机溶剂,如石油醚、苯、三氯甲烷、乙醚、乙酸乙酯等。这些溶剂的选择性强,不能或不容易提取亲水性杂质,易提取亲脂性物质,如油脂、挥发油、蜡、脂溶性色素等强亲脂性成分。这类溶剂容易挥发,多易燃,一般有毒,价格较贵,设备要求也比较高,操作时需要通风设备。另外,这类试剂透入植物组织的能力较弱,往往需要长时间反复提取才能提取完全。药材中水分的存在,会降低这类溶剂的穿透力,很难浸出其有效成分,影响提取率,所以对原料的干燥度要求较高。鉴于以上原因,在大量提取中药原料或工业生产时,直接应用这类溶剂有一定局限性。

3. 提取方法　用溶剂提取中药化学成分,常用浸渍法、渗漉法、煎煮法、回流提取法及连续回流提取法等。

(1) 浸渍法:适用于有效成分遇热易挥发和易破坏的中药的提取。按溶剂的温度分为热浸、温浸和冷浸等数种。浸渍法是先将中药粉末或碎片装入适当容器中,然后加入适宜溶剂(如乙醇、稀醇或水等)浸渍药材,以溶出其有效成分的一种方法。本法比较简单易行,但提取率较低,需要特别注意的是当水为溶剂时,其提取液易发霉变质,须注意加入适量防腐剂。此外,最好采用 2 次或 3 次浸渍,以减少由于药渣吸附导致的损失,提高提取率。

(2) 渗漉法:是将中药粉末先加少量溶剂润湿使其膨胀,然后装在渗漉器中加溶剂使药材浸渍 24~28 小时后,再通过不断添加新溶剂,使其自上而下渗透过药材,从渗漉器下部流出,从而收集浸出液的一种浸出方法。当溶剂渗透进药粉细胞内溶出成分后,由于密度增大而向下移动时,上层新加入的溶液便置换其位置,造成良好的浓度差,使扩散能较好地进行。提取过程是一种动态过程,故浸出的效果优于浸渍法,但流速应加以控制。在渗漉过程中应随时从药面上补充加入新的溶剂,使药材中有效成分充分浸出为止。当渗漉流出液的颜色极浅或渗漉液体积的数值相当于原药材质量数值的 10 倍时,一般可认为基本上已提取完全。连续渗漏装置见图 4-1。

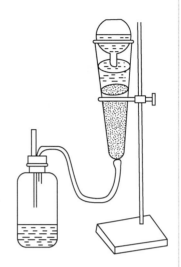

图 4-1　连续渗漏装置

(3) 煎煮法:煎煮法是我国最早使用的传统的提取方法。此法简便易行,能煎出大部分有效成分,但煎出液中杂质较多,且容易发生霉变,一些不耐热的挥发性成分易损失。一般药材宜煎 2 次。所用容器一般为陶器、砂罐或铜制、搪瓷器皿,不宜用铁锅,以免药液变色。加热时应时常搅拌,以免局部药材受热太高,容易焦糊。有蒸汽加热设备的药厂,多采用大反应锅、大木桶或水泥砌的池子通入蒸汽加热。还可将数个煎煮器通过管道互相连接,进行连续煎煮。

(4) 回流提取法:应用有机溶剂加热提取时,必须采用回流加热装置,以免溶剂挥发损失,减少有毒溶剂对实验者的毒害。此法提取效率较冷浸法高,但由于操作的局限性,大量生产中也少被采用,而多采用连续回流提取法。

(5) 连续回流提取法:连续回流提取法是实验室进行中药有效成分分析时,运用有机溶剂提取的常用方法,通常用脂肪提取器或索氏提取器(图 4-2)来完成。这种提取法,需用溶剂量较少,提取成分也比较完全,但一般需数小时(通常 6~8 小时)才能完成,所以遇热不稳定、易变化的中药成分不宜采用此法。尽管如此,在应用挥发性有机溶剂提取中药有效成分时,不论小型实验还是大型生产,均以连续回流提取法为好。

4. 影响提取效率的因素　溶剂提取法的关键在于选择合适的溶剂及提取方法,但在操作过程中,原料粒度、提取时间、提取温度、设备条件等因素也都能影响提取效率,必须加以考虑。

(1) 原料粒度:粉碎是中药前处理过程中的必要环节。通过粉碎可增加药物的表面积,促进药物的溶解与吸收,加速药材中有效成分的浸出。但粉碎过细,药粉比表面积太大,吸附作用增强,反而影响扩散速度,尤其是含蛋白质、多糖成分较多的中药,粉碎过细,用水提取时容易产生黏稠现象,影响提取效率。原料的粉碎度应该考虑选用的提取溶剂和药用部位,如用水提取,最好采用粗粉,而用有机溶剂提取可略细;原料为根茎类,最好采用粗粉,而全草类、叶类、花类等可用细粉。

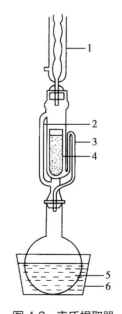

图 4-2　索氏提取器

1. 冷凝管　2. 溶剂蒸气上升管　3. 虹吸管　4. 装有药粉的滤纸桶　5. 溶剂　6. 水浴

（2）提取温度：温度增高可使分子运动速度加快，而渗透、扩散、溶解的速度也加快，所以热提比冷提的提取效率高，但杂质的提出也相应有所增加。另外，温度也不可以无限制增高，因为过高的温度会使某些有效成分遭到破坏，氧化分解。一般加热到60℃左右为宜，最高不宜超过100℃。

（3）提取时间：在药材细胞内外有效成分的浓度达到平衡以前，随着提取时间的延长，提取出的量也随之增加。提取的时间没必要无限延长，只要合适，提取完全就行。一般来说，加热提取3次，每次1小时为宜。

（二）水蒸气蒸馏法

水蒸气蒸馏法只适用于难溶或不溶于水、与水不会发生反应、能随水蒸气蒸馏而不被破坏的中药成分的提取。这类成分的沸点多在100℃以上，当温度接近100℃时存在一定的蒸气压，与水在一起加热时，当其蒸气压和水的蒸气压总和为1atm（1atm=101.325kPa）时，液体就开始沸腾，水蒸气将挥发性物质一并带出。例如，中药中的挥发油多采用此法提取，白头翁素、丹皮酚、杜鹃酮、丁香酚、桂皮醛等单体成分也常用此法提取。实验室常用的简单蒸馏装置见图4-3，工业用蒸馏装置见图4-4。

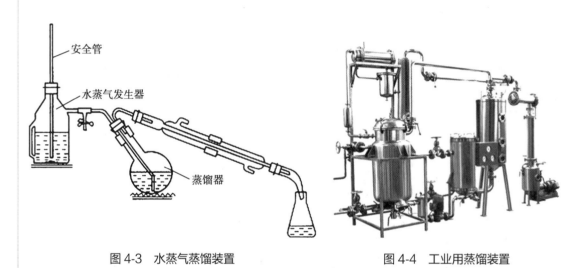

图4-3　水蒸气蒸馏装置　　　　　　　图4-4　工业用蒸馏装置

（三）升华法

有些固体物质受热后会直接气化，遇冷后又凝固为原来的固体化合物，此现象称升华。中药中有一些化学成分就具有升华的性质，故可采用升华法直接提取。例如，从樟木中提取樟脑，是世界上最早应用升华法从中药材中提取的有效成分，这在《本草纲目》中有详细记载。茶叶中的咖啡碱（又称咖啡因）在温度达到178℃以上时也能升华而不被分解，所以，提取咖啡碱时也常用升华法。另外，有些生物碱、香豆素、有机酸类成分，也具有升华的性质，如苦马豆素、七叶内酯及苯甲酸等。

升华法虽然简单易行，但在实际提取时很少采用，因为升华所需的温度较高，导致中药容易炭化，而炭化后产生的挥发性焦油状物容易黏附在升华物上，不易精制除去；其次，升华不完全，产率低，有时还伴随分解现象。

二、现代提取方法

（一）超声波提取法

超声波是一种高频率的机械波。超声场主要通过超声空化向体系提供能量。频率范围为 15~60kHz 的超声波,常被用于过程强化和引发化学反应。超声波在中药有效成分提取等方面已有了一定的应用。其原理主要是利用超声空化作用对细胞膜的破坏,有助于有效成分的溶出与释放,而且超声波使提取液不断震荡,有助于溶质扩散,同时超声波的热效应使水温升高,对原料有加热作用。超声波提取与传统的回流提取法、索氏提取法等比较,具有提取速度快、时间短、收率高、无须加热等优点,已被许多中药分析过程选为供试样处理的手段。超声波提取的频率和时间都会影响有效成分的收率。

(二)超临界流体萃取法

超临界流体萃取(supercritical fluid extraction,SFE)技术是 20 世纪 60 年代兴起的一种新型分离技术。国外已广泛用于香料、食品、石油、化工等领域,如应用于食品中,可以去除咖啡、茶叶中的咖啡碱,还可提取大蒜油、胚芽油、沙棘油、植物油等。20 世纪 80 年代中期以来,由于其选择分离效果好、提取率高、产物没有有机溶剂残留、有利于热敏性物质和易氧化物质的萃取等特点,SFE 技术逐渐被应用到中药有效成分的提取分离上,并且与气相色谱法(GC)、红外光谱法(IR)、气相色谱 - 质谱法(GC-MS)、高效液相色谱法(HPLC)等联用形成有效的分析技术。传统的提取中药有效成分的方法,如水蒸气蒸馏法、减压蒸馏法、溶剂萃取法等,工艺复杂、产品纯度不高,而且易残留有毒有害的有机溶剂。而超临界流体萃取是利用流体在超临界状态时具有密度大、黏度小、扩散系数大等优良的传质特性而成功开发的,具有提取率高、产品纯度好、流程简单、能耗低等优点,并且其操作温度低,系统密闭,尤其适合不稳定、易氧化的挥发性成分和脂溶性、分子量小的物质的提取分离,为此类成分的提取分离提供了目前最先进的方法。对于极性较强、分子量较大的物质,采用在超临界 CO_2 中加入适宜的夹带剂或改良剂(如甲醇、乙醇、丙酮、乙酸乙酯、水等),增加压力,改善流体溶解性质,使得超临界流体萃取技术在生物碱、黄酮、皂苷等非挥发性有效成分的提取中也日趋普遍。例如,以乙醇为夹带剂,高压下可从短叶红豆杉中提取出紫杉醇;以氨水为改良剂,可以提取出洋金花中的东莨菪碱,也可以分离得到银杏、丹参、大黄、人参等药材中的有效成分。可见,这项技术具有广阔的发展前景。

1. 超临界流体定义 任何一种物质都存在 3 种相态——气相、液相、固相。三相成平衡态共存的点叫三相点。液、气两相成平衡状态的点叫临界点。在临界点时的温度和压力称临界温度(T_c)和临界压力(P_c)。高于临界温度和临界压力而接近临界点的状态称超临界状态。不同的物质,其临界点所要求的压力和温度各不相同。超临界流体(supercritical fluid,SF)是指在临界温度(T_c)和临界压力(P_c)以上,以流体形式存在的物质,兼有气、液两者的特点,同时具有液体的高密度和气体的低黏度的双重特性。SF 有很大的扩散系数,对许多化学成分有很强的溶解性。被用作超临界流体的溶剂有二氧化碳、乙烷、乙烯、丙烷、丙烯、甲醇、乙醇、水等多种物质。目前研究较多、最常用的超临界流体是二氧化碳。

2. 超临界流体萃取的基本原理 超临界流体萃取分离过程的实现是利用超临界流体的溶解能力与其密度的关系,即利用压力和温度对超临界流体溶解能力的影响而进行的。当气体处于超临界状态时,成为性质介于液体和气体之间的一种特殊的单一相态的超临界流体。SF 具有十分独特的物理化学性质,如与液体相近的密度,黏度只是气体的几倍但远低于液体,扩散系数比液体大 100 倍左右,因此更有利于传质,对物料有较好的渗透性和较强的溶解能力,能够将物料中某些成分提取出来。SF 具有选择性溶解物质的能力,并且这种能力随超临界条件(温度、压力)的变化而变化。在超临界状态下,将 SF 与待分离的物质接触,使其可选择性地溶解其中的某些组分。SF 的密度和介电常数随着密闭体系压力的增加而增加,因此利用程序升压可将不同极性的成分进行分步提取。当然,对应各压力范围所得到的萃取物不可能是单一的,但可以通过控制条件得到最佳比例的混合成分。临界点附近,温度压力的微小变化都会引起CO_2密度的显著变化,从而引起待萃取物的溶解度发生变化,因此可通过控制温度或压力的方法达到萃取目的。然后通过减压、升温或吸附的方法使超临界流体变成普通气体,让被萃取物质分离析出,从而达到分离提纯的目的。这就是超临界流体萃取的基本原理。这种提取分离的手段被称为超临界流体萃取。

3. 超临界流体萃取的影响因素 超临界流体萃取时的压力、温度、流体比、CO_2流量、操作时间、物料粉碎的粒度、夹带剂等条件的变化,皆会影响中药有效成分的提取质量,因此,具体操作时,这些因素都需要考虑。

(1) 压力:压力是影响SFE的最重要的参数。温度不变,随着压力的增加,流体密度会显著增加,对溶质的溶解能力也就增大,从而使萃取效率提高。但是,压力也不可以无限制增加,过高的压力会使生产成本明显提高,而萃取率的增加却有限。

(2) 温度:温度也是影响SFE的很重要的参数。随着温度的增加,流体的扩散能力加强,对溶质的溶解能力也相应增大,有利于萃取。但温度的增加,使杂质的溶解度也增加,进而增加精制过程的难度,从而会降低产品的收率。同时,温度增加,使得CO_2流体的密度降低,对溶质的溶解力会有所下降,从而降低产品收率。

(3) 流体比:流体含量的增加,可以提高溶质在溶液中的溶解度,因此,萃取率随着流体比的增加而增加。

(4) 粒度:产品的萃取得率随物料的粒度减小而上升。粒度越小,与流体接触的总表面积越大,溶质与流体接触的机会越多,萃取得率越高,萃取操作的时间缩短。但粒度太小,其他杂质成分也容易溶出,会影响产品的质量。

(5) 操作时间:萃取时间的延长,有利于流体与溶质间的溶解平衡,使萃取得率提高。但当萃取时间达到一定后,随着溶质的减少,再增加萃取的时间,萃取得率就增加缓慢,能耗显著增加,使成本增加。同时,时间过长,杂质溶出也增加,影响产品的质量。

(6) 夹带剂:CO_2的极性与正己烷相似,适宜萃取脂溶性成分。对于极性较大成分的萃取,一般需要加入少量极性溶剂,如甲醇、乙醇、氨水等作为夹带剂,可以改善萃取的效果。

4. CO_2超临界流体萃取的特点及优越性

(1) 超临界CO_2萃取的规律:超临界CO_2对不同溶质的溶解能力差别很大,与溶质的极性、沸点和分子量密切相关。一般来说,有以下规律:①亲脂性、低沸点成分容易萃取,可在低压萃取(10^4Pa),如挥发油、烃、酯等;②化合物的极性基团越多,越难萃取;③化合物的分子量越高,越难萃取。

(2) 适用于热敏性成分:操作温度低,并在密闭系统内进行,可以有效地防止热敏性成分的分解和易氧化物质的氧化,完整保留生物活性,而且能把高沸点、低挥发度、易热解的物质在其沸点温度以下萃取出来。此方法可以解决用一般的蒸馏方法分离热敏性成分时遇到的分解、结焦、聚合等难题。

(3) 耗能低:传统的溶剂法提取工艺必须回收溶剂,为此需大量热能,可只有5%能量得到有效利用。与此相反,CO_2与萃取物分离后,只要重新压缩就可循环利用,因此耗能大大降低,节约成本。

(4) 工艺流程简单:压力和温度是调节萃取过程的重要参数。压力固定,改变温度可将物质分离;反之,温度固定,降低压力可使萃取物分离。因此,其工艺流程短,耗时少,几乎不产生新的"三废",对环境无污染,真正实现生产过程绿色化。

(5) 无溶剂残留:超临界CO_2流体常态下是气体,无毒,与萃取成分分离后,完全没有溶剂的残留,有效地避免了传统提取条件下溶剂毒性的残留。同时也防止了提取过程对人体的毒害和对环境的污染。

（6）极性选择范围较广：流体的极性可以改变，一定温度条件下，只要改变压力或加入适宜的夹带剂即可提取不同极性的物质，可选择范围广。

（三）微波辅助提取法

微波是一种非电离的电磁辐射。微波辅助提取（microwave-assisted extraction，MAE）是利用微波来提高萃取率的新技术。被提取的极性分子在微波电磁场中快速转向及定向排列，从而产生撕裂和相互摩擦，引起发热，可以保证能量的快速传递和充分利用，易于溶出和释放。研究表明，微波辅助提取法具有选择性高、操作时间短、溶剂耗量少、有效成分收率高的特点，已被成功应用在药材的浸出、中药活性成分的提取方面。它的原理是利用磁控管所产生的每秒 24.5 亿次超高频率的快速振动，使药材内分子间相互碰撞、挤压，以利于有效成分的浸出。提取过程中，药材不凝聚、不糊化，克服了热水提取易凝聚、易糊化的缺点。

（四）仿生提取法

仿生提取法从思维上看源于仿生学原理。具体方法是模拟口服药经胃肠道环境转运原理而设计的，目的是尽可能地保留原药中的有效成分（包括在体内有效成分的代谢物、水解物、螯合物或新的化合物）。

1. 原理 仿生提取法是一种综合运用了化学仿生（人工胃、人工肠）与医学仿生（酶的应用）的原理，将整体药物研究（仿生提取法所得提取物更接近药物在体内达到平衡后的有效成分群）与分子药物研究法（以某一单体为指标）相结合的方法。

2. 方法 仿生提取法以人工胃、人工肠为理论基础，依据正交试验法或均匀设计法、比例分割法，优选最佳条件（如 pH、温度、时间、酶 / 底物浓度等），并加以搅拌设备（模拟胃肠道蠕动）。具体应用到生物药和植物药可根据具体情况改换某个因素。例如，对于生物药，由于酸性环境中胃蛋白酶水解后存在大量 H^+，给以后的工艺带来麻烦；有腥味，制成的药物口感也不好。胃蛋白酶的水解不是一个必要步骤，可将胃蛋白酶改为木瓜酶，既可免除胃蛋白酶的腥味，又因木瓜酶为非专一性酶，可水解成更多的氨基酸、小分子肽。对于植物药，可以用纤维素酶代替胃蛋白酶，对水解植物纤维更有利。

（五）生物提取法

生物技术提取中药材有效成分的主要方法为中药酶法提取。本法是在传统的溶剂提取方法的基础上，根据植物药材细胞壁的构成，利用酶反应所具有的高度专一性等特点，选择相应的酶，将细胞壁的组成成分水解或降解，破坏细胞壁结构，使有效成分充分暴露出来，溶解、混悬或胶溶于溶剂中，从而达到提取细胞内有效成分目的的一种新型提取方法。由于植物提取过程中的屏障——细胞壁被破坏，因而酶法提取有利于提高有效成分的提取率。

常见的可用于植物细胞破壁的酶有纤维素酶、半纤维素酶、果胶酶以及多酶复合体等。

此外，许多中药材含有蛋白质，若采用常规提取法，在煎煮过程中，药材中的蛋白质遇热凝固，则影响有效成分的煎出。应用能够分解蛋白质的酶，如食用木瓜蛋白酶等，将药材中的蛋白质分解，可提高有效物质的提取率。

酶在中药材有效成分提取中的应用主要有 3 个方面：

1. 酶解技术用于植物药材提取过程中，酶作为浸提辅助剂，破坏植物细胞壁结构，提高药材有效成分提取率。

2. 酶解技术用于动物药的提取，酶作为动物药提取过程中的激活剂及脱毛剂。

3. 酶解技术在药渣再利用中的应用，酶作为中药材提取后药渣处理再利用的催化剂。

第二节　中药成分的分离方法

一、概述

中药是一个复杂的体系,对中药和中药复方进行有效部分、化学成分的系统分离研究,可以全面系统地阐释中药和中药复方中的化学成分,并能为中药和中药复方的质量控制、新剂型的研究和新药的研究开发奠定物质基础;与药效学、毒理学等研究相结合,还可能阐明中药及中药复方协同配伍的化学物质基础。

中药所含化学成分非常复杂,而且其药效的发挥往往是多种活性成分共同作用的结果。这种复杂性不仅表现在不同的中药含有不同类型的化学成分(如黄酮、皂苷、生物碱、有机酸、糖、肽等多种类别,而且这些化学成分又以极性和非极性成分并存、小分子和大分子成分同在),还体现在即使同一种中药也可能含有大量结构类型不相同的化学成分(不仅有常量成分,还有微量成分)。面对如此复杂的中药体系,如何对其物质组成进行系统的阐释,一直是中药研究的难点之一。在中药现代化研究进程中,对于最具特色的中药复方化学成分研究经历了复方或药材、有效部分、化学成分的系统研究思路。有效部分(组分)是指中药复方的药物中具有相似化学性质的一大类化合物(性质相似的化合物群)。这样一个复杂的中药复方就可以分为几种或十来种有效部分,与药效学研究相结合就有可能阐明中药复方协同配伍的化学物质基础。对中药物质基础的全面阐述,其前提要对中药提取条件进行优化,可以最大程度得到其活性成分。根据研究目标的不同,可以设计不同的分离方案,采用不同的分离方法。中药系统分离方法是针对中药不同组分(包括强极性组分、中极性组分和弱极性组分),采用不同的色谱方法与联用技术,进行分离与表征,全方位阐述中药的物质基础。中药组分分离研究的总体思路是以阐明中药复杂化学物质基础为研究目标,以分离研究的系统性和整体性为原则,以新型分离材料对中药组分系统表征为基础,完成从中药材到中药组分,再到单体化合物的研究。中药系统分离制备流程包括预处理、粗分离和精分离3个部分,根据不同的分离要求每个部分都涉及不同的分离方法与技术。经典分离方法包括溶剂萃取法、沉淀法、结晶法、经典色谱法、分馏法、盐析法、透析法等。现代分离方法有高效液相色谱法、超滤法、液滴逆流色谱法等。

二、经典分离方法

(一)溶剂萃取法

利用中药总提取物中化学成分在不同极性溶剂中的溶解度不同,选用三四种不同极性的溶剂,由低极性到高极性分步进行分离,是最常用的方法。常用溶剂的极性强弱顺序为石油醚(低沸点→高沸点)< 环己烷 < 四氯化碳 < 苯 < 三氯甲烷 < 乙醚(含水)< 乙酸乙酯 < 丙酮 < 正丁醇 < 乙醇 < 甲醇 < 水。

溶剂萃取法最常用的是两相溶剂萃取法,又简称萃取法,是利用混合物中各成分在两种互不相溶的溶剂中分配系数的不同而达到分离的方法。萃取时如果各成分在两相溶剂中分配系数相差越大,则分离效率越高。操作时,首先将中药提取物浸膏加少量水分散后,在分液漏斗中用与水不相混溶的有机溶剂进行萃取,一般需要反复萃取数次,才能使化学成分得到较好的分离。如果中药提取物中的有效成分是亲脂性的,一般多用亲脂性有机溶剂如石油醚、甲苯、二氯甲烷、三氯甲烷或乙醚等进行两相萃取;如果有效成分是偏于亲水性的,在亲脂性溶剂中难溶解,则需要用乙酸乙酯、正丁醇等有机溶剂进行萃取。如分离亲水性强的皂苷类成分时,可先用乙醇提取,对浓缩后的水溶液依次用低极性的溶剂如三氯甲烷、乙酸乙酯从水中萃取除去亲脂性成分,然后选用正丁醇或异戊醇和水做两相萃取,可使皂苷类成分富集于正丁醇或异戊醇部位,达到初步纯化作用。一般有机溶剂亲水性越大,与水做两相萃取的效果就越不好,因为能使较多的亲水性杂质伴随而出,对有效成分进一步精制影响较大。

此外,也可利用某些成分能在酸或碱中溶解,又在加碱或加酸变更溶液的 pH 后,成为不溶物而析出以达到分离的目的。例如,生物碱一般不溶于水,遇酸生成生物碱盐而溶于水,再加碱碱化,又重新生成游离生物碱而成为不溶物析出。这些化合物可以利用与水不相混溶的有机溶剂进行萃取分离。一般中药总提取物用酸水、碱水先后处理,可以分为三部分:溶于酸水的为碱性成分(如生物碱),溶于碱水的为酸性成分(如有机酸),酸、碱均不溶的为中性成分(如甾醇)。当提取物中含有难溶于水的碱性或酸性成分时,可调节其 pH 进行分离。如果在通过以上分离得到的酸性部分或碱性部分中,分别含有强度不同的酸性成分或碱性成分,可用 pH 梯度萃取法进行进一步分离。

两相溶剂萃取法在操作中还要注意以下几点:

1. 中药中含有的一些成分如蛋白质、皂苷、树脂等,都是表面活性剂,是天然的乳化剂,因此在大量萃取前,先将两相溶剂用小试管猛烈振摇约 1 分钟,观察萃取后两液层分层现象。如果容易产生乳化,大量萃取时要避免猛烈振摇,可延长萃取时间。如产生乳化现象,可将乳化层分出,再用新溶剂萃取;或将乳化层抽滤;或将乳化层稍稍加热;或较长时间放置并不时旋转,令其自然分层。

2. 提取物水溶液的比重最好在 1.1~1.2,过稀则溶剂用量太大,影响操作。

3. 溶剂与提取物的水溶液应保持一定量的比例,第一次萃取时,溶剂要多一些,一般为水溶液的 1/3,以后的用量可以少一些,一般为 1/4~1/6。

萃取法所用设备根据萃取量的不同,可以选择不同的容器。小量萃取可在分液漏斗中进行;中量萃取可在较大的下口瓶中进行。在工业生产中的大量萃取,多在密闭萃取罐内进行,用搅拌机搅拌一定时间,使两相溶剂充分混合,再放置令其分层。在实际工作中,为了避免用分液漏斗萃取多次所带来的麻烦和有时会发生的乳化现象,也可采用逆流连续萃取法。这是一种连续的两相溶剂萃取法,其装置可具有 1 根、数根或更多的萃取管。管内用小瓷圈或小的不锈钢丝圈填充,以增加两相溶剂萃取时的接触面,见图 4-5。

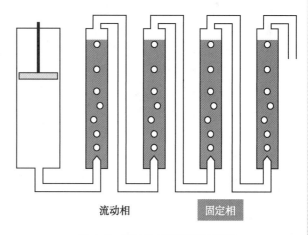

流动相   固定相

图 4-5 逆流连续萃取器示意图

(二)沉淀法

沉淀法是指在中药提取液中加入某些试剂或溶剂,使某些成分溶解度降低而沉淀,以获得有效成分或除去杂质的初步分离方法。对所分离的成分来讲,这种沉淀反应是可逆的。依据加入试剂或溶剂的不同,可分为下述几种方法。

1. 溶剂沉淀法

(1)水提醇沉法:用水作为提取溶剂对药材进行提取,在水提浓缩液中加入乙醇使含醇量达 80% 以上,则高浓度的醇可使多糖、蛋白质、淀粉、树胶、黏液质等沉淀下来,经过滤除去沉淀,即可达到有效成分与这些杂质相分离的目的。在提取中药多糖成分时常采用此法进行粗多糖的分离。

(2) 醇提水沉法:对于在醇中溶解性较好的中药成分,先用一定浓度的乙醇提取,在醇提取浓缩液中加入10倍量以上水,可沉淀亲脂性成分。

2. 酸碱沉淀法

(1) 酸提取碱沉淀:利用碱性成分在酸中成盐而溶解,在碱中游离而沉淀的性质,进行中药中碱性成分的分离。如游离生物碱一般难溶于水,在酸中生成生物碱盐而溶于水,过滤除去水不溶性杂质,滤液加碱碱化,重新生成游离的生物碱从水溶液中析出,与其他水溶性成分相分离。

(2) 碱提取酸沉淀:利用酸性成分在碱中成盐而溶解,在酸中游离而沉淀的性质,进行中药中酚、酸类成分和内酯类成分的分离。如对于中药中不溶于水的内酯类化合物,可利用内酯环遇碱开环,生成羟基羧酸盐类而溶于水,然后过滤除去水不溶性杂质,滤液加酸酸化,则内酯环重新环合生成不溶于水的内酯类化合物沉淀,从而与其他成分分离。

3. 专属试剂沉淀法　专属试剂沉淀法是利用某些试剂能选择性地与某类化学成分反应生成可逆沉淀而与其他成分分离的方法。如雷氏铵盐能与水溶性生物碱生成沉淀,可用于水溶性生物碱与其他生物碱的分离;胆甾醇能与甾体皂苷生成沉淀,可使其与三萜皂苷分离;明胶能沉淀鞣质,可用于分离或除去鞣质等。可根据中药有效成分和杂质的性质,适当选用沉淀试剂。特别注意,所选用的试剂来沉淀分离有效成分时,生成的沉淀应当是可逆的,这样得到的沉淀可以用一定溶剂或试剂将其还原为原化合物。

(三) 结晶法

中药中的成分在常温下多数是固体化合物,其中一些化合物可以通过结晶的方法达到分离纯化的目的。由于最初析出的结晶通常会带有一些杂质,需要通过反复结晶,才能得到纯度较高的单一晶体,故该步骤称重结晶。当某一中药成分在药材中含量很高,找到合适的溶剂提取,提取液放冷或稍微浓缩,便可得到结晶。有时利用结晶法进行中药中化学成分的分离纯化,不需要用复杂的仪器设备,相对于制备色谱分离方法,成本低,适用于大量制备。而对于一些微量成分或难以结晶的成分的分离,结晶法是无法奏效的。鉴定中药化学成分,纯度高的化合物的结晶有一定的熔点和结晶学的特征,有利于鉴定。利用X射线衍射法确定化合物分子结构时,获得好的单晶是很重要的。

中药材经过提取分离所得到的成分,大多仍然含有杂质,或者是混合成分。有时即使有少量或微量杂质存在,也能阻碍或延缓结晶的形成。所以在制备结晶时,应力求尽可能除去杂质的干扰。制备结晶的溶液,往往呈过饱和的溶液。通常是应用适量溶剂在加温的情况下,将化合物溶解过滤除去不溶解的杂质,浓缩后放冷,析出晶体。结晶法的关键是选择适宜的溶剂,要注意选择合适的溶剂和应用适量的溶剂。适宜的溶剂即最好是在冷时对所需要的成分溶解度较小,而热时溶解度较大;与被结晶的化合物不产生化学反应;溶剂的沸点适中等。一般常用甲醇、丙酮、三氯甲烷、乙醇、乙酸乙酯等。有些化合物在一般溶剂中不易形成结晶,而在某些溶剂中则易形成结晶。例如,葛根素、逆没食子酸在冰乙酸中易形成结晶,大黄素在吡啶中易结晶,而穿心莲内酯亚硫酸氢钠加成物在丙酮中容易结晶。

制备结晶溶液,除选用单一溶剂外,也常采用混合溶剂。一般先将化合物溶于易溶的溶剂中,再在室温下滴加适量难溶的溶剂,直至溶液微呈混浊,并将此溶液微微加温,使溶液完全澄清后放置。结晶过程中,一般来说,溶液浓度高,降温快,析出结晶的速度也快些。但是其结晶的颗粒较小,杂质也可能多些。有时溶液太浓,黏度大,反而不易结晶。如果溶液浓度适当,温度慢慢降低,有可能析出纯度较高的结晶。有的化合物的结晶的形成需要较长时间,有时需放置数天或更长时间。

在制备结晶时,最好在形成一批结晶后,立即倾出上层溶液,然后溶液再放置以得到第二批结晶。晶态物质可以用溶剂溶解再次结晶精制,这种方法称重结晶法。结晶经重结晶后所得各部分母液,再经处理又可分别得到第二、第三批结晶,这种方法则称分步结晶法或分级结晶法。

结晶的形状很多,常见的为针状、柱状、棱柱状、板状、片状、方晶、粒状、簇状等。结晶的形状随结晶的条件不同而异。每种化合物的结晶都有一定的结晶形状、色泽、熔点和熔距,这是非结晶物质所没有的物理性质。一般单体纯化合物结晶的熔距在 0.5℃左右,但由于晶体结构的原因可允许在 1~2℃内,如果熔距较长则表示化合物不纯。

(四)经典色谱法

色谱法(chromatography)是利用混合样品中各成分在固定相和流动相中不同的平衡分配系数进行分离的方法,是中药化学成分分离中最常应用的分离法。色谱分离所用的固定相与流动相互不相溶。固定相只能是固体或液体,流动相只能是液体或气体。以气体为流动相的称气相色谱,以液体为流动相的称液相色谱。也可以根据色谱过程的机制进行分类。利用吸附剂表面对不同组分吸附性能的差异来达到分离的目的,称吸附色谱。利用不同组分在固定相和流动相之间的分配系数不同而分离的,称分配色谱。利用分子大小不同而阻滞作用不同进行分离的,称排阻色谱。利用不同组分对离子交换剂亲和力不同进行分离的,称离子交换色谱。根据载体及操作条件的不同,又可分为纸色谱、薄层色谱、柱色谱等。另外,根据固定相和流动相的相对极性大小,又可分为正相色谱和反相色谱。

1. 吸附色谱法 吸附色谱法(absorption chromatography)是使用最为广泛的一种色谱方法,可采用薄层色谱、柱色谱等操作方法进行。吸附剂的吸附作用主要通过氢键、络合作用、静电引力、范德瓦耳斯力等产生。色谱分离时吸附作用的强弱与吸附剂的吸附能力、被吸附成分的性质和流动相的性质有关。色谱的操作过程中,当流动相流经固定相时,化合物连续不断地发生吸附和解吸附,由于结构不同化合物发生吸附和解析附的强弱不同,从而使混合物中各成分相互分离。

(1)吸附剂

1)硅胶:正相色谱硅胶为一多孔性物质,可用通式 $SiO_2 \cdot xH_2O$ 表示。它具有多孔性的硅氧环(—Si—O—Si—)的交链结构,其骨架表面的硅醇基(—SiOH)能通过氢键与极性或不饱和分子相互作用。硅胶的吸附性能取决于硅胶中硅醇基的数目及含水量。随着水分的增加,吸附能力降低。若吸水量超过 17%,吸附力极弱,不能用作吸附色谱,只可用作分配色谱的载体。当硅胶加热到 100~110℃时,其表面所吸附的水分能可逆地被除去,因此当用硅胶作吸附剂时,一般需加热活化,但活化温度不宜过高,以防止硅胶表面的硅醇基脱水缩合转变为硅氧烷结构而失去吸附能力。通常以活化温度 105℃、活化时间 30 分钟为宜。在大多数制备型液相色谱分离中常采用硅胶,主要在于其价格低廉,可供选择的溶剂种类多,样品损耗少,分离后溶剂易除去且分离速度快。

硅胶色谱适用范围广,能用于非极性化合物也能用于极性化合物,尤其适用于中性或酸性成分如挥发油、萜类、甾体、生物碱、苷类、蒽醌、酚性化合物等的分离。

2)氧化铝:氧化铝是一种常用的吸附能力较强的极性吸附剂,由氢氧化铝直接在高温下(约 600℃)脱水制得,其吸附作用与暴露在表面的铝离子、Al—O 有关。

色谱用氧化铝有碱性、中性和酸性 3 种。碱性氧化铝由于氧化铝的颗粒表面常含有少量碳酸钠等成分而带有微碱性,适用于分离中药中的碱性成分如生物碱,但不宜用于醛、酮、酯和内酯等类型化合物的分离,因为有时碱性氧化铝可与上述成分发生反应,如异构化、氧化和消除反应等。用水洗除去氧化铝中的碱性杂质,再活化即得中性氧化铝。中性氧化铝可用于碱性或中性成分的分离,但不适合酚类或酸类成分的分离。用稀硝酸或稀盐酸处理氧化铝,可中和氧化铝中的碱性杂质,并使氧化铝颗粒表面带有 NO_3^- 或 Cl^- 等阴离子,从而具有离子交换剂的性质,这种氧化铝称酸性氧化铝,适用于酸性成分如有机酸、氨基酸的分离。

目前,除了分离生物碱等碱性成分外,很少用氧化铝色谱,基本上被硅胶色谱所取代,但氧化铝对树脂、叶绿素及其他杂质的吸附能力较强,常用以提取物的预处理,去除杂质,便于以后的分离与纯化。

3)活性炭:活性炭是一种非氢键的范德瓦耳斯力吸附剂,其吸附能力与硅胶、氧化铝相反,对极性成分具有较强的亲和力,主要用来分离水溶性成分。对中药中的某些苷类、糖类及氨基酸等成分具有一定的分离效果。由于它容易获得,价格便宜,因此适用于大量制备型分离。

活性炭对芳香族化合物的吸附力大于对脂肪族化合物,对大分子化合物的吸附力大于对小分子化合物,因此可以利用这些吸附性能的差别,将水溶性芳香族化合物与脂肪族化合物、氨基酸与肽、单糖与多糖分开。活性炭的吸附作用在水溶液中最强,在有机溶剂中较弱。例如,用水 - 乙醇溶剂系统进行洗脱时,随乙醇浓度的递增而洗脱力增加,即洗脱剂的洗脱能力随着溶剂的极性降低而增强。

4)聚酰胺:聚酰胺是通过酰胺键聚合而成的一类高分子化合物,分子中含有丰富的酰胺基。由于酰胺键(—CO—NH—)与酚类、酸类、醌类、硝基化合物等形成氢键的数目不同、强度不同,因而聚酰胺对这些化合物产生不同强度的吸附作用,使其与不能形成氢键的化合物分离。化合物分子中酚羟基数目越多,则吸附力越强。芳香核、共轭双键多的吸附力也较大。易形成分子内氢键的化合物,会使化合物的吸附力减少。主要用于中药中的黄酮、蒽醌、酚、有机酸、鞣质等成分的分离。从聚酰胺柱上洗脱被吸附的化合物是通过一种溶剂分子取代酚性化合物来完成的,即以一种新的氢键代替原有氢键的脱吸附而完成。通常脱吸附剂是在水中递增甲醇或乙醇的含量。如黄酮苷元与苷的分离,当用稀醇作洗脱剂时,黄酮苷比其苷元先洗脱下来,而用非极性溶剂洗脱则结果恰恰相反,即当用三氯甲烷 - 甲醇为流动相时,黄酮苷元比其苷先洗脱下来,这表明聚酰胺具有"双重色谱"的性能。因为聚酰胺分子中既有非极性的脂肪键,又有极性的酰胺基团,当用含水极性溶剂为流动相时,聚酰胺作为非极性固定相,其色谱行为类似反相色谱,所以黄酮苷比苷元容易洗脱;当用非极性三氯甲烷 - 甲醇为流动相时,聚酰胺则作为极性固定相,其色谱行为类似正相色谱,所以苷元比其苷容易洗脱。聚酰胺除了用于分离上述化合物外,也可用于分离萜类、甾体、生物碱及糖类。

(2)洗脱剂和展开剂:在吸附色谱中,除气相色谱外,流动相均为液体;在柱色谱中,流动相习惯上称洗脱剂,而在薄层色谱中,流动相通常称展开剂。层析过程中溶剂的选择,对组分分离效果影响极大。洗脱剂和展开剂由单一溶剂或混合溶剂组成。洗脱剂的选择,需将被分离物质的性质与所选用的吸附剂性质结合起来加以考虑。对用极性吸附剂的色谱(正相色谱)而言,通常是被分离的成分极性越大,吸附作用越强;而对洗脱剂而言,极性越大洗脱能力越强。

常用单一溶剂洗脱能力由小到大的排列顺序为:

石油醚 < 环己烷 < 二氯甲烷 < 三氯甲烷 < 乙酸乙酯 < 丙酮 < 正丁醇 < 乙醇 < 甲醇 < 水。以上顺序仅适用于极性吸附剂的正相色谱,如硅胶、氧化铝。对非极性吸附剂,如活性炭,则正好与上述顺序相反。

在用极性吸附剂(如硅胶、氧化铝)进行正相柱色谱时,洗脱剂的选择和化合物的洗脱顺序遵循以下规律：

当被分离成分为弱极性物质时,采用正相色谱,常选用吸附作用强的吸附剂,极性小的溶剂为洗脱剂,在洗脱过程中,极性小的化合物被先洗脱下来,极性大的化合物后被洗脱下来。当被分离的成分为强极性物质时,则采用反相色谱,选用吸附作用弱的吸附剂,极性大的溶剂为洗脱剂,洗脱时极性大的化合物先被洗脱下来,极性小的化合物后被洗脱下来。

聚酰胺色谱作为一种以氢键吸附为主的吸附色谱,常用洗脱剂洗脱能力由小到大的顺序为：

水 < 甲醇或乙醇 < 丙酮 < 稀氢氧化钠水溶液或氨水 < 甲酰胺 < 二甲基甲酰胺 < 尿素水溶液。

在柱色谱分离过程中,以单一溶剂为洗脱剂时,组成简单,分离重现性好,但往往分离效果不佳。所以,在实际工作中常常采用二元、三元或多元溶剂系统作洗脱剂。在多元流动相中,不同的溶剂起不同的作用。一般比例大的溶剂往往起到溶解样品和分离的作用,比例小的溶剂则起到改善 R_f 的作用;有时在分离酸性或碱性成分时还需加入少量的酸或碱,以使被分离的某些极性物质的斑点集中,改善拖尾现象,提高分离程度。也可以在整个洗脱过程中,由小极性溶剂开始,逐渐增大洗脱剂的极性,使吸附在层析柱上的各组分逐个被洗脱。这种极性的增大是一个缓慢过程,称梯度洗脱。如果极性增大过快(梯度太大),就不能获得满意的分离效果。

2. 离子交换色谱法　离子交换色谱法(ion exchange chromatography)是利用各种离子性化学成分与离子交换树脂等进行离子交换反应时,因交换平衡的差异或亲和力差异而达到分离的一种分离方法。

该方法以离子交换树脂为固定相,用水或与水混合的溶剂为流动相,在流动相中存在的离子性成分与树脂进行离子交换反应而被吸附。离子交换色谱法主要适用于离子性化合物的分离,如生物碱、有机酸、氨基酸、肽和黄酮类成分。化合物与离子交换树脂进行离子交换反应的能力强弱,主要取决于化合物解离度的大小和带电荷的多少等因素。化合物解离度大(酸性或碱性强),则易交换在树脂上,而较难被洗脱下来。因此,当具有不同解离度成分的混合物被交换在树脂上时,解离度小的化合物先于解离度大的化合物被洗脱,由此实现分离。

(1) 离子交换树脂的类型:离子交换树脂是一种不溶、不熔的高分子化合物,外形为球形颗粒,不溶于水但可在水中膨胀。离子交换树脂由母核部分和离子交换部分组成。母核部分是苯乙烯通过二乙烯苯交联而成的大分子网状结构。网孔大小用交联度表示(即加入交联剂的百分数)。交联度越大,则网孔越小,越紧密,在水中膨胀越小;反之亦然。不同交联度适用于分离不同大小的分子。骨架上带有能解离的基团作为交换离子。根据交换离子的不同可将其分为阳离子交换树脂和阴离子交换树脂。

阳离子交换树脂　强酸型—SO_3H
　　　　　　　　弱酸型—$COOH$
阴离子交换树脂　强碱型—$N(CH_3)_3X$
　　　　　　　　　　　—$N(CH_3)_2(C_2H_4OH)X$
　　　　　　　　弱碱型—NR_2
　　　　　　　　　　　—NHR
　　　　　　　　　　　—NH_2

根据上述原理可采用不同型号的离子交换树脂,将中药所含在水中具有一定溶解度的酸、碱与两性成分分开。中药中的生物碱,特别是水溶性生物碱可用阳离子交换树脂分离与

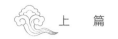

纯化。

（2）离子交换树脂的选择：离子交换树脂对交换化合物来说，主要取决于化合物解离离子的电荷、半径及酸碱性的强弱。在离子交换树脂中，强酸型和强碱型的应用范围最广，常可用于中药中氨基酸、肽、生物碱、有机酸、酚等的分离纯化。

1）被分离的物质为生物碱阳离子时，选用阳离子交换树脂；为有机酸阴离子时，选用阴离子交换树脂。

2）被分离的离子吸附性强（交换能力强），选用弱酸或弱碱型离子交换树脂，如用强酸或强碱型树脂，则由于吸附力过强而较难洗脱；被分离的离子吸附性弱，应选用强酸或强碱型离子交换树脂，如用弱酸或弱碱型离子交换树脂，则不能很好地交换或交换不完全。

3）被分离物质分子量大，选用低交联度的树脂；分子量小，选用高交联度的树脂。如分离生物碱、大分子有机酸、多肽，采用 2%~4% 交联度的树脂为宜。分离氨基酸或小分子肽（二肽或三肽），则以 8% 交联度的树脂为宜。制备无离子水或分离无机成分，需用 16% 交联度的树脂。只要不影响分离的完成，一般尽量采用高交联度的树脂。

4）作分离色谱用的离子交换树脂颗粒要求较细，一般用 200 目左右；作提取离子性成分用的树脂，粒度可较粗，可用 100 目左右；制备无离子水用的树脂可用 16~60 目。但无论作什么用途，都应选用交换容量大的树脂。

（3）洗脱剂的选择：由于水是优良的溶剂并具有电离性，因此，大多数离子交换树脂色谱都选用水作洗脱剂，有时亦采用水 - 甲醇混合溶剂。为了获得最佳洗脱效果，经常需用竞争的溶剂离子，并同时保持恒定的溶剂 pH。为此，经常采用各种不同离子浓度的含水缓冲溶液。如在阳离子交换树脂中，常用乙酸、枸橼酸、磷酸缓冲液；在阴离子交换树脂中，则应用氨水、吡啶等缓冲液；对复杂的多组分则可采用梯度洗脱方法，即有规律地随时间而改变溶剂的性质，如 pH、离子强度等。如分离生物碱时，可用强酸型树脂，以氨水或氨性乙醇洗脱。

除离子交换树脂外，还可用离子交换纤维和离子交换凝胶来进行分离。离子交换纤维和离子交换凝胶是在纤维素或葡聚糖等大分子的羟基上，通过化学反应引入能释放或吸收离子的基团制得的，如二乙氨乙基纤维素（DEAE-cellulose）、羧甲基纤维素（CM-cellulose）、二乙氨乙基葡聚糖凝胶（DEAE-sephadex）、羧甲基葡聚糖凝胶（CM-sephadex）等。这些类型的离子交换剂既有离子交换性质，又有分子筛的作用，对水溶性成分的分离十分有效，主要用于分离纯化蛋白质、多糖等水溶性成分。

3. 大孔树脂吸附法　大孔树脂吸附法是利用化合物与大孔树脂吸附力的不同及化合物分子量大小的不同，在大孔树脂上经溶剂洗脱而达到分离的方法。

大孔树脂（macroporous resin）是一种不含交换基团的、具有大孔结构的高分子吸附剂，也是一种亲脂性物质。一般为白色球形颗粒状，粒度多为 20~60 目。大孔树脂色谱是吸附和分子筛原理相结合的色谱方法，其吸附力以分子间范德瓦耳斯力为主，其分子筛作用由其多孔性结构所决定。大孔树脂具有各种不同的表面性质，如疏水性的聚苯乙烯，可以有效地吸附具有不同化学性质的各种类型化合物。这种吸附的特点是解吸容易。

大孔树脂于 20 世纪 70 年代末开始应用于中药化学成分的提取与分离。根据孔径、比表面积和树脂结构，大孔树脂可分为许多型号，如 D-101 型、DA-201 型、MD-05271 型、GDX-105 型、CAD-4 型、SIP 系列、D- 型、AB-8、NKA-9、NKA-12、X-5 等。以聚苯乙烯为核心的大孔树脂属于非极性大孔树脂，能吸附非极性化合物；以极性物质为核心的大孔树脂属于极性大孔树脂，能吸附极性化合物。在应用中，可根据实际要求和化合物性质选择合适的树脂型号和分离条件。

在操作时须注意以下几方面因素的影响，以取得满意的分离效果。

（1）化合物极性的大小：极性较大的化合物一般适合在极性大的大孔树脂上分离，而极性小的化合物则适合在极性小的大孔树脂上分离。

（2）化合物体积的大小：在一定条件下，化合物体积越大，吸附力越强。通常分子体积较大的化合物选择较大孔径的树脂，在合适的孔径情况下，比表面积越大，分离效果越好。

（3）溶液的pH：一般情况下，酸性化合物在适当酸性溶液中充分被吸附，碱性化合物在适当碱性溶液中较好地被吸附，中性化合物可在近中性溶液中被较充分地吸附。根据化合物结构特点改变溶液pH，可使分离工作达到理想效果。

大孔树脂具有选择性好、机械强度高、再生处理方便、吸附速度快等优点，适用于从水溶液中分离低极性或非极性化合物，组分间极性差别越大，分离效果越好。大孔树脂用于中药化学成分的分离时，通常用中药提取物的水溶液通过大孔树脂后，一般依次用水、低浓度含水甲醇、乙醇或丙酮洗脱，最后用浓醇或丙酮洗脱，可获得若干有效部位，是中药新药研究中制备有效部位常用的方法。在分离的开始阶段，先将高极性样品通过聚合物载体，可很好地除去其中的亲水性杂质（氨基酸、碳水化合物等）。也可根据吸附力的强弱选用不同的洗脱剂。对非极性大孔树脂来说，洗脱剂极性越小，洗脱能力越强；而对极性大孔树脂来说，则洗脱剂极性越大，洗脱能力越强。根据实际情况，可采用不同极性梯度的洗脱液分别洗脱不同组分。典型的系统分离单体化合物的过程可先采用大孔树脂色谱，然后再采用硅胶色谱、反相色谱及凝胶色谱等。

大孔树脂的再生处理比较方便，再生时用甲醇或乙醇浸泡洗涤即可，必要时可用1mol/L盐酸和1mol/L氢氧化钠溶液依次浸泡，然后用蒸馏水洗至中性，浸泡在甲醇或乙醇中备用，使用前用蒸馏水洗涤除尽醇即可。

4. 凝胶过滤色谱法　凝胶过滤色谱法（gel filtration chromatography，GFC）是一种以凝胶为固定相的液相色谱方法。所用的固定相凝胶为具有许多孔隙的立体网状结构的高分子多聚体，有分子筛的性质，而且孔隙大小有一定范围。它们呈理化惰性，大多具有极性基团，能吸收大量水分或其他极性溶剂。将凝胶颗粒在适宜的溶剂中浸泡，使其充分溶胀，然后装入色谱柱中，将样品溶液上样后，再用洗脱剂洗脱。由于凝胶颗粒膨胀后形成的骨架中有许多一定大小的孔隙，当混合物溶液通过凝胶柱时，比孔隙小的分子可以自由进入凝胶内部，而比孔隙大的分子只能在凝胶颗粒的间隙移动，并随洗脱剂从柱底先行流出，因此在移动速度方面就发生了差异。这样经过一段时间洗脱后，混合物中的各成分就能按分子由大到小顺序先后流出并得到分离。这种方法在蛋白质及多糖等大分子化合物的分离中应用较普遍。

凝胶过滤色谱法是20世纪60年代发展起来的一种分离分析技术。在中药化学成分的研究中，凝胶色谱主要用于蛋白质、酶、多肽、氨基酸、多糖、苷类、甾体以及某些黄酮、生物碱的分离。

商品凝胶的种类很多，可分为亲水性凝胶和疏水性凝胶。不同种类凝胶的性质和应用范围有所不同，常用的有葡聚糖凝胶（Sephadex G）和羟丙基葡聚糖凝胶（Sephadex LH-20）。

（1）葡聚糖凝胶：葡聚糖凝胶是由葡聚糖和甘油基通过醚键（—O—CH$_2$—CHOH—CH$_2$—O—）相交联而成的多孔性网状结构物质。由于其分子内含大量羟基而具亲水性，在水中溶胀。凝胶颗粒网孔大小取决于制备时所用交联剂的数量及反应条件。交联结构直接影响凝胶网状结构中孔隙的大小，加入交联剂越多，交联度越高，网状结构越紧密，孔径越小，吸水膨胀也越小；交联度越低，则网状结构越稀疏，孔径就大，吸水膨胀也越大。商品型号即按交联度大小分类，并以吸水量（每克干凝胶吸水量 ×10）来表示，如Sephadex G-25表示该凝胶吸水量为2.5ml/g，Sephadex G-75表示该凝胶吸水量为7.5ml/g。Sephadex G系列的凝胶只适合在水中应用，不同规格的凝胶适用于分离不同分子量的物质。

（2）羟丙基葡聚糖凝胶：羟丙基葡聚糖凝胶（Sephadex LH-20）是在 Sephadex G-25 分子中的羟基上引入羟丙基而成醚键（—OH→—OCH₂CH₂CH₂OH）结合而成的多孔性网状结构物质。虽然分子中羟基总数未改变，但非极性烃基部分所占比例相对增加了，因此，这种凝胶既有亲水性又有亲脂性，不仅可在水中应用，也可在多种有机溶剂中膨胀后应用。它所用的洗脱剂范围也较广，可以是含水的醇类，如甲醇、乙醇等，也可使用单一有机溶剂，如甲醇、二甲基甲酰胺、三氯甲烷等，还可使用混合溶剂，如三氯甲烷与甲醇的混合液，在极性与非极性溶剂组成的混合溶剂中常常起到反相分配层析的效果，适用于不同类型化合物的分离。还可在洗脱过程中改变溶剂组成，类似梯度洗脱，以达到较好的分离效果。

Sephadex LH-20 色谱可用于多种中药化学成分的分离，如黄酮、生物碱、有机酸、香豆素等。它不仅可作为一种有效的初步分离手段，还可用于最后的分离纯化工作，以除去最后微量的固体杂质、盐类或其他外来的物质。当纯化合物的量很少时，可在分离的最后阶段使用 Sephadex LH-20 过滤色谱法，以减少样品损失。从产业化角度来说，它具有重复性好、纯度高、易于放大、易于自动化等优点，所以在中药现代化进程中起到重要作用。使用过的 Sephadex LH-20 可以反复再生使用，而且柱子的洗脱过程往往就是凝胶的再生过程。短期不用时，可以水洗，然后用不同梯度的醇洗（醇的浓度逐步增加），最后醇洗，放入装有醇的磨口瓶中保存。如长期不用时，可以在上述处理的基础上，减压抽干，再用少量乙醚洗净抽干，室温挥干乙醚后，可以在 60~80℃干燥后保存。

除上述 2 种凝胶外，在葡聚糖凝胶分子上可引入各种离子交换基团，使凝胶具有离子交换剂的性能，同时仍保持凝胶的一些特点。如羧甲基葡聚糖凝胶（CM-sephadex）、二乙氨乙基葡聚糖凝胶（DEAE-sephadex）、磺丙基葡聚糖凝胶（SP-sephadex）、苯胺乙基葡聚糖凝胶（QAE-sephadex）等。

此外，商品凝胶还有聚丙烯酰胺凝胶（sephacrylose，商品名 Bio-Gel P）、琼脂糖凝胶（sepharose，商品名 Bio-Gel A）等，都适用于分离水溶性大分子化合物。

5. 分配色谱法　分配色谱法（partition chromatography）是指以液体作为固定相和流动相的液相色谱法。其原理是利用混合物中各成分在固定相和流动相两种不相混溶的液体之间做连续分配，由于各成分在两相间的分配系数不同，从而达到相互分离的目的。色谱分离时，将作为固定相的溶剂吸附于某种惰性固体物质的表面，这些惰性固体物质主要起到支持和固定溶剂的作用，称支持剂或载体。而被载体吸附着的溶剂称固定相。

当与固定相不相混溶的流动相流经载体时，因被分离的各成分在两相之间的分配系数不同，随着流动相移动的速率也不一样，易溶于流动相的成分移动快，不易溶于流动相的成分移动慢，从而得以分离。

若固定相的极性大于流动相的极性，称正相分配色谱；若固定相的极性小于流动相的极性，则称反相分配色谱。分配色谱法通常可使用柱色谱、薄层色谱、纸色谱等操作方法。

（1）载体：常用的载体有硅胶、硅藻土、纤维素粉等。这些物质能吸收其本身重量 50%~100% 的水而仍呈粉末状，涂膜或装柱时操作简便，作为分配色谱载体效果较好。如含水量在 17% 以上的硅胶因失去了吸附作用，可作为分配色谱的载体，是使用最多的一种分配色谱载体。纸色谱是以滤纸的纤维素为载体，滤纸上吸着的水分为固定相的一种特殊分配色谱。

（2）固定相与流动相：在分配色谱中，由于固定相和流动相均为液体，选用的溶剂应该是互不相溶的；两者极性应有较大的差异；被分离物质在固定相中的溶解度应适当大于其在流动相中的溶解度。

在实际操作中为了提高固定相的稳定性，一般使用键合固定相材料，如常用的反相硅胶分配色谱填料系将普通硅胶经化学修饰,键合上长度不同的烃基(R),在载体硅胶上形成一层亲油性表面。硅胶表面的硅羟基能与烃基如乙基(—C_2H_5)、辛基(—C_8H_{17})和十八烷基硅烷(—$C_{18}H_{37}$)键合。在键合相硅胶中,以十八烷基硅烷(ODS, octadecane silicane)即 C-18 反相硅胶应用最为普遍,适用于极性及非极性化合物的分离。在利用键合相硅胶进行反相色谱时,流动相常用甲醇-水、乙醇-水或乙腈-水。这类吸附剂具有减少样品不可逆吸附等优点。正相分配色谱常用的固定相有氰基与氨基键合相,主要用于分离极性及中等极性的化合物。

(五)分馏法

分馏法是利用液体混合物中各组分沸点的差别,通过反复蒸馏来分离液体成分的方法。分馏法通常分为常压分馏、减压分馏、分子蒸馏等。在中药化学成分研究中,分馏法主要用于挥发油和一些液体生物碱的分离。液体混合物中所含的每种成分都有各自固定的沸点,在一定温度下,都有一定的饱和蒸气压。沸点越低,则该成分的蒸气压越大,即挥发性越大。当溶液受热气化后,并且呈气-液两相平衡时,沸点低的成分在蒸气中的分压高,因而在气相中的相对含量较液相中的大,即在气相中含较多低沸点成分,而在液相中含较多高沸点成分。经过一次理想的蒸馏后(即气液两相达到平衡),馏出液中沸点低的成分含量提高,而沸点高的成分含量降低。如果把馏出液再进行一次蒸馏,沸点低的成分含量又进一步增加,如此经过多次反复蒸馏,就可将混合物中各成分分开。这种多次反复蒸馏而使混合物分离的过程称分馏。一般通过分馏柱进行分离,可以在一支分馏柱中完成这种多次蒸馏的复杂过程。

在分离液体混合物时,如液体混合物各成分沸点相差 100℃以上则可以不用分馏柱,如相差 25℃以下则需采用分馏柱;沸点相差越小,则需要的分馏装置愈精细,分馏柱也越长。若液体混合物能生成恒沸混合物或所含化学成分较复杂,且有些成分沸点相差很小,用分馏法很难得到单体,须配合其他分离方法如色谱法进一步分离才能得到单体。另外,用分馏法分离挥发油时,由于挥发油中各成分沸点较高(常在 150℃以上),并且有些成分在受热下易发生化学变化,因而通常需在减压下进行操作。

分子蒸馏是一种在高真空度条件下进行分离操作的连续蒸馏过程。由于待分离组分在远低于常压沸点的温度下挥发,以及各组分在受热情况下停留时间很短(约 0.1~1 秒),因此该方法是分离中药化学成分最温和的蒸馏方法,适合于高沸点、黏度大和热敏性化学成分的分离。

(六)盐析法

盐析法通过在中药水提取液中加入无机盐至一定浓度,或达到饱和状态,可使某些成分由于溶解度降低而沉淀析出,或用有机溶剂萃取出来,从而与水溶性较大的杂质分离。常用的无机盐有 NaCl、Na_2SO_4、$MgSO_4$、$(NH_4)_2SO_4$ 等。如从三棵针中分离小檗碱。有些水溶性较大的成分如麻黄碱、苦参碱,在分离时,常先在水提取液中加一定量的食盐,再用有机溶剂提取。

(七)透析法

透析法是利用小分子物质在溶液中可通过半透膜,而大分子物质不能通过半透膜的性质达到分离的方法。如对中药中的皂苷、蛋白质、多肽、多糖等物质进行分离和纯化时,可用透析法除去无机盐、单糖、双糖等杂质。反之,也可将大分子杂质留在半透膜内,而将小分子物质通过半透膜进入膜外溶液中而加以分离精制。透析是否成功与透析膜的规格紧密相关。透析膜的膜孔有大有小,要根据所要分离成分的具体情况而选择。透析膜有动物性膜、火棉胶膜、羊皮纸膜(硫酸纸膜)、蛋白质胶膜、玻璃纸膜等。通常多用市售的玻璃纸或动物性半

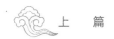

透膜扎成袋状,外面用尼龙网袋加以保护,小心加入欲透析的样品溶液,悬挂在清水容器中。经常更换清水使透析膜内外溶液的浓度差加大,必要时适当加热并加以搅拌,以利于加快透析速度。透析是否完全,须取透析膜内的溶液进行定性反应检查。

三、现代分离方法

经典的色谱分离技术虽然不需要专门的设备,但分离效率往往较低。近年来,各种现代分离技术越来越多地应用于中药化学成分的制备分离和纯化中。如加压或减压液相色谱法、超滤法、液滴逆流色谱法等。液相色谱法中的制备型加压液相色谱应用更为广泛。制备型加压液相色谱有别于靠重力驱动的常压柱色谱分离,而是利用各种装置施加压力进行的液相色谱,压力可高达100bar(1bar=10^5Pa)。加压液相色谱分离技术可允许在分离过程中使用颗粒度更小的吸附剂,从而获得更高的分辨率。另外,还可加快洗脱剂的流速,缩短分离时间,以避免敏感化合物因长时间的常压色谱分离而发生转变。根据分离中所用压力的大小可把制备型柱色谱区分为快速色谱(约2bar)、低压液相色谱(<5bar),中压液相色谱(5~20bar)及高压(效)液相色谱(>20bar)。低压、中压与高效液相色谱的压力范围之间会存在一定交叠,只是为了区分方便,才分成这3类。分离中所用色谱柱及固定相颗粒的大小需根据分离的难易程度而定。一般对于难以分离的样品,应采用小颗粒的固定相及稍长的色谱柱,而且分离所需压力也会加大(表4-2)。尤其是近年来高效液相色谱的应用,对中药化学成分的分离纯化起到了推进作用。

表4-2　几种色谱填充剂粒径和压力的比较

色谱方法	填充剂颗粒直径 /μm	压力 /Pa
常规柱色谱	100~200	常压
低压柱色谱	50~75	$(0.5~5)\times10^5$
中压柱色谱	35~50	$(5~20)\times10^5$
高效液相色谱	5~20	$>20\times10^5$

(一)高效液相色谱法

高效液相色谱法(high performance liquid chromatography,HPLC)是在经典的常规柱色谱的基础上发展起来的一种新型快速分离分析技术,其分离原理与常规柱色谱相同,包括吸附色谱、分配色谱、凝胶色谱、离子交换色谱等多种方法。高效液相色谱法采用了粒度范围较窄的微粒型填充剂(颗粒直径5~20μm)和高压匀浆装柱技术,洗脱剂由高压输液泵压入柱内,并配有高灵敏度的检测器和自动描记及收集装置,从而使它在分离速度和分离效能等方面远远超过常规柱色谱法,具有高效化、高速化和自动化的特点。在制备型高效液相色谱系统中,色谱柱内装填的粒度范围较窄,通常为5~30μm,而为了使流动相流出,需采用较高压力,同时系统的复杂性和成本增高,但分辨率得到了较大提高。

在许多中药化学成分的分离工作中,需要从大量粗提物中分离出微量成分。制备型高效液相色谱可用于分离制备纯度较高的样品,因而在中药化学成分的分离方面已占有越来越重要的地位。通常是在分离的最后阶段采用高效液相色谱纯化化合物。制备型高效液相色谱分离大多采用恒定的洗脱剂条件,这样可减少操作中可能出现的问题。然而,对于那些难分离的样品,有时也需在分离过程中采用梯度洗脱方式。

色谱柱是制备型加压液相色谱的关键部位,常使用键合固定相材料,即反相色谱。反相色谱柱适用于分离强极性和 / 或水溶性化合物。皂苷类成分常具有复杂且非常相近的结构,用其他分离方法很难将其纯化,许多分离工作的最后阶段都采用了制备型反相高效液相色谱。反相硅胶也适用于中等极性化合物的分离,且往往分离效果比正相好。因此,在所有高效液相色谱分离工作中,约有95%使用的是C-18反相硅胶。反相色谱一般采用甲醇、乙醇、甲醇-水、乙腈-水等作流动相。

样品在上样于制备型色谱柱上之前,首先要溶解。溶解样品的溶剂,尽可能用流动相,但应该注意样品在流动相中应有良好的溶解度。也可选用接近流动相组成的溶剂,以便减少样品体积。如果样品体积太大,分辨率就会下降;此外,样品溶液也不可以太浓,否则会在柱顶部形成沉淀,最好是在小体积的流动相中溶解较多的样品。进样前需对样品进行过滤,使用能与注射器相连的过滤器可以方便、廉价地除去样品中混有的颗粒状物质,否则这些颗粒状物质可能损坏高效液相色谱的阀门、阻塞管线或柱子入口端的滤板。样品在柱子上的载量取决于柱体积、填料类型和分离的需要。

绝大多数检测器存在容易饱和的问题,只适用于分析性检测。制备型分离检测器带有专用样品槽,允许洗脱液的流速最高可达500ml/min。如带有0.05mm长度样品槽的紫外检测器可承受高达200ml/min的洗脱液流速。

常用检测器的类型有紫外检测器(UV detector)、示差折光检测器(refractive index detector,RID),但都有其局限性。示差折光检测器对温度变化很敏感,对小量物质的检测不理想,且不能采用梯度洗脱。紫外检测器则不适用于无紫外吸收的样品检测。蒸发光散射检测器(evaporative light-scattering detector,ELSD)是一种通用型检测器,可检测挥发性低于流动相的任何样品,且不需要样品含有发色基团。

(二)膜分离法

膜分离(membrane separation)是利用具有一定孔径的多孔滤膜对分子大小不同的化学成分进行筛分而达到相互分离的方法。根据分离的目的不同,可将膜分离法分为微滤、超滤、纳滤3种主要类型。

1. 微滤　采用多孔半透膜,截流0.02~10μm的微粒,使溶液通过,使溶液除去悬浮的微粒。一般用作中药有效成分溶液的预处理。

2. 超滤　采用非对称膜或复合膜,截流0.001~0.02μm的大分子溶质,一般用作除去溶液中的生物大分子杂质,得到较纯的、分子量较小的有效成分溶液。常用于除去黄酮、生物碱、皂苷等中药有效成分提取液中的鞣质、多糖、树胶等大分子杂质。

3. 纳滤　采用复合膜,截流1nm以下的分子或高价粒子,一般用作除去溶液中的小分子和低价离子杂质,得到较纯的、分子量较大的有效成分溶液。常用于除去皂苷、蛋白质、多肽、多糖等大分子有效成分溶液中的无机盐、单糖、双糖等小分子杂质。

自20世纪90年代以来,膜分离法以其高效、节能和绿色等特点,在中药提取分离中的应用越来越多。其能耗低,分离效率高,可用于热敏性物质的分离。中药的化学成分非常复杂,通常含有无机盐、酚、酮、皂苷、甾体和萜类化合物,以及蛋白质、多糖、淀粉、纤维素等,其分子量从几十到几百万。根据分子量的差异,可以选择合适的膜,采用膜分离技术除去杂质,富集有效部位或有效成分。

通常采用超滤法可以除去中药水提液中的分子量大于几万的杂质,如纤维素、黏液质、树胶、果胶、淀粉、鞣质、蛋白质(少数药材除外)、树脂等成分。它们在水提液中多数呈溶解状态,少数以固体微粒形式存在,因此,在超滤前应先采用压滤、离心或静置沉淀等方法去除大部分结成团块、微粒的物质,然后采用截留分子量较大的超滤膜除杂质。这种方法对于滤除蛋白质和多糖成分尤其有效,还能滤除醇沉法不能除去的树脂成分。

对于分子量几千以上的中药成分,采用超滤法浓缩也极其有效。当某些蛋白质、多肽和多糖等是中药的有效成分时,先设法除去更大分子量的杂质和其他可沉淀成分,然后超滤浓缩,使水分和小分子无效成分、无机盐、单糖等成分透过滤膜而被滤除,从而提高产品的纯度。采用超滤膜分离技术进行浓缩,滤除药液中水分和小分子量杂质,可达到节省能耗、提高药品纯度的效果。

(三) 液滴逆流色谱法

液滴逆流色谱法(droplet countercurrent chromatography,DCCC)是一种在逆流分配法基础上改进的液-液分配技术。它要求流动相通过固定相时能形成液滴。流动相形成的液滴在细的分配萃取管中与固定相有效地接触、摩擦不断形成新的表面,促进溶质在两相溶剂中分配,使混合物中的各化学成分在互不任意混溶的两相液滴中因分配系数不同而达到分离。该法适用于各种极性较强的中药化学成分的分离,其分离效果往往比逆流分配法好,且不会产生乳化现象。用氮气压驱动流动相,被分离物质不会因遇大气中氧气而氧化。但本法必须选用能生成液滴的溶剂系统,且处理样品量小,并需要有专门设备。

一台典型的 DCCC 仪器,包含 200~600 根直立的、小孔径的硅烷化玻璃管柱(其长度为 20~60cm),这些管柱之间用聚四氟乙烯管连接起来,移动相液滴不断地穿过充满固定相的管柱体系,并于尾端收集,见图 4-6。

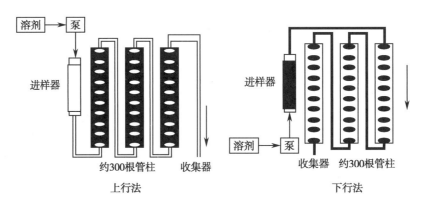

图 4-6 液滴逆流色谱法示意图

实际操作中,首先要选择适合于分离样品的两相溶剂系统,然后取两相中的一相作为固定相充满仪器的整个管柱体系。样品溶于轻相或重相,也可以溶于两相的混合液中,然后注入进样器。此后,将移动相通过进样器连续地泵入第 1 根管柱中,使样品溶液形成一串液滴进入与之互不混溶的固定相之中。根据所选定的移动相和固定相的轻重情况,决定使液滴按上行法或下行法穿过仪器的管柱体系。因为移动相是以液滴形式穿过管柱的,液滴间的湍流促使溶质在两相之间有效分配,样品中的各个组分也就在这一过程中按各自不同的分配系数获得有效分离。液滴的大小和流动性受众多因素影响,包括管柱的内径尺寸、移动相的流速、引入喷嘴的孔径尺寸、两个液相的比重差异、溶剂的黏度和界面张力等。一般情况下,管柱的内径若小于 1mm 就会出现阻塞现象,也就是说管柱里的溶剂体系会被完全推出。

要达到好的分离效果,溶剂系统的选择是很关键的,因为两相的极性差异很大,所以两相溶剂系统的选择对于合适液滴的形成影响很大。有必要用三元的(或四元的)系统来制备两相溶剂,即用附加的第 3 种溶剂(或第 4 种溶剂)来调和其他溶剂组分和减缓原始两相的极性差异,实现相似物质的有效分离,增强溶剂系统的选择性。此外,增加的第 3 种溶剂组分还能调节界面张力和减小黏度。

DCCC 能实现很好的重现性和有效分离,能够处理毫克级至克量级的粗提物样品,在酸性和碱性分离条件下都能使用。因为不用固体的分离媒质,不可逆吸附和色谱峰区带展宽的现象均可避免。DCCC 同制备型 HPLC 相比,溶剂消耗量较小,但是分离时间过长且分辨率较低。

(四)高速逆流色谱法

高速逆流色谱法(high-speed countercurrent chromatography,HSCCC)是一种液 - 液分配色谱方法。该法利用聚氟乙烯螺旋分离柱的方向性和特定的高速行星式旋转所产生的离心力作用,使无载体支持的固定相稳定地保留在分离柱中,并使样品和流动相单向、低速通过固定相,使互不相溶的两相不断充分混合,而随流动相进入螺旋分离柱的混合物中的各化学成分在两相之间反复分配,按分配系数的不同而逐渐分离,并被依次洗脱。在流动相中分配系数大的化学成分先被洗脱,反之,在固定相中分配系数大的化学成分后被洗脱,见图 4-7、图 4-8。

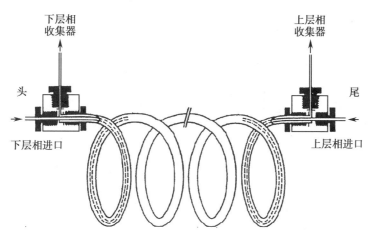

图 4-7　高速逆流色谱法示意图

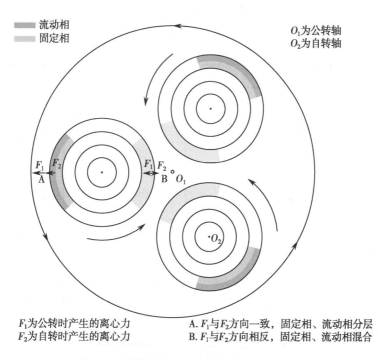

图 4-8　螺旋柱中两相溶剂运动及分配示意图

高速逆流色谱法由于不需要固体载体,克服了其他液相分配色谱中因为采用固体载体所引起的不可逆吸附消耗、样品的变性污染和色谱峰畸形拖尾等缺点,使样品可定量回收,还具有重现性好、分离纯度高和速度较快等特点,适用于皂苷、生物碱、酸性化合物、蛋白质和糖类等的分离和精制工作。

第三节　中药化学成分制备方法综合应用及实例介绍

一、概述

中药中化学成分的组成复杂,既含有糖类、油脂、蛋白质、色素、树脂、无机盐等一般成分,还含有生物碱、黄酮、皂苷、强心苷、蒽醌、挥发油、有机酸、香豆素、木脂素等活性或毒性成分。也正是由于这些不同类型成分的存在,使得不同的中药具有不同的功效。由于中药中单个或者数个化学成分很难充分反映该药的原有功效,使得中药有效部位(总含量 >50%)或有效部位群研究模式逐渐得到认可。以银杏叶为例,银杏叶中含有黄酮醇苷、倍半萜内酯、二萜内酯等多种类型的主要有效成分,以及白果酸、银杏酚等银杏酸类毒性成分,因此在制备银杏叶制剂时既要最大限度地保留黄酮醇苷、萜类内酯等有效部位群,又要尽量去除银杏酸类有毒成分。

为了阐明中药中有效物质的组成,并从中筛选出有效成分或有效部位或有效部位群,选用合理的提取、分离方法进行制备是非常重要的。但是,不同类型甚至同一类型的不同化学成分的理化性质差异较大,采用单一方法往往难以制备出有效成分或有效部位或有效部位群,在实际工作中常常需要综合应用多种提取分离方法方可实现。现将常用于制备各种类型中药化学成分的提取分离方法进行归纳总结,并通过银杏叶、丹参和四逆散复方中有效部位及有效部位群的制备实例加以阐述(图 4-9)。

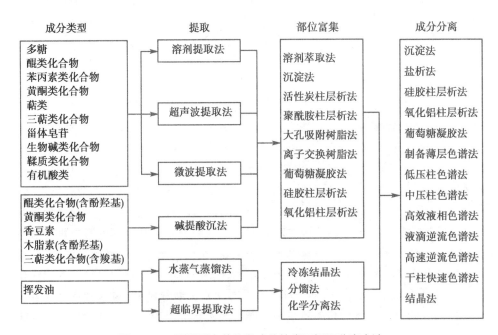

图 4-9　不同类型中药化学成分的常用提取分离方法

二、应用实例

（一）丹参中的酚酸类和菲醌类成分

丹参为唇形科植物丹参（*Salvia miltiorrhiza* Bge.）的干燥根和根茎。丹参性微寒，味苦，归心、肝经；具有活血祛瘀、通经止痛、清心除烦、凉血消痈之功效，临床用于治疗胸痹心痛、脘腹胁痛、癥瘕积聚、热痹疼痛、心烦不眠、月经不调、痛经经闭、疮疡肿痛等。现代药理研究表明，丹参具有改善外周循环、提高机体耐缺氧能力、扩张冠状动脉与外周血管、增加冠脉血流量、改善心肌收缩力等作用，临床上常用以治疗冠心病。丹参在中医临床及中成药制剂中应用广泛，以丹参为主要原料的丹参片、复方丹参滴丸、复方丹参片、丹参注射液、注射用丹参多酚酸盐、冠心丹参片等，疗效显著，临床应用广泛。

1. 丹参中化学成分的类型及理化性质 丹参中主要化学成分为水溶性成分和脂溶性成分两大类。

（1）脂溶性成分：为菲醌衍生物，有丹参酮Ⅰ、丹参酮ⅡA（丹参醌ⅡA）、丹参酮ⅡB、羟基丹参酮、丹参酸甲酯、隐丹参酮、次甲基丹参酮、二氢丹参酮、丹参新醌甲、丹参新醌乙、丹参新醌丙等。研究表明，丹参酮类成分具有抗肿瘤、抗动脉粥样硬化、抗心律失常、缩小心肌梗死面积、降低心肌耗氧量、逆转左心室肥厚、减轻缺血再灌注损伤、保肝及抗肝纤维化、保护心肌、改善微循环、抗菌消炎等作用，是丹参中的有效成分之一。

丹参酮ⅡA为红色片状结晶，丹参酮ⅡB为紫色针状结晶，隐丹参酮为橙色针状结晶，丹参新醌甲为橙黄色粉末，丹参新醌乙为橙红色针状结晶，丹参新醌丙为红色针状结晶。丹参酮类化合物极性较小，不溶或难溶于水，易溶于亲脂性有机溶剂及甲醇、乙醇。

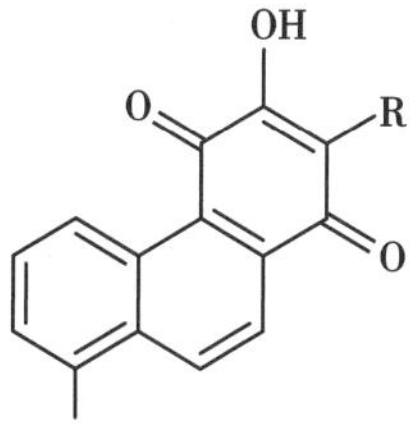

	R
丹参新醌甲	CH(CH$_3$)CH$_2$OH
丹参新醌乙	CH(CH$_3$)$_2$
丹参新醌丙	CH$_3$

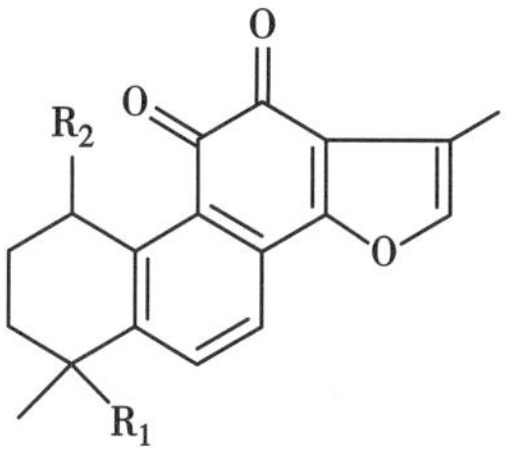

	R$_1$	R$_2$
丹参酮ⅡA	CH$_3$	H
丹参酮ⅡB	CH$_2$OH	H
丹参酸甲酯	COOCH$_3$	H
羟基丹参酮ⅡA	CH$_3$	OH

（2）水溶性成分：为多聚酚酸类衍生物，如丹参酚酸 A、丹参酚酸 B、丹参酚酸 C、丹参素、迷迭香酸、原儿茶醛、原儿茶酸等。药理及临床研究发现，丹参酚酸类成分与丹参整体疗效的关系密切，是丹参的主要有效成分之一。目前，以丹参酚酸类成分为药效成分的中药制剂较多，如注射用丹参多酚酸盐。

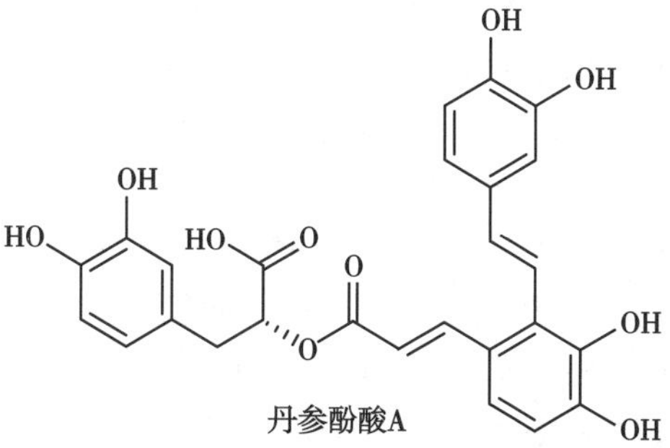

丹参酚酸A

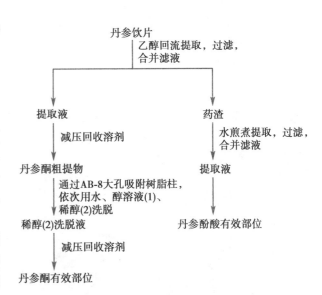

丹参酚酸B

丹参酚酸C

迷迭香酸

丹参素   原儿茶醛   原儿茶酸

2020 年版《中华人民共和国药典》（一部）规定,丹参药材含丹参酚酸 B 不得少于 3.0%,含丹参酮ⅡA、隐丹参酮和丹参酮Ⅰ的总量不得少于 0.25%。

2. 丹参有效部位的提取分离

(1) 丹参酮有效部位与丹参酚酸有效部位的提取分离:采用适宜的方法同时从丹参中制备丹参酮有效部位和丹参酚酸有效部位。提取分离流程图见图 4-10。

(2) 丹参酮ⅡA 的提取分离:丹参酮类成分具有抗菌及扩张冠状动脉的作用。由丹参酮ⅡA 制得的丹参酮ⅡA 磺酸钠注射液已用于临床,用于治疗冠心病、心肌梗死。从丹参中提取分离丹参

丹参饮片
│ 乙醇回流提取,过滤,
│ 合并滤液
├────────────────┬────────────────┤
提取液   药渣
│ 减压回收溶剂   │ 水煎煮提取,过滤,
│   合并滤液
丹参酮粗提物   提取液
│ 通过AB-8大孔吸附树脂柱,
│ 依次用水、醇溶液(1)、
│ 稀醇(2)洗脱
稀醇(2)洗脱液   丹参酚酸有效部位
│ 减压回收溶剂
丹参酮有效部位

图 4-10　丹参酮有效部位与丹参酚酸有效部位提取分离流程图

—

笔记栏

酮ⅡA的流程图见图 4-11。

在上述流程中,除可用乙醚冷浸外,还可直接用 95% 乙醇溶液温浸,然后回收乙醇,浸膏用甲醇溶解,过滤,进一步用柱色谱法分离。

(3) 丹参酚酸 B 对照品的制备:丹参酚酸 B 是丹参质量控制的指标成分,也是丹参中酚酸类代表成分。丹参酚酸 B 对照品提取分离流程图见图 4-12。

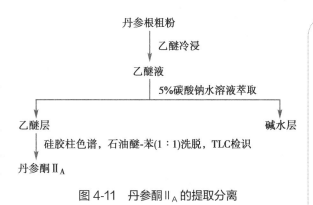

图 4-11　丹参酮ⅡA的提取分离

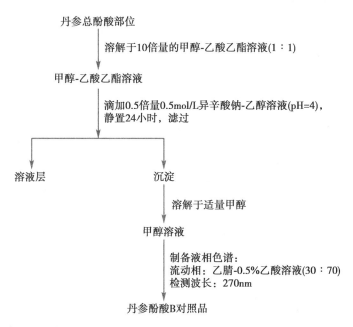

图 4-12　丹参酚酸 B 对照品的制备

(二)四逆散的有效部位

四逆散为东汉张仲景《伤寒论》首载,由柴胡、白芍、枳实、甘草组成,为疏肝理脾之剂,具有散泄郁热、和解表里、疏肝和中、舒挛止痛之功能;主治阳郁厥逆,肝脾气郁;临床用于疏肝解郁、开胃行滞颇效,乃疏肝行气之祖方。现代临床常用于治疗慢性肝炎、胆囊炎、胆石症、胆道蛔虫病、胰腺炎、急性胃炎、急性阑尾炎、肋间神经痛等。近年来,四逆散由于良好的抗抑郁功效,常用于临床。

1. 化学成分类型　四逆散中含有皂苷及其苷元、糖苷、黄酮、生物碱、挥发油、多糖、植物甾醇、脂肪酸等多种成分,主要有效成分为柴胡皂苷、芍药苷、辛弗林(又称新福林)、新橙皮苷、橙皮苷、柚皮苷、甘草苷以及甘草酸等。其中,柴胡皂苷源于柴胡,为五环三萜皂苷,其苷元有 7 种不同类型;芍药苷源于白芍,为单萜类糖苷;辛弗林、新橙皮苷、橙皮苷、柚皮苷源于枳实,其中辛弗林为苯丙胺类生物碱,新橙皮苷、橙皮苷、柚皮苷为二氢黄酮苷;甘草苷、甘草酸源于甘草,其中甘草苷为二氢黄酮苷,甘草酸为五环三萜皂苷。

笔记栏

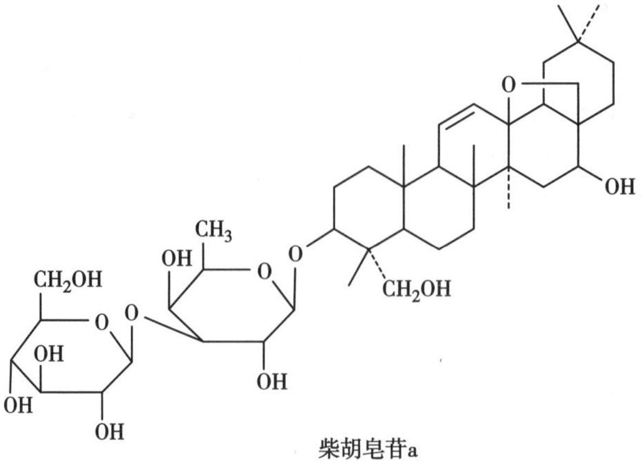

柴胡皂苷a

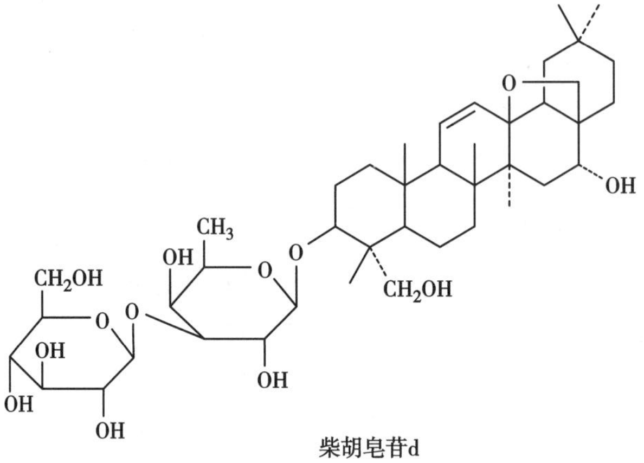

柴胡皂苷d

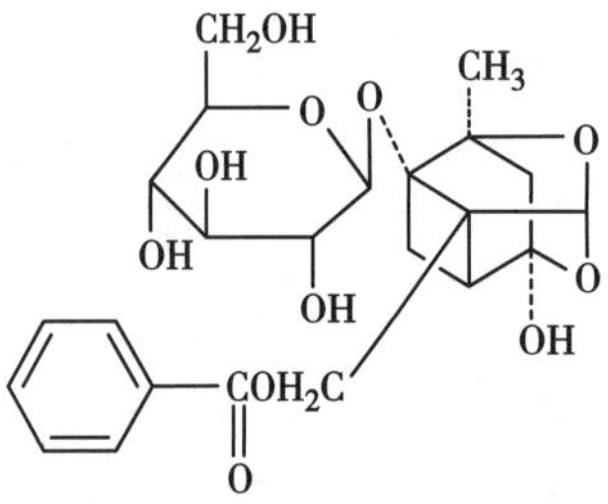

芍药苷

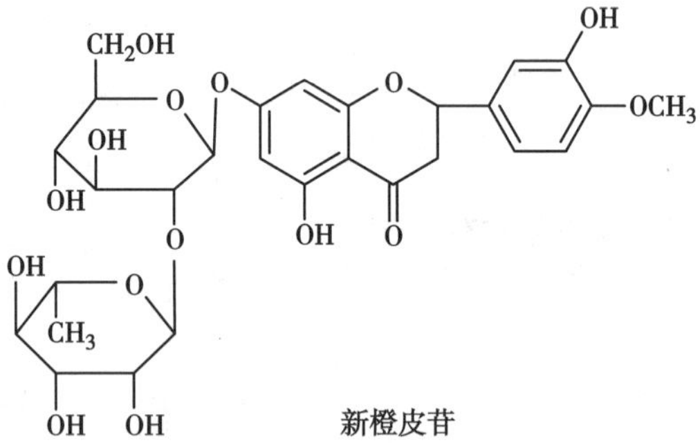

新橙皮苷

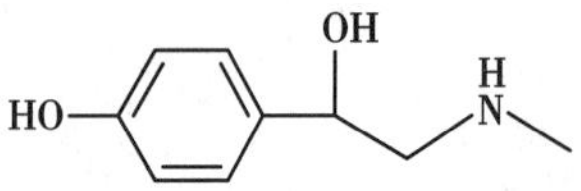

辛弗林

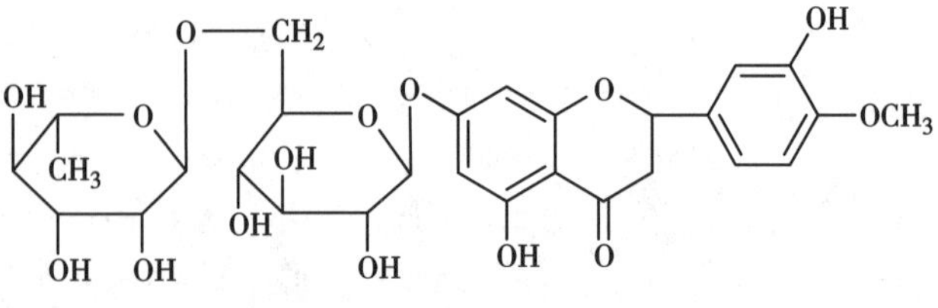

橙皮苷

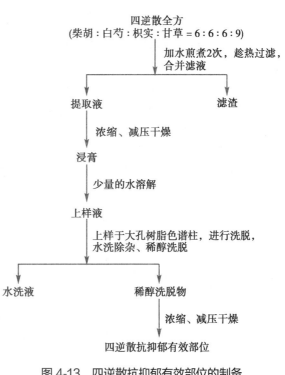

柚皮苷

甘草苷

甘草酸

2. 四逆散抗抑郁有效部位的制备　四逆散抗抑郁有效部位的制备流程见图 4-13。

四逆散的抗抑郁有效部位主要含有黄酮类和皂苷类成分,其中黄酮类成分的含量为 39.5%~45.5%,总皂苷类成分的含量为 11.0%~12.0%;HPLC 测定新橙皮苷含量为 19.5%~21.5%,甘草酸含量为 3.0%~3.5%。

（三）黄连解毒汤的有效部位

黄连解毒汤又名火剂汤、三黄解毒汤,由黄连、黄芩、黄柏、栀子 4 味药物组成(黄连三两,黄柏、黄芩各二两,栀子十四枚)。本方以黄连为君药,能清解火毒,故称黄连解毒汤。黄连解毒汤具有清热泻火解毒之功效,主要用于治疗热毒所致的多种病症,如烦热,口燥咽干,错语不眠,或吐衄发斑,牙痛目赤,下痢黄疸,小便赤黄,痈肿疔毒,舌红苔黄,脉数有力等。现代药理研究表明,黄连解毒汤具有良好的脑保护作用,临床常用于脑梗死、急

四逆散全方
(柴胡:白芍:枳实:甘草 = 6:6:6:9)

加水煎煮2次,趁热过滤,
合并滤液

提取液　　　　　　　滤渣

浓缩、减压干燥

浸膏

少量的水溶解

上样液

上样于大孔树脂色谱柱,进行洗脱,
水洗除杂、稀醇洗脱

水洗液　　　　　稀醇洗脱物

浓缩、减压干燥

四逆散抗抑郁有效部位

图 4-13　四逆散抗抑郁有效部位的制备

性高血压性脑出血等脑病的治疗,疗效显著。

1. 化学成分类型　黄连解毒汤的化学成分主要为生物碱、黄酮、环烯醚萜苷三大类,另外还存在有机酸、甾醇等化学成分。其中,生物碱类成分主要有小檗碱、巴马汀和药根碱、非洲防己碱。黄酮类成分主要为黄芩素、汉黄芩素、木犀草素和黄芩苷。环烯醚萜类主要有栀子苷和京尼平 -1-*O*-*β*-D- 龙胆双糖苷。

小檗碱　　$R_1=R_2=OCH_2O$　　$R_3=R_4=OCH_3$
巴马汀　　$R_1=R_2=R_3=R_4=OCH_3$
药根碱　　$R_1=R_3=R_4=OCH_3$　　$R_2=OH$
非洲防己碱　$R_1=OH$　　$R_2=R_3=R_4=OCH_3$

黄芩素　　$R_1=R_2=R_3=OH$　　$R_4=R_5=R_6=R_7=R_8=H$
黄芩苷　　$R_1=R_2=OH$　　$R_3=OGlc$　　$R_4=R_5=R_6=R_7=R_8=H$
汉黄芩素　$R_1=R_3=OH$　　$R_4=OCH_3$　　$R_2=R_5=R_6=R_7=R_8=H$
木犀草素　$R_1=R_3=R_6=R_7=OH$　　$R_2=R_4=R_5=R_8=H$

2. 黄连解毒汤抗缺血性脑中风有效部位的制备　黄连解毒汤抗缺血性脑中风有效部位的制备工艺流程见图 4-14。

黄连解毒汤有效部位主要含有生物碱类、黄酮类和环烯醚萜苷类成分,其中总生物碱类成分的含量为 12.5%~14.5%、总黄酮类成分的含量为 31.5%~32.5%。HPLC 测定栀子苷含量为 7.5%~8.5%,黄芩苷含量为 9.5%~10.5%。另含一定量的有机酸、甾醇、三萜和其他成分。

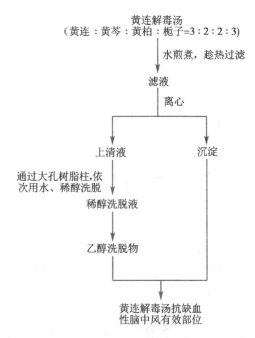

图 4-14　黄连解毒汤抗缺血性脑中风有效部位的制备

📖 **学习小结**

1. 学习内容

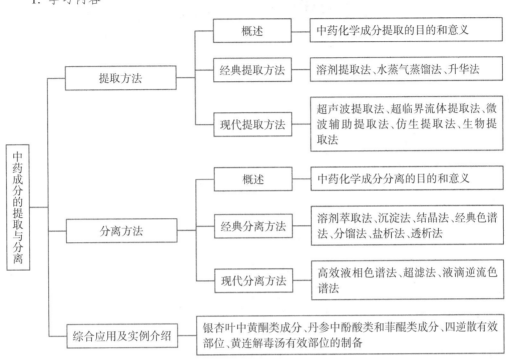

中药成分的提取与分离
- 提取方法
  - 概述 —— 中药化学成分提取的目的和意义
  - 经典提取方法 —— 溶剂提取法、水蒸气蒸馏法、升华法
  - 现代提取方法 —— 超声波提取法、超临界流体提取法、微波辅助提取法、仿生提取法、生物提取法
- 分离方法
  - 概述 —— 中药化学成分分离的目的和意义
  - 经典分离方法 —— 溶剂萃取法、沉淀法、结晶法、经典色谱法、分馏法、盐析法、透析法
  - 现代分离方法 —— 高效液相色谱法、超滤法、液滴逆流色谱法
- 综合应用及实例介绍 —— 银杏叶中黄酮类成分、丹参中酚酸类和菲醌类成分、四逆散有效部位、黄连解毒汤有效部位的制备

2. 学习方法

(1) 应结合各类中药成分的不同性质,学习一般提取分离技术与方法,首先要掌握其基本原理,进而学习操作过程、注意事项和适用范围等。

(2) 学习实例化合物的制备方法,首先应掌握各类化合物的理化性质、制备原理,依据前期学习的理论知识进行学习、理解。

● ———— (邱 峰　王莉宁)

复习思考题

1. 简述中药成分常用的提取、分离方法。

2. 常用溶剂的极性大小顺序是怎样的? 采用溶剂提取法提取有效成分,如何选择提取溶剂?

3. 溶剂萃取法的基本原理是什么? 在实际工作中如何选择溶剂?

4. 吸附色谱分离中药化学成分的原理是什么?

5. 简述凝胶色谱的原理。

6. 简述离子交换色谱法的分离原理及应用。

7. 大孔树脂色谱分离中药成分有何特点? 简述其操作过程。

8. 简述分配色谱的分离原理。

扫一扫,
测一测

第五章

中药成分结构鉴定

学习目标

通过学习化合物的理化鉴定方法,以及 UV-VIS、IR、^{1}H-NMR、^{13}C-NMR、2D-NMR、MS 等波谱技术的原理及其在中药化学成分结构鉴定中的应用,掌握中药化学成分结构鉴定的一般方法和程序;熟悉中药有效成分的常见定性鉴别检识方法;了解二维波谱等结构鉴定方法。

第一节 概 述

对从中药中获得的化学成分进行结构鉴定,是深入研究其生物活性、体内代谢、构效关系等工作的前提。因此,中药化学成分结构鉴定是中药研究的重要环节之一。

化学成分的结构鉴定方法是随着科学技术的进步而不断发展的。最原始的结构研究方法是化学方法,比如青蒿素在当时结构研究时就用到了化学方法。随着光谱检测仪器的发展,逐步出现了红外、紫外、质谱、核磁测定方法,尤其是 20 世纪 70~80 年代,基于大量化合物的红外与紫外数据,归纳总结出了一些有助于结构解析的规律。随着 21 世纪核磁检测技术的发展与普及,化合物结构鉴定方法也发生了根本性变化,如化学方法进行结构研究由于所需样品量较大,化学工作量大,花费时间多,传统方法已经逐渐淘汰,除非特殊情况才会使用;紫外、红外对精细结构的解析(此类方法需其他方法进一步验证)也极少使用。波谱技术的进步与成熟使其逐渐成为结构研究的主要手段,尤其是核磁谱解析已经成为最重要的方法。

一般先对中药成分进行物理常数测定、纯度检验,再进行结构鉴定。纯度不合格会增加结构鉴定的难度,甚至导致结构鉴定工作的失败。

对于可能为已知结构的化合物,可采用与该已知物标准品熔(沸)点、色谱和核磁等谱图进行比较的方法。因此,结构鉴定的第一步是确定结构的碳骨架,并找出同骨架中结构相类似的化合物进行对比解析。

对于不能确定碳骨架的化合物的鉴定,主要采用波谱方法进行结构解析,如紫外可见吸收光谱法、红外光谱法、核磁共振波谱法、质谱法、旋光光谱和圆二色谱、X 射线衍射法等。

第二节　化合物的理化鉴定

一、物理常数测定

物理常数的测定包括熔点、沸点、比旋光度、折射率和比重等。固体物质熔点明确,熔距应在 1~2℃ 的范围内,如熔距过大,则表明可能存在杂质,应进一步精制。液体物质应有恒定的沸点,除高沸点物质外,沸程一般不应超过 5℃。此外,比旋光度、折射率和相对密度等物理常数也是液体化合物的重要参数。

二、纯度测定

固体化合物的熔点、熔距,液体化合物的沸点、沸程,均可作为判定纯度的参考数据。以分离得到的固体化合物与已知物进行混合测定熔点,如熔点不下降可判断化合物纯度较高。

运用色谱方法如薄层色谱法(TLC)、纸色谱法(PC)、气相色谱法(GC)、高效液相色谱法(HPLC)也可以用来判断化合物纯度。一般化合物用 2 种以上不同的溶剂系统或色谱条件进行测定,如果显示单一斑点或单一色谱峰,即可认为该化合物的纯度较高,可用于化合物的鉴定。

三、化合物结构骨架与官能团的确定

利用化学方法推断化合物结构骨架与官能团主要依靠特征性显色反应。如通过碱液反应检识羟基蒽醌类化合物、盐酸镁粉反应检识黄酮类化合物、改良碘化铋钾反应检识生物碱、Molish 反应检识糖(苷)类化合物、三氯化铁反应检识酚羟基等。

利用显色反应进行检识应避免出现假阳性结果,可采用待测样品、空白样品、标准样品平行对照的方法进行研究,必要时进行不同的显色反应以保证结果的准确性。

第三节　结构研究中的主要谱学技术与方法

结构研究中的主要谱学技术包括紫外可见吸收光谱法、红外光谱法、核磁共振波谱法、质谱法、旋光光谱和圆二色谱、X 射线衍射法等。

一、紫外可见吸收光谱法

紫外可见吸收光谱法(ultraviolet-visible absorption spectrometry,UV-VIS)是基于有机化合物吸收紫外光(200~400nm)或可见光(400~800nm)后发生电子跃迁产生的吸收光谱,对分子结构进行分析的一种常用光谱分析法,常用于判断分子内的共轭情况。在中药化学成分鉴定中,对于共轭链较长的有机分子如苯丙素类、蒽醌类和黄酮类化合物等,紫外光谱(UV 光谱)有一定作用,尤其是进行黄酮类化合物结构解析时,对加入诊断试剂前后的 UV 光谱进行对照、必要时辅以化学显色反应是进行黄酮结构鉴定的经典方法。

此外,了解化合物的紫外可见吸收光谱,对高效液相色谱法中设置化合物的紫外检测波长至关重要。在高效液相——二极管阵列检测器(DAD)的色谱分析时,可通过色谱峰的UV 图形分析结构的共轭特征,快速辨识同类母核化合物。

二、红外光谱法

红外光谱法(infrared spectrometry,IR)是基于以连续波长(波数 4 000~400cm^{-1})的红外线为光源照射样品后测得的吸收光谱,对分子进行结构分析的方法;主要用于羟基、羰基、苯环、双键等官能团的确认,以及与已知化合物结构一致性的确认。在中药化学结构鉴定中,对于蒽醌类化学成分的 α-羟基数目及位置的确认、甲型和乙型强心苷元的辨识等也有一定价值。

三、核磁共振波谱法

核磁共振波谱法(nuclear magnetic resonance spectrometry,NMR spectroscopy)简称核磁共振谱(NMR 谱),是将核磁共振现象应用于测定分子结构的一种谱学技术。有机化合物分子在外加磁场中受到一定频率电磁波的照射后,有磁矩的原子核吸收一定能量而产生能级跃迁,进而发生核磁共振现象,将核磁共振的强度对照射频率作图即可获得 NMR 谱。

在结构研究工作中,常用到一维 NMR 谱、二维 NMR 谱。介绍如下:

(一) 一维 NMR 谱(1D-NMR)

1. 核磁共振氢谱(^{1}H-NMR,proton NMR spectrometry)　在氢同位素中,^{1}H 的丰度最大,信号灵敏度也高,故 ^{1}H-NMR 应用最广泛。^{1}H-NMR 技术能提供的结构信息参数主要是化学位移(δ)、峰形与偶合常数(J)、峰面积。

^{1}H-NMR 的化学位移(δ)范围为 0~20,可反映氢信号周围的化学环境等因素,其数值等于有机化合物与内标物质子吸收峰频率之差除以核磁仪器频率。H 核因周围化学环境等因素不同,外围电子云密度及绕核旋转产生的磁屏蔽效应不同;^{1}H 磁共振信号出现在不同区域,化学位移值不同。例如,一般烯氢的化学位移(δ)在 4.50~7.00,炔氢的化学位移(δ)在 1.70~2.30,芳香氢的化学位移(δ)在 6.00~8.00。以从中药补骨脂中分离得到的异戊烯基黄酮类化合物——补骨脂二氢黄酮甲醚(bavachinin)结构式(图 5-1)为例,在 ^{1}H-NMR(CDCl$_3$,600MHz)中(图 5-2~ 图 5-4),δ7.68

图 5-1　补骨脂二氢黄酮甲醚的化学结构图

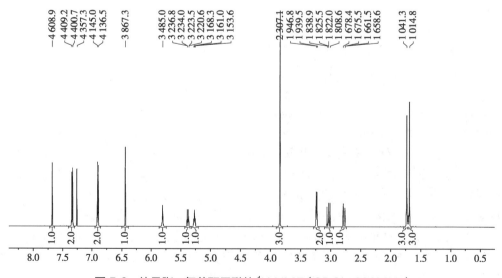

图 5-2　补骨脂二氢黄酮甲醚的 ^{1}H-NMR(CDCl$_3$,600MHz)

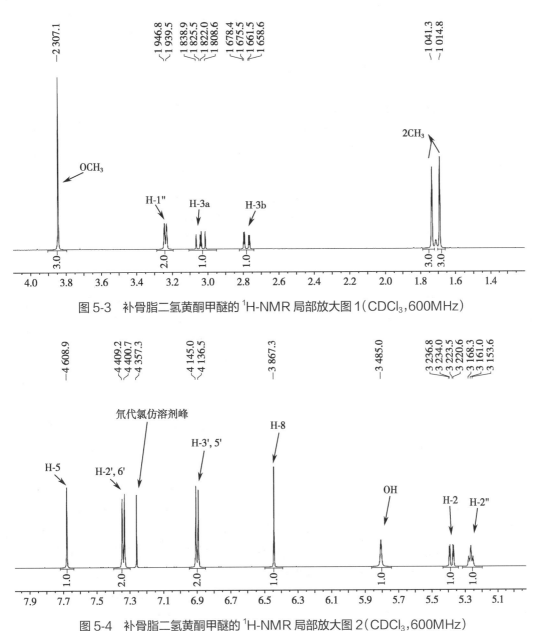

图 5-3 补骨脂二氢黄酮甲醚的 ^{1}H-NMR 局部放大图 1(CDCl$_3$,600MHz)

图 5-4 补骨脂二氢黄酮甲醚的 ^{1}H-NMR 局部放大图 2(CDCl$_3$,600MHz)

和 δ6.45 分别是 A 环 H-5 和 H-8 芳氢的信号;δ7.34 和 δ6.90 分别是 B 环 H-2′,6′和 H-3′,5′芳氢的信号;δ5.27 是 H-2″烯氢的信号;δ3.85 是甲氧基的氢信号;δ1.69 和 δ1.74 分别是 4″和 5″的甲基氢信号。峰形与偶合常数(J)可反映该氢与附近氢的相互关系。

磁不等同的 2 个或 2 组氢核,在一定距离内因相互自旋偶合使信号发生裂分,其形状有二重峰(d)、三重峰(t)、四重峰(q)等。裂分峰之间的距离用偶合常数(J)表示,单位为 Hz。未受偶合的氢信号则表现为单峰(s)。峰形反映了该氢附近氢的数量。在简单谱图系统中,峰的裂分符合"n+1 规律",即一组氢信号裂分的数目等于相邻氢的数目加一。例如,图 5-4 中(局部放大),δ5.27 为三重峰,是 H-2″的质子信号,由于与其相邻的 1″位有 2 个氢,所以其信号裂分为三重峰。但"n+1 规律"不适用于复杂图谱,例如,在补骨脂二氢黄酮甲醚氢谱的局部放大图中(图 5-3,图 5-4),δ5.38(1H,dd,J=13.4Hz、2.9Hz,H-2),δ3.04(1H,dd,J=16.9Hz、13.4Hz,H-3a)和 δ2.78(1H,dd,J=16.9Hz、2.9Hz,H-3b)分别为 C 环 2 位的 1 个氢与 3 位的 2 个氢,它们之间相互偶合,各自呈现出双二重峰(dd 峰)。

偶合常数(J)反映的是相互作用的 2 个核之间的作用强弱,故其数值与仪器的工作频率无关。偶合常数的大小和 2 个核在分子中相隔化学键的数目密切相关。例如图 5-4 中,$\delta 7.68$(s)和 $\delta 6.45$(s)分别是 A 环 H-5 和 H-8 芳氢的信号,由于它们邻位与间位都没有质子与之偶合,所以均表现为单峰;$\delta 7.34$(2H,d,J=8.5Hz,H-2′,6′)为 2 个芳氢 2′ 和 6′ 的信号,由于 2 个芳氢 2′ 和 6′ 磁等价而信号重合,其裂分为二重峰(d 峰),说明与之偶合的氢的数量是 1,而 J=8.5Hz 说明氢之间是邻偶关系,即它们与邻位芳氢 3′,5′ 的偶合。同样,$\delta 6.45$(2H,d,J=8.5Hz,H-3′,5′)也是邻位偶合,裂分为二重峰,J=8.5Hz。由此判断化合物中 B 环是 1,4-二取代苯结构。

峰面积反映氢的数量。由于磁等同质子的化学位移(δ)、峰形与偶合常数(J)是一致的,其峰叠加,故通过峰面积可以判断氢信号的数量。一般选取明确为一个质子的信号峰面积为 1 后,其他峰面积即可积分出相应的氢数目。

如图 5-4,峰面积在每一峰的正下方,$\delta 7.68$ 下方为 1.0 表明其为 1 个氢信号的峰,而 $\delta 7.34$ 处积分面积为 2.0,表明其为 2 个氢信号的峰。

除普通的 ^{1}H-NMR 技术外,还有一些辅助技术,如重氢交换、加入反应试剂、选择去偶谱、双照射技术等。以重氢交换为例,在图 5-4 中,峰 $\delta 5.81$ 在滴加重水后消失,表明其为羟基上的活泼质子。

2. 核磁共振碳谱(^{13}C-NMR,carbon-13 NMR spectrometry) ^{13}C-NMR 的化学位移(δ)范围为 0~250,分辨率远高于 ^{1}H-NMR。由于碳是构成有机物骨架的主要元素,并且在 ^{13}C-NMR 中可观测到季碳信号,因此 ^{13}C-NMR 对结构解析具有非常重要的价值。^{13}C-NMR 能提供分子中各种不同类型及化学环境的碳核化学位移($\delta_{\rm C}$)、异核偶合常数($J_{\rm CH}$)等信息,其中利用度最高的是化学位移。

(1)质子宽带去偶谱(proton broad band decoupling spectrum):质子宽带去偶谱也称质子噪声去偶谱(proton noise decoupling spectrum)或全氢去偶谱(proton complete decoupling spectrum)。通常所说的“碳谱”,如不作特别说明,一般多特指质子宽带去偶谱。去偶后,质子与碳的偶合被消除,有利于观察碳信号的化学位移。化学位移可用于初步判断碳的类型,如一般烯碳的化学位移在 100~160,炔碳的化学位移在 65~85,羰基碳的化学位移在 165~210。与氢谱相比,碳谱信号分离度更好。如补骨脂二氢黄酮甲醚的 ^{13}C-NMR(图 5-5),除磁等同碳原子 $\delta 128.0$(C-2′,6′)、$\delta 115.7$(C-3′,5′)每根谱线代表 2 个碳原子外,其他 17 根谱线均代表 1 个碳原子,共 21 个碳原子。在使用中,通常将氢谱与碳谱结合一起用于结构解析。

(2)DEPT 谱:无畸变极化转移增强(distortionless enhancement by polarization transfer,

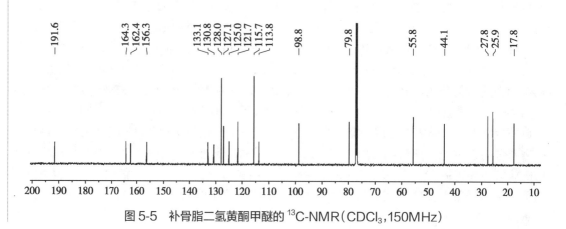

图 5-5 补骨脂二氢黄酮甲醚的 ^{13}C-NMR(CDCl$_3$,150MHz)

DEPT）是区分碳信号类型的一种有效方法，可以用来确定碳的类型（CH₃、CH₂、CH 或 C）。如补骨脂二氢黄酮甲醚的 DEPT 谱（图 5-6），由 DEPT-90（下）和 DEPT-135（上）组成。DEPT-90 只能观测到 CH 信号（$\delta128.0$、$\delta127.1$、$\delta121.7$、$\delta115.7$、$\delta98.8$、$\delta79.8$）；DEPT-135 中向下的信号为 CH₂（$\delta44.1$、$\delta27.8$），向上的信号为 CH 和 CH₃。对比向上的信号与 DEPT-90 中的 CH 信号，即可确定 CH₃ 信号包括 1 个甲氧基（$\delta55.8$）和 2 个甲基（$\delta25.9$、$\delta17.8$）；对比 DEPT-135 与碳谱（图 5-5），即可确认未在 DEPT-135 中出现的即为季碳信号（$\delta191.6$、$\delta164.3$、$\delta162.4$、$\delta156.3$、$\delta133.1$、$\delta130.8$、$\delta125.0$、$\delta113.8$）。

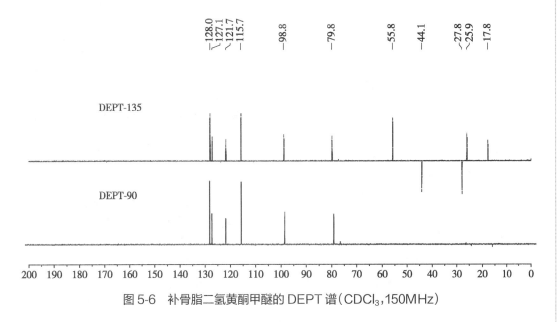

图 5-6　补骨脂二氢黄酮甲醚的 DEPT 谱（CDCl₃，150MHz）

（二）二维 NMR 谱（2D-NMR，correlation NMR spectrometry）

二维傅里叶变换核磁共振（2D-FT-NMR）又称相关谱，是 20 世纪 80 年代发展起来的核磁共振新技术。建立在超导技术进步的基础上，利用傅里叶变换对信号进行处理，根据需要测定不同的二维图谱，可以更清楚准确地反映出复杂分子结构中碳 - 氢、氢 - 氢原子之间的连接、偶合及空间信息。

1. 氢 - 氢化学位移相关谱（¹H-¹H COSY，¹H-¹H correlation spectrometry）　¹H-¹H COSY 是用于测定氢 - 氢间相互偶合的二维图谱。相关谱上的横轴和纵轴均为氢信号的化学位移。例如，在补骨脂二氢黄酮甲醚的 ¹H-¹H COSY（图 5-7）中，沿对角形成的斑点称对角峰，其他斑点称相关峰。从相关峰出发，分别向横轴、纵轴引垂线，在横轴和纵轴上找出对应的氢信号，说明这两个信号之间存在相互偶合（图 5-7）。¹H-¹H COSY 适用于氢信号相对复杂，在 ¹H-NMR 中不易观测的偶合关系的确定。

2. 异核单量子相干谱（heteronuclear single quantum coherence spectroscopy，HSQC）　HSQC 是目前获得碳氢直接连接信息最主要的手段之一。在补骨脂二氢黄酮甲醚的 HSQC 中（图 5-8），横轴为氢信号，纵轴为碳信号，由相关峰分别向两轴引垂线，与两轴交叉位置的碳与氢信号即是直接相连的关系；如图 5-8 中，$\delta27.8$ 与 $\delta3.24$ 相关，它们分别属于 1″ 位的碳信号和氢信号。如果图中的 1 个碳连接了 2 个化学位移氢信号，说明这个 CH₂ 中的 2 个氢是不等价的；如图 5-8 所示，$\delta44.1$ 分别与 $\delta3.04$ 和 $\delta2.78$ 相关，它们分别属于 3 位的碳信号和 2 个氢信号，而且 3 位 CH₂ 的 2 个氢是化学不等价的。

3. 异核多键相关谱（heteronuclear multiple bond correlation spectroscopy，HMBC）　HMBC

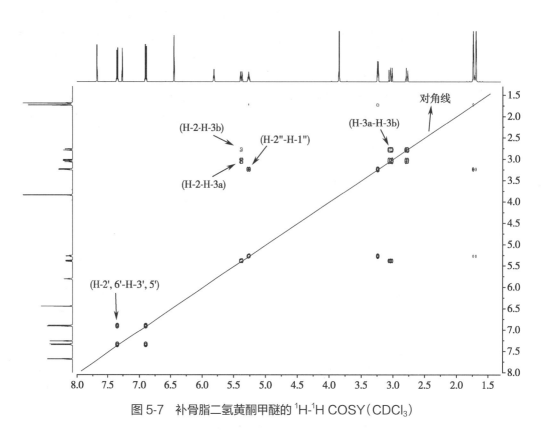

图 5-7　补骨脂二氢黄酮甲醚的 ¹H-¹H COSY（CDCl₃）

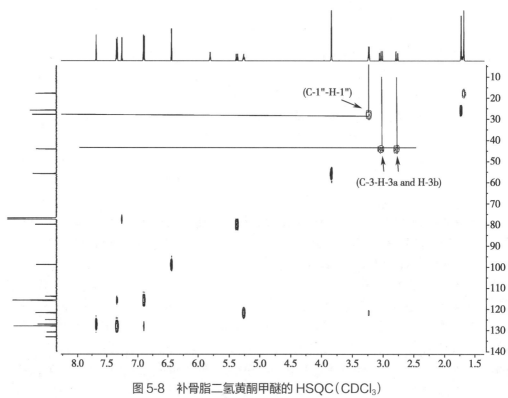

图 5-8　补骨脂二氢黄酮甲醚的 HSQC（CDCl₃）

可获得相隔 2 个键（$^2J_{CH}$）和相隔 3 个键（$^3J_{CH}$）的碳氢之间的偶合关系，尤其是质子与季碳的远程偶合也有相关峰，因此从中得到有关季碳及杂原子存在而被切断的偶合系统之间的结构关系，将分子片段进行连接，是结构鉴定中较为常用的测定方法。

在补骨脂二氢黄酮甲醚的 HMBC 中（图 5-9），可通过甲氧基氢 δ3.85 出发，引横轴的垂线，遇到相关峰后向纵轴引垂线，与纵轴相交于 δ164.3（C-7），可知甲氧基连接在苯环上。以同样方法可以观测到该碳（δ164.3）还与氢信号 δ7.68、δ6.45、δ3.24 远程相关，而前 2 个芳氢的信号分别是 H-5 和 H-8 的 2 个氢，δ3.24 则属于 6 位异戊烯基的 H-1″，因此推断甲氧基连接在 A 环的 7 位。

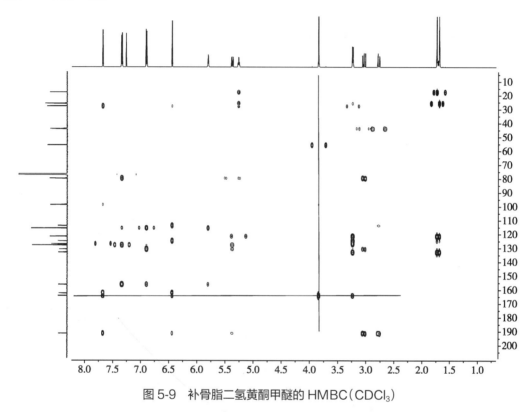

图 5-9　补骨脂二氢黄酮甲醚的 HMBC（CDCl$_3$）

此外，二维谱中还有可判断空间关系的核欧沃豪斯效应谱（nuclear overhauser effect spectroscopy，NOESY）或旋转坐标系的欧沃豪斯增强谱（rotating frame Overhauser-enhancement spectroscopy，ROESY）；用于糖与皂苷结构研究的可表现自旋系统内部氢信号关系的总相关谱（total correlation spectroscopy，TOCSY）等。

四、质谱法

质谱法（mass spectrometry，MS）是通过将原子或分子离子化并按质荷比的大小将其分离并测量的一种分析方法。质谱法利用的是分子被离子化后在电场与磁场的共同作用下进入收集器被记录到的分子离子及碎片的质量和强度信息。横坐标以质荷比表示（m/z），纵坐标以相对强度表示。在结构解析中主要通过分子离子峰获得分子量信息，用碎片峰结合分子离子峰推测结构；运用高分辨的质谱可获得化合物的分子式；运用串联质谱技术还可以达到对混合离子信息进行分离后再鉴定的目的。按电离过程划分，常见的有电子轰击、快速原子轰击、电喷雾电离等；按质量分析器划分，常见的有扇形磁场质量分析器、离子阱质量分析器、四级杆质量分析器、飞行时间质量分析器等。

（一）电子轰击质谱法（electron impact mass spectrometry，EI-MS）

样品气化后，被具有一定能量的电子轰击，使分子电离和裂解，产生大量碎片离子。碎片信息丰富，对于推测结构帮助很大。但对于分子量较大或热稳定性差的物质，如糖苷等，常常无法获得分子离子峰。

（二）快速原子轰击质谱法（fast atom bombardment mass spectrometry，FAB-MS）

利用氙、氩等中性高速原子轰击样品，可获得分子离子峰及主要碎片。非常适合分子量稍大或难以气化的化合物如糖苷、肽的测定。常可获得分子中苷元、糖和氨基酸的碎片峰。

（三）电喷雾电离质谱法（electrospray ionization mass spectrometry，ESI-MS）

电喷雾电离质谱法将电喷雾产生的带电液滴及离子与雾化产生的样品液滴碰撞，使样品溶液中的待测物被萃取出来并电离，此时待测离子由毛细管接口引入质谱仪而获得质谱。该质谱法常与色谱技术联用，应用范围较广，尤其适合分析极性强的有机化合物。现在，随着HPLC-MS 联用技术的日渐普及，其已经成为测量分子量的主要手段。以补骨脂二氢黄酮甲醚的电喷雾电离质谱为例，在正离子模式下(图 5-10)其显示出分子离子峰为 339.2［M+H］$^+$，在负离子模式下(图 5-11)其显示出分子离子峰为 337.3［M–H］$^-$，所以其分子量推算为 338。

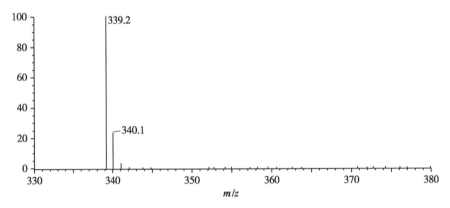

图 5-10　补骨脂二氢黄酮甲醚的质谱（正离子模式）

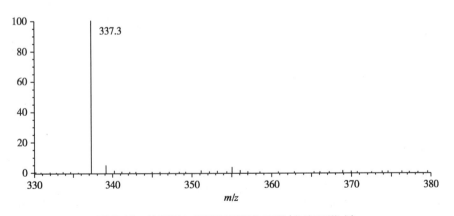

图 5-11　补骨脂二氢黄酮甲醚的质谱（负离子模式）

（四）飞行时间质谱仪（time-of-flight mass spectrometer，TOF-MS）

飞行时间质谱仪的工作原理是使电离后的离子在进入检测器之前被质量分析器按质荷比分离，测量离子从离子源到达检测器的时间。与其他质量分析器相比，飞行时间质谱仪灵敏度高、测定质量范围宽，尤其适合大分子化合物的测定。

五、旋光光谱与圆二色谱

旋光光谱和圆二色谱由于对样品(官能团、结晶与否等)要求不高,测量过程无损失,因而在确定化合物立体结构中得到了广泛应用。旋光光谱和圆二色谱主要用于测定手性化合物的构型和构象,是描述同一现象(Cotton 效应)的两种不同方法。

（一）旋光光谱

平面偏振光通过手性物质时,能使其偏振面发生旋转,这种现象称旋光。用仪器记录平面偏振光通过手性化合物溶液后的振动面偏转角度,即为旋光度(α),我们平常所测定的旋光度即在波长为 589.6nm 的 Na 灯下的比旋光度。旋光度随波长的变化而变化就可获得旋光光谱(optical rotatory dispersion,ORD)。

（二）圆二色谱

组成平面偏振光的左旋圆偏振光和右旋圆偏振光在通过手性介质时,不但产生因折射率、传播速度不同而导致的旋光现象,而且还产生因吸光系数不同($\varepsilon_R \neq \varepsilon_L$)而导致的"圆二色性"。用仪器可以记录通过手性化合物溶液的左旋圆偏振光和右旋圆偏振光的吸收系数之差 $\Delta\varepsilon$,而 $\Delta\varepsilon$ 随波长变化即可获得圆二色谱(circular dichroism spectrum,CD spectrum)。

圆二色谱又包括电子圆二色谱(electronic circular dichroism spectrum,ECD spectrum)和振动圆二色谱(vibrational circular dichroism spectrum,VCD spectrum)。传统的圆二色谱所用的平面偏振光的波长范围一般在 200~400nm,属于紫外区,由于其吸收光谱是分子电子能级跃迁引起的,故称电子圆二色谱。以补骨脂二氢黄酮甲醚为例,其 2 位为手性碳原子,有 R 和 S 两种构型。如图 5-12 和图 5-13 所示,分别为 S- 补骨脂二氢黄酮甲醚与 R- 补骨脂二氢黄酮甲醚的 ECD 谱,可见两种光学异构体的 ECD 谱完全相反。

在实际应用中,ECD 谱与量子计算化学的有机结合在判断小分子手性化合物的绝对构型方面已被广大研究人员广泛接受。在理论上以量子力学为基础,通过计算的 CD 谱,与实际测得的 CD 谱比较,可以判断化合物的构型与构象。本法适合含量少、难结晶的小分子天然产物立体结构的测定。

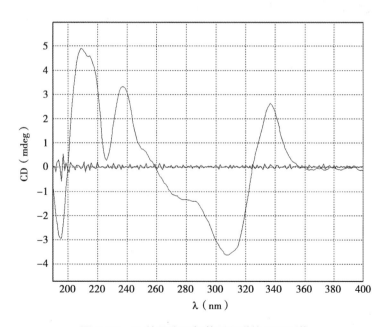

图 5-12　S- 补骨脂二氢黄酮甲醚的 ECD 谱

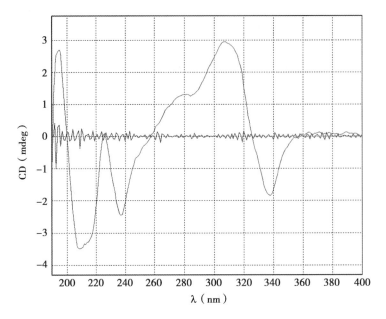

图 5-13　*R*- 补骨脂二氢黄酮甲醚的 ECD 谱

六、X 射线衍射法

X 射线衍射法（X-ray diffractometry）是利用 X 射线的衍射方向和强度与晶体结构的内在联系，确定化合物结构的方法。在培育好单晶与大小的前提下，利用计算机解析晶体的结构，不仅可以获得化合物的结构式，还可以获得结构中键长、键角、顺反构型、相对构型和绝对构型等信息。本法适用于微量成分、新骨架化合物、大分子物质的确定。

七、结构解析思路与方法

化合物已知程度	解析思路	解析结构与方法	
碳骨架确定的化合物	与已知结构进行光谱数据对比，解析结构异同点或局部结构的波谱解析	已知化合物：与已知化合物的色谱、红外光谱或核磁共振谱对比	
		新化合物：通过相似的已知化合物的分子式、光谱数据对比，分析功能团差异；根据核磁共振谱中碳、氢的化学位移变化，分析与已知结构中的差异及位置，结合局部结构的波谱解析，确定化合物结构	
碳骨架不确定的化合物	通过质谱确定分子式，利用波谱数据进行平面结构、相对构型、绝对构型的依次结构解析	平面结构	UV-VIS、IR、^{1}H-NMR、^{13}C-NMR、^{1}H-^{1}H COSY、HSQC、HMBC 等数据结构解析
		相对构型	氢谱 *J* 值、W 偶合、核欧沃豪斯效应（NOE）、NOESY、X 射线衍射法、化学法
		绝对构型	ORD、CD 谱、手性试剂衍生法、重原子 X 射线衍射法、化学法

学习小结

1. 学习内容

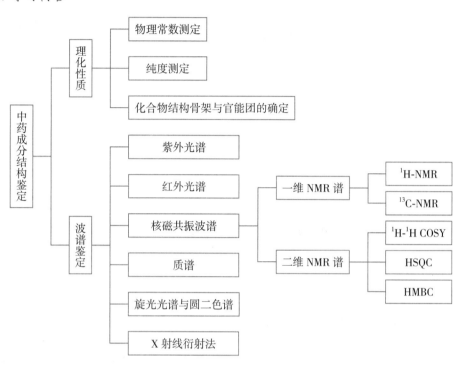

2. 学习方法　波谱分析是中药化学成分结构鉴定中的常用方法,学习时应先了解其原理,进而掌握其在化合物结构鉴定中的具体应用。

（杨炳友）

复习思考题

1. 化合物的理化鉴定的常用方法有哪些?
2. 波谱分析鉴定结构常用哪些方法?
3. ^{1}H-NMR 在结构研究中可以提供哪些信息?
4. 中药化学成分研究中常用的二维核磁共振技术有哪些? 分别提供哪些信息?
5. 试述中药化学成分结构鉴定的一般步骤及方法。

扫一扫,
测一测

第六章

中药成分代谢产物分析与鉴定

✎ 学习目标

通过学习中药成分代谢转化的方式,了解代谢反应的主要场所(胃肠道和肝)及相关的药物代谢酶对代谢反应的催化作用,熟悉中药有效成分在动物及人体的主要代谢反应类型。通过对中药成分代谢产物分析与鉴定方法的学习,并结合代表性中药成分体内代谢产物分析与鉴定实例,熟悉中药成分体内代谢研究的基本思路和方法,以及基于体内代谢研究发现中药或中药复方有效成分的思路和方法。

中药绝大多数通过口服发挥作用。中药成分口服后进入胃肠道会发生一系列变化过程,从而引起药理活性和毒性的改变,因此,有些成分是以原型结构发挥疗效,有些成分是通过人体代谢转变后的结构发挥作用。中药成分的体内过程包括吸收(absorption)、分布(distribution)、代谢(metabolism)、排泄(excretion)以及在此过程中可能产生的毒性(toxicity)/活性(activity),简称 ADMET/A。

中药成分的代谢是指中药成分经吸收、分布后,在血液和组织中发生的生物转化(biotransformation)过程,主要通过胃肠道、肝、肾等脏器或器官进行。口服中药进入胃肠道后,中药成分会与胃液及肠道菌群发生作用,大多数成分经代谢后被吸收,小部分成分则以原型形式直接被吸收。肠内菌群种类多、含酶丰富。中药成分的肠道代谢主要是利用肠内菌群中特定的酶将成分进行代谢转化,属于单酶或多酶的高密度转化。胃肠道对中药成分的代谢主要以水解反应为主,也见氧化和还原作用。水解反应使中药中的化学成分的分子量减小,极性减弱,脂溶性增强。目前,已经发现许多中药成分被肠道菌群代谢后发生转化,产生出具有较强药理活性的代谢产物。如苷类化合物在肠道内吸收较差,生物利用度低,肠内滞留时间较长而易受到肠内菌群的作用,被水解生成苷元而发挥作用。肝内富含Ⅰ相代谢和Ⅱ相代谢所需的各种酶,中药成分首先在Ⅰ相代谢酶的作用下氧化、还原或水解,然后在Ⅱ相代谢酶的作用下与葡糖醛酸、甘氨酸、硫酸等内源性物质结合或经甲基化、乙酰化后,随尿液和粪便排出体外。其中,在参与中药成分代谢的Ⅰ相和Ⅱ相代谢酶中,以细胞色素 P450 最为重要。除胃肠道和肝之外,中药成分代谢的部位还有血浆、肺、皮肤、肾、鼻黏膜、脑等。

第一节　代谢反应类型

中药有效成分在动物及人体的主要代谢反应类型可归纳为 5 类:氧化代谢反应、还原代谢反应、分解代谢反应、结合代谢反应及其他代谢反应。

一、氧化代谢反应

氧化反应是中药成分体内代谢最重要、最常见的反应之一。大部分氧化反应由肝内微粒体单加氧酶末端酶系细胞色素 P(CYP)催化,只有小部分氧化反应由线粒体和细胞质中的氧化酶或脱氢酶催化。

(一) C-烷基支链的氧化

大多数成分具有烷基结构,单加氧酶将末端甲基(ω-位)和其邻位亚甲基[(ω-1)-位]氧化,生成相应的醇。多数情况下,醇进一步被脱氢酶氧化为 ω-羧酸或(ω-1)-酮,再与葡糖醛酸结合生成葡糖醛酸苷后排出体外。短链甲基和乙基烷烃直接结合到双键和芳香环上时,结合部位(α 位)易被氧化。通常来说,甲基、亚甲基的氧化性依次降低。

五味子醇甲(schizandrin)是五味子中木脂素类主要成分之一,具有明显的中枢安定和保肝作用。五味子醇甲又称五味子素,在体内各组织及器官中分布较广,代谢和排泄快,但尿中排泄的原型药物极少。给大鼠腹腔注射五味子醇甲,尿液中可检出 3 个代谢产物,此结果与体外肝微粒体代谢法对五味子醇甲的代谢转化结果相同(图 6-1)。

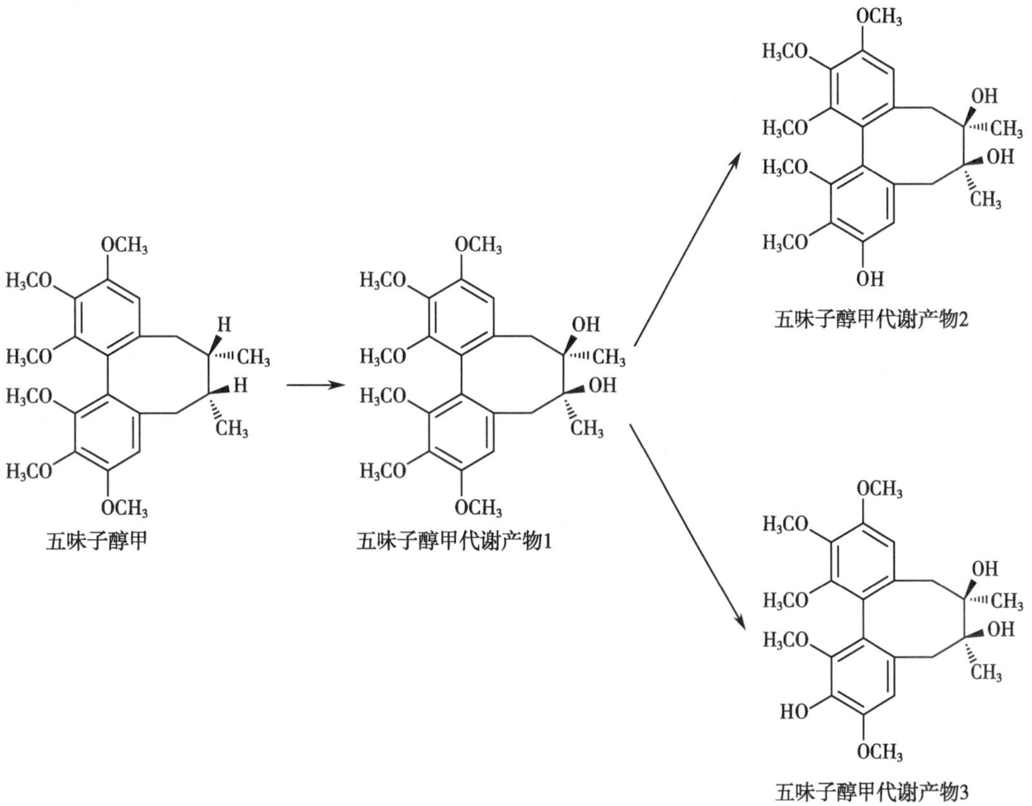

图 6-1　五味子醇甲的体内生物转化

二萜类成分隐丹参酮(cryptotanshinone)为丹参中的主要有效成分之一。将隐丹参酮口服给予大鼠或猪,经胃肠道吸收后进入肝,前者在脱氢酶作用下生成丹参酮ⅡA(tanshinone ⅡA),后者在羟化酶催化下生成羟基丹参酮ⅡA。此外,二氢丹参酮Ⅰ亦可由肝微粒体药物代谢酶催化转为丹参酮Ⅰ(图 6-2)。药效实验证明,丹参酮ⅡA、羟基丹参酮ⅡA 具有抗菌活性,这与丹参制剂在临床上内服作为抗感染药是一致的。

大黄中含有大量蒽醌类化合物,大黄酚、大黄素、大黄素甲醚、芦荟大黄素及大黄酸等游

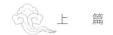

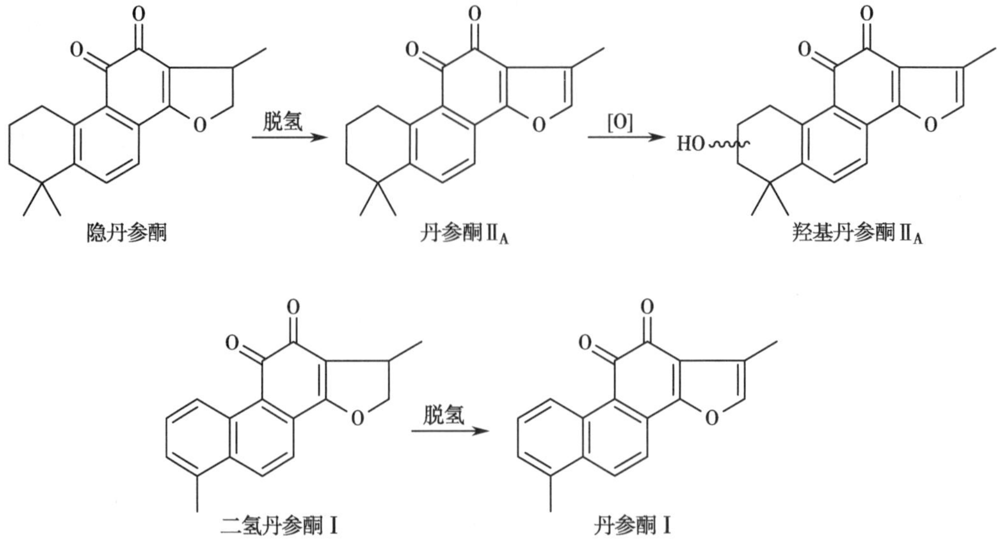

图 6-2　隐丹参酮和二氢丹参酮 I 的体内生物转化

离蒽醌类成分几乎无泻下作用,其中大部分经消化道代谢吸收而发挥抗菌消炎等作用。将大黄素通过灌胃给予大鼠或小鼠,在尿液中除检出原型药物外,还检出代谢产物(图 6-3)。此结果与在体外用大鼠肝匀浆液温孵培养大黄素的代谢产物基本相同。以大黄素甲醚为研究对象,得到了类似的研究结果。大黄素和大黄素甲醚都能被苯巴比妥诱导的大鼠肝细胞酶系催化转化为不同的氧化产物,提示大黄素和大黄素甲醚的体内生物转化也是由肝内 CYP 催化的(图 6-4)。

川芎嗪(tetramethylpyrazine,TMP)是川芎的主要成分之一,其作用表现为扩张血管、增加冠脉血流、增加脑血流、抑制血小板聚集以及降低血小板活性。将磷酸川芎嗪以腹腔注射形式给予家兔后,从血清中检出代谢产物 2- 羟甲基 -3,5,6- 三甲基吡嗪和 3,5,6- 三甲基吡嗪 -2- 甲酸,由此推测氧化反应是川芎嗪在体内生物转化的主要途径。川芎嗪分子结构中的一个甲基首先被氧化,生成 2- 羟甲基 -3,5,6- 三甲基吡嗪。氧化产物的 2- 羟甲基继续被氧化,生成 3,5,6- 三甲基吡嗪 -2- 甲酸。将川芎嗪通过灌胃给予大鼠,可在尿液中检出原型化合物和 3 个代谢产物。因此,川芎嗪在体内的生物代谢部位主要发生在与吡嗪环结合的 4 个甲基上,且以 2- 羟甲基 3,5,6- 三甲基吡嗪代谢产物为主(图 6-5,图 6-6)。

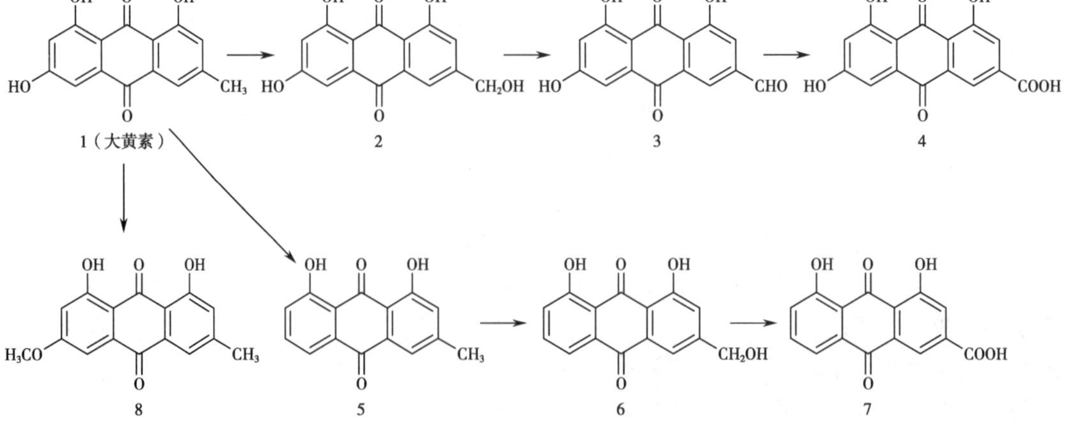

图 6-3　大黄素的体内生物转化

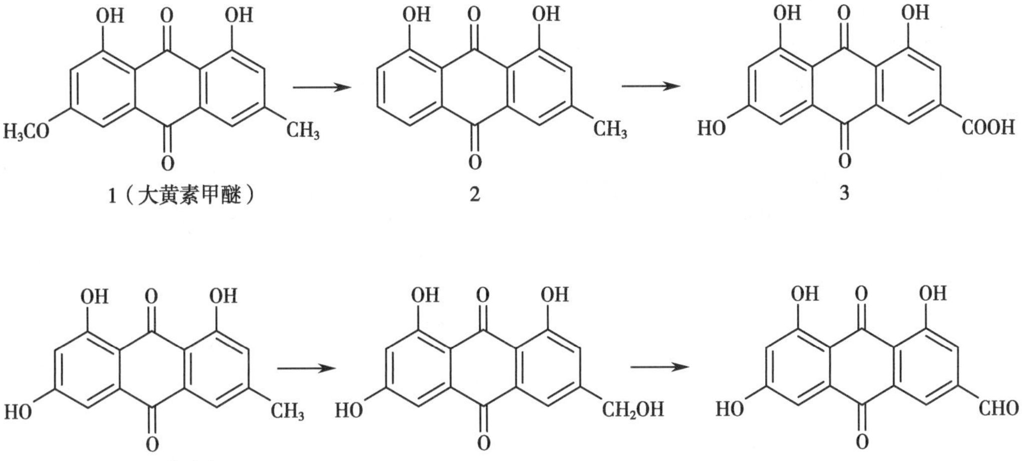

1（大黄素甲醚） 2 3

4（大黄素） 5 6

图 6-4 大黄素甲醚和大黄素的体内生物转化

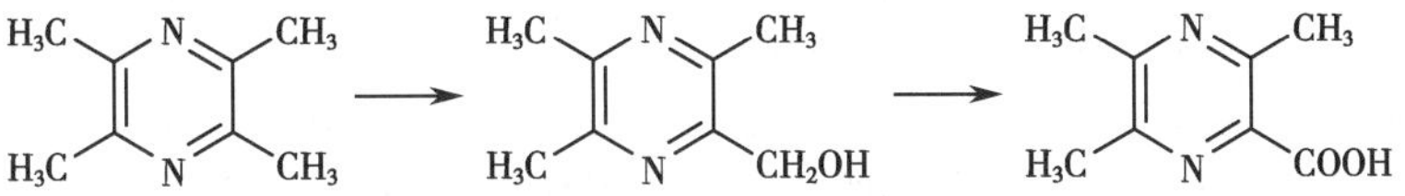

TMP 2-羟甲基-3, 5, 6-三甲基吡嗪 3, 5, 6-三甲基吡嗪-2-甲酸

图 6-5 川芎嗪在家兔体内的生物转化

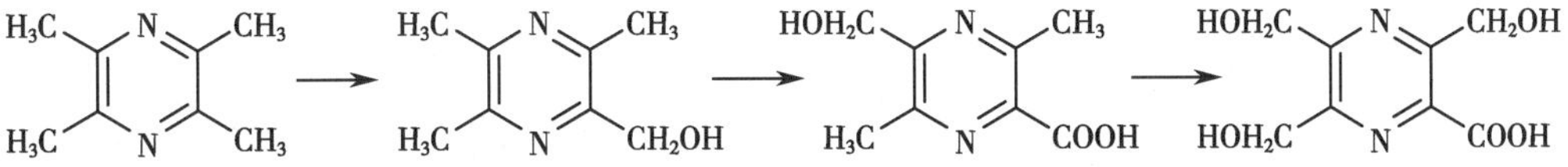

TMP TMP-M1 TMP-M2 TMP-M3

图 6-6 川芎嗪在大鼠体内的生物转化

（二）脂肪环的氧化

脂肪环类化合物因具有亚甲基结构，与直链状烷烃一样易发生氧化代谢。如给予家兔环己烷，会有 38% 左右的环己烷被氧化为环己醇，而环己醇则会继续被氧化为 *trans*- 环己二醇，最终以葡糖醛酸形式排出体外。

（三）双键的氧化

双键本身能够被氧化代谢，生成环氧化物。双键本身经氧化代谢后生成的环氧化物比芳香环环氧化物更稳定，但在生物体中形成的该类环氧化物可以迅速被存在于肝微粒体或肝细胞的环氧化物水解酶分解。

（四）芳香环的氧化

芳香基上的氢被羟基取代是其氧化的特征，也称羟基化反应。通常来说，优先被氧化的是电子密度高的部位。如芳香环上已有羟基或氨基等供电子基团，其对位或邻位更容易被氧化。羟基引入苯环可能有 2 种机制：其一，同烷烃的羟基化相同，氧原子直接引入 C—H，不需要酶的参与；其二，氧原子攻击芳香环的双键，从而形成 1，2- 环氧化物中间体，之后的进一步转化产物取决于结构的稳定性和其他条件，既可与生物大分子或谷胱甘肽结合而生成加成物，也可以重排成相应的芳香醇或水合成反式二醇。

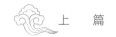

（五）醇和醛的氧化

伯醇被氧化生成醛，进而变成羧酸。仲醇及叔醇较伯醇难氧化。例如，水杨苷口服后，在体内水解变成水杨酸醇，进而氧化成水杨酸及龙胆酸，发挥解热、镇痛及抗风湿作用（图6-7）。

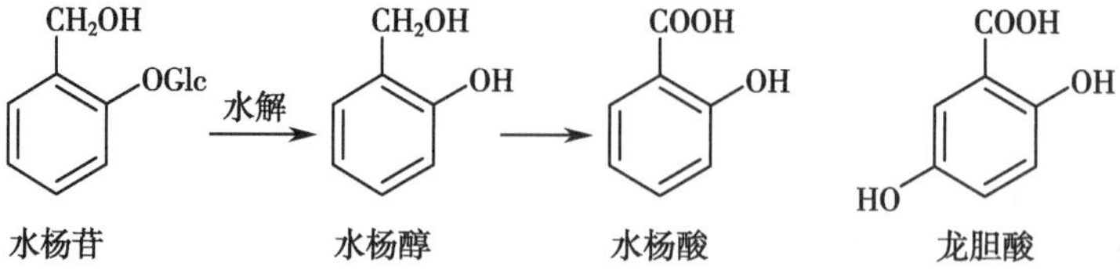

图 6-7　水杨苷的体内生物转化

（六）O、N、S- 烷基的氧化

1. **N- 烷基的氧化**　N- 烷基的氧化均由微粒体 FAD- 单加氧酶（FAD-monooxygenase）催化。FAD- 单加氧酶是肝内含量最丰富的黄酶之一，约占肝细胞总蛋白质量的 0.5%；由于它催化仲胺的羟基化和叔胺、羟胺的氧化，因此也称胺氧化酶（amine oxidase）。

吴茱萸碱为吴茱萸中的吲哚类生物碱。吴茱萸碱（evodiamine）经静脉或口服给予大鼠，在尿液中可检出原型化合物和体内转化产物吴茱萸次碱（rutaecarpine）、去氢吴茱萸碱（dehydroevodiamine）（图 6-8），具有明显强心、抗炎活性，从而发挥吴茱萸温胃、止呕之功效。

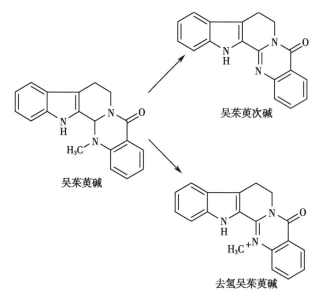

图 6-8　吴茱萸碱在大鼠体内的生物转化

2. **O-烷基和S-烷基的氧化**　同N-烷基的氧化相似，O- 烷基和S-烷基的氧化也易在 α-、$(\omega-1)$-、ω- 位进行。S- 烷基的氧化同样是微粒体 FAD- 单加氧酶催化的。S- 烷基的生物转化主要有 S- 脱烷基、S- 氧化和脱硫 3 种类型。

3. **芳香族 O、N、S- 烷基的氧化**　首先是 O、N、S 的邻位被羟化，然后烷基生成醛脱离，生成苯酚、胺及硫酚。本反应以甲基及乙基最容易发生。

与上述在肝内进行的烷基氧化反应类似，在肠内菌酶的作用下也可以发生 O- 烷基、N- 烷基的脱烷基反应。如刺芒柄花素（formononetin）在胃肠道可以脱去甲基生成大豆素（daidzein）（图 6-9）。

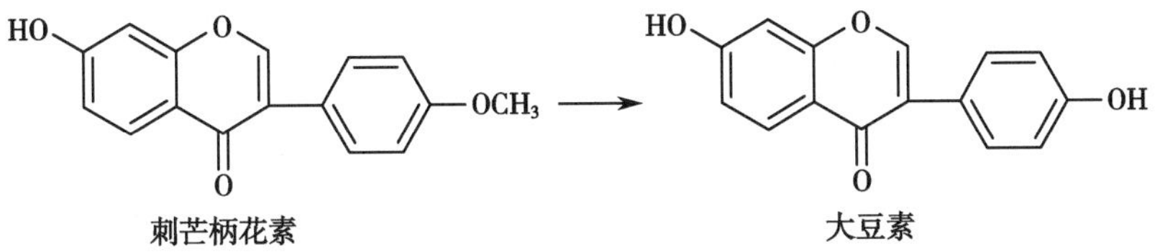

刺芒柄花素 → 大豆素

图 6-9　刺芒柄花素在肠道内的生物转化

（七）N→O 化合物的生成

某些生物碱在体内可被氧化生成极性更强较易溶于水的 N→O 氧化物。例如,中药粉防己中的有效成分粉防己碱（tetrandrine）在体内可转变成粉防己碱 -N-2- 氧化物。

二、还原代谢反应

中药成分在还原酶,特别是在肠道菌丛产生的各种还原酶的作用下被还原,生成相应的还原型代谢产物。

（一）双键还原反应

许多不饱和脂肪酸的双键可以被氢化转变成饱和脂肪酸。肠道菌群产生的酶可对桂皮酸类衍生物和不饱和脂肪酸的双键进行加氢还原,如桂皮酸类衍生物如咖啡酸、阿魏酸可被还原成相应的丙酸类衍生物,而不饱和脂肪酸如亚麻酸（linolenic acid）等成分可被还原成相应的饱和脂肪酸。中药厚朴中的主要有效成分为厚朴酚,具有镇静,抗溃疡、肌松及抗菌作用,在消化道内转化为厚朴酚代谢产物 -3（magnololmeta-bolin-3）（图 6-10）。阿魏酸在肠道菌群酶系的作用下,其双键被还原（图 6-11）。

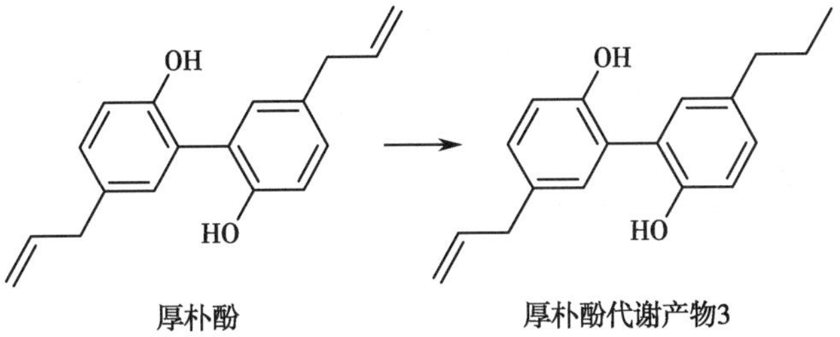

厚朴酚　　厚朴酚代谢产物3

图 6-10　厚朴酚转化为厚朴酚代谢产物 -3

阿魏酸

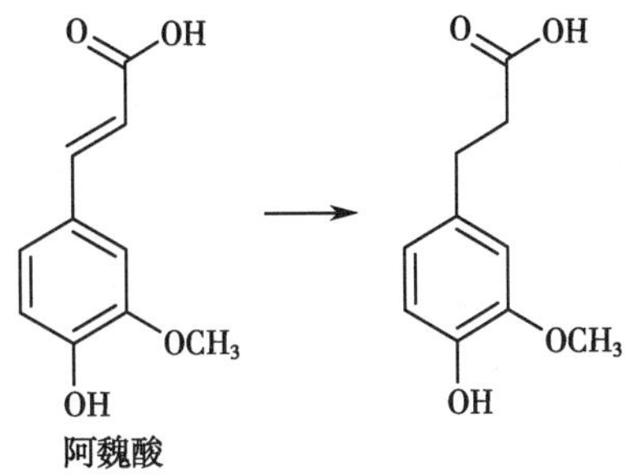

图 6-11　阿魏酸的还原反应

香豆素类成分伞形花内酯（umbelliferone）与大鼠盲肠菌丛共温孵,内酯环开裂,$\Delta^{3,4}$ 烯被还原,生成 2,4- 二羟基苯丙酸（2,4-dihydroxyphenyl propionic acid）（图 6-12）。

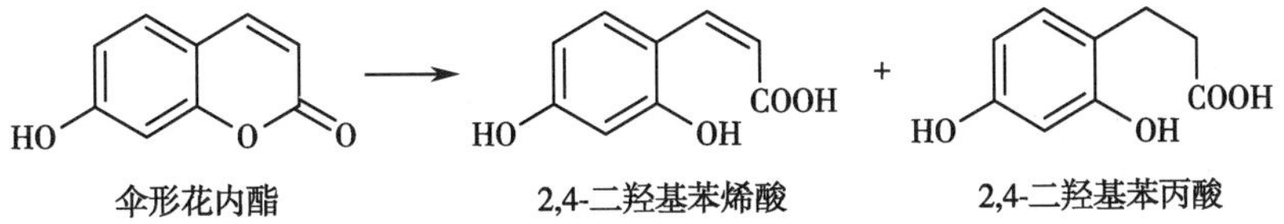

伞形花内酯 → 2,4-二羟基苯烯酸 ＋ 2,4-二羟基苯丙酸

图 6-12　伞形花内酯的肠内代谢

（二）醇还原反应

香草醇（vanillyl alcohol）含于中药天麻中,具有利胆镇惊作用,在消化道中,其醇羟基被还原成甲基而转变成 2- 甲氧基 - 对甲苯酚（4-methylquaiacol）及其脱甲基产物 4- 甲基儿茶酚（4-methylcatechol）（图 6-13）。

（三）醛、酮还原反应

醛、酮类成分可被醛-酮还原酶还原生成相应的醇。肠内菌也含有其他的还原酶，如肠内菌中的瘤胃球菌含有的3β-羟类固醇脱氢酶(3β-hydroxysteroid dehydrogenase)，对于 C-3 羟基、A/B 环无双键类型化合物具有专一性，可将甘草次酸转化为 3- 去氢甘草次酸(3-dehydroglycyrrhetic acid)；随后，肠内菌中的无害芽孢梭菌含有的3α-羟基甘草次酸脱氢酶(3α-hydroxyglycyrrhetinate dehydrogenase)将 3- 去氢甘草次酸还原为3α-羟基甘草次酸(3α-hydroxyglycyrrhetic acid)(图 6-14)。大黄酸在肠内菌的作用下转化为大黄酸蒽酮(图 6-15)，从而发挥泻下作用。

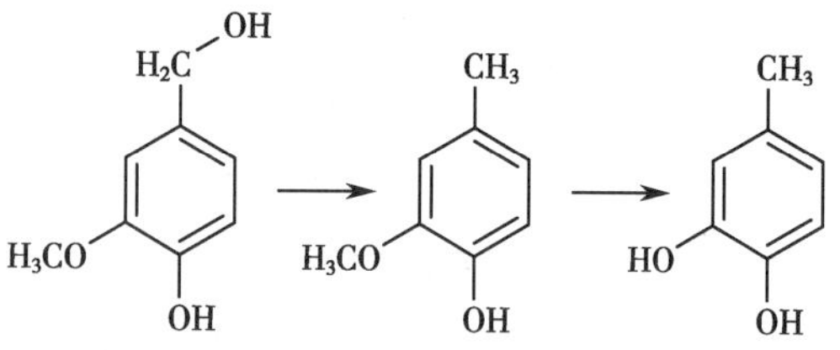

（四）硝基还原反应

肠内菌含有丰富的硝基还原酶和亚硝基还原酶，而肝内不含这些酶，所以进入体内含有硝基或亚硝基结构的中药成分的生物转化都是在肠内菌作用下完成的。如马兜铃酸 -1 转化为马兜铃内酰胺 -1 就是肠内细菌作用下的还原反应(图 6-16)。

（五）偶氮还原反应

偶氮化合物的还原反应系通过 NADPH 依赖的微粒体偶氮还原酶催化进行，可将偶氮化合物代谢转化为相应的胺。还原反应主要由肝组织微粒体和胞液中的多种酶催化完成。如微粒体细胞色素 P450 和 NADPH- 细胞色素 C 酶，以及肝细胞胞液中的黄嘌呤氧化酶、醛氧化酶 DT- 硫辛酰胺脱氢酶。已有研究证明，偶氮和硝基化合物在生物体内被还原为氨基化合物的过程中会发生反应性很强的有害代谢产物或前致癌物 4- 羟胺化合物，而偶氮还原酶可将偶氮化合物分解为胺，从而去除致癌作用。

（六）其他还原反应

其他还原反应如二硫化物还原反应可将二硫化物还原为硫醇、S- 氧化物还原反应可将 S- 氧化物还原为硫化物。

三、分解代谢反应

某些中药有效成分在体内可被水解或脱掉某些官能团，生成结构更简单的代谢产物。在分解代谢中，水解反应占主要地位。

图 6-13 肠内菌还原香草醇

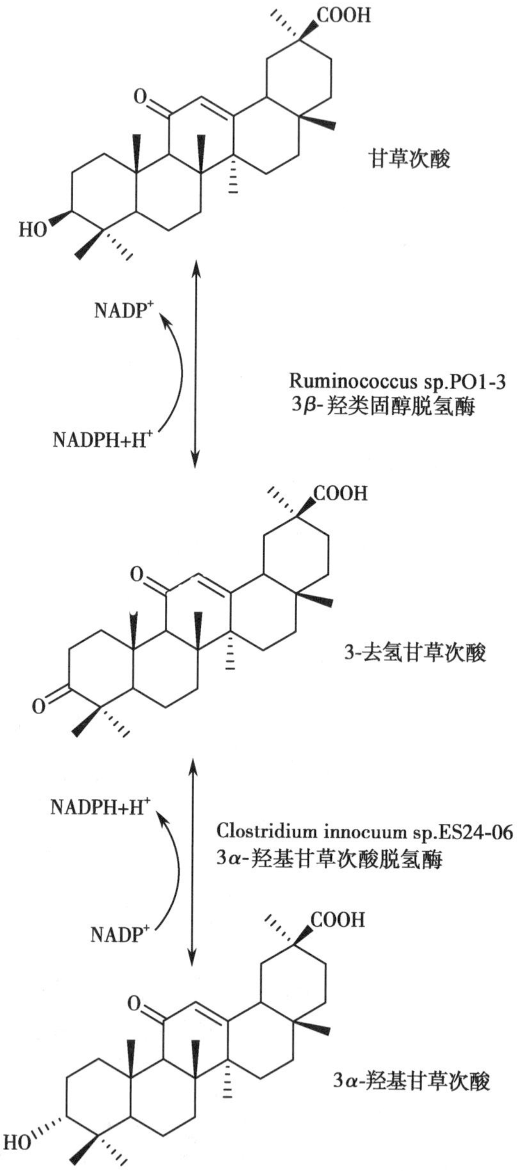

图 6-14 人肠内菌还原转化甘草次酸

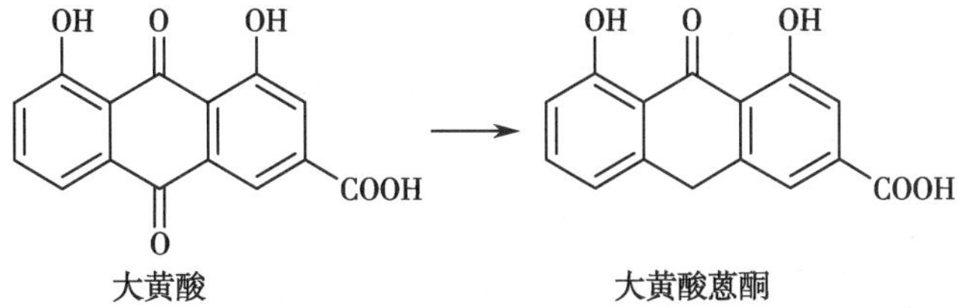

大黄酸　　　　　　　　　　　　　大黄酸蒽酮

图 6-15　人肠内菌还原转化大黄酸

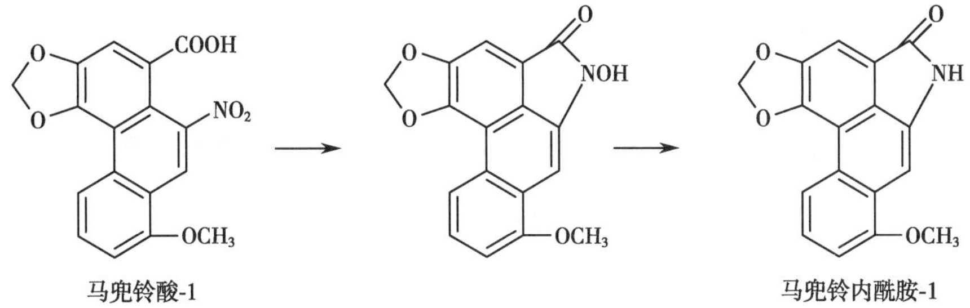

马兜铃酸 -1　　　　　　　　　　　　　　　　　　　　马兜铃内酰胺 -1

图 6-16　马兜铃酸 -1 转化为马兜铃内酰胺 -1

（一）水解反应

1. 苷类的水解　水解反应是在肠内菌的 β- 葡萄糖苷酶、β- 鼠李糖苷酶、β- 葡糖醛酸糖苷酶和硫酸酯酶等催化作用下完成的。

（1）糖苷键的水解：糖苷键水解是糖苷化合物进入生物体后最普遍的反应。口服给药时，水解反应发生在胃肠道内；静脉给药时，主要发生在肝内和肝肠循环过程中。如苦杏仁苷存在于杏的种仁中，具有 α- 羟腈结构。在胃酸的作用下，苦杏仁苷水解失去 2 分子葡萄糖生成杏仁腈，杏仁腈进一步生成苯甲醛和氢氰酸，对呼吸中枢呈镇静作用，使呼吸运动趋于安静而达到镇咳的作用（图 6-17）；但大量氢氰酸释放可使延髓生命中枢先兴奋后麻痹，并能抑制酶的活性，阻碍新陈代谢，引起组织窒息而产生中毒症状，严重者可导致死亡。

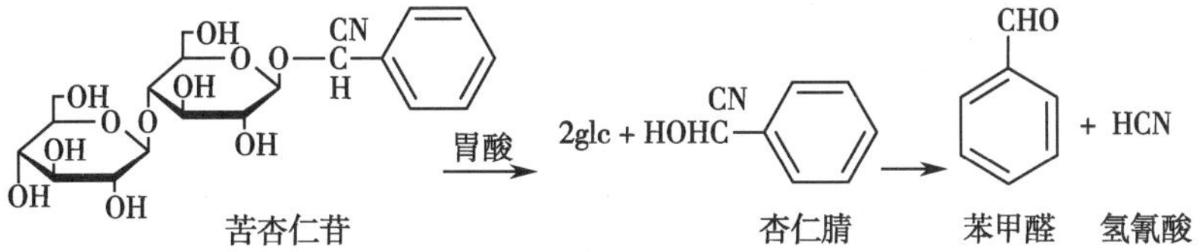

苦杏仁苷　　　　　　　　　　　　杏仁腈　　　苯甲醛　氢氰酸

图 6-17　苦杏仁苷在胃酸作用下的代谢

中药秦皮中的主要有效成分七叶苷，治疗细菌性痢疾有效，但体外抑菌试验表明该成分几乎是无效的。代谢研究表明，该成分口服后，在肠道中被代谢成七叶内酯及 3,4- 二羟基苯丙酸，而且这两种代谢物均显示较强的抑菌活性（图 6-18）。

栀子的主要成分为京尼平 -1-O- 龙胆双糖苷。口服京尼平苷有泻下作用，但非经口给药则无此作用，表明京尼平苷的泻下作用与其胃肠代谢产物有关。京尼平苷经大鼠口服给药后，在

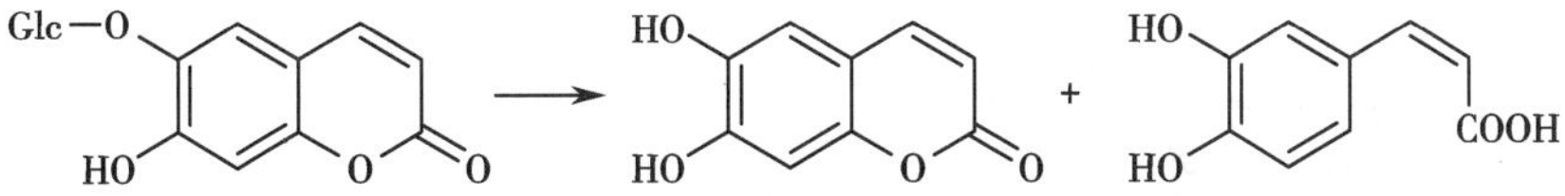

图 6-18　七叶苷在大鼠肠内的代谢

胃肠道酶的作用下水解,可在消化道检出其水解产生的苷元京尼平,证实了京尼平苷的泻下作用确实与消化道内的代谢产物有关(图6-19)。

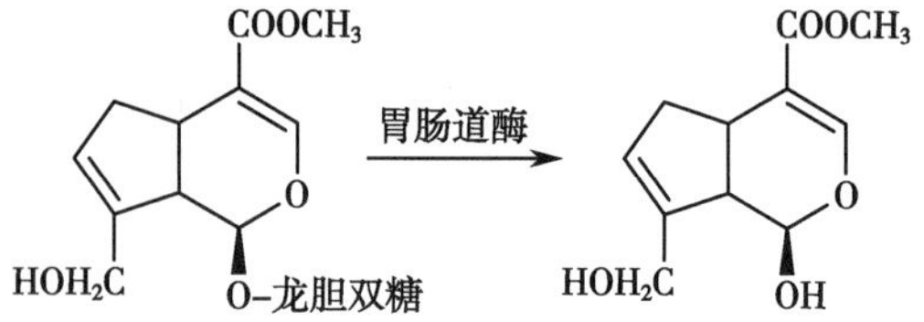

大黄中的主要成分番泻苷在肠中被水解为番泻苷元,后者又被还原成大黄酸蒽酮刺激肠壁而表现出泻下作用(图6-20)。

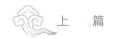

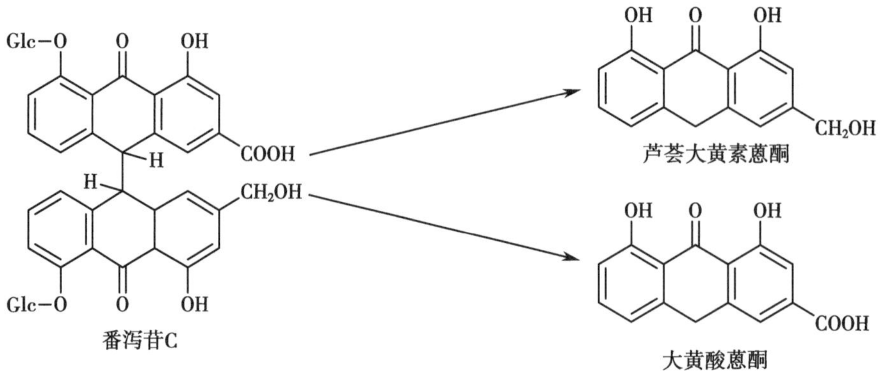

图 6-19　京尼平苷在大鼠胃肠道内的代谢

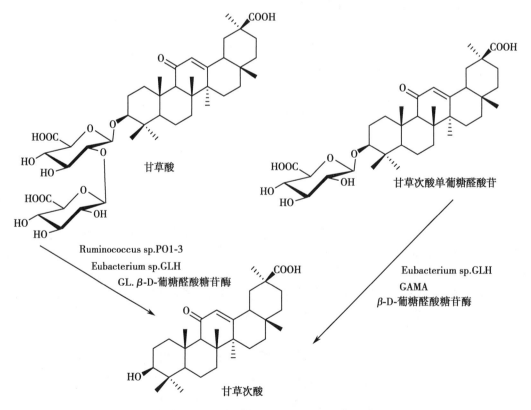

图 6-20　番泻苷 C 的肠内菌转化

（2）糖醛酸苷的水解:人肠内菌瘤胃球菌 sp.PO1-3（*Ruminococcus* sp.PO1-3）和甘草真杆菌（*Eubacterium* sp.GLH）含有甘草酸 β-D- 葡糖醛酸酶,可水解甘草酸为甘草次酸。甘草真杆菌含有的甘草次酸单葡糖醛酸 β-D- 葡糖醛酸酶可水解甘草次酸单葡糖醛酸苷为甘草次酸（图6-21）。当给大鼠口服甘草酸时,首先在 β- 葡糖醛酸糖苷酶的作用下,甘草酸被水解

图 6-21　肠内细菌所致甘草酸和甘草次酸单葡糖醛酸苷的水解

成甘草次酸。其中大部分从胃中吸收,并生成甘草次酸 -3-O- 葡萄糖醛苷(glycyrrhetic acid-3-O-glucuronide)、甘草次酸 -3-O- 硫酸酯(glycyrrhetic acid-3-O-sulfate)及甘草次酸 -3-O- 葡萄糖酸苷(glycyrrhetic acid-3-O-glucuronide),再通过胆汁被排泄到消化道,经过水解生成游离型甘草次酸再被吸收,形成肝肠循环,最后以上述结合体形式随粪便排出。

(3) 碳苷的水解:碳苷(C-glycoside)是一类很难被酸水解的糖苷。某些细菌能水解碳苷类化合物,但其生物转化率较低。如葛根素(puerarin)、异荭草素(homoorientin)、芦荟苷(barbaloin)等(图 6-22)。

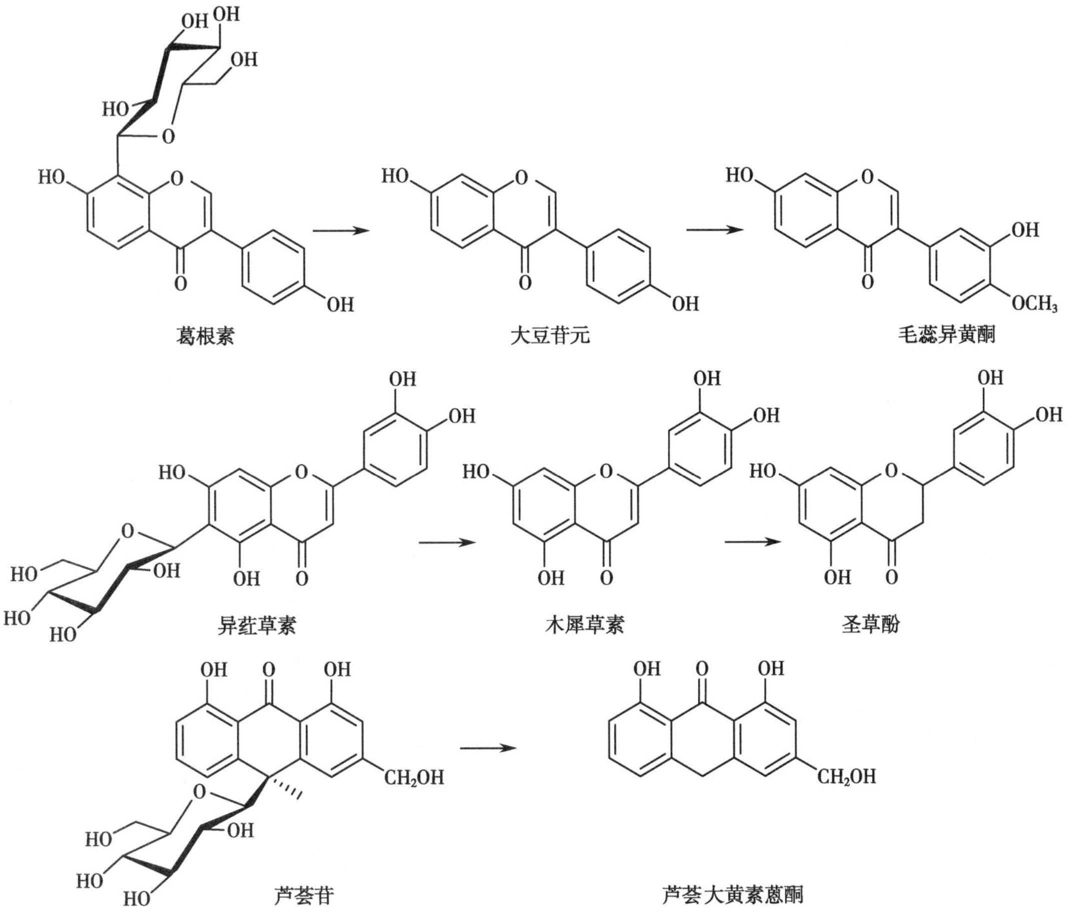

图 6-22　人肠内菌生物转化 C- 糖苷类化合物

2. 酯的水解　中药成分结构中有酯键存在时,在机体内可在酯酶催化下水解。某些肠内菌中含有酯酶,可进行脱酰基化作用。如绿原酸(chlorogenic acid)可被水解为咖啡酸和奎尼酸(quinate)(图 6-23)。

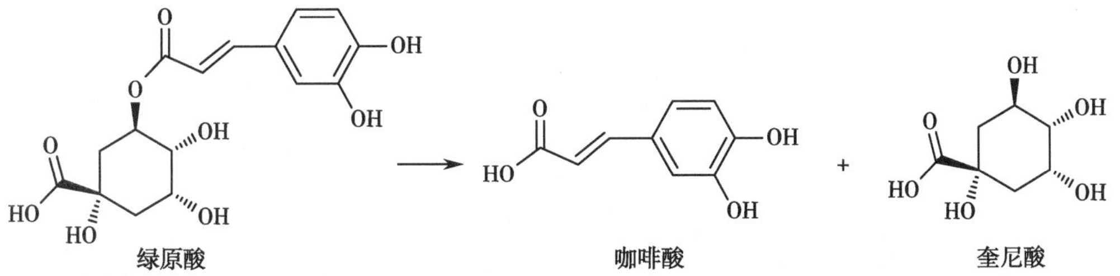

图 6-23　绿原酸的水解反应

N

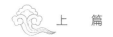

华蟾毒精（cinobufagin）和羟基华蟾毒精（cinobufotalin）可被人肠内菌转化为脱乙酰基华蟾毒精（deacetylcinobufagin）和脱乙酰基羟基华蟾毒精（deacetylcinobufotalin）（图6-24）。原型化合物对肿瘤细胞的生长具有很强的抑制作用，而其转化产物的生物活性丧失。

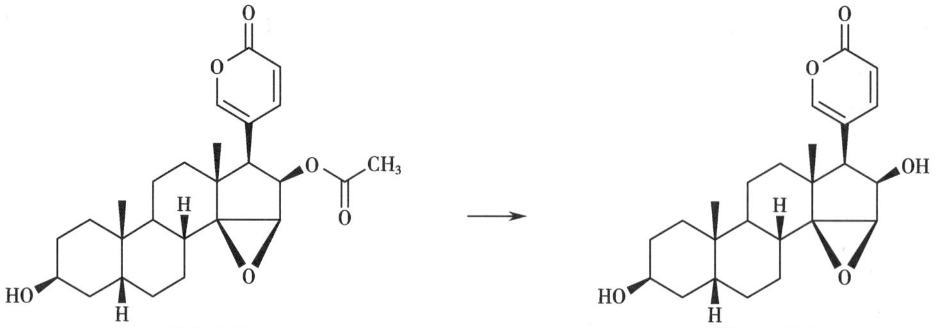

华蟾毒精 → 脱乙酰基华蟾毒精

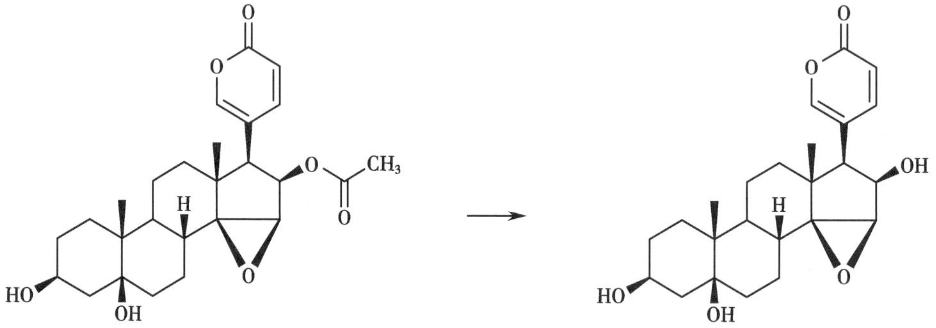

羟基华蟾毒精 → 脱乙酰基羟基华蟾毒精

图6-24 人肠内菌转化华蟾毒精和羟基华蟾毒精

在肝内酯酶作用下，茅苍术或北苍术中含有的 6*E*,12*E*- 十四碳二烯 -8,10- 二炔 -1,3- 二醇双乙酯，可由体内酯酶催化水解产生 6*E*,12*E*- 十四碳二烯 -8,10- 二炔 -1,3- 二醇（图 6-25）。

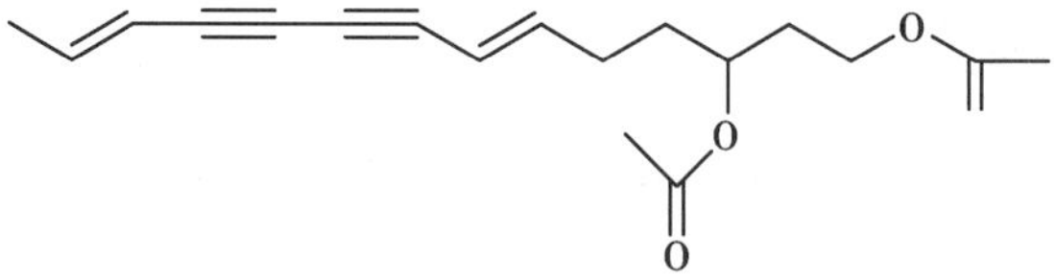

6*E*,12*E*-十四碳二烯-8,10-二炔-1,3-二醇双乙酯

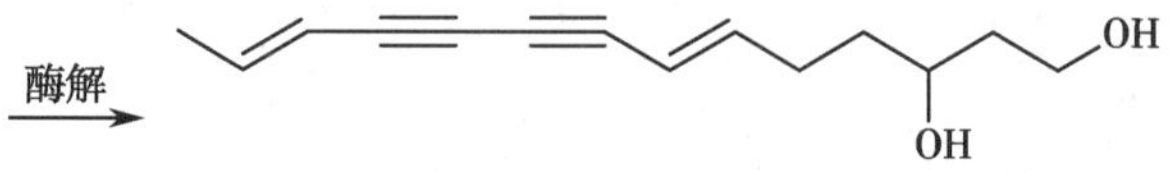

酶解 →

6*E*,12*E*-十四碳二烯-8,10-二炔-1,3-二醇

图6-25 6*E*,12*E*- 十四碳二烯 -8,10- 二炔 -1,3- 二醇双乙酯的水解

3. 酰胺的水解 体内存在的酰胺酶、β- 内酰胺酶等可促进含酰胺及内酰胺结构的化合物的水解。蛋白质及多肽类成分均有酰胺键，可水解成相应的氨基酸。酰胺酶（amidase）可以催化具有酰胺结构的化合物水解。酰胺酶和酯酶没有很大区别，其水解速度比酯酶慢。

4. 环氧化物的水解 环氧化物可被环氧化物水解酶水解为反式邻二醇。环氧化物水解酶属于诱导酶,因基质不同而产生种类和存在部位的差异。如水解 *trans-* 乙基苯乙烯的水解酶存在于肝细胞胞液中,水解苯乙烯环氧化物的水解酶存在于肝微粒体中。不仅在肝,如睾丸、卵巢等激素代谢旺盛的器官也存在不同种类的环氧化物水解酶,可被不同的药物所诱导。

黄花蒿的主要成分青蒿素(artemisinin,AT),属于新型倍半萜内酯,是我国首创的抗疟新药,但其缺点在于近期复发率高和在油或水中溶解度小、肠内吸收差、不宜做成适当剂型、多以原型药物形式随粪便排出等。双氢青蒿素(dihydroartemisinin)为青蒿素衍生物,活性比青蒿素强约 5 倍;蒿甲醚(artemether)为青蒿素的另一衍生物,与青蒿素相比,有高效、速效、复发率低等优点,可做成油剂,使用更为方便。青蒿素、双氢青蒿素和蒿甲醚都能诱导肝中内质网微粒体 CYP 的含量,而且它们在体内的生物转化都与肝内药物代谢酶有关。人口服青蒿素后,在尿液中可检出 4 个代谢产物:氢化青蒿素(AT-M1)、还原氢化青蒿素(AT-M2)、9,10- 二羟基氢化青蒿素(AT-M3)、五元环内酯甲酮化合物(AT-M4)(图 6-26)。

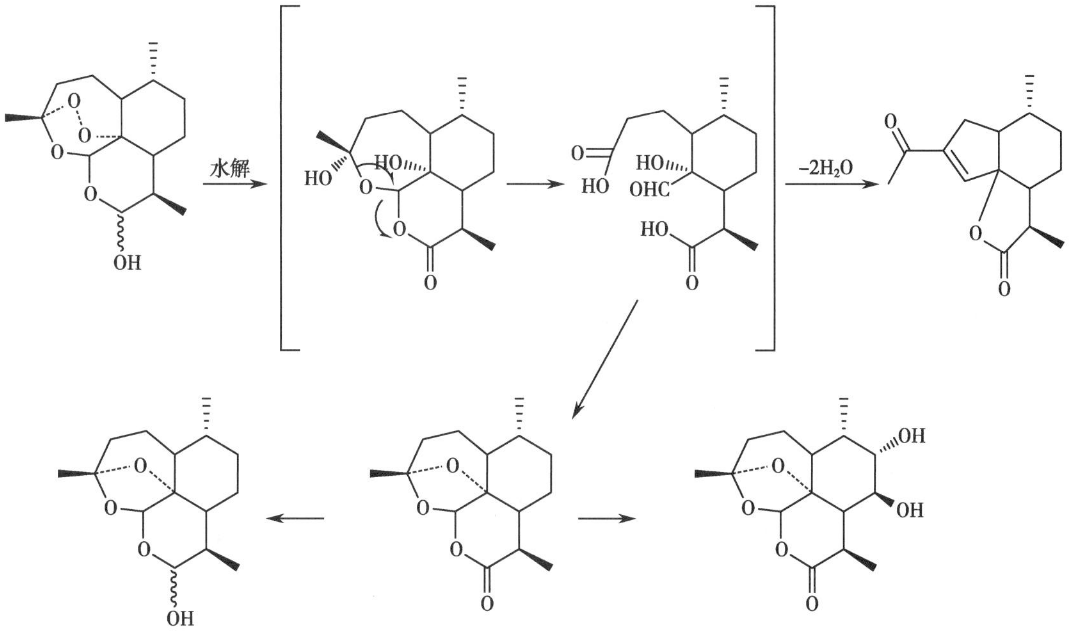

图 6-26　青蒿素在人体内的生物转化

这些代谢产物对小鼠伯氏疟试验是无效的,说明青蒿素在体内的代谢转化过程是一个失活过程。这些代谢产物的结构特征都是失去过氧桥,由此可以推断过氧桥是抗疟活性的重要基团。将青蒿素制成青蒿酯钠后具有高效、速效、水溶性、低毒等优点。青蒿酯钠可以被犬肝和大鼠血液中的水解酶催化为双氢青蒿素,这是青蒿酯钠在生物体内的有效代谢产物,其形式存有 α- 和 β- 双氢青蒿素。青蒿酯钠经门静脉注射给犬,药物一经肝,就发现肝静脉血中有 30% 左右转化为双氢青蒿素,10 分钟后,颈动脉取样发现药物几乎全部代谢为双氢青蒿素,已检测不出青蒿酯钠的存在。双氢青蒿素在体内停留时间短,随胆汁和尿以原型排出体外的少,然而双氢青蒿素在体内可进一步被代谢破坏。

蒿甲醚以静脉注射方式给予小鼠和大鼠,随血液循环广泛分布于脑、心、肝、脾、肺、肾、大肠、小肠、股骨、胃和睾丸,其中以肝和肾中的含量最高,且在尿中检测不到原型药物,说明蒿甲醚代谢和排泄的主要脏器是肝和肾。实验表明,蒿甲醚在体内存在脱醚甲基代谢,而且脱醚甲基代谢随肝内药物代谢酶活性的增加而增加。由于蒿甲醚在体内脱醚甲基代谢后会还原为青蒿素,说明蒿甲醚在体内的代谢是药物失活过程(蒿甲醚抗伯氏疟活性是青蒿素的3倍),同时,青蒿素可能继续被水解代谢(图6-27)。

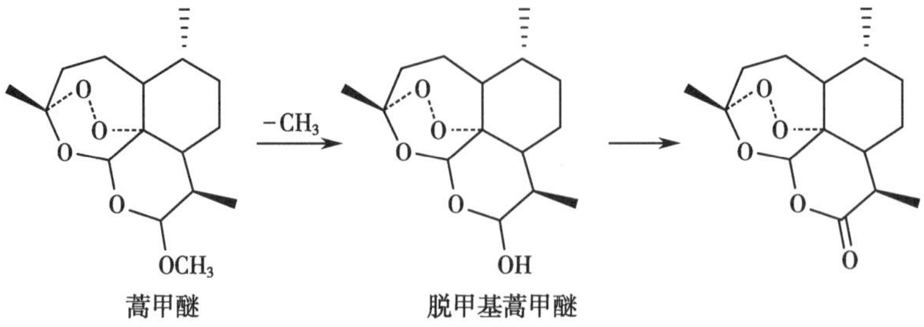

图6-27 蒿甲醚的体内生物转化

（二）脱官能团

1. 脱羟基化(dehydroxylation) 分子中具有邻二酚羟基结构的化合物在机体内常常脱去1个酚羟基,尤其是烷基对位的酚羟基较间位酚羟基更易脱掉。如同型原儿茶酸(homoprotocatechuic acid)给兔口服,其中14%脱去对位羟基被代谢成间-羟基衍生物,约1%在间位上脱去羟基。原儿茶酸(protocatechuic acid)给大鼠口服后可产生间-羟基、对-羟基及间-甲氧基苯甲酸。以上3,4-二羟基苯衍生物脱羟反应主要是在消化道细菌丛作用下发生的,如果事先给予动物抗生素(如新霉素)则可抑制脱羟代谢。3,4,5-三羟基苯丙酸也可在对位脱羟基形成3,5-二羟基苯丙酸。黄酮类化合物也可在代谢中发生脱羟反应。

2. 脱羧基化(decarboxylation) 蚕豆中含有的可治疗帕金森病的L-多巴(L-dopa)给人口服后,在进入血液循环前在消化道中脱掉羧基生成多巴胺。一些酚酸类化合物在肠内细菌作用下以CO_2形式脱去羧基转变成酚类化合物,最后随尿排出体外。如没食子酸(gallic acid)脱羧变成焦性没食子酸(pyrogallic acid)及间苯二酚。原儿茶酸与大鼠肠内容物共孵时,一部分脱羧转变成儿茶酚。酚性苯甲酸、苯乙酸及桂皮酸衍生物均可在消化道微生物作用下脱去羧基,其规律如下:

（1）脱羧反应的必要条件是对位羟基的存在。如咖啡酸、原儿茶酸、没食子酸在—COOH对位均有—OH,故可脱羧。

（2）间位羟基的酚酸类也可脱羧,但反应速度慢。

（3）对位羟基酚酸类化合物的脱羧反应受苯环上其他取代基的影响。2位羟基及3,5-二甲氧基的存在可强烈抑制脱羧反应。如芥子酸与大鼠肠细菌丛共同培养时,未见脱羧反应产物。

3. 脱氨基化(deamination) 某些分子结构中的生物碱及许多氨基酸类成分可在消化道细菌丛作用下脱去氨基,如酪氨酸及多巴均可脱去氨基转变成相应的酸类成分。氧化脱氨基是一种常见的代谢方式,包括—$CH(CH_3)NH_2$结构的胺类由混合功能氧化酶系代谢释放出氨,形成相应的酮。如甲基麻黄碱(methyl ephedrine)可以发生此类反应(图6-28)。

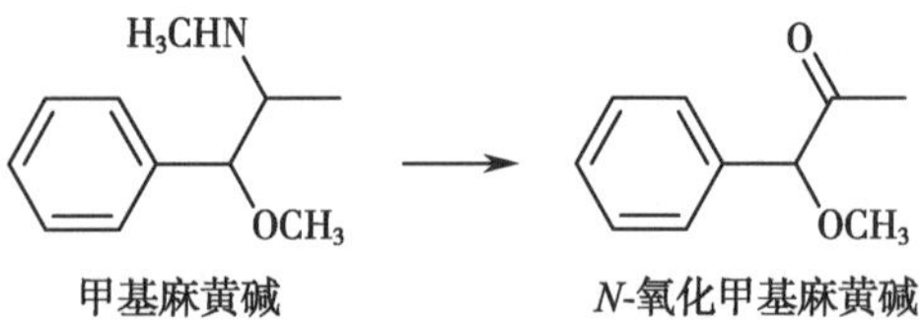

图6-28 甲基麻黄碱的氧化脱氨基反应

（三）杂环裂解

杂环化合物主要有氮杂环(以生物碱为主)和氧杂环(如黄酮、香豆素等)两大类。在复杂的机体内代谢反应中,也包括某些杂环的开裂分解。肠道菌群产生的酶可以使中药成分中不同化学键同时发生开环裂解反应。如黄酮类化合物的骨架开裂依其转化起始部位可分为 4 种类型：

类型 A：黄酮(flavone)和二氢黄酮(flavanone)，生成 C_6-C_3 型的酚酸；类型 B：黄酮醇(flavonol)，生成 C_6-C_2 型的酚酸；类型 C：黄烷醇(flavanol)，经过苯基 -γ- 戊酸内酯中间体生成 C_6-C_3 型的酚酸；类型 D：异黄酮(isoflavone)，生成乙基酚衍生物。

1. 黄酮类(类型 A 开裂)　黄酮类化合物多发生 A 型裂解，裂解点为 C_4 连接 A 环的碳碳键，B 环生成苯丙酸型衍生物。刺槐素(acacetin)可在肠内代谢成芹菜素(apigenin)和转化产物对羟基苯丙酸(p-hydroxyphenylpropionic acid)(图 6-29)。

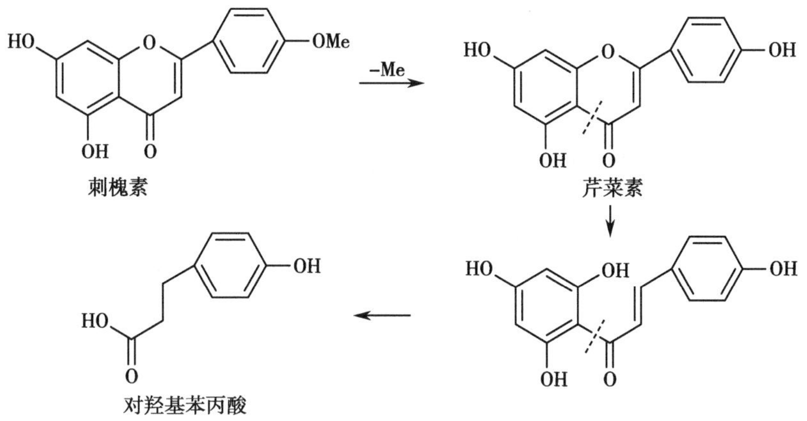

图 6-29　刺槐素的大鼠肠内菌转化

2. 二氢黄酮类(类型 A 开裂)　二氢黄酮类化合物的代谢反应与黄酮类化合物类似，多发生 A 型裂解。如柚皮苷(naringin)可转化为对羟基苯丙酸、对羟基桂皮酸、对羟基苯甲酸和柚皮苷元(naringenin)4 个代谢产物(图 6-30)。

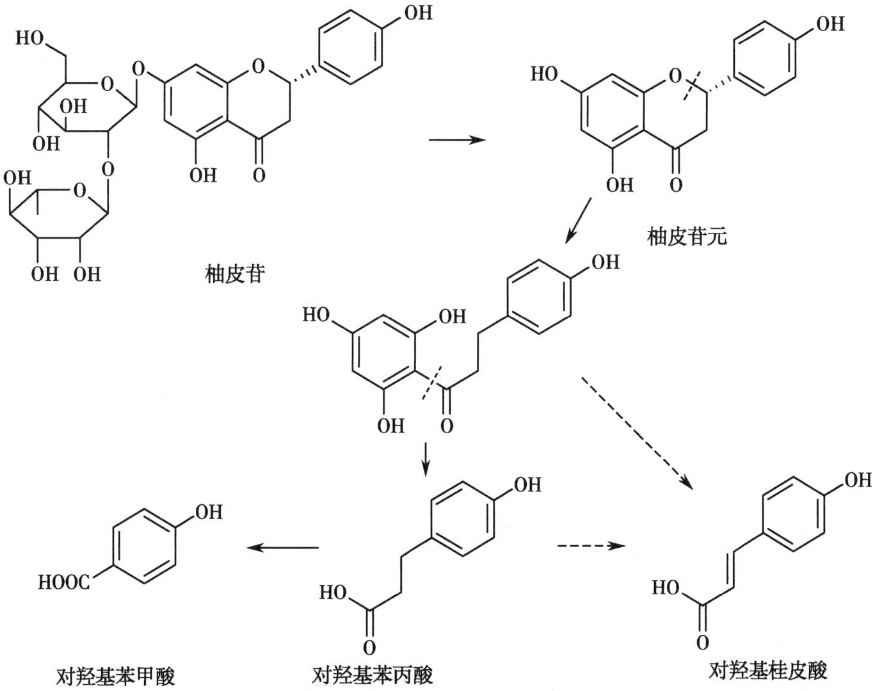

图 6-30　柚皮苷的代谢

3. 黄酮醇类(类型 B 开裂)　黄酮醇类化合物多发生 B 型裂解,裂解点为 C_3 连接 C_4 的碳碳键,B 环生成苯乙酸型衍生物(图 6-31)。家兔口服槲皮素,尿液中检测出对羟基苯乙酸、3,4-二羟基苯乙酸、对羟基苯丙酸、3,4-二羟基苯丙酸等(图 6-32)。

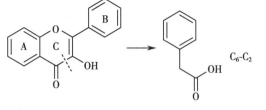

图 6-31　黄酮醇化合物的 B 型开裂

4. 黄烷醇类(类型 C 开裂)　黄烷醇骨架开裂经历 δ-(3,4-二羟苯基)-γ-戊内酯的形成、对位羟基的离去、内酯环的开裂和侧链的断裂等一连串反应(图 6-33)。

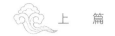

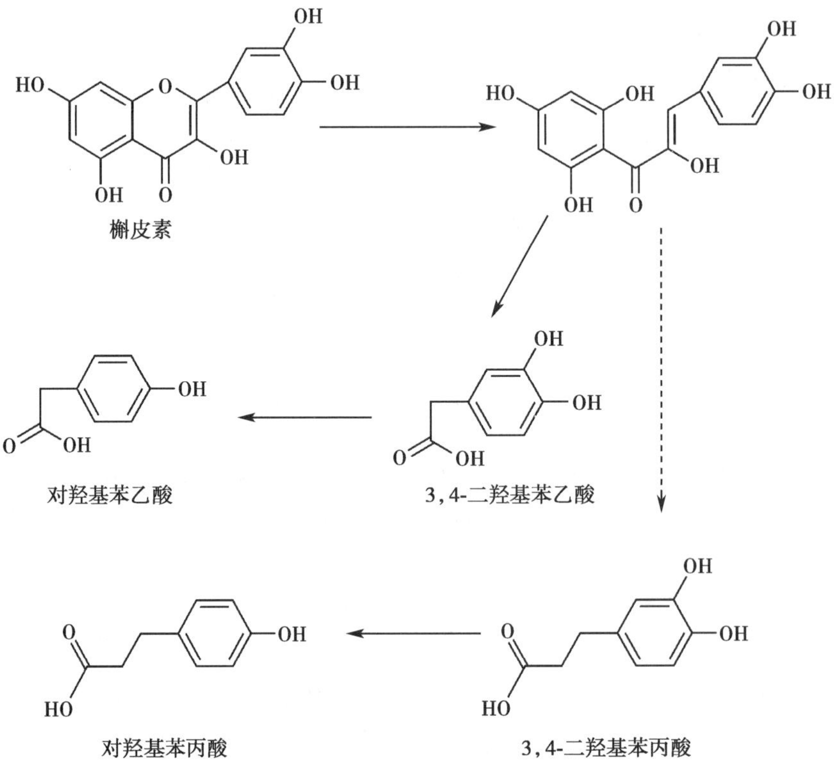

图 6-32　槲皮素的肠内菌转化

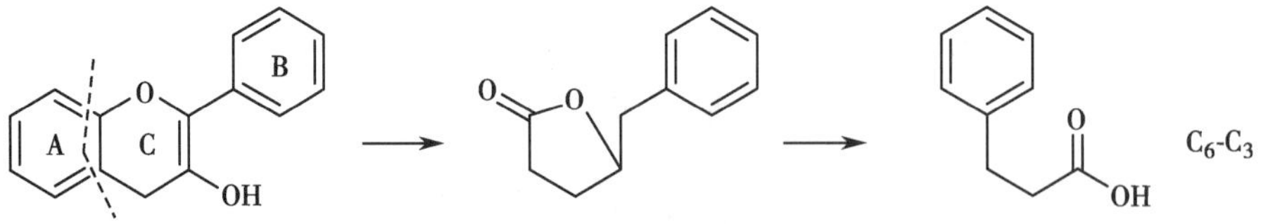

图 6-33　黄烷醇类化合物的 C 型开裂

5. 异黄酮类(类型 D 开裂)　异黄酮多发生 D 型裂解,1 位 O 原子和 2 位 C 原子之间的氧碳键先断裂,随后 C_3、C_4 之间的碳碳键断裂(图 6-34)。

四、结合代谢反应

结合代谢反应主要有酯化及苷化 2 种类型。一些有效成分本身具有羟基、羧基等极性基团,另一些有效成分通过氧化、还原、分解等代谢反应,常使原来分子结构中增添了羟基、

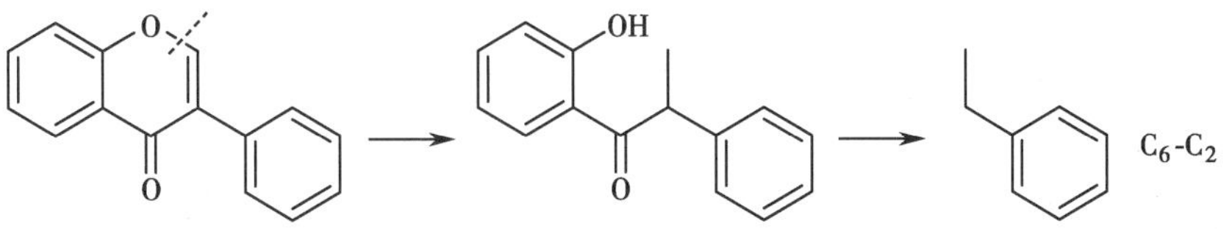

图 6-34 异黄酮类化合物的 D 型开裂

氨基和羧基等极性基团。这些成分本身的或新增添的极性基团都是发生结合反应的部位，而可结合上去的物质主要有葡糖醛酸、甘氨酸、硫酸、谷胱甘肽、蛋氨酸和乙酸等。

（一）葡糖醛酸结合反应

有效成分与葡糖醛酸结合是人和动物界广泛存在的代谢反应,具有羟基、氨基和羧基的有效成分及其代谢物可以进行该类结合代谢,包括苷化反应和酯化反应。一般来说,葡糖醛酸苷水溶性较好,经肾和胆管排泄。化合物分子经葡糖醛酸修饰后,膜透过性降低,作用随之减弱或消失。其排泄途径与分子大小有关,低分子量化合物的葡糖醛酸苷主要随尿排泄,高分子量化合物的葡糖醛酸苷排泄有种属差异。对于大鼠来说,分子量在200~250以上的成分常随胆汁排泄。其葡糖醛酸苷随胆汁排泄进入肠内,又经肠内菌作用转化为原型或Ⅰ相代谢产物由肠道重吸收,这一过程称肝肠循环。成分经肝肠循环虽然延长了作用时间,但同时也增加了肝内药物代谢酶的负担。

1. 苷化反应 具有羟基、巯基、氨基、羧基等官能团的化合物可与葡糖醛酸的半缩醛羟基发生苷化反应,生成葡糖醛酸苷。

含有酚羟基的成分几乎都以这种形式代谢。吗啡的 C_6 羟基葡糖醛酸苷是吗啡的活性代谢产物,其镇痛作用比吗啡强,而 C_3 羟基葡糖醛酸苷无活性。黄酮苷类化合物大多具有酚羟基,口服时首先经胃肠道水解为苷元,以苷元或苷元进一步形成的结合产物形式吸收入血液转运至肝被氧化代谢或与葡糖醛酸结合,随尿液排泄,或经肝肠循环后随尿液或粪便排泄。通过灌胃给予大鼠葛根素,在尿液中除检出原型药物外,尚检出 4 种代谢产物大豆素 4′,7- 二 -O- 硫酸酯、大豆素、大豆素 4′-O- 硫酸酯和大豆素 -7-O-β-D- 葡糖醛酸苷。而在胆汁中仅检出葛根素 -4′-O- 硫酸酯和葛根素 -7-O-β-D- 葡糖醛酸苷(图 6-35)。

2. 酯化反应 与酯解作用相反,具有羧基的有效成分或其代谢物可与葡糖醛酸结合成酯。某些肠内菌能将自身细胞壁组成成分脂肪酸与药物结合并产生新的酯,如乌头碱的肠内菌转化(图 6-36)。

（二）硫酸结合反应

同葡糖醛酸结合反应一样,硫酸结合反应也是代谢中很广泛的结合反应之一。就同一种成分来说,两种结合反应可同时发生。具有羟基、氨基的化合物或代谢物,在磺基转移酶催化下,可结合成硫酸酯和氨基磺酸酯。通过灌胃给予大鼠葛根素,除在尿液中检出原型药物外,尚检出大豆素 -4′-O- 硫酸酯和大豆素 -4′,7- 二 -O- 硫酸酯。在胆汁中检出葛根素 -4′-O- 硫酸酯,葛根素形成的硫酸酯途径见图 6-37。

（三）磷酸结合反应

在代谢过程中,大多涉及磷酸化反应,而作为异物代谢产物排出体外则很少见。人和狗可将萘胺以磷酸结合物形式排出体外,家兔和大鼠则不能。

（四）氨基酸、肽结合反应

1. 氨基酸结合反应 进入肝的含羧基成分及Ⅰ相反应生成的羧基转化物可与体内氨基酸以肽键的形式结合。参与结合反应的羧酸有芳香羧酸、芳乙酸、杂环羧酸,主要取代苯甲酸;参加反应的氨基酸,主要是生物体内的内源性氨基酸或是从食物中可以得到的氨基酸,

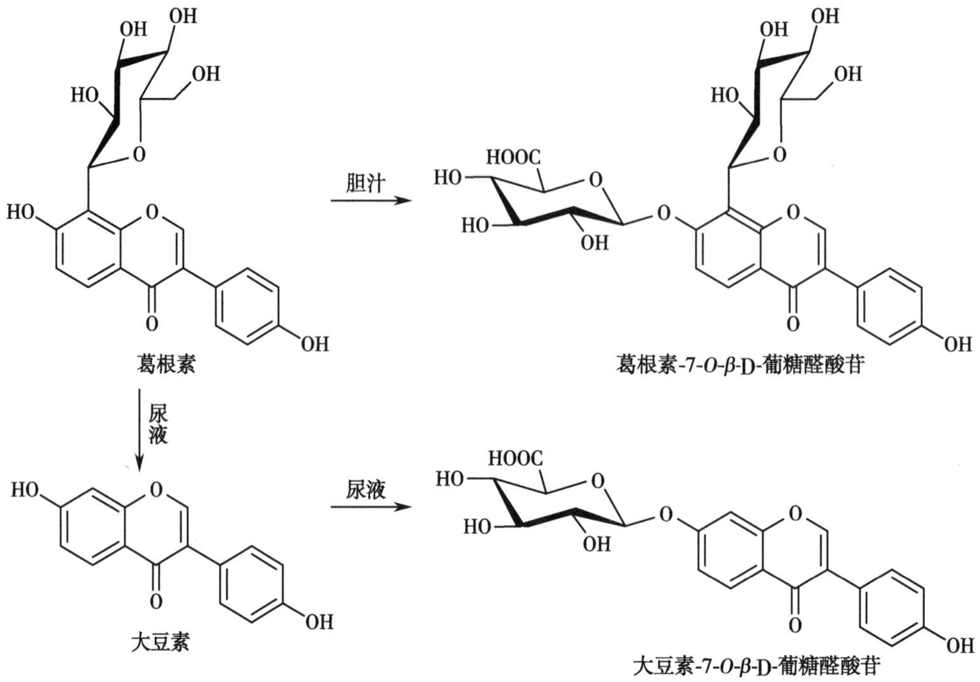

图 6-35　葛根素在大鼠胆汁和尿液中的排泄

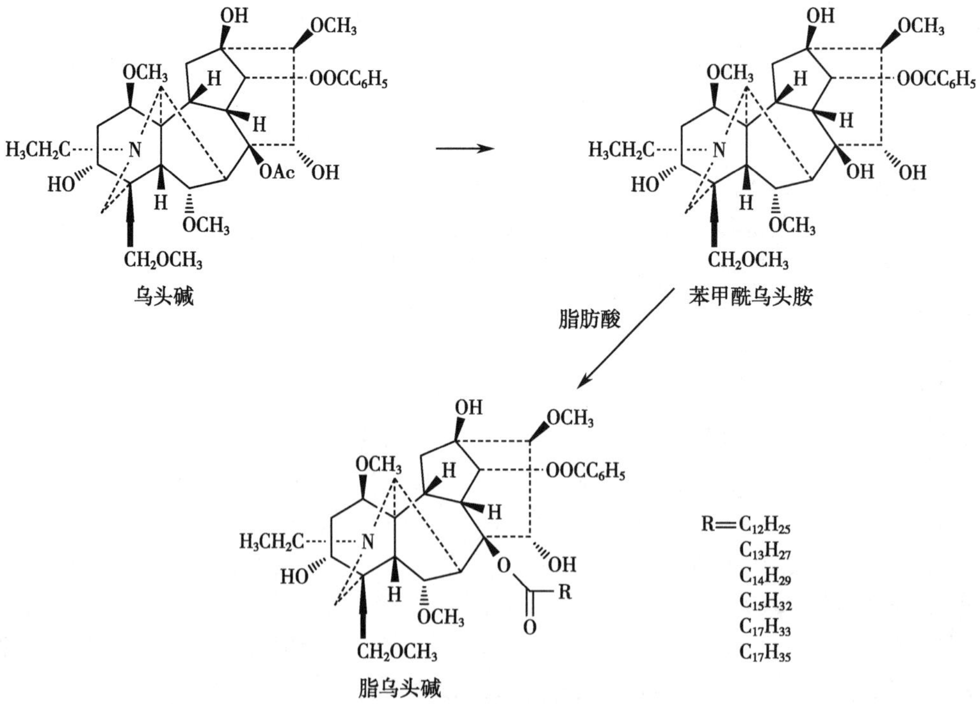

R=C₁₂H₂₅

$R{=}C_{12}H_{25}$
$C_{13}H_{27}$
$C_{14}H_{29}$
$C_{15}H_{32}$
$C_{17}H_{33}$
$C_{17}H_{35}$

图 6-36　乌头碱的人肠内菌转化

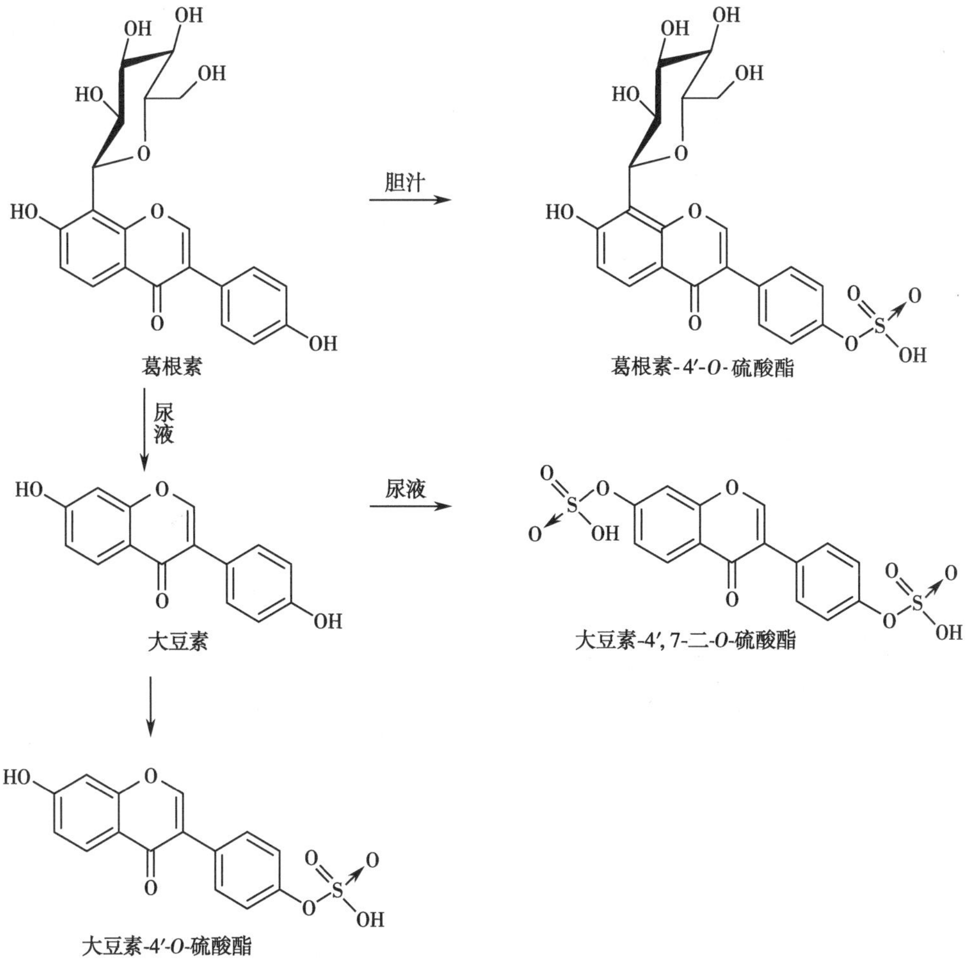

图 6-37 葛根素在大鼠体内的转化

其中以甘氨酸的结合反应最为常见。

2. 谷胱甘肽结合反应 在谷胱甘肽转移酶的催化下,中药成分可发生谷胱甘肽结合反应,生成的谷胱甘肽结合物解离掉甘氨酸和谷氨酸转化成半胱氨酸结合物,再被乙酰化成巯基尿酸(mercapturic acid)衍生物后,随胆汁排出体外。小檗胺(berbamine)为双苄基异喹啉类生物碱,将其与人肝微粒体、NADPH、谷胱甘肽共同孵育,经 LC-MS 检测确定生成其原型谷胱甘肽结合物。在灌胃小檗胺后取大鼠胆汁分析,发现胆汁中不仅有原型的谷胱甘肽结合物,还有脱氢氧化小檗胺的谷胱甘肽结合物。

(五)其他结合反应

1. 乙酰化反应 乙酰化反应即乙酸结合反应,是指在动物及人体内,芳香族及脂肪族的氨基、2-氨基酸的氨基等可被乙酰化生成水溶性小的代谢物。N-乙酰基转移酶能催化中药成分利用乙酰辅酶 A 提供的酰基生成乙酰基化合物,使化合物水溶性降低,减小活性或降低毒性。乙酰化反应是含伯胺基(包括脂肪胺和芳香胺)、氨基酸、磺酰胺、肼、酰肼等基团成分或代谢物的一条重要代谢途径。前面讨论的几类结合反应,都是使亲水性增加、极性增加,而乙酰化反应是将体内亲水性的氨基结合形成水溶性小的酰胺,一般会使药物的活性降低。乙酰化反应在酰基转移酶的催化下进行,以乙酰辅酶 A 作为辅酶,进行乙酰基的转移。如茯苓中含有多种羊毛甾烷类三萜皂苷,可用高效液相色谱法分离得到其中的去氢土莫酸(dehydrotumulosic acid),然后在肝微粒体中优化温孵,再采用高效液相色谱-质谱联用技术分离检测温孵液中的代谢产物。去氢土莫酸转化为土莫酸(tumulosic acid)及去氢茯苓酸(dehydropachymic acid),即去氢土莫酸 3β-OH 与乙酰基结合并脱氢在 8、9 位形成连二烯结构,而后又被还原为 8(9)烯,即去氢茯苓酸(图 6-38)。

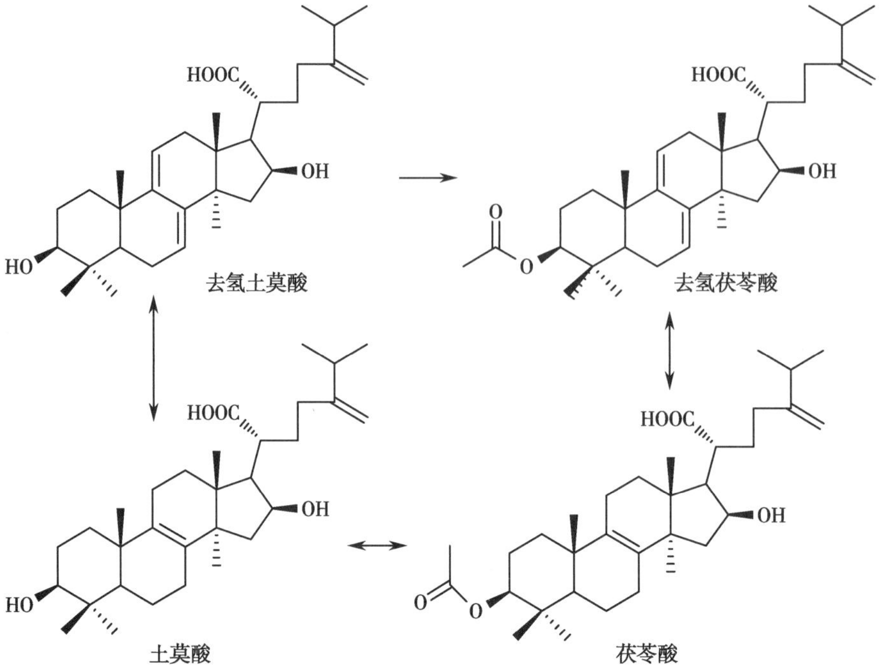

图 6-38　去氢土莫酸乙酰结合反应

2. 脂肪酯化反应　某些成分的羟基可与体内的脂肪酸如油酸、棕榈酸、硬脂酸等发生酯化反应。有些甾体在体内结合成的脂肪酸酯可随粪便排泄。

3. 甲基化反应　在甲基转移酶的催化下,利用 S- 腺苷蛋氨酸(SAM)提供的甲基,中药成分可被甲基化,极性减小、不易排泄,且结构多趋于更稳定。甲基转移酶包括 O- 甲基转移酶、N- 甲基转移酶和 S- 甲基转移酶,分别催化氧、氮及硫键的甲基化。和乙酰化反应一样,甲基化反应也是降低被结合物的极性和亲水性。只有叔胺化合物甲基化后生成季铵盐,才有利于提高水溶性而排泄。

五、其他代谢反应

(一) 芳构化反应

某些脂环族化合物在代谢中可转变成芳香化合物。例如中药中常见的奎尼酸(quinic acid)在人体、豚鼠及猴子体内可芳构化转变成苯甲酸,再与甘氨酸结合成马尿酸随尿排泄(图 6-39)。莽草酸(shikimic acid)在体内芳构化成苯甲酸,并以马尿酸形式随尿排出。莽草酸及奎尼酸除可芳构化产生苯甲酸外,尚可产生原儿茶酸、香草酸及儿茶酚等代谢物。

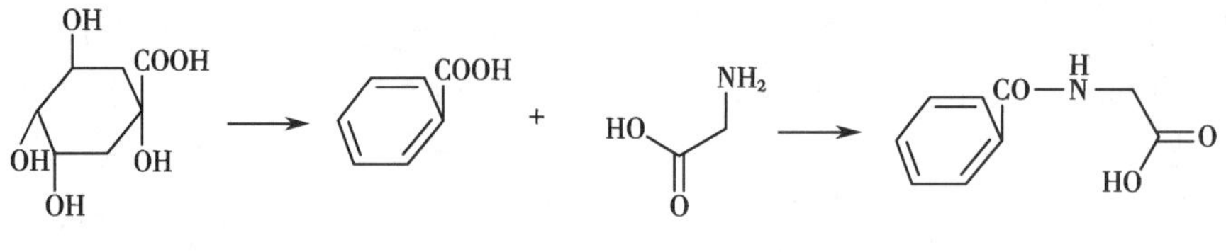

图 6-39　奎尼酸的体内代谢

102

（二）异构化反应

肠道微生物可使 2- 亚油酸异构化,使它从顺式 - 顺式 - 顺式十八碳三烯(9,12,15)酸转变成其顺式 - 反式 - 顺式异构体。

（三）水合反应

某些含双键结构的成分在代谢中可发生水合反应转变成相应的羟基化合物。如油酸在某些消化道微生物作用下,因其双键发生水合反应,转变成羟基硬脂酸。人参皂苷 Rg_2 在胃液作用下,其 C_{24} 与 C_{23} 之间的双键经水合作用,转变成 25- 羟基人参皂苷 Rg_2(25-hydroxy ginsenoside-Rg_2)成为新的人参皂苷的代谢产物(图 6-40)。

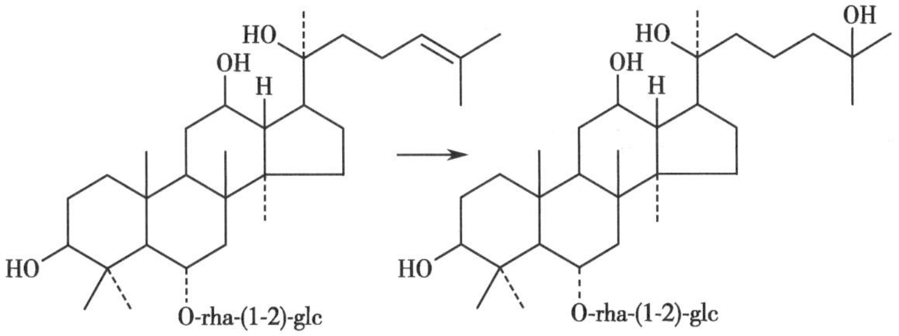

图 6-40　人参皂苷 Rg_2 在胃中的代谢

第二节　代谢产物的分析与鉴定

追踪生物样品中的代谢产物并鉴定其结构是中药代谢化学研究的重要内容。中药体内代谢产物的分析和鉴定是一项非常具有挑战性的工作。一方面,生物样品中的成分含量低,且有大量食源性和内源性成分的干扰,因此对代谢产物的检测和分离都比较困难;另一方面,中药成分复杂,各个成分在体内往往会发生氧化、还原、水解、结合等多种反应,存在多条代谢途径而产生多种代谢产物,使得成分的解析更为复杂。

目前,代谢物鉴定的技术平台主要是质谱及其联用技术和核磁共振技术。质谱具有选择性高、灵敏度高等优点,适合微量成分的分析。质谱与气相色谱、液相色谱、毛细管电泳等色谱分离技术联用,再辅以功能强大的生物信息学工具,可以对各个组分进行检测和结构数据的自动化分析,是代谢产物鉴定的理想工具。各种色谱 - 质谱联用技术特别是液相色谱 - 质谱联用技术现已成为中药体内代谢产物分析鉴定的主要手段。然而,色谱 - 质谱联用技术在结构鉴定特别是立体结构鉴定方面仍有不足,需要借助现代色谱分离技术、微生物转化技术、化学合成或结构修饰技术或植物组织培养技术等制备相应的代谢产物后,再运用核磁共振技术进行结构鉴定。

一、色谱 - 质谱联用技术

与质谱联用的色谱技术主要有液相色谱(LC)、气相色谱(GC)和毛细管电泳(CE)等。生物样品中的代谢产物含量往往很低,且一般没有对照品,单一的色谱分析技术很难对其进行结构鉴定。质谱可以提供分子量和碎片离子信息,而通过多级质谱(MS^n)还可以提供更为丰富的结构信息,根据特异性的裂解规律可以推测出成分的部分结构或整个结构。此外,质谱灵敏度很高,其适合微量分析的特点也正符合体内生物样品分析检测的要求。色谱 - 质谱联用技术将色谱分离和质谱结构测定的功能结合起来,即使在没有对照品的情况下,也能够获得复杂样品中单一成分的质谱图,进而对未知物进行建构分析。

(一) GC-MS(GC-MS^n)联用技术

GC-MS(GC-MS^n)联用技术是一种非常成熟的分析技术,具有可供参考的标准谱图库,而且通过与标准谱图的比较,能够比较便捷地获得未知成分的结构鉴定结果。但是,GC 需要样品具有挥发性且对热稳定,而中药体内代谢产物一般均有极性基团,挥发性差,不能用 GC-MS(GC-MS^n)联用技术直接测定,需要进行衍生化后方可用 GC-MS(GC-MS^n)联用技术分析,这就需要对样品进行复杂的前处理。对于药物与葡糖醛酸、硫酸、半胱氨酸等结合形成的 II 相代谢产物,不易完全衍生化或衍生化后结构太大而仍不易汽化,需要先将此类代谢产物进行水解再进行衍生化后用 GC-MS(GC-MS^n)联用技术分析,这使得样品前处理和分析步骤更为烦琐。因此,GC-MS(GC-MS^n)联用技术在中药体内代谢产物研究中应用的局限性很大。

(二) LC-MS(LC-MS^n)联用技术

与 GC-MS(GC-MS^n)联用技术相比,LC-MS(LC-MS^n)联用技术可直接分析强极性和难挥发性成分,分析范围广,可分析成分的分子量达 6 000,非常适合代谢产物的分析。超高效液相色谱法(UPLC)的广泛应用大大提高了复杂样品的分析和分离能力。另外,随着大气压电离[API,包括电喷雾电离(ESI)和大气压化学电离(APCI)]、基质辅助激光解析电离(MALDI)、热喷雾(TSP)和快速原子轰击(FAB)等离子接口技术的突破和应用,加上与多级串联质谱(MS^n)的结合,LC-MS^n 联用技术能够为我们提供更多的结构信息,并能在液相色谱分离不完全的情况下对复杂基质中的痕量组分进行快速定性分析,为快速识别和鉴定代谢产物的结构提供了条件。此外,越来越多的计算机辅助技术和药物代谢产物辨识软件被开发并应用。主要的技术包括质量短缺过滤(mass defect filter,MDF)技术、主成分分析(principal component analysis,PCA)、偏最小二乘判别分析(partial least squared discriminant analysis,PLS-DA)、正交偏最小二乘判别分析(orthogonal partial least squared discriminant analysis,OPLS-DA)等模式识别方法。药物代谢产物辨识软件拥有强大的数据库和数据处理能力,能够对所获得的 MS 和 UV 数据进行高效、精确的处理,从而快速识别并鉴定中药体内代谢产物。应用 UPLC-Q-TOF/MS 技术对大鼠口服白芍提取物后胆汁、血浆和尿液中的成分进行分析,共检测到 65 个成分,包括 11 个原型成分和 54 个代谢产物。利用代谢产物分析软件和 MDF 技术对代谢产物进行推测,并总结其体内代谢途径,发现葡糖醛酸结合、羟基化、甲基化是白芍提取物中成分的主要代谢途径。

LC-MS^n 联用技术大大推动了中药体内代谢成分的研究。但是质谱对于某些结构特别是光学异构体的鉴别能力仍有不足,在药物体内代谢过程中,经常会出现互为异构体的代谢产物。这些代谢产物在液相色谱上保留时间接近,紫外吸收相似,质谱裂解碎片类似或一致,利用液质联用等技术难以区分,更难以鉴定其准确的化学结构。此外,该方法在新代谢途径的发现以及代谢产物的生物活性研究方面也存在其局限性。

二、液相色谱 - 核磁共振联用技术

由于核磁共振(NMR)在鉴定化合物结构方面的强大功能,从 20 世纪 70 年代后期开始,人们提出并一直致力于研究开发液相色谱 - 核磁共振(LC-NMR)联用技术。但是直到近 10 年,适用于梯度洗脱程序的新型探头和溶剂峰压制技术的成功应用,使核磁共振技术的灵敏度增加,也使 NMR 与液相色谱联用在技术上成为可能,因此 LC-NMR 联用技术才真正得以应用并逐渐成熟且商品化。相比 LC-MS 联用技术,LC-NMR 联用技术有很多优点,如它的样品制备较为简便,能够提供更多的结构信息,特别是对 LC-MS 联用技术难以鉴别的光学异

构体,LC-NMR 联用技术能够有很好的鉴定效果。但是 LC-NMR 联用技术灵敏度较低,只能分析复杂样品中含量较高的成分,受流动相溶剂峰的影响大,而且对羟基等基团没有信号响应。正是由于灵敏度及应用成本的问题,该技术并未得到广泛普及。近年来,LC-NMR 联用技术在药物代谢产物的研究,特别是Ⅱ相代谢产物研究方面表现出非常可喜的前景,有关此方面的报道也越来越多。

目前,结合应用 LC-MS 和 LC-NMR 两种联用技术,将 MS 和 NMR 两种技术所提供的结构信息相互补充,确定未知成分结构,已经成为药物代谢产物分析所致力的方向。

三、代谢产物的直接分离制备

由于色谱 - 质谱联用技术在体内代谢产物结构鉴定和活性研究方面仍有不足之处,因此必要时仍需制备出代谢产物,进行详细的结构或活性研究。从生物样品中分离获取代谢产物是最为直接的方法。但是由于代谢产物含量低且有内源性物质的干扰,此方法难度较大。由于血浆富集成本很高,而尿、胆汁、粪便等生物样品中的代谢产物一般与血浆及脏器中的一致,且容易富集,因此常从这些生物样品中分离制备药物代谢产物。代谢产物的分离制备一般会根据代谢产物的结构类型和理化性质进行选择,常用的方法与中药成分分离方法相同,包括各种色谱法(包括大孔树脂色谱、硅胶色谱、聚酰胺色谱、葡聚糖凝胶色谱、反相硅胶色谱、反相制备液相色谱、手性柱拆分等)、溶剂萃取法、结晶法等等。有报道,在大鼠灌胃莪术醇(curcumol)后,收集 48 小时的尿液,并将尿液依次以乙酸乙酯萃取,待乙酸乙酯层浓缩干燥后,用水溶解上 C-18 反相色谱柱、MeOH-H$_2$O 梯度洗脱(0.5∶9.5、1∶9、3∶7、5∶5、7∶3、10∶0),得到 6 个洗脱部位(E1~E6)。E3 和 E4 两个洗脱部位分别用 Sephadex LH-20 柱色谱、制备液相色谱进行进一步分离,得到 12 个代谢产物(M1~M10、M15~M16)。萃取后的水层通过大孔树脂柱,水、50% 乙醇和 95% 乙醇依次洗脱,收集 50% 乙醇洗脱部位后用中压制备液相色谱、Sephadex LH-20 柱色谱进一步分离得到 5 个代谢产物(M7、M11~M14)。分离得到的 16 个代谢产物通过化学波谱学方法(ESI-MS、^{1}H-NMR、^{13}C-NMR 和二维 NMR 技术)确定了它们的结构,分别是:2- 羟基莪术醇(2-hydroxycurcumol,M-1),(11αH)-3- 羟基 -9- 烯 -8,13- 环氧莪术醇[(11αH)-3-hydroxy-9-en-8,13-epoxycurcumol,M-2],(11αH)-14- 羟基 -9- 烯 -8,13- 环氧莪术醇[(11αH)-14-hydroxy-9-en-8,13-epoxycurcumol,M-3],(11βH)-14- 羟基 -9- 烯 -8,13- 环氧莪术醇[(11βH)-14-hydroxy-9-en-8,12-epoxycurcumol,M-4],10α,14-di-hydroxy-(1αH,7βH)-guai-4-en-3,8-dione(M-5),10β,14-dihydroxy-(1αH,7βH)-guai-4-en-3,8-dione(M-6),10β-hydroxy-(1αH,7βH,11αH)-guai-8(13),8(14)-diepoxy-4-en-3-one(M-7),10β-hydroxy-(1αH,7βH,11βH)-guai-8(12),8(14)-diepoxy-4-en-3-one(M-8),10α-hydroxy-(1αH,7βH,11αH)-guai-8(13),8(14)-diepoxy-4-en-3-one(M-9),10α-hydroxy-(1αH,7βH,11βH)-guai-8(12),8(14)-diepoxy-4-en-3-one(M-10),10α,14,15- trihydroxy-(1αH,7βH)-guai-4-en-3,8-dione(M-11),10β-hydroxy-(1αH,7βH)-guai-4-en-3,8-dioxo-13-oic acid(M-12),(1αH,7βH)-guai-4,10(14)- dien-3,8-dioxo-13-oic acid(M-13),5β,10β-dihydroxy-(1αH,7βH,11αH)- guai-8(13),8(14)-diepoxide(M-14),10β,14-dihydroxycurcumol(M-15)和 5β,10β,14-trihydroxy-(1αH,7βH)-guai-8-one(M-16)。结果表明,莪术醇在大鼠体内主要发生羟基化反应、环氧化反应、醇氧化反应、脱水反应、水合反应、缩酮化反应、环氧基开环反应(图6-41)。

从生物样品中直接分离获得的代谢产物类型较多,但制备量通常不多,无法对代谢产物进行深入的生物活性研究,而且对于一些微量的代谢产物也很难进行分离。因此,需要进一步借助化学合成、药物代谢体外模型、微生物生物转化、植物组织培养等方法进行更为详尽的研究。

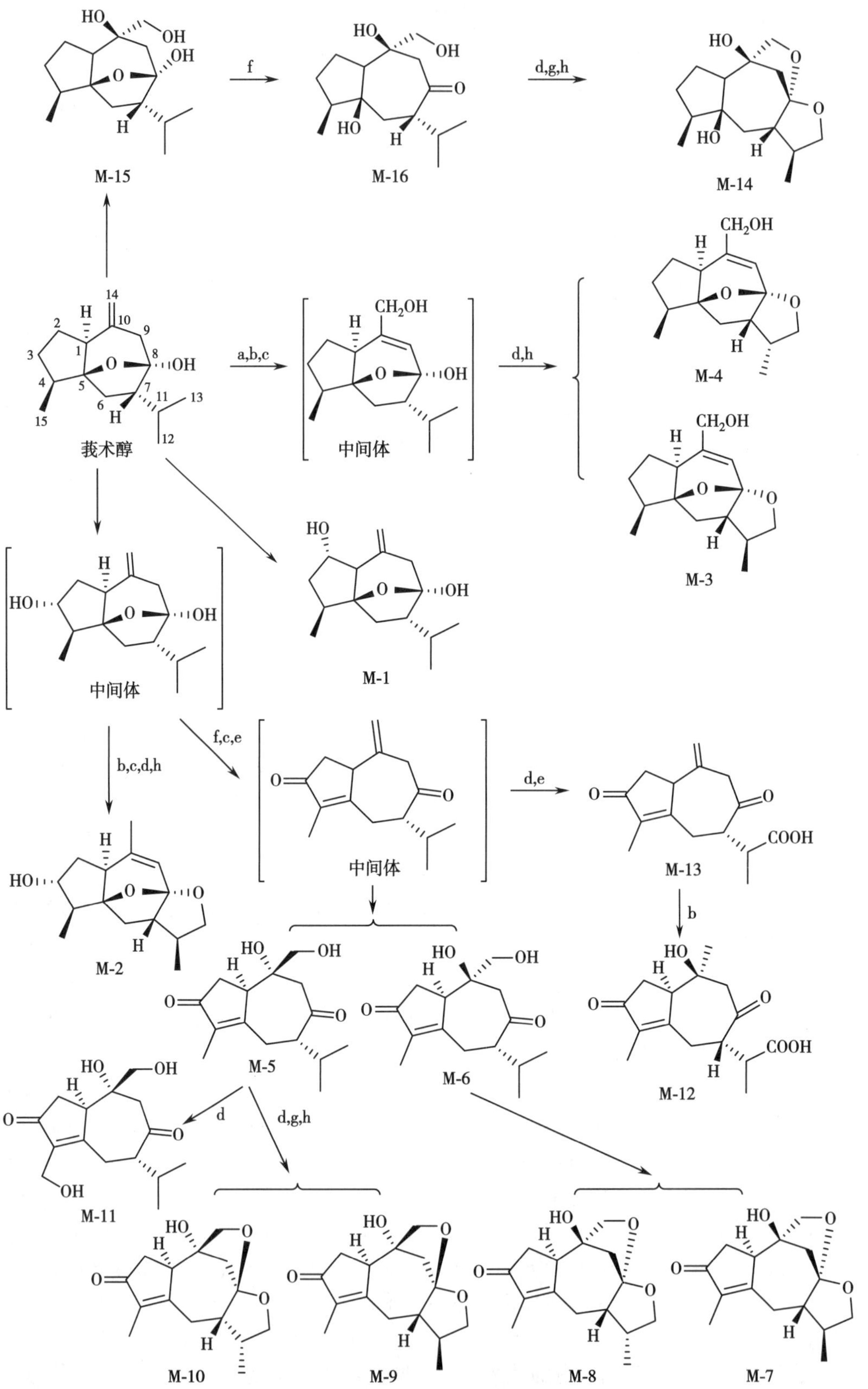

图 6-41　莪术醇大鼠体内代谢产物结构及其可能的代谢途径

a. 环氧化反应　b. 水合反应　c. 脱水反应　d. 羟基化反应　e. 醇氧化反应　f. 环氧基开环反应　g. 缩合反应　h. 环合反应

四、代谢产物的合成

基于代谢产物初步判断的结果,通过化学合成法制备部分代谢产物,然后用于中药代谢产物的鉴定,也是常用方法之一。化学合成法的优势在于可以定向制备大量代谢产物,用于进一步研究代谢产物的活性和作用机制。目前,一部分代谢产物的合成方法已经较为成熟。

中药中含有大量苷类成分,口服后苷类成分通常会在肠道菌群和肝内酶的作用下,发生苷键水解反应,生产糖、苷元或次生苷。比如说,通过给大鼠口服淫羊藿苷(icariin)后发现淫羊藿次苷(icarisid)是其主要代谢产物(图 6-42),而利用体外温和酸水解法或 β-D- 葡萄糖苷酶水解法,可制备出淫羊藿次苷。

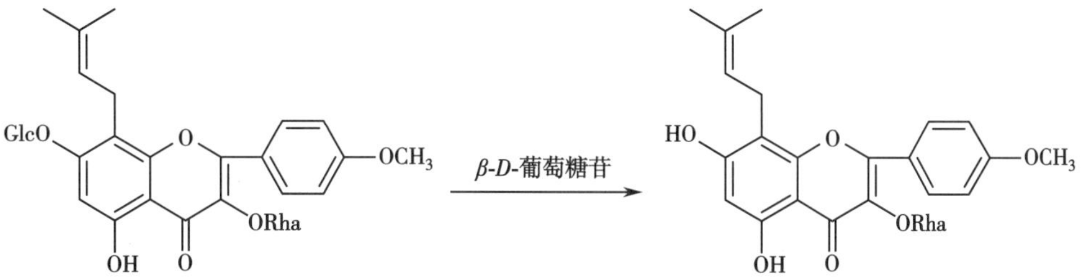

图 6-42　淫羊藿苷经 β-D- 葡萄糖苷酶水解法制备代谢产物淫羊藿次苷

中药成分多具有烷基,在体内单加氧酶的催化下,常会生成烷烃氧化反应。例如,通过对川芎嗪(ligustrazine)在兔体内的代谢成分研究发现,其中一个代谢产物为甲基羟基化后继续氧化生成的 3,5,6- 三甲基吡嗪甲酸,而且此成分可采用川芎嗪加 $KMnO_4$ 直接氧化的方法制的。

葡糖醛酸结合物和硫酸结合物是药物在体内主要的 Ⅱ 相代谢产物。目前对这两类代谢产物的合成报道较多。比如研究者用叔丁基二甲基氯硅烷保护白藜芦醇(resveratrol)结构中的 2 个酚羟基,以糖基三氯乙酰亚胺酯为糖供基与叔丁基二甲基氯硅烷保护的白藜芦醇进行反应合成了白藜芦醇在体内主要的葡糖醛酸结合物(E)- 白藜芦醇 -3-O–β-D- 葡糖醛酸苷和(E)- 白藜芦醇 -4′-O–β-D- 葡糖醛酸苷。姜黄素(curcumin)在机体内的生物利用度很低,很快会被代谢为姜黄素加氢还原产物、姜黄素葡糖醛酸苷和姜黄素磺酸盐。而以溴代葡糖醛酸酯与香兰素反应,得到的化合物以及香兰素分别与乙酰丙酮发生一次缩合反应,可以得到姜黄素在体内主要的葡糖醛酸结合物姜黄素 - 单 -O–β-D- 葡糖醛酸苷。通过 Pd/C 催化还原姜黄素可得到四氢还原姜黄素和六氢还原姜黄素,通过 $NaBH_4$ 还原四氢还原姜黄素中的碳基可以得到八氢还原姜黄素(图 6-43)。

O- 脱烃基反应是常见的药物代谢反应。采用化学合成法同样可以制备 O- 脱烃基的代谢产物。比如,在研究川陈皮素(nobiletin)的体内代谢产物时,由于尿液中代谢产物含量低,无法通过直接分离鉴定代谢物,因此研究者采用化学合成法制备了 2 个可能的代谢产物 4′- 去甲基川陈皮素和 3′- 去甲基川陈皮素,并最终通过 LC-MS 联用技术确定了 4′- 去甲基川陈皮素为川陈皮素在体内的主要代谢产物,而 3′- 去甲基川陈皮素是一个次要代谢产物(图 6-44)。

五、利用药物代谢体外模型鉴定和制备代谢产物

药物代谢体外模型可以排除体内因素的干扰,较之体内代谢产物的直接分离,更易于检测和分离制备。对于体内代谢率低、毒性大或不易检测的药物成分来说,药物代谢体外模型

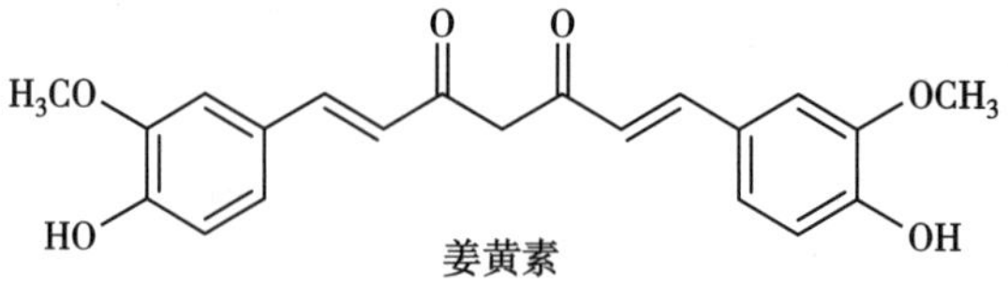

姜黄素

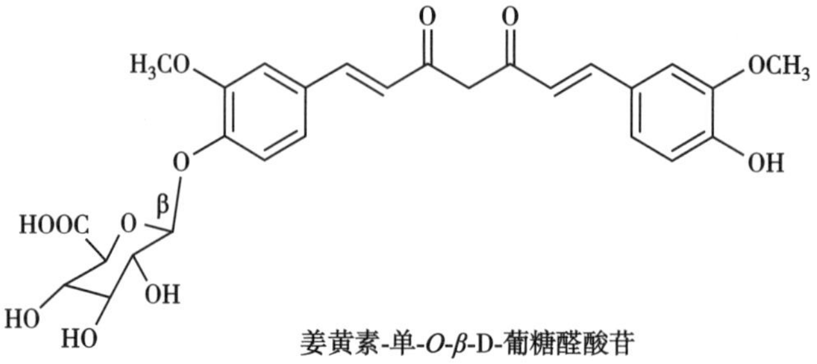

姜黄素-单-*O*-*β*-D-葡糖醛酸苷

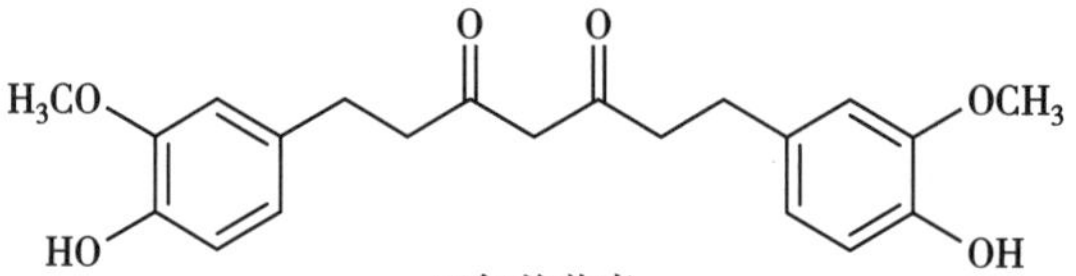

四氢姜黄素

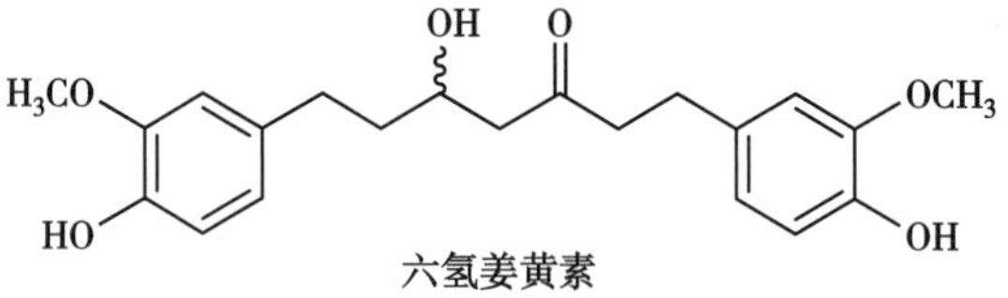

六氢姜黄素

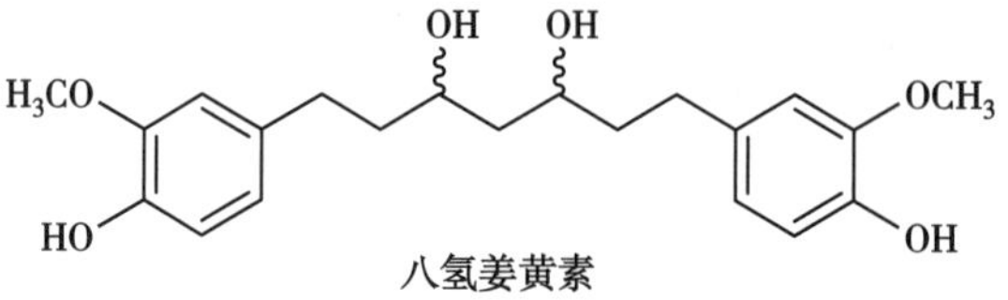

八氢姜黄素

图 6-43 姜黄素及其经合成法制备的代谢产物

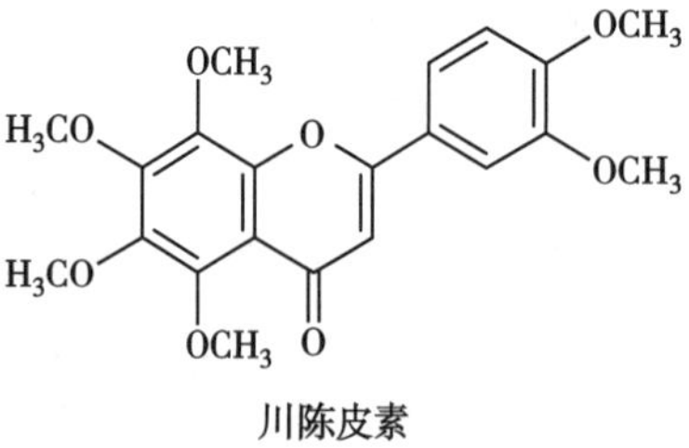

川陈皮素

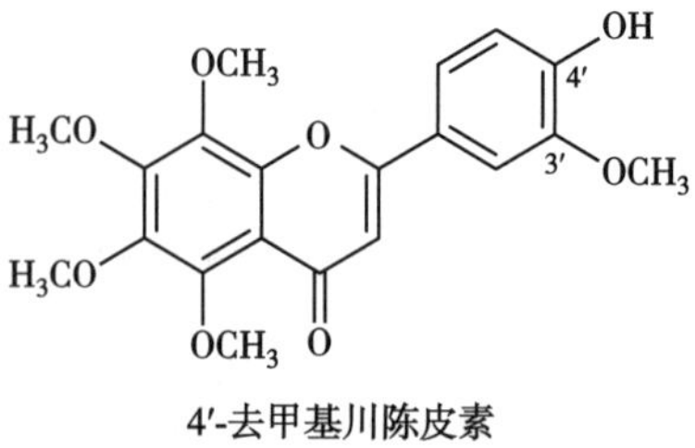

4′-去甲基川陈皮素

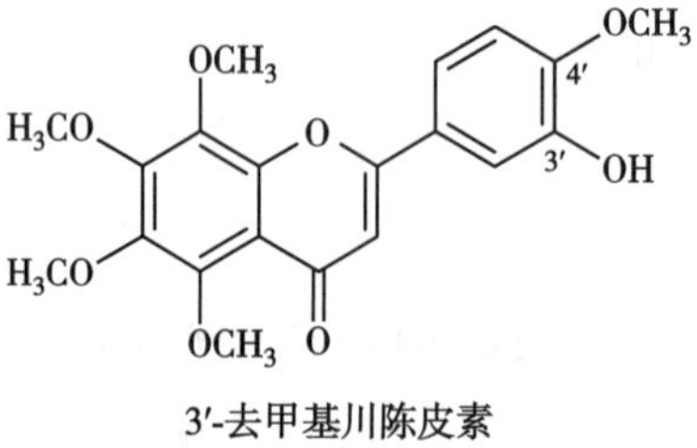

3′-去甲基川陈皮素

图 6-44 川陈皮素及其经合成法制备的代谢产物

是代谢产物鉴定和制备研究的良好手段。常用的药物代谢体外模型有体外 Caco2 细胞模型、肝微粒体孵育模型、肝细胞模型等。如丹参酚酸 A(salvianolic acid A,SAA)是丹参中的一种微量的水溶性酚酸类成分,是丹参活血化瘀的主要功效成分。研究表明,丹参酚酸 A 在体内主要经肝内的儿茶酚氧位甲基转移酶和尿苷二磷酸葡醛酸转移酶代谢。然而,应用 LC-MS 联用技术鉴定丹参酚酸 A 的体内代谢产物无法有效分析出异构体在具体结合位置上的差异等明确的化学结构信息。因此,研究者利用具有高儿茶酚氧位甲基转移酶活力的大鼠肝细胞液对丹参酚酸 A 进行体外温孵代谢反应,利用中压柱色谱分离制备了 4 种丹参酚酸 A 的甲基结合物,并综合应用质谱法和核磁共振谱法阐明了其化学结构。这 4 种代谢产物分别为 3- 甲氧基丹参酚酸 A(M1)、3′- 甲氧基丹参酚酸 A(M2)、3,3′- 二甲氧基丹参酚酸 A(M3)和 3′,3″- 二甲氧基丹参酚酸 A(M4)(图 6-45)。HPLC 分析结果显示,这些体外温孵代谢产物与大鼠经静脉途径给予丹参酚酸 A 后在体内生成的代谢产物一致。

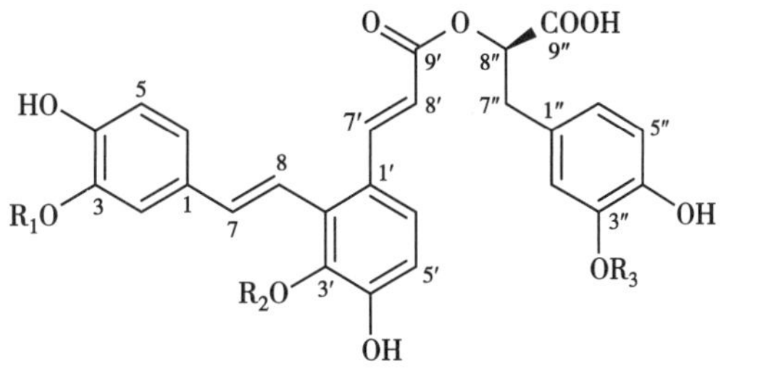

SAA: $R_1=R_2=R_3=$—H

M1: $R_1=$—CH_3, $R_2=R_3=$—H; M2: $R_1'=$—CH_3, $R_1=R_3=$—H
M3: $R_1=R_3=$—CH_3, $R_2=$—H; M4: $R_2=R_3=$—CH_3, $R_1=$—H

图 6-45 丹参酚酸 A 及其体外温孵代谢产物

六、利用微生物转化法制备代谢产物

微生物转化法是一种利用微生物酶或微生物本身来进行的合成技术。它利用微生物代谢过程中产生的一种或者一组特殊的胞内或胞外酶作为生物催化剂,对外源性物质进行化学反应。微生物具有一套自身特异性的酶体系。20 世纪 70 年代,Smith 等通过深入归纳总结发现,真菌等多种微生物具有与哺乳动物代谢酶非常相似的细胞色素 P450 同工酶和其他与药物代谢有关的酶系;基于此,他首次提出可以应用微生物作为哺乳动物药物体内代谢的体外模型。随着该领域研究的不断深入,这一理论至今已经得到了大量的验证,微生物对药物的代谢结果与动物体内代谢结果具有很大的相似性。因此,可以通过微生物转化法制备代谢产物,用于中药体内代谢产物的鉴定,并对代谢产物进行生物活性和毒性的深入研究。

微生物转化法有很多优点。此法反应条件温和,设备简单,反应快速,在最适条件下,微生物的酶能在一秒内使 $10^2 \sim 10^6$ 个底物分子转变成产物。方法的反应收率高,成本较化学合成低,适合大工业生产。此法得到的产物干扰小,易于检测和纯化,并且具有立体和区域选择性。因此,微生物转化法是中药体内代谢成分研究的重要辅助工具。

微生物转化法所用到的菌种主要有霉菌、酵母菌和细菌,而且不同菌种含有不同的酶系。微生物的酶系能够催化多种类型的化学反应,常见的反应包括羟基化反应、氧化反应、水解反应、还原反应、甲基化反应、糖苷化反应、酯化反应、异构化反应、环氧化反应等等。应用时需要根据转化反应的类型选择相应的菌种。比如应用于氧化反应羟基化的主要为霉菌和放线菌,应用于脱氢氧化反应的主要为细菌,应用于还原反应的主要为酵母菌和霉菌,应用于碳碳键断裂反应的主要是细菌,应用于水解反应的主要是霉菌、酵母菌和细菌。在已报道的研究中,最常用的是霉菌。

针对吴茱萸中的主要有效成分吴茱萸碱(evodiamine)的体内代谢产物和代谢途径,研究者首先系统研究了吴茱萸碱的微生物转化。通过对 20 多株微生物进行转化筛选,最终选择采用真菌微紫青霉(*Penicillium janthinellum* AS 3.510)对吴茱萸碱进行了放大生物转化

笔记栏

试验。最终经过转化和分离，共分离得到 5 个产物，分别被鉴定为 10- 羟基吴茱萸碱（M1）、11- 羟基吴茱萸碱（M2）、3- 羟基吴茱萸碱（M3）、对羟基苯甲醇（M4）、对羟基苯乙醇（M5）（图 6-46）。采用 MTT 法对这些转化产物进行体外细胞毒活性测试，结果表明转化产物 1、2 和 3 对 BGC-823、Bel-7402、MCF-7 和 HL-60 四个肿瘤细胞株均具有不同程度的细胞活性。结合微生物转化获得的单体对照品，采用 LC/MS/MS 方法，系统研究了吴茱萸碱的体内代谢产物和代谢途径。通过对大鼠口服吴茱萸碱后的尿液和粪便的分析，并与微生物转化产物的 LC/MS 进行对比分析，分离鉴定了 2 个新的代谢产物，分别是 10- 羟基吴茱萸碱（1）和 3- 羟基吴茱萸碱（3）。

O- 脱烷基反应是最为常见的药物代谢反应，是微粒体酶催化的一种氧化反应。有报道，在考察了 20 多株微生物对左旋四氢帕马丁（L-tetrahydropalmatine）的生物转化后，采用微紫青霉对左旋四氢帕马丁进行了微生物转化研究，共分离得到 3 个 O- 脱甲基的转化产物，即左旋紫堇单酚碱（M1）、3- 去甲基左旋四氢帕马丁（M2）和 9- 去甲基左旋四氢帕马丁（M3）。以这 3 个代谢产物作为对照品，对大鼠口服左旋四氢帕马丁后的血液、尿液和粪便进行了分析。大鼠口服左旋四氢帕马丁后，体内共检测到 6 个代谢产物，其中 3 个代谢产物的保留时间经 MS 和 MS/MS 数据显示与 3 个转化产物一致，被分别鉴定为左旋紫堇单酚碱、3- 去甲基左旋四氢帕马丁和 9- 去甲基左旋四氢帕马丁；另外 3 个代谢产物也在此基础上被推测为 2- 去甲基左旋四氢帕马丁（M4）和双 -O- 去甲基左旋四氢帕马丁（M5、M6）（图 6-47）。

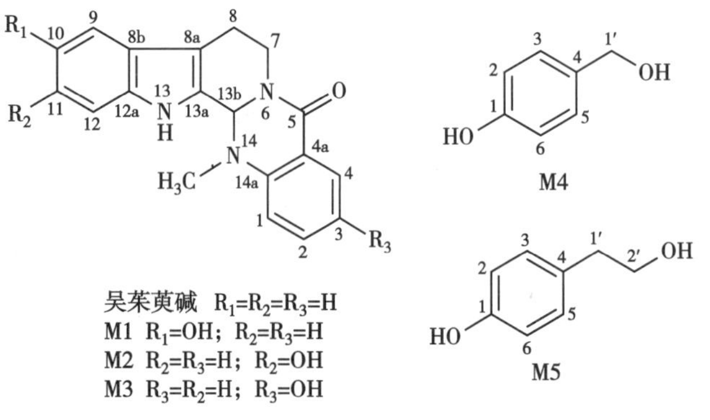

图 6-46　吴茱萸碱及其微生物转化法制备的代谢产物

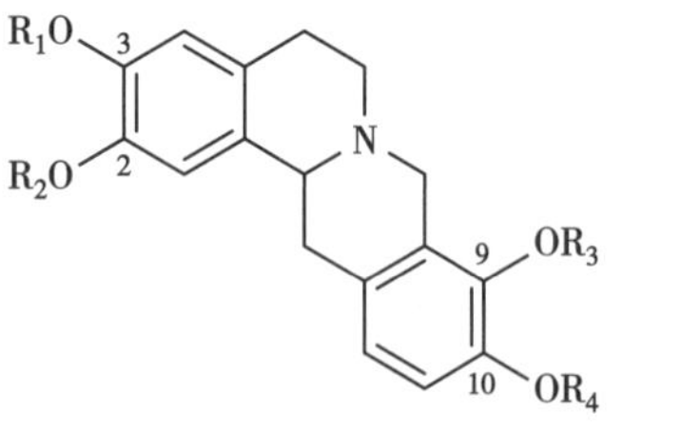

左旋四氢帕马丁　$R_1=R_2=R_3=R_4=—CH_3$
M1　$R_1=R_2=R_3=—CH_3$; $R_4=—H$
M2　$R_2=R_3=R_4=—CH_3$; $R_1=—H$
M3　$R_1=R_2=R_4=—CH_3$; $R_3=—H$
M4　$R_1=R_3=R_4=—CH_3$; $R_2=—H$
M5　R_1 or $R_2=—H$; R_3 or $R_4=—H$
M6　Two group in R_1, R_2, R_3 and $R_4=—H$

图 6-47　左旋四氢帕马丁及其微生物转化法制备的代谢产物

微生物转化还能产生底物葡糖醛酸和硫酸酯的结合物，可用于药物的Ⅱ相体内代谢产物的鉴定和制备。例如，有报道运用雅致小克银汉霉对白杨素（chrysin）和芹菜素（apigenin）的微生物转化进行了研究，分离并鉴定了 3 个硫酸酯化产物，分别是 7- 硫酸酯结合物、7，4′- 二硫酸酯结合物和 4′- 硫酸酯结合物；它们的结构与大鼠的体内代谢产物和大鼠肝微粒体代谢产物的结构相同。以此为基础，可以对黄酮类化合物硫酸酯结合Ⅱ相代谢产物的鉴定和制备方法做进一步的研究。

七、利用植物组织培养物制备代谢产物

植物组织培养是根据植物细胞具有全能性的理论，在无菌环境下，利用植物离体器官、组织或细胞以及原生质体，在适宜培养基上和适宜条件下进行体外培养的生物技术。植物

组织培养体系主要包括细胞悬浮培养和毛状根,其中悬浮细胞应用更为广泛。植物组织培养物种含有丰富的酶系,也能够催化多种类型的化学反应,常见反应有羟基化、糖苷化、氧化还原、异构化、甲基化等。此法特点同样是干扰小,易于检测和纯化,其转化产物同样具有立体和区域选择性。目前,利用植物培养物进行代谢产物的分析和制备还不多,主要集中在糖苷化物和具有区域和立体选择性的羟基化物的研究上。例如,利用长春花细胞对青蒿酸(arteannuic acid)和二氢青蒿酸(dihydroartemisinic acid)的代谢产物进行研究,发现长春花细胞可选择性将二者的烯丙位亚甲基羟基化,且主要产物为 β 型。

八、应用实例

甘草苷在大鼠体内的代谢途径研究:

甘草是豆科植物甘草 *Glycyrrhiza uralensis* Fisch.、胀果甘草 *Glycyrrhiza inflata* Bat. 或光果甘草 *Glycyrrhiza glabra* L. 的干燥根及根茎。甘草味甘,性平,归心、肺、脾、胃经,具有补脾益气、清热解毒、祛痰止咳、缓急止痛、调和诸药等功效。甘草中主要含有三萜皂苷和黄酮类化合物,其中甘草苷(liquiritin)具有抗抑郁、神经保护以及治疗心脏系统疾病等作用,是甘草中主要的黄酮类化合物。甘草苷口服不易吸收。为了研究甘草苷在大鼠体内的代谢途径,研究者通过静脉注射给予大鼠甘草苷后,收集大鼠胆汁、尿液、粪便和血浆,应用高效液相色谱 - 四级杆 - 离子阱串联质谱(HPLC-QTRAP-MS)技术,分离鉴别甘草苷在大鼠体内的代谢产物,共检测到除原型药物外的 9 个代谢产物,同时经过分析,发现甘草苷在大鼠体内的主要代谢途径为脱葡萄糖基反应生成甘草素、甘草素的脱氢氧化以及葡糖醛酸化和硫酸化。

(一)实验方法

1. 生物样品的采集

(1)尿、粪样品的采集:健康 Wistar 大鼠 4 只,雌雄各半,7~10 周龄,体重 200~300g,按性别分成 2 组,分置于代谢笼中,给药前禁食,实验期间自由进食与饮水。以甘草苷 300mg/kg 的剂量给大鼠灌胃(ig)给药。分别收集给药前空白及给药后 0~4 小时、4~8 小时、8~24 小时各时间段的尿样和粪样,尿样记录体积。样品置于 –80℃保存待测。

(2)胆汁样品的采集:健康 Wistar 大鼠 5 只,雌 3 只、雄 2 只,7~10 周龄,体重 200~300g,给药前禁食,自由饮水。大鼠腹腔注射(ip)20% 乌拉坦进行麻醉后,实施胆汁插管引流手术。以甘草苷 300mg/kg 的剂量灌胃(ig)给药。分别收集给药前空白及给药后 0~2 小时、2~4 小时、4~6 小时、6~8 小时、8~12 小时、12~19 小时、19~24 小时各时间段的胆汁样品,记录体积,–80℃保存待测。

(3)血浆样品的采集:大鼠灌胃(ig)给予甘草苷 120mg/kg 后于 0~24 小时不同时间点取血,血样用肝素抗凝,3 000r/min 离心 10 分钟,分取血浆,–80℃保存。临用前将不同时间点血浆混合即可。

2. 生物样品的处理

(1)粪样预处理:粪便样品干燥称量后研磨,按 5ml/g 的比例加入 50% 甲醇水溶液提取,超声 15 分钟,即得粪匀浆液。

(2)生物样品的处理:吸取 100μl 血浆、尿、胆汁原液及粪匀浆液样品,加入 300μl 甲醇,12 000r/min 离心 10 分钟(4℃),取上清液 300μl,40℃氮气吹干,100μl 50% 甲醇水溶液复溶,12 000r/min 离心 5 分钟(4℃),上清进样 3μl。

3. LC-MS 条件

(1)色谱条件:色谱柱:Diamonsil C18(200mm × 4.6mm,5μm)。柱温:30℃。流动相:A(甲

醇)和 B(0.5mmol/L 甲酸铵水溶液,含 0.2% 甲酸和 10% 甲醇)。梯度洗脱程序:0~10 分钟, 80%~60% B;10~15 分钟,60%~50% B;15~16 分钟,50% B;16~21 分钟,50%~60% B;21~34 分钟,60%~90% B。流速:0.5ml/min。

(2) 质谱条件:ESI 电喷雾离子源,负离子检测;离子喷雾电压为 –3 000V;离子源温度 500 ℃;簇电压为 –75V;入口电压为 –12V;碰撞能为 –10V;卷帘气为 68.95kPa(10psi);喷雾气为 344.75kPa(50psi);加热气为 413.7kPa(60psi);碰撞气为 55.16kPa(8psi)。扫描模式:EMS、NL、MRM 及 EPI。扫描范围 m/z 50~1 000。

(二)实验结果

1. 大鼠体内代谢产物的确定　通过比较给药前后大鼠尿、粪、胆汁和血浆的总离子流色谱图以及提取离子流色谱图,发现大鼠灌胃(ig)给予甘草苷后,只在胆汁中检测到甘草苷原型药物,在血浆及组织中并未检测到原型药物,推测其在体内可能发生了广泛代谢,主要以代谢产物形式存在于血液及组织中。在 ig 甘草苷的大鼠胆汁、尿、粪和血浆中共检测出可能的 9 个代谢产物。甘草苷在大鼠胆汁、尿、粪和血浆中可能代谢产物的色谱/质谱相关信息见表 6-1。

表 6-1　大鼠 ig 甘草苷后体内代谢产物的色谱/质谱信息

编号	m/z [M-H]$^-$	t_R/min	MS/MS(m/z)	代谢途径	胆汁	尿	粪	血浆
M0	417	18.6	—	—	+	–	–	–
M1	255	25.5	255,135,119,91	甘草苷脱葡萄糖基	+	+	+	–
M2-1	431	18.9	431,369,296,255,135,119	甘草素葡糖醛酸化	+	+	–	–
M2-2	431	20.3	431,369,296,255,135,119	甘草素葡糖醛酸化	+	+	–	–
M3	335	23.6	335,255,135,119	甘草素硫酸化	+	–	+	+
M4	497	24.7	497,417,255,135,119	甘草苷硫酸化	+	–	–	–
M5	593	14.9	593,417,255,135,119	甘草苷葡糖醛酸化	–	+	–	–
M6-1	511	29.5	511,431,335,295,255,215,135	甘草素葡糖醛酸化 + 硫酸化	+	–	–	–
M6-2	511	25.4	511,431,335,255,135,119	甘草素葡糖醛酸化 + 硫酸化	–	+	–	–
M7	253	32.2	253,223,209,135,117	甘草素脱氢	–	–	+	–

注:"+"检测到,"–"未检测到。

2. 大鼠体内代谢产物结构解析　通过标准品对照法以及一级和二级质谱信息,并综合分析代谢物的色谱保留行为,进行代谢物的结构解析,推测可能的代谢产物结构。

M0:在 m/z 417 的提取离子流色谱图中,胆汁中检测到 1 个色谱峰,保留时间为 18.6 分钟,其色谱峰与甘草苷对照品的保留时间一致,EPI 质谱图与甘草苷对照品有相同的碎片离子,但胆汁中甘草苷碎片离子多于甘草苷对照品,可能是 CID 能量差异的原因所致。甘草苷仅在大鼠胆汁中检测到,可能为原型药物甘草苷,也可能为原型经代谢后再结合葡萄糖产生的Ⅱ相代谢产物,其化学结构与原型甘草苷相同。

M1:在 m/z 255 的提取离子流色谱图中,可以检测到 1 个代谢产物的色谱峰,保留时间为 25.5 分钟,主要碎片离子为 m/z 135、119、91。将 M1 与甘草素对照品进行比对分析,发现其色谱峰保留时间、准分子离子及二级碎片离子均与甘草素对照品相同,因此鉴定 M1 是代谢产物甘草素。

M2:在 m/z 431 的提取离子流色谱图中,可以检测到 2 个代谢产物的色谱峰,保留时间分别为 18.9 分钟、20.3 分钟,分别命名为 M2-1 和 M2-2。

M2-1 的保留时间为 18.9 分钟,主要碎片离子为 m/z 369、296、255、135、119。M2 与 M1 相比多 176,其中碎片离子 m/z 135、119 与 M1 的特征碎片离子相同,由于二级全扫描质谱中产生脱去 176 的碎片离子是葡糖醛酸结合物的典型质谱裂解规律,因此推测其可能为甘草素(M1)的葡糖醛酸结合物,结合位点可能为 A 环的 C-7 位或 C 环的 C-4 位的羟基;由于 m/z 296 为甘草素 -4′-O- 葡糖醛酸 B 环裂解产生的碎片,m/z 369 为甘草素 -4′-O- 葡糖醛酸 A 环裂解产生的碎片离子,因此确定其结合位点发生在 C 环 C-4 位羟基。

M2-2 与 M2-1 相比,主要碎片离子相同,相对丰度基本一致,只是保留时间不同,为 20.3 分钟,目前获得的信息不能确定其代谢转化位点与 M2-1 的不同之处,仅能确定是甘草素的葡糖醛酸结合物。

M3:在 m/z 335 的提取离子流色谱图中,可以检测到 1 个代谢产物的色谱峰,保留时间为 23.6 分钟,主要特征碎片离子为 m/z 255、135、119,比甘草素多 80,其中碎片离子 m/z 135、119 与 M1 的特征碎片离子相同,由于二级全扫描质谱中产生脱去 80 的碎片离子是硫酸结合物的典型质谱裂解规律,推测其可能为甘草素(M1)的硫酸结合物,结合位点可能发生在 A 环 C-7 或 C 环 C-4 位羟基,但目前获得的信息不能确定发生代谢转化的位点。

M4:在 m/z 497 的提取离子流色谱图中,可以检测到 1 个代谢产物的色谱峰,保留时间为 24.7 分钟,主要特征碎片离子为 m/z 417、255、135、119,其中 m/z 417 是甘草苷的分子离子峰,比准分子离子 m/z 497 少 80,推测是甘草苷 -7-O- 硫酸结合物。

M5:在 m/z 593 的提取离子流色谱图中,可以检测到 1 个代谢产物的色谱峰,保留时间为 14.9 分钟,主要特征碎片离子为 m/z 417、255、135、119,其分子离子 m/z 593 比主要碎片离子 m/z 417 多 176,推测可能是甘草苷 -7-O- 葡糖醛酸结合物。

M6:在 m/z 511 的提取离子流色谱图中,可以检测到 2 个代谢产物的色谱峰,保留时间分别为 29.5 分钟、25.4 分钟,分别命名为 M6-1 和 M6-2。

M6-1 的保留时间为 29.5 分钟,主要特征碎片离子为 m/z 431、335、295、255、215、135,其分子离子 m/z 511 比主要碎片离子 m/z 431 多 80,比主要碎片离子 m/z 335 多 176,推测可能既是葡糖醛酸也是硫酸结合物,m/z 255、135 分别是甘草素的分子离子和特征碎片离子,m/z 295、215 是甘草素 -7-O- 硫酸 -4′-O- 葡糖醛酸结合物裂解 B 环产生的特征碎片离子,因此推测 M6-1 为甘草素 -7-O- 硫酸 -4′-O- 葡糖醛酸结合物。

M6-2 的保留时间为 25.4 分钟,主要特征碎片离子为 m/z 431、335、255、135、119,与 M6-1 相比少了 m/z 295、215,其分子离子 m/z 511 比主要碎片离子 m/z 431 多 80,比主要碎片离子 m/z 355 多 176,推测可能也是甘草素的硫酸及葡糖醛酸结合物,但由于具体信息不够全面,因此不能确定发生代谢和转化的位点。

M7:在 m/z 253 的提取离子流色谱图中,可以检测到 1 个代谢产物的色谱峰,保留时间为 32.2 分钟,主要碎片离子为 m/z 223、209、135、117,其中 m/z 135 为 B 环裂解后的 A 环部分,m/z 117 比 B 环裂解后的 C 环部分少 2,可能是脱去 2H 的代谢产物,结合文献报道,确定脱氢位点为 C2-C3。

3. 大鼠体内代谢途径分析　综合上述结果,甘草苷在大鼠体内的主要代谢途径为脱葡萄糖基反应生成甘草素、甘草素的脱氢氧化以及葡糖醛酸化和硫酸化的产物,具体途径见图 6-48。

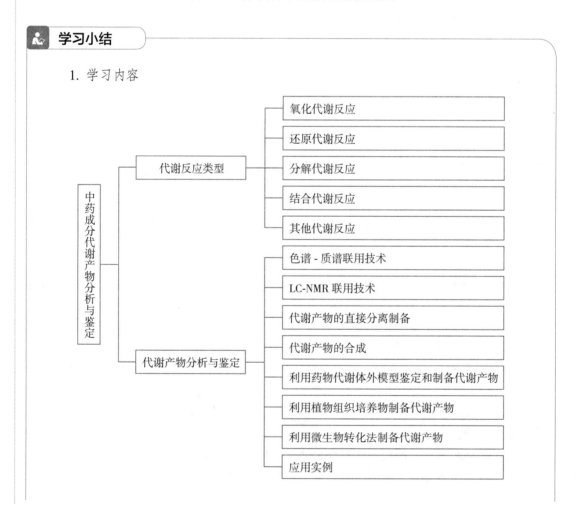

图 6-48　甘草苷在大鼠体内的代谢途径

学习小结

1. 学习内容

中药成分代谢产物分析与鉴定

代谢反应类型
- 氧化代谢反应
- 还原代谢反应
- 分解代谢反应
- 结合代谢反应
- 其他代谢反应

代谢产物分析与鉴定
- 色谱 - 质谱联用技术
- LC-NMR 联用技术
- 代谢产物的直接分离制备
- 代谢产物的合成
- 利用药物代谢体外模型鉴定和制备代谢产物
- 利用植物组织培养物制备代谢产物
- 利用微生物转化法制备代谢产物
- 应用实例

笔记栏

2. 学习方法

(1) 通过学习代表性中药有效成分的代谢反应类型,阐明中药发挥药效的机制,有助于加深对中药成分体内代谢转化方式的理解。

(2) 学习中药代谢产物分析与鉴定的各种思路与方法,结合代表性中药成分体内代谢产物分析与鉴定实例,熟悉通过体内代谢研究发现中药有效成分的基本思路和方法,并对目前中药体内代谢研究的前景和存在的问题进行思考。

(刘　斌)

复习思考题

1. 中药成分体内代谢包括哪些常见反应类型?

2. 中药大黄具有清热泻火、润肠通便的功效,请用其化学成分的体内代谢情况进行科学解释。

3. 中药代谢产物分析与鉴定的思路与方法有哪些? 各有何特点?

4. 请查阅文献,结合代表性中药或中药复方成分体内代谢产物分析与鉴定实例,提出一种通过体内代谢研究发现中药或中药复方有效成分的思路和方法。

扫一扫,
测一测

第七章

中药成分结构转变与修饰

学习目标

通过学习结构修饰及生物转化等方法的目的、修饰准则、修饰方法、反应类型以及应用范围等,学会一般结构修饰及生物转化的思路和方法。

学习要点:中药成分的结构修饰准则包括最少修饰准则、生物学逻辑准则、结构逻辑准则、易合成准则、去除手性中心准则、药理学逻辑准则等。中药成分的结构修饰方法包括基团变换、生物电子等排体、环结构改造、立体因素影响、前体药物、孪药、软药与硬药等内容。中药成分的生物转化反应类型有羟基化、糖苷化、水解、环氧化和甲基化等。中药成分的生物转化体系包括:①微生物转化体系:分批培养转化法、静止细胞转化法、孢子转化法、渗透细胞转化法、固定化细胞转化法、干燥细胞转化法;②植物细胞转化体系:悬浮细胞培养、毛状根培养、固定化细胞培养、基因工程方法等;③酶转化体系:氧化还原酶、转移酶、水解酶、裂解酶、异构酶、连接酶。其应用范围有:发现新的活性化合物;增强中药化学成分活性;降低中药化学成分的毒性;改善中药化学成分的理化性质;用于体内代谢过程研究;用于有效成分的制备等。

第一节　中药有效成分结构修饰方法

一、概述

人们在长期应用天然药物的实践中,已经研究开发出不少疗效好、毒副作用小的单体药物,用于治疗多种类型疾病,疗效显著。1981—2019 年,世界上有千余种小分子药物用于临床,约 67% 是基于天然药物的有效成分研究开发得到的,在这 67% 的药物中,只有约 6% 直接采用中药或天然药物的有效成分为原料药。在我国,一些中药有效成分活性强、毒副作用小,可以直接从中药中提取分离,批量获得,制成制剂供临床使用,如小檗碱、芦丁、苦参碱等。

多数基于中药或天然药物中有效成分研究开发的小分子药物,都是通过对中药有效成分的结构修饰后获得的。中药或天然药物有效成分的结构修饰目的,是为了提高中药有效成分的活性、降低毒副作用,改善有效成分的吸收、分布、代谢和排泄,提高有效成分化学稳定性或溶解性,消除有效成分不良气味,消除对机体产生刺激性,简化有效成分结构便于合成等,以获得达到药学、药效学、毒理学、药代动力学、工业化生产等要求的候选药物,进而研究开发新药。

通过对中药或天然药物有效成分进行结构修饰获得的小分子药物很多,如我国学者从中医药古方验方中开发出的抗疟药青蒿素,虽具有很好的抗疟活性,但由于在水和油中的溶解度不好,生物利用度低,影响疗效。通过对青蒿素的结构修饰,成功开发出溶解度好、速效、低毒、生物利用度高、便于临床应用的蒿甲醚、青蒿琥酯等抗疟药物。

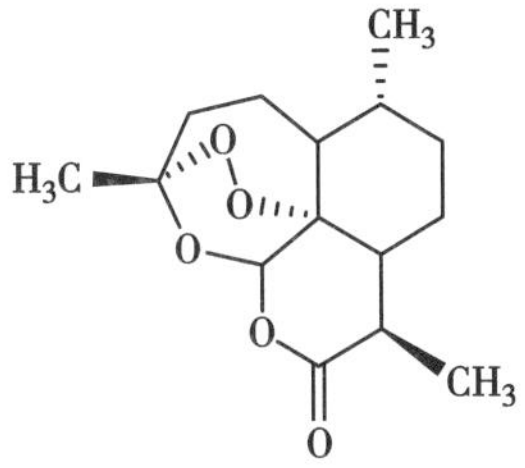

青蒿素

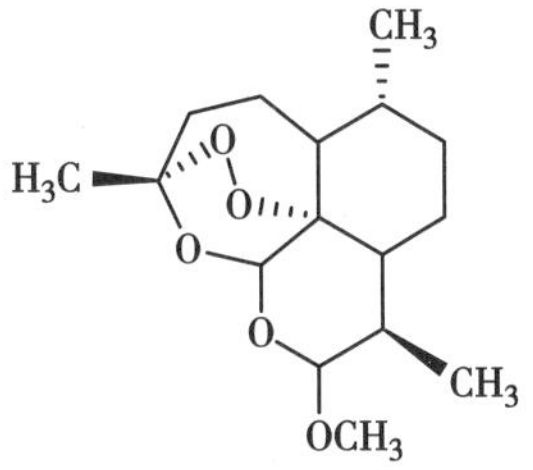

蒿甲醚

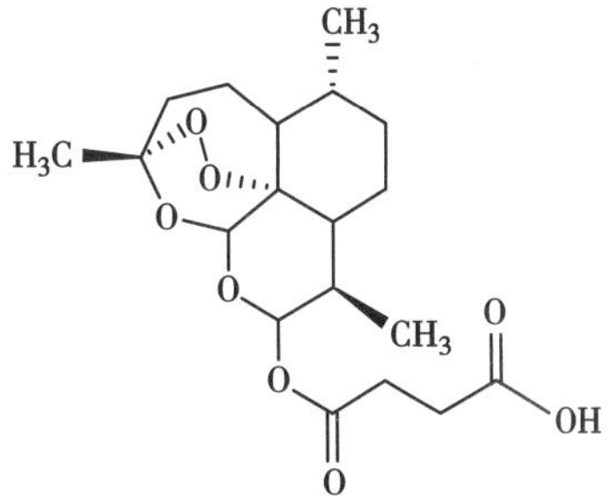

青蒿琥酯

我国学者通过对中药五味子[*Schisandra chinensis* (Turcz.) Baill]中具有降谷丙转氨酶活性的有效成分五味子丙素(schizandrin C)进行全合成及结构修饰研究,研究开发出了治疗肝炎的新药——联苯双酯(dimethyl dicarboxylate biphenyl,DDB)和双环醇(bicyclo1,商品名:百赛诺)。

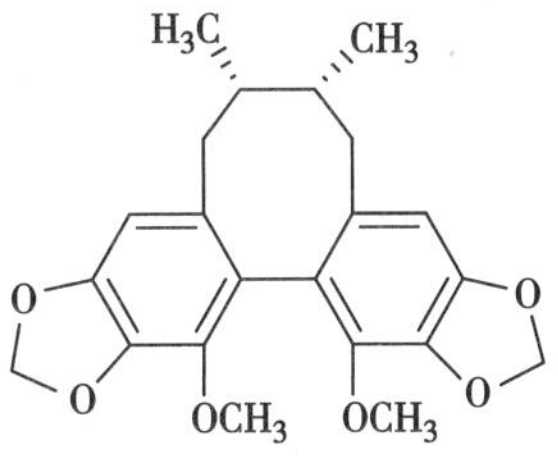

五味子丙素

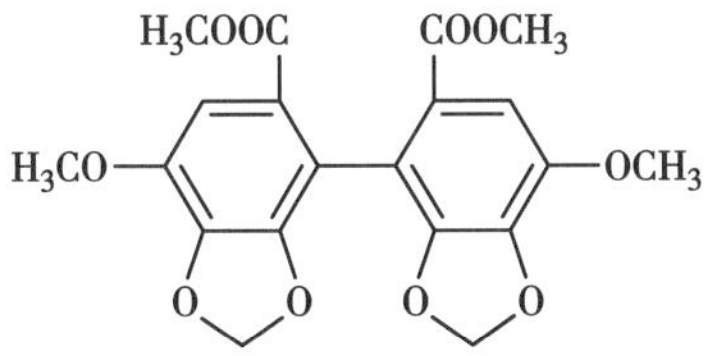

联苯双酯

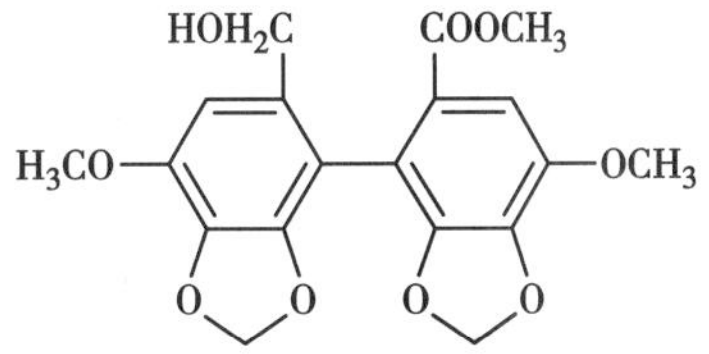

双环醇

从喜树(*Camptotheca acuminata* Decne.)根皮和果实中提取分离出的喜树碱(camptothecin,CPT),具有很好的抗肿瘤活性,但对造血系统和泌尿系统等的毒性较大,故将喜树碱进行结构修饰,获得了抗肿瘤活性更好、毒副作用较小的 10- 羟基喜树碱(HCPT)、拓扑替康(topotecan)和依林诺替康(irinotecan),广泛用于治疗肿瘤。

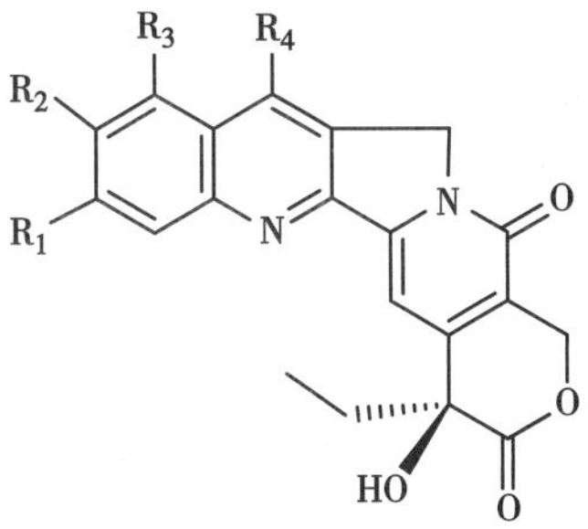

	R_1	R_2	R_3	R_4
CPT	H	H	H	H
HCPT	H	OH	H	H
Topotecan	H	OH	$CH_2N(CH_3)_2$	H
Irinotecan	H			H	C_2H_5

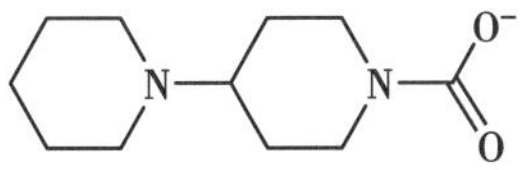

中药是中华民族的瑰宝。我国中药资源十分丰富,为新药研发奠定了良好基础。实践表明,从中药中发现有效成分,筛选出先导化合物,并对其结构进行修饰,进而研制新药,是一条研制新药的重要途径。

二、中药有效成分结构修饰的准则和方法

中药有效成分的结构修饰是用药物化学的理论和手段改造其化学结构,以获得生物活

性更高、成药性更好的衍生物的一种研究方法。通常来说,保持中药有效成分的基本化学骨架不变,仅增加、减少或替换不同的原子或基团,合成中药有效成分衍生物的方法,称中药有效成分的结构修饰;改变中药有效成分基本化学骨架,使其化学结构产生较大改变,合成中药有效成分衍生物的方法,称中药有效成分的结构改造。二者之间没有明显界线,一般统称中药有效成分的结构修饰。下面介绍一些结构修饰的准则。

(一) 准则

以中药有效成分为基础研制创新药物的化学研究工作,可分为发现先导化合物(lead compound)和先导化合物的结构优化(lead optimization)两个阶段。先导化合物是指具有独特结构且具有一定生理活性的化合物。先导化合物可能因为活性较弱、选择性不太强、药代动力学性质不够好、毒副作用较大等原因,不宜直接作为新药开发,但具有进一步研究开发的价值。从中药和天然药物中发现先导化合物有很多成功的例子,如从青蒿中发现青蒿素,从毛花洋地黄中发现洋地黄毒苷,从萝芙木中发现利血平,从柳树叶中发现水杨酸,从红豆杉中发现紫杉醇等。

在确定了先导化合物后,对先导化合物的化学结构进行结构修饰,寻找符合新药研究开发要求的目标分子作为候选药物(drug candidate),是新药研究开发的物质基础。候选药物除了具有独特结构、较好生理活性和生物利用度等性质外,还要有较好的类药性。

Lipinski 归纳的"类药五规则"(rule of five)为:分子量在 500 以下;氢键的给体不超过 5 个,即含—OH 和—NH 的数目不多于 5 个;氢键的接受体不超过 10 个,即 N、O 和 F 原子的总数不多于 10 个;计算的分配系数(正辛醇 - 水系统)$\log P$ 不超过 5;化合物的柔性不宜过强。

中药先导化合物的结构修饰准则,是人们从大量中药有效成分结构修饰研究工作中总结出的一些经验规律,可用于指导先导化合物结构的修饰工作。

1. 最少修饰准则　通过设计与先导化合物结构相近的类似物,通过一些简单的反应,如还原、烃基化、甲基化、乙酰化、外消旋体拆分、取代基的变换和电子等排体变换等,在结构上仅做微小的变换来进行结构修饰。一般可起到改变先导化合物的生物活性、选择性和毒性等作用。

2. 生物学逻辑准则　即通过先导化合物的结构及其生物活性,分析结构与活性之间关系的实验数据,来推测构效关系,指导化合物的结构修饰。

3. 结构逻辑准则　在进行先导化合物的结构修饰与改造时,化合物的电荷间距、E 或 Z 构型、直立键或平伏键取代基的构象等立体电性参数具有重要意义。当酶或受体结构未知时,应将先导化合物与已知的活性化合物进行结构比较,根据这些化合物被靶点识别的情况,推测出先导化合物化学结构与活性或选择性相关的立体电性参数,以指导先导化合物的结构修饰。

4. 易合成准则　新衍生物的合成往往是一个花费高、用时长的过程,因此,一般优先采用最简单的合成路线对先导化合物进行结构修饰,并优先合成可以买到现成中间体的衍生物。因合成方法简便易行,容易较快地合成先导化合物的衍生物,提高结构修饰的效率。

5. 去除手性中心准则　先导化合物的手性中心往往给全合成或结构修饰增加很大难度。如能去掉手性中心且能保持先导化合物的活性和成药性,可以考虑去掉手性中心。若外消旋体无活性与毒性,没有必要进行单一异构体的拆分。如果一定要涉及手性中心的问题,也可以先合成其消旋体,证实其活性后,再对其单一的异构体进行拆分或合成并进行活性研究。

6. 药理学逻辑准则　药理学研究必须遵照一定准则,如量效关系、最佳剂量、对照物参比试验、达峰时间的确定等。应提供具有相类似活性的对照药品,作为先导化合物活性研究的参照,以证实先导化合物药效的可信度。提高药效研究可信度还可以采用反正推理法。在合成活性化合物的同时,至少要合成一种根据准则研究结果推测为无活性或低活性的化合物,与活性化合物进行对比试验。

（二）方法

先导化合物的结构修饰方法包括有机化学合成法、生物转化法和组合化学法等。

生物转化法是利用生物体系或其产生的酶对先导化合物进行结构修饰的化学过程。一般反应条件温和,区域选择性和立体选择性都很高,能够进行一些化学合成方法难以进行的反应,获得目标化合物。

组合化学法是从共同的结构模块出发,选择具有相同功能的多种基团组建模块,通过同种键反应实现的分子多样性,进而通过高通量筛选的方法对其进行构效关系研究,进行先导化合物优化,从而获得目标化合物。

在先导化合物的结构修饰中,有机化学合成法应用十分广泛。以下介绍先导化合物结构修饰中的有机化学合成法。

1. 取代基的改变　在先导化合物的化学结构上增加、减少或变换基团,往往能改变先导化合物的活性、毒性、溶解性、生物利用度等,通过对一系列不同取代基的衍生物合成与活性筛选,寻找选择活性高、成药性好的目标化合物。

（1）生物电子等排体:一些药物设计中常用电子等排体进行先导化合物的结构修饰。1919 年,Langmuir 最早提出电子等排体(isostere)的概念,即具有相同的原子数和电子数的原子或分子为电子等排体,如 O^{2-} 和 F^-、Na^+ 和 Mg^{2+} 或 N_2 和 CO。一般电子等排体表现出最大的生物活性相似性。1925 年,Grimm 提出氢化物取代规律,认为原子加氢后,该原子与下一个最大原子数的原子集合体具有相似性质,互为电子等排体。如—F 与—OH、—NH_2 与—CH_3 互为电子等排体。1925 年,Friedman 扩大了电子等排体的定义,提出生物电子等排原理(bioisosterism)。生物电子等排体是指一些原子或基团,因外围电子数目相同或排列相似,而产生相似的生物活性,并具有相似的物理或化学性质的分子或基团。Thorber 提出生物等排体的一个更广义定义,即生物等排体是具有相似的物理和化学性质并能产生相似生物效应的基团或分子。表 7-1 为常用的生物电子等排体。

表 7-1　常用的生物电子等排体

分类	生物电子等排体
一价原子或基团	F,H
	—NH_2,—OH
	—F,—CH_3,—NH_2,H
	—OH,—SH
	—Cl,—Br,—CF_3,—CN
	i-Pr-,*t*-Bu
二价原子或基团	—CH_2—,—O—,—NH—,—S—,—CONH—,—COO—
	—C=O,—C=S,—C=NH,—C=C—
三价原子或基团	—CH=,—N=,—P=,—As=
四价原子或基团	$-\overset{\mid}{\underset{\mid}{N}}\overset{\oplus}{-}$　$-\overset{\mid}{\underset{\mid}{C}}-$　$-\overset{\mid}{\underset{\mid}{P}}\overset{\oplus}{-}$　$-\overset{\mid}{\underset{\mid}{As}}\overset{\oplus}{-}$

续表

分类	生物电子等排体
环内	—CH＝CH—，—S—，—O—，—NH— —CH＝，—N＝
环类	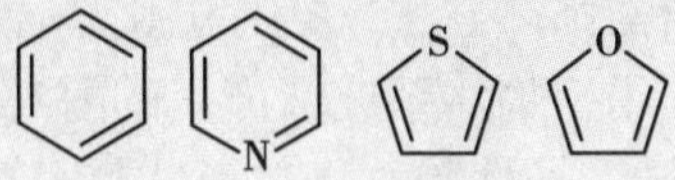 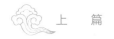
其他	—COOH，—SO₃H，—SO₂NHR

生物电子等排原理常用于先导化合物的结构修饰,是药物设计中优化先导化合物非常有效的方法。它不仅仅取代先导化合物的某个部分,还可以将复杂的结构简化,便于合成。采用这种方法得到的化合物,往往具有类似的药理活性,也可能产生毒性降低或改善药代动力学性质等作用。如毒扁豆碱(physostigmine)的碳等排体(carbaisostere),其稳定性明显好于毒扁豆碱,且抑制乙酰胆碱酯酶的活性更高、毒性较低。

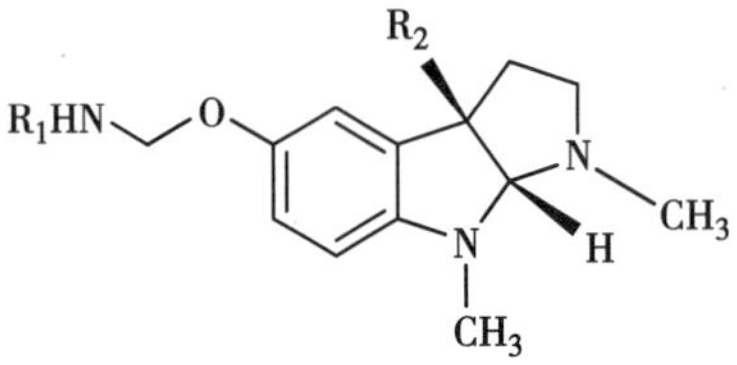

毒扁豆碱 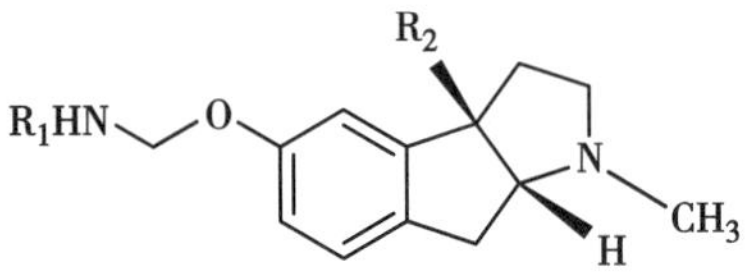 　　　　　毒扁豆碱的碳等排体

(2)基团变换的目的

1)增强活性:优化先导化合物的烷基链,得到先导化合物的衍生物,可能对其生物活性产生影响。如一类神经氨酸苷酶抑制剂的化合物,当其羟基连上一系列不同的烷基链后,活性产生显著变化。

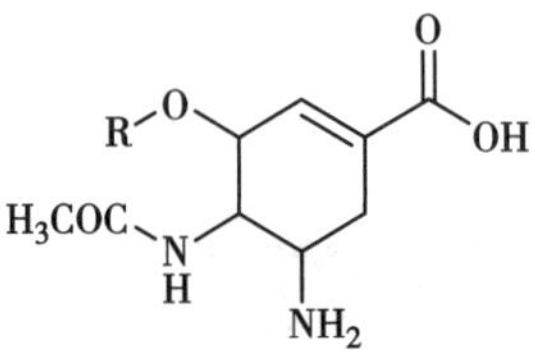

R	H	Me	Et	n-Pr	n-Bu
IC_{50}/(nmol/L)	6 300	3 700	2 000	180	300

R	CH₃CHMe₂	CH(CH₃)₂CH₂CH₃	CH(Et)₂	CH(Pr)₂
IC_{50}/(nmol/L)	200	10	1	16

R	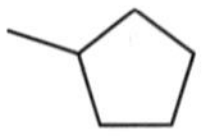	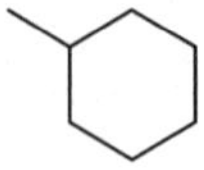	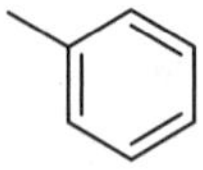
IC_{50}/(nmol/L)	22	60	630

对烷基链做局部改造的另一方法是减少双键或引入双键,称插烯(vinylogue)。当在烃基链上减少或插入1个或多个双键后,药物分子的构型、分子形状和性质发生改变,可影响药物与受体的作用,从而对其活性产生影响。如从民间验方中得到的抗癫痫有效成分胡椒碱,

全合成有一定困难,但减少 1 个双键得到桂皮酰胺衍生物则合成简单,且活性增强。

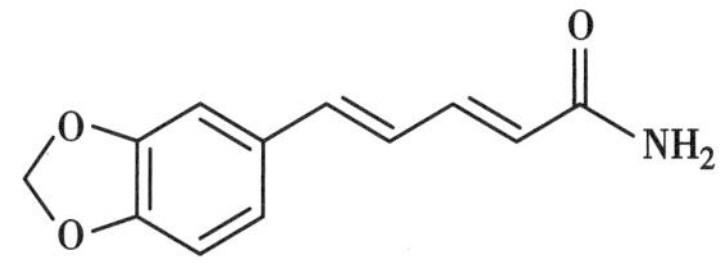

胡椒碱 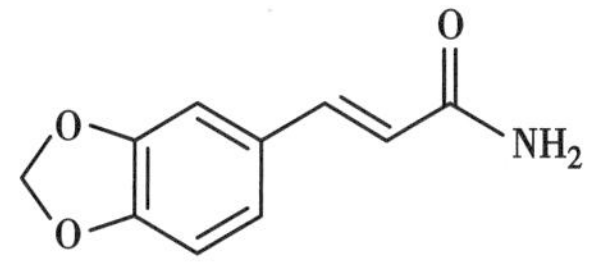　　　　　　　　　　桂皮酰胺衍生物

2) 增加水溶性:对水溶解性差的中药有效成分进行结构修饰,往往通过在分子中引入极性基团、弱碱性或弱酸性基团等增溶基团,有助于提高水溶性。引入的位置不应影响分子与受体部位的结合。

从民族药马蹄金(*Dichondra repens* Forst.)中分离出的马蹄金素,具有抗乙肝病毒的活性。与其他抗乙肝病毒药物的化学结构相比较,马蹄金素具有特殊的二肽结构,但该先导化合物水溶性不好,活性不太强,选择指数也不太高;对其进行结构修饰,引入羟基等极性基团,增加水溶性,获得了活性好且选择指数高的化合物(表 7-2)。

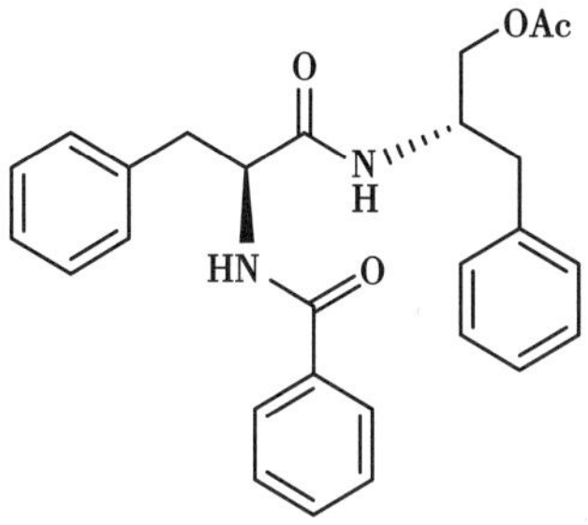

马蹄金素 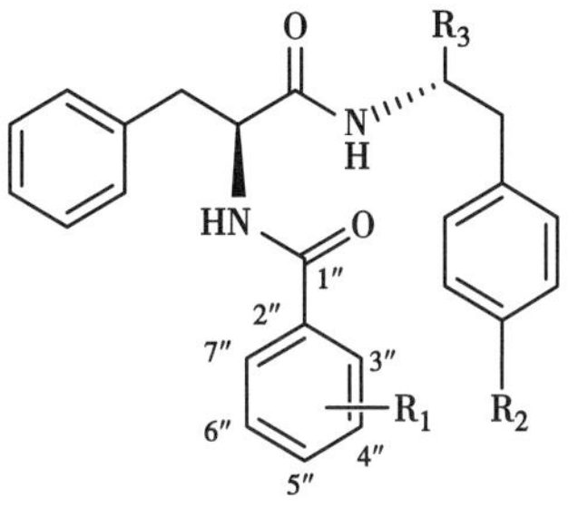　　　　　　　　　马蹄金素衍生物结构通式

表 7-2 马蹄金素衍生物

No.	R_1	R_2	R_3
1	5″-NHAc	OH	COOCH$_3$
2	7″-OH	H	CH$_2$OH
3	5″-CH$_2$N(CH$_3$)$_2$	H	CH$_2$OH
4	5″-O(CH$_2$)$_2$N(CH$_3$)$_2$	H	CH$_2$OH
5	5″-pyrrolidin-1-ylmethyl	H	CH$_2$OH
6	5″-morpholinomethyl	H	CH$_2$OH

甘草次酸(glycyrrhetinic acid)是从甘草(*Glycyrrhiza uralensis* Fisch.)中分离得到的五环三萜,具有抗炎、抗溃疡、抗病毒、抗肿瘤、抗过敏等多方面的作用。甘草次酸直接与金属化合物成盐,改善了水溶性,得到甘珀酸钠(图 7-1),临床上主要用于治疗慢性消化性溃疡,也

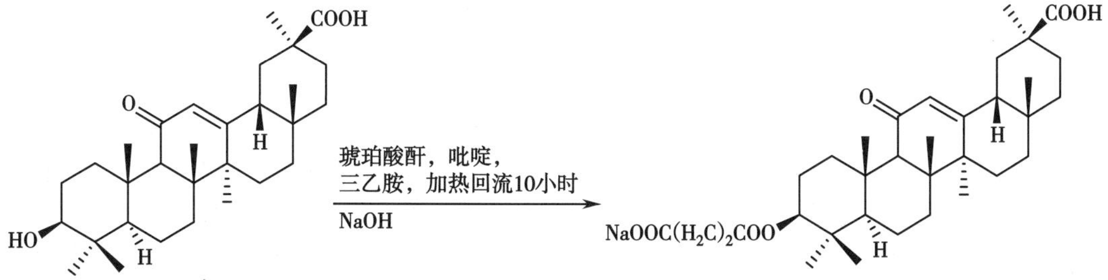

琥珀酸酐,吡啶,
三乙胺,加热回流10小时
NaOH

甘珀酸钠

图 7-1 甘珀酸钠的合成路线

用于轻度肾上腺皮质功能不全。

3）调整亲脂性：在药物分子设计中，化合物的亲脂性常以分配系数作为表征参数。适宜的分配性对于过膜性、生物利用度和穿越血脑屏障非常重要。化合物 1 是基质金属蛋白酶 -2 和基质金属蛋白酶 -9 的抑制剂，具有活性强和选择性高的特点，但因脂溶性过强，口服生物利用度低；将其甲氧基变换成邻二醇基，形成的化合物 2 仍保持选择性抑制作用，稍改善了吸收性，但半衰期短；以丙酮与二醇形成环状缩酮化合物 3，保持了活性和选择性，调整了脂溶性，血药浓度和生物利用度均显著增加，用于治疗实体瘤（图 7-2）。

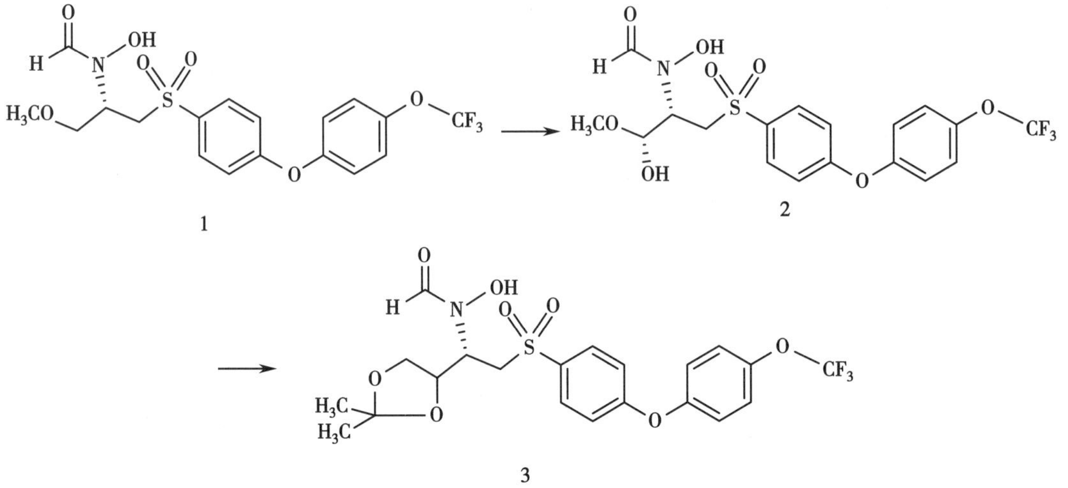

图 7-2 化合物 2、3 的合成路线

降低极性可减少分子极性表面积，有利于穿越血脑屏障。γ- 分泌酶抑制剂化合物 4 的分子内有过多的极性基团，生物利用度和进入中枢能力较低。将化合物 4 中的磺酰二胺改换成环砜基，得到化合物 5，提高了亲脂性，减少了氢键的形成和极性表面积，血药浓度增加了 8 倍，中枢内药物浓度提高了 3 倍（图 7-3）。

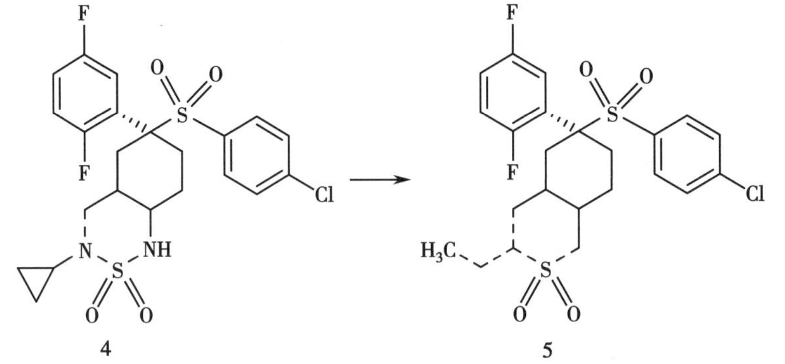

图 7-3 化合物 5 的合成路线

4）改变离解性：酸性或碱性较强的分子由于在体内多以离解形式存在，导致过膜性和生物利用度降低，若改变化合物的 pK_a，可提高生物利用度。作用于中枢神经肽 Y（NPY）受体的拮抗剂可以降低食欲，治疗肥胖症。化合物 6 对 NPY 的结合作用很强，但其过膜性差，尤其进入中枢的浓度仅为血药浓度的 1/10，这可能是由于其碱性过强（pK_a=11.0）难以穿越血脑屏障的缘故。化合物 6 经 N- 甲基化后得到化合物 7，由于叔胺的碱性（pK_a=9.7）弱于仲胺，化合物 7 的离解度降低,提高了穿越血脑屏障的能力,中枢与血浆药物浓度比增加到 8/10。哌啶环上引入氟原子,得到化合物 8,氟的拉电子作用进一步降低碱性(pK_a=7.9),导致离解度进一步降低,进一步提高了穿越血脑屏障的能力,使中枢的药物浓度进一步增加(图 7-4)。

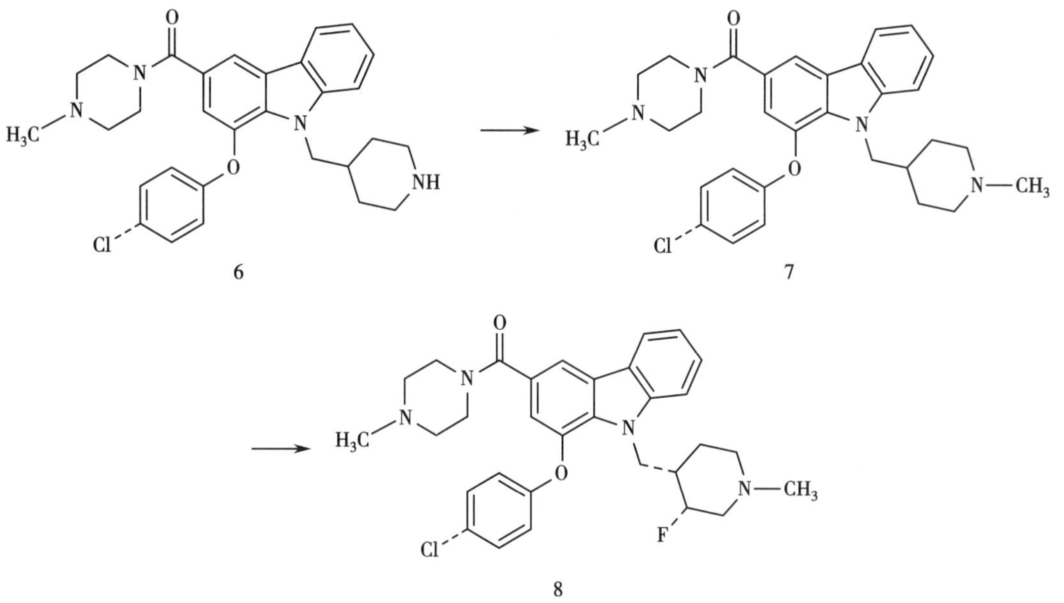

图 7-4　化合物 7、8 的合成路线

过多的离解性基团也不利于过膜吸收。内皮素受体 A 拮抗剂化合物 9 含有 2 个羧基,极性过强,虽然活性很高但过膜性和生物利用度低。连接于二氢茚的羧基是必需的药效团,而苯环侧链的羧基是"多余的",若改换成羟基化合物恩拉生坦(enrasentan),则酸性降低,虽活性略有下降,但过膜性和生物利用度显著提高,临床用于治疗急性心肌梗死和心力衰竭(图 7-5)。

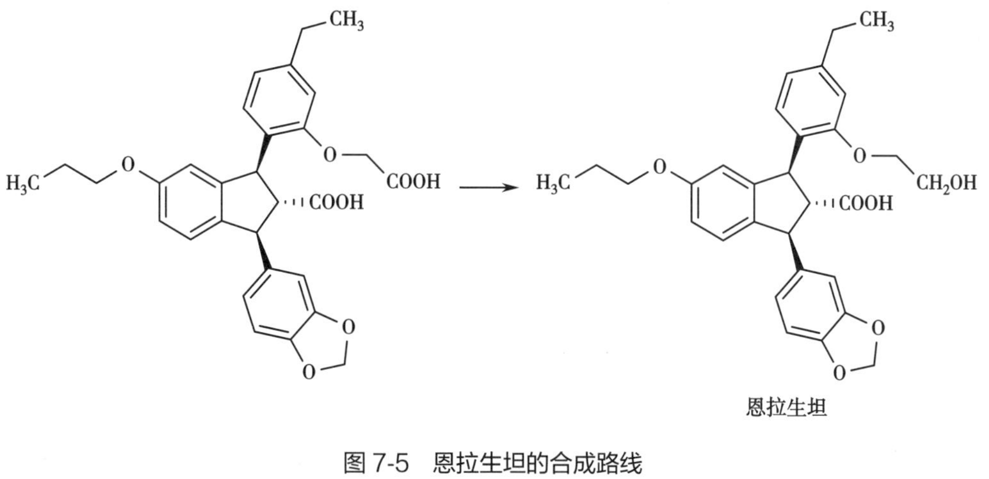

恩拉生坦

图 7-5　恩拉生坦的合成路线

5) 降低毒性:从化学结构预测毒性是很困难的事情,此乃药物与非靶标分子的杂乱活性所致。羟嗪(hydroxyzine)是 H_1 阻断剂,临床用作抗过敏药。羟嗪的伯醇基在体内氧化代谢成羧基,而且该代谢产物活性强于羟嗪。由该代谢产物研制出第二代 H_1 阻断剂西替利嗪(cetirizine),由于西替利嗪分子中含有极性强的羧基,降低了穿越血脑屏障的能力,故减少了

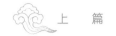

羟嗪引起中枢镇静的副作用(图 7-6)。

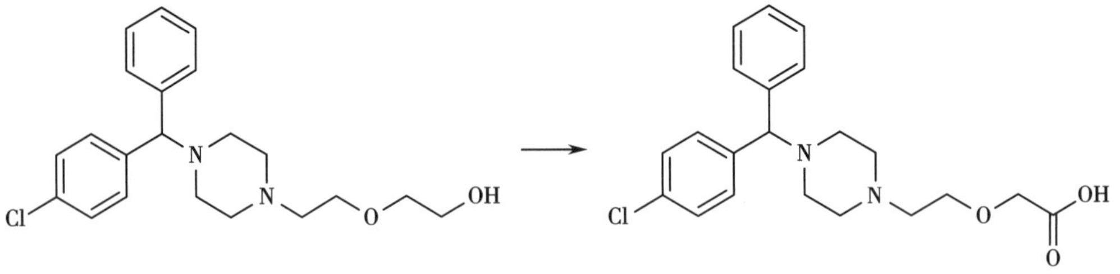

图 7-6　西替利嗪的合成路线

羟嗪

西替利嗪

鬼臼毒素(podophyllotoxin)是从小檗科鬼臼属植物华鬼臼中提取的木脂素类抗肿瘤成分。由于鬼臼毒素有严重的毒副作用,人们将鬼臼毒素的羟基改造为 β 构型糖配体,在 20 世纪 60 年代中期研制出依托泊苷(etoposide,VP-16)和替尼泊苷(teniposide,VM-26),临床测试具有广谱抗癌活性,对小细胞肺癌、睾丸癌、白细胞癌、淋巴肉瘤、神经胶质瘤、霍奇金淋巴瘤等有特殊疗效。

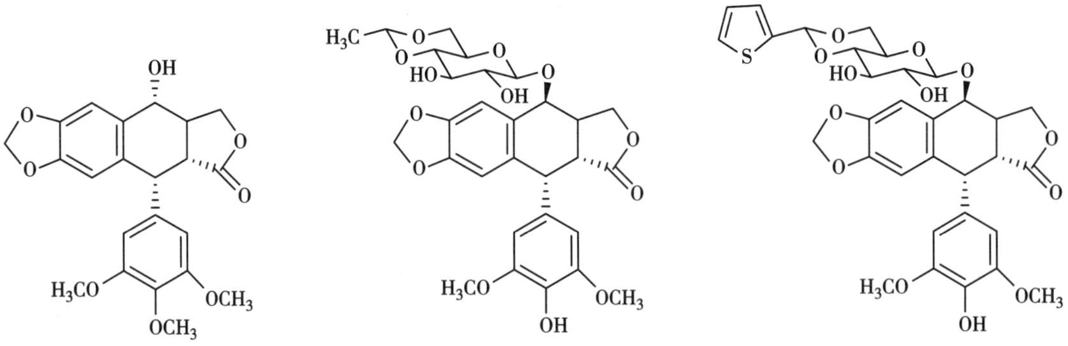

鬼臼毒素　　　　　　　　依托泊苷　　　　　　　　替尼泊苷

2. 环结构改造

(1) 扩环或缩环:化合物结构中环的大小有时明显影响其活性,如依那普利拉(enaprilat)类化合物,其五元环逐步扩大时,对血管紧张素转换酶(ACE)的抑制作用显著提高。

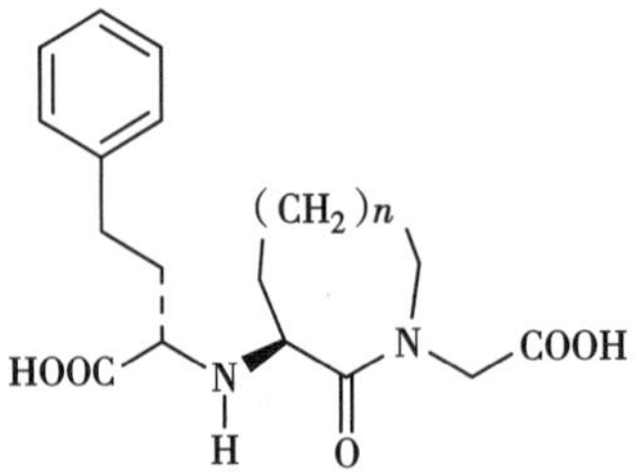

Size	IC_{50} (nmol/L)
$n = 2$	19 000
$n = 3$	1 700
$n = 4$	19
$n = 5$	4.8
$n = 6$	8.1

enaprilat 类似物的血管紧张素转换酶抑制活性

姜黄素(curcumin)是中药姜黄(*Curcuma longa* L.)的主要活性成分,具有抗菌、抗炎、抗氧化、抗 HIV、抗肿瘤等作用。在生理 pH 条件下,姜黄素存在酮式和烯醇式两种互变异构体而不稳定。将 β- 二酮基部分更换为单羰基,合成姜黄素衍生物 1,提高了稳定性并改善了药代动力学性质;利用 β- 二酮结构与双亲核试剂进行酮基的缩合,引入嘧啶、异噁唑、吡唑等杂环,得到一系列新颖的姜黄素衍生物 2~4,均大大提高了化学稳定性。

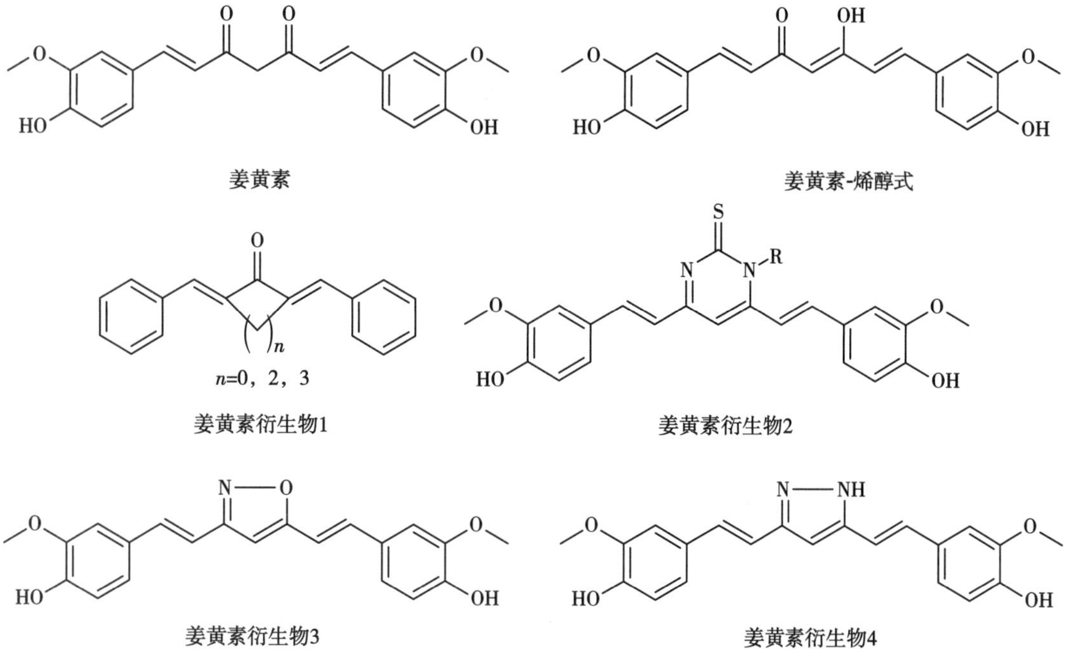

姜黄素

姜黄素-烯醇式

姜黄素衍生物1

$n=0,2,3$

姜黄素衍生物2

姜黄素衍生物3

姜黄素衍生物4

姜黄素及其衍生物的结构

（2）环剖裂：中药先导化合物往往结构复杂、环系较多,需要对其环结构进行简化,以便合成,这种结构修饰的方法称剖裂。如对镇痛药吗啡进行结构优化时,将其 5 个环逐步剖裂,分别得到一系列四环、三环、二环、单环等结构简化的合成镇痛药(图 7-7)。

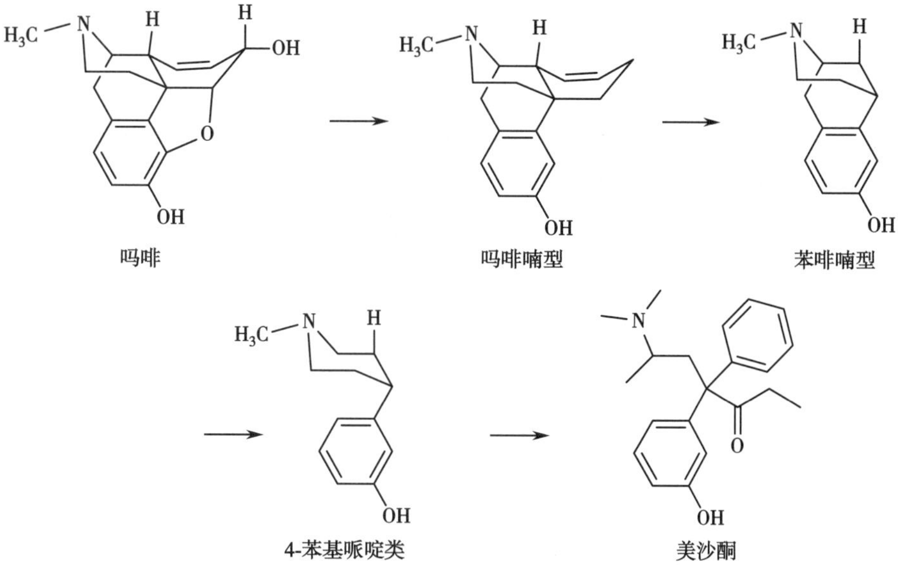

吗啡

吗啡喃型

苯啡喃型

4-苯基哌啶类

美沙酮

图 7-7　吗啡环的剖裂

3. 立体因素影响　人体内受体(酶)对药物的吸收、分布、排泄均有立体性选择。药物的三维结构与受体三维结构的互补性(匹配性)对两者之间的相互作用具有重要影响。药物与受体结合时,在立体结构上与受体的互补性越大,三维结构越契合,药物与受体结合后所产生的生物活性越强。药物的立体因素对药效的影响,包括以下三方面：

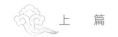

(1) 药物结构中官能团间的距离对药效的影响:药物结构中官能团的空间距离,特别是一些与受体作用部位相关的官能团间的距离,可影响药物与受体间的互补性。当这些基团之间的距离发生改变时,往往使药物活性发生很大变化。如己烯雌酚(diethylstibestrol)是人工合成的非甾体类雌激素,其反式异构体 2 个氧原子间的距离与雌二醇相似,均为 1.45nm,具有很强的雌激素活性;顺式异构体 2 个氧原子间的距离为 0.72nm,药理活性较低。

HO—⟨⟩—C(CH₂CH₃)=C(CH₂CH₃)—⟨⟩—OH

1.45nm

trans-己烯雌酚

0.72nm

cis-己烯雌酚

(2) 几何异构体对药效的影响:当分子中含有双键,或有刚性或半刚性的环状结构时,可产生几何异构体。不同的几何异构体与药物分子的药效基团和受体互补的差别较大,因此药理活性有较大差别。如抗精神病药氯普噻吨(泰尔登,chlorprothixene),其顺式异构体的作用比反式异构体强 5~10 倍,其原因是顺式异构体的构象与多巴胺受体底物多巴胺(dopamine)更为接近。

多巴胺   *cis*-氯普噻吨   *trans*-氯普噻吨

(3) 光学异构体对活性的影响:大多数生物体内的化合物具有旋光性质,如在生物体中构成蛋白质的氨基酸都是 L- 构型,DNA 都是右螺旋结构,天然存在的单糖多为 D- 构型等。因此,含手性中心药物和其对映体与受体之间的作用有立体选择性,生物活性往往存在差异。手性药物是目前药物化学的一个热门领域,对于手性药物分子的光学异构体,其性质、体内的药效,以及在体内的吸收、分布、代谢和排泄等往往有明显差异。

光学异构体活性的差异一般有 3 种情况:

1) 光学异构体的生物活性强度有差异:这方面的例子比较多,如烟碱(nicotine)对大鼠丘脑的亲和力常数比为 35 [$S(-)/R(+)$],甲基多巴(methyldopa)只有 $S(-)$ 异构体具有降压作用。

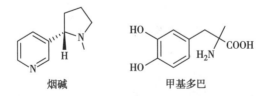

烟碱   甲基多巴

2) 光学异构体的生物活性类型不同:如麻黄碱(ephedrine)可收缩血管、升高血压和舒张气管,用作血管收缩药和平喘药;而其光学活性异构体伪麻黄碱(pseudoephedrine)几乎没有收缩血管、升高血压的作用,只有支气管扩张作用,用作支气管扩张药。

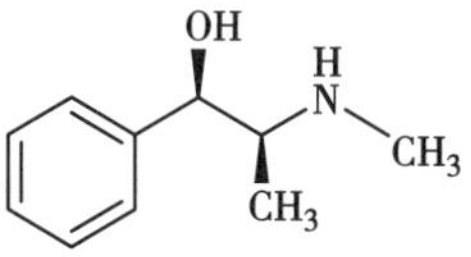

麻黄碱 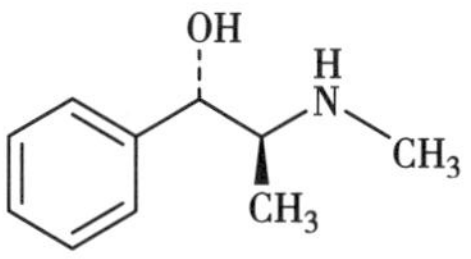   伪麻黄碱

3) 光学异构体的生物活性相等：如催眠药苯巴比妥钠（phenobarbital sodium）、抗组胺药异丙嗪（promethazine）等的光学异构体的生物活性相等。

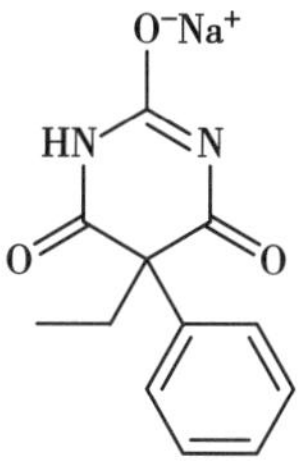

苯巴比妥钠 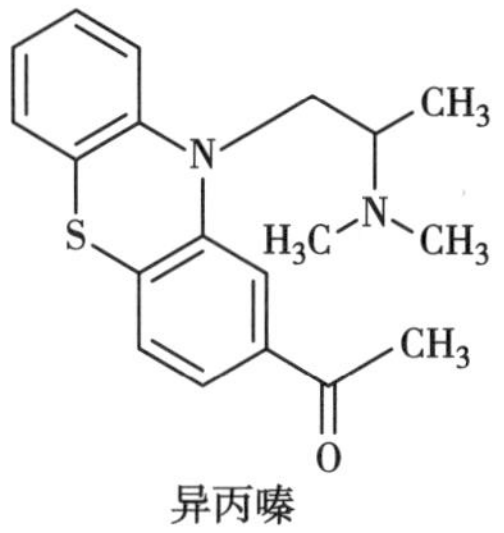   异丙嗪

（4）构象异构体对生物活性的影响：同一分子，由于单键自由旋转或环的翻转等原因，可形成很多不同构象。众多构象中，能量最低的构象，称优势构象。

一般受体和酶的作用部位有高度的立体专一性，受体只能与药物多种构象中的某一种构象结合。当药物分子与受体相互作用时，与受体互补并结合的药物构象，称药效构象（pharmacophoric conformation）。药效构象不一定是药物的优势构象。

同一分子因构象不同，可作用于不同受体，产生不同活性。如组胺可同时作用于 H_1 和 H_2 受体。对 H_1 和 H_2 受体拮抗剂的研究发现，组胺的对位交叉构象与 H_1 受体作用，而邻位交叉构象与 H_2 受体作用。

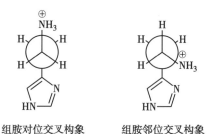

组胺对位交叉构象   组胺邻位交叉构象

同一分子，只有特异性优势构象才产生最大活性。如多巴胺，对位交叉构象是优势构象，而和多巴胺受体结合时也恰好是与该构象作用，故药效构象与优势构象相同；而邻位交叉构象由于 2 个药效基团—OH 和—NH_2 间的距离与受体不匹配，故没有活性。

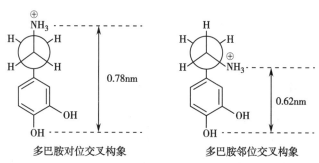

多巴胺对位交叉构象   多巴胺邻位交叉构象

（5）等效构象：又称构象的等效性，是指药物虽然没有相同的骨架，但有相同的药效团，

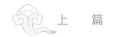

并有相似的构象和药理作用。如全反式维甲酸(tretinoin)是人体正常细胞生长和分化所必需的物质。根据维甲酸的分子形状、长度和功能基的位置,设计合成了芳维甲、丁烃氨酸等化合物,发现其具有相似的细胞诱导分化作用。其结构中一端为疏水性基团,另一端为极性的羧基,连接二者的共轭链是产生活性必要的药效基团。

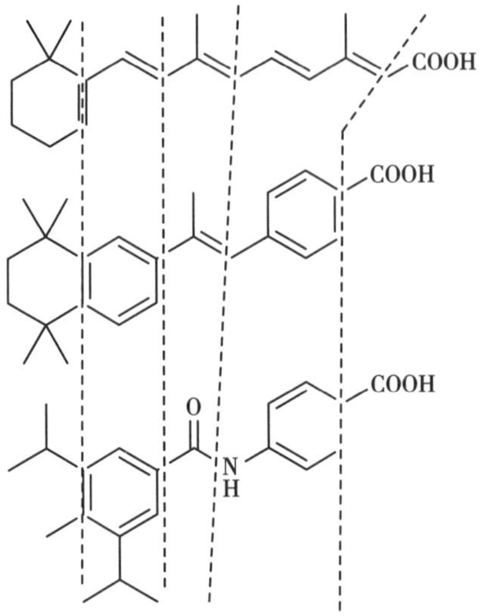

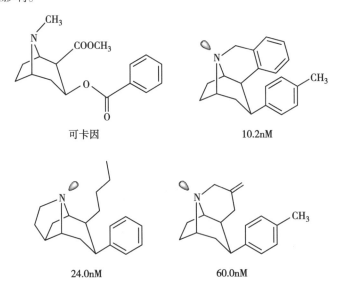

维甲酸

芳维甲

丁烃氨酸

可见,对具有光学异构体的先导化合物进行结构修饰,以提高其活性和选择性时,对其光学异构体和构象的研究是非常重要的。

为保持化合物的药效构象,常常采用成环的方法,让其变成刚性较强的化合物,使其具有更好的生物活性。如可卡因的苯甲酸基被苯基取代后,一些刚性较强的成环化合物可控制 N 原子上孤对电子的取向,而 N 原子上孤对电子的取向对可卡因衍生物与多巴胺递质的相互作用有较大影响。

可卡因　　　　　　　　　　　　10.2nM

24.0nM　　　　　　　　　　　60.0nM

4. 前体药物、孪药和软药与硬药

(1) 前体药物:前体药物(prodrug)简称前药,是指一类体外无活性或活性较弱,在体内经酶或其他作用,释放出活性物质而产生药效的药物。前药设计的目的是提高药物对靶部位作用的选择性,改善药物在体内的吸收、分布、转运与代谢等药代动力学过程,延长作用时间,提高生物利用度,降低毒副作用,提高化学稳定性,增加水溶性,改善或消除特殊气味及不适宜制剂的性质等。

制备前药的方法有多种，要依据原药和载体分子的结构而定。一般来说，醇类烃基是容易代谢的基团，药物设计中常常把羟基酰化，也可采取形成酯、缩醛或缩酮、醚等形式，以延长药物的半衰期，改善药物的溶解度及生物利用度等方面的性质。具有羧基的药物，在口服给药时，常常对胃肠道产生刺激且不易吸收，因此具有羧基的药物常需要进行化学结构修饰以改善性质，如形成酯、酰胺等。胺类可形成酰胺、亚胺、偶氮、氨甲基化等形式；羰基类则可通过席夫（Schiff）碱、肟、缩醛或缩酮等形式来制备前药。

从芹菜中提取分离得到的左旋芹菜素，其消旋体为丁苯酞（butylphthalide），是我国研制的首个拥有自主知识产权的治疗缺血性脑梗死的化药一类新药。试验结果证实，其用于治疗急性脑梗死，疗效确切，不良反应发生率低，安全性较好。丁苯酞是油状化合物，水溶性不好，给制剂带来困难；有强烈的不良气味，影响服用。将丁苯酞的内酯环打开，制成钾盐，得到丁苯酞的前药，为白色固体，水溶性好，且没有不良气味，便于制成针剂等剂型（图 7-8）。该前药在体内酸性环境或血液中酶的作用下，环合成丁苯酞产生相似的药效。

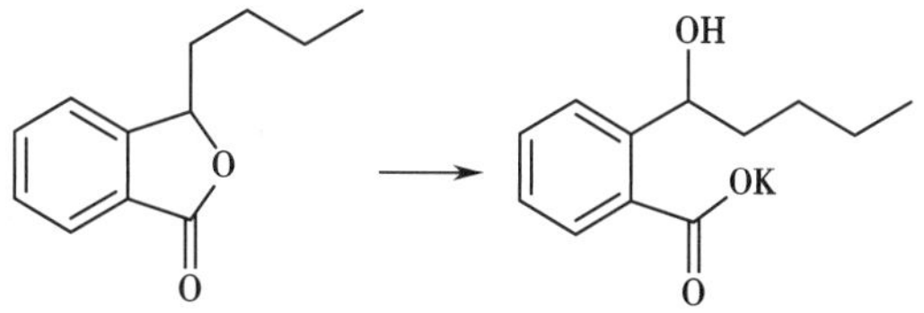

丁苯酞　　丁苯酞钾盐

图 7-8　丁苯酞前药的合成

（2）孪药：孪药（twin drug）是指将 2 个药物经共价键连接，合成的新药物，在体内代谢生成前 2 种药物而产生协同作用、增强活性、产生新的药理活性或提高选择性。一般应用拼合原理进行孪药设计。孪药的设计方法有 2 种。一是将 2 个作用类型相同的药物，或同一药物的 2 个分子拼合在一起，以产生更强的作用，或降低毒性、改善药代动力学性质等。如阿司匹林和对乙酰氨基酚均具有解热镇痛作用，二者酯化合成贝诺酯（benorilate），产生协同作用，既解决了阿司匹林对胃酸的刺激，又增强了药效。

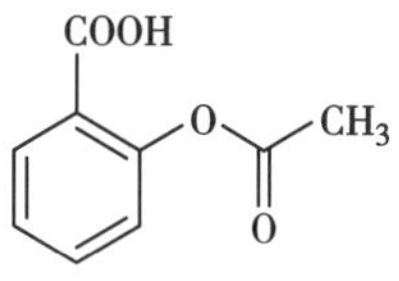

阿司匹林

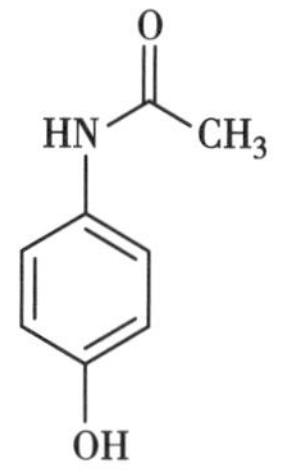

对乙酰氨基酚

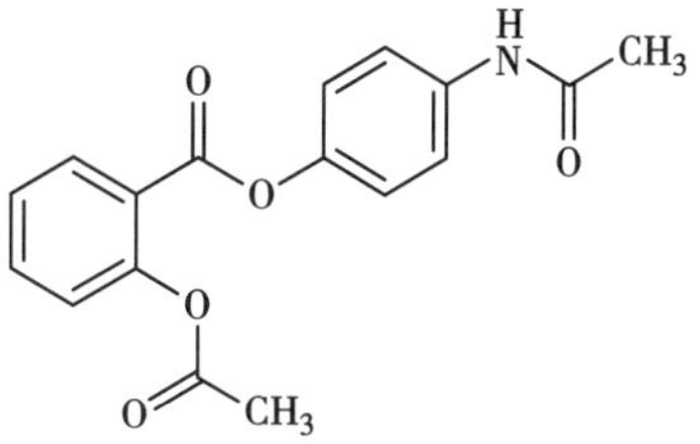

贝诺酯

另一种方法是将 2 个不同药效的药物拼合在一起，产生新的联合作用。如苯丁酸氮芥（chlorambucil）是抗肿瘤药，但毒性较大。肾上腺皮质激素类药物泼尼松（prednisone）与苯丁酸氮芥形成的抗肿瘤药物泼尼莫斯汀（prednimustine），增加了药物在肿瘤部位的亲和性，从而降低了苯丁酸氮芥毒性。

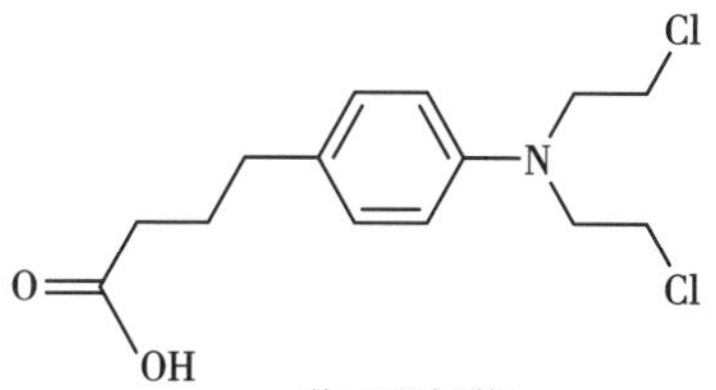

苯丁酸氮芥

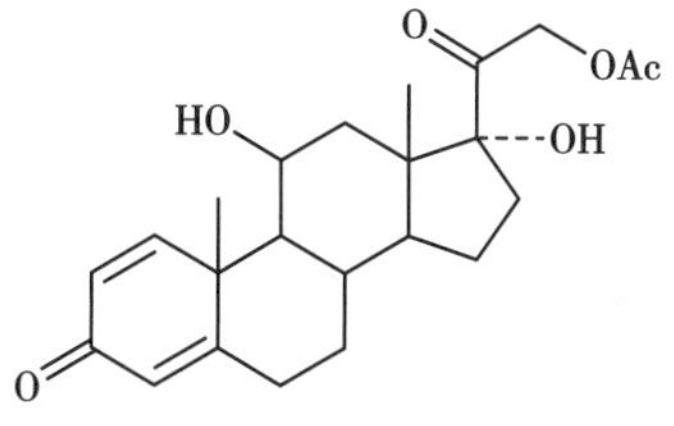

泼尼松

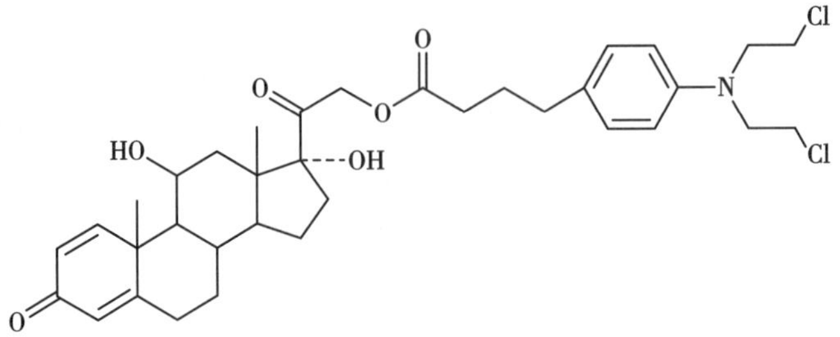

泼尼莫斯汀

(3) 软药与硬药:一些药物在体内有蓄积性,容易产生毒副作用,因此在原药分子中设计极易代谢失活的部位,使药物在完成治疗作用后,按预先设定的途径和可以控制的速率迅速分解、失活并排出体外,从而避免药物的蓄积性毒性,这种设计方法称软药设计。与此相反,也可设计一类在体内不能被代谢,直接随胆汁或从肾排出的有效药物,以避免有害代谢物产生,这种设计方法称硬药设计。由于体内酶的作用很强,硬药数量很少。

如(+)- 氯筒箭毒碱[(+)-tubocurarine chloride]为麻醉辅助使用的肌肉松弛药,希望其在手术开刀后尽快代谢,避免蓄积中毒。以(+)- 氯筒箭毒碱为基础,设计了软药阿曲库铵(atracurium),因其在碳链上具有双酯结构,易水解代谢,可避免蓄积中毒。

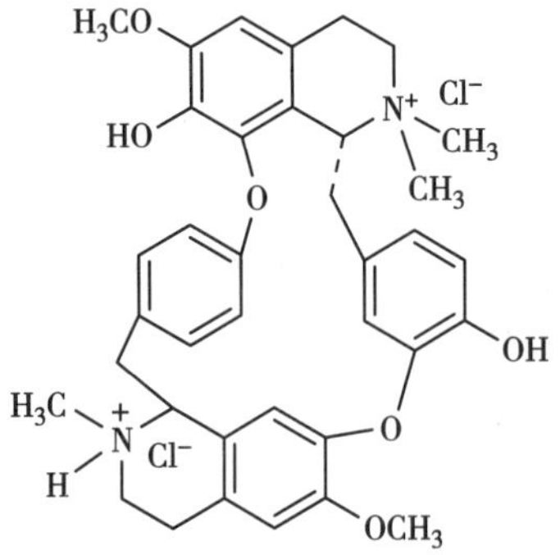

（＋）-氯筒箭毒碱

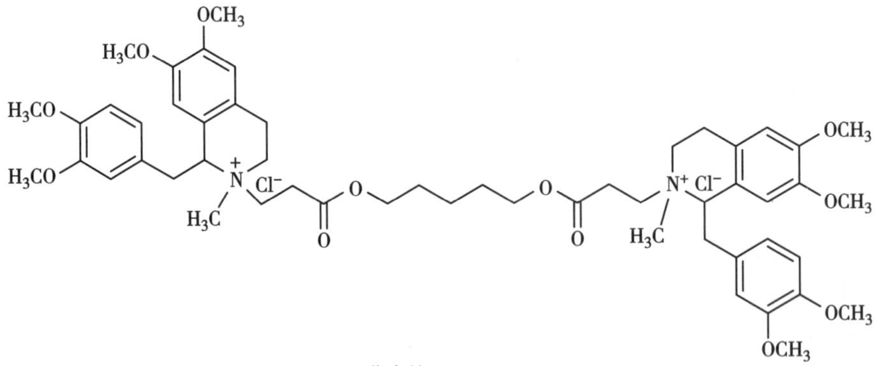

阿曲库铵

三、计算机辅助药物设计

20 世纪 80 年代,随着计算机辅助分子模拟技术(computer aided molecular modeling)的发展,计算机辅助药物设计(computer-aided drug design,CADD)得以迅速发展。CADD 利用计算机的快速计算功能,与药物化学、生物学、计算机图形学和信息学等学科交叉融合,成为新药设计的一个强有力工具。

计算机辅助药物设计可以应用于中药有效成分研究开发的各个环节。在研究开发的早期,在受体结构未知的情况下,可以通过对已有中药有效成分化学结构及其活性数据的分析,建立构效关系,指导中药有效成分新衍生物的结构设计与合成。如已知中药有效成分的受体结构,可以进行分子的从头设计或对现有数据库进行虚拟筛选,获得新骨架的先导化合物,并在此基础上进行更多衍生物的设计与合成,提高寻找药物候选化合物的成功率。CADD 主要基于药物或受体的三维结构进行药物设计,一般可分为直接药物设计和间接药物设计。

(1)直接药物设计(direct drug design):当受体靶点的三维结构已知时,可采用直接药物设计法来进行药物设计。该法是以生物大分子的三维结构为基础,根据受体受点的形状和性质,研究药物与受体的相互作用,进而设计新药。受体的三维结构可通过 X 单晶衍射或多维核磁共振(NMR)得到。用计算机分子模拟技术研究受体与药物结合部位的性质,如静电场、疏水场和氢键作用等位点信息,运用数据库搜寻并设计与受体活性部位的形状和理化性质相匹配的分子。直接药物设计法既能辅助设计新的先导化合物,也能指导优化已有的先导化合物。

(2)间接药物设计(indirect drug design):该法是在受体靶点的三维结构未知的情况下,以小分子的构效关系研究为基础,通过研究一类小分子化合物的结构和生物活性数据,得到构效关系规律,进而发现或优化先导化合物。三维定量构效关系(3D-QSAR)是一种重要的间接药物设计方法,是研究药物的三维结构,以高活性的受体拮抗剂或激动剂为依据,计算分子的优势构象,从而代替药效构象,推测受体活性部位的形状及作用方式等信息,进而得到虚拟的受体模型,再通过模拟药物与受体的结合,设计新的药物。

计算机辅助药物设计是一种很有价值的结构修饰工具,可以对中药有效成分的结构修饰起到积极的指导作用。例如,银杏内酯(ginkgolide)是银杏叶中的重要活性成分,临床上主要用于治疗心脑血管系统疾病。在其结构修饰过程中,我国科学家运用量子化学、分子力学计算方法,计算了一系列银杏内酯类化合物的分子结构和电子结构,并计算了溶剂对这些结构的影响,进而从分子和电子水平上探究了银杏内酯类化合物在体内的作用机制。在此基础上,运用比较分子力场分析方法(CoMFA),对银杏内酯类化合物进行了三维定量构效关系分析,得到了银杏内酯作用受体三维结构的假象模型,设计了新的银杏内酯结构类似物。经药理活性测试,证实其中 2 个类似物的活性分别比银杏内酯高 2 倍和4 倍。

总之,计算机辅助药物设计在当今药物开发中具有重要作用,但药物治疗疾病是一个很复杂的过程,影响因素很多。进行计算机辅助药物设计时,可能有很多影响因素没有涉及,因此,对先导化合物进行结构修饰而获得的衍生物活性如何,必须以生物活性实验的结果为依据。

第二节 中药化学成分生物转化技术与方法

一、概述

生物转化(biotransformation)又称生物催化(biocatalysis),是指利用处于生长状态的生物体系(包括植物细胞、动物细胞、微生物及细胞器等)和酶体系等对外源性底物(exogenous

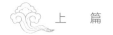

substrate)进行结构修饰所发生的化学反应,其本质是生物体系中的酶对外源性底物的催化反应。生物转化具有反应条件温和、选择性强(立体选择性、位置选择性)、催化效率高、方法简便等优点,并且可以完成化学方法通常难以完成的化学反应,现已广泛应用于医药研究的诸多领域。近年来,利用生物转化技术已经获取了大量结构新颖的中药活性化合物,为新药的研制提供了极有价值的先导化合物。生物转化技术已成为中药化学研究和制备的新领域和新方法。本节重点对中药化学成分生物转化的反应类型、研究方法及其应用进行介绍。

中药应用生物转化技术的历史由来已久,早在两千多年前,我国人民就采用微生物发酵的方法加工中药,达到提高中药药效、改变药性、降低毒副作用的目的。例如,神曲为面粉和青蒿、苍耳、辣蓼等药物混合后经发酵而成的加工品,有增进食欲、促进消化的作用,至今仍广泛使用。又如半夏曲、沉香曲和红曲等,这些经典中药都是其化学成分经微生物生物转化后提高了药效或产生了新的药理活性。近年来,随着现代生物技术的不断发展和完善,应用生物转化技术对中药进行研究的广度和深度不断拓展,技术方法不断更新和完善,已经在中药的现代化研究中发挥重要作用。

二、生物转化反应

生物转化反应的本质是生物体系的酶对外源性底物的酶催化反应。几乎所有化学反应都可以通过生物转化反应来实现,其反应类型涉及羟基化、环氧化、脱氢、氢化、水解、水合、酯化、脱水、脱羧、异构化等各类化学反应。中药化学成分生物转化过程中较为常见的反应类型主要有羟基化、糖苷化、水解、环氧化和甲基化等反应,现分述如下。

(一)羟基化反应

羟基化反应是中药化学成分生物转化中最常见的反应类型,具有很高的区域选择性和立体选择性。

中药雷公藤的主要有效成分雷公藤甲素用短刺小克银汉霉进行生物转化,分别在不同的甲基、亚甲基和次甲基位点上进行了羟基化反应,而且都是单羟基化反应,共得到 7 个极性都大于雷公藤甲素的化合物。

羟基化反应可在底物分子的不同位置专一性及立体选择性地引入含氧基团,通过选择性加羟基作用,可以将化学性质不活泼的碳氢键激活,从而使该位点活化,能进行一系列的化学反应,而传统有机化学合成很难进行这样的直接羟基化反应。

(二)糖苷化反应

糖苷化反应是指中药化学成分与糖结合形成苷,使化学成分的理化性质与生物活性发生较大变化。它可以促使水溶性不好的化合物转变为水溶性化合物。糖苷化反应主要有两种:一种是在羧酸和糖之间发生反应,形成酯苷;另一种是羟基和糖之间发生反应,形成醇(酚)苷。如将东莨菪素加入到几种茄科植物的悬浮细胞培养体系中,转化产物为其糖苷化衍生物东莨菪苷(图 7-9)。糖苷化反应多采用植物细胞和器官为反应体系进行转化反应。

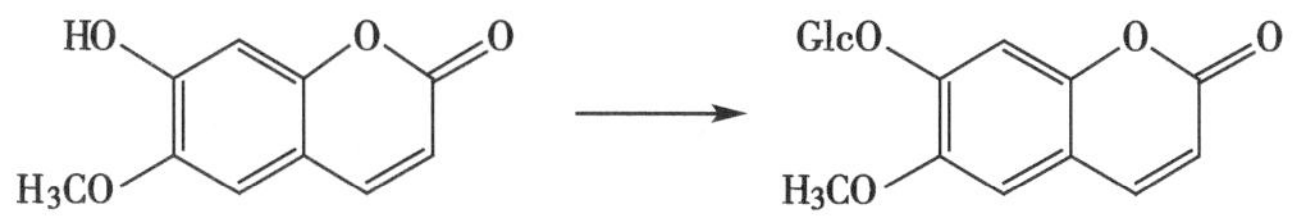

图 7-9　东莨菪素的生物转化

（三）水解反应

苷类化合物的酶水解在中药化学研究中早已广泛使用。酶对苷键的水解反应具有条件温和、专属性强的特点。生物转化体系不仅能水解苷键,还能水解酯键。生物转化中水解反应的特点在于它具有化学反应无法比拟的高度区域或立体选择性。水解反应多采用微生物和酶为反应体系进行转化反应。紫杉烷类化合物结构中往往有多个酰氧基,链格孢对 1β- 羟基巴卡亭 Ⅰ(1β-hydroxybaccation Ⅰ)能选择性地水解掉其中的 1 个或几个酰基(图 7-10)。

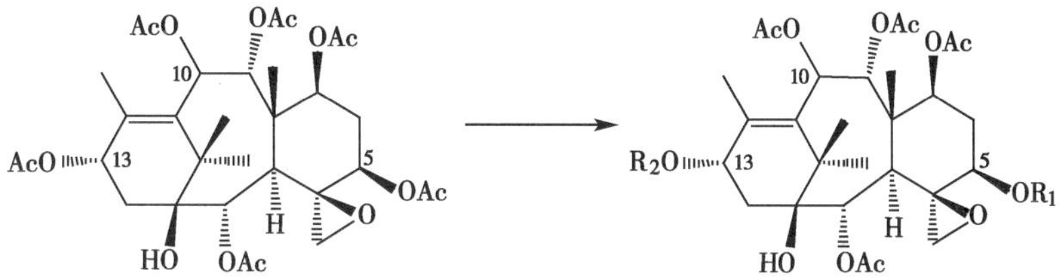

1β-羟基巴卡亭 Ⅰ

5-脱乙酰-1β-羟基巴卡亭　Ⅰ: R$_1$ = H,　R$_2$ = Ac

13-脱乙酰-1β-羟基巴卡亭　Ⅰ: R$_1$ = Ac,　R$_2$ = H

5,13-脱乙酰-1β-羟基巴卡亭 Ⅰ: R$_1$ = R$_2$ = H

图 7-10　1β- 羟基巴卡亭Ⅰ的选择性水解反应

（四）氧化反应

生物转化反应可以将醇类化合物氧化为相应的酮类化合物。反应条件温和,立体选择性强。烟草悬浮细胞可以将(R,S)龙脑和(R,S)异龙脑转化为($1R,4R$)- 樟脑(图 7-11)。这种的立体专一性强的氧化反应十分有用,可用于一些混旋的羟基化合物制备相应的光学纯的手性化合物。

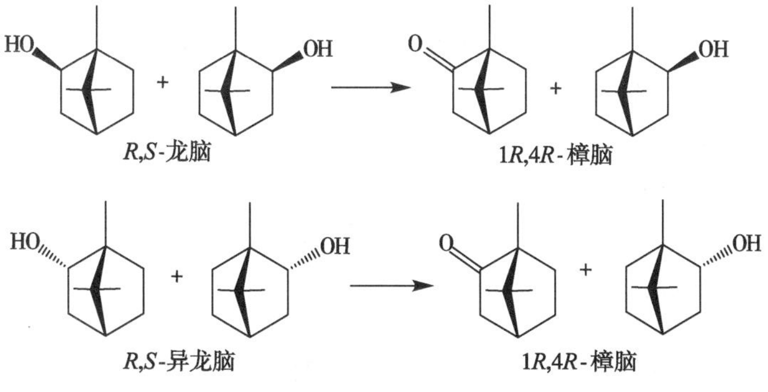

R,S-龙脑　　　　　　　　　　　　1R,4R-樟脑

R,S-异龙脑　　　　　　　　　　　1R,4R-樟脑

图 7-11　烟草悬浮细胞对(R,S)龙脑和(R,S)异龙脑的转化

（五）环氧化反应

植物细胞转化体系可将含双键化合物氧化形成相应的环氧结构,但并不产生相应的羟基化产物。中药莪术的化学成分莪术二酮应用金银花悬浮细胞转化体系可以将其 C-1 和 C-10 位间的双键氧化,得到 2 个环氧化的转化产物(图 7-12)。

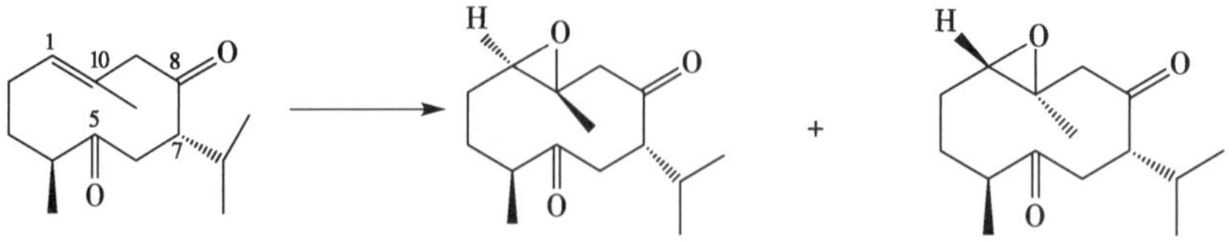

莪术二酮

图 7-12　金银花悬浮细胞对莪术二酮的转化

（六）甲基化反应

中药化学成分结构中含有的羟基可在微生物生物转化中发生甲基化反应。例如灰色链霉菌可使单酚羟基转化生成邻二酚羟基,然后再进行甲基化(图 7-13)。

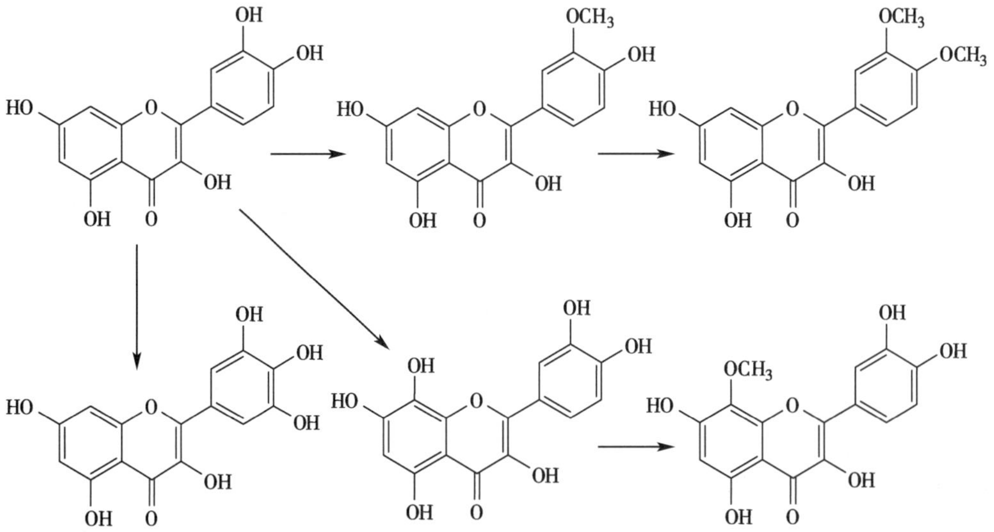

图 7-13　灰色链霉素菌对槲皮素的生物转化

三、生物转化体系及主要转化方法

用于生物转化的生物反应体系主要有真菌、细菌、藻类,植物悬浮细胞、组织或器官,以及动物细胞、组织等。因此,生物转化体系根据来源及作用特点主要分为微生物转化(microbial transformation)、植物细胞转化(plant cell transformation)、酶转化(enzyme transformation)三大类。在中药化学成分进行生物转化中,应用最多的是微生物转化体系和植物细胞转化体系。

（一）微生物转化体系

微生物转化体系是利用细菌、霉菌、酵母菌等微生物对外源性化合物进行生物转化的反应体系。其实质是利用微生物代谢过程中产生的酶对化合物进行结构转化的生物化学反应。微生物转化反应几乎包括了所有的有机化学反应类型,如氧化反应、还原反应、水解反应、缩合反应、氨化反应、酰基化反应、脱羧反应和脱水反应等。其中,氧化反应最为

常见,包括单一氧化反应、羟基化反应、环氧化反应、脱氢反应等。微生物转化体系具有如下特点:

(1) 微生物种类繁多(已发现 10 万种以上),分布广,繁殖快,培养简单,容易变异,对自然环境的变化有极强的适应能力。

(2) 微生物酶系丰富:微生物在生长过程中会产生多样的酶系,如纤维素酶、木质素酶、淀粉酶、蛋白酶、脂酶等。目前已发现了 3 000 余种能催化各种化学反应的酶。微生物丰富而强大的酶系构成了高效生物转化体系的核心,且微生物的酶系所催化的反应很多是一些化学合成难以进行的反应。

(3) 反应选择性强:微生物转化最大的优势是反应的立体选择性和区域选择性。对于比较复杂和难以进行的有机化学反应,微生物转化方法往往可非常专一、迅速地完成。因此,修饰中药化学成分某一基团时对不需要转化的基团无须保护。

(4) 反应条件温和:微生物转化反应一般都在常温、常压下进行,运行操作的设备也比较简便,反应速度快,生产周期短,收率高,副反应少,一般不造成环境污染,后处理也很简单。

(5) 优化条件可使转化率提高:微生物转化中药底物的过程中易受到底物溶解度低、底物和产物抑制微生物酶活性及产物进一步降解等因素的影响。为了提高转化率,可以从诱导物和底物的添加,表面活性剂的添加,碳源、氮源、无机盐、微量元素和酶的抑制剂以及微生物细胞和酶的固定化反应体系等方面进行选择优化。

(6) 微生物转化可以连续进行,容易进行工业化规模生产。

常用微生物转化方法有:

1. 分批培养转化法　在摇瓶或发酵罐中进行培养转化。一般在通气的条件下将微生物培养至适当时期加入底物进行转化反应,加入时间因菌种和底物不同而各异,一般取对数生长期,但也有在延迟期和稳定期加入的。在转化过程中,酌情加入酶诱导剂或抑制剂等。当转化产物不再增加时停止转化反应,进行产物的分离和鉴定。

2. 静止细胞转化法　静止细胞是指活而不再生长的菌丝体,它保持着原有各种酶的活力。静止细胞转化法是将培养至一定阶段的菌丝体分离,将其重新悬浮于不完全的培养基(缺少某种营养,如氮源等)中,使其不能继续生长,然后加入底物在适宜的温度、pH和震荡条件下培养至转化终点。该法是一种将生长影响降低至最小而进行的生物转化方法。

3. 孢子转化法　细菌的内生孢子一般无活性,但真菌的分子孢子和子囊孢子常含有活力很高的酶,并较菌丝体所含杂质较少。应用真菌的孢子悬浮液培养进行生物转化,方法与静止细胞转化法相似,也是采用不完全培养基,仅含有缓冲液及葡萄糖等产生能量的碳源。孢子转化需要注意的是,不能让孢子萌芽,否则不能保持稳定的生物转化活力。

4. 渗透细胞转化法　该技术一般采用表面活性剂或有机溶媒增大细胞渗透性或改变细胞膜孔,促使底物容易渗入细胞内和酶充分接触,同时便于转化产物透出细胞外。这种方法更适合于胞内酶作用的转化。

5. 固定化细胞转化法　该方法将固定化细胞在适宜的转化条件(pH、搅拌速率和培养基)下对底物进行转化。固定化细胞分为 2 类:一类是将细胞与固定材料通过化学反应以化学键的形式缔合;另一类是将整个细胞包埋在胶基中。目前,常用的固定化方法有聚丙烯酰胺聚合法和卡拉胶包埋法。固定化细胞转化法既能保持细胞相对活的状态,同时使得转化产物提取简单,且固定化细胞可以长期反复使用,便于自动化和大规模工业生产。

6. 干燥细胞转化法　将菌丝体通过一定方法制备成干燥细胞,然后用于生物转化。该法是另一种静止细胞转化法,更便于储备,可随时使用。干燥细胞的制备有2种常用方法:①冷冻干燥法:将培养的菌丝液,通过离心或过滤,洗涤后获得干净的菌丝体并重新悬浮于稀的缓冲液或纯水中,通过冷冻干燥除去水分,得到蓬松的粉末。这种干燥菌丝体在冰冻保存的条件下可以保持活力达数年之久,适合大规模工业化生产。②丙酮干粉制备法:将菌丝体悬浮于 -20℃的丙酮中处理3次,每次获得泥浆状的丙酮液,滤过后收集,用冷乙醚洗涤后备用。制备的丙酮干粉必须冰冻贮藏,以供随时使用。

（二）植物细胞转化体系

植物细胞具有巨大的产生特定次生代谢物的潜力。在植物细胞培养中,一些重要的次生代谢产物并不形成和累积,但保留了将外源底物转化为有用产物的能力。植物细胞转化体系是在植物细胞培养技术基础上建立起来的。近年来,利用植物细胞和器官作为生物转化体系来转化一些外源化合物,取得了重要进展。与微生物及其产生的酶进行的生物转化相比,植物细胞转化系统的独特之处在于植物细胞中具有许多微生物中不存在的独特的酶,它们可以催化一些特定的反应,生成许多复杂的化合物,甚至是新化合物,而用化学的方法来合成这些化合物步骤烦琐且费用昂贵。因此,利用植物细胞及从植物细胞中分离出的酶进行化合物结构修饰或药物生产,具有极大潜力。

目前,已知离体培养植物细胞具有酯化、氧化、糖苷化、异构化、甲基化、去甲基化、乙酰化等多种生物转化能力,且反应选择性强、反应条件温和、不造成环境污染和后处理简单,还可以进行有机合成所不能或很难进行的化学反应。

植物细胞转化体系对中药化学成分进行生物转化主要有悬浮细胞培养、悬浮器官培养(茎尖、根)、固定化细胞培养、毛状根培养和基因工程方法等。

1. 悬浮细胞培养　悬浮细胞培养是最早被开发应用的植物细胞转化系统,具有直接使用前体,工艺操作简单,细胞转移限制少和不存在影响细胞活力生理状态的介质等优点。因此,它是目前使用最多的转化系统。如夹竹桃科植物长春花悬浮细胞富含参与生物碱等化学成分生物合成的酶系,是较常用的悬浮细胞培养体。利用该体系能进行羟基化、氧化、还原、碳碳双键氢化、糖苷化和水解6种类型的转化反应。

植物悬浮细胞培养也存在细胞生长缓慢、转化率低、易污染、体细胞克隆不稳定等一些不足,为了维持高产就必须持续不断地筛选细胞株。

2. 毛状根培养　毛状根是发根农杆菌侵染离体植物伤口以后,诱导植物形成的快速、非向地性、高度分支的无规则根团。同植物细胞一样,毛状根培养物也可用于生物转化。毛状根属于生长激素自养型,通常在无激素的培养基上能旺盛生长。与植物细胞悬浮培养相比,毛状根培养的生长速度更快,不需要添加外源生长素,而且由于其属于器官培养,具有分化性,使其遗传稳定性增加,因此其代谢产量也非常稳定。

3. 固定化细胞培养　固定化细胞培养就是把植物细胞用琼脂凝胶、海藻酸钙、有机橡胶等包埋后,再用交联剂进行渗透交联处理以提高细胞通透性的一种培养技术。固定化细胞培养转化系统有许多优点:固定化细胞能长时间保持细胞活力,可长时间反复使用,抗剪切能力强,耐受有毒前体的浓度高,易于实现高密度培养,转化效率高,后处理难度小等。但是,固定化细胞培养也存在少数转化产物保存在细胞内、转化能力并无改进等不足,因此在中药化学成分生物转化中应用较少。

4. 基因工程方法　将编码催化生物合成反应的关键酶基因转入到真菌或细菌细胞中去增殖,然后再把这个克隆的基因转入到植物并在其中表达。植物转基因技术不但能够有效地产生和改造现有的生物转化过程,而且对于研究基因功能和生理性调节及其发展过程都是一个强有力的工具和手段。如天仙子胺 6-β 羟化酶在大肠杆菌中的表达,使重组大肠杆菌能够将天仙子胺转化为东莨菪碱;将该基因转入植物颠茄中进行表达,则转基因的毛状根中,天仙子胺向东莨菪碱的生物转化效率大大增加。

(三)酶转化体系

微生物及植物细胞组织进行的生物转化最终都要通过各自具有的酶系来实现。由于生物转化反应的多样性,参与的酶也多种多样。利用植物细胞体系对中药化学成分进行生物转化,其实质是某个酶或多酶体系参与的生化反应。由于外源性化合物进入植物细胞后常被多途径代谢,因而形成多种微量转化产物,同时植物细胞自身也会生成大量次生代谢产物,这样给分离带来了较大困难。利用植物酶进行的生物转化,由于酶本身的特性,生物转化可以定向、定量地进行,且后处理容易。因此,使用植物酶制剂选择性地产生单一或某一类的转化产物是最佳选择。与上述植物来源的生物转化体系相比,以酶为转化体系的制备技术更适合工业化大生产。但与细胞系统比起来,酶在分离纯化的过程中的活性会有一定损失。

据酶催化的反应类型,可将酶分为氧化还原酶、转移酶、水解酶、裂解酶、异构酶和连接酶 6 类,其中氧化还原酶和水解酶在中药化学成分的生物转化反应中应用最多。一些从植物分离的重要酶包括木瓜蛋白酶、氧腈酶、环化酶、酚氧化酶、卤化过氧化酶、脂氧酶、细胞色素 P450 单加氧酶及 α- 氧化酶、莨菪碱 6β- 羟化酶和葡萄糖苷酶等,可催化一些重要反应,其中区域选择性羟基化、糖基化酶的应用已为许多药物的制备提供了有力手段。

四、生物转化程序及影响因素

中药化学成分生物转化研究的一般程序为:将所使用的生物体系接种于培养液中进行预培养,调节生物体的生长状态,待其中的酶系具有较高的反应活性后投加外源性底物,根据所选转化体系的特点再共孵培养一定时间,待共孵培养结束后,分离鉴定转化产物。

生物转化本质上是一个酶促反应,受到诸多因素的制约,如转化时间、温度、底物添加方式、酶的诱导剂、酶的抑制剂以及生长调节剂的加入等。主要影响因素如下:

(一)转化反应的时间和温度

酶催化反应都有一个最佳反应时间,时间过短转化不完全,时间太长生物体衰老从而导致酶的活力下降甚至失活。转化时间因转化反应的种类、微生物生长速度和酶的活性不同而有所差别,可以利用 HPLC 等分析手段,进行动态检测来获取一个最佳转化时间。温度也影响酶的催化能力。一般方法就是选择生物转化体系中生物体的最适生长温度。

(二)底物添加方法

水溶性底物相对来说容易转化,但应注意底物的添加量、添加速度和底物的毒性大小。脂溶性底物的添加方法主要有 3 种:溶于适量有机溶剂中投料、细粉末直接投药、应用吐温 -80 等表面活性剂助溶后投料。

(三)酶诱导剂的使用

酶可分为组成酶和诱导酶 2 类。组成酶是在细胞的生长过程中产生的酶类,并参与生物体自身的新陈代谢;诱导酶只有在加入一定的诱导物后才会产生或明显增加。对于组成酶来说,生物转化的酶量主要与生物体的数量和生长状态有关。诱导酶则除了与生物量有关以外,还与酶诱导剂的使用直接相关,通常是在对数生长前期加入较为合适。外源性底物对转化酶多具有诱导作用,所以可在培养基中预先加入微量底物进行酶诱导,可以提高转化效率。

(四)酶抑制剂

在确切了解参与转化的酶系统性质的前提下,可以适当加入抑制剂来抑制转化过程中的副反应,以保证获得足够的目的产物。例如,在应用微生物降解胆固醇侧链的方法制取甾体药物中间体雄甾二酮过程中,可通过添加二价铁的螯合剂抑制开裂甾体母核酶的副反应。

此外,转化液的 pH、光照、通气量和培养基的选择等培养条件均会对转化效率产生较大影响。

五、中药化学成分生物转化的应用

中药的活性成分是中药治疗与预防疾病的物质基础,也是药物发现的重要来源。应用生物转化的方法处理中药中的化学成分,既可制备新的化合物,又可改造已有的化合物,增加目标产物的产量以及克服化学合成的缺点,改善中药有效成分的水溶性或稳定性,降低毒副作用,提高中药产品的附加值等。生物转化对于更好地发挥中药的药效作用、充分发挥我国中药的资源优势,开发具有自主知识产权的新药都具有十分重要的意义。生物转化主要应用在中药研究中的以下几方面。

(一) 新的活性化合物的发现

天然产物始终是创新药物开发的源泉,其研究与开发的重点之一就是在天然产物中寻找结构独特的活性化合物。随着分离技术的日益成熟,人们已经从中药中分离纯化出数以万计的活性化合物,其中许多化合物被成功开发成为药物,如紫杉醇、青蒿素、地高辛、利血平、麻黄碱等。但如今,从现有资源中发现结构新颖并有药用价值的化合物已经越来越难。以天然活性产物为底物通过生物转化方法对其进行结构改造和修饰,来获得高活性、低毒性的新结构化合物已成为新药开发的一条有效途径。

雷公藤二萜是卫矛科植物雷公藤的主要有效成分,属松香烷型二萜,具有免疫抑制、抗炎、抗生育、抗肿瘤等多种显著的生理活性,但由于肾毒性大,其临床应用一直受限制。利用植物细胞悬浮培养体系和微生物体系对雷公藤的主要成分雷公藤甲素和雷公藤内酯进行了生物转化研究,所得的 17 种产物中有 11 种为新化合物,除 19- 位羟基化产物外,多数转化产物表现出较强的细胞毒活性。

紫杉醇是从红豆杉属植物中分离提取的紫杉烷类二萜,被认定为最有效的抗癌药物,但紫杉醇含量极低。通过对含量较高的紫杉烷类成分进行生物转化,发现了大量新化合物,其中有些转化产物具有显著的生物活性。如用微生物和植物细胞对 sinenxan A、云南红豆杉甲素等 4 个紫杉二烯类化合物进行生物转化,得到的 53 个转化产物中有 41 个是新化合物,其中转化产物 9α-hydroxyl sinenxan A 经化学修饰所得产物 9α-cinnamoyl sinenxan A,对 3 种多药耐药性肿瘤细胞(A549/taxol、KB/VCR 和 HCT-8)有显著的逆转活性。部分新化合物如下所示。

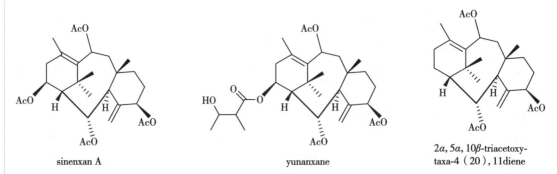

sinenxan A yunanxane 2α, 5α, 10β-triacetoxy-taxa-4(20), 11diene

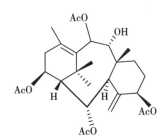

$5\alpha,10\beta,14\beta$-triacetoxy-taxa-4（20），11diene

9α-hydroxyl sinenxan A

9α-cinnamoyl-sinenxan A

紫杉烷类成分生物转化所得的部分新化合物

以多种不同催化功能的生物转化体系对中药化学成分进行生物转化,可产生新的天然化合物库,再通过与药理筛选手段相结合,可从中寻找新的高活性或低毒性的天然活性先导化合物,最终开发中药新药。

（二）改善中药化学成分的理化性质和生物活性

中药中发现了许多具有活性的化合物,有些被成功地开发成为药物,如青蒿素、利血平、地高辛、麻黄碱、紫杉醇等。但很多中药活性成分由于药理作用不显著、毒副作用大、理化性质不合适等原因无法开发成药物。利用传统的化学法对其进行结构修饰存在收率不高、某些反应难以进行等不足,且大量化学试剂的使用会带来溶剂残留和环境污染等问题。利用生物转化技术可将中药的活性成分进行结构转化,得到改善其性质,提高其活性,降低其不良反应的目标产物。

1. 增强中药化学成分活性 通过对中药有效成分进行生物转化修饰结构,可以获得活性更高的有效成分。例如,常用中药淫羊藿的主要有效成分为淫羊藿苷,具有增强内分泌、促进骨髓细胞 DNA 合成和骨细胞生长的作用。淫羊藿苷有 3 个糖基。研究表明,糖基数目较少的苷和苷元活性均高于淫羊藿苷。利用曲霉属霉菌产生的诱导酶水解淫羊藿苷可制得活性更高的次级苷或苷元,且转化率高。

2. 改变中药有效成分的活性 将化学与生物学手段相结合,可将具有抗癌活性的 20-*O*- 乙酰基喜树碱转化为具有抗病毒活性的麦辛酮。对 20-*O*- 乙酰基喜树碱进行微波照射,得到反式和顺式的 Δ（19，20）-20-*O*- 乙酰基麦辛以及 17- 乙酰基麦辛酮,再用面包酵母孵化反 -Δ（19，20）-20-*O*- 乙酰基麦辛,可获得麦辛酮和（S）- 麦辛。

3. 将中药无效成分转化为有效成分 紫杉醇是从红豆杉属植物树皮或针叶中分离提取的有效抗癌药物。但红豆杉生长缓慢,且紫杉醇含量极低,仅为干重的 0.01%,所以紫杉醇的来源一直是一个亟待解决的问题。人们发现一种特殊的中国红豆杉的愈伤组织,它丧失了合成紫杉醇和紫杉烷的能力,却能产生具有紫杉醇类药物骨架的 taxadiene,并且产量很高,这使得它成为生产紫杉醇及活性紫杉烷类物质的极具潜力的前体。

人参皂苷 Rg$_3$、人参皂苷 Rh$_2$、人参皂苷 Rh$_1$ 在人参属植物中都是微量成分,但具有强抗肿瘤活性。利用微生物对三七中的主要皂苷成分人参皂苷 Rb$_1$、人参皂苷 Rg$_1$、人参皂苷 Rd、人参皂苷 Rb$_2$、人参皂苷 Re、人参皂苷 Rg$_2$ 及三七皂苷 R$_1$ 进行系统的生物转化研究,从4 种真菌体系中得到 8 个转化产物,其中 Rh$_1$ 的转化率达 85% 以上,同时系统地比较了 8 种真菌转化体系对三七中 7 种主要皂苷类成分生物转化的底物特异性,显示:新月弯孢霉、顶头孢只能转化原人参二醇型皂苷,不能转化原人参三醇型皂苷;少根根霉主要转化原人参二醇型皂苷;黑曲霉和蓝色犁头霉只能转化原人参三醇型皂苷,而不能转化原人参二醇型皂苷。这些研究为进一步探讨作用机制及转化规律奠定了坚实的基础。

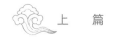

4. 降低中药化学成分的毒性 通过生物转化对化学成分进行结构修饰,可以降低重要有效成分的毒性。例如,喜树碱具有很好的抗肿瘤活性,但其严重的胃肠毒性、抑制骨髓功能等毒副作用制约了它在临床上的广泛应用。10-羟基喜树碱是喜树碱的衍生物,与喜树碱相比同样具有较好的抗肿瘤作用且毒性大大降低,但是它在喜树中的含量仅为十万分之二,提取分离十分困难。采用无毒黄曲霉菌株 T-419,可将喜树碱转化为 10-羟基喜树碱,转化率达 50% 以上(图 7-14)。

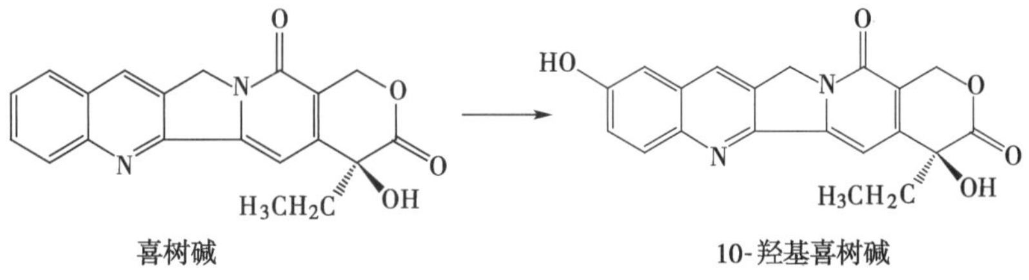

图 7-14 黄曲霉菌对喜树碱的生物转化

雷公藤二萜具有多种显著的生理活性,但由于肾毒性大,其临床应用一直受限制。黑曲霉能较完全地转化雷公藤内酯酮,转化产物分别为 17-羟基雷公藤内酯酮、16-羟基雷公藤内酯酮、5α-羟基雷公藤内酯酮和雷公藤甲素,而且它们的细胞毒性都小于原来的转化底物。

5. 改善中药化学成分的理化性质 一部分中药有效成分的水溶性或稳定性不好,影响了它们的应用。对这些化合物进行结构转化,从而改善其性质是非常必要的。青蒿素是我国从中药中自主开发的抗疟药物,但其水溶性较差,临床应用不方便。利用灰色链霉素菌可在青蒿素结构中引入羟基,得到 9α-羟基青蒿素,可改善水溶性。同时体外抗疟试验表明,9α-羟基青蒿素具有抗恶性疟原虫的作用,且其抗疟作用活性中心过氧桥并未发生任何改变,这在有机合成中是较难做到的。又如,葛根素是中药葛根中含量较高的异黄酮,是葛根的主要有效成分,但其水溶性差,因此不能通过注射给药。为提高其水溶性,利用嗜热脂肪芽孢杆菌的麦芽糖淀粉酶对其转化,得到 2 种主要产物,分别为 α-D-葡萄糖基-(1-6)-葛根素和 α-D-麦芽糖基-(1-6)-葛根素,而且它们的溶解度分别是葛根素的 14 倍和 168 倍。

(三)用于中药有效成分的生产

生物转化为中药有效成分的生产提供了新的技术平台。京尼平是环烯醚萜类成分,在抗肿瘤、治疗肝硬化等方面疗效显著。利用高产 β-葡萄糖苷酶菌种制备游离细胞和固定化细胞,在温和条件下可将京尼平苷转化为京尼平,转化率高达 98%。这种微生物转化法安全、高效,产品纯度高,是生产京尼平的一种新方法(图 7-15)。

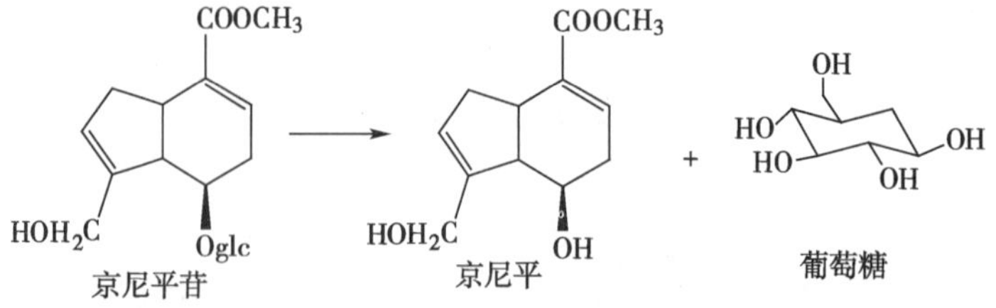

图 7-15 京尼平苷的生物转化

笔记栏

学习小结

1. 学习内容

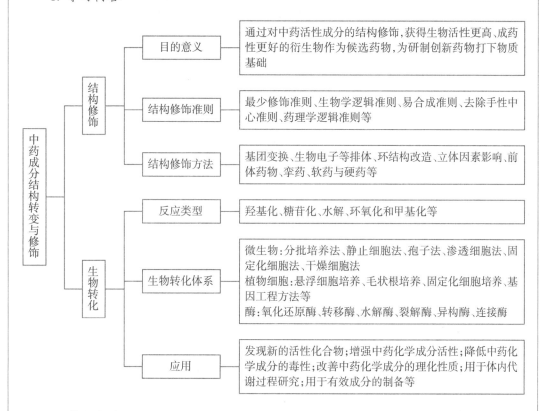

中药成分结构转变与修饰
- 结构修饰
  - 目的意义：通过对中药活性成分的结构修饰，获得生物活性更高、成药性更好的衍生物作为候选药物，为研制创新药物打下物质基础
  - 结构修饰准则：最少修饰准则、生物学逻辑准则、易合成准则、去除手性中心准则、药理学逻辑准则等
  - 结构修饰方法：基团变换、生物电子等排体、环结构改造、立体因素影响、前体药物、孪药、软药与硬药等
- 生物转化
  - 反应类型：羟基化、糖苷化、水解、环氧化和甲基化等
  - 生物转化体系：
    - 微生物：分批培养法、静止细胞法、孢子法、渗透细胞法、固定化细胞法、干燥细胞法
    - 植物细胞：悬浮细胞培养、毛状根培养、固定化细胞培养、基因工程方法等
    - 酶：氧化还原酶、转移酶、水解酶、裂解酶、异构酶、连接酶
  - 应用：发现新的活性化合物；增强中药化学成分活性；降低中药化学成分的毒性；改善中药化学成分的理化性质；用于体内代谢过程研究；用于有效成分的制备等

2. 学习方法

（1）了解结构修饰准则，重点学习根据中药有效成分构效关系，对中药有效成分进行基团变换、立体因素影响、前体药物和软药与硬药等结构修饰的思路和方法。

（2）掌握各类生物转化体系的特点和应用方法，首先要对酶的催化性质和特点进行了解。

（3）生物转化的反应类型及其特点应与化学合成反应进行比较。

（4）生物转化在中药研究方面的应用和发展趋势可结合中药现代化的一些关键问题解决思路进行理解和认识。

（王莉宁）

复习思考题

1. 中药有效成分结构修饰的目的和意义是什么？
2. 试述生物转化在中药化学成分研究中的主要应用。
3. 简述生物转化反应的主要类型及特点。

扫一扫，
测一测

PPT 课件

◇◇◇ **第八章** ◇◇◇

中药复方药效物质基础的研究

学习目标

通过学习中药复方药效物质基础研究的思路和技术方法,掌握在中医理论指导下的中药复方研发的关键技术。

第一节 概　述

中药复方是在中医"理法方药"理论指导下,由多味中药按君、臣、佐、使的分工合作原则配伍成的"有制之师",是我国长期临床实践的产物。中药复方是中医临床用药的宝贵财富,多成分、多靶点是其特色和优势所在,具有种类繁多、适应证广泛等特点。习近平总书记指出:"中医药学包含着中华民族几千年的健康养生理念及其实践经验,是中华文明的一个瑰宝,凝聚着中国人民和中华民族的博大智慧。"中药有着几千年的临床实践检验,现代科技已证明其复方构成的合理性、科学性和实用性,是在七情合和的相互关系中发挥临床治疗效应的验方。

中药复方成分复杂,药效物质基础、作用机制不清,量-效关系缺乏科学的数据支持,已成为其深入研究的瓶颈,严重阻碍了中医药的现代化和国际化进程。此外,中药复方成分复杂,采用不同炮制工艺,同一类药物的活性成分可能不同。如何结合中医理论指导中药的活性成分发现呢?在现代科技发展日新月异的当代,不同科学家提出了不同的中药复方活性成分的研究方法。而万变不离其宗,无论是采用整方研究策略,从多成分、多靶点、多途径阐释复方的药效物质基础,还是采用拆方策略,从事中药复方药效物质基础研究,一定要结合复方的主治功能开展研究。

从20世纪90年代开始,我国的复方药效物质基础研究出现了百家争鸣的局面,其中的许多理论对今后的研究发挥了积极的指导作用,有些思路至今还在应用,所以了解复方药效物质基础研究的发展过程对今后的工作有着重要的意义。中外学者对中药复方的研究思路存在一定的差异,而我们应在今后的研究中取长补短。

第二节　中药复方药效物质基础研究技术

随着中药复方药效物质基础研究的不断深入,研究对象不仅局限于单味中药的性状,而是拓展至体内外分子水平的生物样本,因此传统的技术手段已经无法满足实际需要。随着科学的进步和各种技术手段的不断创新,多种现代化技术(如现代色谱技术、药效评价技术和计算机辅助虚拟筛选技术等)得到了很大发展,而且这些现代化先进技术正逐渐被引用到中药复方的研究中来。新技术具有高效快速、准确灵敏等优势,将提高中药复方药效物质基础研究的整体水平。

一、液质联用技术

中药化学成分研究是阐明中药药效物质、药理作用及其机制和临床疗效的先决条件,是中药现代化的重要组成部分。但中药化学成分复杂,结构类型繁多,传统的鉴定方法需要消耗大量的药材,烦琐的分离耗时耗力,得到的微量成分的结构解析也十分困难。因此,寻找快速、便捷的中药成分定性方法,是中药分析和中药现代化方面亟待解决的问题。液质联用技术(liquid chromatography-mass spectrometry)起源于 20 世纪 70 年代,是目前使用最广泛的分析手段之一。液质联用技术将色谱的高分离性能和质谱的高鉴别能力相结合,实现了两者的优势互补。在中药分析领域,液质联用技术以高效快速、灵敏度高、样品处理简单、用量少的优势,在化学成分分析、质量控制、结构鉴定和药代动力学等多方面展现出极大的发展潜力,得到了广泛应用,实现了中药分析的自动化和现代化,有效降低了分析工作的难度,提高了工作效率。

二、药效评价研究技术

药效学研究药物的生化、生理效应及机制以及剂量和效应之间的关系。其目的是确定药物预期用于临床防、诊、治的药效;确定药物的作用强度;阐明药物的作用部位和机制;发现预期用于临床以外的广泛药理作用。中药复方药效学研究应以中医药理论为指导,运用现代科学方法,制订具有中医药特点的实验方案,根据药物的功能主治,以动物或其器官、组织、细胞、分子等为对象,选用或建立相应的动物模型和实验方法,初步证实药物是否有效,明确药效的强度、范围、特点。

中药复方药效学实验研究大致分为离体实验和在体实验两大类型。离体实验可以在离体的动物器官组织、细胞水平进行实验研究,具有动物需要量少、用药量少、研究周期短、可严格控制实验条件、减少干扰因素等特点。但离体实验脱离了与机体的联系,不能完全代表药物在体内代谢的变化;并且对于粗制中药制剂,其杂质及无机离子成分会对离体实验结果产生影响。在体实验是使用正常动物或人工复制成疾病模型的动物进行药物有效性实验的研究手段;此方法保持了机体的完整性,也使机体与外界环境保持了正常联系,可以系统地探讨药物的作用机制,反映其作用特点。

动物是药效学评价的主要研究对象。良好的动物模型是评价药物疗效及探明其作用机制的有力工具。动物模型的一般要求为:①应与临床疾病相似,特别是中医"病"或"证"的动物模型,应具有中医特点,与临床辨证有相似性。②应经药物反证有效。但由于种属差异,造型方法,机体反应性及证候表现,特别是社会因素与环境因素的影响等,动物模型很难(或几乎不可能)与人类疾病的临床表现完全相同,而且很多动物模型不成熟、不完善、有待修改完善,还有更多的动物模型尚待建立。同时,由于中药药效学评价是通过检测系列指标而实现的,其结果也是通过一系列指标的描述而表达出来的,因此,各种指标的检测在药效学评价中就显得异常重要了。指标的选取需要满足客观性、特异性、敏感性、重现性、定量观测、多指标综合观测等要求,只有正确选择实验观测指标,才能准确无误地反映药物对实验对象的影响。

三、药代动力学研究技术

中药药代动力学(药动学)基于动力学原理研究中药及其复方在体内吸收、分布、代谢和排泄(ADME)的动态变化规律及其体内时量时效关系,并用数学函数对其加以定量描述。与药效学研究药物对机体的生物学活性相对应,药代动力学侧重于研究机体对药物的处置,而药物在生物体内的处置特性在一定程度上决定了其药效作用强度。因此,中药药代动力学对于揭示其在体内药效作用与作用机制具有一定的指导作用,被广泛应用于现代中药开发的深入研究。

以单个化学成分为指标,进行较为系统的药动学研究,推测整个中药的药代动力学参数,这种模式适用于有效成分明确的中药及复方。随着研究的不断深入,对中药复方药代动力学的研究已经从单个指标性成分的药动学,逐渐过渡到多指标性成分同时定量分析,多个单体成分同时定量来表征中药及其复方的药动学特性,从某种意义上来讲较之单个成分的药动学测定更合理。此外,中药复方的物质基础是由多组分构成的有序整体,不同的结构比例可能会影响药物的体内 ADME 过程,而体内药代动力学过程也会发生变化。王广基课题组首次提出了中药多组分整合药代动力学(PK)新概念,采用新整合的药代动力学参数来研究中药整体的药代动力学过程,并以血塞通注射液为模型药物开展了相关研究。根据曲线下面积(AUC)这一反映药物体内暴露的 PK 参数自定义各成分血药浓度的权重系数(W),进而运用数学模型进行多组分整合,从整合血药浓度时间曲线计算整合 PK 参数而最大限度地表征中药整体 PK 行为。在对脉络宁注射液的研究中,拓展了基于药效权重系数及 PK-PD 联并权重的模型整合方法,证实了联并整合权重的优越性。

四、生物色谱技术

在活性追踪基础上发展的生物色谱,采用生物受体结合在色谱柱上,根据具有生物活性的固定相能特异性地结合与人类生命活动有关的各种生物活性物质这一特点,在线追踪药效成分。这种方法发现方剂不同成分与不同活性受体结合,从而证明了中药的多成分、多靶点作用特征;此外,能够与显色剂反应生成有色配合物的组分,形成差异的指纹图谱来筛选活性成分。这两种色谱方法的技术含量高,可方便用于识别药效成分。分子生物色谱是将生物体内活性物质如酶、受体、传输蛋白等固定于色谱填料中,利用中药中活性成分与它们的相互作用,发现新生理活性物质,了解中药作用的机制,并认识复方作用的物质基础。该技术是将色谱分离与生物医学两者新成果紧密结合起来的一种新技术、新方法(包括固定血清蛋白生物色谱、固定生物膜色谱以及微量渗析 -HPLC 技术),具有重现性好、色谱系统测量精度高、数据的变异系数小、快速简单等优点,不仅很适合于成分复杂的中药复方研究,还将有助于阐释药物的分布、排泄、代谢、活性、毒副作用及体内生物转化。

五、计算机辅助虚拟筛选技术

计算机辅助虚拟筛选技术(virtual screening technology)基于"锁钥原理",利用计算机强大的计算能力,在已经构建好的待筛选化合物的三维模型数据库中搜寻与靶标位点具有潜在相互作用的分子化合物,从而达到初步筛选的目的。计算机辅助虚拟筛选技术作为中药活性成分筛选的一种新兴技术,具有效率高、成本低、速度快、容量大的特性,在中药活性成分初步筛选过程中,可以对复杂体系中的多种成分实现一定的聚焦效果,缩小筛选范围。

中药复方是中医临床用药的特点和优势。中药配伍具有悠久的临床应用历史和丰富的文献记载,在研究阐明其主要有效物质和配伍药理机制基础上,有可能作为包括组分中药在内的现代复方药物研发的重要线索和参考,成为具有中国特色和中药特点的一种创新药物研发模式。随着新药创制中投入/产出比的急剧降低,预示着"单成分、单靶点"药物研发之路将越走越窄,取而代之的多靶点药物(包括单成分多靶点和多成分多靶点)的药物研发策略将成为未来制药行业的主流。而中药复方是一个天然组合化学库,与西方组合化学的广泛高通量筛选手段相比较,从这种经过人体临床验证的"天然组合化学库"中寻找活性化合物,然后进行优化组合或结构改造,往往成功率更高。因此,中药复方将成为今后药物开发的一个宝库。

第三节　中药复方药效物质基础研究方法

现代技术手段的应用,促进了中药复方药效物质基础的研究。但是,中药复方的复杂性决定了它具有多成分、多靶点、整合调节的优势和特点,同时也为其作用机制的研究带来了严峻挑战。中药复方中物质成分众多,不同于化学药明确的分子结构和药效基团。中药复方的药效物质基础研究是一项庞大工程,涉及多学科交叉。针对中药复方研究的诸多难点进行方法创新,发展具有普适意义的研究方法将对中药药效物质基础研究的发展产生巨大推动作用。

一、基于谱效关系的中药复方药效物质基础研究方法

谱效关系研究是建立在中药复方指纹图谱研究之上的,通过应用色谱及其联用技术,可最大限度地获取其中的化学信息。将中药复方指纹图谱中化学成分的变化与中药药效变化联系起来,可建立中药谱效关系,进而反映复方内在质量。

在对中药复方进行化学成分提取、分离和结构鉴定的基础上,可结合指纹图谱对色谱峰进行指认,采用适当药理模型对得到的单体化合物进行活性评价,或组建有效成分群进行活性比较。

药味与药量加减研究采用拆方谱效关系验证。中药复方的拆方研究目的是精简方剂,寻找发挥增效减毒作用的最佳药物组合,确定方中主要药物或活性物质的来源。拆方研究有两种方式,一种是在全方药效评价的基础上,分别从方中撤出一味药和/或一组药后进行实验,用以评价撤出的药味对原方功效的影响;另一种是在全方药效评价的基础上,对方中每一味药用同一剂量或不同剂量平行实验,或按照"君、臣、佐、使"或"药对"等原则分为几组进行平行实验。已有研究报道,对甘草附子汤、血府逐瘀汤、滋肾丸等进行拆方研究,结合药效评价与高效液相色谱成分分析,发现具有代表性的有效成分,获得其药效物质基础。

二、代谢组学研究方法

1990年,代谢组学之父、英国帝国理工学院 Jeremy Nicholson 研究小组首次提出代谢组学(metabonomics)概念。代谢组学是研究在新陈代谢过程中生物体内代谢产物的变化规律,揭示机体生命活动代谢本质的科学。它主要采用现代分析仪器和手段,定性定量地研究生物体体液中的内源性代谢产物即代谢组,结合模式识别等化学信息学技术,分析生物体在不同状态下的代谢指纹图谱的差异,获得相应的生物标志物群,从而揭示生物体在特定时间、环境下的整体功能状态。中药进入机体后,起效的是中药中的原型成分、或代谢产物、或与机体作用形成的新成分,三者构成体内中药成分的代谢物组。

代谢组学强调把人或动物作为一个整体来研究,同时在方法学上具有无创伤、动态、接

近生理条件下研究等特点。而中药"多组分、多靶点、整体调节"的特点及中医药理论的"整体观""辨证论治"与代谢组学的全景式、整体互动性、综合性不谋而合,是中医药现代化的最佳切入点,为传统中医药研究提供了崭新的和强有力的技术手段。代谢组学研究对于中药复方安全性研究和评价具有重要意义。中药使用不当所出现的药物毒性比较普遍,多数与长期使用、大剂量使用有关。由于代谢组学有独特的优势,实验样品多为外周性生物样品(如尿),可以连续多次获取,在同一动物或人体观察毒性作用发生、发展和恢复过程;样品处理简单,适用于 HPLC、LC-MS 和 NMR 分析;可以根据代谢物组图的变化,发现毒性的化学或生物标志物,以此作为体内药物安全性评价的方法,比传统方法更快、更准确地发现毒性物质和毒性规律。

在我国,将代谢组学应用于中医药现代化研究将是一个重要的研究方向。中药复方成分复杂,药效物质基础是制约中药现代化发展的重要瓶颈,也一直是中药科研的热点和难点。如今,代谢组学这一整体系统研究手段的出现,与中药研究"多维多息"的研究思路不谋而合。可以预言,代谢组学技术的应用,必将大大加速中药现代化的研究进程,推动我国的中药研究与开发同国际双向接轨。

三、血清药理学和血清药物化学研究方法

1989 年,日本学者田代真一提出了"血清药理学"和"血清药物化学"的概念。传统中药复方多为口服给药,口服后,药物成分或经过消化道直接吸收入血液;或经消化液、消化酶及肠内菌群的作用分解成次生代谢产物被吸收入血液;或经肝微粒体酶代谢成有活性的代谢产物。无论经过上述何种途径,其有效物质均以血液为介质输送到靶点,从而产生作用。因而给药后的血清才是真正起作用的"制剂",血清中含有的成分才是中药的体内直接作用物质。这种研究模式注重成分是否进入血液或靶组织,但如果成分未曾入血或转换、排泄太快,那么这些成分也很难被认为是有效成分。血清药理学和血清药物化学认为,中药复方成分虽然复杂,但进入体内且被检测到的化学成分的数量是有限的,进入血液的成分构成血清"粗提物",血清药理学就是对含有"粗提物"的血清进行药效评价,而血清药物化学则是对含药血清进行有效成分的分离鉴定。通过对血清所含复方化学成分进行分析、鉴定,把得到的化学成分与复方全方再次进行药效学比较,就可能揭示直接产生复方药效的化学成分,从而可以推断出中药复方药效的物质基础。

四、基于 PK-PD 的中药复方药效物质基础研究方法

药代动力学(PK)和药效动力学(PD)是按时间同步进行的两个密切相关的动力学过程。药代动力学研究"药物浓度时间"的关系,着重阐明机体对药物的处置过程。药效动力学研究"药物浓度效应"关系,描述药物对机体的作用规律。上述二者共同构成了现代药理学研究的基础。PK-PD 模型把药代动力学和药效动力学有机结合在一起,能客观阐明"时间浓度效应"之间的三维关系,有助于更为全面和准确地了解药物的效应随剂量(浓度)及时间而变化的规律。

五、基因组学、蛋白质组学

基因组学、蛋白质组学等各种组学技术是系统生物学发展过程中的重要工具,在中药尤其复方药理机制的阐释中应用日益广泛,显示出广阔的前景。组学技术将中药复方成分的多组分、作用的多靶点和多途径等特点与基因、蛋白质表达关联起来,比较各自不同的表达差异谱,确定不同有效成分对应基因和蛋白质表达靶点,并根据表达量的多少与复方的君、

臣、佐、使理论和使用剂量相关联,同时分析不同有效成分对应基因及蛋白质表达靶点的相互作用,分析复方各组成单药之间的密切关系,阐明复方的组成原理。

（一）基因组学

基因组学（genomics）是研究基因组的科学。它以分子生物学、电子计算机和信息网络技术为研究手段,以生物体内全部基因为研究对象,在全基因组背景下和整体水平上探索生命活动的内在规律及内在环境对机体的影响机制。"中药基因组学"是通过现代科学技术手段结合传统中药理论和现代科学理论,将中药的药性、功能及主治与其对特定疾病相关基因表达调控的影响关联起来,在分子水平上用现代基因组学,特别是功能或疾病基因组学的理论来诠释传统中药理论及作用机制。

中药由于其成分的复杂性以及多种成分间可能存在的协同作用,常难以分析其生物活性。基因芯片的出现为此提供了一条简易途径。基因芯片能够确定靶组织的基因表达模式,可将中药作用的所有靶基因全部显示出来,从而提供了在全基因组的基础上了解药物作用机制的线索。由基因芯片所获得的大量信息也可以用来阐述药效下游的药物反应个体差异,从而从基因组的高度,在分子水平上解释中药药证、方证的基因组原理,发现研究中药在人类基因组上的整体作用原理,即基因组药理。研究中药方剂对基因组的整体作用原理,可以在分子水平上进一步把方剂精确化、简单化或分子化,把中药的作用机制推向分子水平。从基因芯片表达的角度探索中药的分子层面作用机制,为进一步阐明中药复方复杂作用网络奠定了基础。

（二）蛋白质组学

蛋白质组（proteome）最早由澳大利亚 Macquarie 大学的 Wilkins 等首先提出,是指在特定的时间和空间上,一个细胞基因组所表达的全部相应蛋白质,包括各种亚型及蛋白质修饰。蛋白质组学（proteomics）是指在大规模水平上研究蛋白质的特征,分析细胞内动态变化的蛋白质的组成成分、表达水平与修饰状态,了解蛋白质之间的相互作用与联系,由此获得蛋白质水平上的关于疾病发生、细胞代谢等过程的整体而全面的认识。由于中药进入人体发挥作用的最终环节大多是药物分子与蛋白质的反应,因此通过蛋白质组学的研究可以发现靶蛋白,从而可能阐明中药在分子水平的作用机制。中药治疗疾病不是单纯强调以药物去直接对抗致病因子,重点在于调整机体功能状态,发挥机体抗病能力。中药复方在对机体功能状态调节过程中,涉及细胞、器官、整体多个层面,而对多层面的系统关联性研究正是蛋白质组学时代的主要任务。同时,依据多基因致病的关联特性,通过蛋白质表达谱和表达产物的差比性分析,可以揭示证候发生和发展的分子水平调控规律,进而可能揭示中药复方的作用靶点、作用环节和作用过程;也就能发现复方中的有效成分及各成分间的协同关系,进一步实现复方的优化组合,实现由天然药物组方向化学成分组方的转化,从而可能会更清晰地阐述中药复方在分子水平的作用机制。

六、网络药理学、整合药理学

网络药理学是基于系统生物学的理论对生物系统的网络分析,是建立在高通量组学数据分析、计算机虚拟计算及网络数据库检索基础上的生物信息网络构建及网络拓扑结构分析策略和技术的科学思想和研究策略。基于系统地、整体地揭示"疾病—疾病""疾病表型—靶点蛋白""靶点蛋白—药物""药物—药物"之间复杂的生物网络关系分析,可以预测药物的药理学机制并通过相应的实验来验证、评估药物的药效和不良反应及作用机制。

基于整合药理学的中药及其复方质量标志物发现与确证的研究,可通过"化学指纹—代谢指纹—网络靶标—生物效应—中医功效"多维关联系统筛选候选中药质量标志物,利用

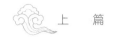

"化学指纹—代谢指纹—网络靶标"和"肠吸收活性评价—数据挖掘"体系建立中药质量标志物与生物活性之间精确定量模型并明确其贡献度。

第四节　中药复方药效物质基础研究实例

一、脉络宁注射液

脉络宁注射液由牛膝、玄参、石斛、金银花等组成,有清热养阴、活血化瘀之功;用于血栓闭塞性脉管炎,静脉血栓形成,动脉硬化性闭塞症,脑血栓形成及后遗症等。中药注射剂是现代中药开创性的新剂型,具有生物利用度高、吸收快、疗效强的优点,能够治疗危重病症。然而由于物质基础研究手段的缺乏,使其发挥疗效和引起不良反应的多种成分和体内过程不能被全面认知,导致中药注射剂在质控、疗效和安全性方面存在很多问题。中药注射剂药效物质基础的研究困难有:①成分代谢非常广泛,常在不同的组织器官先后发生多种代谢反应,导致生物样品中的代谢产物成分谱非常庞大,且浓度低,难以从内源性干扰中分离出来;②中药复方成分复杂,种类繁多,配伍作用还会产生新的物质,难以确定代谢产物与原药成分的关联关系;③中药代谢产物严重缺乏标准品,亟需建立不依赖标准品的非目标成分批量鉴定策略;④多种仪器技术被应用于中药代谢研究,产生海量的不同种类的数据,缺乏有效的数据处理和挖掘的策略。

为了解决上述难题,王广基院士团队建立了有效的"物质组—代谢组"关联网络分析策略,成功将中药复方体内代谢产物与体外原药成分——关联起来,构建了体内外物质组关联网络,并初步确定了代谢产物的代谢途径。采用数据挖掘的技术,开发完成了计算机自动化数据处理平台,实现了上述策略的自动化操作。该策略体系的建立为中药复方成分代谢处置规律和作用物质基础研究提供了示范性方法,尽可能清楚地阐明了复方制剂所含化学成分及其在体内的过程,从而为提高中药注射剂的疗效、降低毒性、指导合理化用药提供了科学依据。

(一)"物质组—代谢组"关联网络分析策略

"物质组—代谢组"关联网络分析策略是本研究提出的体内药源性成分组全鉴定和药物来源归属的方法体系。该策略基于体外药物成分和体内代谢产物在结构上的同源性,利用二者的质谱碎片和碎裂行为的相似性,将其从复杂的质谱数据中提取出来,并预测原药成分和代谢产物之间的代谢关系。策略的总流程图如图 8-1 所示,各步骤的数据挖掘和关联分析都可通过自主开发的"复杂成分及药物代谢的多级质谱数据处理与挖掘系统软件"实现自动化操作。

对复方中药进行代谢途径预测会获得更多的候选代谢途径。为了控制候选途径数量,提高预测的准确率,需要引入 MR 值的概念。MR 值计算公式如下:

$$MR=VIN \times 2/(RFN+MFN)$$

VIN 为验证离子的总数,RFN 和 MFN 分别为药物来源峰和代谢产物峰的碎片离子总数。MR 值越大,表示一对原药成分和代谢产物的关联性越强。依照各类代谢反应的特点在软件预测的各个步骤设置不同的 MR 阈值,只有 MR 值大于阈值的化合物对才能成为候选化合物对,用以预测代谢途径。利用 MR 值的筛选可以有效减少候选途径的数量,最大程度提高各类代谢反应的预测准确率。

(二)大鼠尿液中脉络宁注射液药源性成分分析

对大鼠静脉注射脉络宁注射液后 0~4 小时、4~24 小时收集的尿液,分别用 MAX 柱和

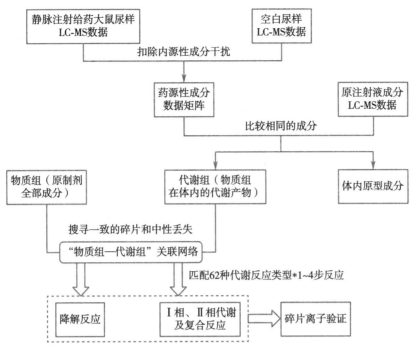

图 8-1 "物质组—代谢组"关联网络分析策略示意图

HLB 柱提取（A 成分和 N 成分）后进样，用 LC-IT-TOF-MS 在负离子模式下扫描得到总离子流色谱图，从中挑选出具有适宜保留时间（8~55 分钟）和适宜峰强度（$I>2\,000\,000$）的化合物作为候选成分进行分析。

将上述获得的生物样品谱导入自主开发的软件系统，与空白的生物样品谱进行对照，以保留时间和准确分子量为标准，扣除空白成分，分别得到 4A、4N、24A、24N 组的体内药源性成分谱。选择成分最多的 4A 组进行示范性分析，应用 LC-MS solution 工作站中的 Formula Predictor 软件，可以基于准确分子量（精确到 0.000 1Da），在一定误差范围内（0~20ppm）预测质谱离子的对应化学式。

通过研究，从复方脉络宁注射液中鉴定得到了 87 个药物成分。将得到的药源性成分谱与体外原药成分谱进行比对，在软件中通过"准确分子量 + 保留时间"和"准确分子量 + 碎片离子"2 种比对模式，将体内测到的原药成分从药源性成分谱中剥离出来，剩余的化合物即为体内代谢产物组。从给药后 0~4 小时尿样酸性成分组中识别得到 18 个原药成分。

（三）基于 CMMA 自主软件系统预测脉络宁注射液体内成分候选代谢途径集

中药复方成分在体内发生的代谢反应非常广泛，主要包括 I 相的氧化、还原反应，II 相的甲基化、乙酰化、葡糖醛酸化等反应，以及侧链和取代基的降解、异构化等反应。

CMMA 自主软件首先将全部代谢成分与全部原药成分一一匹配，挑选出具有验证离子的化合物对。验证离子是表征化合物的结构关联性的质谱离子，包括 2 类：①原药成分与代谢成分具有的准确分子量相同（误差小于 0.015Da）的碎片离子；②原药成分与代谢成分的碎片离子准确分子量差值与母离子的准确分子量差值一致（误差小于 0.015Da），表示在该碎片离子对应的结构单元上发生了相应的代谢反应。两种验证离子的数目之和为验证离子的总数（VIN），用以计算表征一对化合物结构关联程度的 MR 值。通过设置 MR 值下限，可以得到较少的候选化合物对，提高预测的准确率。软件随后对挑选出的候选化合物对进行代谢途径预测。代谢物的母离子等同于原药成分的一个碎片离子（误差小 0.015Da）时，视其为原药成分的降解产物。代谢物与原药成分的准确分子量差值等于 1 个或几个基本代谢反应的准确分子量变化(包括正值和负值)之和时,可将该代谢物视为该原药成分的体内代谢产物,预测代谢途径为相应的基本代谢反应的叠加。预测得到候选代谢途径后,再利用原药成分和代谢产物的质谱行为对候选途径进行验证。

(四)基于验证离子和原药结构对脉络宁注射液有效成分代谢途径进行验证

1. 降解产物　在"代谢途径搜寻"软件模块中勾选"Degradation Metabolite"选项(如图 8-2 所示),设定准确分子量误差限(0.015Da)和 *MR* 阈值(0.35)。软件自动得出潜在的降解产物与来源药物成分的对应关系,并标出验证离子。如果已知原药成分结构或诊断离子,则可比对代谢物的碎片离子,判断其是否为原药的降解产物。

按上述方法从 4A 组 162 个代谢产物中鉴定出 12 个降解产物。已鉴定的代谢产物可用

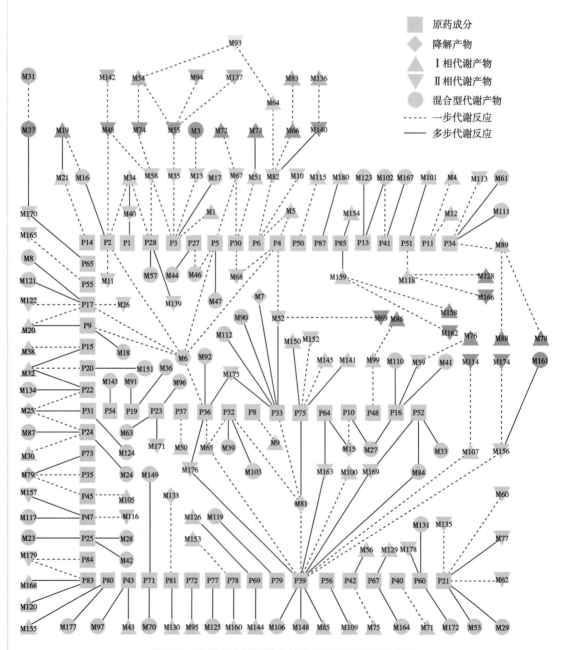

图 8-2　脉络宁注射液体内外物质组关联网络示意图

软件从未知代谢产物组中剔除,以缩减后续分析的候选途径数量。

2. Ⅰ、Ⅱ相代谢产物　可用软件从未知代谢产物组中搜寻Ⅰ相和Ⅱ相的反应产物。因本步骤能获得较多的候选途径,故提高 MR 阈值至 0.42~0.5。对于搜寻得到的候选代谢途径,如果已知原药成分的结构或诊断离子,则可初步推测相应代谢产物的结构,并依据代谢产物的诊断离子推测代谢反应发生的位点。

3. 间接代谢产物　由于使用软件搜索 2 步代谢途径会获得较多的假阳性候选途径,而将已鉴定的代谢产物视为中间产物,预测其一步代谢产物能获得较高的预测准确率,因此我们对前述步骤鉴定得到的 57 个一步代谢产物(降解产物、Ⅰ相代谢和Ⅱ相代谢产物有重合)进行了间接代谢产物预测。

4. 多步代谢产物　按上述步骤鉴定后剩余 86 个未知代谢产物,对其逐步进行 2 步、2+1 步、3 步、3+1 步代谢途径搜寻,每一步搜寻得到的候选代谢产物经鉴定后从未知代谢物组中剔除。最终鉴定得到 2 步代谢产物 70 个(包含上一步鉴定得到的 19 个间接代谢产物),2+1 步间接代谢产物 16 个,3 步代谢产物 17 个,3+1 步间接代谢产物 2 个。

（五）脉络宁注射液体内外物质组关联网络的构建

通过鉴定结果可构建出复方脉络宁注射液在大鼠尿液中代谢成分组与体外原药成分组的关联网络,如图 8-2 所示。图 8-2 中,方块代表原药成分,其连接的菱形代表降解产物,向上三角形和向下三角形分别代表Ⅰ相和Ⅱ相代谢产物,圆形代表混合类型的代谢产物,初级代谢产物进一步连接的代谢物代表间接生成的次级代谢产物,连接的虚线和实线分别代表一步和多步代谢反应。

在"原药成分—代谢产物"的关联关系中,既存在单个原药成分代谢成多个产物(如图 8-3,P75 具有多条代谢途径),又存在单个代谢物来源于多个原药成分的代谢关系(如图 8-4,M6 可由多个原药成分代谢得到)。

本研究提出了"物质组—代谢组"关联网络分析的策略,并建立了自动化数据处理软件平台,能够在计算机辅助下快速进行体内外物质组关联分析、代谢途径预测和代谢产物鉴定。从大鼠静脉注射给予复方脉络宁注射液后的尿液样品中鉴定出 352 种成分,其中包括 48 种原药成分和 304 种代谢产物,并对所有代谢产物进行了代谢途径分析和代谢物与原药成分的关联分析。进一步分析了给药后不同时间段大鼠尿液中原药成分和代谢产物的移行变化情况,为脉络宁注射液入血成分的代谢处置规律和体内药效物质基础的研究提供了直接依据。

本策略普遍适用于传统方法难以进行的复杂成分体内 - 体外物质组关联分析和代谢处置规律的研究,能够发现传统方法难以分析的降解产物、多步代谢产物、间接代谢产物,能够自动化预测不同类型、不同步数的代谢途径,并对候选途径的准确性进行量化评估。本策略高效、准确,自动化操作简便、快捷,为复杂成分的代谢研究和体内外物质组关联分析提供了示范性的思路和方法。

参考文献

1. 龚平 . 中药多组分代谢网络的体内 - 体外物质组关联研究 [D]. 中国药科大学,2013.

2. Ping Gong,Nan Cui,Liang Wu,et al.Chemicalome and metabolome matching approach to elucidating biological metabolic networks of complex mixtures [J].Analytical Chemistry,2012,84(6):2995-3002.

二、芍药甘草汤

芍药甘草汤(SGD)出自汉代张仲景所著《伤寒论》,组成即芍药与甘草,主要用于治疗腹痛和痛经。以 Wistar 大鼠为研究对象,在痛经组模型大鼠和对照组正常大鼠口服芍药甘

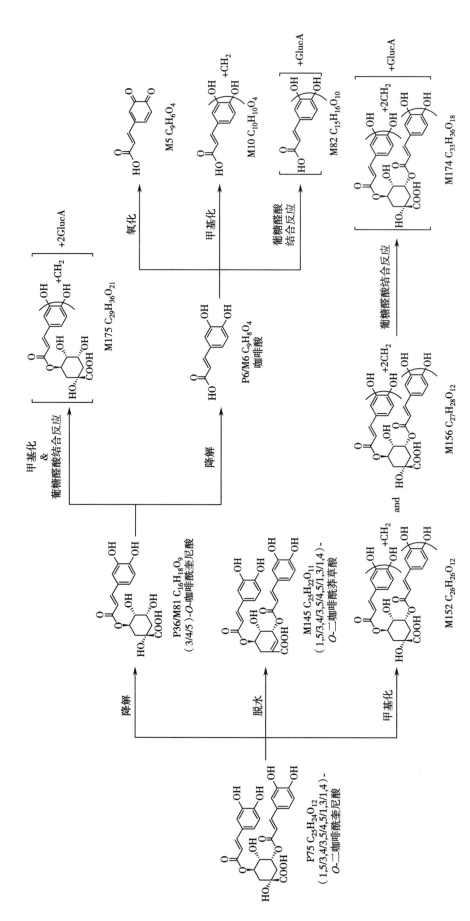

图 8-3 脉络宁注射液中 P75（Di-O-咖啡酰奎尼酸）的代谢通路示意图

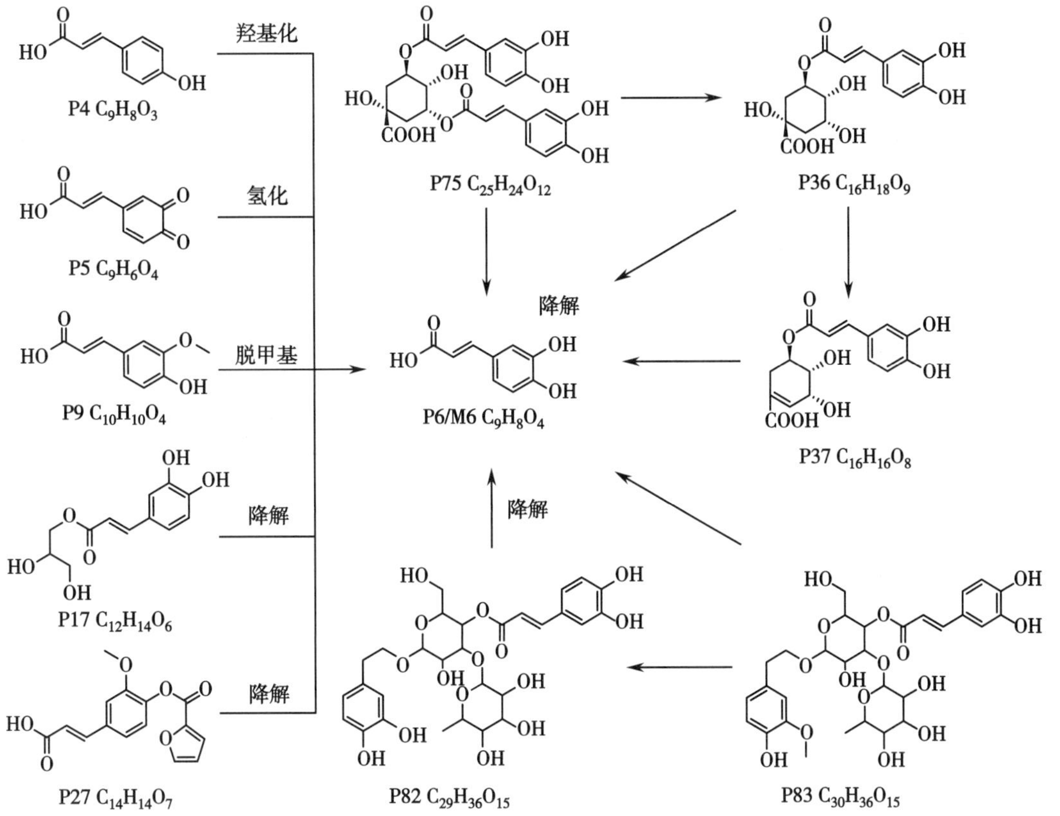

图 8-4 脉络宁注射液尿液样品中 P6/M6（$C_9H_8O_4$）的代谢来源示意图

草汤后，于肝门静脉处收集血液，制备血清样本，通过建立高分辨率的 UPLC/MS 串联 Waters UPLC HSS T_3 色谱柱（2.1mm×100mm，1.8μm）分析技术，采用梯度洗脱程序，以 MS/MS 裂解行为帮助化合物结构的鉴定，最终表征出芍药甘草汤的化学组分和代谢物。结果发现 12 种潜在生物标记物，包括 9 种原型成分（没食子酸、白芍苷、甘草苷、刺果甘草素、甘草素、异甘草素、芒柄花黄素、异甘草黄酮醇、甘草利酮、$C_9H_{10}O_3$）和 2 种代谢物（甘草素 -4′- 氧 - 葡糖醛酸苷、芒柄花黄素葡糖醛酸），其中 3 种成分来自芍药，9 种来自甘草。以上在血浆中发现的成分均是 SGD 治疗痛经的有效物质，并可能是通过葡萄糖和氨基酸等代谢途径发挥作用，为 SGD 进一步的药理学和临床研究了提供重要的实验数据。这表明没食子酸、白芍苷、甘草苷、刺果甘草素、甘草素、异甘草素、芒柄花黄素、异甘草黄酮醇、甘草利酮、$C_9H_{10}O_3$ 和 2 种代谢物如甘草素 -4′- 氧 - 葡糖醛酸苷、芒柄花黄素葡糖醛酸，为芍药甘草汤的药效物质基础。

参考文献

1. Ping Wang，Quanwei Yin，Aihua Zhang，et al.Preliminary identification of the absorbed bioactive components and metabolites in rat plasma after oral administration of Shaoyao-Gancao decoction by ultra-performance liquid chromatography with electrospray ionization tandem mass spectrometry［J］. Pharmacogn Mag，2014，10（40）：497-502.

2. 吴修红，赵闯，孙晓兰，等 . 基于代谢组学方法的中药药效物质基础研究进展［J］. 中医药学报，2017，45（1）：87-89.

（孙建国）

笔记栏

复习思考题

1. 研究中药复方药效物质基础的主要技术有哪些?
2. 研究中药复方药效物质基础的主要方法有哪些?

下　篇

PPT 课件

❖❖❖ **第九章** ❖❖❖

糖类与苷类化合物

📝 学习目标

　　通过学习糖类和苷类化合物的结构与分类、理化性质、检识、提取分离以及波谱特征,能够分析糖类和苷类化合物的结构并判断其理化性质,以及选择适宜的提取、分离及检识方法,并具备从中药中提取、分离、检识糖类和苷类化合物的实际工作能力。

❤️ 思政元素

肝素的发现

　　多糖类化合物肝素是临床广泛应用的抗凝血药,最初是 1916 年由约翰·霍普金斯大学(Johns Hopkins University)的二年级医学生杰伊·麦克莱恩(Jay McLean)在犬的肝组织中分离得到,随后从 20 世纪 30 年代研究人员开始研发肝素,完成了肝素的纯化、鉴定、体外生物活性、临床试验、合成及结构修饰等研究内容。时至今日,肝素的新用途和开发仍是研究热点。通过肝素的发现和百年来的研究过程,可开展学生的科学思维以及科学伦理教育,并培养学生探索未知、追求真理、勇攀科学高峰的责任感和使命感。

第一节　糖　　类

一、概述

　　糖类(saccharide)是多羟基醛或多羟基酮及其衍生物、聚合物的总称。糖类的分子组成包括碳、氢、氧 3 种元素,因其多数具有 $C_x(H_2O)_y$ 的通式,故又称碳水化合物(carbohydrate),如葡萄糖(glucose)为 $C_6(H_2O)_6$。

　　作为重要的一次代谢产物,糖类是植物光合作用的初生产物,同时也是多数植物中所含成分生物合成的初始原料。糖类在自然界的分布十分广泛,无论是在植物界还是动物界,都有它们的存在,可分布于植物的根、茎、叶、花、果实、种子等各个部位,常常占植物干重的 80%~90%。

　　糖类除了作为动植物的营养物质和骨架成分外,有些还具有独特的生物活性,尤其是从中药中发现的多糖类成分,如香菇多糖(lentinan)具有抗肿瘤活性,黄芪多糖(astragalus polysaccharides)具有增强免疫功能的作用。一些补益类中药,如人参、灵芝、枸杞子、刺五加等都含有大量糖类,是它们的有效成分之一。

二、糖类的结构与分类

糖类根据是否能水解和水解后生成单糖的数目分为单糖(monosaccharide)、寡糖(oligosaccharide)、多糖(polysaccharide)3 类。单糖是组成糖类及其衍生物的基本单元,是不能再水解的最简单的糖,如葡萄糖、鼠李糖(rhamnose)等。寡糖由 2~9 个单糖聚合而成,又称低聚糖,如蔗糖(sucrose)、棉子糖(raffinose)等。多糖是一类由 10 个以上单糖聚合而成的高分子化合物,通常由几百至几千个单糖组成,如淀粉(starch)、纤维素(cellulose)等。

(一)单糖

1. 单糖的分类 目前已发现的天然单糖有 200 多种,从三碳糖到八碳糖均有,其中以五碳糖、六碳糖最多。

中药中常见的单糖及其衍生物如下:

(1) 五碳醛糖:D- 木糖(D-xylose,xyl)、L- 阿拉伯糖(L-arabinose,ara)、D- 核糖(D-ribose,rib)。

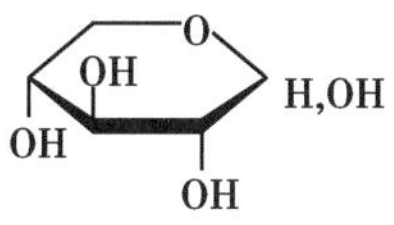

D-木糖 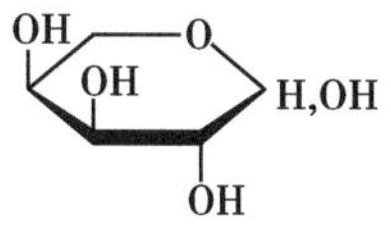   L-阿拉伯糖

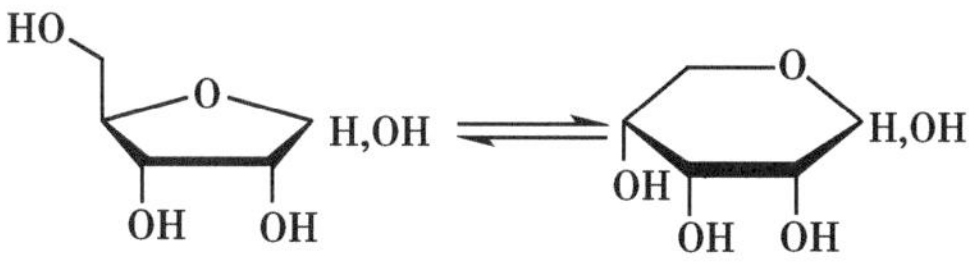

D-核糖

(2) 甲基五碳糖:L- 夫糖(L-fucose,fuc)、D- 鸡纳糖(D-quinovose)、L- 鼠李糖(L-rhamnose,rha)。

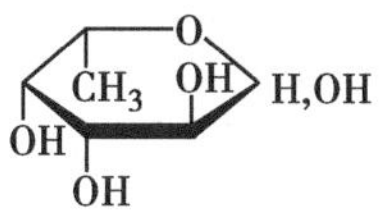

L-夫糖 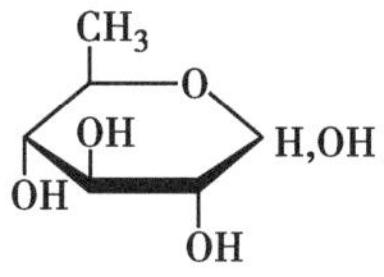   D-鸡纳糖 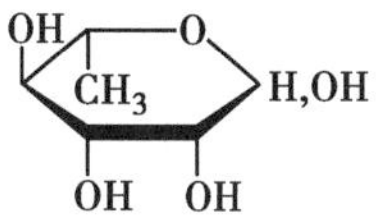   L-鼠李糖

(3) 六碳醛糖:D- 葡萄糖(D-glucose,glc)、D- 甘露糖(D-mannose,man)、D- 半乳糖(D-galactose,gal)。

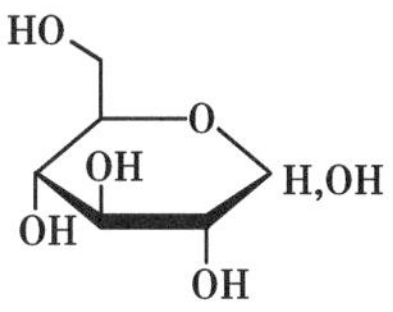

D-葡萄糖 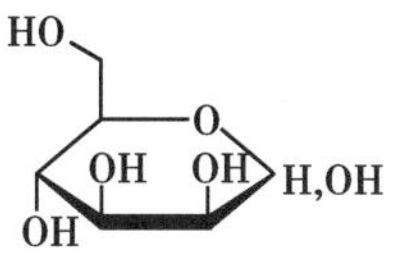   D-甘露糖 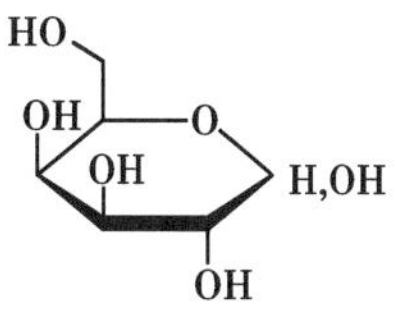   D-半乳糖

(4) 六碳酮糖:D- 果糖(D-fructose,fru)。

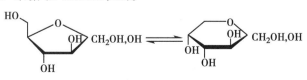

D-果糖

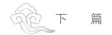

（5）糖醛酸：D- 葡糖醛酸（D-glucuronic acid）、D- 半乳糖醛酸（D-galacturonic acid）。

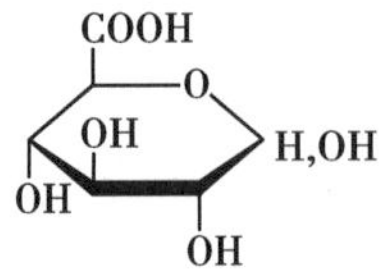

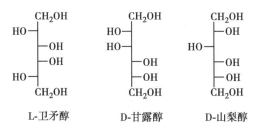

D-葡糖醛酸 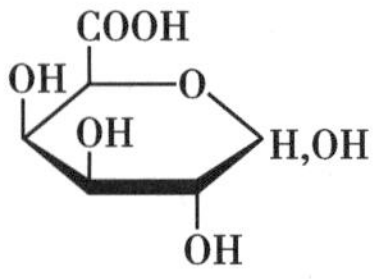 　　　　　　　D-半乳糖醛酸

（6）糖醇：单糖的醛或酮基还原成羟基后所得到的多元醇称糖醇。糖醇在自然界分布很广，多有甜味。如 L- 卫矛醇（L-dulcitol）、D- 甘露醇（D-mannitol）、D- 山梨醇（D-sorbitol）

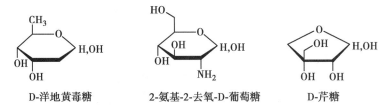

L-卫矛醇 　　　　　　D-甘露醇 　　　　　D-山梨醇

另外，自然界还存在一些较为特殊的单糖及其衍生物，如 2,6- 二去氧糖主要存在于强心苷等成分中；氨基糖主要存在于动物和微生物中；还有分支碳链的糖，如 D- 芹糖（D-apiose，api）等。

D-洋地黄毒糖 　　　2-氨基-2-去氧-D-葡萄糖 　　　D-芹糖

2. 单糖的构型　多数单糖以开链及环状结构 2 种形式存在，如葡萄糖在固体状态时是环状结构，在溶液中则 2 种形式同时存在。常用部分简化的费歇尔投影式（Fischer projection）表示开链结构，霍沃思表达式（Haworth representation）表示环状结构。由于五元环、六元环的张力最小，故自然界的糖多以五元氧环和六元氧环的形式存在，其中五元氧环的糖称呋喃糖（furanose），六元氧环的糖称吡喃糖（pyranose）。

单糖的绝对构型习惯上以 D、L 表示。在费歇尔投影式中由距离羰基最远的手性碳决定，这个碳上的羟基在右侧的为 D 型糖（手性碳为 R 构型），在左侧的为 L 型糖（手性碳为 S 构型）。在霍沃思表达式中因参与成环的羟基不同，故判断方法不同。对于六碳吡喃醛糖及甲基五碳糖，C-5 上取代基的取向决定其绝对构型（五碳呋喃糖构型由 C-4 取代基的取向决定），在环面向上的为 D 型，向下的为 L 型。

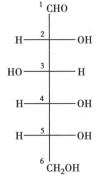

D-葡萄糖费歇尔投影式

霍沃思表达式

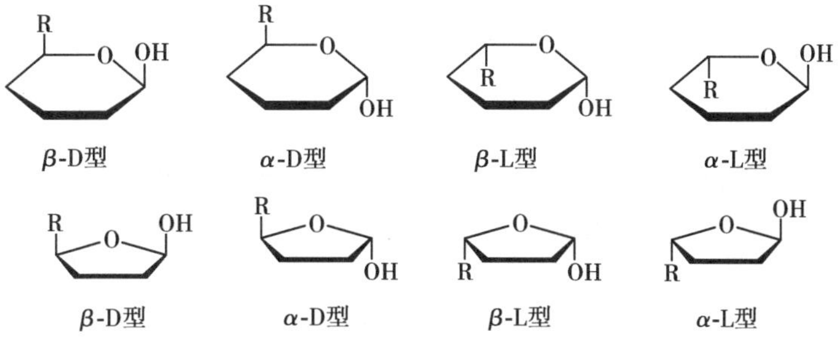

单糖的结构从开链式转化为环状结构后,形成一个新的手性碳,如葡萄糖的 C-1,称端基碳原子;这个碳上的羟基称半缩醛羟基或成苷羟基,形成的一对异构体称端基差向异构体,有 α、β 两种构型。在霍沃思表达式中,六碳吡喃醛糖及甲基五碳糖 C-5(五碳呋喃糖的 C-4)上取代基与端基碳上羟基在环同侧的为 β 型,在环异侧的为 α 型。其实 α、β 表示的仅是糖上端基碳的相对构型,β-D 和 α-L、β-L 和 α-D 型糖的端基碳的绝对构型是一样的(在霍沃思表达式中,五碳吡喃糖构型的判断与六碳吡喃糖不同,绝对构型看 C-4 上的羟基,环面向下的为 D 型,向上的为 L 型;相对构型则看 C-4 上的羟基与端基碳上的羟基,在环异侧的为 β 型,在环同侧的为 α 型)。

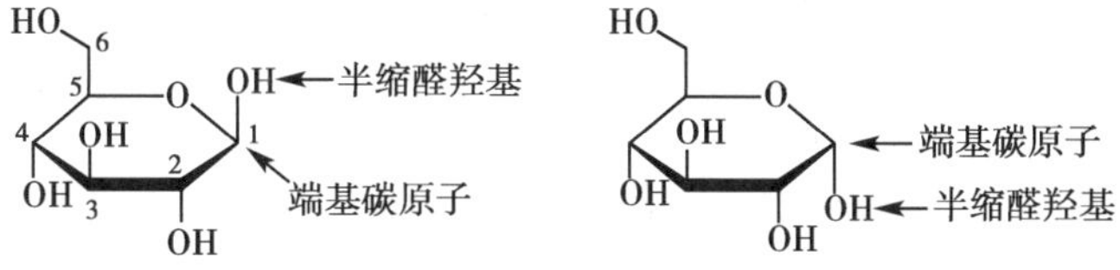

半缩醛羟基

端基碳原子

端基碳原子

半缩醛羟基

β-D-葡萄糖 α-D-葡萄糖

单糖结构式的另一种表示方法是优势构象式,且这种表示方法更接近糖的真实结构。根据非平面无张力环学说,呋喃糖五元氧环的优势构象应是平面信封型,吡喃糖六元氧环的优势构象应是椅型,且有 C1 和 1C 两种形式。除 L-鼠李糖等极少数外,大多数单糖的优势构象是 C1 型。

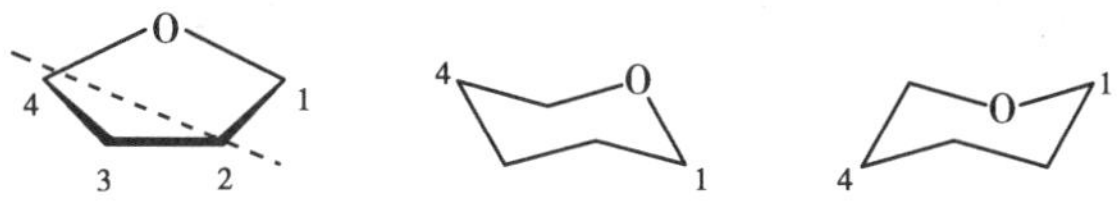

信封型   C1 型   1C 型

(二)寡糖

由 2~9 个单糖通过苷键聚合而成的糖称寡糖。天然存在的寡糖多由 2~4 个单糖组成。按单糖基数目,寡糖可分为二糖、三糖、四糖等。

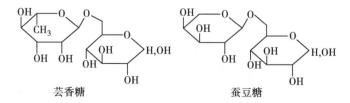

芸香糖   蚕豆糖

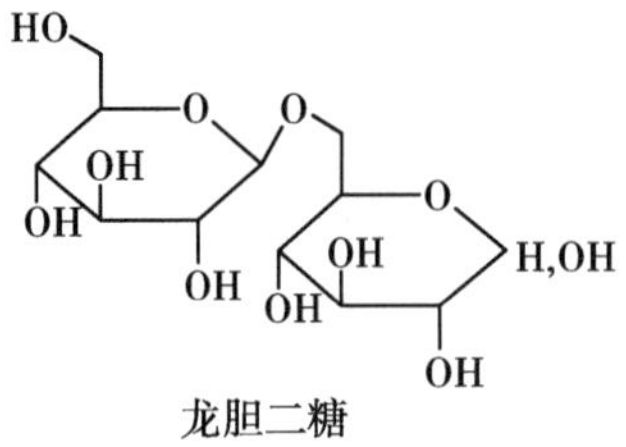

龙胆二糖 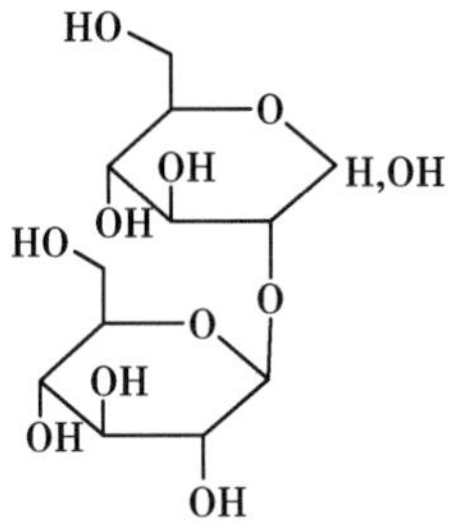　　　　　　　　槐糖

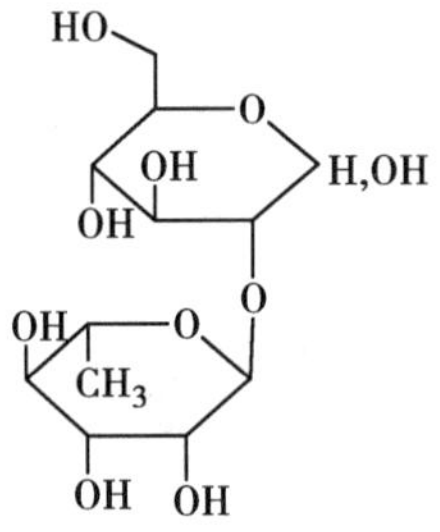

新橙皮糖 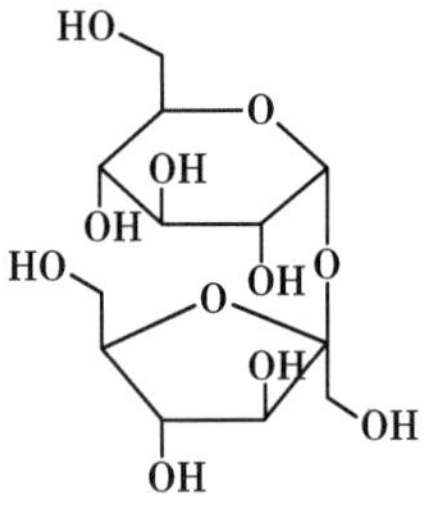　　　　　　　　蔗糖

天然存在的三糖多是在蔗糖的基础上再连接一个单糖而成,如棉子糖(raffinose)。四糖又多是在棉子糖的结构上延长,如水苏糖(stachyose)。

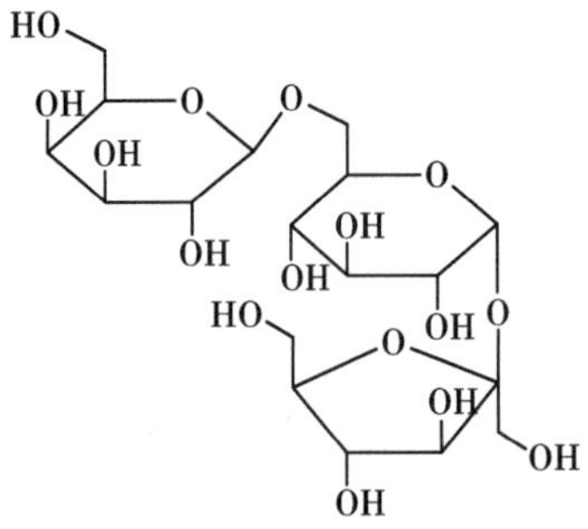

棉子糖 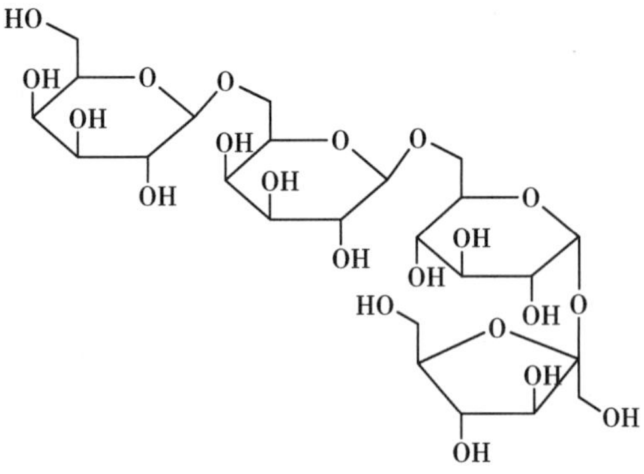　　　　　　　　　水苏糖

寡糖又可分为还原糖和非还原糖。具有游离醛基或酮基的糖称还原糖,其结构中具有游离的半缩醛(酮)羟基,如槐糖、芸香糖等。如果寡糖结构中的单糖都以半缩醛(酮)羟基脱水缩合,形成的寡糖就没有游离醛基或酮基,也就没有还原性,称非还原糖,如蔗糖、棉子糖等。

（三）多糖

由10个以上单糖通过苷键聚合而成的糖称多糖。组成多糖的单糖通常都在100个以上,多的可达数千个,因分子量较大,已失去单糖的性质,一般无甜味,也无还原性。多糖按其在生物体内的功能可分为2类:一类是动植物的支持组织,如植物中的纤维素、动物甲壳中的甲壳素等,该类成分不溶于水,分子呈直链型;另一类是动植物中贮存的营养物质,如淀粉、肝糖原等,这类成分可溶于热水成胶体溶液,分子多数呈支链型。多糖按单糖的组成又可分为同多糖(homopolysaccharide)和杂多糖(heteropolysaccharide)。由同一种单糖组成的为同多糖,又称均一多糖;由2种以上单糖组成的为杂多糖,又称不均一多糖。

1. 植物多糖

(1) 纤维素:由3 000~5 000个分子的D-葡萄糖通过$1\beta \rightarrow 4$苷键聚合而成的直链葡聚

糖,分子呈直线状结构,不易被稀酸或碱水解,是植物细胞壁的主要组成成分。人类及食肉动物体内能水解 β- 苷键的酶很少,故不能消化利用纤维素。

纤维素

(2) 淀粉:广泛存在于植物体,尤以果实、根、茎及种子中含量较高。淀粉通常为白色粉末,是葡萄糖的高聚物,约由 27% 以下的直链淀粉(糖淀粉)和 73% 以上的支链淀粉(胶淀粉)组成。糖淀粉为 $1\alpha \rightarrow 4$ 连接的 D- 葡聚糖,聚合度一般为 300~350,能溶于热水。胶淀粉中的葡聚糖,除 $1\alpha \rightarrow 4$ 连接之外,还有 $1\alpha \rightarrow 6$ 支链,而且支链平均长为 25 个葡萄糖单位。胶淀粉的聚合度为 3 000 左右,在热水中呈黏胶状。淀粉分子呈螺旋状结构,碘分子或离子可以进入螺环通道中形成有色包结化合物,故淀粉遇碘显色。所显颜色与聚合度有关,如直链淀粉(糖淀粉)遇碘显蓝色,支链淀粉(胶淀粉)遇碘显紫红色。淀粉在制剂中常用作赋形剂,在工业上常用作生产葡萄糖的原料。

(3) 黏液质(mucilage):为植物种子、果实、根、茎和海藻中存在的一类多糖,在植物中主要起着保持水分的作用。从化学结构上看,黏液质属于杂多糖类,如从海洋药物昆布或海藻中提取的褐藻酸(alginic acid),是由 α-L- 古洛糖醛酸与 β-D- 甘露糖醛酸聚合而成的多糖。黏液质可溶于热水,冷后呈胶冻状。在用水作溶剂提取中药成分时,黏液质的存在会使其水溶液极难过滤,可在水溶液中加入乙醇使其沉淀,或利用其分子中的游离羧基加入石灰水使生成钙盐沉淀,过滤除去。在医药上,黏液质常作润滑剂、混悬剂及辅助乳化剂。

(4) 树胶(gum):植物在受伤害或被毒菌类侵袭后分泌的物质,干燥后呈半透明块状物,从化学结构上看属于杂多糖类,如中药没药内含 64% 树胶,是由 D- 半乳糖、L- 阿拉伯糖和 4-甲基 -D- 葡糖醛酸组成的酸性杂多糖。

2. 动物多糖

(1) 肝素(heparin):一种含有硫酸酯的黏多糖。黏多糖又称氨基多糖,是含氮的杂多糖;一般由氨基己糖和糖醛酸组成的结构单位聚合而成,有的含硫酸酯结构。黏多糖在动物体内分布很广,肝素就是其中重要的一种。肝素广泛存在于哺乳动物的内脏、肌肉和血液中,有很强的抗凝血作用,主要用于预防和治疗血栓,并已形成了一种肝素疗法。

(2) 硫酸软骨素(chondroitin sulfate):为大量存在于动物软骨组织中的一种酸性黏多糖,有 A、B、C 等多种,是动物组织的基础物质,用以保持动物体内组织的水分和弹性。硫酸软骨素具有降低血脂、改善动脉粥样硬化的作用。

(3) 透明质酸(hyaluronic acid):一种酸性黏多糖,存在于眼球玻璃体、关节液、皮肤等组织中,主要功能是润滑和缓冲撞击并能阻滞入侵的微生物及毒性物质的扩散。作为皮肤中的天然成分,近年来广泛用于化妆品中。

(4) 甲壳素(chitin):组成甲壳类昆虫外壳的多糖,结构与纤维素类似。甲壳素不溶于水,对稀酸和碱稳定。经浓碱处理,可得脱乙酰甲壳素(chitosan)。甲壳素、脱乙酰甲壳素的应用非常广泛,可制成透析膜、超滤膜,用作药物的载体则有缓释、持效的优点,还可用于人造皮肤、人造血管、手术缝合线等。

3. 菌类多糖　菌类多糖主要以 $1\beta \rightarrow 3$ 连接的 D- 葡萄糖为主,少数含有 $1\beta \rightarrow 6$、$1\beta \rightarrow 4$ 葡萄糖和其他杂糖。近年来的研究发现,菌类多糖有多方面的生物活性,如抗肿瘤、免疫调节、抗衰老等,如猪苓多糖(polyporus polysaccharide)、灵芝多糖(ganoderma lucidum polysaccharide)、茯苓多糖(pachyman)等。

三、糖类的理化性质

(一) 性状

单糖和分子量较小的寡糖一般为无色或白色结晶,有甜味;糖醇等多数糖的衍生物也为无色或白色结晶,并有甜味。多糖常为无定形粉末,无甜味。

(二) 溶解性

单糖和寡糖易溶于水,尤其易溶于热水,可溶于稀醇,不溶于亲脂性有机溶剂。多糖因聚合度增加,性质不同于单糖,多数难溶于水,不溶于有机溶剂,少数可溶于热水形成胶体溶液。

糖类的水溶液浓缩时不易析出结晶,常得到黏稠的糖浆。

(三) 旋光性

糖类均具有旋光性,天然存在的单糖多为右旋,因多数单糖水溶液是环状及开链式结构共存的平衡体系,故单糖多具有变旋现象。如 β-D- 葡萄糖的比旋光度是 +18.7°, α-D- 葡萄糖的比旋光度是 +112.2°,在水溶液中 2 种构型通过开链式结构互相转变,达到平衡时葡萄糖水溶液的比旋光度是 +52.5°,不再改变。

(四) 化学反应

糖类分子中具有醛基、酮基、醇羟基、邻二醇等官能团,可以发生氧化、醚化、酯化及硼酸络合等反应,这些性质在有机化学中已有详细论述,下面仅介绍糖类检识常用的反应。

1. Molish 反应　单糖在浓酸作用下,脱去 3 分子水生成具有呋喃环结构的糠醛及其衍生物。糠醛衍生物可以和许多芳胺、酚类缩合生成有色化合物。Molish 试剂由浓硫酸和 α- 萘酚组成,反应式如图 9-1 所示。

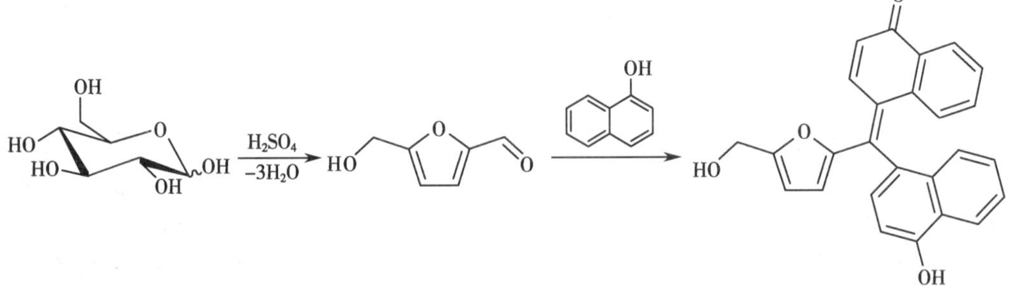

图 9-1　Molish 反应

Molish 反应一般取少量样品溶于水中,加 5% α- 萘酚乙醇液 2~3 滴,摇匀后沿试管壁慢慢加入浓硫酸 1ml,若两液面间产生紫色环即为阳性。

寡糖、多糖及苷类化合物在浓酸作用下首先水解出单糖,然后再脱水生成相应的糠醛衍生物,进而完成上述反应。

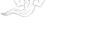

2. 费林反应（Fehling reaction）　还原糖具有游离的醛（酮）基,可以被费林试剂氧化成羧基,同时费林试剂中的铜离子由二价还原成一价,生成氧化亚铜砖红色沉淀,称费林反应（图9-2）。

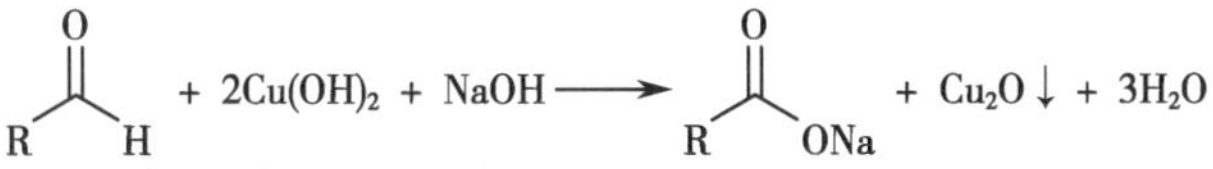

$$\underset{R}{\overset{O}{\|}}{C}H + 2Cu(OH)_2 + NaOH \longrightarrow \underset{R}{\overset{O}{\|}}{C}ONa + Cu_2O\downarrow + 3H_2O$$

图 9-2　费林反应

3. 托伦反应（Tollen reaction）　类似费林反应,还原糖中的醛（酮）基被托伦试剂氧化成羧基,同时托伦试剂中的银离子被还原成金属银,生成银镜或黑褐色银沉淀,称托伦反应或银镜反应（图9-3）。

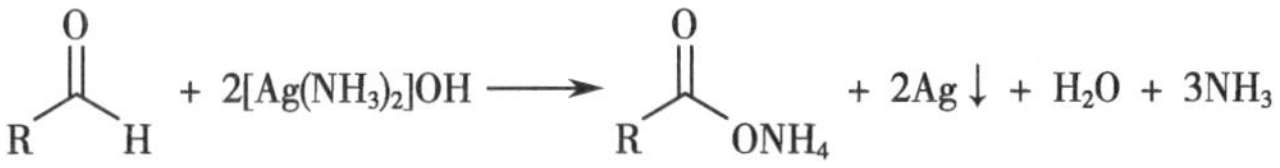

$$\underset{R}{\overset{O}{\|}}{C}H + 2[Ag(NH_3)_2]OH \longrightarrow \underset{R}{\overset{O}{\|}}{C}ONH_4 + 2Ag\downarrow + H_2O + 3NH_3$$

图 9-3　托伦反应

四、糖类的提取与分离

（一）糖类的提取

糖类极性较大,能溶于水和稀醇,不溶或难溶于极性小的有机溶剂。从中药中提取单糖和寡糖成分,一般采用水或稀醇提取。提取多糖常用溶剂为冷水、热水、热或冷的 0.1~1mol/L NaOH 或 KOH 溶液,热或冷的 1% 乙酸溶液等,这是由于随着聚合度的增加,多糖的性质和单糖相差较大,无甜味,溶于热水,一般难溶于冷水,不溶于乙醇及其他有机溶剂。多糖的提取过程中也必须抑制或破坏酶的活性,防止聚合糖被水解。多糖常与其他成分共存中药中,利用多糖不溶于乙醇的性质,可以在水提取液中加入乙醇使其沉淀,得到粗多糖。

（二）糖类的分离

糖类提取后需要除去大量非糖物质,然后进行下一步分离。尤其对于多糖类化合物,分子量大,结构复杂,难以获得纯品,但也是目前研究的热点。下面是几种常用的分离多糖的方法。

1. 活性炭柱色谱法　活性炭吸附量大,分离效率高,是分离水溶性成分的常用吸附剂。含糖类的水溶液通过柱后,先用水洗脱无机盐、单糖等,然后在水中逐渐增加乙醇的浓度,依次洗出二糖、三糖以及分子量更大的寡糖。活性炭柱色谱分离时,常在活性炭中拌入硅藻土作为稀释剂,以增加流动相的流速。

2. 离子交换色谱法　阳离子和阴离子交换树脂对除去水提液中的酸、碱性成分和无机离子十分有效,然后可以再进一步分离糖类和苷。但强碱性的树脂会与还原糖结合,用水难以洗脱,且易引起糖类的异构化和降解。而强酸性的树脂易使不稳定的苷键裂解,尤其是呋喃糖苷键。所以在分离糖类和苷时最好采用弱酸、弱碱型交联度较小的离子交换树脂。

3. 凝胶过滤色谱法　凝胶过滤色谱法可分离大小不同的分子,用于多糖的分离较为理想。葡聚糖凝胶（商品名 Sephadex G）、琼脂糖凝胶（商品名 Sepharose,Bio-gel A）和聚丙烯酰胺凝胶（商品名 Bio-gel P）都广泛用于糖类及其衍生物的分离纯化。寡糖和苷类一般用孔隙小的凝胶（如 Sephadex G-25,G-50）分离。而多糖纯化时可以先用孔隙小的凝胶（如

Sephadex G-15,G-25)除去无机盐和小分子化合物,然后再用大孔隙的凝胶(如 Sephadex G-200)进行分离,如植物淀粉中直链和支链多糖的分离。

4. 分级沉淀法　分级沉淀法是在混合多糖的水或稀醇溶液中,逐步加入乙醇或丙酮,收集不同浓度下析出的沉淀,得到不同的粗多糖组分。这种方法适合分离各种溶解度相差较大的多糖。

5. 蛋白质去除法　分级沉淀得到的多糖,常伴有较多蛋白质,必须予以去除。一般选择一些使蛋白质沉淀而使多糖不沉淀的试剂来处理,如三氟三氯乙烷法和 Sevag 法(三氯甲烷、正丁醇按 4∶1 混合)。但要达到除尽游离蛋白质的目的仍需反复多次处理。如能配合加入中性蛋白质水解酶(胰蛋白酶、胃蛋白酶、链霉蛋白酶等),使蛋白质大分子进行一定程度降解,再用谢瓦格抽提法(Sevag 法)处理,效果会更好。

五、糖类的检识

糖类的理化检识主要利用糖的显色及沉淀反应,色谱检识可分为薄层色谱、高效液相色谱和气相色谱。若样品为纯品,可直接检识。中药样品则可用冷水浸提,对浸提液初步纯化后再进行检识。

（一）理化检识

Molish 反应呈阳性,提示含糖类或苷类化合物。费林反应、托伦反应呈阳性,说明存在还原糖。在样品水溶液中加入费林试剂至不再生成沉淀,过滤,对滤液进行 Molish 反应,若呈阳性,说明可能存在非还原性寡糖、多糖和苷类化合物。

（二）色谱检识

1. 薄层色谱　可用纤维素薄层色谱或硅胶薄层色谱。纤维素薄层色谱的原理与纸色谱相同,条件相似,但所需时间明显缩短。硅胶薄层色谱常用含水溶剂系统为展开剂,如正丁醇 - 乙酸 - 水(4∶1∶5,上层)、三氯甲烷 - 甲醇 - 水(65∶35∶10,下层)等。反相硅胶薄层色谱常用不同比例的水 - 甲醇、水 - 甲醇 - 三氯甲烷等为展开剂。

糖类显色剂的显色原理,主要是利用糖的还原性或形成糠醛后引起的显色反应。常用的有苯胺 - 邻苯二甲酸试剂、氯化三苯基四氮唑试剂(TTC 试剂)、间苯二酚 - 盐酸试剂、蒽酮试剂、双甲酮 - 磷酸试剂等,这些试剂往往对不同的糖类显不同的颜色,因此,有些显色剂不仅可以确定糖斑点的位置,还可帮助区分其类型。以羧甲基纤维素钠为黏合剂的硅胶薄层,在使用含硫酸的显色剂时应注意加热的温度与时间,以免薄层板发黑,影响对斑点的观察。

2. 高效液相色谱　由于糖类的极性较大,可采用反相高效液相色谱结合对照品对照进行糖类的分析与检识,固定相多选择氨基键合硅胶及其类似填料,流动相为含水溶剂系统,如分析单糖类成分可选择乙腈 - 水(70∶30)溶剂,而分析寡糖类成分时,则可适当增加水相的比例来增强流动相的洗脱能力。因糖类的结构没有共轭体系,不适宜直接采用紫外检测器进行检测,可选用通用型检测器如示差折光检测器、蒸发光散射检测器及质谱检测器等。

3. 气相色谱　由于糖类本身不具有挥发性,因此在采用气相色谱法进行分析前需要先对糖类成分进行衍生化。目前,这一方法在多糖类成分的单糖组成分析中应用较多,一般是先将多糖类化合物在三氟乙酸水溶液中进行完全酸水解,再以乙酸酐为试剂对水解获得的单糖乙酰化,进而采用气相色谱进行分析。与液相色谱分析类似,气相色谱在进行糖类成分的分析及鉴定时,亦需要采用相应的对照品进行对照分析,以增加分析鉴定的准确性。

第二节　苷类化合物

一、概述

苷类（glycosides）是糖或糖的衍生物与另一非糖物质通过糖的端基碳原子连接而成的一类化合物。苷类又称配糖体。苷中的非糖部分称苷元（genin）或糖苷配基（aglycone）。

在自然界中，各种类型的天然成分均可以作为苷元与糖结合成苷，因此，苷类化合物数量多，广泛存在于自然界，尤以高等植物中更为普遍。苷元的结构类型不同，所形成的各种苷类在植物中的分布情况也不一样，如黄酮苷在近 200 个科的植物中都有分布，强心苷主要分布于玄参科、夹竹桃科等 10 多个科。

苷类化合物可存在于植物的各个部位，但不同成分在不同的植物中分布情况也不同，如三七皂苷在三七的根和根茎中含量最高，黄花夹竹桃中的强心苷则在种子中含量最高。很多中药的根及根茎往往是苷类分布的重要部位。

苷类化合物具有广泛的生物活性，如天麻苷（gastrodin）是天麻安神镇静的主要活性成分；强心苷类成分有强心作用；黄酮苷类成分具有抗菌、止咳、平喘、扩张冠状动脉血管等多方面的生理活性。

二、苷类的结构与分类

（一）苷类的结构

多数苷类化合物是糖的半缩醛羟基或半缩酮羟基与苷元上的羟基脱水缩合而成，所以苷类多具有缩醛结构。苷中苷元与糖之间的化学键称苷键；苷元上与糖连接的原子称苷键原子，也称苷原子。苷原子通常是氧原子，也有硫原子、氮原子、碳原子（图 9-4）。

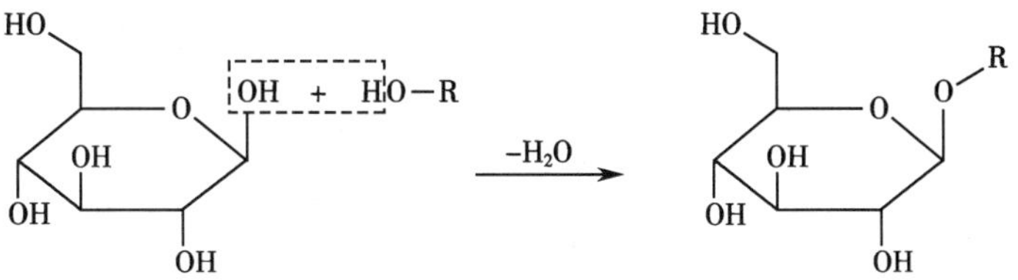

图 9-4　β-D- 葡萄糖氧苷

由于单糖有 α 及 β 两种端基异构体，因此可与苷元形成 2 种构型的苷，α- 糖形成的是 α- 苷，β- 糖形成的是 β- 苷。在天然的苷类中，由 D- 型糖衍生而成的苷多为 β- 苷，由 L- 型糖衍生而成的苷多为 α- 苷。

成苷的糖可以是单糖，也可以是寡糖。糖可以连接在苷元的一个位置上即单链糖苷，也可以连接在苷元的多个位置上而形成多链糖苷。

苷类结构中常见的单糖是 D- 葡萄糖，也有 L- 阿拉伯糖、D- 木糖、L- 鼠李糖、D- 甘露糖、D- 半乳糖、D- 果糖、D- 葡糖醛酸及 D- 半乳糖醛酸等；此外，还有一些比较少见的糖，如强心苷中常见的 2,6- 二去氧糖，而在伞形科植物所含的黄酮苷或香豆素苷中还可能见到有分支碳链的糖，如芹糖等。

（二）苷类的分类

苷的分类方法很多，如按苷类在植物体内是原生的还是次生的可将苷分为原生苷和次生苷(从原生苷中脱掉1个及以上单糖的苷称次生苷或次级苷)。按苷元的结构类型可将苷分为黄酮苷、蒽醌苷、香豆素苷等,按组成苷的糖的名称或种类可将苷分为葡萄糖苷、去氧糖苷等,按苷中单糖基的个数可将苷分为单糖苷、双糖苷等,按糖基与苷元连接位置的数量可将苷分为单链糖苷、双链糖苷等;此外,按苷的理化性质及生理活性可将苷分为皂苷、强心苷等,按植物来源可将苷分为人参皂苷、柴胡皂苷等。

最常见的分类方法是根据苷原子分类,即将苷分为氧苷、氮苷、硫苷、碳苷,下面主要介绍这种分类方法。

1. 氧苷　苷元通过氧原子和糖相连接而成的苷称氧苷。氧苷是数量最多、最常见的苷类。根据形成苷键的苷元羟基类型不同,又可将氧苷分为醇苷、酚苷、酯苷和氰苷等,其中以醇苷和酚苷居多。

(1) 醇苷:苷元的醇羟基与糖的半缩醛羟基脱水缩合而成的苷称醇苷。如毛茛苷(ranunculin)、红景天苷(rhodioloside)等。

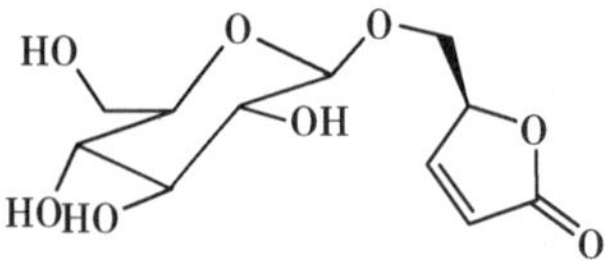

毛茛苷

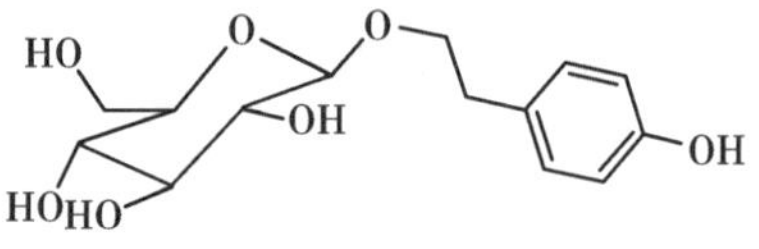

红景天苷

(2) 酚苷:苷元分子中的酚羟基与糖的半缩醛羟基脱水缩合而成的苷称酚苷。蒽醌苷、香豆素苷、黄酮苷、苯酚苷等多属酚苷。如熊果苷(arbutin)、天麻苷(gastrodin)、丹皮苷(paeonoside)等。

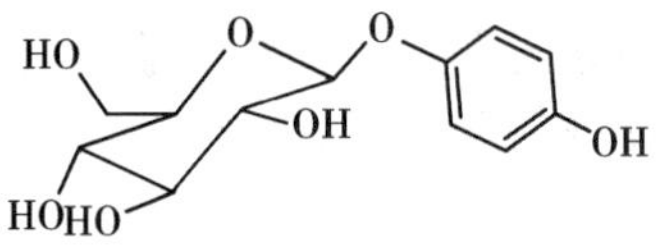

熊果苷

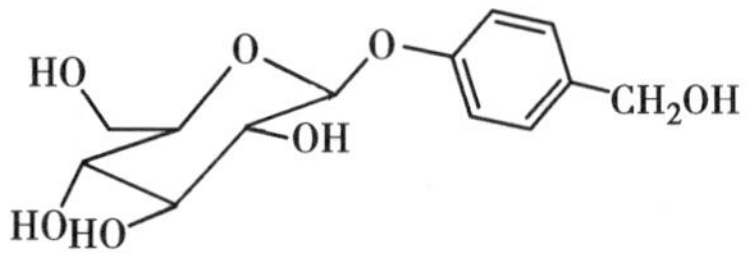

天麻苷

(3) 酯苷:苷元中的羧基与糖的半缩醛羟基脱水缩合而成的苷称酯苷,其苷键既有缩醛的性质又具有酯的性质,易为稀酸和稀碱所水解。如山慈菇苷A(tuliposide A)和山慈菇苷B(tuliposide B),被水解后,苷元立即环合分别生成山慈菇内酯A(tulipalin A)和山慈菇内酯B(tulipalin B)(图9-5)。酯苷在三萜皂苷中较为多见。

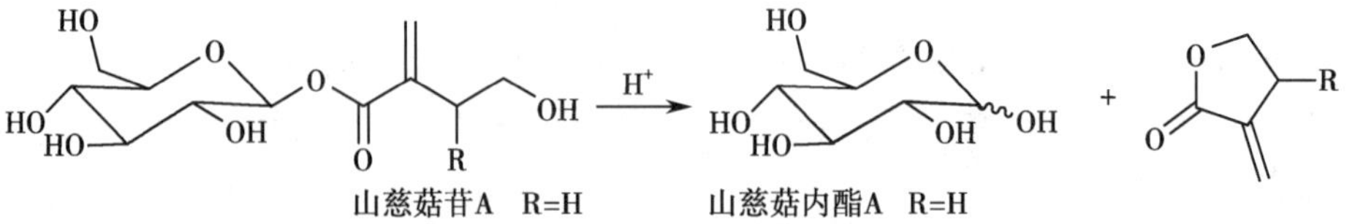

山慈菇苷A　R=H
山慈菇苷B　R=OH

山慈菇内酯A　R=H
山慈菇内酯B　R=OH

图9-5　山慈菇苷A和B的水解反应

(4) 氰苷:主要指具有α-羟基腈的苷,数目不多,但分布广泛。这种苷易水解,尤其是在有稀酸和酶催化时水解更快,生成的苷元α-羟腈很不稳定,立即分解为醛(酮)和氢氰酸;在浓酸作用下,苷元中的—CN易氧化成—COOH,并产生NH_4^+;在碱性条件下虽不易水解,但可发生异构化而生成α-羟基羧酸类化合物(图9-6)。

苦杏仁苷(amygdalin)存在于杏的种子中,具有α-羟基腈结构,属于氰苷类(cyanogenic

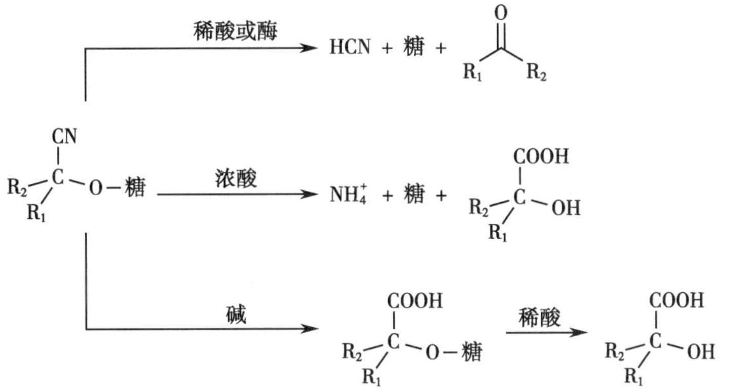

图 9-6　氰苷的水解反应

glycosides)。小剂量口服时,在人体内苦杏仁苷会缓慢分解,释放少量氢氰酸,对呼吸中枢产生抑制作用而发挥镇咳作用,而大剂量口服时释放的大量氢氰酸则会引起中毒,严重者甚至导致死亡。

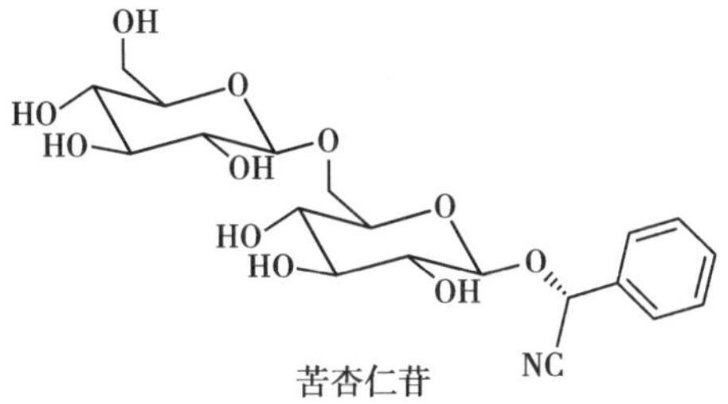

苦杏仁苷

2. 硫苷　苷元上的巯基与糖的半缩醛羟基脱水缩合而成的苷称硫苷。这类苷数目不多,主要分布在十字花科植物中,如萝卜中的萝卜苷(glucoraphenin)、黑芥子中的黑芥子苷(sinigrin)等。这类苷的苷元均不稳定,水解后易进一步分解,所以一般水解后得到的苷元并不含巯基,而多为异硫氰酸酯类。

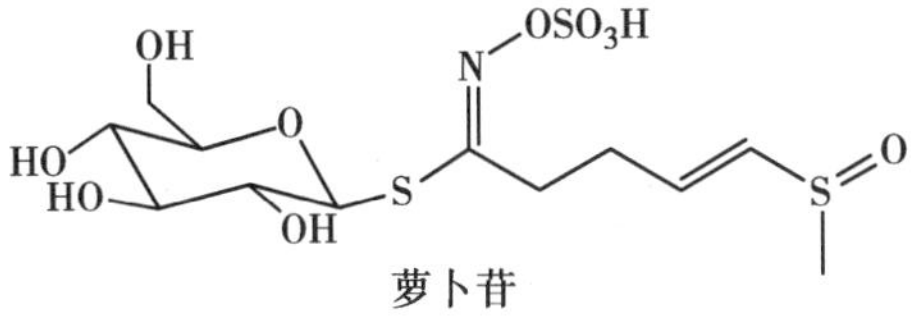

萝卜苷

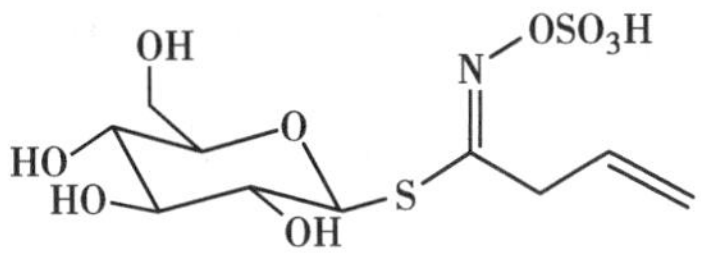

黑芥子苷

3. 氮苷　苷元上的胺基与糖的半缩醛羟基脱水缩合而成的苷称氮苷。氮苷在生物化学领域中是十分重要的物质,如腺苷(adenosine)、鸟苷(guanosine)、胞苷(cytidine)、尿苷(uridine)等是核酸的重要组成部分。另外,中药巴豆中的巴豆苷(crotonoside)也为氮苷,其结构与腺苷相似。

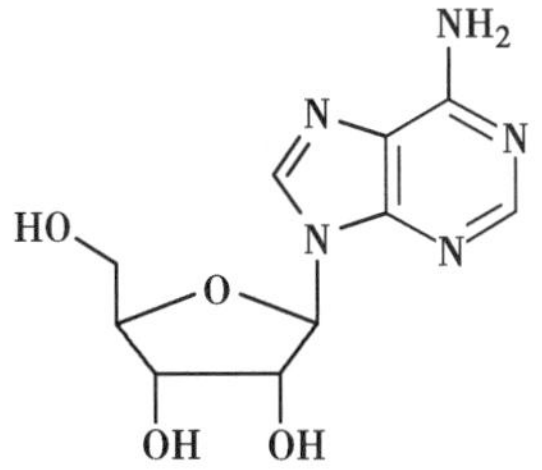

腺苷

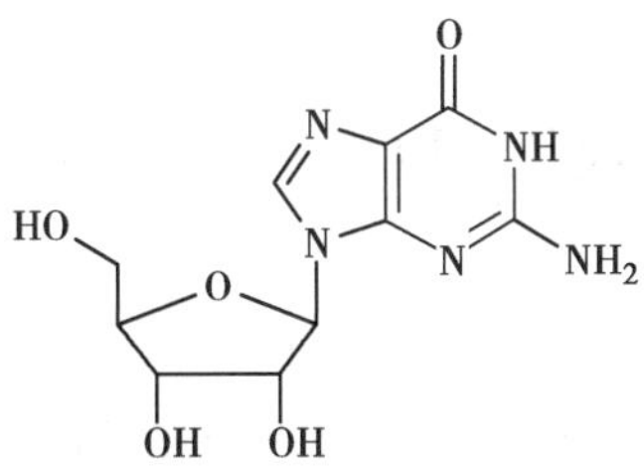

鸟苷

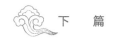

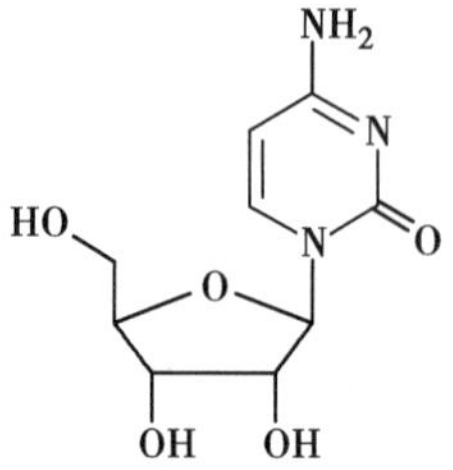

胞苷 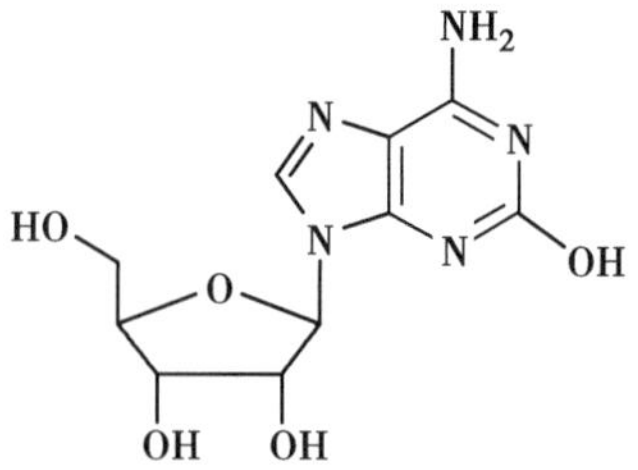　　　　　　　　巴豆苷

4. 碳苷　苷元碳上的氢与糖的半缩醛羟基脱水缩合而成的苷称碳苷,其糖基的端基碳原子与苷元碳原子直接相连。碳苷分子的糖多数连接在具有间二或间三酚羟基的芳环上,由酚羟基邻位或对位的活泼氢与糖的半缩醛羟基脱水缩合而成。碳苷具有难溶解、难水解的特性。

组成碳苷的苷元多为黄酮类、蒽醌类化合物,其中以黄酮碳苷最为多见。如牡荆素(vitexin),是存在于马鞭草科和桑科植物中的黄酮碳苷类化合物,也是山楂的主要成分之一,近年来在毛茛科金莲花属植物的花和茎叶中也有发现。

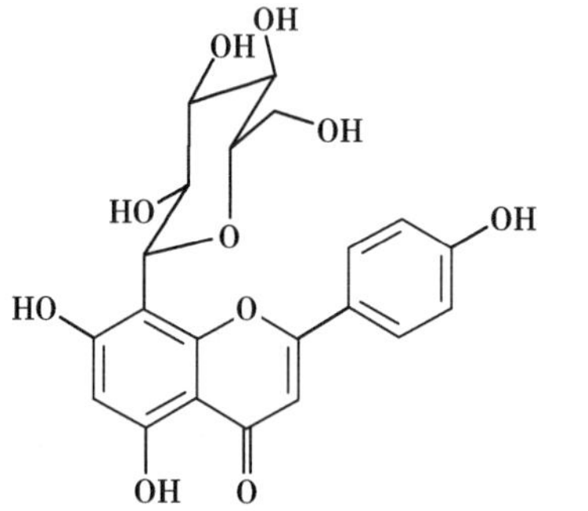

牡荆素

芦荟中的致泻成分之一芦荟苷 A(aloin A)和芦荟苷 B(aloin B),是最早从中药中分离得到的蒽醌碳苷,为一对可以相互转化的差向异构体,具有不同旋光性和圆二色性。

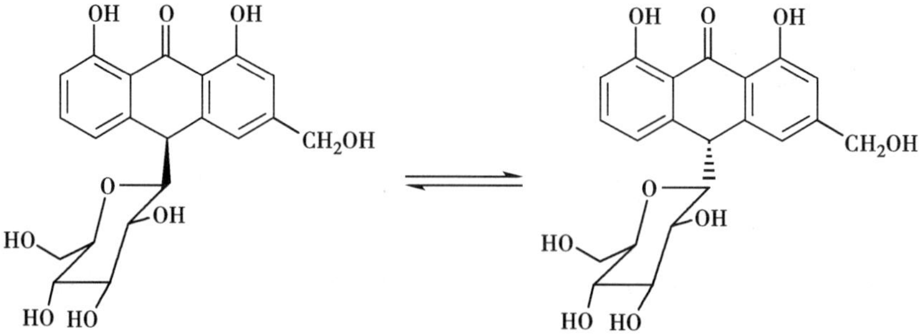

芦荟苷

三、苷类的理化性质

(一) 性状

苷类化合物一般为固体,其中连糖基少的苷可形成结晶,连糖基多的苷则多为无定形粉末,常有吸湿性。苷类的颜色取决于苷元部分,多数花色素苷、黄酮苷、蒽醌苷等有色,其他多无色。一般无味,但也有很苦或很甜的。有些苷对黏膜有刺激作用,如皂苷、强心苷等。

（二）旋光性

苷类化合物均具有旋光性,多数为左旋,而苷类水解后的混合物常呈右旋,因为水解产物之一的糖多为右旋。因此,比较水解前后旋光性的变化,可作为提示苷类化合物存在的线索。当然,确认苷的存在还必须在水解产物中找到苷元。

（三）溶解度

苷类化合物的溶解度与苷元和糖的结构均有关系。一般来说,苷元呈亲脂性,因此苷分子中苷元所占比例越大,苷的亲脂性越强,在亲脂性有机溶剂中的溶解度越大;而糖基所占比例越大,苷的亲水性越强,在水中的溶解度越大。

总体来说,多数苷类化合物为亲水性成分,在甲醇、乙醇、含水正丁醇等亲水性有机溶剂中有较大溶解度,一般也能溶于热水,但也有部分大分子苷元(如甾醇、萜醇等)形成的单糖苷、去氧糖苷等表现为亲脂性。因此,在用不同极性的溶剂顺次提取中药时,苷类主要存在于极性大的部位,但是除了石油醚等强亲脂性部分外,其余各部分中均有发现苷类的可能。

碳苷的溶解行为特殊,在水及有机溶剂中的溶解度一般都比较小。

（四）苷键的裂解

苷键的裂解是研究苷类和多糖结构的重要方法。通过苷键的裂解反应可以了解苷元及糖的种类、苷元与糖及糖与糖的连接方式、苷键的构型等诸多信息。苷键裂解的方法主要有酸水解、酶水解、碱水解和氧化开裂等。

1. 酸水解　苷键属缩醛(缩酮)结构,对酸不稳定,在酸性条件下,易被催化水解生成糖和苷元。反应一般在水或稀醇中进行,常用的酸有稀盐酸、稀硫酸、乙酸、甲酸等。反应机制是苷原子先被质子化,然后苷键断裂形成苷元和糖的阳碳离子中间体,该中间体与水结合,再脱去氢离子形成糖分子。以葡萄糖氧苷为例,酸水解反应如图9-7所示。

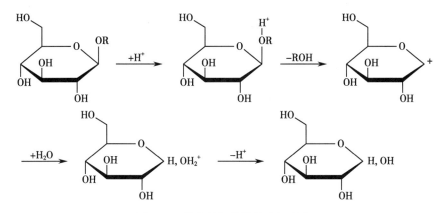

图9-7　葡萄糖氧苷的酸水解反应

从上述反应机制可以看出,凡有利于苷原子的质子化及阳碳离子中间体形成的因素都有利于苷键的酸水解,包括苷原子的碱性、苷原子周围的电子云密度及空间环境等。酸水解的难易有以下规律:

（1）按苷原子不同,酸水解的速率为 N苷 >O苷 >S苷 >C苷。N原子碱性强,易接受质子,所以 N苷的水解速度最快;C原子无游离电子对,最难质子化,所以 C苷很难酸水解。另外应注意,当 N原子存在于酰胺或嘧啶环上时,因 p-π 共轭及吸电子诱导效应的影响,N原子电子云密度降低,基本不显碱性,难以质子化,故这类 N苷很难酸水解。

（2）呋喃糖苷较吡喃糖苷易于酸水解。因为五元呋喃环是平面结构,各取代基处于重叠位置,比较拥挤,酸水解形成的中间体使拥挤状态有所改善,环张力减小,所以呋喃糖苷的水解速率比吡喃糖苷大。例如,果糖常以呋喃形式存在,在多糖苷中,为水解其他苷键而加剧水解条件时,果糖苷键往往被破坏。

(3) 酮糖苷酸水解易于醛糖苷。因为酮糖常以呋喃糖形式存在,且端基碳上有较大基团—CH_2OH,增大了拥挤状态。

(4) 吡喃糖中 C-5 上取代基越大,对质子进攻苷键造成的空间位阻越大,越难酸水解。水解速率是:五碳糖苷 > 甲基五碳糖苷 > 六碳糖苷 > 七碳糖苷 > 糖醛酸苷。

(5) 由于氨基和羟基都可与苷原子争夺质子,尤其是 $2\text{-}NH_2$、2-OH 糖苷,2 位质子化后,使苷原子周围电子云密度降低,难以质子化,结合诱导效应,因此氨基糖苷的水解难于羟基糖苷,羟基糖苷的水解又难于去氧糖苷。具体水解速率是:2,3- 去氧糖苷 >2- 去氧糖苷 >3- 去氧糖苷 >2-OH 糖苷 >2-NH_2 糖苷。

(6) 苷原子质子化时,芳环对苷原子有一定的供电作用,所以酚苷酸水解易于醇苷。某些酚苷如蒽醌苷、香豆素苷等不用酸,只加热就有可能将其水解。

有些苷元在酸性条件下不够稳定,为得到真正的苷元,可用两相水解法,即在水解液中加入与水不相混溶的有机溶剂如苯、三氯甲烷等,苷元生成后立即溶于有机相,避免与酸长时间接触,发生结构变化。

2. 碱水解　缩醛结构对碱试剂较稳定,所以苷类一般不易被碱催化水解,但酯苷、酚苷、烯醇苷、β- 吸电子取代基的苷,遇碱可发生水解。

3. 酶水解　苷键可受酶的作用水解。酶水解的条件温和(30~40℃),一般不会破坏苷元的结构,同时酶的高专属性和水解反应的渐进性,还可以提供更多的结构信息,所以酶水解已成为苷键裂解的重要方法。

酶的专属性一般表现为 α- 苷酶只水解 α- 苷键,β- 苷酶只水解 β- 苷键,但应该注意的是,某些酶的专属性与糖和苷元的结构都有关系。如麦芽糖酶是一种 α- 苷酶,只能水解 α- 葡萄糖苷键;苦杏仁苷酶是 β- 苷酶,主要水解 β- 葡萄糖苷键,但专属性较差,也能水解其他六碳醛糖的 β- 苷键。另外,由于酶水解的渐进性,水解反应可以得到部分水解的次生苷、单糖、寡糖等,因此,酶水解除可得到真正的苷元外,还可获知苷键的构型、糖的种类、苷元与糖及糖与糖之间的连接关系等结构信息。

由于酶的分离纯化很困难,特定糖的水解酶很少,实际上应用的多为混合酶,如橙皮苷酶、淀粉酶、纤维素酶等等。

在植物中,苷和水解该苷的酶往往是共存的,因此,在中药的贮存、加工及提取分离过程中,应该特别注意酶的影响,根据不同的需要,控制酶的活性。另外,有些酶水解受 pH 影响,如芥子苷酶水解芥子苷时,产物随 pH 不同而异。

4. 乙酰解　乙酰解所用试剂为乙酸酐和酸,常用的酸有硫酸、高氯酸或路易斯(Lewis)酸(如氯化锌、三氟化硼等)。反应机制与酸水解类似,只是进攻基团是 CH_3CO^+ 而不是质子。

乙酰解的速度与糖苷键的位置有关,如果在苷键的邻位有可乙酰化的羟基或氧环时,由于诱导效应可使乙酰解的速度减慢。从二糖的乙酰解速率可以看出,苷键的乙酰解一般以 1→6 苷键最易断裂,其次为 1→4 苷键和 1→3 苷键,而以 1→2 苷键最难开裂。

在多糖苷的结构研究中,为了确定糖与糖之间的连接位置,过去常用乙酰解反应开裂部分苷键,保留另一部分苷键,然后用薄层或气相色谱鉴定得到的乙酰化糖,进而推测苷中糖的连接方式。下面是一个五糖苷,糖的组成为 D- 木糖、D- 鸡纳糖、D- 葡萄糖和 D- 葡萄糖 -3- 甲醚,其中糖与糖的连接方式就是通过乙酰解确定的(图 9-8)。

5. 氧化开裂反应　又称史密斯(Smith)降解法,特点是反应条件温和,易得到原苷元,所以特别适用于那些苷元不稳定的苷以及碳苷的裂解。氧化开裂反应首先用过碘酸氧化糖的

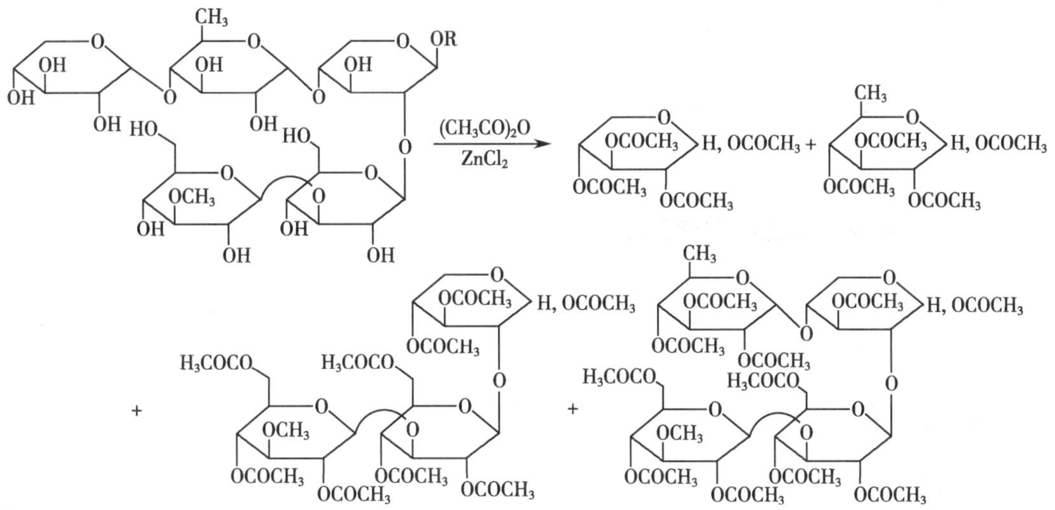

图 9-8 乙酰解

邻二醇结构,生成二元醛和甲酸,然后用四氢硼钠将醛还原成相应的二元醇,这种醇具有简单缩醛结构,在酸性条件下很不稳定,用稀酸在室温就可以将其水解成苷元、多元醇和羟基乙醛等产物(图 9-9)。

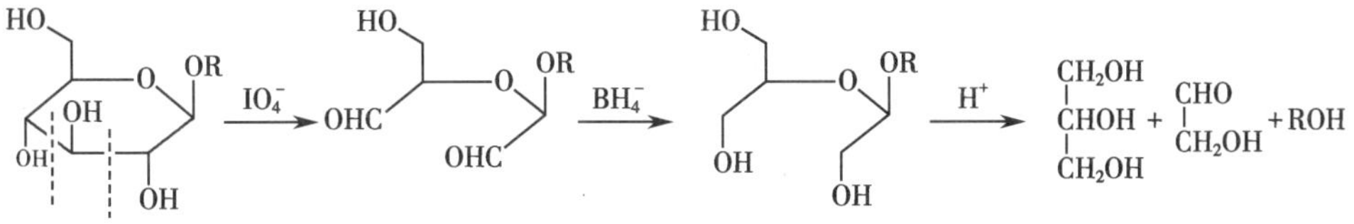

图 9-9 氧化开裂反应

碳苷用 Smith 降解得到的是多一个醛基的苷元(图 9-10)。

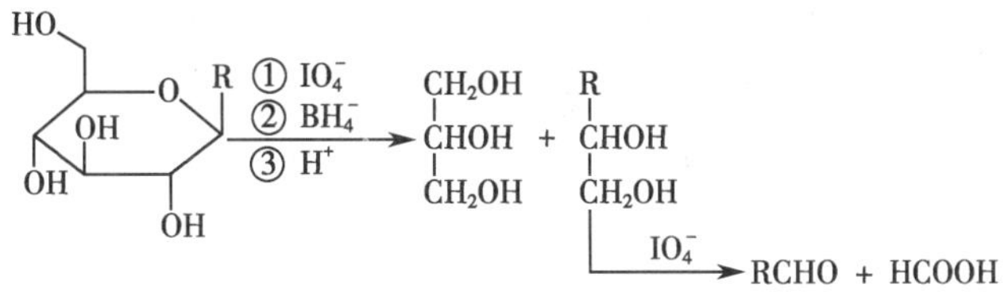

图 9-10 碳苷的氧化开裂反应

6. 甲醇解 先将苷进行全甲基化,然后用含 6%~9% 盐酸的甲醇进行甲醇解,常用于确定糖和糖之间的连接顺序和连接位置,反应如图 9-11 所示。

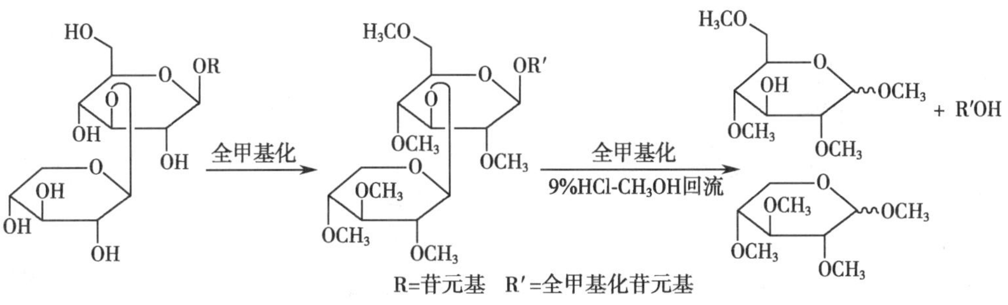

R=苷元基 R′=全甲基化苷元基

图 9-11 甲醇解

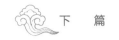

上例中得到 2,3,4- 三 -*O*- 甲基吡喃木糖甲苷和 2,4,6- 三 -*O*- 甲基吡喃葡萄糖甲苷,前者是全甲基化的木糖,可推知木糖处于糖链的末端,而后者是未全甲基化的葡萄糖,其 C-3 位上有一羟基,因此可推断它不仅与苷元相连,并在 C-3 位上与木糖相连。产物可进一步用 TLC 或 GC 鉴定,并与标准品对照。近年也有用 GC-MS 联用仪对其进行鉴定的报道。

在多糖苷的结构研究中,过去常用甲醇解判断糖与糖之间的连接顺序和连接位置。

（五）苷类的显色反应和沉淀反应

苷类的共性在于都含有糖基,因此,苷类在水解出游离糖后,可发生与糖相同的显色反应和沉淀反应。苷元部分则因种类不同、结构不同,不同类别有不同的显色反应和沉淀反应,可参见以后各章内容。

四、苷类的提取与分离

（一）苷类的提取

从中药中提取苷类化合物,常用水、稀醇等溶剂进行提取。由于中药中原生苷、次生苷和苷元的存在状态和性质不同,其提取方法有较大差别。因此,苷类化合物的提取,首先要明确提取的目的和要求,然后根据要求提取。

由于植物体内苷类化合物往往与能水解苷的酶共存,因此在提取原生苷时,必须抑制或破坏酶的活性,以防原生苷被酶解。在提取时一般常用的方法是在中药中加入一定量的碳酸钙等无机盐,或采用甲醇、60% 以上的乙醇或沸水提取,同时在提取过程中还须尽量避免与酸碱接触,以免苷类水解,如不加注意,则往往得到的不是原生苷,而是已水解失去一部分糖的次生苷或苷元。同时应注意,采集的新鲜中药材应迅速干燥（多晒干或晾干）。若要求提取次生苷,可根据产物要求控制和利用酶、酸或碱水解,采取如发酵、部分水解等方法处理药材后再进行提取,以提高次生苷的提取产量。

（二）苷类的分离

苷类一般极性较大,多为无定形粉末,分离较为困难。一般需要在提取过后通过溶剂萃取法或大孔树脂法除去大量杂质,再用柱色谱法进一步分离。一般极性较低的苷类,常采用硅胶或氧化铝吸附柱色谱,而极性较大的苷类,常采用分配柱色谱或反相柱色谱进行分离,如反相硅胶 Rp-18 和 Rp-8 分离苷类化合物的效果较好,常用甲醇 - 水系统和乙腈 - 水系统作为洗脱剂。此外,用于糖类的分离方法也可以用于分离苷类,如凝胶过滤色谱法、分级沉淀法等。

在苷类的提取分离中,由于苷元结构不同,所连接糖的数目和种类也不一样,因而极性差异很大,很难有统一的方法。各类苷有各类的提取分离方法,这将在后续各章节中加以介绍。

五、苷类的检识

因苷类化合物都连有糖基,所以,一般通过检识苷分子中的糖来进行苷类化合物的检识,而苷元部分的检识则在相应章节中介绍。

（一）理化检识

苷类的理化检识要注意排除游离糖的干扰。如果样品较纯,可直接进行检识;如果是中药样品可用热水或醇提取制备供试液,经纯化处理后,再进行苷的检识。

1. Molish 反应　若 Molish 反应呈阳性,提示样品中含有苷类或糖类;为证实苷类的存在,需做进一步净化处理。如果样品是用乙醇或甲醇提取的,其中可能有微量的单糖与苷共存,因单糖微溶于甲醇或乙醇,多糖不溶。可以先将醇提液进行费林反应,若产生氧化亚铜砖红色沉淀,可证明单糖的存在,继续加费林试剂至不再产生沉淀,将反应液过滤,滤液再进行 Molish 反应,若仍呈阳性,则证明苷类的存在;如果样品是用水提取的,其中可能含有大量的单糖、寡糖、多糖及苷,需要用正丁醇萃取,一般来说,正丁醇萃取液不含各种糖类,将萃取液浓缩后再进行 Molish 反应,仍显阳性表明含有苷类。

另外,应该注意的是,碳苷、糖醛酸与 Molish 试剂反应常呈阴性。

2. 费林反应和托伦反应 样品醇提液与费林试剂(或托伦试剂)反应呈阳性,说明存在单糖,可继续加入费林试剂至不再产生沉淀为止,过滤,将滤液酸水解,水解液中和后再进行费林反应,若仍为阳性,提示存在苷类;若样品醇提液与费林试剂反应呈阴性,可以直接将样品酸水解后进行费林反应,若为阳性,说明苷类的存在。

3. 水解反应 苷水解后产生糖和苷元,其中糖溶于水,而苷元多为亲脂性,水溶性较差,在水中易析出,所以,将样品酸水解,反应液冷却,若出现混浊,提示苷类化合物的存在。

上述为苷类一般的理化检识,部分特殊苷类还有一些特殊的检识方法,如皂苷的发泡性、强心苷中 α- 去氧糖的检识等,将在相应章节中分别介绍。

(二)色谱检识

苷类的色谱检识主要有薄层色谱和纸色谱,其中薄层色谱常用的吸附剂是硅胶、反相硅胶,也可用纤维素。

1. 薄层色谱 多数苷类化合物极性较大,硅胶薄层色谱检识常用含水溶剂系统为展开剂,如正丁醇-乙酸-水(4:1:5,上层)、三氯甲烷-甲醇-水(65:35:10,下层)及乙酸乙酯-正丁醇 - 水(4:5:1,上层)等三元溶剂系统。对极性较小的苷类,也常用一定比例的三氯甲烷 - 甲醇、丙酮 - 甲醇等二元溶剂系统。反相硅胶薄层色谱常用乙腈 - 甲醇 - 水和甲醇 - 水等为展开剂。

2. 纸色谱 一般以水饱和的有机溶剂为展开剂,如正丁醇 - 乙酸 - 水(4:1:5,上层)、正丁醇 - 乙醇 - 水(4:2:1)及水饱和的苯酚等。

3. 显色剂 针对苷中糖部分,所用显色剂与糖相似,常用的显色剂如苯胺 - 邻苯二甲酸试剂、间苯二酚 - 盐酸试剂、蒽酮试剂等,针对苷元部分的显色剂见后续相应各章。

六、苷类的波谱特征

苷类的分子中均含有糖基,经典的结构研究有甲基化、水解、Klyne 经验公式计算等方法。近年来多以直接通过解析苷的一维或二维 NMR 谱进行结构解析,并结合 PC、TLC 或 GC 等方法对苷的水解液中的单糖种类进行确定。

1. 糖基数目的测定 首先可通过 MS 获得苷和苷元分子量,然后计算其差值,获得糖基的总分子量进而可计算糖的数目;利用 ^{1}H-NMR,根据出现的糖端基质子的信号(一般位于 $\delta4.3\sim5.9$)数目确定糖基分子的数目;在 ^{13}C-NMR 中,可根据糖端基碳的信号数目(一般位于 $\delta90\sim112$),并结合总碳数 – 苷元碳数 = 糖基碳数目总和,推算出糖分子的数目。

2. 糖基的种类鉴定 除采用 PC、TLC 或 GC 等方法对苷或糖(寡糖或多糖)水解液中的单糖种类进行鉴定外,还可通过解析苷与糖的一维或二维 NMR 谱进行鉴定。在 ^{13}C-NMR 中,不同糖基的碳信号有明显区别,可用于确定糖中碳的数目和糖的种类。表 9-1 列举了常见糖及其甲苷的 ^{13}C-NMR 的化学位移数据。

3. 糖和糖之间连接顺序的确定 早期主要是利用苷类的水解来确定糖和糖的连接顺序,如缓和酸水解使苷中的局部糖脱去,以确定末端的糖,也可使用甲醇解、乙酰解帮助判断。

目前常用波谱解析法,如利用 MS 中糖基的碎片峰或苷类脱糖基的碎片峰帮助判断糖

笔记栏

表 9-1　部分单糖及单糖甲苷的 ^{13}C-NMR 数据(δ)

糖(苷)	C-1	C-2	C-3	C-4	C-5	C-6
β-D- 葡萄糖	96.8	75.2	76.7	70.7	76.7	61.8
α-D- 葡萄糖	93.0	72.4	73.7	70.7	72.3	61.8
β-D- 半乳糖	97.4	72.9	73.8	69.7	75.9	61.8
α-D- 半乳糖	93.2	69.3	70.1	70.3	71.3	62.0
β-D- 甘露糖	94.5	72.1	74.0	67.7	77.0	62.0
α-D- 甘露糖	94.7	71.7	71.2	67.9	73.3	62.0
β-L- 鼠李糖	94.4	72.2	73.8	72.8	72.8	17.6
α-L- 鼠李糖	94.8	71.8	71.0	73.2	69.1	17.7
β-L- 夫糖	97.2	72.7	73.9	72.4	71.6	16.3
α-L- 夫糖	93.1	69.1	70.3	72.8	67.1	16.3
β-D- 阿拉伯糖	93.4	69.5	69.5	69.5	63.4	—
α-D- 阿拉伯糖	97.6	72.9	73.5	69.6	67.2	—
β-D- 木糖	97.5	75.1	76.8	70.2	66.1	—
α-D- 木糖	93.1	72.5	73.9	70.4	61.9	—
甲基 β-D- 葡萄糖苷	104.0	74.1	76.8	70.6	76.8	61.8
甲基 α-D- 葡萄糖苷	100.0	72.2	74.1	70.6	72.5	61.6
甲基 β-D- 半乳糖苷	104.5	71.7	73.8	69.7	76.0	62.0
甲基 α-D- 半乳糖苷	100.1	69.2	70.5	70.2	71.6	62.2
甲基 β-D- 甘露糖苷	102.3	71.7	74.5	68.4	77.6	62.6
甲基 α-D- 甘露糖苷	102.2	71.4	72.1	68.3	73.9	62.5
甲基 β-L- 鼠李糖苷	102.4	71.8	74.4	73.4	73.4	17.9
甲基 α-L- 鼠李糖苷	102.1	71.2	71.5	74.3	69.5	17.9
甲基 β-L- 夫糖苷	97.2	72.7	73.9	72.4	71.6	16.3
甲基 α-L- 夫糖苷	93.1	69.1	70.3	72.8	67.1	16.3

和糖之间的连接顺序;也可以利用 NMR 谱,若糖基数目较少(2~3 个)可根据 ^{13}C-NMR 数据结合苷化位移规律进行判断,即在 ^{13}C-NMR 中,由于成苷会使苷元部分与苷键直接相连的碳(α-C)及与之相邻的碳(β-C)信号发生位移,同时成苷也会对糖的端基碳信号产生相应的位移改变;若糖基数目较多(3 个以上)或糖链有分支,可利用 2D-NMR 的 HMBC 等确定糖链的连接顺序。

4. 苷元和糖之间连接位置的确定　^{13}C-NMR 是确定苷元和糖之间连接位置的有效方法。通常利用苷化位移规律,将苷和苷元的 ^{13}C-NMR 相比较,确定苷元与糖的连接位置。

2D-NMR 中常通过测定 HMBC 确定连接位置,可以观察与苷键相连的糖上的氢和苷元 α- 碳原子之间的相关峰,以及与苷键相连的糖上碳原子和苷元 α- 碳上的氢之间的相关峰。用同样方法也可以确定糖与糖之间的连接位置。

5. 苷键构型的确定　^{1}H-NMR 中,糖与苷元相连时,糖上端基氢与其他氢比较,常位于较低场。在糖的优势构象中,凡是 H-2′ 为 a 键的糖,如木糖、葡萄糖、半乳糖等,当与苷元形成 β 苷键时,其 H-1′ 为 a 键,故 H-1′ 与 H-2′ 为 aa 键偶合系统,J_{aa}=6~9Hz,呈现的二重峰偶合常数较大；当与苷元形成 α- 苷键时，H-1′ 为 e 键，故 H-1′ 与 H-2′ 为 ae 键偶合系统，J_{ae}=2.0~3.5Hz，呈现的二重峰偶合常数较小。因此，对于 H-2′ 为 a 键的糖，根据偶合常数 J 值可以确定苷键的构型。

^{13}C-NMR 中，糖与苷元连接后，糖中端基碳原子的化学位移明显增加，而其他碳原子的化学位移变化不大。在某些 α 和 β 构型的苷中，其端基碳原子的化学位移常常相差较大，可以判断苷键的构型。

笔记栏

ER-9-3

利用 ^{1}H-NMR 中糖端基质子偶合常数 $J_{1,2}$ 值判断苷键构型

第三节　含多糖类化合物的中药研究实例

一、黄芪多糖

黄芪为豆科植物蒙古黄芪 *Astragalus membranaceus*（Fisch.）Bge.var.*mongholicus*（Bge.）Hsiao 或膜荚黄芪 *Astragalus membranaceus*（Fisch.）Bge. 的干燥根。春、秋二季采挖，除去须根和根头，晒干。味甘，性温，归肺、脾经。具有益气补中、固表止汗等功效，用于气虚乏力、食少便溏、中气下陷、久泻脱肛等。现代药理研究表明，黄芪可调动机体免疫能力，改善心肺功能，加强心肌收缩力，扩张血管，降低血压，延缓衰老等。

黄芪主要含有多糖、皂苷、黄酮类成分，其中苷类和多糖类是其主要活性物质。2020 年版《中华人民共和国药典》（一部）规定，黄芪中黄芪甲苷含量不得少于 0.080%，毛蕊异黄酮葡萄糖苷含量不得少于 0.020%。

黄芪多糖具有增强免疫系统功能的作用，是黄芪"补气固表"的有效成分，具有抗感染、抗病毒、抗肿瘤等多种活性，能增加 T 淋巴细胞、B 淋巴细胞增殖分化，具有显著的提高体液免疫、细胞免疫的作用。黄芪中的多糖成分主要有葡聚糖和杂多糖。葡聚糖分为水溶性葡聚糖和水不溶性葡聚糖，分别是 α-1,4/1,6- 葡聚糖和 α-1,4- 葡聚糖。杂多糖多为酸性水溶性杂多糖，主要由葡萄糖、阿拉伯糖、鼠李糖和半乳糖组成；少量杂多糖含有糖醛酸，包括葡糖醛酸和半乳糖醛酸；有些杂多糖仅由葡萄糖和阿拉伯糖组成。

黄芪多糖的提取分离多利用其易溶于热水、难溶于乙醇的特点，采用水提醇沉法进行提取分离（图 9-12）。

二、水苏糖

水苏糖是一种天然的功能性寡糖，在玄参科及唇形科植物中多见，具有良好的调节肠道、增强免疫功能的作用。中药地黄为玄参科植物地黄 *Rehmannia glutinosa* Libosch. 的新鲜或干燥块根，具有清热凉血、养阴生津等功效，用于热入营血、热病伤阴、津伤便秘等。现代药理研究表明，地黄能抗炎、降血糖、调节机体免疫、降低血压，以及延缓衰老等。地黄中主要含有萜苷、多糖及低聚类成分，被认为是其主要功效活性物质。其中，水苏糖是其主要的寡糖类成分，由 2 分子半乳糖、1 分子葡萄糖及 1 分子果糖组成，极性较大、水溶性较好，在乙醇中溶解度较小。

（一）水苏糖的提取分离

由于地黄中含有较多的小分子苷类成分，其性质与寡糖类成分相似，因此在水苏糖成分的提取、纯化过程中需要将小分子苷类成分去除完全。提取分离流程见图 9-13。

（二）水苏糖的结构鉴定

1. 分子式的确定　高分辨 TOF-MS（+）*m/z*：689.207 3［M+Na］$^+$，确定分子式为 $C_{24}H_{42}O_{21}$。

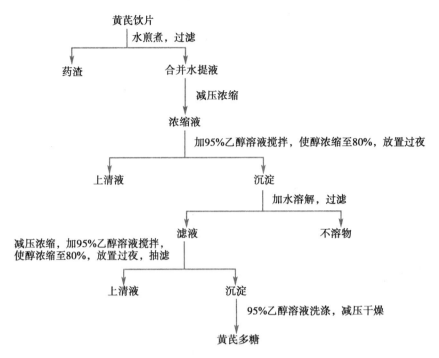

图 9-12　黄芪多糖提取分离流程图

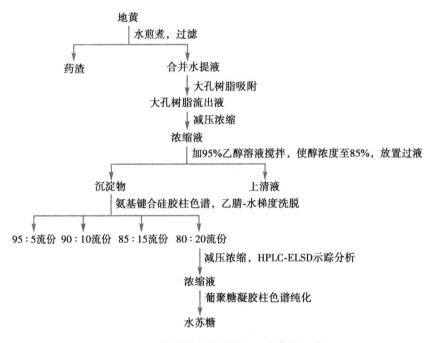

图 9-13　地黄中水苏糖的提取分离流程图

在质谱图中除了 [M+Na]⁺ 上，还可见几个特征的碎片离子峰:527.222 0 [M−162+Na]⁺，365.104 3 [M−2×162+Na]⁺，提示该化合物中所含 2 个单糖的分子式均为 $C_6H_{12}O_6$。

2. 单糖种类的分析　将化合物采用完全酸水解法进行水解,水解物经乙酰化后采用 GC 法与已知的单糖对照品进行对比分析,确定该化合物含有 1 分子果糖、1 分子葡萄糖及 2 分子半乳糖。

单糖连接顺序及方式:化合物的 ¹³C-NMR 中见有 24 个碳原子,结合 DEPT 谱及 HSQC,可以确定其中含有 1 个季碳、18 个 CH、5 个 CH₂。¹H-NMR 中见有明显的 3 个糖的端基碳上的氢信号：5.19（1H，d，J=3.65Hz），4.66（1H，d，J=3.20Hz），4.70（1H，d，J=3.35Hz），其偶合常数均处在 2~4Hz，提示糖与糖之间连接的苷键构型为 α 型。^{1}H-^{1}H COSY 和 HMBC 中显示其主要相关信号见图 9-14。根据以上信息，提示该化合物单糖连接顺序为"D- 半乳糖 1α → 6-D- 半乳糖 1α →6-D- 葡萄糖 1α →2β- D- 果糖"，检索为水苏糖。

为了更进一步确证以上推测结果，将该化合物与水苏糖对照品采用 HPLC 分析，确定了该化合物的保留时间与水苏糖对照品一致，因此鉴定该化合物为水苏糖（stachyose）。

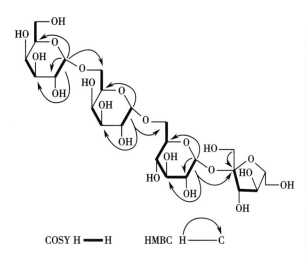

COSY H —— H   HMBC H ⌒→ C

图 9-14 水苏糖的关键 ^{1}H-^{1}H COSY 与 HMBC 相关信息

学习小结

1. 学习内容

	结构与分类	单糖：五碳醛糖、甲基五碳糖、六碳醛糖、六碳酮糖、糖醛酸、糖醇 低聚糖：二糖、三糖、四糖等 多糖：植物多糖、动物多糖、菌类多糖	
糖类	单糖的构型	绝对构型、相对构型	
	糖的理化性质	糖的性状、溶解性、旋光性	糠醛形成及 Molish 反应
		糖的显色及沉淀反应	费林反应
			托伦反应
	糖的提取与分离	提取	
		多糖的分离	
	糖的检识	薄层色谱、纸色谱	
苷类化合物	结构与分类	氧苷、硫苷、氮苷、碳苷	酸水解
	苷的理化性质	苷的性状、溶解性、旋光性	碱水解
		苷键裂解反应	酶水解
			乙酰解
	苷的提取与分离	苷和苷元的提取	氧化开裂反应
		苷的分离	甲醇解
	苷的检识	理化检识	Molish 反应
			水解反应
		色谱检识	薄层色谱、纸色谱
	波谱特征	糖基数目：MS、^{1}H-NMR、^{13}C-NMR	
		糖基种类：1D 或 2D NMR	
		糖间连接顺序：MS、1D 或 2D NMR	
		苷元和糖间连接位置：^{13}C-NMR、2D NMR	
		糖苷键构型：^{1}H-NMR、^{13}C-NMR	

（糖类和苷类化合物）

2. 学习方法

(1) 对于糖类,首先应学习基本单位单糖的结构与分类以及相关结构表示方法,在各种表示方法中注意碳原子的编号、端基碳、半缩醛(酮)羟基,再扩展至寡糖、多糖。此外,糖类的构型是本节的难点,判断构型时要明确是几碳糖、呋喃型还是吡喃型。

(2) 糖类的理化性质及检识要结合糖的结构和有机化学相关内容。

(3) 对于苷类化合物,首先应学习苷的结构与分类,主要是按苷原子分类。苷类理化性质的学习要结合有机化学相关知识,特别是苷键裂解中的酸水解要先弄清反应机制,明确反应速率的关键步骤,然后找出影响这一步骤的诸因素,就很容易掌握了。

(4) 学习苷的检识要结合糖类的理化性质,注意发生反应的结构及影响因素。

(孙　赟)

扫一扫,
测一测

复习思考题

1. 指出槐糖、芸香糖、新橙皮糖、龙胆二糖等糖与糖之间的连接位置、连接方式。

2. 哪些苷不宜直接用酸水解? 对这些苷可以用什么方法裂解苷键?

3. 哪些反应可用于确定苷中糖与糖之间的连接位置? 什么反应可用于了解苷键的构型? 哪个反应可用于了解组成苷的糖的种类?

第十章

醌类化合物

学习目标

掌握醌类化合物的结构特征、主要类型、理化性质和提取分离方法;熟悉醌类化合物的波谱特征,以及含有醌类化合物的常用中药研究实例;了解醌类化合物的植物分布和生物活性。

第一节 概 述

醌类化合物是中药中一类重要的化学成分,是指分子内具有不饱和环二酮结构(醌式结构)的一类天然有机化合物;主要分为苯醌、萘醌、菲醌和蒽醌 4 种类型,多具有颜色,是目前中药有效成分研究的热点之一,其中蒽醌及其衍生物尤为重要。

醌类化合物在植物中的分布非常广泛。如蓼科的何首乌、虎杖,茜草科的茜草,豆科的决明子、番泻叶,鼠李科的鼠李,百合科的芦荟,紫草科的紫草等,均含有醌类化合物。醌类化合物多数存在于植物的根、皮、叶及心材中,也存在于茎、种子和果实中,在一些低等植物(如地衣类和菌类)的代谢产物中也有存在。

醌类化合物的生物活性是多方面的。天然的醌类化合物多具有泻下作用,如番泻叶中的番泻苷类化合物和大黄及各种鼠李属植物中的蒽醌类衍生物均具有较强的泻下作用。醌类化合物还具有较强的抗菌作用,如大黄中游离的羟基蒽醌类化合物具有显著的抗菌作用,尤其对金黄色葡萄球菌具有较强的抑制作用。胡桃叶及其未成熟果实中含有的胡桃醌(juglone)以及茅膏菜中的蓝雪醌(plumbagin)等萘醌类化合物也具有较强的抗菌活性。茜草中的茜草素(alizarin),体外抗结核杆菌活性显著。紫草中的萘醌类化合物具有显著的抗肿瘤作用。此外,醌类化合物还具有止血、扩张冠状动脉、驱绦虫、解痉、利尿、利胆、镇咳、平喘等作用,某些蒽醌类化合物还具有显著的抗氧化作用。

第二节 醌类化合物的结构与分类

一、苯醌类

苯醌(benzoquinone)分为邻苯醌和对苯醌两大类。由于存在 2 个羰基之间的排斥作用,邻苯醌结构十分不稳定,故天然存在的苯醌化合物多为对苯醌的衍生物。

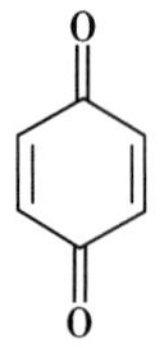

对苯醌 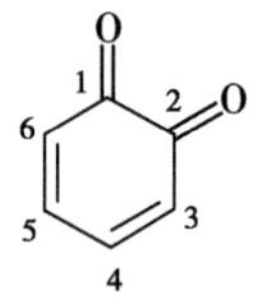　　　　　　　　　邻苯醌

天然苯醌类化合物多为黄色或橙色结晶,如中药凤眼草果实中的 2,6- 二甲氧基对苯醌 (2,6-dimethoxyquinone)以及白花酸藤果中的信筒子醌(embelin)等。

具有苯醌类结构的泛醌(ubiquinone)能参与生物体内氧化还原过程,是生物氧化反应的一类辅酶,称辅酶 Q(coenzyme Q)。其中,辅酶 Q_{10}($n=10$)已用于治疗心脏病、高血压等。

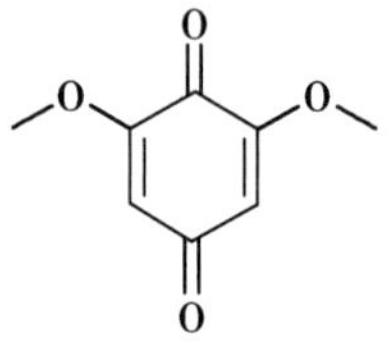

2,6-二甲氧基对苯醌 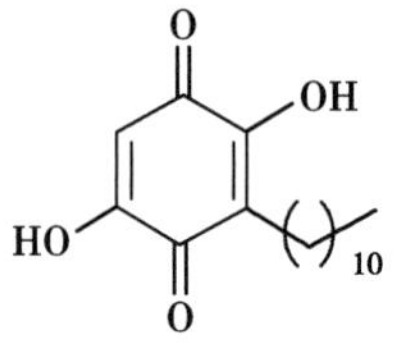　　　　　　　　　信筒子醌

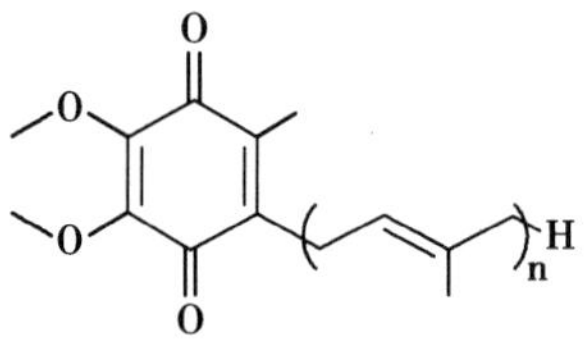

辅酶Q_{10}($n=10$) 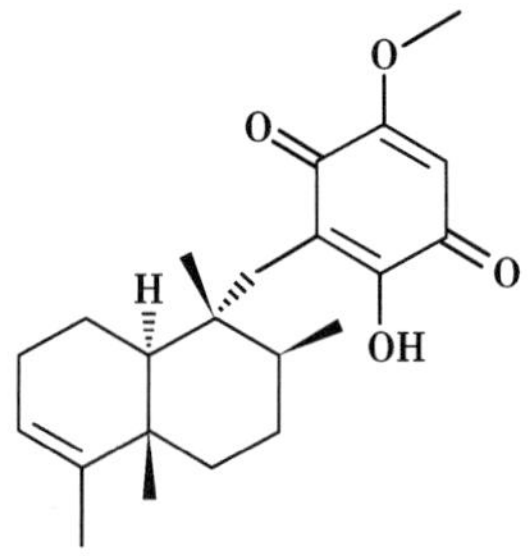　　　　　　　　　异海绵醌

近年来,又先后分离得到一些结构复杂的苯醌类化合物,如从澳大利亚一种海绵中分离得到的异海绵醌(isospongiaquinone)等一系列对苯醌和倍半萜聚合而成的化合物。从中药紫草根中分离得到的 arnebinone 和 arnebifuranone 也属于对苯醌类化合物,对前列腺素 PGE_2 的生物合成具有显著抑制作用。

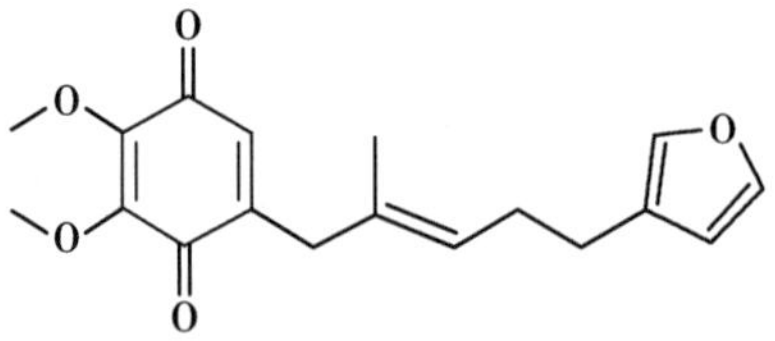

arnebinone 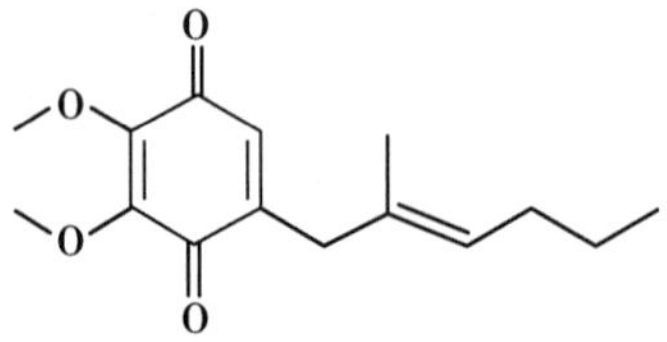　　　　　　　　　arnebifuranone

二、萘醌类

萘醌类(naphthoquinone)存在 α-(1,4)、β-(1,2)及 amphi-(2,6)等 3 种结构类型,但实际分离得到的大多为 α- 萘醌类衍生物。这类化合物多为橙色或橙红色结晶,少数为紫色。

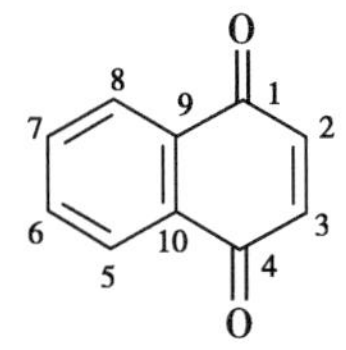

α-（1，4）萘醌 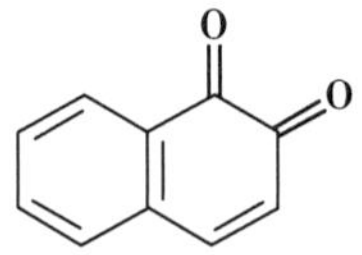　　　　β-（1，2）萘醌 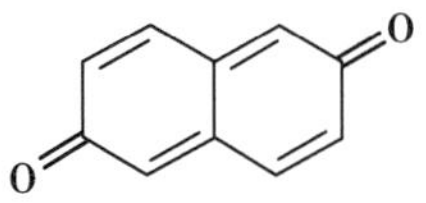　　　　amphi-（2，6）萘醌

　　小分子的胡桃醌具有抗菌、抗肿瘤及中枢神经镇静作用，蓝雪醌具有抗菌、止咳及祛痰作用。凤仙花科药用植物凤仙花中分离得到的 balsaminolate 具有抑制环氧合酶 -2（COX-2）活性的作用。鼠李科植物翼核果的根中分离得到的翼核果素（ventilagolin）也是一种萘醌类化合物。中药紫草中亦含有多种具有抗菌、抗病毒及止血作用的萘醌类成分。

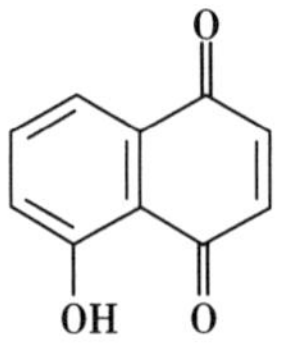

胡桃醌 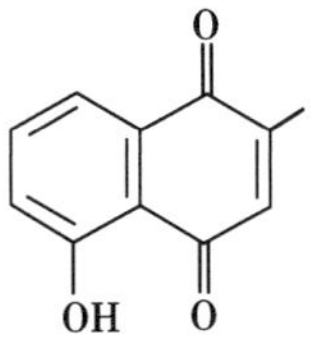　　　　　　蓝雪醌 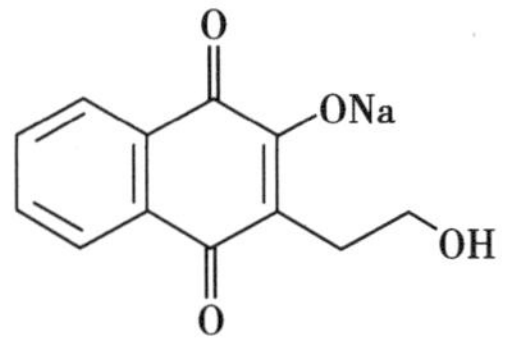　　　　　　balsaminolate 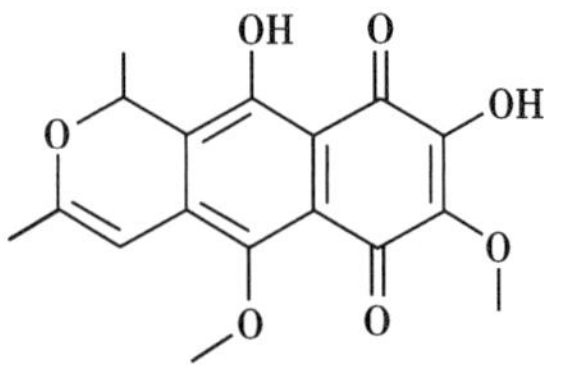　　　　　　翼核果素

三、菲醌类

　　菲醌（phenanthraquinone）分为邻菲醌、对菲醌 2 种类型，主要分布在唇形科、兰科、豆科、使君子科、蓼科等科属的植物中，如从丹参根中分离得到多种邻菲醌和对菲醌类化合物，其同属植物鼠尾草的根中也分离得到一系列邻菲醌类化合物。

邻菲醌　　　　　　　　　　　　对菲醌

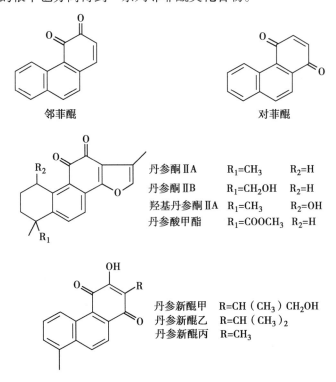

丹参酮ⅡA　　　R_1=CH$_3$　　　R_2=H
丹参酮ⅡB　　　R_1=CH$_2$OH　　R_2=H
羟基丹参酮ⅡA　R_1=CH$_3$　　　R_2=OH
丹参酸甲酯　　　R_1=COOCH$_3$　R_2=H

丹参新醌甲　R=CH（CH$_3$）CH$_2$OH
丹参新醌乙　R=CH（CH$_3$）$_2$
丹参新醌丙　R=CH$_3$

　　天然药物落羽松中分离得到的落羽松酮（taxodone）及落羽松二酮（taxodione）也具有菲醌样结构，二者均具有抑制肿瘤生长的作用。从西藏杓兰中分离得到的西藏杓兰醌 B（cypritibetquinone B）亦为菲醌类衍生物。

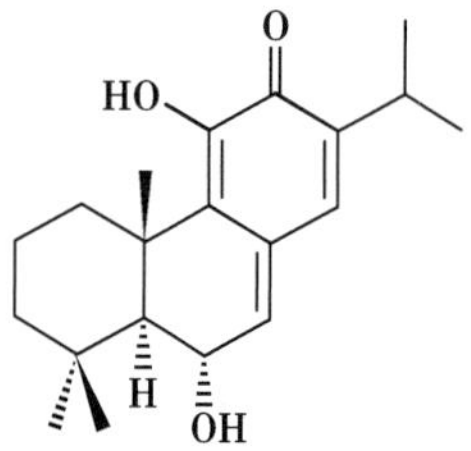

落羽松酮 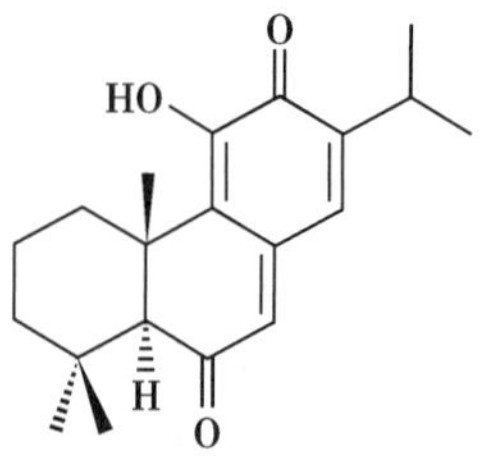　　　　　　落羽松二酮 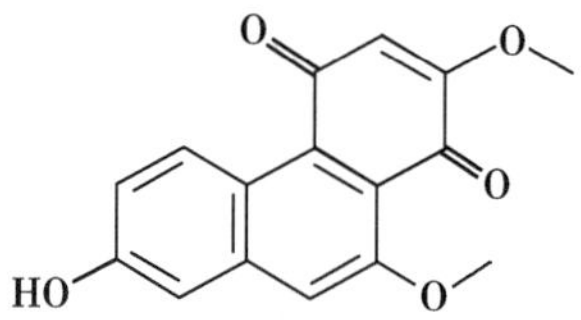　　　　　　西藏枸兰醌B

四、蒽醌类

蒽醌（anthraquinone）包括蒽醌衍生物及其不同程度的还原产物，如氧化蒽酚、蒽酚、蒽酮及二蒽酮等。

蒽醌类化合物主要存在于高等植物中。蓼科大黄属和酸模属、豆科山扁豆属、玄参科毛地黄属，以及茜草科、芸香科、鼠李科、百合科、紫葳科、马鞭草科等植物中蒽醌类化合物的含量较多。霉菌中的曲霉属、青霉属中也发现多种蒽醌类化合物，但动物中仅发现少数。

蒽醌可进一步分为单蒽核、双蒽核两大类。

（一）单蒽核类

1. 蒽醌及其苷类　天然蒽醌以 9,10- 蒽醌最为常见，由于整个分子形成一共轭体系，9 位碳与 10 位碳又处于最高氧化水平，故比较稳定。蒽醌母核中 1、4、5、8 位为 α 位，2、3、6、7 位为 β 位，9、10 位为 *meso* 位（也称中位）。

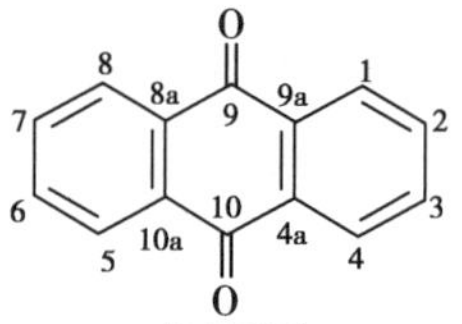

蒽醌母核

蒽醌结构中常有羟基、羟甲基、甲氧基以及羧基等取代，以游离或成苷的形式存在于植物体内。根据羟基在蒽醌母核上的分布情况，可将羟基蒽醌衍生物进一步分为下面 2 种类型。

（1）大黄素型：此类蒽醌的羟基取代分布在母核两侧的苯环上，多数化合物呈黄色至棕色。如大黄中的大黄酸（rhein）、大黄素（emodin）、大黄酚（chrysophanol）、芦荟大黄素（aloe-emodin）、大黄素甲醚（physcion）等主要蒽醌成分多属于这一类型。大黄中游离羟基蒽醌类化合物具有抗菌作用，尤其对金黄色葡萄球菌有较强抑制作用。巴戟天中分离得到的 1,6- 二羟基 -2,4- 二甲氧基蒽醌也属大黄素型。

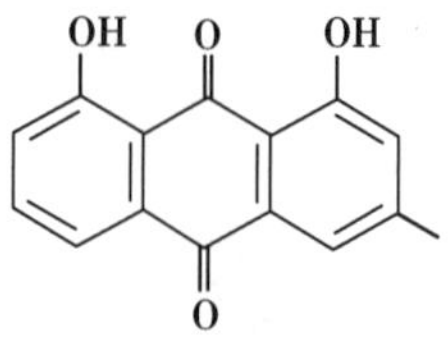

大黄酚 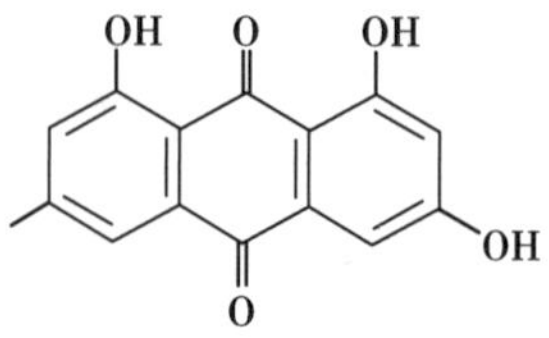　　　　　　　　　　　　大黄素

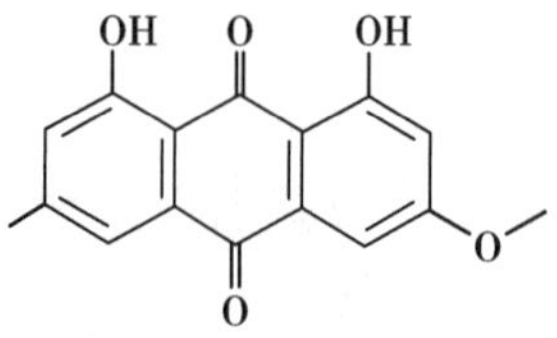

大黄素甲醚 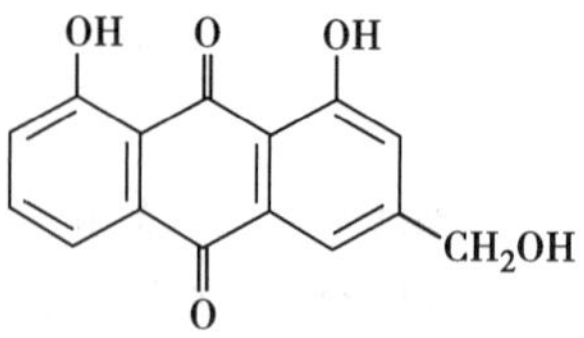　　　　　　　　　　芦荟大黄素

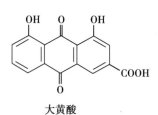

大黄酸　　　　　　　　　　1,6-二羟基-2,4-二甲氧基蒽醌

（2）茜草素型：此类蒽醌的羟基取代分布在一侧苯环上，颜色较深，多为橙黄色至橙红色。茜草中的茜草素等化合物即属这一类型。茜草素的体外抗结核杆菌活性显著。从茜草科三角瓣花属植物黄根中亦分得多种这一类型的蒽醌类衍生物。

茜草素　　　　　　　　　　羟基茜草素　　　　　　　　　　伪羟基茜草素

根据取代基数目的多少，也可以将蒽醌类化合物分为一取代、二取代直至七取代。其中，三取代、四取代及五取代化合物较多，六取代、七取代化合物则相对较少。2,5,7-三羟基大黄素可能是自然界中含羟基最多的蒽醌，存在于地衣中。

2,5,7-三羟基大黄素

2. 蒽酚及蒽酮衍生物　　蒽醌在酸性环境中被还原（图 10-1），可生成蒽酚（anthrol）及其互变异构体蒽酮（anthrone）。蒽酚或蒽酮类成分可以缓慢氧化成蒽醌类化合物，一般仅存在于新鲜植物中，如贮存时间较长，则基本检识不到蒽酚或蒽酮的存在。

蒽醌　　　　　　　　　　　蒽酚　　　　　　　　　　蒽酮

图 10-1　蒽醌、蒽酚及蒽酮的转化

羟基蒽酚类化合物对真菌有较强的杀灭作用，是治疗皮肤病的有效药物，如柯桠素（chrysarobin）治疗疥癣效果良好。

柯桠素

蒽酚衍生物以游离苷元和结合成苷 2 种形式存在。当蒽酚衍生物的中位羟基与糖缩合成苷,则其性质比较稳定,只有经过水解除去糖才能易于氧化转变成蒽醌衍生物。

3. C-糖基蒽衍生物　这类蒽衍生物以糖作为侧链通过碳碳键直接与苷元相结合,如芦荟中分离得到的具有软化血管、降低血压和血液黏度、促进血液循环、防止动脉硬化等作用的芦荟苷(aloin)等。

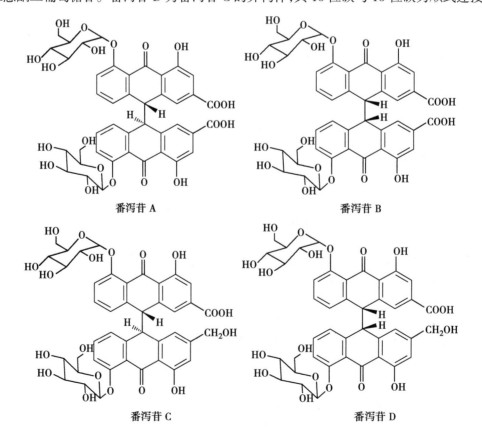

（二）双蒽核类

1. 二蒽酮类　二蒽酮类成分可以看成是 2 分子蒽酮脱去 1 分子氢通过碳碳键结合而成的化合物,其结合方式多为 10 位碳与 10′ 位碳(称中位连接),一般其上下两环的结构相同且对称。大黄、番泻叶中致泻的主要有效成分番泻苷(sennoside)A、番泻苷 B、番泻苷 C、番泻苷 D 等皆为二蒽酮衍生物。

番泻苷 A 是黄色片状结晶,酸水解后生成 2 分子葡萄糖和 1 分子番泻苷元(sennidin)。番泻苷元 A 是 2 分子大黄酸蒽酮(rhein anthrone)通过 10 位碳与 10′ 位碳相互结合而成的二蒽酮类衍生物,其 10 位碳与 10′ 位碳为反式连接。番泻苷 B 是番泻苷 A 的异构体,水解后生成 2 分子葡萄糖和番泻苷元 B,其 10 位碳与 10′ 位碳为顺式连接。番泻苷 C 是 1 分子大黄酸蒽酮与 1 分子芦荟大黄素蒽酮(aloe-emodin anthrone)通过 10 位碳与 10′ 位碳反式连接而形成的二蒽酮二葡萄糖苷。番泻苷 D 为番泻苷 C 的异构体,其 10 位碳与 10′ 位碳为顺式连接。

二蒽酮类化合物的 10 位碳与 10′ 位碳键与一般的碳碳键不同,易于断裂,生成稳定的蒽酮类化合物。如大黄、番泻叶中含有的番泻苷 A 的致泻作用是因其在肠内转变为大黄酸蒽酮所致(图 10-2)。

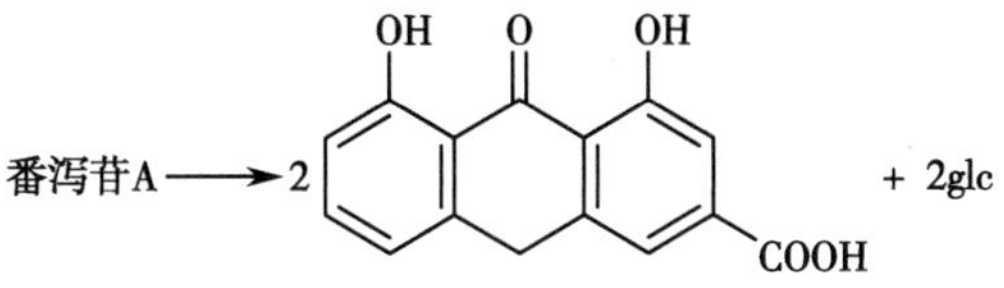

图 10-2 番泻苷 A 的代谢

2. 二蒽醌类 蒽醌类脱氢缩合或二蒽酮类氧化均可形成二蒽醌类化合物。天然二蒽醌类化合物中的 2 个蒽醌环都是相同而对称的,由于空间位阻的相互排斥作用,故 2 个蒽环呈反向排列,如天精(skyrin)和山扁豆双醌(cassiamine)等。

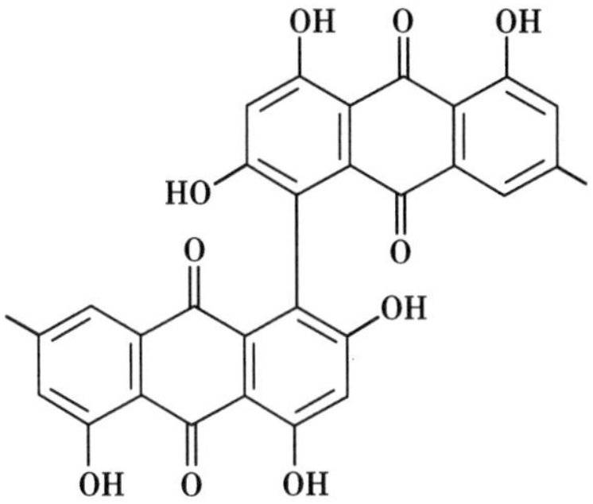

天精

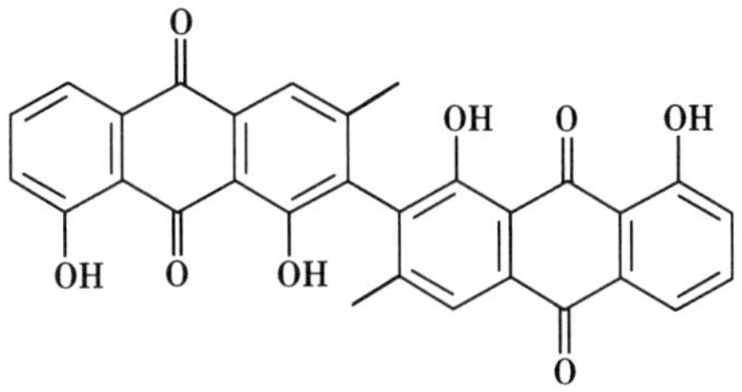

山扁豆双醌

3. 去氢二蒽酮类 中位二蒽酮进一步氧化,两环之间以双键相连者称去氢二蒽酮。此类化合物颜色多呈暗紫红色。

4. 日照蒽酮类 去氢二蒽酮进一步氧化,α 与 α' 位相连组成一个新的六元环,称日照蒽酮类。

5. 中位萘骈二蒽酮类 这类化合物是天然蒽衍生物中具有最高氧化水平的结构形式,也是天然产物中高度稠合的多元环系统之一,如具有抑制中枢神经及抗病毒作用的金丝桃素(hypericin)等。

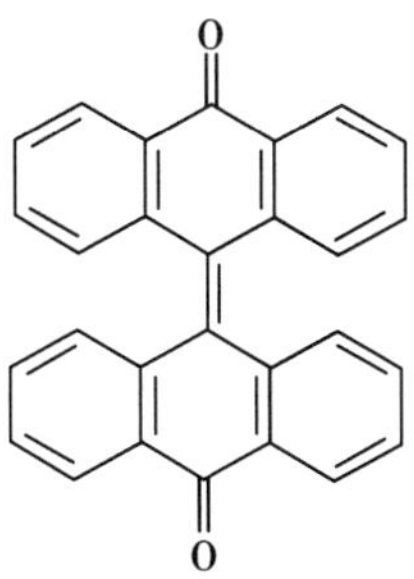

去氢二蒽酮

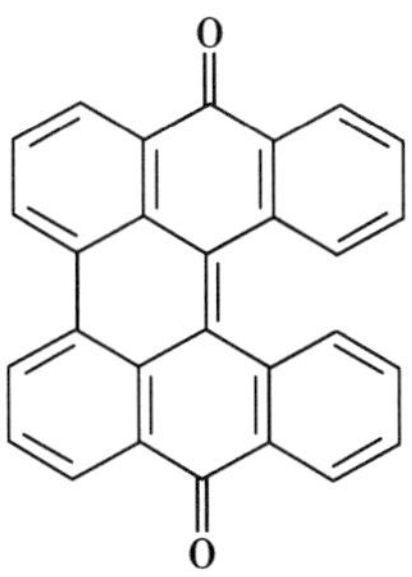

日照蒽酮

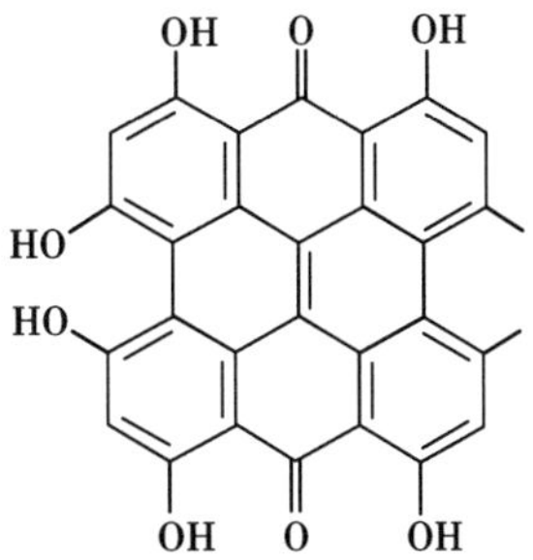

金丝桃素

近年来,海洋生物中也有多种醌类化合物被分离得到,其中许多种衍生物被证实具有显著生物活性。

第三节 醌类化合物的理化性质

一、物理性质

(一)颜色

没有酚羟基取代的醌类化合物基本无色。随着酚羟基等助色团的引入,醌类化合物呈现黄、橙、棕红、紫红等颜色。一般助色团数目越多,颜色越深。

(二)性状

苯醌和萘醌多以游离态存在,多为结晶。蒽醌一般以结合成苷的形式存在于植物体中,因极性较大常常难以得到结晶。

(三)溶解性

游离醌类化合物一般溶于甲醇、乙醇、丙酮、乙酸乙酯、三氯甲烷、乙醚、苯等有机溶剂中,不溶或难溶于水。成苷后极性显著增大,易溶于甲醇、乙醇中,可溶于热水,不溶于亲脂性有机溶剂。蒽醌的碳苷难溶于水及常见的亲脂性有机溶剂,易溶于吡啶。

(四)升华性与挥发性

游离的醌类化合物一般具有升华性,升华温度一般随化合物极性的增加而升高。小分子的苯醌类及萘醌类化合物一般具有挥发性,可随水蒸气蒸馏。利用此性质可对其进行提取分离。

有些醌类成分不稳定,应注意避光储存。

二、化学性质

(一)酸性

醌类化合物多具有一定的酸性,其酸性强弱与分子内是否存在羧基以及酚羟基的数目和位置有关。

一般来说,含有羧基的醌类化合物的酸性较强。不含羧基的醌类化合物,其酸性随酚羟基数目增多而增强。当酚羟基数目相同时,其取代位置对酸性产生较大影响。由于受羰基吸电子作用的影响,β-羟基上氧原子的电子云密度降低,质子解离度增高,故 β-羟基取代的醌类化合物的酸性强于 α-羟基取代的醌类化合物;α-位上的羟基因与相邻羰基形成分子内氢键,降低了质子的解离程度,故酸性较弱。

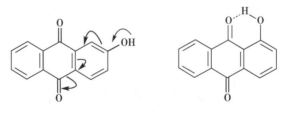

β-羟基蒽醌 α-羟基蒽醌

根据醌类化合物酸性强弱的差异,可采用 pH 梯度萃取法进行分离。以游离蒽醌类衍生物为例,酸性强弱按下列顺序排列:含—COOH> 含 2 个或 2 个以上 β-OH> 含 1 个 β-OH> 含 2 个或 2 个以上 α-OH> 含 1 个 α-OH。故可依次用 5% 碳酸氢钠、5% 碳酸钠、1% 氢氧化钠及 5% 氢氧化钠水溶液从有机溶剂中进行梯度萃取,从而达到分离的目的。

(二）显色反应

醌类的呈色反应主要基于其氧化还原性质及分子中的酚羟基性质。

1. Feigl 反应 醌类衍生物在碱性条件下加热，可迅速与醛类及邻二硝基苯反应，生成紫色化合物。具体操作：取醌类化合物的水或苯溶液 1 滴，加入 25% 碳酸钠水溶液、4% 甲醛，以及 5% 邻二硝基苯的苯溶液各 1 滴，混合后置水浴上加热，通常在几分钟内即呈显著的紫色。

在此反应中，醌类化合物在反应前后无变化，只起到传递电子的媒介作用。醌类成分含量越高，反应速度也就越快（图 10-3）。

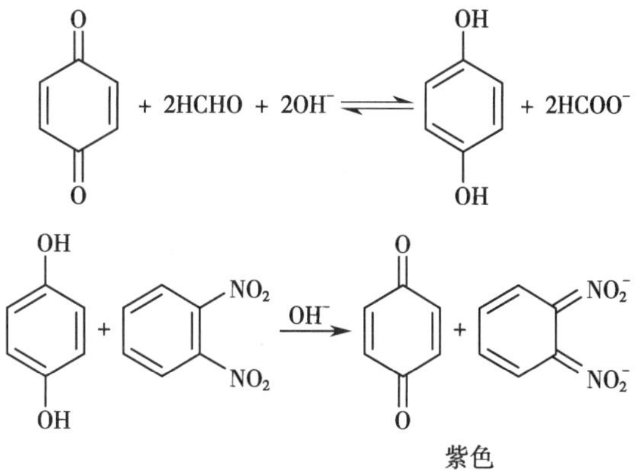

图 10-3 Feigl 反应

2. 无色亚甲蓝反应 无色亚甲蓝（leucomethylene blue）试剂为苯醌类及萘醌类的专用显色剂。此反应可在纸色谱或薄层色谱上进行，样品呈蓝色斑点，可与蒽醌类化合物相区别。

3. Kesting-Craven 反应 若苯醌及萘醌类化合物的醌环上有未被取代的位置，则可在碱性条件下与一些含有活性次甲基试剂（如乙酰乙酸酯、丙二酸酯和丙二腈等）的醇溶液反应，呈蓝绿色或蓝紫色。蒽醌类化合物因醌环两侧有苯环，不能发生该反应，故可加以区别。萘醌的苯环上如有羟基取代，反应速度减慢或不反应（图 10-4）。

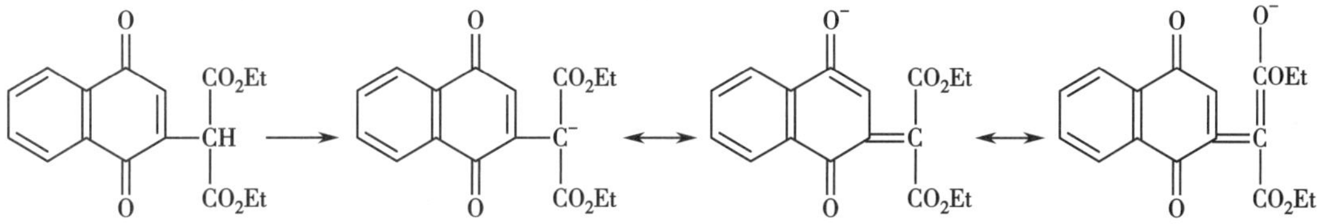

图 10-4 Kesting-Craven 反应

4. Bornträger 反应 羟基醌类在碱性溶液中会使颜色加深，多呈橙、红、紫红及蓝色，是检识中药中羟基蒽醌成分最常用的方法之一。但蒽酚、蒽酮、二蒽酮类化合物则需氧化形成羟基蒽醌类化合物后才能呈色。

该显色反应与形成共轭体系的酚羟基和羰基有关。单羟基者呈色较浅，多为红色至橙色，非相邻双羟基者多呈红色（但 1,4- 羟基蒽醌呈紫色），相邻双羟基者多呈蓝色。多羟基取代在一个环上者在碱溶液中容易氧化，会逐渐变色（图 10-5，图 10-6）。

可以用本反应检查中药中是否含有蒽醌类成分。具体操作：取样品粉末约 0.1g 加 10%

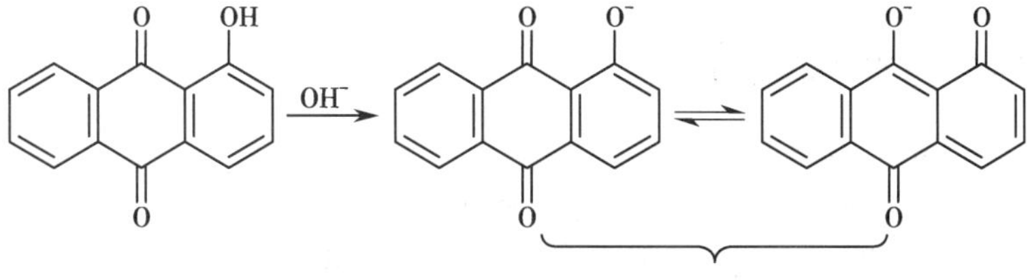

α-羟基蒽醌　　　　　　　　　　红色

图 10-5 α- 羟基蒽醌的 Bornträger 反应

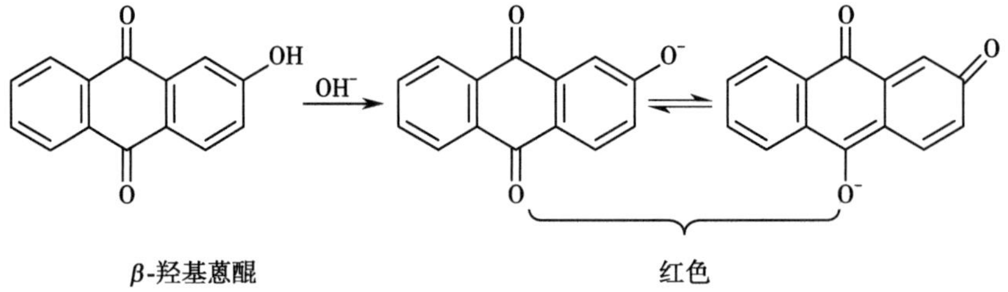

图 10-6　β- 羟基蒽醌的 Bornträger 反应

硫酸水溶液 5ml, 置水浴上加热 2~10 分钟, 趁热滤过, 待滤液冷却后加乙醚 2ml, 振摇, 静置, 取乙醚层溶液加入 5% 氢氧化钠水溶液 1ml, 振摇。如有羟基蒽醌存在, 乙醚层由黄色退为无色, 水层显红色。

5. 乙酸镁反应　蒽醌类化合物结构中如有 α- 酚羟基或邻二酚羟基时, 可与 0.5% 乙酸镁醇溶液反应, 生成络合物。当酚羟基取代的数目和位置不同时, 形成络合物的颜色也不同。

6. 对亚硝基 - 二甲苯胺反应　9 位或 10 位未取代的羟基蒽酮类化合物, 尤其是 1,8- 二羟基衍生物, 其羰基对位的亚甲基上的氢很活泼, 可与 0.1% 对亚硝基 - 二甲苯胺吡啶溶液反应缩合, 随分子结构的不同而分别呈现紫、绿、蓝、灰等颜色, 1,8- 二羟基者一般均呈绿色 (图 10-7)。

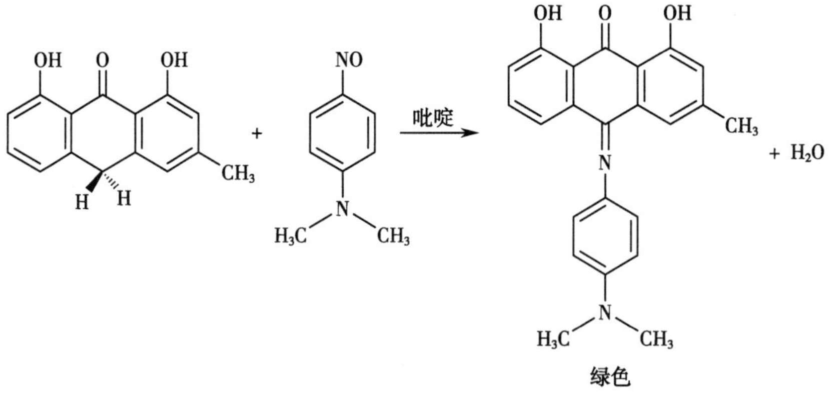

图 10-7　对亚硝基 - 二甲苯胺反应

本反应可用作蒽酮类化合物的定性鉴别, 不受蒽醌类、黄酮类、香豆素类、糖类及酚类化合物的干扰。

第四节　醌类化合物的提取与分离

一、醌类化合物的提取方法

(一)溶剂提取法

游离醌类化合物的极性较小, 可用亲脂性有机溶剂提取。苷类极性较苷元大, 可用甲醇、乙醇 (或水) 等提取。实际工作中, 一般常选甲醇或乙醇作为提取溶剂, 可以把不同类型、不同存在状态、性质各异的醌类成分都提取出来, 所得的总醌类提取物可进一步纯化与分离。

需要注意的是, 羟基蒽醌类衍生物及其相应的苷类在植物体内多通过酚羟基或羧基结合成镁、钾、钠、钙盐形式存在。因此,一般须预先加酸酸化使之全部游离后再提取。

（二）碱提酸沉法

该法主要用于提取具有游离酚羟基的醌类化合物。利用醌类化合物的酸性,其可与碱成盐而溶于碱水溶液中,酸化后酚羟基游离而使成分重新游离,从而沉淀析出。

（三）水蒸气蒸馏法

该法适用于分子量小、有挥发性的苯醌及萘醌类化合物。

二、醌类化合物的分离方法

（一）蒽醌苷类与游离蒽醌的分离方法

蒽醌苷类与游离蒽醌衍生物的极性差别较大,故在有机溶剂中的溶解度不同。如苷类在三氯甲烷中不溶,而游离者则溶于三氯甲烷,可据此进行分离。

在用三氯甲烷等极性较小的有机溶剂从水溶液中萃取游离蒽醌衍生物时,也必须使之处于游离状态,才能达到分离的目的。

（二）游离蒽醌的分离方法

1. pH 梯度萃取法　该法是分离游离蒽醌的常用方法,一般操作流程如下。

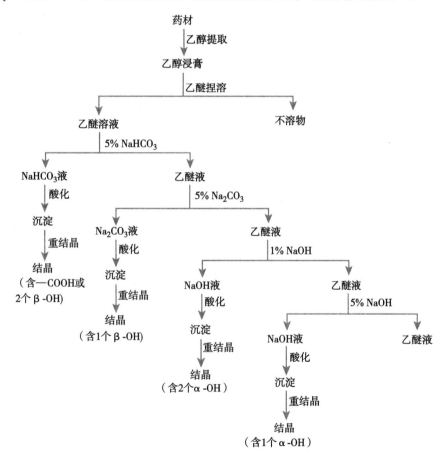

2. 色谱法　色谱法是系统分离羟基蒽醌类化合物的有效手段。当药材中含有一系列结构相近的蒽醌衍生物时,常需经过色谱法才能得到满意分离。

分离游离羟基蒽醌衍生物时,常用硅胶或 C18 反向硅胶作为吸附剂,一般不用氧化铝,以避免与酸性蒽醌类成分发生不可逆吸附而难以洗脱。另外,游离羟基蒽醌类化合物含有酚羟基,故也可采用聚酰胺色谱法配合应用。

（三）蒽醌苷类的分离方法

蒽醌苷类因其分子中含有糖，故极性较大，水溶性较强，分离和纯化都比较困难，主要应用色谱方法。在进行色谱分离之前，往往采用溶剂法处理粗提物，除去大部分杂质，制得较纯的总苷后再进行色谱分离。

1. 溶剂法　在用溶剂法纯化总蒽醌苷提取物时，一般常用乙酸乙酯、正丁醇等极性较大的有机溶剂，将蒽醌苷类从水溶液中提取出来，使其与水溶性杂质相互分离。

2. 色谱法　色谱法是分离蒽醌苷类化合物最有效的方法。主要应用硅胶柱色谱进行分离，亦可与反相分配柱色谱、凝胶柱色谱、制备型高效液相色谱等联合应用。

第五节　醌类化合物的检识

一、理化检识

一般可以根据其多为有色结晶的特点，从性状、颜色等方面初步判断醌类衍生物的存在。此外，可以利用 Feigl 反应、无色亚甲蓝显色反应、Kesting-Craven 反应等显色反应来鉴定苯醌及萘醌类衍生物，利用 Bornträger 反应初步确定羟基蒽醌类化合物，利用对亚硝基 - 二甲苯胺反应鉴定蒽酮类化合物。

二、色谱检识

醌类化合物的色谱检识方法主要为薄层色谱法。常用吸附剂为硅胶、聚酰胺，展开剂多采用苯或苯 - 甲醇（9∶1）、庚烷 - 苯 - 三氯甲烷（1∶1∶1）等混合溶剂系统。蒽醌苷类成分的检识则采用极性较大的溶剂系统。

蒽醌及其苷类在可见光下多显黄色，在紫外光下常显黄棕、红、橙等色荧光，一般不需使用显色剂。如需用显色剂，常以 10% 氢氧化钾甲醇溶液、3% 氢氧化钠或碳酸钠溶液喷之，斑点多呈现红色或更深的颜色。

第六节　醌类化合物的波谱特征

醌类化合物结构中具有特定的母核和较长的共轭体系，其紫外光谱、红外光谱、核磁共振谱和质谱等均具有明显特征。

一、紫外光谱

（一）苯醌和萘醌类

由于存在较长的共轭体系，醌类化合物在紫外区域均出现较强的紫外吸收。

苯醌的主要吸收峰有 3 个，分别为：①~240nm，强峰；②~285nm，中强峰；③~400nm，弱峰。

萘醌主要有 4 个吸收峰，分别为：①~245nm，强峰；②~251nm，强峰；③~257nm，中强峰，往往作为肩峰出现；④~335nm，弱峰（图 10-8）。

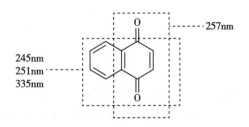

图 10-8　萘醌母核的紫外光谱吸收峰及其结构来源

当分子中具有羟基、甲氧基等助色团时,可引起分子中相应的吸收峰红移,但跨环作用较小。例如 1,4- 萘醌,当醌环上引入 +I 或 +M 取代基时,只影响 257nm 峰红移,而不影响来源于苯环的 3 个吸收带;但当苯环上引入上述取代基如 α- 羟基时,将使 335nm 的吸收峰红移至 427nm。

(二) 蒽醌类

蒽醌母核有 4 个吸收峰,分别由苯样结构(a)及醌样结构(b)引起(图 10-9)。

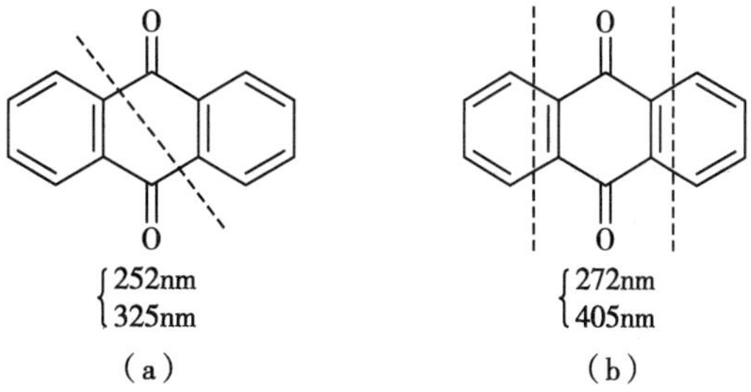

羟基蒽醌衍生物的紫外光谱与蒽醌母核相似。此外,多数还在 230nm 附近出现一个强峰。故羟基蒽醌类化合物有以下 5 个主要吸收带。

第 Ⅰ 峰:230nm 左右

第 Ⅱ 峰:240~260nm(由苯样结构引起)

第 Ⅲ 峰:262~295nm(由醌样结构引起)

第 Ⅳ 峰:305~389nm(由苯样结构引起)

第 Ⅴ 峰:>400nm(由醌样结构中的羰基引起)

图 10-9　蒽醌母核的紫外光谱吸收峰及其结构来源

以上各吸收带的具体峰位、吸收强度与蒽醌母核上取代基的类型、数目及取代位置有关。

1. 峰带 Ⅰ　该峰带的最大吸收波长(λ_{max})随分子中酚羟基数目的增多而发生红移,但该红移与酚羟基的位置无关。峰带 Ⅰ 的具体位置与分子中的酚羟基数目之间的关系如表 10-1 所示。

表 10-1　羟基蒽醌类化合物紫外可见吸收光谱中峰带 Ⅰ 的最大吸收波长

—OH 数目	—OH 取代模式	λ_{max}/nm
1	1-;2-	222.5
2	1,2-;1,4-;1,5-	225
3	1,2,8-;1,4,8-	230 ± 2.5
	1,2,6-;1,2,7-	
4	1,4,5,8-;1,2,5,8-	236

2. 峰带 Ⅲ　该峰带受 β- 酚羟基的影响。β- 酚羟基的存在可使该带红移,且吸收强度增加。蒽醌母核上具有 β- 酚羟基,则第三峰吸收强度 $\log \varepsilon$ 均在 4.1 以上;若低于 4.1,表示无 β- 酚羟基。

3. 峰带 Ⅳ　该峰带受供电基影响,一般规律是 α 位有—CH_3、—OH、—OCH_3 时,峰位红移,强度降低。而当取代基处于 β 位时,则吸收峰强度增大。

4. 峰带 Ⅴ　该峰带最大吸收位置主要受 α- 羟基的影响。α- 羟基数目越多,峰带 Ⅴ 红移值也越大,如表 10-2 所示。

二、红外光谱

醌类化合物红外光谱的主要特征是羰基吸收峰以及双键和苯环的吸收峰。羟基蒽醌类化合物在红外区域有 $\nu_{C=O}$(1 675~1 653cm^{-1})、ν_{OH}(3 600~3 130cm^{-1})及 $\nu_{芳环}$(1 600~1 480cm^{-1})的吸收。其中,$\nu_{C=O}$ 吸收峰位与分子中 α- 酚羟基的数目及位置具有较强的相关性,对推测结构中 α- 酚羟基的取代情况具有重要参考价值。

表 10-2　羟基蒽醌类化合物紫外可见吸收光谱中峰带 V 的最大吸收波长

α-OH 数目	α-OH 取代模式	λ_{max}/nm
0	—	356~362.5,$\log\varepsilon$ 3.30~3.88
1	1,4,5,8 其中一个位置取代	400~420
2	1,5- 二羟基	418~440,2 个吸收峰
	1,8- 二羟基	430~450
	1,4- 二羟基	470~500,500nm 附近有一肩峰
3	—	485~530,2 个至多个吸收峰
4	—	540~560,多个重峰

(一)羰基峰

当蒽醌母核上无取代基时,因 2 个 C═O 的化学环境相同,只出现 1 个 C═O 吸收峰,在石蜡糊中测定的峰位为 1 675cm⁻¹。当芳环引入一个 α- 羟基时,因与一个 C═O 缔合,使其吸收显著降低,另一个游离 C═O 的吸收则变化较小。当芳环引入的 α- 羟基数目增多及位置不同时,2 个 C═O 的缔合情况发生变化,其吸收峰位也会随之改变。α- 羟基的数目及位置对 $\nu_{C=O}$ 吸收的影响如表 10-3 所示。

表 10-3　α- 羟基的数目及位置对 $\nu_{C=O}$ 吸收的影响

α- 羟基数目	α- 羟基的取代模式	游离 C═O 峰位 / cm⁻¹	缔合 C═O 峰位 / cm⁻¹	C═O 峰位差 / cm⁻¹
0	无 α-OH	1 678~1 653	—	—
1	1-OH	1 675~1 647	1 637~1 621	24~38
2	1,4- 或 1,5- 二 OH	—	1 645~1 608	—
2	1,8- 二 OH	1 678~1 661	1 626~1 616	40~57
3	1,4,5- 三 OH	—	1 616~1 592	—
4	1,4,5,8- 四 OH	—	1 592~1 572	—

(二)羟基峰

羟基蒽醌的羟基伸缩振动峰带随羟基取代位置的不同而有很大变化。α- 羟基因与相邻的羰基缔合,其吸收频率均移至 3 150cm⁻¹ 以下,多与不饱和 C-H 伸缩振动频率相重叠。β- 羟基振动频率较 α- 羟基高得多,在 3 600~3 150cm⁻¹ 区间,若只有 1 个 β- 羟基(包括 1 个—CH₂OH),则大多数在 3 300~3 390cm⁻¹ 区间有 1 个吸收峰;若在 3 600~3 150cm⁻¹ 区间有几个峰,表明蒽醌母核上可能有 2 个或多个 β- 羟基。

三、核磁共振氢谱

(一)醌环质子

在醌类化合物中,只有苯醌及萘醌在醌环有质子。在无取代时化学位移分别为 $\delta6.72$(s,p- 苯醌)、$\delta6.95$(s,1,4- 萘醌)。

(二)芳环质子

在醌类化合物中,芳氢质子可分为 α-H 及 β-H 两类。其中,α-H 处于羰基的负屏蔽区,信号出现在低场,化学位移较大;β-H 受羰基的影响较小,化学位移较小。1,4- 萘醌的芳氢信号分别在 $\delta8.06$(α-H)及 $\delta7.73$(β-H),蒽醌的芳氢信号出现在 $\delta8.07$(α-H)及 $\delta7.67$(β-H)。

（三）取代基质子及其对芳环质子的影响

蒽醌衍生物中取代基的性质、数目和位置不同,对芳氢的化学位移、峰的微细结构等均产生一定影响。

1. 甲基质子 芳环上甲基质子的化学位移(δ)约为2.10~2.90,为单峰或宽单峰,具体峰位与甲基在母核上的位置有关,并受其他取代基的影响。如甲基处于羟基邻位,由于羟基的供电子效应,该甲基信号位于高场,接近$\delta 2.10$;如甲基处于羟基间位,由于羟基的吸电子效应,该甲基信号位于相对低场,接近$\delta 2.90$。当蒽醌环上具有多个酚羟基取代时,其对甲基的影响较为复杂,需综合判断。

2. 甲氧基质子 芳环上甲氧基的化学位移约为4.00~4.50,单峰。甲氧基可向芳环供电,使邻位及对位芳氢向高场位移约0.45。

3. 羟甲基质子 芳环上羟甲基中的—CH_2—质子信号约在$\delta 4.60$,一般呈单峰,但有时因与羟基质子偶合而呈现双峰;其—OH上的质子信号一般在$\delta 4.00$~6.00。羟甲基可使邻位芳氢向高场位移约0.45。

4. 酚羟基及羧基质子 α-酚羟基受羰基影响大,质子共振发生在较低场区,δ约为11~12;β-酚羟基的δ多小于11,羧基质子的δ也在此范围内。酚羟基可使邻位及对位芳氢质子信号向高场移动约0.45,而羧基则使邻位芳氢质子信号向低场移动约0.80。值得注意的是,酚羟基信号一般在使用二甲基亚砜-d_6或丙酮-d_6作溶剂时可检测到,而CD_3OD、D_2O等溶剂中因活泼H(D)交换无法检测到酚羟基信号。

四、核磁共振碳谱

通过对醌类化合物的广泛研究,已经积累了大量核磁共振碳谱(^{13}C-NMR)的基础数据。以下主要介绍1,4-萘醌及蒽醌类^{13}C-NMR的基本特征。

（一）1,4-萘醌类化合物

1,4-萘醌母核的^{13}C-NMR化学位移见图10-10。

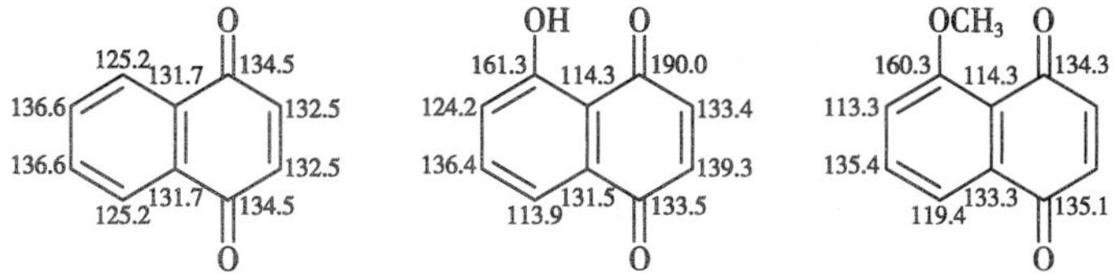

图10-10 1,4-萘醌母核的^{13}C-NMR化学位移

取代基对醌环和苯环碳信号化学位移的影响与简单苯环上的情况相似。一般取代基使直接相连的碳移向低场,供电子取代基使邻位碳移向高场,吸电子取代基使邻位碳移向低场。例如,C-3位有—OH或—OR取代时,引起C-3向低场位移约20,并使相邻的C-2向高场位移约30。如果C-2位有烃基(R)取代时,可使C-2向低场位移约10,C-3向高场位移约8,且C-2向低场位移的幅度随烃基R的增大而增加,但C-3则不受影响。但当取代基增多时,对^{13}C-NMR信号的归属比较困难,一般须借助DEPT技术以及2D-NMR技术,特别是HMBC才能得出可靠结论。

（二）蒽醌类化合物

蒽醌母核及α-位有1个—OH或—OCH_3时,其碳原子化学位移见图10-11。

当蒽醌母核每一苯环上只有1个取代基时,母核各碳信号化学位移规律已有总结,如表10-4所示。

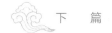

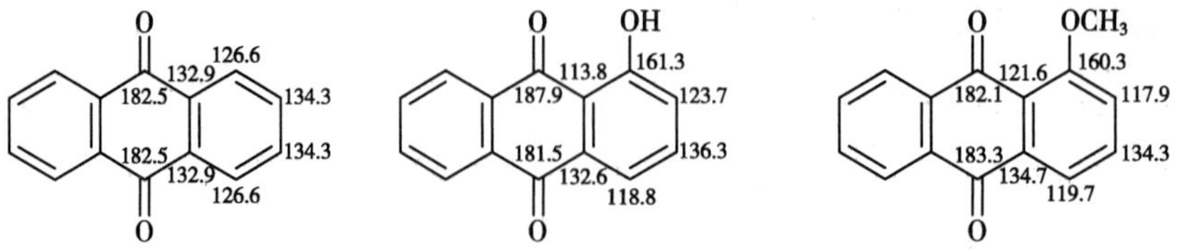

图 10-11　蒽醌母核及 α- 位有 1 个—OH 或—OCH$_3$ 时的碳原子化学位移

表 10-4　蒽醌 ^{13}C-NMR 的取代基化学位移的变化规律（$\Delta\delta$）

C	C$_1$-OH	C$_2$-OH	C$_1$-OCH$_3$	C$_2$-OCH$_3$	C$_1$-CH$_3$	C$_2$-CH$_3$	C$_1$-OCOCH$_3$	C$_2$-OCOCH$_3$
C-1	+34.7	-14.4	+33.2	-17.1	+14.0	-0.1	+23.6	-6.5
C-2	-0.6	+28.8	-16.1	+30.3	+4.1	+10.1	-4.8	+20.6
C-3	+2.5	-12.8	+0.8	-12.9	-1.0	-1.5	+0.3	-6.9
C-4	-7.8	+3.2	-7.4	+2.5	-0.6	-0.1	-1.1	+1.8
C-5	-0.0	-0.1	-0.7	-0.1	+0.5	-0.3	+0.3	+0.5
C-6	+0.5	+0.0	-0.9	-0.6	-0.3	-1.2	+0.7	-0.3
C-7	-0.1	-0.5	+0.1	-1.1	+0.2	-0.3	-0.3	-0.5
C-8	-0.3	-0.1	0.0	-0.1	0.0	-0.1	+0.4	+0.6
C-9	+5.4	+0.0	-0.7	+0.0	+2.0	-0.7	-0.9	-0.8
C-10	-1.0	-1.5	+0.3	-1.3	0.0	-0.3	-0.4	-1.1
C-10a	-0.0	+0.0	-1.1	+0.3	0.0	-0.1	-0.3	-0.3
C-8a	+1.0	+0.2	+2.2	+0.2	0.0	-0.1	+2.0	+0.5
C-9a	-17.1	+2.2	-12.0	+2.1	+2.0	-0.2	-7.9	+5.4
C-4a	-0.3	-7.8	+1.4	-6.2	-2.0	-2.3	+1.6	-1.6

当蒽醌母核上仅有一个苯环有取代基，另一个苯环无取代基时，无取代基苯环上各碳原子的信号化学位移变化很小，即取代基的跨环影响不大。

五、质谱

在游离醌类化合物的质谱中，分子离子峰多为基峰，且可见失去 1~2 分子—CO—的碎片离子峰。苯醌及萘醌易从醌环上脱去 1 个 CH≡CH 碎片，如果在醌环上有羟基，断裂的同时将伴随有特征的质子重排。

（一）对苯醌类化合物

苯醌母核的主要裂解过程见图 10-12。

无取代的苯醌通过 A、B、C 3 种开裂方式，分别得到 $m/z82$、$m/z80$ 及 $m/z54$ 等 3 种碎片离子。无取代的苯醌也能连续脱去 2 分子—CO—，出现重要的 $m/z52$（环丁烯）碎片离子（图 10-13）。

（二）1,4- 萘醌类化合物

苯环上无取代时，将出现 $m/z104$ 的特征碎片离子及其分解产物 $m/z76$、$m/z50$ 的离子。苯环上有取代时，上述各峰将相应移至较高质荷比处。例如 2,3- 二甲基萘醌的开裂方式见图 10-14。

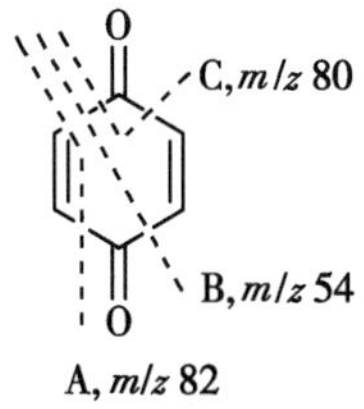

图 10-12 苯醌母核质谱的主要裂解方式 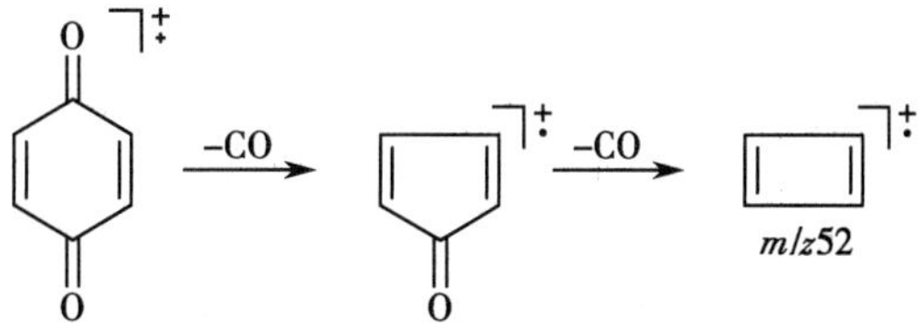　　　图 10-13 苯醌质谱中获得环丁烯离子的裂解过程

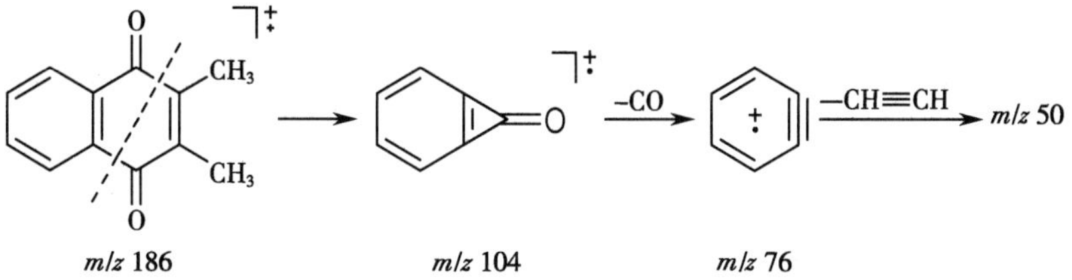

图 10-14 2,3- 二甲基萘醌质谱的裂解方式

（三）蒽醌类化合物

游离蒽醌依次脱去 2 分子—CO—，在 m/z180（M-CO）及 m/z152（M-2CO）处得到丰度很高的离子峰，并在 m/z90 及 m/z76 处出现它们的双电荷离子峰。蒽醌衍生物也会经过同样的裂解方式，得到与之相应的碎片离子峰（图 10-15）。

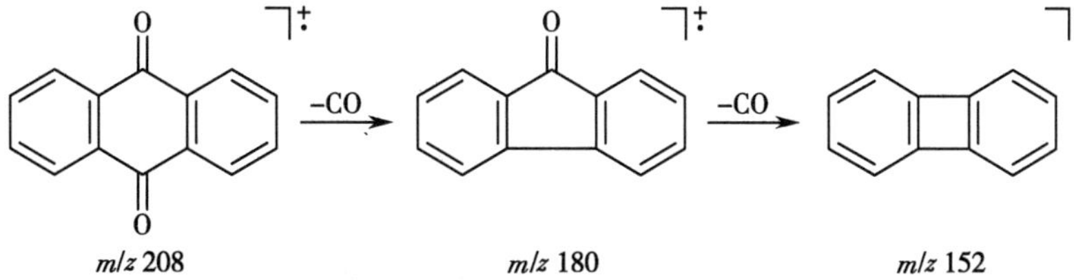

图 10-15 蒽醌类化合物质谱的裂解方式

蒽醌苷类化合物用电子轰击质谱测试，不易得到分子离子峰，其基峰常为苷元离子峰，需以场解吸质谱法（FD-MS）或快速原子轰击质谱法（FAB-MS）才能出现苷的准分子离子峰，以获得分子量的信息。

第七节　含醌类化合物的中药研究实例

一、紫草

紫草为我国常用传统中药之一，为紫草科植物新疆紫草 *Arnebia euchroma*（Royle）Johnst. 或内蒙紫草 *Arnebia guttata* Bunge. 的干燥根。紫草甘、咸、寒，归心、肝经；清热凉血，活血解毒，透疹消斑；用于血热毒盛、斑疹紫黑、麻疹不透、疮疡、湿疹、水火烫伤。

研究表明，紫草含有多种活性成分，主要包括萘醌类、苯醌及单萜苯酚类、黄酮类、酚酸类、三萜酸类、生物碱类及多糖类成分等。其中研究较多的是以紫草素（shikonin）或其对映异构体阿卡宁（alkannin）为代表的萘醌类化合物。紫草中的萘醌类化合物主要为紫草素、乙

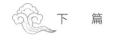

酰紫草素、β,β'-二甲基丙烯酰紫草素、β,β'-二甲基丙烯酰阿卡宁等。《中华人民共和国药典》规定，紫草药材含羟基萘醌类总色素以左旋紫草素计，不得少于 0.80%，含 β,β'-二甲基丙烯酰阿卡宁不得少于 0.30%。

	R
紫草素	H
乙酰紫草素	COCH$_3$
异丁酰紫草素	COCH（CH$_3$）$_2$
β,β'-二甲基丙烯酰紫草素	COCH=C（CH$_3$）$_2$
β,β',v-三甲基丁烯酰紫草素	COCH$_2$—C=C（CH$_3$）$_2$ 　　　　　　CH$_3$
β-羟基异戊酰基紫草素	COCH$_2$—C（CH$_3$）$_2$ 　　　　　　OH

紫草素是紫草中的主要化学成分之一。现代药理研究表明，紫草素具有抗菌、抗炎、抗病毒、抗氧化、抗肿瘤、促进伤口愈合、抗血栓、降血糖、保肝护肝、抗多药耐药等多种作用。紫草素在临床中主要用于治疗烧烫伤、湿疹、银屑病、过敏性紫癜、关节炎、静脉炎、妇科炎症、急性肺损伤、肝损伤、脑损伤等多种疾病。

紫草素的抗炎作用尤其为学者所关注，其抗炎作用多与核因子 κB（NF-κB）、白细胞介素 -1β（IL-1β）、白细胞介素 -6（IL-6）、白细胞介素 -8（IL-8）、白细胞介素 -10（IL-10）、肿瘤坏死因子 -α（TNF-α）、一氧化氮（NO）等有关。细胞实验显示，紫草素通过抑制 PKC-NF-κB 通路，显著逆转脂多糖（LPS）对成纤维样滑膜细胞中 IL-10 表达的抑制作用，还能抑制 LPS 诱导的成纤维样滑膜细胞炎症模型中 TNF-α 的表达。在体内实验中，紫草素显著逆转了基质金属蛋白酶 -1（MMP-1）、基质金属蛋白酶 -3（MMP-3）和基质金属蛋白酶 -13（MMP-13）的升高表达，以及金属蛋白酶组织抑制物（如 TIMP-1）在基因和蛋白水平上的降低表达。这些研究结果表明，紫草素可以通过抗炎起到保护软骨作用，可能是治疗骨关节炎（OA）的潜在治疗药物。

此外，紫草素类化合物的抗肿瘤作用较为显著。其作用机制涉及抑制 DNA 拓扑异构酶活性、阻滞细胞周期、诱导细胞凋亡及程序性坏死、细胞毒作用、诱导细胞自噬、抗肿瘤血管生成、增加肿瘤细胞对放化疗的敏感性等。该类化合物具有良好的研究及应用前景。但是，其仍存在选择性低、细胞毒性较大、抗肿瘤机制研究不够深入明确等问题。因此，对紫草素的结构做进一步改良及官能团修饰，筛选出高活性、高选择性、低细胞毒性的衍生物进行活性评价及机制研究，将成为今后的研究重点。

二、大黄

大黄为我国临床常用中药之一，系蓼科植物掌叶大黄 *Rheum palmatum* L.、唐古特大黄 *Rheum tanguticum* Maxim.ex Balf. 或药用大黄 *Rheum officinale* Baill. 的干燥根和根茎。秋末茎叶枯萎或次春发芽前采挖，除去细根，刮去外皮，切瓣或段，绳穿成串干燥或直接干燥。大黄苦，寒，归脾、胃、大肠、肝、心包经；可泻下攻积，清热泻火，凉血解毒，逐瘀通经，利湿退黄；用于实热积滞便秘，血热吐衄，目赤咽肿，痈肿疔疮，肠痈腹痛，瘀血经闭，产后瘀阻，跌打损伤，湿热痢疾，黄疸尿赤，淋证，水肿；外治烧烫伤。酒大黄善清上焦血分热毒，用于目赤咽肿、齿龈肿痛。熟大黄泻下力缓，泻火解毒，用于火毒疮疡。大黄炭凉血化瘀止血，用于血热有瘀出血者。现代药理研究证明，大黄具有泻下、抗菌、抗肿瘤、利胆保肝、利尿、止血等作用，其泻下作用的主要有效成分为番泻苷类；抗菌作用的主要有效成分为游离蒽醌类，其中以大黄酸、大黄素、芦荟大黄素作用较强，且它们对多数革兰氏阳性菌均有抑制作用。

大黄的化学成分研究始于 19 世纪初,已被阐明的成分至少有 130 种,但其主要成分为蒽醌类化合物,总含量约 2%~5%。大黄中游离羟基蒽醌类化合物主要为大黄酸、大黄酚、大黄素、芦荟大黄素和大黄素甲醚等。大多数羟基蒽醌类化合物以苷的形式存在,如大黄酚葡萄糖苷、大黄素葡萄糖苷、大黄酸葡萄糖苷、芦荟大黄素葡萄糖苷,以及一些双葡萄糖链苷及少量番泻苷 A、番泻苷 B、番泻苷 C、番泻苷 D。2020 年版《中华人民共和国药典》规定,大黄药材按干燥品计算,含游离蒽醌以芦荟大黄素、大黄酸、大黄素、大黄酚和大黄素甲醚的总量计,不得少于 0.20%。

大黄酚为长方形或单斜形结晶(乙醚或苯),具有升华性,几乎不溶于水,难溶于石油醚,略溶于冷乙醇,溶于苯、三氯甲烷、乙醚、冰乙酸及丙酮中,易溶于沸乙醇、氢氧化钠水溶液。大黄素为橙色针状结晶(乙醇),几乎不溶于水,溶于氨水、碳酸钠水溶液、氢氧化钠水溶液、乙醇、甲醇、丙酮。大黄素甲醚为金黄色针晶,几乎不溶于水、碳酸钠水溶液,微溶于乙酸乙酯、甲醇、乙醚,可溶于苯、吡啶、三氯甲烷、氢氧化钠水溶液。芦荟大黄素为橙色针状结晶(甲苯),微溶于乙醇、苯、三氯甲烷、乙醚和石油醚,可溶于碱水溶液和吡啶,易溶于热乙醇、丙酮、甲醇、稀氢氧化钠水溶液。从大黄中提取分离游离羟基蒽醌时,可先用 20% 硫酸和三氯甲烷的混合液水浴回流水解,使游离蒽醌转入有机溶剂中,然后采用 pH 梯度法进一步分离。

在上述大黄游离羟基蒽醌类化合物中,大黄酸是一个重要的代表性化合物。研究发现,大黄酸可以有效抑制 LoVo 细胞 AQP2 和 AQP4 的基因转录与翻译,还可通过抑制 CEC-AQP2 和 AQP4 的表达,使结肠内水含量增加,从而发挥泻下作用。大黄酸具有清除氧自由基作用。研究发现,大黄酸对大鼠脑匀浆脂质过氧化反应引起的极弱化学发光现象均有淬灭作用,该作用强度可能与丙二醛的抑制率存在线性关系。

大黄酸有明显抗肿瘤作用。通过对小鼠黑色素瘤乳腺癌和艾氏腹水癌的研究发现,大黄酸对其均有抑制作用。此外,大黄酸可使 DNA、RNA 及蛋白质的生物合成受到抑制,而对宿主正常组织无明显影响。大黄酸的抗肿瘤机制主要是通过改变细胞及细胞膜骨架的功能,阻断肿瘤细胞葡萄糖(如 2- 脱氧葡萄糖、3-O- 甲基葡萄糖)的摄入,致葡萄糖的磷酸化作用受到抑制,并造成线粒体功能障碍,使肿瘤细胞的糖代谢和耗氧量受到影响,从而抑制肿瘤细胞增殖,加速其死亡。

大黄酸具有显著的调节高脂饮食诱导的胰岛素抵抗作用。研究发现,大黄酸通过改变骨骼肌胰岛素信号通路,改变了整体酪氨酸磷酸化水平和下游 AKT 和 GsK3p 的丝氨酸磷酸化水平,增强骨骼肌对胰岛素的敏感性,从而改善机体的胰岛素抵抗状态。研究发现,大黄酸还具有显著的抗白念珠菌、毛癣菌及曲霉菌等抗菌活性,以及体内外显著的抗单纯疱疹病毒作用。

临床研究发现,大黄酸可广泛用于外科炎症性疾病,如皮肤炎症及囊肿、急性扭伤、耳科疾病、口腔疾病及眼科疾病等。对乳腺癌、结肠癌和肺癌等均有抑制作用。大黄酸对肾有保护作用。临床上,大黄酸可减少糖尿病肾病大鼠的尿蛋白排泄,调节细胞外基质转化生长因子 -β1(TGF-β1)水平,使血清胆固醇、甘油三酯、低密度脂蛋白及载脂蛋白 E 的量均显著降低,显示其可改善糖尿病肾病大鼠的肾损害和血脂异常。

笔记栏

学习小结

1. 学习内容

- 醌类化合物
  - 概述
    - 含义：分子内具有不饱和环二酮结构(醌式结构)的一类天然有机化合物
    - 活性：泻下、抗菌消炎、抗肿瘤、止血、扩张冠状动脉、驱绦虫、解痉、利尿、利胆、镇咳、平喘、抗氧化等作用
  - 分类：苯醌、萘醌、菲醌、蒽醌
  - 酸性：酸性由强至弱顺序：含—COOH>含2个或2个以上β-OH>含1个β-OH>含2个或2个以上α-OH>含1个α-OH
  - 显色反应
    - Feigl反应：鉴别醌式结构
    - 无色亚甲蓝反应：鉴别苯醌、萘醌
    - Bornträger反应：鉴别羟基蒽醌
    - 对亚硝基-二甲苯胺反应：鉴别羟基蒽酮
  - 提取分离
    - 提取方法：有机溶剂法、减提酸沉法等
    - 分离方法：pH梯度萃取法、色谱法等
  - 波谱特征：UV、IR、^{1}H-NMR、^{13}C-NMR、MS

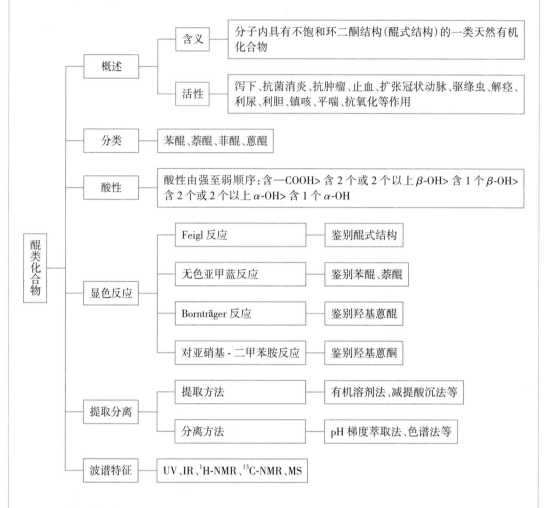

2. 学习方法

(1) 醌类化合物主要按母核不同进行分类，把握此特征便于记忆。

(2) 醌类化合物的显色反应可以按照类型不同学习。Feigl反应主要用来检识醌式结构的存在，无色亚甲蓝反应是苯醌和萘醌的特征性反应，碱液反应适用于羟基蒽醌的鉴别，对亚硝基-二甲苯胺反应是羟基蒽酮的特征检识反应。

（关　枫）

复习思考题

1. 蒽醌类化合物主要存在于哪些科属植物中？代表性中药是什么？
2. 蒽醌类化合物的酸性大小受哪些因素影响？其酸性大小有何规律？
3. 新鲜大黄与贮存2~3年的大黄所含化学成分有何差异？

扫一扫，
测一测

第十一章 苯丙素类化合物

笔记栏

PPT课件

学习目标

掌握香豆素和木脂素的结构与分类、理化性质、提取分离方法，以及香豆素的波谱特征。熟悉简单苯丙素的结构与分类、提取分离方法，以及木脂素的波谱特征。了解香豆素和木脂素的检识方法。

第一节 概 述

苯丙素类化合物(phenylpropanoid)是指以 C_6-C_3 为基本单元构成的化合物。这类成分广泛存在于中药及天然药物中，具有多方面的生理活性。在植物体内，这种单元可独立形成化合物，也可以 2 个、3 个甚至多个单元聚合存在，且可形成多种氧化程度不同的衍生物。广义而言，苯丙素类化合物包括苯丙烯、苯丙醇、苯丙醛、苯丙酸等简单苯丙素(simple phenylpropanoid)，以及香豆素(coumarin)、木脂素(lignan)和黄酮类(flavonoid)。狭义而言，苯丙素类化合物是指简单苯丙素、香豆素和木脂素，这也是本章介绍的内容。

从生物合成途径来看，苯丙素类化合物在植物体内多数是通过莽草酸(shikimic acid)途径形成的，即碳水化合物经莽草酸途径合成苯丙氨酸(L-phenylalanine)和酪氨酸(L-tyrosine)，再经脱氨反应生成桂皮酸(cinnamic acid)衍生物，从而形成 C_6-C_3 基本单元。桂皮酸衍生物再经羟化、氧化、还原等反应生成简单苯丙素。在此基础上，经异构、环合反应生成了香豆素，经缩合反应生成木脂素(图 11-1)。

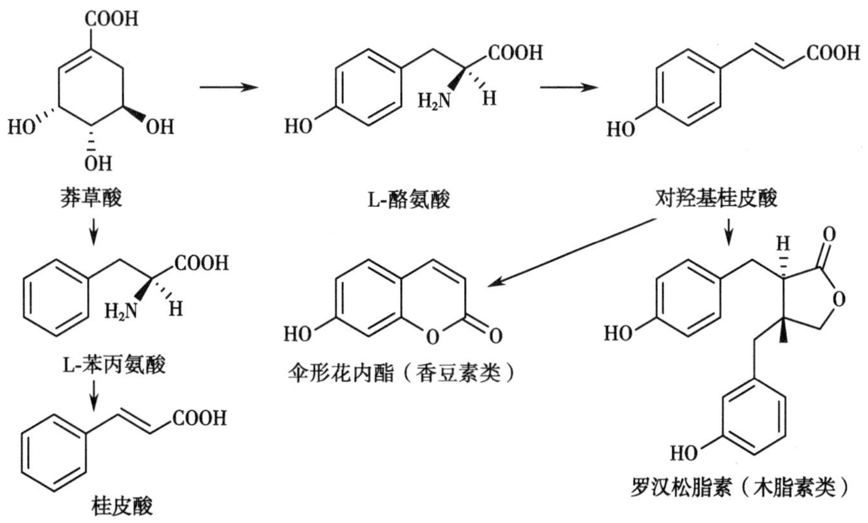

COOH
HO
OH
OH
莽草酸
COOH
H2N
H
HO
L-酪氨酸
COOH
HO
对羟基桂皮酸
COOH
H2N
H
L-苯丙氨酸
COOH
桂皮酸
HO
O
O
伞形花内酯（香豆素类）
H
O
O
HO
HO
罗汉松脂素（木脂素类）

图 11-1 苯丙素类化合物的生物合成途径

第二节　简单苯丙素

一、结构与分类

简单苯丙素是指结构中具有一个 C_6-C_3 单元,且 C_3 为链状结构的一类化合物。根据 C_3 这个侧链的结构变化,可分为苯丙烯、苯丙醇、苯丙醛、苯丙酸等类型。

(一) 苯丙烯类

肉豆蔻挥发油中的主要成分黄樟醚(safrole)、肉豆蔻醚(mirysticin)以及甲基丁香酚(methyleugenol)均是苯丙烯类化合物。

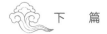

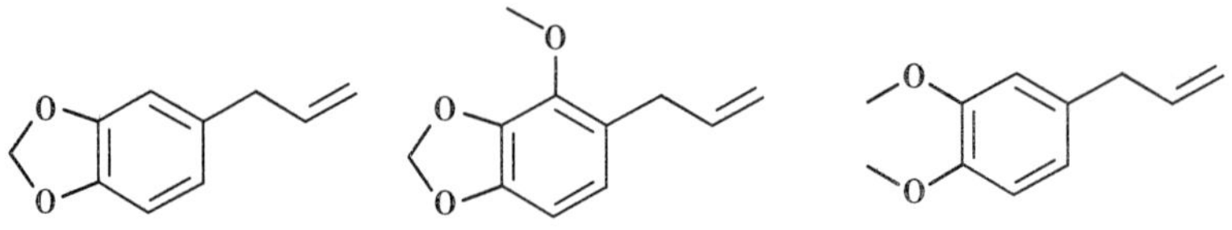

黄樟醚　　　　　　　肉豆蔻醚　　　　　　　甲基丁香酚

(二) 苯丙醇类

从日本蛇菰中分得的松柏醇(coniferol)及松柏苷(coniferin),从刺五加中分得的紫丁香苷(syringin)均属苯丙醇类化合物。

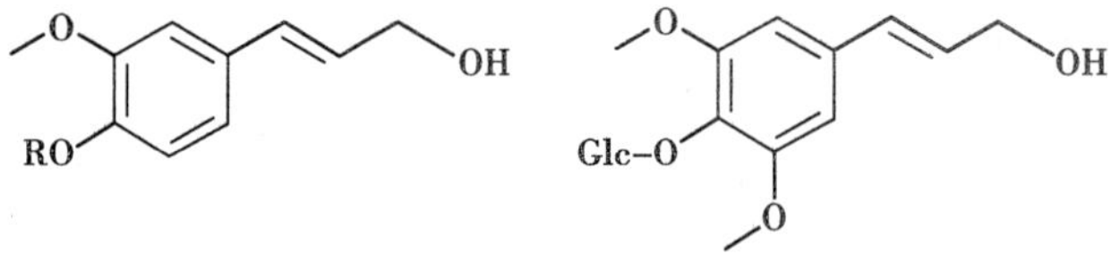

松柏醇　R=H
松柏苷　R=Glc　　　　　　紫丁香苷

(三) 苯丙醛类

桂皮醛(cinnamaldehyde)是桂枝挥发油的主要成分,属于苯丙醛类化合物。

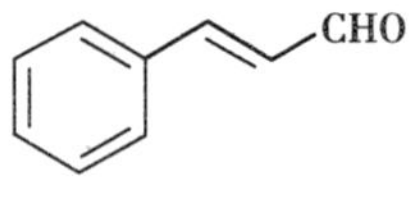

桂皮醛

(四) 苯丙酸类

苯丙酸类是在植物中广泛存在的酚酸类成分,也是很重要的简单苯丙素。其结构可看作是由酚羟基取代的芳香环与丙烯酸两部分构成。常见的苯丙酸类成分主要是桂皮酸的衍生物,如对羟基桂皮酸(*p*-hydroxy-cinnamic acid)、咖啡酸(caffeic acid)、阿魏酸(ferulic acid)、异阿魏酸(*iso*-ferulic acid)等。

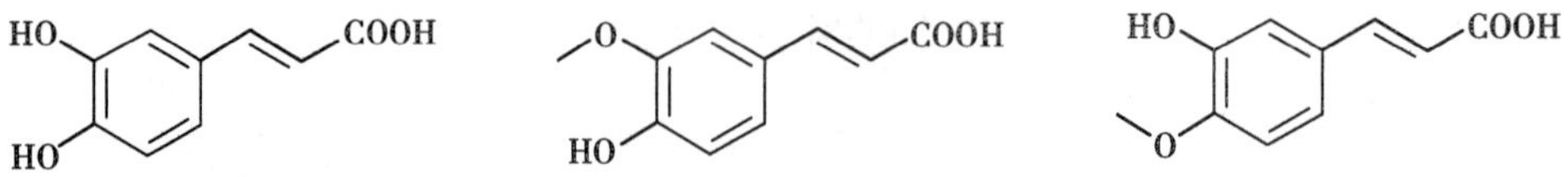

咖啡酸　　　　　　　阿魏酸　　　　　　　异阿魏酸

苯丙酸类在植物中常与不同的醇、氨基酸、糖、有机酸结合成酯而存在。如绿原酸 (chlorogenic acid)被认为是许多药材和中成药中抗菌解毒、消炎利胆的主要成分,其结构就是由咖啡酸和奎尼酸形成的酯。从紫雏菊中分得的菊苣酸(cichoric acid)具有抗病毒活性,它是由咖啡酸和酒石酸形成的酯。

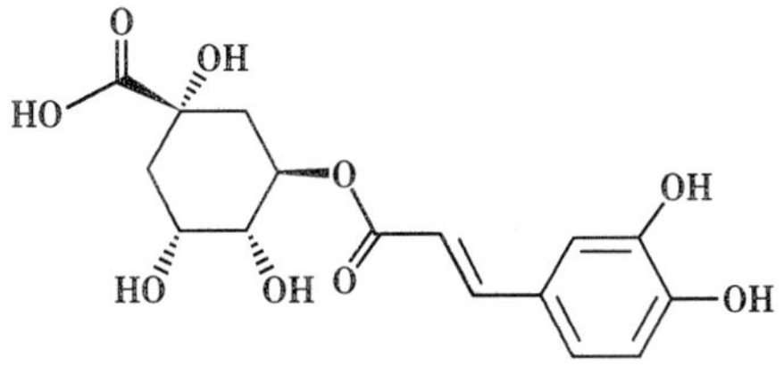

绿原酸

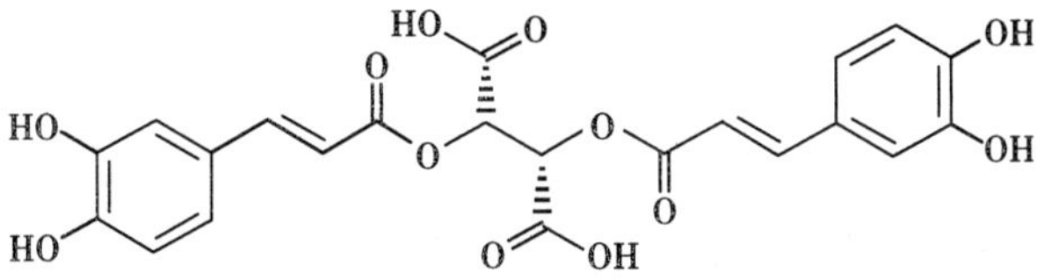

菊苣酸

此外,从日本蛇菰中分得的咖啡酸葡萄糖苷(caffeic acid glucoside)具有抗组胺释放作用。从粗糠树中分得的迷迭香酸(rosmarinic acid)是苯丙酸的二聚体,具有止血作用。

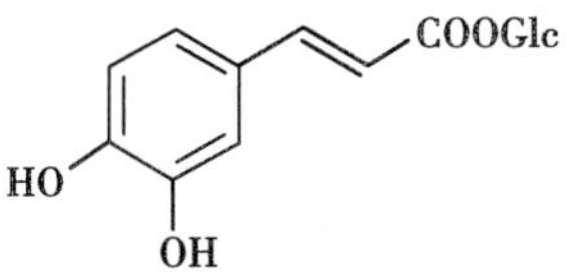

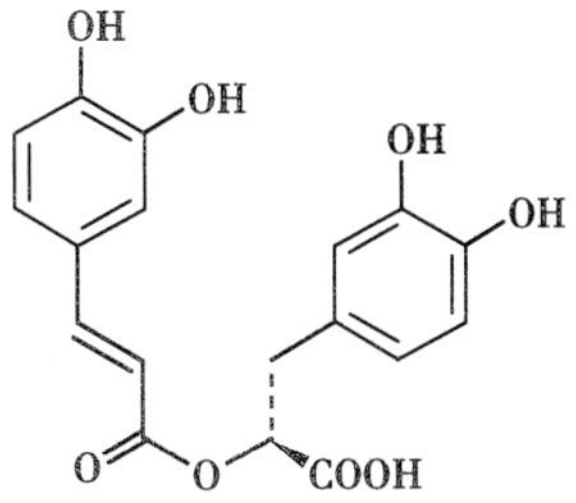

咖啡酸葡萄糖苷　　　　**迷迭香酸**

中药丹参中的水溶性成分丹参素(danshensu)、丹参酚酸 A(salvianolic acid A)、丹参酚酸 B(salvianolic acid B)等,是丹参治疗心脑血管疾病的有效成分,其中丹参素属于苯丙酸类,而丹参酚酸则多为丹参素与咖啡酸类的聚合物。

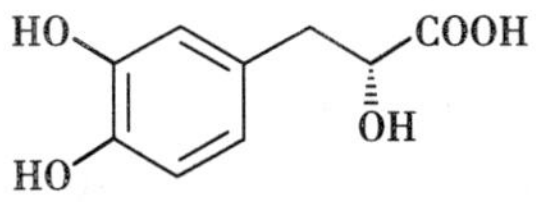

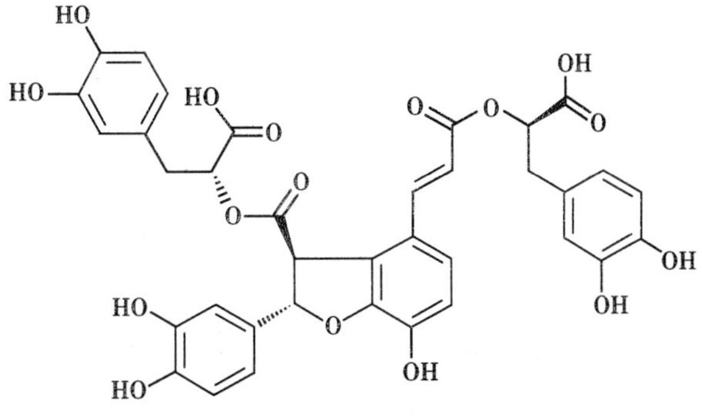

丹参素　　　　　　　　**丹酚酸 B**

二、简单苯丙素的提取与分离

1. 简单苯丙素的提取 简单苯丙素依据其极性大小及溶解性不同,一般可用有机溶剂如甲醇、乙醇或水提取。

2. 简单苯丙素的分离 可按照中药化学成分分离的常规方法进行,如硅胶柱色谱等。

三、含简单苯丙素的中药实例——金银花

金银花为忍冬科植物忍冬(*Lonicera japonica* Thunb.)的干燥花蕾或带初开的花。金银花性寒,味甘;归肺、心、胃经,具有清热解毒、疏散风热的功效,用于痈肿疔疮,喉痹,丹毒,热毒血痢,风热感冒,温病发热。现代药理研究表明,金银花具有抗菌、抗病毒、解热、抗炎、保肝等作用。

1. 化学成分类型 金银花中主要含有有机酸、鞣质、黄酮、挥发油、三萜皂苷、环烯醚萜等成分。金银花中大多数有机酸为咖啡酸衍生物,属于苯丙酸类成分,是金银花中的主要有效成分,如绿原酸、4,5- 二咖啡酰奎尼酸、3,4- 二咖啡酰奎尼酸、3,5- 二咖啡酰奎尼酸等。其中绿原酸具有抗菌、抗病毒、止血、抗氧化、消除自由基、抑制突变和抗肿瘤等多种生物活性,在医药、食品、保健品中应用广泛。

2020 年版《中华人民共和国药典》(一部)规定,金银花中含绿原酸($C_{16}H_{18}O_9$)不得少于1.5%,含酚酸类以绿原酸($C_{16}H_{18}O_9$)、3,5 - 二 -*O*- 咖啡酰奎尼酸($C_{25}H_{24}O_{12}$)和 4,5- 二 -*O*- 咖啡酰奎尼酸($C_{25}H_{24}O_{12}$)的总量计,不得少于 3.8%。含木犀草苷不得少于 0.050%。

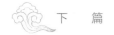

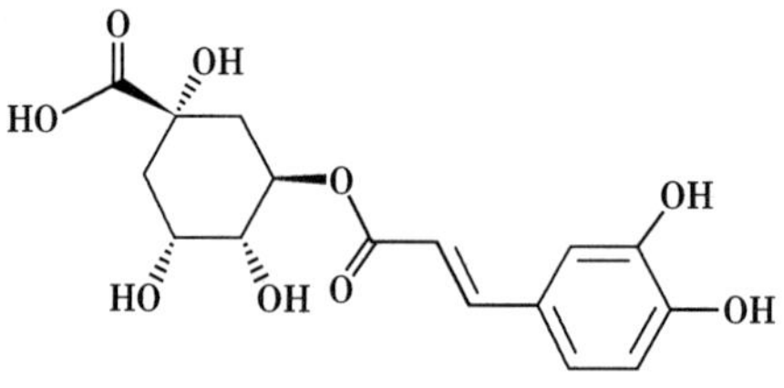

绿原酸

2. 绿原酸的提取分离 绿原酸结构中含有多个酚羟基和酯键,提取分离绿原酸时,注意避免与碱或强酸接触,同时应注意温度对结构的影响。从金银花中提取分离绿原酸的流程图见图 11-2。

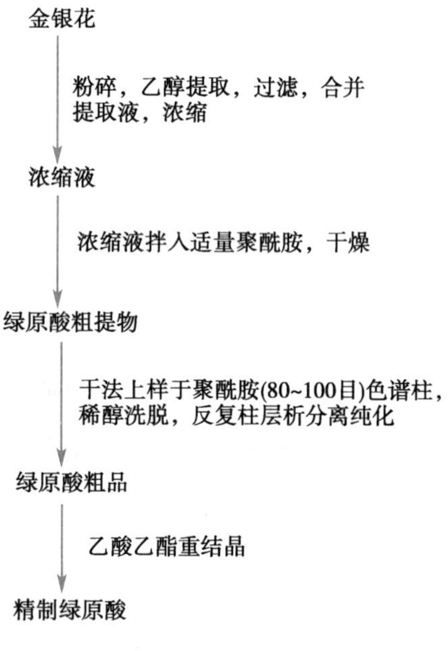

3. 绿原酸的结构鉴定 制备得到的绿原酸纯品,测定氢谱、碳谱、质谱,与文献数据对照,鉴定为绿原酸。

金银花

↓ 粉碎,乙醇提取,过滤,合并提取液,浓缩

浓缩液

↓ 浓缩液拌入适量聚酰胺,干燥

绿原酸粗提物

↓ 干法上样于聚酰胺(80~100目)色谱柱,稀醇洗脱,反复柱层析分离纯化

绿原酸粗品

↓ 乙酸乙酯重结晶

精制绿原酸

图 11-2 绿原酸提取分离流程图

第三节 香 豆 素

香豆素是具有苯并 α- 吡喃酮母核的一类成分的总称。从结构上看,其母核由 *cis*- 邻羟基桂皮酸经分子内脱水环合而成,具有内酯的结构。因这类成分最早从豆科植物香豆中得到,并具有芳香气味而得名香豆素。

香豆素广泛存在于高等植物中,尤其是伞形科、豆科、芸香科、茄科、瑞香科、兰科、虎

耳草科和木犀科等植物,也有少数来自微生物及动物。许多中药如独活、秦皮、白芷、前胡、补骨脂、蛇床子等中都含有这类成分,并具有多方面的生理活性。如秦皮中的七叶内酯(esculetin)和七叶苷(esculin)具有治疗细菌性痢疾的作用;蛇床子中的蛇床子素(osthole)可以治疗脚癣、湿疹和阴道滴虫;补骨脂中的香豆素具光敏作用,能吸收紫外线抗辐射,可用于白斑病的治疗;紫苜蓿中的双香豆素类成分紫苜蓿酚(dicoumarol)具有抗凝血作用。但某些香豆素类成分具有毒性,如粮食霉变后产生的代谢物黄曲霉素 B1 为 7,8- 呋喃香豆素类,具有较强的致癌作用,尤其易引起肝癌的发生。

　　香豆素类化合物在生物合成上起源于对羟基桂皮酸,因此目前得到的天然香豆素成分中,除了香豆素等40余个化合物外,均在7位连有含氧官能团。7- 羟基香豆素(umbelliferon,伞形花内酯)无论是从生源途径,还是从化学结构分类上看,可以认为是香豆素类化合物的基本母核。

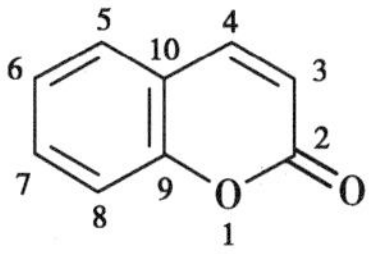

香豆素 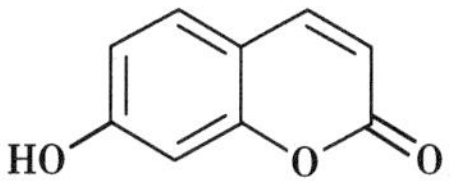　　　　　　　　　　　　7-羟基香豆素

一、香豆素的结构与分类

　　香豆素的母核为苯并 α- 吡喃酮,大多数香豆素类成分只在苯环一侧有取代,也有部分化合物在 α- 吡喃酮环上有取代。在苯环各个位置上均可有含氧官能团取代,常见的包括羟基、甲氧基、糖基、异戊烯氧基及其衍生物。6、8 位因其碳原子的电负性较高,易于烷基化,也常见异戊烯基及其衍生物取代,并可进一步与 7 位氧原子环合形成呋喃环或吡喃环。α- 吡喃酮环的 3、4 位常见的取代基团是小分子烷基、苯基、羟基、甲氧基等。

　　根据香豆素母核上取代基及连接方式的不同,通常分为以下几类:

(一) 简单香豆素(simple coumarin)

　　简单香豆素指只在苯环上有取代,且 7 位羟基未与 6(或 8)位的异戊烯基形成呋喃环或吡喃环的香豆素类化合物。秦皮中的七叶内酯和七叶苷、蛇床子中的蛇床子素、东莨菪根中的东莨菪内酯(scopoletin)、白芷和香独活中的当归内酯(angelicon)、小叶白蜡树皮中的白蜡素(fraxetin)、滨蒿和茵陈蒿中的滨蒿内酯(scoparone)均属简单香豆素。

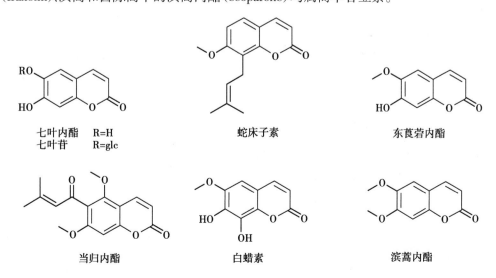

七叶内酯　R=H
七叶苷　　R=glc

蛇床子素

东莨菪内酯

当归内酯

白蜡素

滨蒿内酯

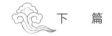

（二）呋喃香豆素（furanocoumarin）

呋喃香豆素结构中的呋喃环往往是由香豆素苯环上7位羟基和邻位异戊烯基环合而成的，成环后常因降解而失去3个碳原子。根据呋喃环的位置，此类香豆素可分为由6位异戊烯基和7位羟基形成的6,7-呋喃香豆素，由8位异戊烯基和7位羟基形成的7,8-呋喃香豆素，前者由于呋喃环与苯环、α-吡喃酮环处于一条直线上而称线型（linear）呋喃香豆素，后者由于3个环处在一条折线上而称角型（angular）呋喃香豆素。部分呋喃香豆素呋喃环外侧被氢化，称二氢呋喃香豆素。

存在于补骨脂中的补骨脂素（psoralen）、牛尾独活中的花椒毒内酯（xanthotoxin）、白芷和珊瑚菜中的珊瑚菜素（phellopterin）属于线型呋喃香豆素。存在于紫花前胡中的紫花前胡苷元（nodakenetin）及其苷（nodakenin）、云前胡中的石防风素（deltoin）均属线型二氢呋喃香豆素。

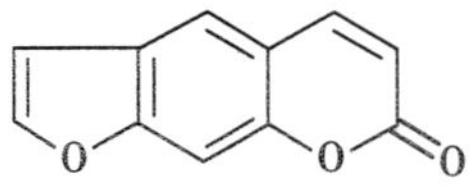

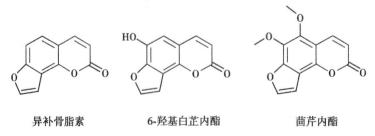

补骨脂素 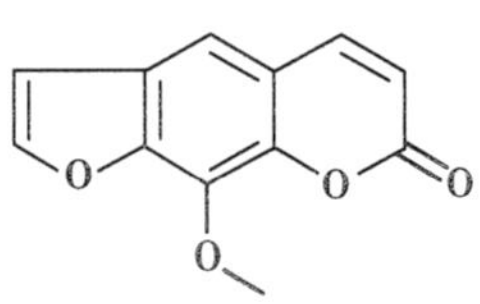　　　　　花椒毒内酯 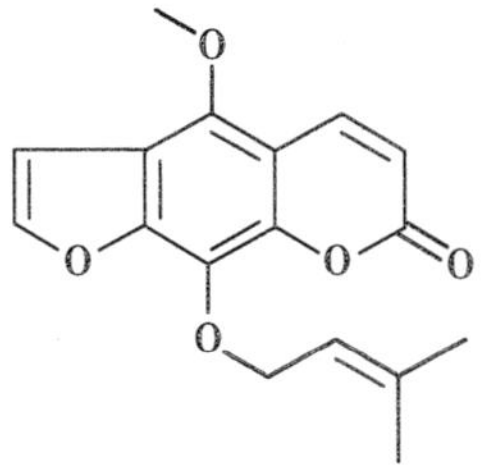　　　　　珊瑚菜素

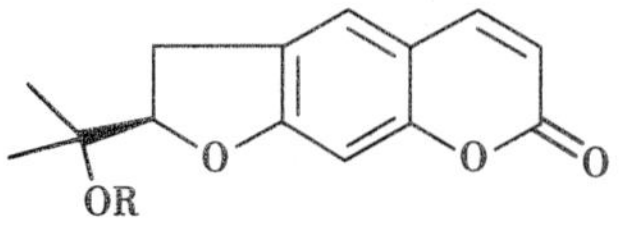

紫花前胡苷元　　R=H
紫花前胡苷　　　R=glc　　　　　　石防风素

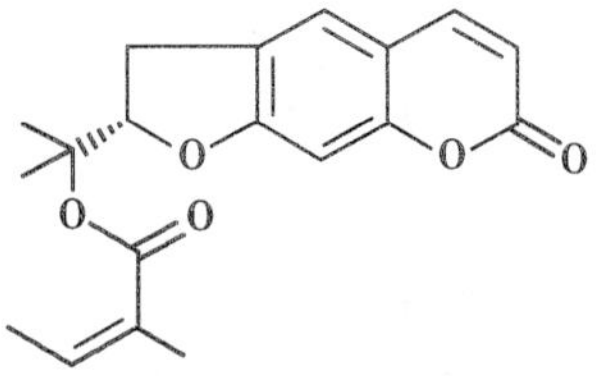

存在于补骨脂中的异补骨脂素（iso-psoralen，又称当归素，白芷内酯）、存在于白芷中的6-羟基白芷内酯（6-hydroxy angelicone）、存在于虎耳草茴芹中的茴芹内酯（pimpinellin）均属角型呋喃香豆素。存在于独活中的二氢欧山芹醇（columbianetin）、二氢欧山芹醇乙酸酯（columbianetin acetate）以及二氢欧山芹素（又称哥伦比亚内酯，columbianadin）属于角型二氢呋喃香豆素。

异补骨脂素　　　6-羟基白芷内酯　　　　茴芹内酯

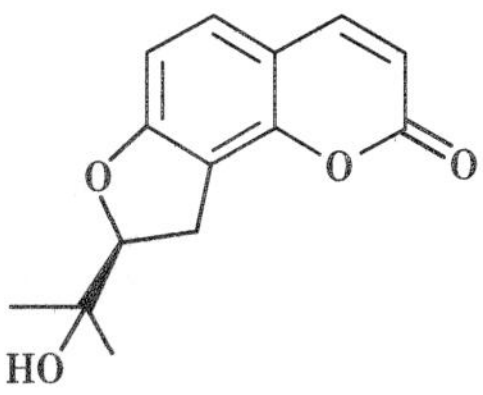

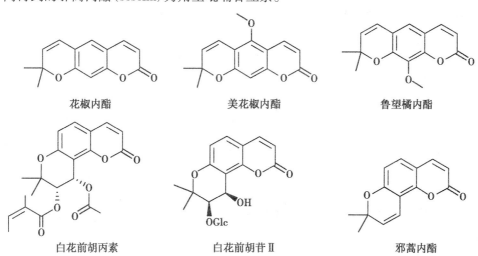

二氢欧山芹醇 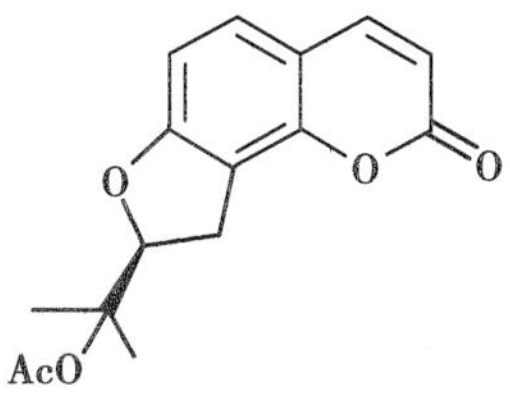　　　　二氢欧山芹醇乙酸酯 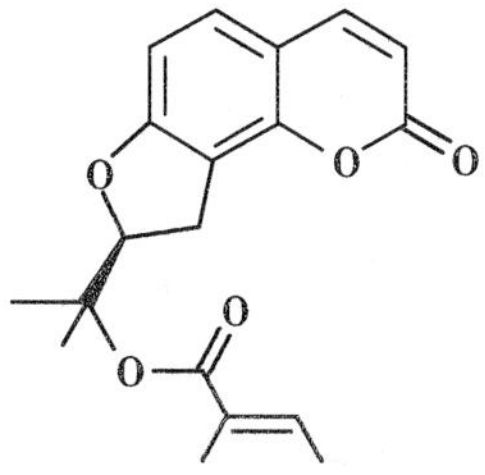　　　　二氢欧山芹素

（三）吡喃香豆素（pyranocoumarin）

7 位羟基和邻位异戊烯基缩合形成吡喃环的香豆素称吡喃香豆素。6 位异戊烯基与 7 位羟基形成吡喃环者,称 6,7- 吡喃香豆素,即线型吡喃香豆素。8 位异戊烯基与 7 位羟基形成吡喃环者,称 7,8- 吡喃香豆素,即角型吡喃香豆素。吡喃环被氢化,称二氢吡喃香豆素。

从芸香科柑橘属植物根皮中分离得到的花椒内酯(xanthyetin)、美花椒内酯(xanthoxyletin)、鲁望橘内酯(luvangetin)均属于线型吡喃香豆素。从白花前胡中分离得到的白花前胡丙素[(+)-praeruptorin A]、白花前胡苷Ⅱ(praeroside Ⅱ)和从芸香科植物枸橘的根中分离得到的邪蒿内酯(seselin)为角型吡喃香豆素。

花椒内酯　　　　美花椒内酯　　　　鲁望橘内酯

白花前胡丙素　　　　白花前胡苷Ⅱ　　　　邪蒿内酯

（四）其他香豆素

主要包括 3 类:一是在 α- 吡喃酮环上有取代的香豆素类,如从菊科植物墨旱莲的地上部分中提取出来的蟛蜞菊内酯(wedelolactone);二是通过碳碳键或醚键相连生成的香豆素二聚体、三聚体类,如紫苜蓿酚(dicoumarol);三是异香豆素类,如从茵陈中得到的茵陈内酯(capillarin)。

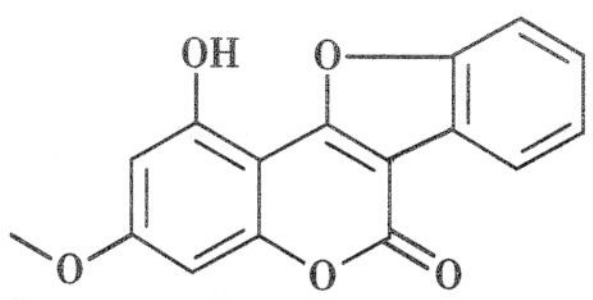

蟛蜞菊内酯 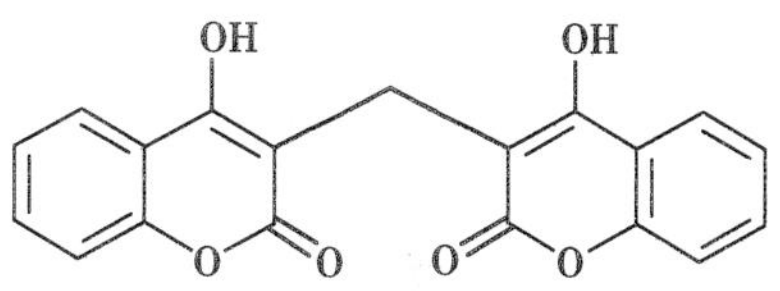　　　　紫苜蓿酚

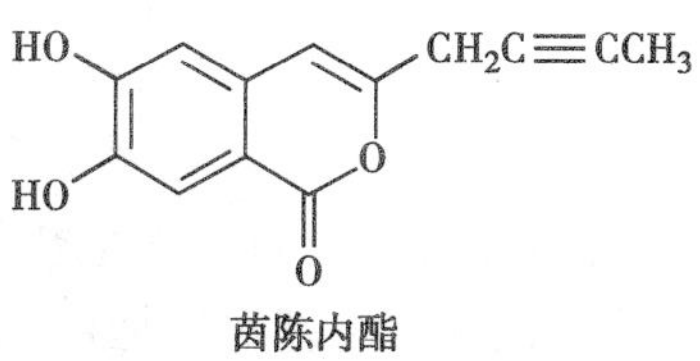

茵陈内酯

二、香豆素的理化性质

(一) 性状

游离的香豆素类成分大多为结晶状的化合物,也有一些香豆素类成分呈玻璃态或液态,有一定的熔点,常常是淡黄色或者无色,并且具有香味。小分子的游离香豆素具有挥发性,可以随水蒸气蒸馏,还能升华。香豆素苷类,一般呈粉末状,多数无香味,也不具有挥发性和升华性。香豆素类化合物在紫外光照射下多呈现蓝色或紫色荧光。

(二) 溶解性

游离香豆素一般不溶或难溶于冷水,部分溶于沸水,易溶于甲醇、乙醇、丙酮、三氯甲烷、乙醚等有机溶剂。香豆素苷类可溶于水,易溶于甲醇、乙醇,难溶于乙醚、三氯甲烷等亲脂性有机溶剂。含有酚羟基的香豆素类易溶于氢氧化钠等强碱性水溶液。

(三) 内酯的碱水解

香豆素类化合物的分子中具有内酯结构,因此具有内酯环的性质,在碱性条件下可以水解开环,形成溶于水的 *cis-* 邻羟基桂皮酸盐,酸化后闭环,恢复为原来的内酯结构,具有一定的亲脂性,使其自酸水中沉淀析出。这一性质常用于香豆素等内酯类化合物的提取、分离和鉴别。但如果与碱液长时间接触并加热,或紫外线照射,*cis-* 邻羟基桂皮酸盐可转变成稳定的 *trans-* 邻羟基桂皮酸盐,此时,再酸化也不能环合成内酯(图 11-3)。

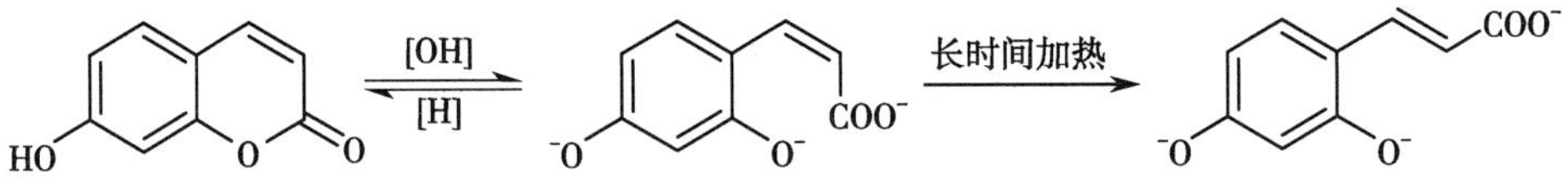

图 11-3　香豆素类化合物的碱水解反应

由于香豆素类化合物的结构中往往还含有其他的酯基,在内酯环发生碱水解的同时,其他酯基也会水解。

(四) 显色反应

1. 异羟肟酸铁反应　在碱性的条件下,香豆素的内酯环打开,与盐酸羟胺缩合生成异羟肟酸,在酸性条件下再与三价铁离子络合呈现红色,这个反应称异羟肟酸铁反应(图 11-4)。

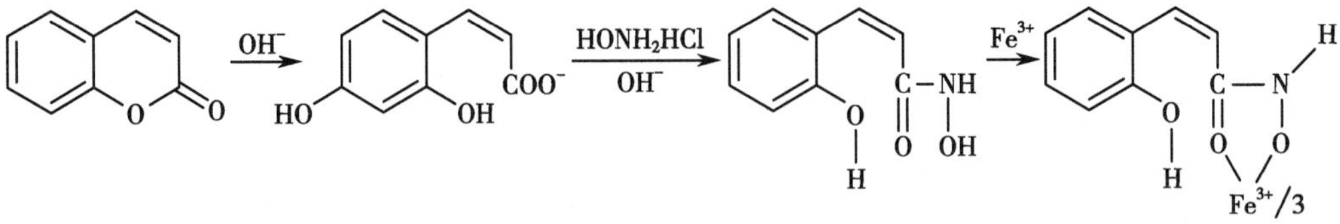

图 11-4　异羟肟酸铁反应

2. 三氯化铁反应　具有酚羟基取代的香豆素可与三氯化铁溶液反应产生绿色至墨绿色沉淀。

3. 酚羟基对位活泼氢反应　香豆素类成分在碱性条件下(pH 9~10)内酯环水解生成酚羟基,如果其对位(6 位)无取代,即可与 Gibb's 试剂(2,6- 二溴苯醌氯亚胺)发生反应而显蓝色,该反应称 Gibb's 反应(图 11-5)。也可与 Emerson 试剂(4- 氨基安替比林和铁氰化钾)反应而显红色,该反应称 Emerson 反应(图 11-6)。利用这两个反应可以判断香豆素分子中的 C6 位是否有取代基存在。Gibb's 试剂和 Emerson 试剂也能与香豆素及其他化合物酚羟基对位的活泼氢反应生成缩合物,而用来判断酚羟基对位是否被取代。

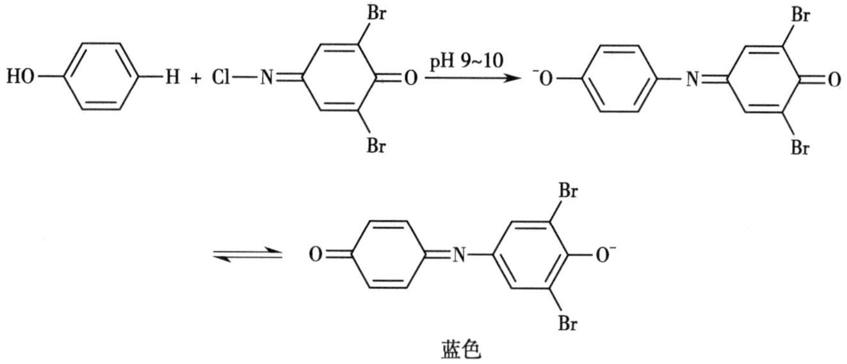

图 11-5 Gibb's 反应

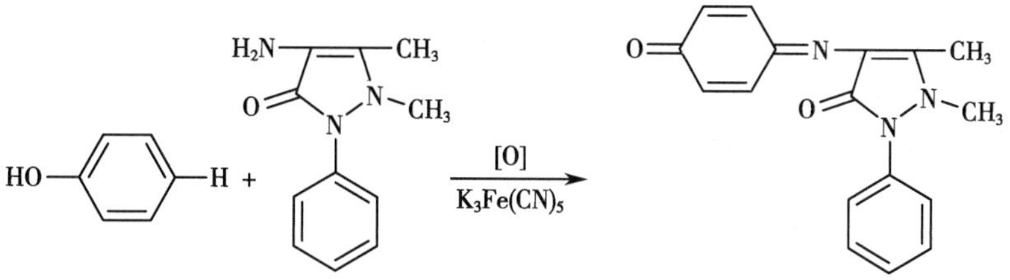

图 11-6 Emerson 反应

（五）与酸的反应

香豆素类化合物分子中若在酚羟基的邻位有异戊烯基等不饱和侧链,在酸性条件下能环合形成呋喃环或吡喃环(图 11-7)。

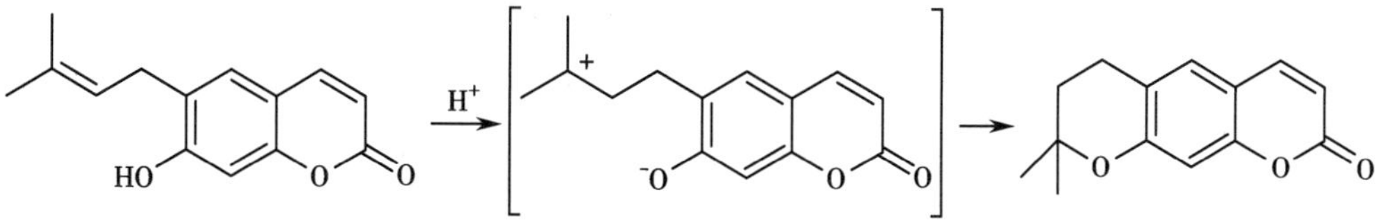

图 11-7 香豆素类化合物与酸的反应

如果分子中存在醚键,在酸性条件下能水解,尤其是烯醇醚和烯丙醚(图 11-8)。

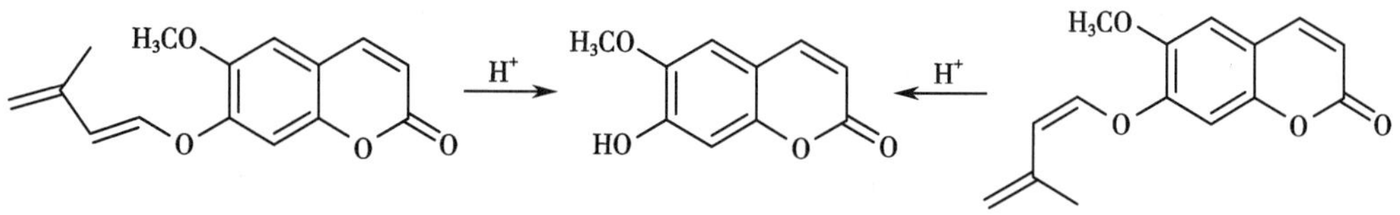

图 11-8 醚键的酸水解反应

（六）双键的加成反应

香豆素分子中的双键可以分为 C_3-C_4 间双键、呋喃或吡喃环中双键及侧链双键等不同情况,其中 C_3-C_4 间的双键与羰基和苯环形成共轭体系,双键性较弱,很难发生加成反应。在控制条件下,一般侧链上的双键,尤其是非共轭的侧链双键先行氢化,然后是呋喃环和吡喃环上的双键,最后才是 C_3-C_4 双键氢化。

笔记栏

（七）氧化反应

用于香豆素的氧化剂常见的有高锰酸钾、铬酸、臭氧、过碘酸等，由于这些氧化剂的氧化能力不同，香豆素被氧化后的产物也不同，历史上氧化反应曾被用于香豆素结构的确定。

三、香豆素的提取与分离

（一）香豆素类化合物的提取

香豆素类成分多以游离形式存在于植物中，可选用乙醚、氯仿、丙酮等有机溶剂提取，香豆素苷极性较大，可选用亲水性有机溶剂如甲醇、乙醇或水提取。由于香豆素类成分具有内酯结构，也可用碱溶酸沉法提取，一些小分子香豆素类成分具有挥发性，可用水蒸气蒸馏法提取。

1. 溶剂提取法　香豆素类成分可用甲醇、乙醇、丙酮、乙醚等溶剂进行提取。提取时，可先用乙醚提取出亲脂性成分，继而用甲醇（乙醇）提取极性较大的成分；也可用甲醇（乙醇）提取后，用溶剂萃取法或大孔树脂吸附法将提取物分为亲脂性部位和亲水性部位。

如从秦皮中提取香豆素类成分，用乙醇回流提取后，回收溶剂得到浸膏，将浸膏均匀分散在水中后，先以氯仿萃取出脂溶性成分，后以乙酸乙酯萃取得到游离香豆素类成分，再以正丁醇萃取得到香豆素苷类成分。

2. 碱溶酸沉法　在使用溶剂法提取香豆素类化合物时，常会伴有其他一些中性成分，此时可利用香豆素类成分内酯结构可溶于碱水溶液的特点，与其他中性成分分离，而后将碱溶液酸化，香豆素类成分内酯环合后可游离析出或用乙醚（乙酸乙酯）等有机溶剂萃取得到。

因香豆素类化合物的开环产物为 cis- 邻羟基桂皮酸盐，在碱溶液中加热较长时间会使其异构化为 trans- 邻羟基桂皮酸盐，酸化后难以环合，故使用碱溶酸沉法需控制在较温和的条件下进行，同时必须注意某些对酸碱敏感的香豆素类化合物不能采用此方法提取，如 8 位具有酰基的香豆素类成分在碱开环后不能酸化闭环；具有酯基侧链的成分则酯基亦会发生碱水解；具有烯丙醚或邻二醇结构的会在酸作用下水解或结构重排。

3. 水蒸气蒸馏法　一些小分子的香豆素化合物具有挥发性，可采用水蒸气蒸馏法提取，但由于该法加热时间较长，可能会引起化合物结构的变化，现已较少用。

（二）香豆素的分离

由于存在于同一中药中的香豆素类化合物通常结构相似、极性相近，使用常规的溶剂法、结晶法难以分离，一般应用色谱法进行。常用色谱分离方法有柱色谱、制备薄层色谱和高效液相色谱等。

柱色谱常用硅胶为吸附剂，游离香豆素分离的洗脱系统可选用环己烷（石油醚）- 乙酸乙酯、环己烷（石油醚）- 丙酮、氯仿 - 丙酮等。香豆素苷分离的洗脱系统可选用氯仿 - 甲醇、氯仿 - 甲醇 - 水等。此外，香豆素苷的分离还可用反相硅胶（Rp-18、Rp-8 等）柱色谱，洗脱系统可用甲醇 - 水、乙腈 - 水等。葡聚糖凝胶 SephadexLH-20 柱色谱也可用于香豆素类化合物的分离纯化。

高效液相色谱可用于分离香豆素类成分，对极性很小的游离香豆素及极性较大的香豆素苷分离效果均较好，极性很小的游离香豆素可用正相色谱分离，而香豆素苷的分离可采用反相色谱。

香豆素类化合物多具有荧光，在薄层板上易于观察和定位，故制备薄层色谱可用于香豆素类化合物的分离，展开剂与柱色谱洗脱系统相似。

四、香豆素的检识

（一）理化检识

1. 荧光　香豆素类化合物在紫外光（365nm）照射下一般显蓝色或紫色荧光，这一性质在色谱检识中可用以显示香豆素类化合物的存在,具有容易辨认、灵敏度高等特点。香豆素的荧光强弱与分子中取代基的位置有一定关系,如7-羟基香豆素具有强烈的蓝色荧光,但在 C-8 位再引入一羟基则荧光减至极弱。

2. 显色反应 香豆素类化合物均具有内酯结构,部分化合物还具有酚羟基,可利用这些基团的显色反应对香豆素类化合物进行检识。一般常利用异羟肟酸铁反应检识香豆素的内酯结构,利用三氯化铁反应判断酚羟基的有无,利用 Gibb's 反应和 Emerson 反应判断酚羟基对位是否被取代(如香豆素 C_6 位是否被取代)。

(二) 色谱检识

香豆素类成分常用薄层色谱进行检识,多以硅胶作为吸附剂,对于具有酚羟基结构的香豆素,可将硅胶用弱酸性的缓冲溶液(如3mol/L的乙酸钠)处理再用。常用的展开剂如石油醚-三氯甲烷(1:1)、石油醚(环己烷)-乙酸乙酯(5:1~1:1)等。香豆素苷类可采用极性大一些的三氯甲烷-甲醇系统作为展开剂。展开后的斑点可在紫外灯(365nm)下观察荧光,还可喷异羟肟酸铁试剂显色。

五、香豆素类化合物的波谱特征

(一) 紫外光谱

香豆素类成分的紫外光谱主要有苯环和 α-吡喃酮结构的吸收。未取代的香豆素在274nm($\lg\varepsilon$ 4.03)和311nm($\lg\varepsilon$ 3.72)处分别有最大吸收,前者由苯环、后者由 α-吡喃酮所致。当香豆素母核上引入取代基时,常引起吸收峰位置的变化。烷基取代对其影响不大,但含氧官能团取代会使主要吸收红移。如 7 位引入含氧取代基(7-羟基、7-甲氧基或7-O-糖基等),则在 217nm 及 315~325nm 处出现强吸收峰($\lg\varepsilon$ 约 4)。含有酚羟基的香豆素类成分,在碱性溶液中的吸收峰有显著的红移现象,且吸收有所增强。

(二) 红外光谱

在红外光谱上,香豆素类化合物的内酯结构在 1 750~1 700cm^{-1} 显示一个强的吸收,这个吸收峰一般是其红外光谱的最强峰。同时,内酯也在 1 270~1 220cm^{-1}、1 100~1 000cm^{-1} 出现强的吸收。芳环一般在 1 660~1 600cm^{-1} 区间出现 3 个较强的吸收。根据这些特征可以确定香豆素类母核结构,并区别于黄酮类、色原酮类、木脂素类。如果是呋喃香豆素类,其呋喃环 C-H 在 3 175~3 025cm^{-1} 有弱小但非常尖锐的双吸收峰。

(三) 核磁共振氢谱

在核磁共振氢谱(^{1}H-NMR)中,香豆素类成分的 H-3、H-4 相互偶合,构成一组 dd 峰,具有较大的偶合常数(J=9.0~10.0Hz)。由于受内酯环羰基的吸电子共轭效应影响,H-4 处于低场,出现在 δ7.5~8.3;H-3 处于高场,出现在 δ6.1~6.5。天然香豆素类化合物绝大多数在 3、4 位无取代,因此这一组 dd 峰是香豆素类化合物氢谱上最具鉴别特征的典型信号。香豆素骨架中其他芳氢的化学位移值往往位于 H-3 和 H-4 的化学位移值之间。

1. 简单香豆素 绝大部分简单香豆素类化合物的 C-7 具有氧取代基,可使 H-3 向高场位移约 0.2。C-5 含氧取代基时也有类似的效应,但因电子释放形成的邻醌型电荷分布不及 C-7 氧代形成的对醌型稳定,故作用较弱。C-5 无含氧取代基时,H-4 一般在 δ7.5~7.9 范围,如有取代,一般向低场位移约 0.3。

7-氧代香豆素 H-5、H-6 为邻位偶合,H-6 和 H-8 为间位偶合,J=1.0~3.0Hz。故而 H-5 为双峰(J=7.0~9.0Hz),H-8 为双峰(J=1.0~3.0Hz),H-6 为双二重峰(J=7.0~9.0Hz,1.0~3.0Hz),H-6 与 H-8 往往化学位移相近,信号重叠,表现为多重峰。当 C-5 有取代基时,只有 H-6 与 H-8 发生间位偶合;当 C-8 有取代基时,只有 H-5 与 H-6 发生邻位偶合;当 C-6 有取代基时,H-5

与 H-8 一般不偶合裂分。故而可以根据偶合常数值和峰形来判断芳环上的取代方式。

2. 呋喃香豆素和吡喃香豆素　呋喃香豆素的呋喃环上两个质子信号（H-2′ 和 H-3′）较为特征，相互偶合以一组 dd 峰出现，H-3′ 的双峰可能因为远程偶合而加宽，易同 H-2′ 区别。H-2′ 一般在 δ7.5~7.7，H-3′ 一般在 δ6.7~7.2，二者偶合常数较小，在 2.0~3.0Hz。线型呋喃香豆素的 H-3′ 往往接近 δ6.7，角型呋喃香豆素的 H-3′ 往往接近 δ7.2。但如果呋喃环转化为二氢呋喃环后，上述规律消失。

3. 环上取代基　香豆素类化合物中环上取代侧链最常见的有甲基、乙基和异戊烯基，此外可能有乙酰氧基、当归酰氧基、千里光酰氧基。可在归属母核的质子后，进行判断。

（四）核磁共振碳谱

核磁共振碳谱（^{13}C-NMR）在香豆素类成分的结构测定上有重要作用，对香豆素苷类结构研究中糖的连接位置可提供重要的信息。香豆素母核有 9 个碳原子，均为 sp^2 杂化态，化学位移在 δ100~165 范围内。其中 C-2 是羰基碳，受环上取代基影响较小，常在 δ160 附近。C-3、C-4 因常无取代，且受苯环影响较小，其化学位移的范围亦较有规律。如一般 C-3 出现在 δ110~115，C-4 出现在 δ140~145 的区域内。C-7 由于常连接羟基或其他含氧基团，加上羰基共轭的影响，信号向低场移动，一般在 δ160 左右。C-8 受 C$_7$-OH 和内酯环上氧的供电子效应的双重影响，往往在高场，δ103 左右。C-8a 因连有氧原子，处于低场，在 δ149~155，C-4a 向高场位移，在 δ110~115。

（五）质谱

香豆素类化合物在 EI-MS 中大多具有强的分子离子峰，简单香豆素类和呋喃香豆素类的分子离子峰经常是基峰。由于香豆素类分子中一般具有多个和芳环连接的氧原子、羟基、甲氧基，故其质谱经常出现一系列连续失去 CO、失去 OH 或 H$_2$O、失去甲基或甲氧基的碎片离子峰。

此外，香豆素类成分经常具有异戊烯基、乙酰氧基、5 碳不饱和酰氧基等常见官能团，在裂解过程中也会出现一系列特征碎片离子峰。这些离子峰信号均是香豆素类化合物质谱的主要特征（图 11-9）。

六、含香豆素类化合物的中药实例——独活

独活始载于《神农本草经》，列为上品，但对其植物来源，历代本草诸说不一，现在所用品种也依地区而不同，品种差异较大。《中药大辞典》共收载了 13 种之多，《中药志》记载的独活也有八种，其中主要为伞形科当归属和独活属植物，另外还有前胡属及五加科穗木属植物。我国药典规定独活正品为伞形科植物重齿毛当归（Angelica pubescens Maxim.f.biserrata Shan et Yuan）的干燥根。独活性微温，味辛、苦，归肾、膀胱经，具有祛风除湿、通痹止痛的功效，用于风寒湿痹、腰膝疼痛、少阴伏风头痛、风寒挟湿头痛。药理研究表明独活具有解痉、镇痛、镇静和抗炎、抗菌、抗氧化、抗光敏感作用，独活中含有的香柑内酯对实验性胃溃疡有中等强度的保护作用，花椒毒素和香柑内酯对艾氏腹水瘤细胞有杀灭作用。

1. 化学成分类型　独活含有香豆素、挥发油、植物甾醇、有机酸、糖类等多种成分，主要成分为香豆素类化合物，其中简单香豆素类成分有蛇床子素（甲氧基欧芹素，osthol）、伞形花内酯（umbelliferone）等，呋喃香豆素类成分有二氢欧山芹醇当归酸酯（columbianadin）、二氢欧山芹素（columbianetin）、二氢欧山芹醇乙酸酯（columbianetin acetate）、香柑内酯（bergapten）、花椒毒素（xanthotoxin）等。

2020 年版《中华人民共和国药典》（一部）规定，以药材的干燥品计算，含蛇床子素（C$_{15}$H$_{16}$O$_3$）不得少于 0.50%，含二氢欧山芹醇当归酸酯（C$_{19}$H$_{20}$O$_5$）不得少于 0.080%。

图 11-9　香豆素类化合物的主要质谱裂解特征

2. **异欧前胡素的提取分离**　独活中香豆素类成分的提取与分离流程如图 11-10 所示。分离得到的化合物 1、2、3、4、5、6,经结构鉴定分别为以下化合物:

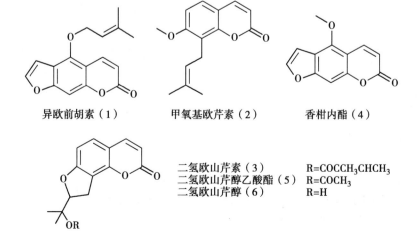

异欧前胡素（1）　　甲氧基欧芹素（2）　　香柑内酯（4）

二氢欧山芹素（3）　　　R=COCCH₃CHCH₃
二氢欧山芹醇乙酸酯（5）　R=COCH₃
二氢欧山芹醇（6）　　　　R=H

211

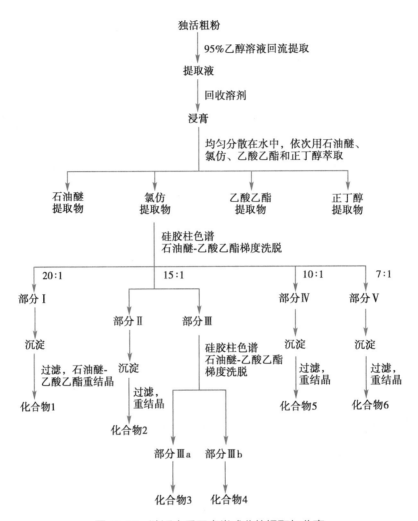

独活粗粉

↓ 95%乙醇溶液回流提取

提取液

↓ 回收溶剂

浸膏

↓ 均匀分散在水中，依次用石油醚、氯仿、乙酸乙酯和正丁醇萃取

石油醚提取物　　氯仿提取物　　乙酸乙酯提取物　　正丁醇提取物

硅胶柱色谱 石油醚-乙酸乙酯梯度洗脱

20:1 部分Ⅰ → 沉淀 → 过滤，石油醚-乙酸乙酯重结晶 → 化合物1

15:1 部分Ⅱ → 沉淀 → 过滤，重结晶 → 化合物2

部分Ⅲ → 硅胶柱色谱 石油醚-乙酸乙酯梯度洗脱 → 部分Ⅲa → 化合物3；部分Ⅲb → 化合物4

10:1 部分Ⅳ → 沉淀 → 过滤，重结晶 → 化合物5

7:1 部分Ⅴ → 沉淀 → 过滤，重结晶 → 化合物6

图 11-10　独活中香豆素类成分的提取与分离

3. 异欧前胡素的鉴定　该化合物为无色结晶。紫外灯下为黄绿色荧光，$FeCl_3$ 反应阳性，表示化合物含有酚羟基。^{1}H-NMR（图 11-11）中 $\delta 8.15$（1H，d，$J=9.9$Hz）和 6.26（1H，d，$J=9.9$Hz）为香豆素吡喃酮环上 H-3 和 H-4，二者邻位偶合，分别裂分为双峰，H-4 位于去屏蔽区出现在低场，H-3 位于屏蔽区出现在高场。$\delta 7.59$（1H，d，$J=1.3$Hz）和 6.95（1H，d，$J=1.3$Hz）为呋喃香豆素 H-2′ 和 H-3′ 的特征信号。芳氢 $\delta 7.14$（1H，s）为香豆素母核 H-8，由于周围碳上的质子全部被饱和，故呈现单峰。该化合物出现 $\delta 1.80$（3H，s）和 1.70（3H，s）两个甲基的单峰信号，从化学位移值和偶合常数判断应为同时连接在双键末端碳上的两个甲基，结合氢谱和碳谱中出现末端双键信号可以证实这一点，加之 $\delta 5.54$（1H，t）的烯烃信号，$\delta 4.92$（2H，d）连氧亚甲基信号，说明该化合物可能含有 $(CH_3)_2C=CH-CH_2O-$ 的结构片段，从该化合物的 5 位氢信号消失，未出现 $\delta 120\sim 125$ 的 C-5 信号，可以判断该片段连接在 C-5 位。

^{13}C-NMR（图 11-12）中共有 16 个碳信号，$\delta 161.3$ 为羰基季碳 C-2 的信号，$\delta 145.0$ 和 105.0 是呋喃环 C-2′ 与 C-3′ 的信号，$\delta 112.6$（C-3）、139.5（C-4）、148.9（C-5）、114.2（C-6）、158.1（C-7）、94.2（C-8）、107.5（C-4a）和 152.6（C-8a）为香豆素母核的碳原子，$\delta 119.1$（C-2″）、139.8（C-3″）为 5 位侧链双键碳原子。高场区有 3 个碳原子信号，$\delta 69.8$、25.8 和 18.2 分别为与氧原子相连的亚甲基的碳原子和 2 个甲基的伯碳信号。综上所述，确定化合物为异欧前胡素（isoimperatorin）。NMR 谱数据归属见表 11-1。

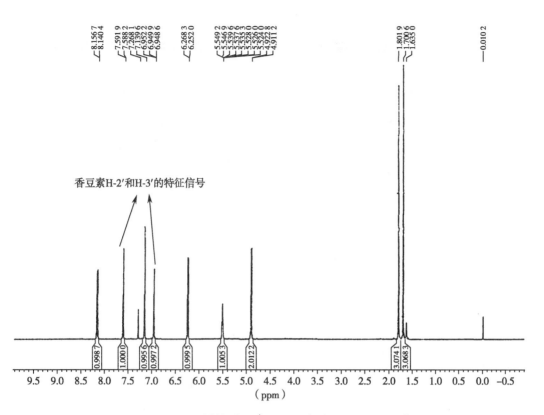

香豆素H-2′和H-3′的特征信号

图 11-11　异欧前胡素的 ^{1}H-NMR（CDCl$_3$，600MHz）

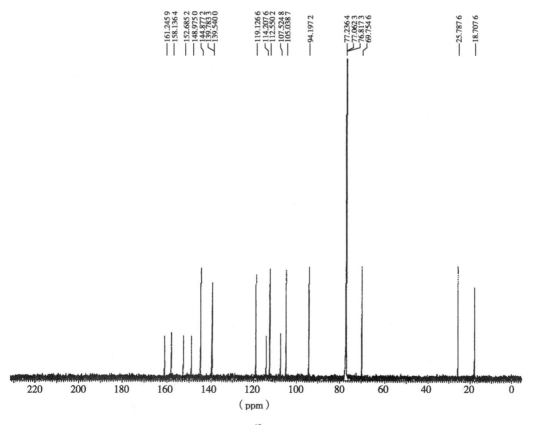

图 11-12　异欧前胡素的 ^{13}C-NMR（CDCl$_3$，150MHz）

表 11-1　异欧前胡素的 NMR 谱数据归属（CDCl$_3$）

NO.	δ_H（J/Hz）	δ_C	NO.	δ_H（J/Hz）	δ_C
2	—	161.3	8a	—	152.6
3	6.26（1H,d,9.5）	112.6	2′	7.59（1H,d,1.2）	145.0
4	8.15（1H,d,9.5）	139.5	3′	6.95（1H,d,1.2）	105.0
5	—	148.9	1″	4.92（2H,d,7.2）	69.8
6	—	114.2	2″	5.54（1H,t,7.2）	119.1
7	—	158.1	3″	—	139.8
8	7.14（1H,s）	94.2	4″	1.80（3H,s）	25.8
4a	—	107.5	5″	1.70（3H,s）	18.2

第四节　木　脂　素

　　木脂素类化合物是一类由两分子 C$_6$-C$_3$ 单元聚合而成的天然化合物。这类成分主要存在于植物的木部和树脂中,故称木脂素。它们多数呈游离状态,少数与糖结合成苷。木脂素类化合物在自然界中分布较广,并具有多方面生理活性。例如,五味子中的木脂素类成分五味子酯甲、乙、丙和丁（schisantherins A、B、C、D）能降低血清谷丙转氨酶的水平,具有保肝的作用,根据这类木脂素的构效关系,我国药学工作者合成了抗肝炎药物——联苯双酯。小檗科鬼臼属八角莲所含的鬼臼毒素（podophyllotoxin）具有明显的抗肿瘤作用,此外其抗病毒逆转录酶作用、抗血小板聚集作用、抗真菌和免疫抑制活性也都有报道。

一、木脂素的结构与分类

　　木脂素的组成基本单元为 C$_6$-C$_3$,主要单体有 4 种:桂皮醇（cinnamyl alcohol）、桂皮酸（cinnamic acid）、丙烯苯（propenyl benzene）和烯丙苯（allyl benzene）。植物中最常见的是其二聚体,三聚体和四聚体较少见。

　　组成木脂素的 C$_6$-C$_3$ 单元之间缩合的位置不同,可形成多种不同的结构骨架。又由于侧链末端原子上的含氧基团（如羟基、羰基、羧基等）相互脱水缩合等反应,形成四氢呋喃、内酯等环状结构,使得木脂素类型多样。一般将两个 C$_6$-C$_3$ 单元通过 β- 碳（C$_8$-C$_{8'}$）连接而成的化合物称木脂素（lignan）。将由其他位置连接而成的化合物称新木脂素（neolignan）。木脂素类化合物还有杂木脂素（hybrid lignan）和降木脂素、氧新木脂素（oxyneolignan）、苯丙素寡聚体等类型。本书重点介绍木脂素和新木脂素两大类。

（一）木脂素

　　1. 二苄基丁烷类木脂素（dibenzylbutane lignan）　又称简单木脂素（simple lignan）,是由两个 C$_6$-C$_3$ 单元仅通过 β- 碳连接而成,是其他类型木脂素的生源前体。苯环常见羟基、甲氧基、亚甲二氧基或氧糖基取代。愈创木树脂中的去甲二氢愈创木脂酸（nordihydroguaiaretic acid）和珠子草中的叶下珠脂素（phyllanthin）均属于此类木脂素。

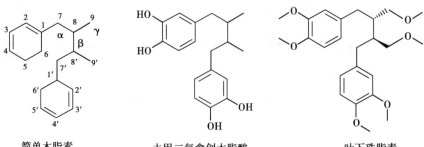

简单木脂素　　　　　　　去甲二氢愈创木脂酸　　　　　　　叶下珠脂素

2. 四氢呋喃类木脂素（tetrahydrofuran lignan） 又称单环氧型木脂素（monoepoxy lignan），指两个 C_6-C_3 单元除 C_8-$C_{8'}$ 相连外，还有 C_7-O-$C_{7'}$、C_9-O-$C_{9'}$ 和 C_7-O-$C_{9'}$ 等形成的具有呋喃或四氢呋喃环的一类木脂素。

C_7-O-$C_{7'}$ 环合 　　　C_9-O-$C_{9'}$ 环合 　　　C_7-O-$C_{9'}$ 环合

从翼梗五味子中分离得到的恩施脂素（enshizhisu），从荜澄茄中分得的荜澄茄脂素（cubebin），以及从油橄榄树脂中分离得到的橄榄脂素（olivil）均为此类木脂素。

恩施脂素 　　　　　荜澄茄脂素 　　　　　橄榄脂素

3. 二苄基丁内酯类木脂素（dibenzylbutyrolactone lignan） 又称木脂内酯（lignanolide），是由四氢呋喃香豆素中的四氢呋喃环氧化成内酯环，它常与其去氢产物共存于同一植物中。中药牛蒡子中分离得到的牛蒡子苷（arctiin）及其苷元（arctigenin）属于此类化合物。从松柏心材中得到的台湾脂素 B（taiwanin B）和台湾脂素 A（taiwanin A）则是侧链去氢的化合物。

牛蒡子苷元　R=H　　　　台湾脂素 B 　　　　台湾脂素 A
牛蒡子苷　　R=glc

4. 芳基萘类木脂素（arylnaphthalene lignan） 又称环木脂素（cyclolignan），由二苄基丁烷类结构中一个 C_6-C_3 单元的 6 位与另一个 C_6-C_3 单元的 7 位相连而环合成的一类木脂素。可进一步分成苯代四氢萘、苯代二氢萘及苯代萘等结构类型，自然界中第一种类型的化合物居多。从奥托肉豆蔻果实中分得的奥托肉豆蔻脂素（otobain）和奥托肉豆蔻烯脂素（otoboene）分别为芳基萘类中的苯代四氢萘型和苯代二氢萘型，从中国紫杉中分得的异紫杉脂素（iso-taxiresinol）也具有苯代四氢萘的结构。

奥托肉豆蔻脂素　　　　　奥托肉豆蔻烯脂素　　　　　异紫杉脂素

5. 芳基萘内酯（arylnaphthalene lactone）　又称环木脂内酯（cyclolignolide），当芳基萘类木脂素的侧链 γ 碳原子被氧化成醇、醛或酸时，有些可进一步缩合为五元内酯的结构，成为芳基萘内酯，按其内酯环羰基的取向可分为上向型和下向型两种类型。对于芳基萘内酯型的木脂素，上向型又称 4-苯代 -2,3-萘内酯，如赛菊芋脂素（helioxanthin），下向型又称 1-苯代 -2,3-萘内酯，如中国远志脂素（chinensin）。

4-苯代-2,3-萘内酯　　　　　赛菊芋脂素

1-苯代-2,3-萘内酯　　　　　中国远志脂素

主要存在于鬼臼属及其近缘植物中的以鬼臼毒素（podophyllotoxin）为代表的一类化合物则具有芳基四氢萘内酯的结构，表现出较强的抗肿瘤活性。

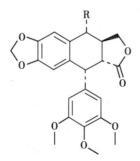

l-鬼臼毒素　　　　　　　　　　R=OH
l-鬼臼毒素-β-O-葡萄糖　　　R=Oglc

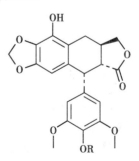

α-盾叶鬼臼毒素　　R=H
β-盾叶鬼臼毒素　　R=CH$_3$

6. 双四氢呋喃类木脂素（furofuran lignan） 又称双环氧型木脂素（bisepoxylignan），这是由 2 分子 C_6-C_3 单元相互连接形成 2 个环氧结构（即四氢呋喃并四氢呋喃）的一类木脂素。天然存在的双环氧型木脂素的 2 个四氢呋喃环都为顺式并合，常见以下 4 种光学异构体。

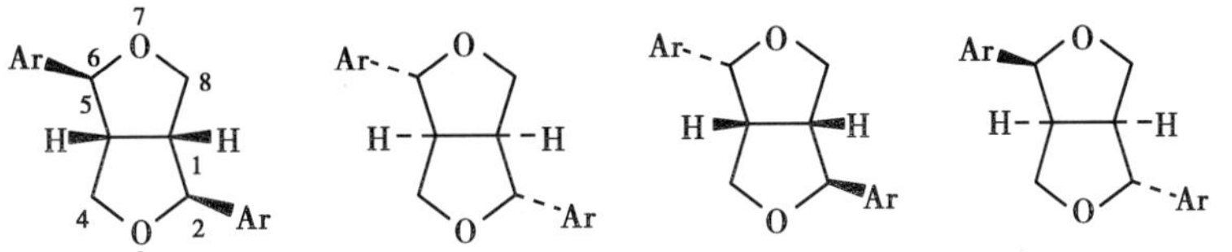

对映体   对映体

从连翘中分得的连翘脂素（phillygenol）及连翘苷（phillyrin）、从银蒿（*Artemisia austriaca* Jacq.）中分得的阿斯堪素（aschantin）、从麻油的非皂化物中得到的（+）- 芝麻脂素（sesamin）都属于双四氢呋喃类。

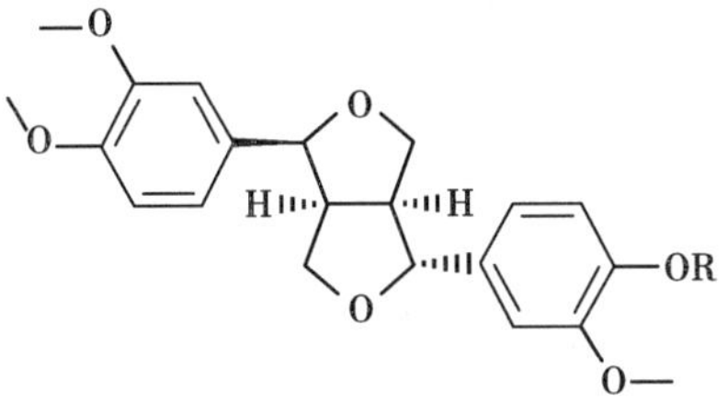

连翘脂素   R=H
连翘苷   R=glc

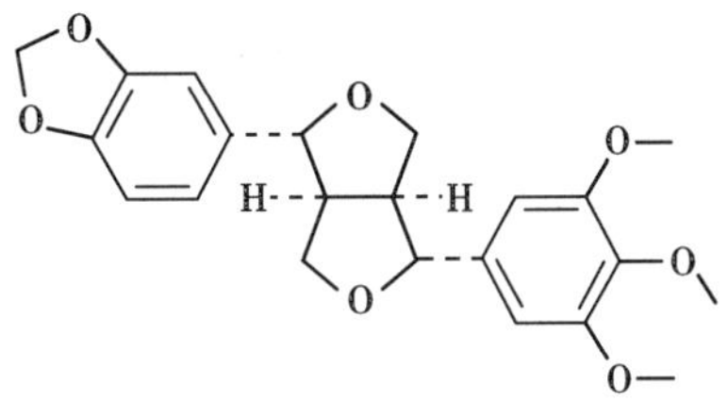

阿斯堪素

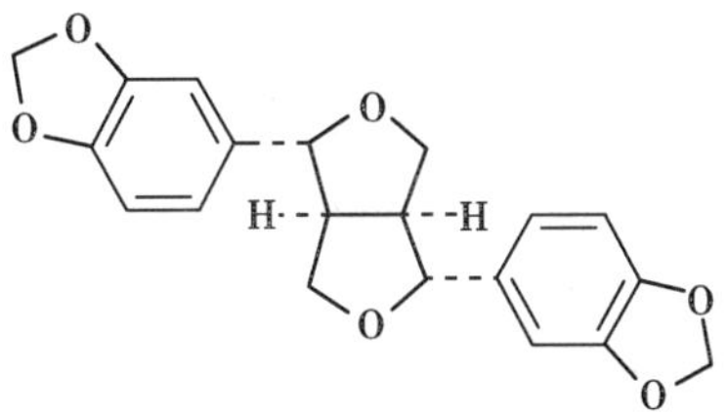

（+）-芝麻脂素

7. 联苯环辛烯类木脂素（dibenzocyclooctene lignan） 这类木脂素的结构特点是两个 C_6-C_3 单元除了 C_8-$C_{8'}$ 相连外，C_2-$C_{2'}$ 之间也有连接，从而形成了八元环状结构。这类木脂素普遍存在于木兰科五味子属和南五味子属植物中，如从五味子果实中分离得到的五味子醇（schizandrol）、五味子甲素［（+）-deoxyschizandrin］。

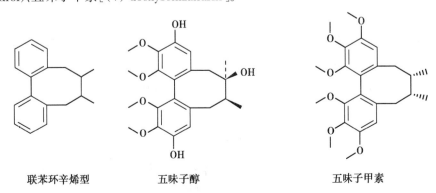

联苯环辛烯型   五味子醇   五味子甲素

笔记栏

（二）新木脂素

1. 联苯类木脂素（biphenyl lignan）　该类木脂素的特点是两分子 C_6-C_3 单元的两个苯环通过 C_3-$C_{3'}$ 直接相连。从厚朴中分得的厚朴酚（magnolol）及其异构体、从日本厚朴中分得的和厚朴酚（honokiol）是典型的联苯类木脂素。

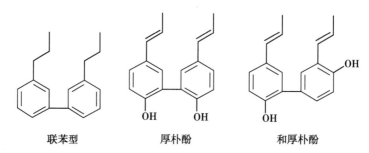

联苯型　　　　　　厚朴酚　　　　　　　和厚朴酚

2. 苯并呋喃类木脂素（benzofuran lignan）　该类木脂素是由一个 C_6-C_3 单元的 C_8 及 C_7（通过氧）同时与另一个 C_6-C_3 单元苯环上两个相邻碳相连，形成一个呋喃环。从植物 *Eupomatia laurina* 树皮中分得的尤普麦特烯（eupomatene）、从樟科植物 *Aniba burchellii* 中分得的伯彻林（burchellin）均属此类化合物。

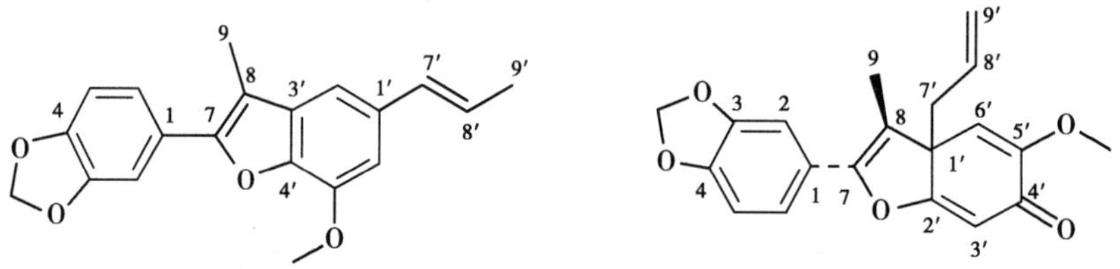

尤普麦特烯　　　　　　　　　　伯彻林

3. 双环辛烷类木脂素（bicyclooctane lignan）　该类木脂素是由一个 C_6-C_3 单元的 C_8 与另一个 C_6-C_3 单元的 $C_{3'}$ 相连，同时 C_7 与 $C_{1'}$ 相连，形成一个与环己烃相并的苯取代五元环结构骨架，双环[3.2.1]辛烷。从植物 *Ocotea bullata* 中分得的异奥克布烯酮（*iso*-ocubellenone）属于该类型。

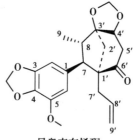

异奥克布烯酮

4. 苯并二氧六环类木脂素（benzodioxane lignan）　该类木脂素结构中两个 C_6-C_3 单元通过氧桥连接，形成二氧六环结构，如从美洲商陆中分得的美洲商陆醇 A（americaol）。

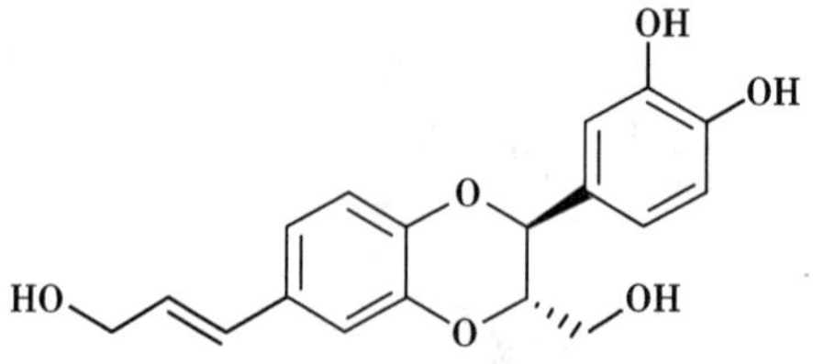

美洲商陆醇 A

二、木脂素的理化性质

(一) 性状和溶解度

大多数木脂素为无色结晶(但新木脂素不易结晶),无挥发性,少数具有升华性,如去甲二氢愈创木脂酸。游离木脂素多为亲脂性化合物,易溶于三氯甲烷、乙醚及乙醇等有机溶剂,难溶于水。木脂素苷水溶性增大,难溶于三氯甲烷、乙醚等亲脂性有机溶剂。具有酚羟基的木脂素类可溶于碱性水溶液中。

(二) 光学活性与异构化作用

木脂素分子中常有多个手性碳原子或手性中心,故大部分具有光学活性,但遇酸或遇碱易异构化,使构型发生改变。天然鬼臼毒素具有苯代四氢萘环和 2α,3β 的反式构型的内酯结构,在光学活性上为左旋性 $[\alpha]_D$ –133°,这种反式构型是其具有抗癌活性的必需结构要求。但该成分遇碱易异构化,2α,3β 的反式结构变为 2β,3β 的顺式结构,所得为异构体苦鬼臼脂素(picropodophyllin),其旋光性为右旋性 $[\alpha]_D$ +9°,无抗癌活性(图 11-13)。

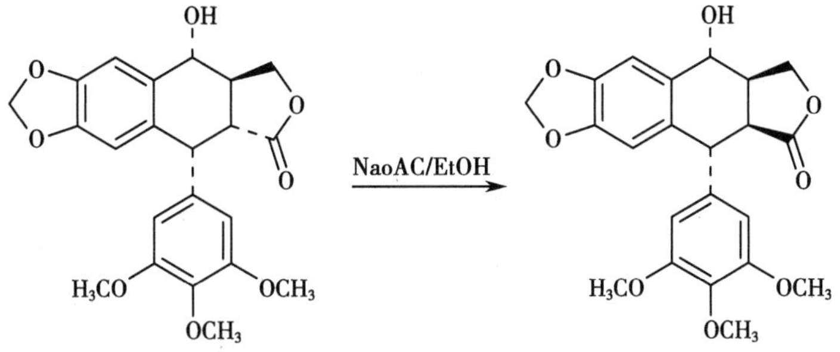

图 11-13　鬼臼毒素的异构化

此外,常具有对称结构的双环氧型木脂素,在酸性条件下也会发生构型转化。例如,芝麻脂素的一个立体异构体 d- 芝麻脂素(d-sesamin)是从芝麻油的非皂化物中获得,为右旋体,将其在盐酸乙醇中加热时,部分转变为 d- 表芝麻脂素(d-episesamin),即细辛脂素(asarinin)。又如,从细辛根中得到的 l- 表芝麻脂素为左旋体,在盐酸乙醇中加热,即部分转变为 l- 芝麻脂素。发生以上反应的原因是由于呋喃环上的氧原子与苄基相连,容易开环,重新闭环时发生构型转化(图 11-14,图 11-15)。

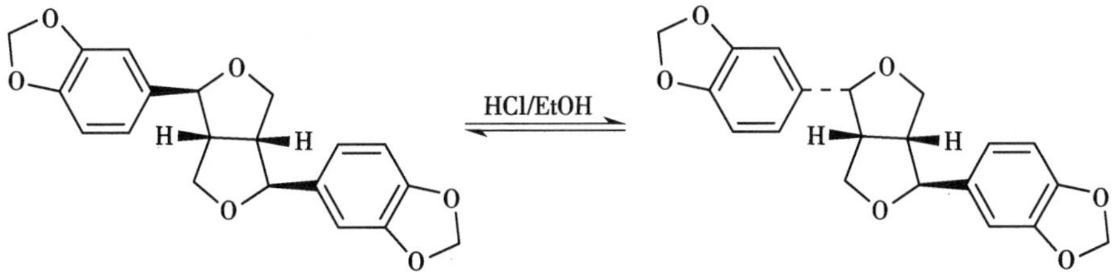

图 11-14　d- 芝麻脂素的异构化

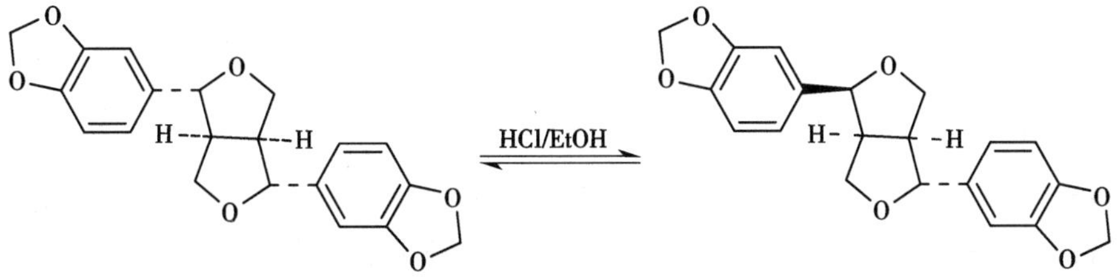

图 11-15　l- 芝麻脂素的异构化

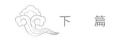

由于木脂素类化合物在酸、碱条件下会发生构型的转换，并导致生理活性的改变，因此在提取分离时应避免与酸、碱接触。

（三）含有亚甲二氧基木脂素的显色反应

木脂素类化合物没有特征性的显色反应。因木脂素常含有亚甲二氧基，可发生 Labat 反应或 Ecgrine 反应而显色。Labat 反应中，具有亚甲二氧基的木脂素加浓硫酸后，再加没食子酸，可产生蓝绿色。Ecgrine 反应中，以变色酸代替没食子酸，并保持温度在 70~80℃ 20 分钟，可产生蓝紫色。

三、木脂素的提取与分离

（一）木脂素的提取

游离的木脂素亲脂性较强，能溶于乙醚等低极性溶剂。木脂素苷类极性较大，可以按照苷类的提取方法提取，如用甲醇或乙醇提取。木脂素在植物体内常与大量的树脂状物共存，在用溶剂处理过程中容易树脂化，这是在提取分离过程中需要注意解决的问题。

（二）木脂素的分离

某些具有酚羟基或内酯结构的木脂素可以用碱溶酸沉法进行分离，但是应注意避免产生异构化而使木脂素类化合物失去活性。木脂素的进一步分离还需要依靠硅胶、氧化铝等柱色谱分离法，选用石油醚 - 乙醚、三氯甲烷 - 甲醇等洗脱溶剂。

四、木脂素的检识

（一）理化检识

根据木脂素结构中含有的官能团，如内酯、酚羟基和亚甲二氧基的性质，可用化学反应对木脂素进行检识。如用异羟肟酸铁反应检查内酯结构，用三氯化铁反应检查酚羟基，用 Labat 反应或 Ecgrine 反应检查亚甲二氧基。

（二）色谱检识

木脂素类成分一般亲脂性较强，多采用吸附色谱法进行检识。常用以硅胶做吸附剂的薄层色谱，一般以亲脂性的溶剂如三氯甲烷、三氯甲烷 - 二氯甲烷（1∶1）、三氯甲烷 - 乙酸乙酯（9∶1）、三氯甲烷 - 甲醇（9∶1）等做展开剂。

因大多数木脂素无色，又无荧光，故展开后需用显色剂进行显色。常用的显色剂有：①1% 茴香醛浓硫酸试剂（110℃加热 5 分钟）；②5% 磷钼酸乙醇溶液（120℃加热至斑点清晰）；③10% 硫酸乙醇溶液（110℃加热 5 分钟）；④三氯化锑试剂（100℃加热 10 分钟，紫外灯下观察荧光）；⑤碘蒸气（熏后观察应呈黄棕色或置紫外灯下观察荧光）。

五、木脂素类化合物的波谱特征

（一）紫外光谱

多数木脂素的两个取代芳环是两个孤立的发色团，其紫外吸收峰位置相似，吸收强度也具有加和性。一般在 220~240nm（lgε>4.0）和 280~290nm（lgε3.5~4.0）出现 2 个吸收峰。4-苯基萘类化合物在 260nm 显示最强峰（lgε>4.5），并在 225nm、290nm、310nm 和 355nm 显示强吸收峰，成为此类化合物的显著特征。

（二）红外光谱

木脂素结构中常有羟基、甲氧基、亚甲二氧基、芳环及内酯环等基团，在红外光谱中均可呈现其特征吸收峰。苯代萘型木脂素中，多数有不饱和内酯环结构，在 1 760cm^{-1} 显示特征吸收。

笔记栏

（三）核磁共振谱

木脂素的结构类型较多，其核磁共振谱（NMR 谱）特征常因结构而异。可根据 NMR 谱的一般规律进行分析。下面仅就木脂素中几个类型化合物的 ^{1}H-NMR 规律作一简单介绍。

1. 芳基萘内酯　用 ^{1}H-NMR 可以区别上向和下向两种类型的芳基萘内酯。内酯环上向者，其 H-1 的 δ 约为 8.25；而下向者，其 H-4 的 δ 为 7.6~7.7。此外，内酯环中亚甲基质子的 δ 与环的方向也有关，下向者 δ 为 5.32~5.52，而上向者 δ 为 5.08~5.23。

这是因为 C（苯）环平面与 A、B（萘）环平面是垂直的，内酯环上向时，环中亚甲基处在 C 环面上，受苯环各向异性屏蔽效应的影响，故位于较高磁场。

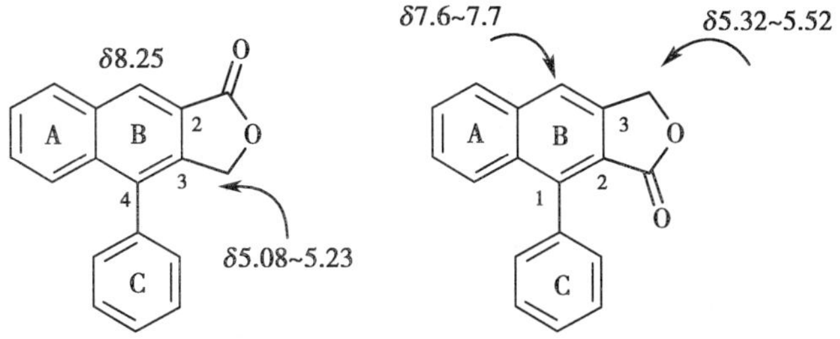

δ8.25
δ5.08~5.23
δ7.6~7.7
δ5.32~5.52

4-苯代萘内酯　　1-苯代萘内酯

2. 双四氢呋喃　在双四氢呋喃木脂素的异构体中，根据 ^{1}H-NMR 中 H-2 和 H-6 的 J，可以判断两个芳香基是位于同侧还是位于异侧。如果位于同侧，则 H-2 与 H-1 及 H-6 与 H-5 均为反式构型，其 J 相同，约为 4~5Hz；如两个芳香基位于异侧，则 H-2 与 H-1 为反式构型，J 为 4~5Hz，而 H-6 与 H-5 则为顺式构型，J 约为 7Hz（图 11-16）。

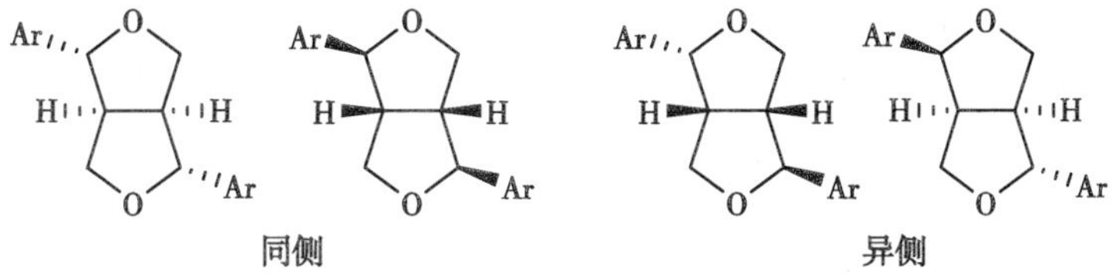

同侧
异侧

图 11-16　双环氧型木脂素

（四）质谱

游离木脂素可用 EI-MS 测定，多数木脂素可得到分子离子峰。木脂素因有苄基基团，从而可发生苄基裂解（图 11-17）。

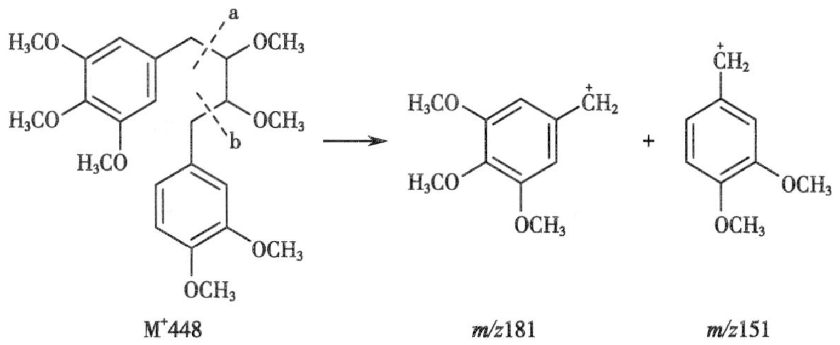

M⁺448
m/z181
m/z151

图 11-17　木脂素苄基的裂解过程

六、含木脂素类化合物的中药实例——红花五味子

红花五味子[*Schisandra rubriflora* (Franch).Rehd.et Wils.]系木兰科植物,分布在甘肃南部、湖北、四川、云南西部及西南部、西藏东南部。该药属于民间用药,在藏药中其果实用于治疗消化不良、肠炎、腹泻、呕吐呃逆、气痛、昏厥眩晕、四肢麻木、无力等。傈僳药中,果实治疗咳喘、自汗、盗汗、久泻、神经衰弱;而藤、茎可治疗风湿性关节炎。

化学成分研究表明红花五味子中的主要成分为三萜及木脂素类化合物。对采自于湖北恩施的红花五味子茎中的16个联苯环辛二烯类木脂素成分的提取分离流程如图 11-18 所示。

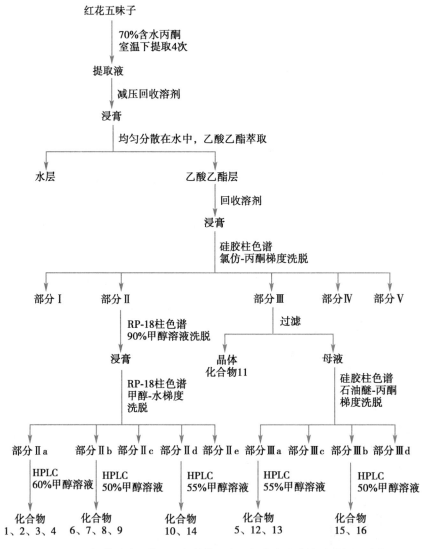

图 11-18　红花五味子茎 16 个联苯环辛二烯类木脂素成分的提取分离

分离得到的化学成分分别经结构鉴定为以下化合物:

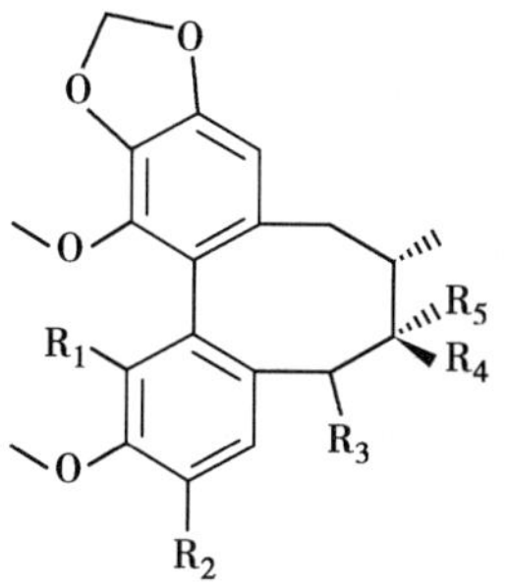

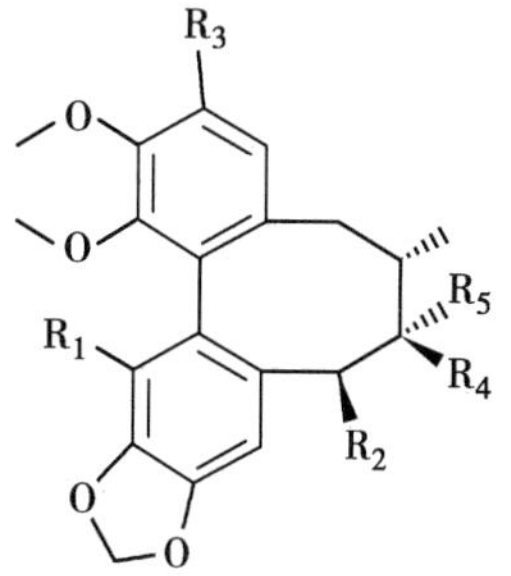

	R_1	R_2	R_3	R_4	R_5
1	OH	OCH₃	βOAng	CH₃	OH
2	OH	OCH₃	βOBz	CH₃	OH
3	OCH₃	OH	βOAng	CH₃	OH
6	OCH₃	OCH₃	βOBz	CH₃	OH
7	OCH₃	OCH₃	αOAng	OH	CH₃
8	OCH₃	OCH₃	αOTig	OH	CH₃
9	OCH₃	OCH₃	αOH	H	CH₃

	R_1	R_2	R_3	R_4	R_5
4	OH	βOAng	OCH₃	CH₃	OH
5	OCH₃	OCH₃	OH	H	CH₃

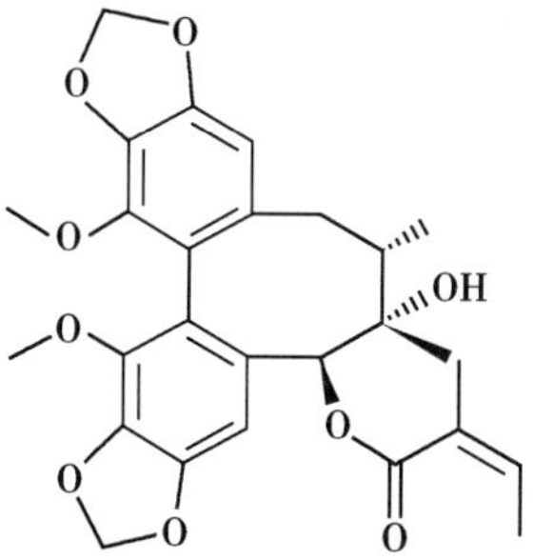

10

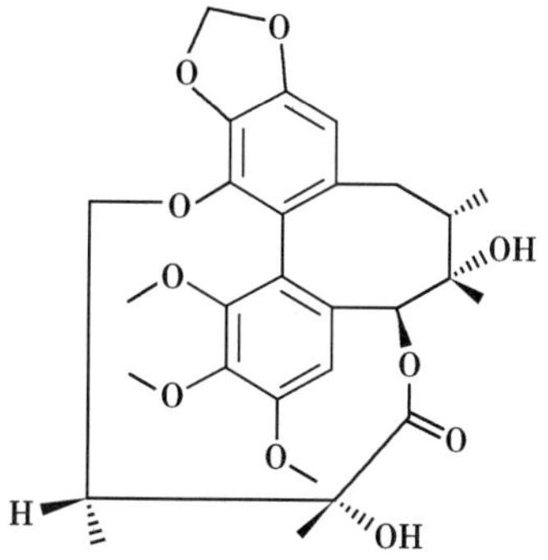

11

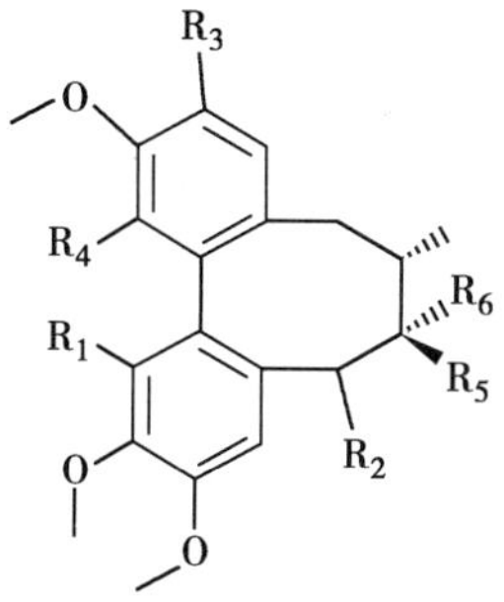

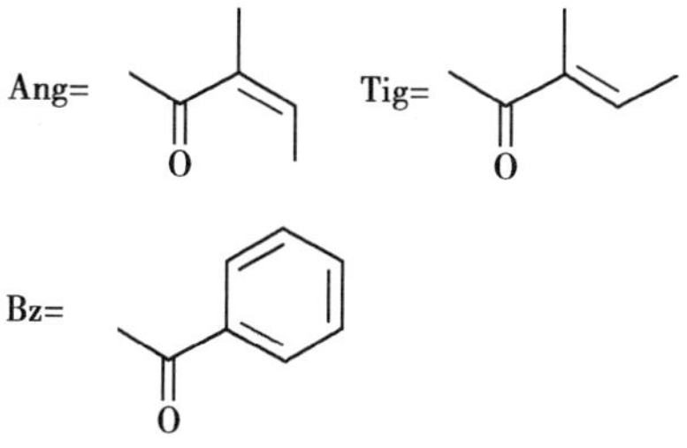

Ang=

Tig=

Bz=

	R_1	R_2	R_3	R_4	R_5	R_6
12	OCH₃	βOBz	OCH₃	OCH₃	CH₃	OH
13	OCH₃	βOAng	OCH₃	OCH₃	CH₃	OH
14	OCH₃	βOH	OCH₃	OCH₃	H	CH₃
15	OH	H	OH	OCH₃	H	CH₃
16	OH	H	OCH₃	OH	H	CH₃

笔记栏

📖 学习小结

1. 学习内容

```
                          ┌─ 结构与分类 ── 苯丙烯、苯丙醛、苯丙醇、苯丙酸
              简单苯丙素 ──┤
                          └─ 提取与分离 ──┬─ 提取 ── 溶剂提取法
                                         └─ 分离 ── 柱色谱

                          ┌─ 结构与分类 ── 简单香豆素、呋喃香豆素、吡喃香豆素、其他香豆素
                          │
                          ├─ 理化性质 ── 性状、溶解性、碱水解、显色反应、与酸的反应、双键的加
                          │              成反应、氧化反应
                          │
              香豆素 ──────┼─ 提取与分离 ──┬─ 提取 ── 溶剂提取法、碱溶酸沉法、水蒸气蒸馏法
                          │              └─ 分离 ── 柱色谱、制备薄层色谱、高效液相色谱
                          │
                          ├─ 检识 ── 理化检识、色谱检识
苯                        │
丙                        └─ 波谱特征 ── UV、IR、¹H-NMR、¹³C-NMR、MS
素
类
化                        ┌─ 结构与分类 ──┬─ 木脂素 ── 二苄基丁烷类、四氢呋喃类、二苄基
合                        │              │            丁内酯类、芳基萘类、芳基萘内酯类、
物                        │              │            双四氢呋喃类、联苯环辛烯类
                          │              └─ 新木脂素 ── 联苯类、苯并呋喃类、双环辛烷类、苯
                          │                            并二氧六环类
                          │
                          ├─ 理化性质 ── 性状和溶解度、光学活性和异构化作用、含亚甲二氧基
              木脂素 ──────┤              木脂素的显色反应
                          │
                          ├─ 提取与分离 ──┬─ 提取 ── 溶剂提取法
                          │              └─ 分离 ── 柱色谱、碱溶酸沉法
                          │
                          ├─ 检识 ── 理化检识、色谱检识
                          │
                          └─ 波谱特征 ── UV、IR、NMR、MS
```

2. 学习方法

(1) 结构和分类的学习要把握母核的特点及分类的依据。

(2) 理化性质的学习要围绕化合物的基本结构、取代基等特点而进行。

（3）提取、分离和检识主要是根据化合物的理化性质而采取合适的方法。

（4）香豆素波谱特征的学习尤其是 ^{1}H-NMR 的学习要重点掌握其最具鉴别特征的典型信号；木脂素波谱特征的学习可以按照不同结构类型来分类学习。

（才 谦）

复习思考题

1. 香豆素可发生碱水解反应（开闭环反应）的原理是什么？这一性质有哪些应用？
2. 香豆素类化合物的 ^{1}H-NMR 中最具鉴别特征的信号是什么？
3. 什么是苯丙素类化合物？苯丙素类化合物如何分类？
4. 香豆素类化合物有哪些提取方法？

扫一扫，
测一测

第十二章

黄酮类化合物

学习目标

通过学习黄酮类化合物的结构和分类、理化性质、提取分离方法、检识方法和波谱特征,以及含黄酮类化合物的常见中药,掌握黄酮类化合物的基本结构和主要类型、重要的理化性质、常用的提取分离和检识方法以及主要的波谱特征,具备从中药中提取分离和鉴定黄酮类化合物的实际工作能力。

思政元素

银杏叶事件

银杏叶是一种常用中药,具有活血化瘀、通络止痛、敛肺平喘、化浊降脂的功效,主要有效成分为黄酮、萜类内酯等。2015 年 5 月,国家监管部门在飞行检查中发现部分企业违反国家生产标准,擅自改变提取工艺,用 3% 盐酸代替稀乙醇制备银杏叶提取物,而按国家生产标准应使用稀乙醇提取。擅自改变提取工艺存在"分解药品有效成分,影响药品疗效"的风险,这就是中医药行业不良事件——"银杏叶事件"。银杏叶事件的发生反映了部分企业为了追求经济利益而丧失了最基本的道德底线,即"诚信",诚信缺失、道德无底线、法制理念淡漠。通过对银杏叶事件的分析讨论,开展诚信教育,让学生理解诚信和责任感对个人、企业和国家的重要性,增强学生的诚信意识和社会责任感。

第一节 概　　述

黄酮类化合物(flavonoid)是一类广泛分布于自然界且具有多样生物活性的化合物,由于黄酮类化合物大多呈黄色或淡黄色,且分子中多含有酮基,因此被称为黄酮,曾作为天然染料使用。黄酮类化合物多存在于高等植物及蕨类植物中,如唇形科、芸香科、石楠科、玄参科、菊科、苦苣苔科、豆科、杜鹃科等被子植物分布较多;在裸子植物中也有存在,如银杏科、松科、杉科等;在藻类、地衣类等低等植物中较少。在植物体内,黄酮类化合物多数和糖结合成苷的形式,一部分以游离状态存在。黄酮类化合物对植物的生长、发育、开花、结果以及抵御异物的侵袭有重要作用。

黄酮类化合物不仅分布广泛、种类繁多,而且生物活性多种多样,主要表现在:①对心血管系统的作用,如葛根素(puerarin)、银杏叶总黄酮有扩张冠状动脉作用,临床可用于治疗冠心病;芦丁(rutin)、槲皮素(quercetin)、橙皮苷(hesperidin)有维生素 P 样作用,即抗毛细血管脆性和异常通透性;②肝保护作用,如水飞蓟素(silybin)、次水飞蓟素(silymarine)、异水飞蓟素(silydianin)及水飞蓟亭(silychristin)等,临床可治疗急、慢性肝炎,肝硬化及多种中毒性肝损伤等疾病;③对呼吸系统的作用,如杜鹃素(farrerol)、川陈皮素(nobiletin)、槲皮素等具有祛痰、镇咳、平喘作用;④雌激素样作用,如大豆素(daidzein)、染料木素(genistein)等异黄酮类具有雌激素样作用,这可能与它们和己烯雌酚的结构相似有关;⑤抗菌、抗病毒作用,如木犀草素(luteolin)、黄芩苷(baicalin)、黄芩素(baicalein)等有抗菌作用,山柰酚((kaempferol)、槲皮素、桑色素(morin)等有抗病毒作用;⑥抗炎作用,如芦丁及其衍生物羟乙基芦丁(hydroxyethylrutin)、槲皮素、二氢槲皮素(taxifolin)等;⑦抗肿瘤作用,如牡荆素(vitexin)、黄芩苷、黄芩素、桑色素等;⑧抗氧化作用,黄酮类化合物多具有酚羟基,易氧化成醌类,故有显著的抗氧化作用,如山柰酚、槲皮素、儿茶素(catechin)、花色素类等。

第二节　黄酮类化合物的结构与分类

早期,黄酮类化合物主要是指基本母核为 2- 苯基色原酮(2-phenylchromone)的一类化合物,现在泛指两个苯环(A 环与 B 环)通过中间 3 个碳原子相互连接而成的一类化合物,大多具有 C_6-C_3-C_6 的基本骨架。

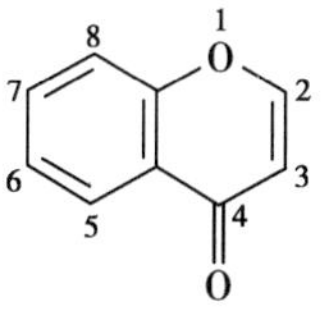

| 色原酮 | 2-苯基色原酮 | C_6-C_3-C_6 |

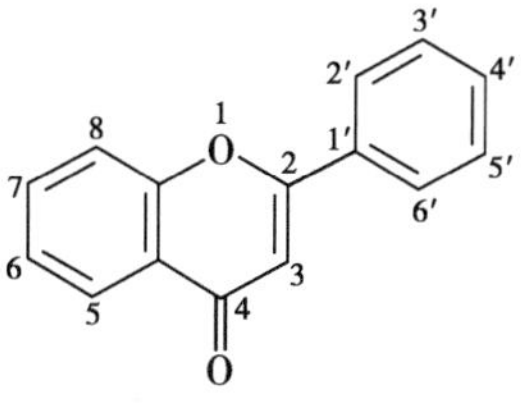

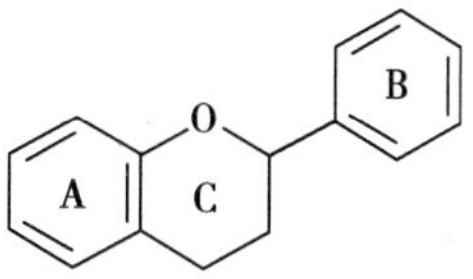

根据苯环与中间 C_3 部分的连接方式、B 环连接位置、C_3 部分氧化水平以及聚合度等不同,可将主要的天然黄酮类化合物分类,见表 12-1。

表 12-1　黄酮类化合物的主要结构类型

基本结构	类型名称	基本结构	类型名称
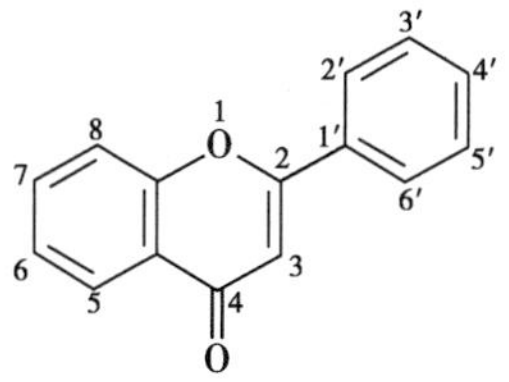	黄酮 (flavone)	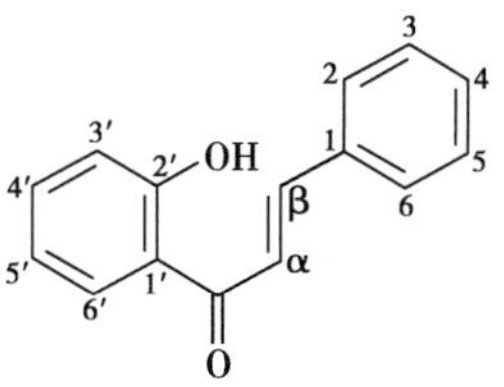	查耳酮 (chalcone)
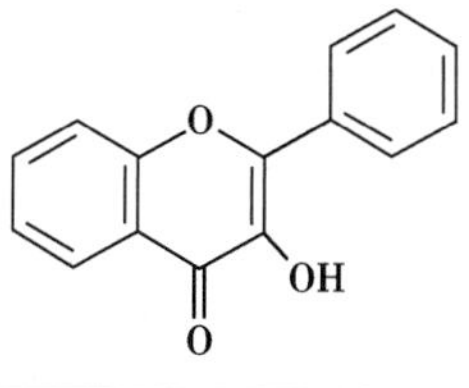	黄酮醇 (flavonol)	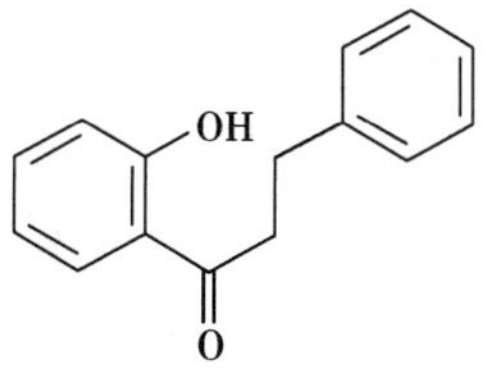	二氢查耳酮 (dihydrochalcone)

续表

基本结构	类型名称	基本结构	类型名称
	二氢黄酮 （flavanone）		橙酮（噢哢） （aurone）
	二氢黄酮醇 （flavanonol）		花色素 （anthocyanidin）
	异黄酮 （isoflavone）		黄烷 -3- 醇 （flavan-3-ol）
	二氢异黄酮 （isoflavanone）		黄烷 -3,4- 二醇 （flavan-3,4-diol）

黄酮类化合物结构丰富多样,其结构多样性主要表现在以下方面:

1. 主要由本身骨架、环系变化、氧化程度、B 环连接位置及数量而定　黄酮类化合物多数为 C_6-C_3-C_6 骨架。此外还有少数为 C_6-C_1-C_6 骨架如叫酮(xanthone),C_6-C_4-C_6 骨架如高异黄酮(homoisoflavone)。C_6 部分多数与 C_3 部分形成六元环,也有形成五元环如橙酮,也有构成脂链如查耳酮。C 环的双键被氢化为单键则形成二氢衍生物,如二氢黄酮、二氢黄酮醇等。B 环连接位置多数在 C-2,也有在 C-3 如异黄酮类,少数在 C-4 如新黄酮类（neoflavonoid）。两分子黄酮类化合物通过一定方式相互聚合则形成双黄酮(bisflavonoid),此外还有少数三聚体。

2. 各类型结构中 A、B 环上取代基的变化　多数黄酮类化合物在 A、B 环上常含有 1 个或多个羟基,出现较多的是在 A 环上的 C-5 和 C-7、B 环上的 C-3′、C-4′ 和 C-5′;黄酮环上的 O-烷基化(如甲氧基、亚甲二氧基、O- 异戊烯基等)、C- 烷基化(如甲基、异戊烯基、苯基、苄基等)使得黄酮类化合物的结构多样化。

3. 黄酮类化合物的糖苷化　由于糖的种类、数量、连接位置、连接方式以及苷键原子(O- 糖苷化、C- 糖苷化)等不同,形成了数目众多、结构各异的黄酮苷类化合物。

(1) 组成黄酮苷常见的糖类有单糖、双糖、三糖、酰化糖。

单糖:D- 葡萄糖、D- 半乳糖、L- 鼠李糖、D- 木糖、L- 阿拉伯糖及 D- 葡糖醛酸等。

双糖:芸香糖(rutinose,α-L-rha1 → 6β-D-glc)、新橙皮糖（neohesperidose,α-L-rha1 → 2β-D-glc)、槐糖(sophorose,β-D-glc1 → 2β-D-glc)、龙胆二糖（gentio-biose,β-D-glc1 → 6β-D-glc)、

刺槐二糖(robinobiose,α-L-rha1 → 6β-D-gal)、麦芽糖(maltose,α-D-glc1 → 4β-D-glc)等。

三糖:龙胆三糖(gentianose,β-glc1 → 6β-glc1 → 2fru)、槐三糖(sophorotriose,β-glc1 → 2β-glc1 → 2glc)等。

酰化糖:2-乙酰基葡萄糖(2-acetylglucose)、咖啡酰基葡萄糖(caffeoylglucose)等。

(2)苷键原子和苷化位置:黄酮苷类化合物多数为 O-苷,糖的连接位置与苷元结构类型有关,如黄酮、二氢黄酮和异黄酮多在 7-OH 上形成单糖链苷;黄酮醇和二氢黄酮醇多在 3-、7-、3′-、4′-OH 上形成单糖链苷或在 3,7-、3,4′-及 7,4′-二 OH 上形成双糖链苷;花色苷类多在 3-OH 连接一个糖或在 3,5-二 OH 形成二葡萄糖苷。此外还有少数 C-苷,C-苷中糖主要连接在 6 位和/或 8 位,部分 C-苷中含有两个糖基。

4. 黄酮与其他化合物形成黄酮复合物 黄酮类化合物可以与苯丙素、香豆素、倍半萜、生物碱等形成黄酮复合物。

随着现代分离技术和结构测定手段的发展和提高,国内外学者不断从自然界中发现新的化合物,使得黄酮类化合物的结构更加丰富多样。

一、黄酮类

黄酮类是指以 2-苯基色原酮为基本母核,且 3 位无含氧基团取代的一类化合物,广泛分布于被子植物中,以芸香科、唇形科、玄参科、菊科等植物中存在较多。黄酮结构中最常见的取代基为羟基,出现较多的为 A 环的 5、7-位,B 环的 3′、4′和 5′-位。黄酮常见化合物有芹菜素(apigenin)、木犀草素、黄芩苷等,木犀草素具有消炎、抗过敏、抗肿瘤、抗菌、抗病毒等多种活性;黄芩苷具有抗菌、抗病毒、抗炎、抗变态反应、解热、保肝、降压等作用。

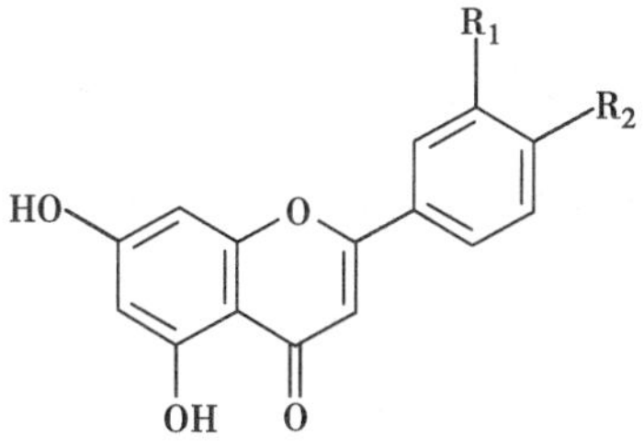

芹菜素 R_1=H R_2=OH
木犀草素 R_1=R_2=OH

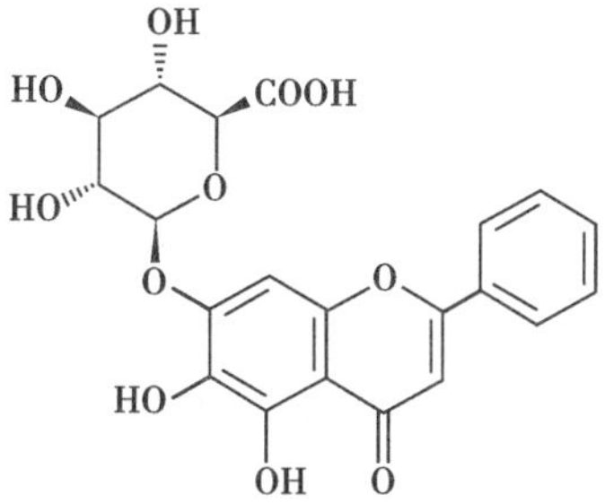

黄芩苷

O-烷基化、C-烷基化的黄酮化合物如下:

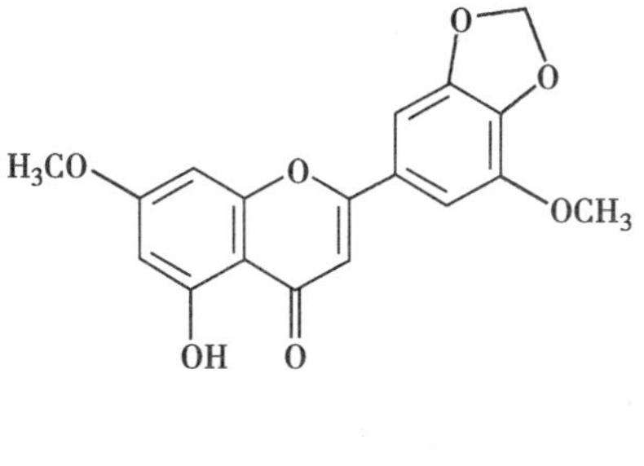

5-羟基-7,5′-二甲氧基-3′,
4′-亚甲二氧基黄酮

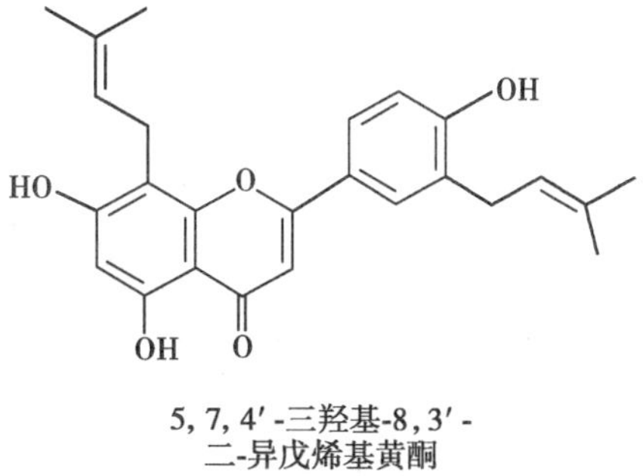

5,7,4′-三羟基-8,3′-
二异戊烯基黄酮

牡荆素为黄酮 C-苷,主要用于治疗心血管疾病,还具有抗肿瘤、抗炎等作用。

笔记栏

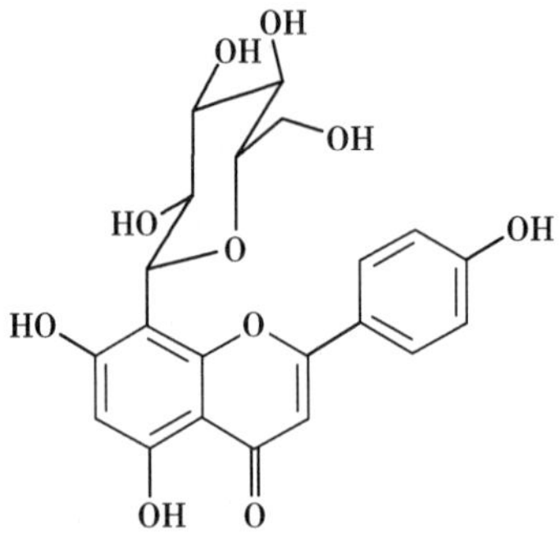

牡荆素

二、黄酮醇类

黄酮醇类的结构特点是在黄酮基本母核的 C-3 位连接羟基或其他含氧基团,广泛分布于双子叶植物,尤其是一些木本植物的花和叶。常见化合物有山奈酚、槲皮素、杨梅素(myricetin)、芦丁等,槲皮素是黄酮醇类的典型代表,广泛存在于水果、蔬菜和谷物等植物中,具有抗氧化、抗肿瘤、抗炎、免疫调节等作用;芦丁又名芸香苷,是槲皮素的芸香糖苷,在槐花中含量较高,具有维生素 P 样作用,能维持血管抵抗力、降低通透性、减少脆性等,并有抗炎、抗病毒等多种作用。

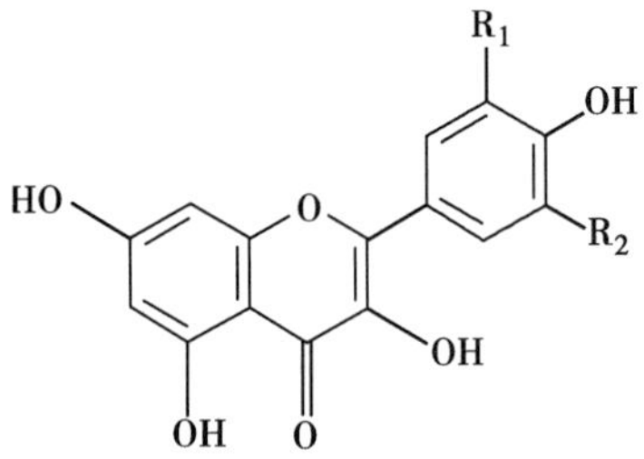

山奈酚　$R_1=R_2=H$
槲皮素　$R_1=OH$　$R_2=H$
杨梅素　$R_1=R_2=OH$

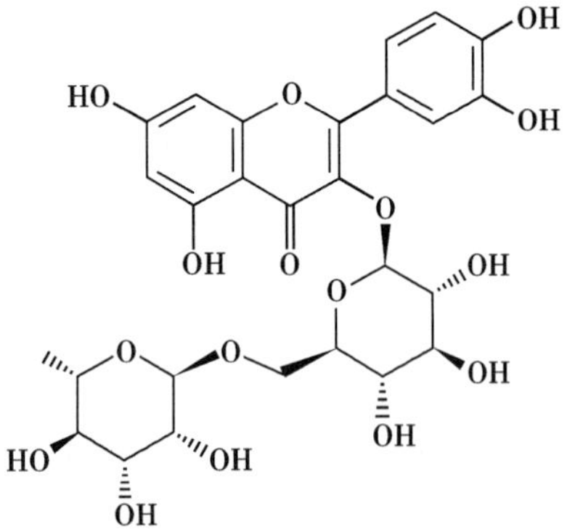

芦丁

三、二氢黄酮类

二氢黄酮的结构可视为黄酮基本母核 C_2-C_3 双键被氢化而成,在蔷薇科、芸香科、菊科、姜科、杜鹃花科等植物中分布较多。二氢黄酮分子中 C-2 为手性碳,天然产物中绝大部分二氢黄酮的 B 环朝向面内,为 α 构型,即为 2S;如 B 环朝向面外,为 β 构型,即为 2R。常见化合物如橙皮中的橙皮素(hesperitin)和橙皮苷,具有维生素 P 样作用;甘草中的甘草素(liquiritigenin)和甘草苷(liquiritin)具有抑制消化性溃疡的作用,均为 2S 构型。

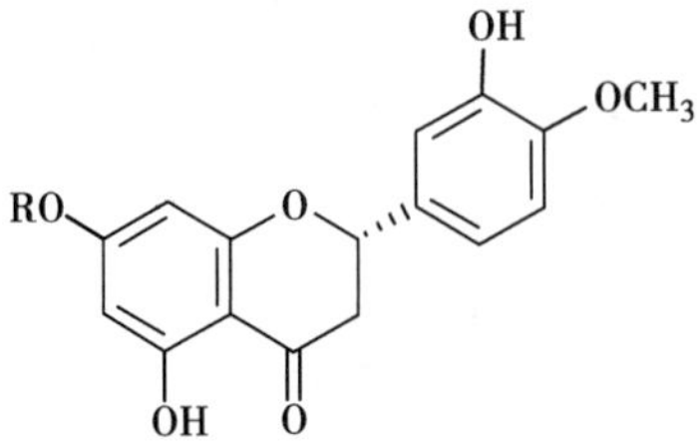

橙皮素　R=H
橙皮苷　R=芸香糖基

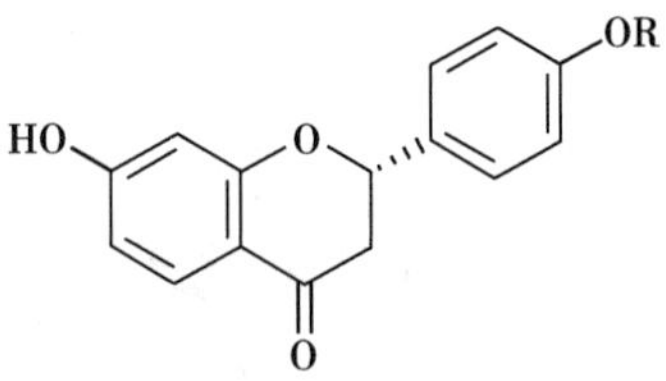

甘草素　R=H
甘草苷　R=glc

2R 构型的二氢黄酮如下：

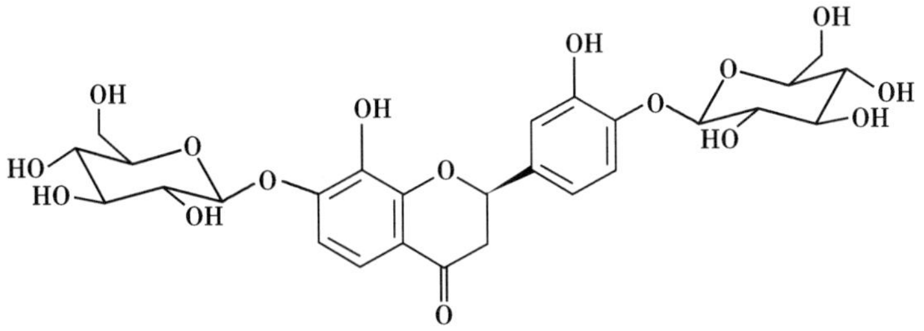

（2R）-圣草素-7,4′-二-O-β-D-葡萄糖苷

四、二氢黄酮醇类

二氢黄酮醇类的结构可看作是黄酮醇的 C_2-C_3 双键被氢化而成,在双子叶植物中分布较普遍,如豆科、桑科、蔷薇科等,常与相应的黄酮醇共存于同一植物中,如海芒果叶中的二氢山柰酚(dihydrokaempferol)与山柰酚共存,满山红叶中的二氢槲皮素(dihydroquercetin)和槲皮素共存,桑枝中的二氢桑色素(dihydromorin)和桑色素共存。二氢黄酮醇分子中有 2 个手性中心,即 C-2 和 C-3,可以转变成 4 种不同取向的两对化合物,多数二氢黄酮醇的立体结构为(2R,3R)。不同构型的立体异构体其理化性质不同,如黄杞中的落新妇苷(astilbin)和新落新妇苷(neoastilbin)为一对对映异构体,前者为(2R,3R)构型,无甜味,而后者为(2S,3S)构型,有甜味,是黄杞产生甜味的物质基础。

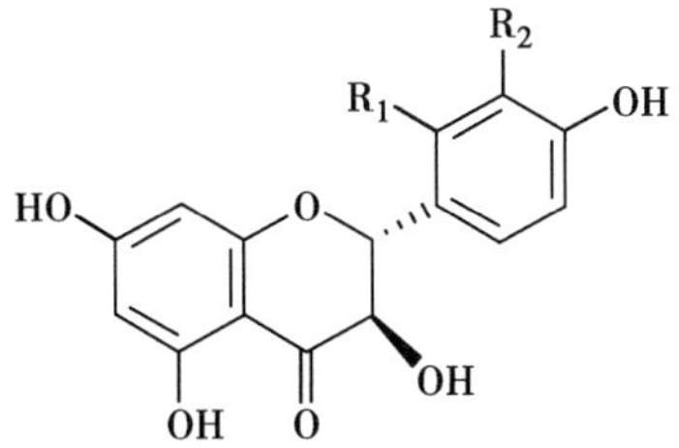

二氢山柰酚　R_1=R_2=H
二氢槲皮素　R_1= H, R_2 = OH
二氢桑色素　R_1= OH, R_2 = H

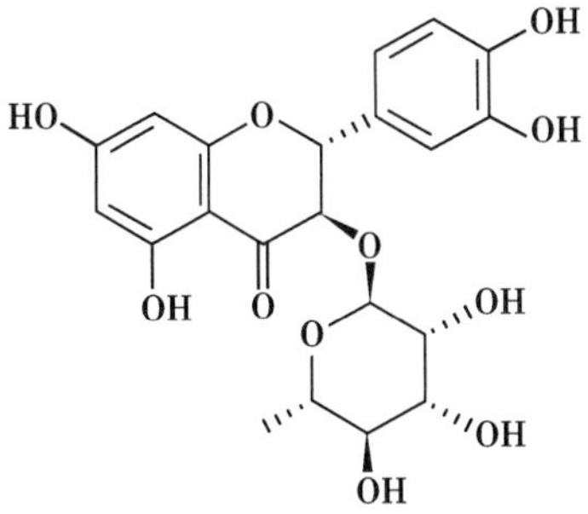

落新妇苷（2R，3R）　　　　　　新落新妇苷（2S，3S）

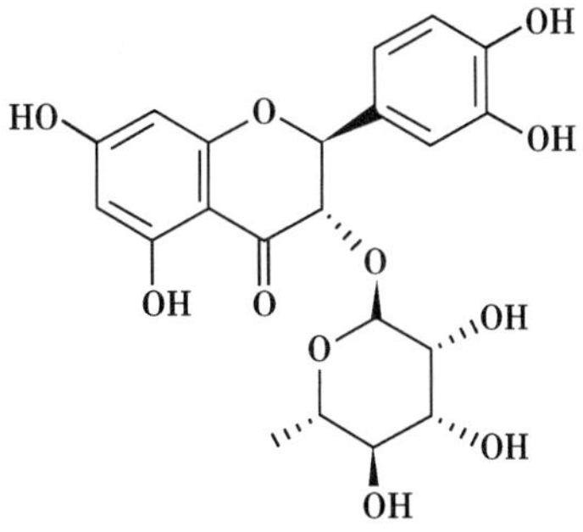

五、异黄酮类

异黄酮类的母核为 3- 苯基色原酮,即 B 环连接在 C 环的 3 位上,主要分布于豆科,在桑科、鸢尾科、蔷薇科等非豆科植物中也有分布。如豆科植物葛根中的有大豆素、大豆苷(daidzin)、葛根素、大豆素 -7,4′ - 二葡萄糖苷(daidzein-7,4′ -diglueoside)和葛根素木糖苷(puerarin-xyloside)等,葛根素属于碳苷,具有扩张冠状动脉血管、降低心肌耗氧、改善心肌收

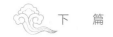
缩功能、促进血液循环以及降压、降血糖等作用。

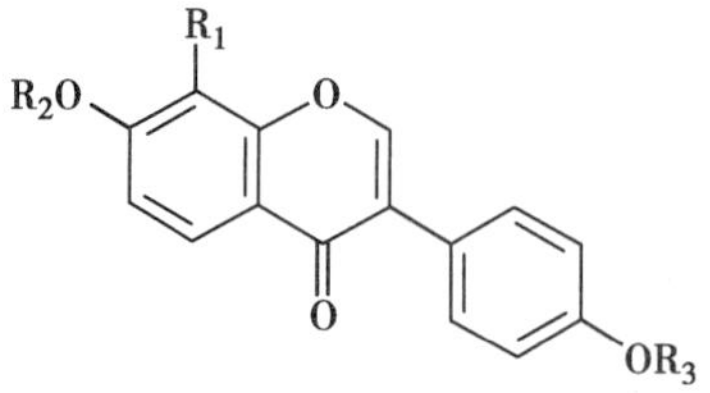

大豆素　　　　　　　　$R_1=R_2=R_3=H$
大豆苷　　　　　　　　$R_1=R_3=H$，$R_2=glc$
葛根素　　　　　　　　$R_2=R_3=H$，$R_1=glc$
大豆素-7,4'-二葡萄糖苷　$R_1=H$，$R_2=R_3=glc$
葛根素木糖苷　　　　　$R_1=glc$，$R_2=xyl$，$R_3=H$

六、二氢异黄酮类

二氢异黄酮类为异黄酮的 C_2-C_3 双键被氢化而成。如黑黄檀心材中的 $(3R)$-7,2'-二羟基-4',5'-二甲氧基二氢异黄酮;地三叶草叶中的 2,5,7,4'-四羟基二氢异黄酮和 2,5,7-三羟基-4'-甲氧基二氢异黄酮两个化合物为 C-2 位差向异构体的混合物。

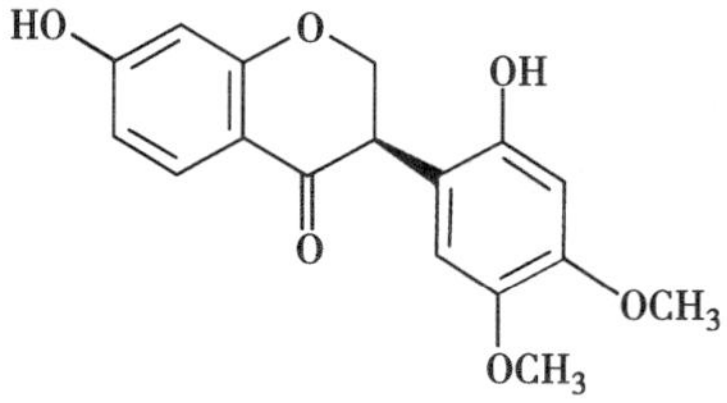

（$3R$）-7,2'-二羟基-4',5'-二甲氧基二氢异黄酮

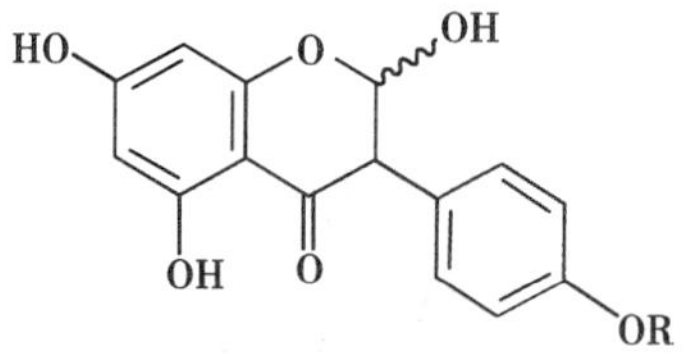

2,5,7,4'-四羟基二氢异黄酮　　　　　$R=H$
2,5,7-三羟基-4'-甲氧基二氢异黄酮　　$R=CH_3$

鱼藤酮类（rotenoid）、紫檀素类（pterocarpins）属于二氢异黄酮的衍生物,如毛鱼藤中的鱼藤酮（rotenone）,具有较强的杀虫和毒鱼作用;广豆根中的紫檀素（pterocarpin）、三叶豆紫檀苷（trifolirhizin）和高丽槐素（maackiain）等,均有抗癌活性,苷的活性比苷元强。

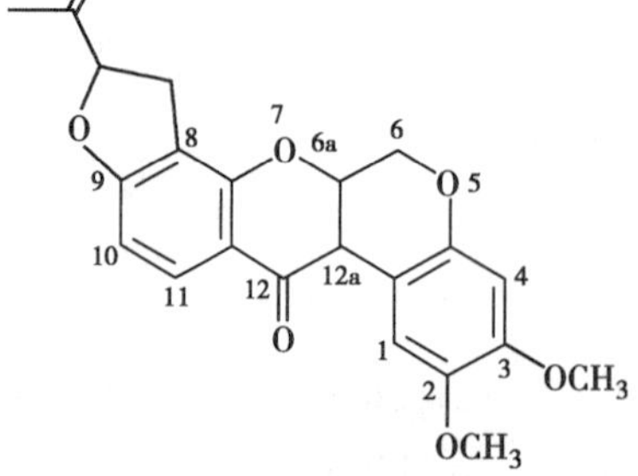

鱼藤酮

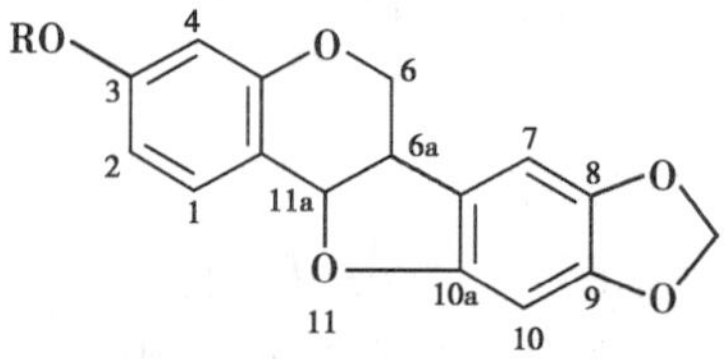

紫檀素　　　　　$R=CH_3$
三叶豆紫檀苷　　$R=glc$
高丽槐素　　　　$R=H$

七、查耳酮类

查耳酮类是两个苯环通过含有羰基的 C_3 链连接而成,即 C_3 部分为脂链而不成环,结构上可视为是苯甲醛与苯乙酮缩合而成,其母核碳原子编号与其他黄酮类化合物不同。查耳酮 2′ - 羟基衍生物为二氢黄酮的异构体,两者可以相互转化,即在酸的作用下查耳酮可转为无色的二氢黄酮,碱化后又转为深黄色的 2′ - 羟基查耳酮,见图 12-1。

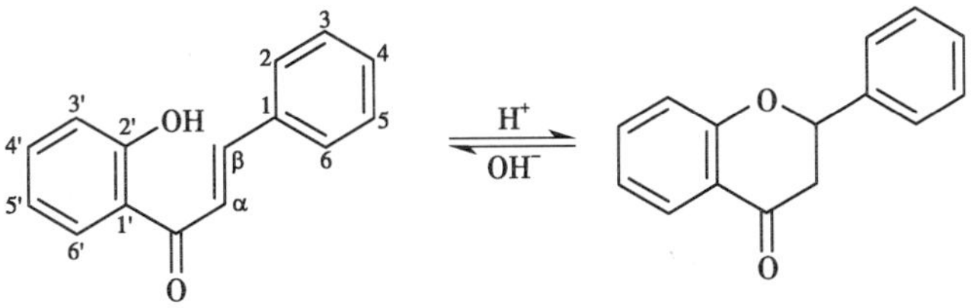

图 12-1 2′ - 羟基查耳酮与二氢黄酮的转化

查耳酮类在多数植物中都存在,尤其是花中,有些是花中色素的主要成分。如红花的花中含红花苷(carthamin)、新红花苷(neocarthamin)和醌式红花苷(carthamone),在开花初期由于花中主要含无色的新红花苷及微量红花苷,故花冠呈淡黄色;开花中期由于花中主要含红花苷,故花冠为深黄色;开花后期氧化变成红色的醌式红花苷,故花冠呈红色,见图 12-2。

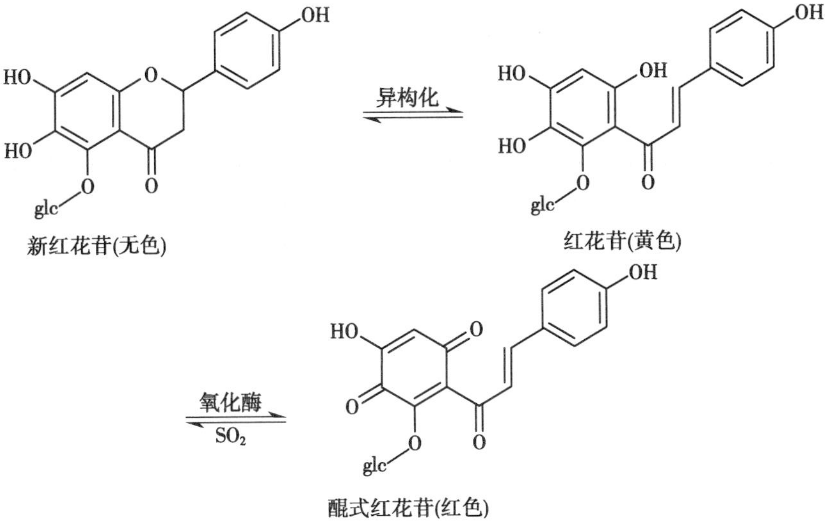

图 12-2 红花中查耳酮化合物的变化

八、二氢查耳酮类

二氢查耳酮类为查耳酮 α,β 位双键氢化而成,在植物界分布较少,在菊科、蔷薇科、杜鹃花科等植物中可见。如蔷薇科梨属植物根皮和苹果果皮、枝叶和根皮中含有的根皮苷(phloridzin);从文定果中分离得到的 2′,4′ - 二羟基 -3′ - 甲氧基二氢查耳酮为 B 环去氧化结构。

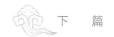

 笔记栏

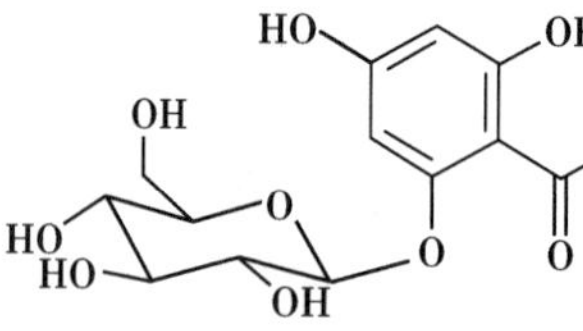

根皮苷 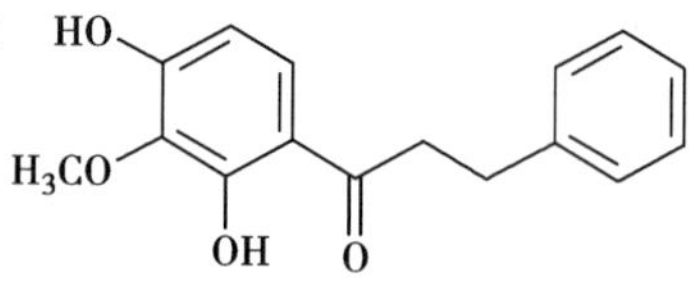   2′,4′-二羟基-3′-甲氧基二氢查耳酮

九、橙酮类

橙酮类又称噢呿类,其结构特点是 C 环为含氧五元环,碳原子的编号也与其他黄酮类不同。此类化合物较少见,在玄参科、菊科、苦苣苔科以及单子叶植物沙草科等中有分布。如黄花波斯菊花中的硫黄菊素(sulphuretin);从美洲茶中分离得到的 4,6,4′ - 三羟基橙酮醇及 4,4′ - 二羟基 -6-O- 葡萄糖苷为橙酮醇,母核双键被氢化成单键,且在 C-2 位连接羟基。

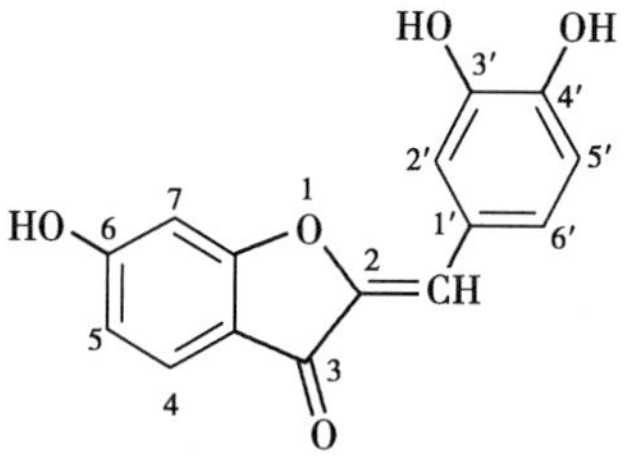

硫黄菊素 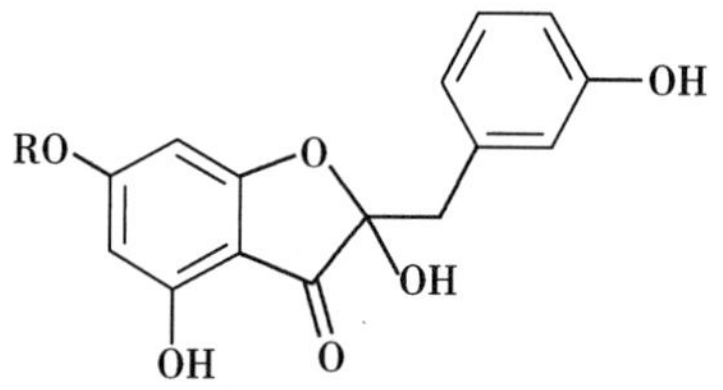   4,6,4′-三羟基橙酮醇   R=H
                 4,4′-二羟基橙酮醇-6-O-葡萄糖苷   R=葡萄糖

十、花色素类

花色素又称花青素,基本母核中 C 环 4 位无羰基,1 位氧原子以锌盐形式存在,广泛存在于植物界,是使植物的花、果、叶、茎、果实等呈现不同颜色的水溶性天然色素。多数花色素在 C-3,C-5,C-7 上有羟基取代,由于取代基不同,形成了各种各样的花色素,在植物体中常与与糖连接形成花色苷(anthocyanin),如天竺葵素(pelargonidin)、矢车菊素(cyanidin)和飞燕草素(delphinidin)及其所组成的苷。花色苷一般用 20% 盐酸煮沸 3 分钟即可水解生成苷元和糖类。

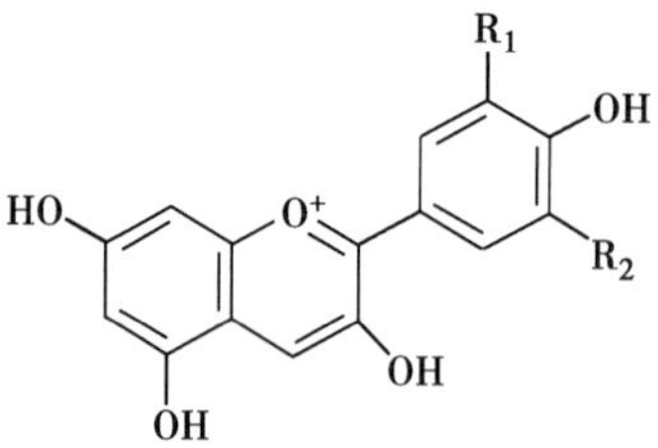

天竺葵素   R₁=R₂=H
矢车菊素   R₁=OH R₂=H
飞燕草素   R₁=R₂=OH

十一、黄烷醇类

黄烷醇类根据 C 环羟基取代情况可分为黄烷 -3- 醇、黄烷 -4- 醇和黄烷 -3,4- 二醇等。黄烷醇类分布广泛,如杜鹃科、龙胆科、豆科、百合科、肉豆蔻科等,在植物体内可作为鞣质的前体,常以分子聚合的形式而生成鞣质。

1. 黄烷 -3- 醇类   又称儿茶素类,分布广泛,主要存在于含鞣质的木本植物中。分子中 C-2 和 C-3 为手性碳,一般为 (2R,3S) 和 (2R,3R) 两种,常见的如儿茶中的主要成分儿茶素,有 4 个光学异构体,但在植物中主要异构体有 2 个, (+)- 儿茶素为 (2R,3S) 构型, (−)- 表儿

234

茶素（epicatechin）为（2R,3R）构型,儿茶素是茶多酚的重要组成成分,茶多酚能极强地清除人体有害自由基,可用于抗癌防癌、防治心血管疾病等。

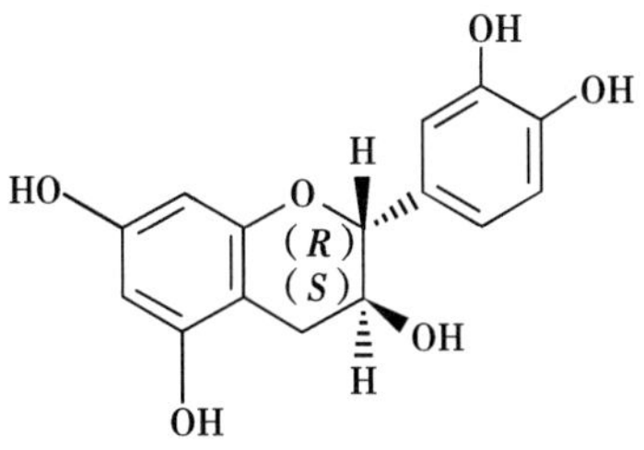

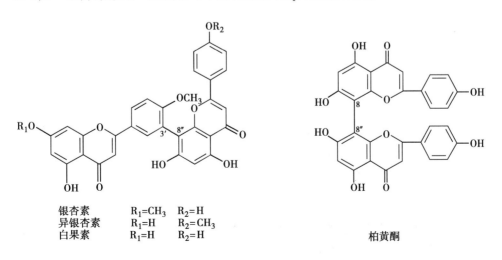

（+）-儿茶素 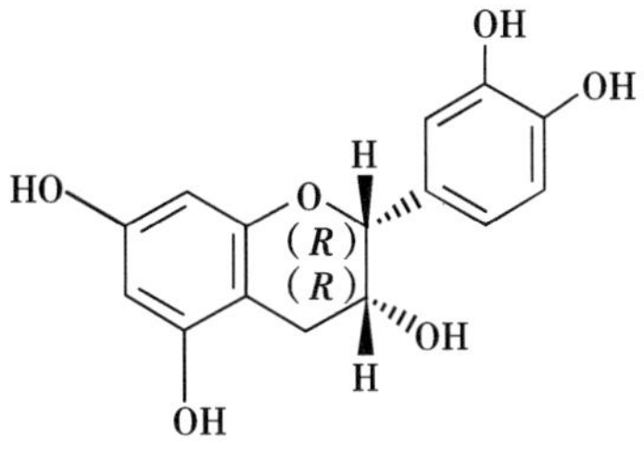　　　　　　　　　（-）-表儿茶素

2. 黄烷 -3,4- 二醇类　又称无色花色素类,在花色素生物合成途径中作为中间体而存在,在无机酸作用下能稳定地转化为花色素。此类化合物分布也很广,尤以含鞣质的木本植物和蕨类植物中多见,如无色天竺葵素（leucopelargonidin）、无色矢车菊素（leucocyanidin）和无色飞燕草素（leucodelphinidin）等。

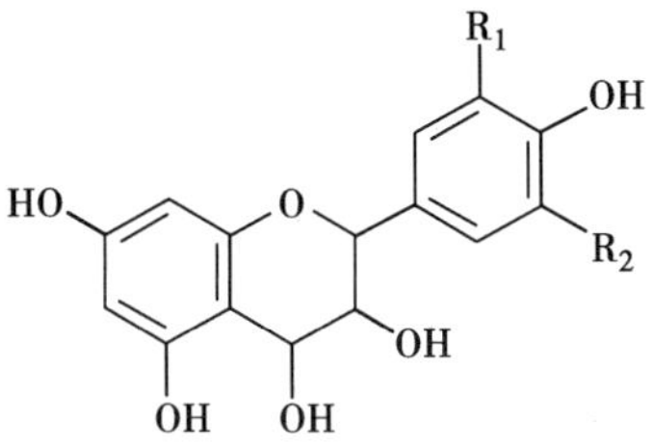

无色天竺葵素　$R_1=R_2=H$
无色矢车菊素　$R_1=OH$ 　$R_2=H$
无色飞燕草素　$R_1=R_2=OH$

十二、双黄酮类

双黄酮类是由两分子黄酮或其衍生物聚合而成,主要存在于裸子植物和蕨类植物,如银杏科、松科、杉科等,是裸子植物的特征性活性成分。常见的双黄酮是由两分子芹菜素或其甲醚衍生物通过 C-C 或 C-O 键连接而成,根据其分子间结合方式可分为以下几类:

1. 3′,8″ - 双芹菜素型　如银杏叶中的银杏素（ginkgetin）、异银杏素（isoginkgetin）、白果素（bilobetin）等。

2. 8,8″ - 双芹菜素型　如侧柏叶中的柏黄酮（cupressuflavone）。

银杏素　　　$R_1=CH_3$　　$R_2=H$
异银杏素　　$R_1=H$　　　$R_2=CH_3$
白果素　　　$R_1=H$　　　$R_2=H$

柏黄酮

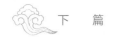

3. 6,8″ - 双芹菜素型　如野漆核果中的贝壳杉黄酮(agathisflavone)。

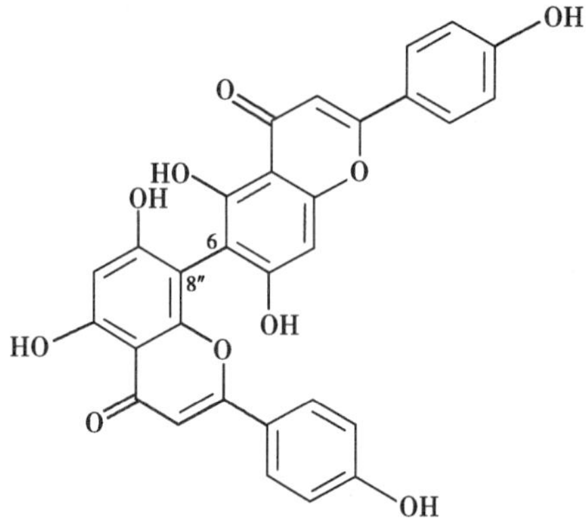

贝壳杉黄酮

4. 双苯醚型　如侧柏叶中的扁柏双黄酮(hinokiflavone),是由两分子芹菜素通过 $C_{4'}$-O-$C_{6''}$醚键连接而成。

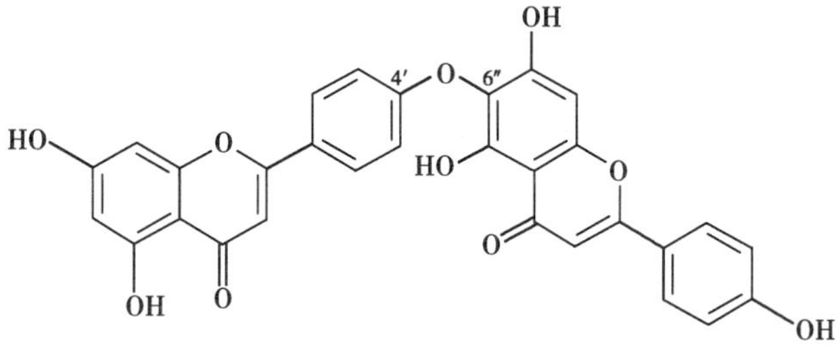

扁柏双黄酮

十三、其他黄酮类

1. 呫酮类　又称双苯吡酮或苯并色原酮,也称呫吨酮,由苯环与色原酮的 2,3 位并合而成,具有 C_6-C_1-C_6 骨架,是一种特殊类型的黄酮类化合物,常存在于龙胆科、藤黄科植物中,在百合科植物中也有分布。如石苇、芒果叶和知母叶均含有的止咳祛痰成分异芒果苷(isomengiferin)。

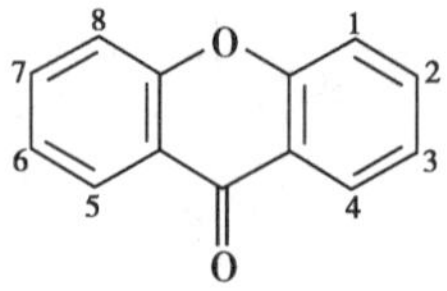

呫酮 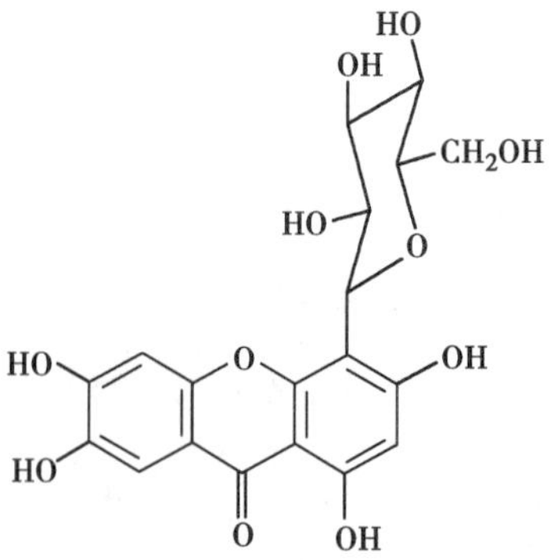　　　　　　　　　**异芒果苷**

2. 高异黄酮类　基本结构为苯甲基色原酮,在 C 环与 B 环间多了一个 -CH_2-,具 C_6-C_4-C_6 骨架,如麦冬中的麦冬二氢高异黄酮 A(ophiogonanone A)。

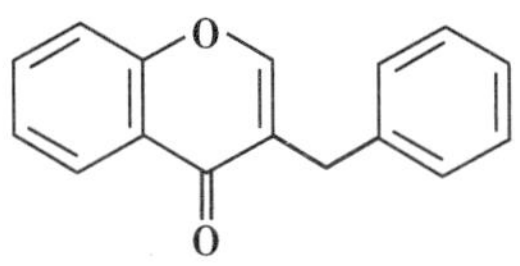

高异黄酮 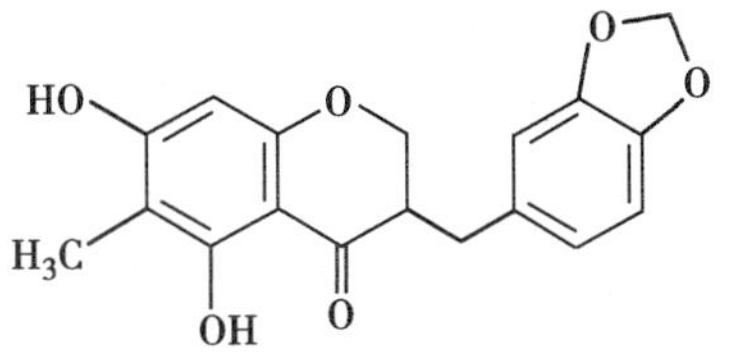 　　　　　　　　　麦冬二氢高异黄酮A

3. 新黄酮类 结构特点为 B 环与 C 环的 C-4 连接,如印度黄檀中的黄檀素(dalbergin)。

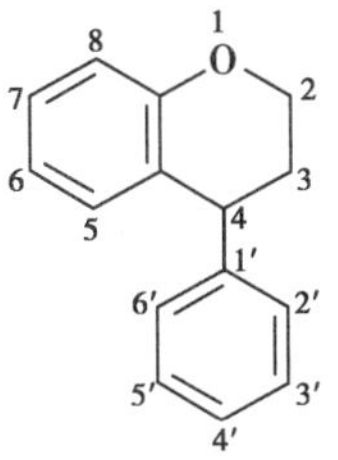

新黄酮 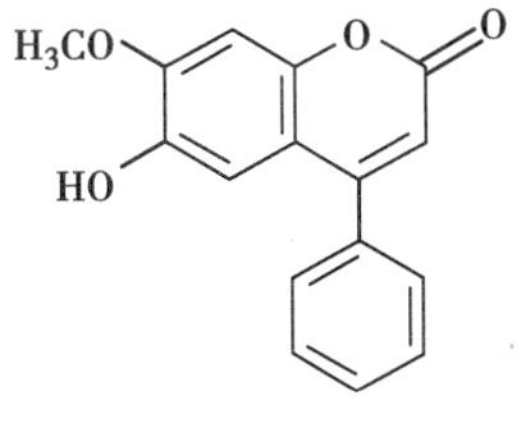 　　　　　　　　　黄檀素

4. 黄酮复合物 少数黄酮类化合物结构复杂,可与苯丙素、香豆素、倍半萜、生物碱等其他类型化合物形成黄酮复合物。如水飞蓟果实及种子中的水飞蓟素,是二氢黄酮醇和苯丙素衍生物以二噁烷连接而成的黄酮苯丙素;蕃荔科植物排骨灵叶和枝中的 fissistigmatin A 是由黄酮和倍半萜经 C-C 键结合而成的倍半萜黄酮;榕碱(ficine)及异榕碱(isoficine)则为生物碱型黄酮。

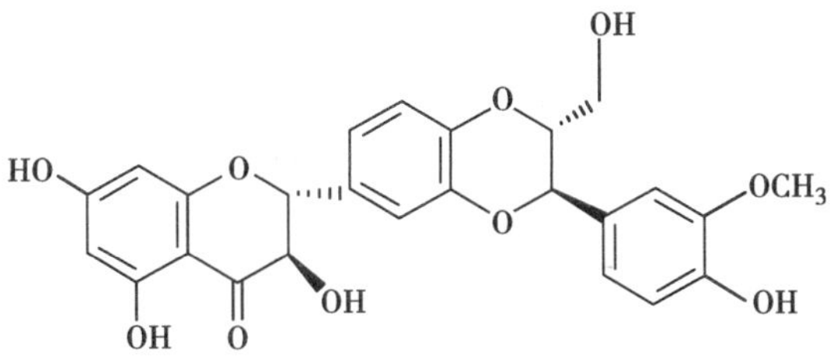

水飞蓟素 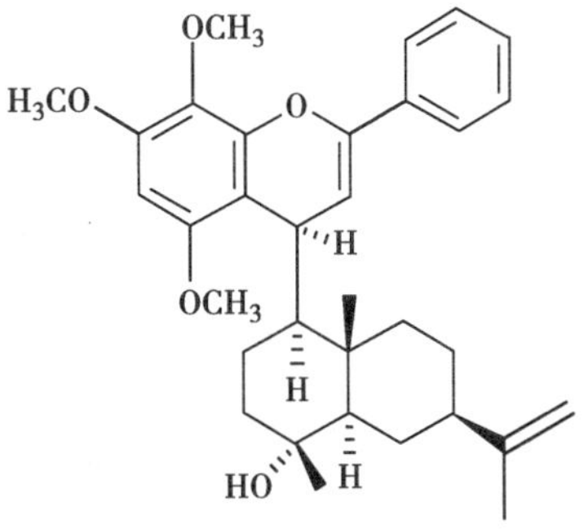 　　　　　　　　　　fissistigmatin A

榕碱 　　　　异榕碱

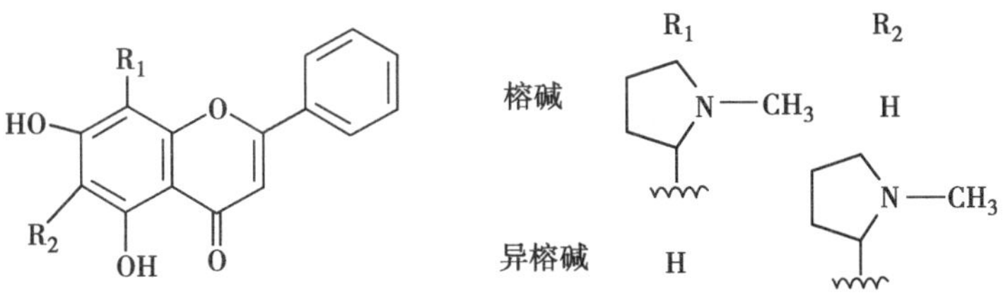

第三节　黄酮类化合物的理化性质

一、性状

(一) 形态

黄酮类化合物多数为结晶性固体,少数为无定形粉末,如黄酮苷类,且熔点较高。

（二）颜色

黄酮类化合物大多呈黄色,颜色主要与分子中是否存在苯甲酰与桂皮酰交叉共轭体系有关;助色团（—OH、—OCH₃ 等）的种类、数目以及取代位置对颜色也有一定影响。如黄酮结构中色原酮部分本身无色,但 2- 位取代苯环后,即形成交叉共轭体系,通过电子转移、重排,使共轭链延长,因而显示出颜色。

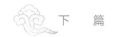

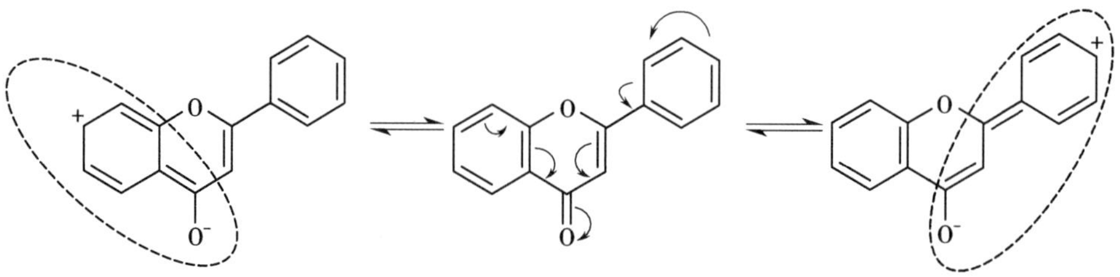

黄酮类化合物的交叉共轭体系

当黄酮、黄酮醇分子中 7- 或 4′- 位引入—OH 及—OCH₃ 等供电子基,因形成 p-π 共轭,促进电子转移、重排,使化合物的颜色加深,上述基团如引入其他位置则影响较小。

可见光下,黄酮、黄酮醇及其苷因具有交叉共轭体系,多显灰黄～黄色,查耳酮显黄～橙色。二氢黄酮、二氢黄酮醇及黄烷醇因 2,3 位双键被氢化,不具有交叉共轭体系,几乎不显色;异黄酮因 B 环接在 3- 位,共轭链较短,仅显微黄色。花色素及花色苷的颜色与 pH 有关,一般 pH<7 时显红色,pH 为 8.5 时显紫色,pH>8.5 时显蓝色,如矢车菊苷在不同 pH 下的颜色变化见图 12-3。

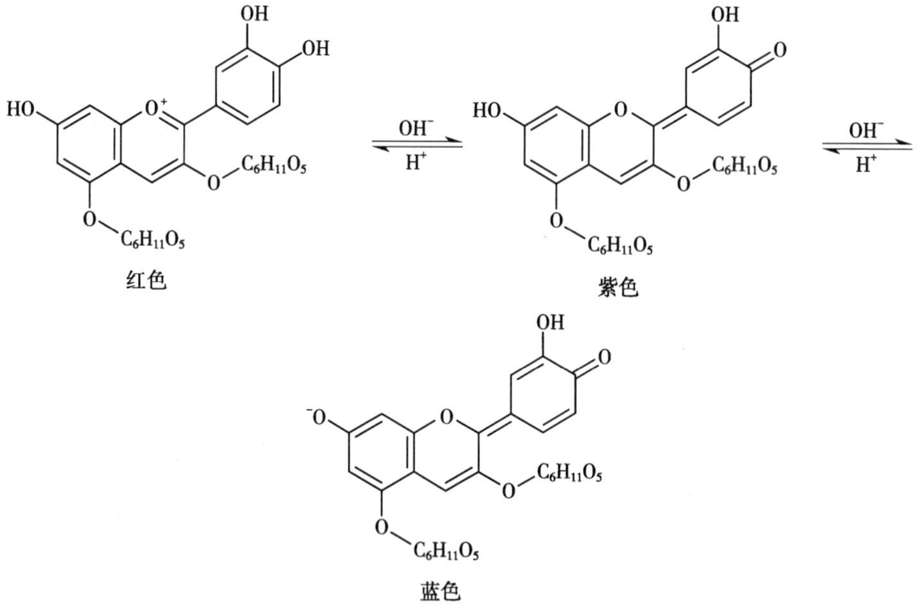

红色　　　　　　　　　　　紫色

蓝色

图 12-3　花色素及其苷的颜色反应

紫外光下,黄酮醇类大多呈亮黄色或黄绿色荧光,如 3 位羟基被甲基化或糖苷化,与黄酮类相似仅显暗棕色荧光;查耳酮和橙酮显深黄棕色或亮黄色荧光;异黄酮类呈紫色荧光;花色苷类呈棕色荧光;二氢黄酮、二氢黄酮醇和黄烷醇不显荧光。

二、旋光性

游离黄酮类化合物中二氢黄酮、二氢黄酮醇、二氢异黄酮和黄烷醇类等因分子中含手性碳原子(2、3 或 4- 位),因此具有旋光性,其余类型化合物则无旋光性。黄酮苷类由于结构中含有糖基,均具有旋光性,且多为左旋。

三、溶解性

由于黄酮类化合物的结构类型及存在状态(如苷或苷元)不同,表现出不同的溶解性。

游离黄酮类化合物一般易溶于甲醇、乙醇、乙酸乙酯、三氯甲烷、乙醚等有机溶剂及稀碱水溶液中,难溶或不溶于水。其中黄酮、黄酮醇、查耳酮等为平面型分子,分子与分子间排列紧密,分子间作用力较大,故难溶于水。而二氢黄酮及二氢黄酮醇等因 C 环呈近似于半椅型结构(如下结构所示),异黄酮则因 B 环受吡喃环羰基的立体阻碍,均为非平面型分子,分子与分子间排列不紧密,分子间作用力降低,有利于水分子进入,故在水中溶解度稍大。花色素虽为平面型结构,但因以离子形式存在,具有盐的性质,故水溶性较大。

二氢黄酮　　R=H
二氢黄酮醇　R=OH　　　　　　　　　　　　　花色素

黄酮类化合物分子中引入羟基,则亲水性增大;如羟基被甲基化后,则亲脂性增加,如川陈皮素(5,6,7,8,3′,4′- 六甲氧基黄酮)可溶于石油醚,而多羟基黄酮类化合物一般不溶于石油醚。

黄酮苷类化合物由于羟基被糖苷化后,则亲水性增加,一般易溶于水、甲醇、乙醇等强极性溶剂,而难溶或不溶于苯、三氯甲烷、乙醚等亲脂性有机溶剂。分子中糖基数目多少和结合位置对溶解度有一定影响,一般多糖苷水溶性大于单糖苷,3- 羟基苷水溶性大于相应的 7- 羟基苷,如槲皮素 -3-O- 葡萄糖苷的水溶性大于槲皮素 -7-O- 葡萄糖苷,可能是因 C_3-O- 糖基与 C_4 羰基的立体障碍使分子平面性减弱之故。

四、酸碱性

1. 酸性　大多数黄酮类化合物分子中具有酚羟基,故显酸性,可溶于碱性水溶液及吡啶、甲酰胺、二甲基甲酰胺等碱性有机溶剂。黄酮类化合物的酸性强弱与酚羟基数目和位置有关,以黄酮为例其酸性由强至弱的顺序如下:

7,4′- 二 OH>7- 或 4′-OH> 一般酚羟基 >5-OH

7- 和 4′-OH 处于羰基对位,受 p-π 共轭效应影响,使酸性增强而溶于 5% 碳酸氢钠水溶液;7- 或 4′-OH 者,只有 1 个酚羟基,酸性次之,溶于 5% 碳酸钠水溶液;具有一般酚羟基者酸性较弱,溶于 0.2% 氢氧化钠水溶液;仅有 5-OH 者,因与 4- 羰基形成分子内氢键,酸性最弱,只能溶于浓度稍高的如 4% 氢氧化钠水溶液中。此性质可用于黄酮类化合物的提取分离。

要注意的是二氢黄酮类或异黄酮类结构上 4′- 位有酚羟基者,因无 p-π 共轭效应影响,其酸性强弱不符合上述规律。

2. 碱性　黄酮类化合物分子中 γ- 吡喃酮环上的 1- 位氧原子因具有未共用电子对,故显微弱的碱性,可与强无机酸如浓硫酸、盐酸等生成锌盐,常显现出特殊的颜色,可用于初步鉴别,但该锌盐极不稳定,加水后即分解,见图 12-4。

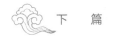

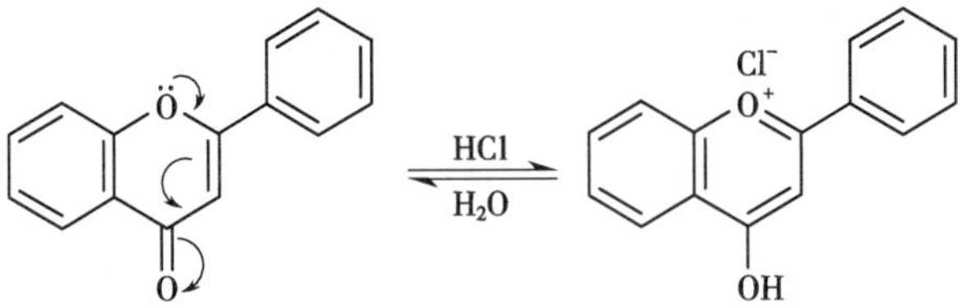

图 12-4　黄酮与强酸成盐

五、显色反应

黄酮类化合物的显色反应主要是利用分子中的酚羟基和 γ- 吡喃酮环的性质。

（一）还原反应

1. 盐酸 - 镁粉（或锌粉）反应　此为鉴定黄酮类化合物最常用的显色反应。方法是将样品溶于甲醇或乙醇中,加入少许镁粉（或锌粉）振摇,再滴加几滴浓盐酸,即可显色（必要时微热）,多数黄酮、黄酮醇、二氢黄酮及二氢黄酮醇类显红色~紫红色,少数显蓝色或绿色。异黄酮类一般不显色,除少数例外。查耳酮、橙酮、花色素类则不发生该显色反应,但需注意花色素及部分橙酮、查耳酮等仅在浓盐酸中也会显红色,因此需作空白对照试验,即在供试液中不加镁粉（或锌粉）而仅加浓盐酸进行观察,若产生红色,则表明为假阳性。如植物粗提取液进行预试时,应注意观察加入浓盐酸后升起的泡沫颜色,以避免提取液本身颜色的干扰,如泡沫为红色,则表示阳性。

2. 四氢硼钠还原反应　此为二氢黄酮类化合物的专属性反应,二氢黄酮类化合物被四氢硼钠（$NaBH_4$）还原显红色~紫红色,其他黄酮类均为阴性反应,据此可和其他黄酮类相区别。方法是将在试管中加适量样品的甲醇或乙醇液,加四氢硼钠少许,再滴加 1% 盐酸;也可在滤纸上进行,将样品的甲醇液点在滤纸上,在滤纸上喷 2%$NaBH_4$ 甲醇溶液,再熏浓盐酸蒸气,观察斑点颜色。

（二）与金属盐类试剂的络合反应

黄酮类化合物分子如具有 3- 羟基、4- 羰基或 5- 羟基、4- 羰基或邻二酚羟基的结构,可以和金属盐类试剂如铝盐、锆盐、锶盐、镁盐、铁盐等反应,生成有色络合物或有色沉淀,有的还产生荧光。

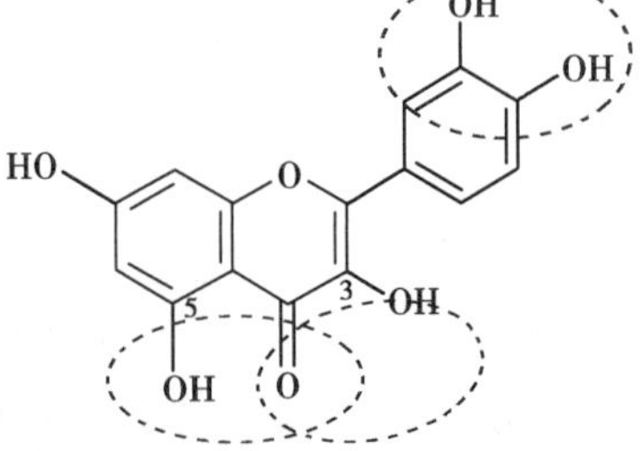

3-羟基或5-羟基或邻二酚羟基黄酮

1. 三氯化铝反应　将样品乙醇溶液和 1% 三氯化铝（$AlCl_3$）乙醇溶液通过纸斑反应,多数生成黄色络合物（λ_{max}=415nm）,在紫外灯下显鲜黄色或黄绿色荧光,但 4′ -OH 黄酮醇或 7,4′ - 二 OH 黄酮醇类显天蓝色荧光。此反应可用于黄酮类化合物的定性和比色法定量分析。

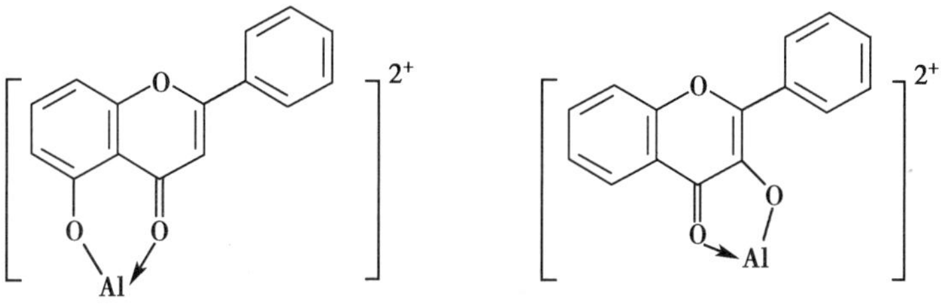

5-羟基黄酮铝络合物　　　　　　黄酮醇铝络合物

2. 锆盐 - 枸橼酸反应　此反应可鉴别黄酮分子中有无游离的 3- 或 5-OH 存在。方法是在样品的甲醇溶液中,加入 2% 二氯氧锆(ZrOCl₂)甲醇溶液,3-OH 黄酮与 5-OH 黄酮均能与之生成络合物而显黄色;再加入 2% 枸橼酸甲醇溶液,如黄色不减退,示有 3-OH 或 3,5- 二 OH;如黄色显著减退,加水稀释后变为无色,示有 5-OH 而无 3-OH。这是由于 5- 羟基、4- 羰基与锆盐生成的络合物稳定性不如 3- 羟基、4- 羰基锆络合物,容易被弱酸分解。

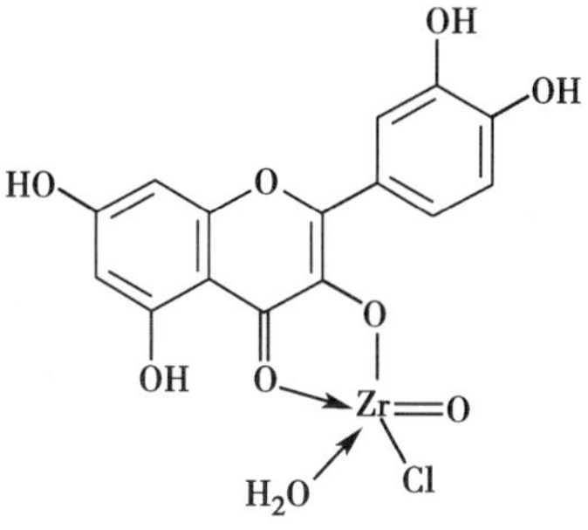

锆盐络合物

3. 氨性氯化锶反应　黄酮类化合物分子中如果有邻二酚羟基,则可与氨性氯化锶(SrCl₂)试剂反应。方法是取少许样品甲醇液,加 0.01mol/L 氯化锶的甲醇溶液和氨气饱和的甲醇溶液数滴,如产生绿色 ~ 棕色至黑色沉淀,表示结构中含有邻二酚羟基,见图 12-5。

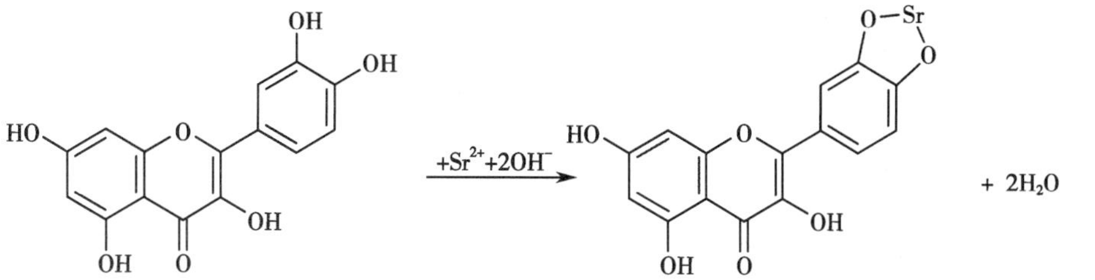

图 12-5　邻二酚羟基黄酮与氯化锶生成锶络合物

4. 乙酸镁反应　将样品乙醇溶液和 1% 乙酸镁甲醇溶液通过纸斑反应,在紫外灯下观察,二氢黄酮、二氢黄酮醇类显天蓝色荧光,如有 5-OH 存在颜色更明显;黄酮、黄酮醇、异黄酮类等显黄 ~ 橙黄 ~ 褐色。

5. 三氯化铁反应　三氯化铁为常用的酚类显色剂,多数黄酮类化合物分子中含酚羟基,可与三氯化铁水溶液或醇溶液发生显色反应,如分子中所含酚羟基数目及位置不同,可呈现绿、蓝、紫等不同颜色。

（三）硼酸显色反应

黄酮类化合物分子中含有下列基本结构时,在无机酸或有机酸存在条件下,可与硼酸反应产生亮黄色,如在草酸条件下一般显黄色并具绿色荧光,在枸橼酸丙酮条件下显黄色而无荧光。5-OH 黄酮和 6′ -OH 查耳酮符合此结构要求,呈阳性反应,可与其他黄酮类相区别。

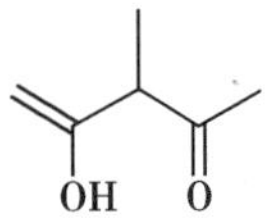

基本结构 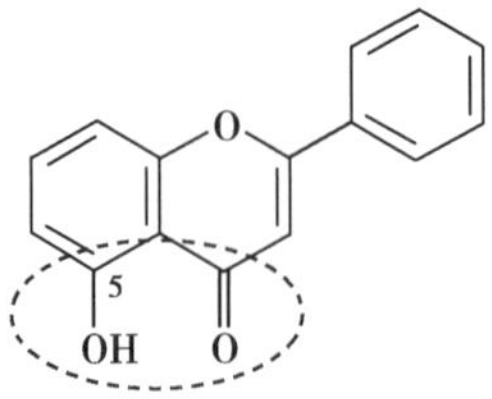　　　　　5-羟基黄酮 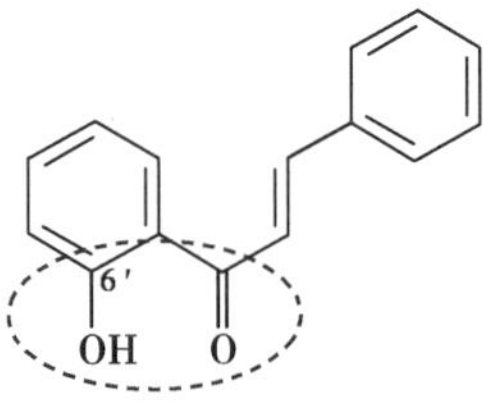　　　　　　　6'-羟基查耳酮

第四节　黄酮类化合物的提取与分离

一、黄酮类化合物的提取

黄酮类化合物的提取常采用溶剂法,主要根据化合物的性质及共存的杂质选择合适的溶剂。黄酮苷类和极性较大的苷元(如羟基黄酮、橙酮、查耳酮等),一般可用甲醇、乙醇、水等溶剂进行提取;多糖苷类可用沸水提取;黄酮苷元可以用乙醚、三氯甲烷、乙酸乙酯等极性较小的溶剂提取。提取花色素类化合物时可加入少量酸(如0.1%盐酸),但在提取一般黄酮苷类时应慎用,以免发生水解。提取黄酮苷类常需按一般苷的方法先破坏或抑制酶的活性,以防止其在提取过程中发生水解。

(一)甲醇或乙醇提取法

甲醇或乙醇是提取黄酮类化合物的常用溶剂,方法有冷浸法、渗漉法和回流法等,不同浓度的醇可用于提取不同溶解性的黄酮类化合物,如高浓度醇(如90%~95%)适于提取游离黄酮,60%左右浓度醇适于提取黄酮苷类。

(二)热水提取法

由于黄酮苷类化合物易溶于水,故对黄酮苷类含量较高的原料可用热水提取法,此方法成本低、安全、设备简单,适合于工业化生产,但含蛋白质、糖类等水溶性杂质较多。

(三)碱提酸沉法

黄酮类化合物多具有酚羟基而显酸性,易溶于碱液,故可用碱水、碱性稀醇提取,提取液再加酸酸化,黄酮成分可游离沉淀析出或用有机溶剂萃取,此法适用于具有酸性而又难溶于冷水的黄酮类化合物,如芦丁、橙皮苷、黄芩苷等。常用的碱水有5%碳酸钠水溶液、稀氢氧化钠溶液、石灰水等。稀氢氧化钠水溶液提取能力较强,但提取液中杂质较多;花类、果实类等含大量鞣质、黏液质等水溶性杂质,用石灰水提取可使这些含酚羟基或含羧基的杂质生成钙盐沉淀而不被溶出,有利于提取液的纯化,缺点是浸出效果不如氢氧化钠溶液;5%氢氧化钠稀乙醇溶液浸出效果较好,但提取液酸化后,析出的黄酮在稀醇中有一定的溶解度,会使得率降低。

用此法提取时,应注意所用碱液浓度不宜过高,以免在强碱加热时破坏黄酮母核。在酸化时酸性也不宜过强,以免生成锌盐,使析出的黄酮重新溶解而降低收率。当黄酮结构中有邻二酚羟基时,性质不太稳定,尤其在碱性条件下更易被氧化分解,可加硼砂络合进行保护。

黄酮类化合物的提取还可采用超声波提取法、微波辅助提取法等,可减少提取时间、提高提取效率。超临界流体萃取法提取黄酮具有提取效率高、无溶剂残留、成分不易破坏等特点。

二、黄酮类化合物的分离

黄酮类化合物的分离主要根据其极性差异、酸性强弱、分子量大小以及有无特殊结构等,采取适宜的分离方法,单体化合物的分离主要还是依靠各种色谱法。

（一）溶剂萃取法

用水或醇提取得到的粗提物中成分复杂,需进行分离纯化,可将提取液回收溶剂,使成糖浆状或浓缩水液,用不同极性的溶剂进行萃取,可将黄酮类成分按照极性大小进行初步分离,并可除去杂质。如用石油醚萃取可除去脂溶性色素;用乙醚(或氯仿)可萃取出极性较小的游离黄酮;用乙酸乙酯萃取可得到中等极性的游离黄酮或黄酮苷;用正丁醇萃取可得到极性较大的黄酮苷,萃取得到的组分再采用其他方法继续分离。

（二）pH 梯度萃取法

pH 梯度萃取法适合于酸性强弱不同的游离黄酮类化合物的分离。根据黄酮类化合物酚羟基数目及位置不同其酸性强弱不同的性质,将混合物溶于有机溶剂(如乙醚),依次用 5% 碳酸氢钠、5% 碳酸钠、0.2% 氢氧化钠、4% 氢氧化钠水溶液进行萃取,可分离 7,4' - 二 OH 黄酮、7-OH 黄酮或 4' -OH 黄酮、一般酚羟基黄酮以及 5-OH 黄酮。

（三）柱色谱法

分离黄酮类化合物常用的吸附剂或载体有硅胶、聚酰胺、葡聚糖凝胶等,此外还有氧化铝、硅藻土、纤维素粉等。

1. 硅胶柱色谱　此法应用范围最广,主要用于分离极性较小或中等极性的黄酮类化合物,在加水去活化后也可用于分离极性较大的化合物,如多羟基黄酮、黄酮醇及其苷类等,反相硅胶如 C_{18} 柱常用于分离极性较大的黄酮苷类化合物。

2. 氧化铝柱色谱　氧化铝对黄酮类化合物吸附力强,特别是具有 3- 羟基或 5- 羟基、4- 羰基及邻二酚羟基结构的黄酮类化合物与铝离子络合而被牢固地吸附在氧化铝柱上,难以洗脱,所以很少应用;当然也可应用死吸附方法去除这类结构化合物,如通过氧化铝死吸附,很容易将银杏叶中的萜内酯分离出来。但是当黄酮类化合物分子中没有上述结构,或虽有上述结构但羟基已被甲基化或苷化时,也可用氧化铝柱分离。例如葛根中大豆素、大豆苷、葛根素等异黄酮的分离。

3. 聚酰胺柱色谱　聚酰胺是分离黄酮类化合物较理想的吸附剂,其分离原理是氢键吸附,即通过黄酮类化合物酚羟基与聚酰胺羰基形成氢键而产生吸附作用,吸附能力与黄酮类化合物酚羟基数目、位置、共轭双键、化合物类型以及是否成苷等因素有关,主要吸附规律如下:

（1）酚羟基数目越多则吸附力越强,在色谱柱上越难以被洗脱。例如对桑色素的吸附力强于山奈酚:

HO   桑色素   >   山奈酚

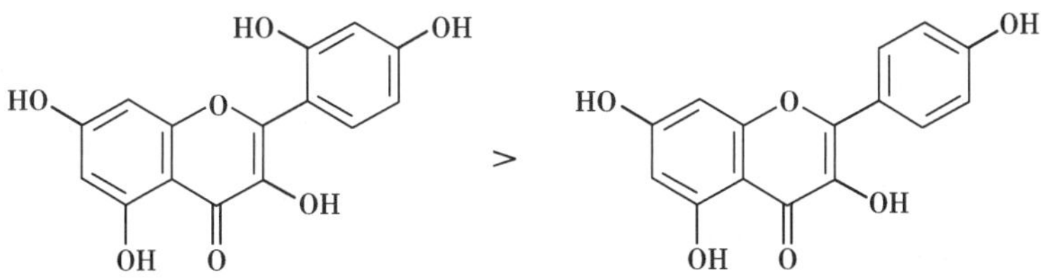

（2）酚羟基数目相同时,如所处位置易于形成分子内氢键,则其与聚酰胺的吸附力减小,易被洗脱下来。如聚酰胺对处于 C_4 羰基邻位的羟基(即 3- 或 5- 位)的吸附力小于处于其他位置的羟基;具有邻二酚羟基的黄酮与聚酰胺的吸附力小于间二酚羟基或对二酚羟基的黄酮;酚羟基与其他基团形成分子内氢键,则聚酰胺对它的吸附力也会降低。例如对大豆素的吸附力强于毛蕊异黄酮（calycosin）。

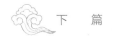

大豆素　　　　　　　　　　　　　毛蕊异黄酮

（3）芳香化程度越高，共轭双键越多，则吸附力越强，如查耳酮比相应的二氢黄酮吸附力强，难洗脱。例如对橙皮查耳酮的吸附力强于橙皮素。

橙皮查耳酮　　　　　　　　　　　橙皮素

（4）不同类型黄酮类化合物，被吸附的强弱顺序为黄酮醇 > 黄酮 > 二氢黄酮醇 > 异黄酮。

（5）黄酮苷元与黄酮苷的分离：苷元相同而糖不同时，若以含水移动相（如甲醇 - 水）作洗脱剂，按反相色谱原理进行分离，苷比苷元先洗脱，洗脱先后顺序一般是：三糖苷 > 双糖苷 > 单糖苷 > 苷元；若以有机溶剂（如氯仿 - 甲醇）作洗脱剂，结果则相反，苷元比苷先洗脱。后者不符合"氢键吸附"规律，有人认为这是由于聚酰胺具有"双重色谱"性能之故，即其分子中既有非极性的脂肪链，又有极性的酰胺基团，当用极性移动相（如含水溶剂系统）洗脱时，聚酰胺作为非极性固定相，为反相色谱，因苷比苷元极性大，所以苷比苷元容易洗脱；当用有机溶剂（如氯仿 - 甲醇）洗脱时，聚酰胺作为极性固定相，为正相色谱，因苷元的极性比苷小，所以苷元比苷容易洗脱。

（6）洗脱溶剂的影响：黄酮类化合物与聚酰胺在水中形成氢键的能力最强，在有机溶剂中较弱，在碱性溶剂中最弱。因此，不同溶剂在聚酰胺柱上的洗脱能力由弱至强的顺序为水 < 甲醇或乙醇（浓度由低到高）< 丙酮 < 稀氢氧化钠水溶液或氨水 < 甲酰胺 < 二甲基甲酰胺（DMF）< 尿素水溶液。

上述规律也适用于黄酮类化合物在聚酰胺薄层色谱上的行为。

4. 葡聚糖凝胶柱色谱　黄酮类化合物的分离主要采用两种型号的凝胶——Sephadex G 型及 Sephadex LH-20 型。葡聚糖凝胶分离黄酮类化合物的原理是：分离游离黄酮时，主要靠吸附作用，凝胶对黄酮类化合物的吸附程度取决于游离酚羟基的数目，酚羟基数目越多，与凝胶的吸附力越强，越难洗脱。分离黄酮苷时，分子筛起主导作用，洗脱时黄酮苷类大体上按分子量由大到小的顺序流出柱体，见表 12-2。

表 12-2　黄酮类化合物在 Sephadex LH-20（甲醇）上的 V_e/V_o

黄酮类化合物	取代基	V_e/V_o
芹菜素	5,7,4'- 三 OH	5.3
木犀草素	5,7,3',4'- 四 OH	6.3
槲皮素	3,5,7,3',4'- 五 OH	8.3
杨梅素	3,5,7,3',4',5',- 六 OH	9.2

续表

黄酮类化合物	取代基	V_e/V_o
山柰酚 -3- 半乳糖鼠李糖 -7- 鼠李糖苷	三糖苷	3.3
槲皮素 -3- 芸香糖苷	双糖苷	4.0
槲皮素 -3- 鼠李糖苷	单糖苷	4.9

表 12-2 中 V_e 为洗脱样品时需要的溶剂总量或洗脱体积；V_o 为柱子的空体积。V_e/V_o（相对洗提率）数值越小说明化合物越容易被洗脱下来。表 12-2 数据表明：游离黄酮的酚羟基数越多，V_e/V_o 越大，越难以洗脱，而黄酮苷分子上连接的糖数目越多，分子量越大，则 V_e/V_o 越小，越容易洗脱。

葡聚糖凝胶柱色谱中常用的洗脱剂有：①碱性水溶液（如 0.1mol/L $NH_3 \cdot H_2O$），含盐水溶液（0.5mol/L NaCl）等；②醇及含水醇，如甲醇、甲醇 - 水（不同比例）、叔丁醇 - 甲醇（3：1）、乙醇等；③其他溶剂：如含水丙酮，甲醇 - 氯仿等。

5. 大孔吸附树脂法　大孔吸附树脂具有物理化学稳定性高、比表面积大、吸附容量大、选择性好、吸附速度快、解吸条件温和、再生处理方便、使用周期长等优点，目前已较广泛地用于黄酮类化合物的分离富集。实际工作中，将样品水或稀醇提取液加到大孔吸附树脂柱上，先用水洗脱下糖等水溶性杂质，再用浓度由低到高的醇洗脱，一般得到黄酮的混合物。如采用大孔吸附树脂分离富集银杏叶黄酮类化合物。

第五节　黄酮类化合物的检识

一、理化检识

物理检识主要是依据颜色，如黄酮、黄酮醇为黄色，二氢黄酮近无色等。化学检识主要利用各种显色反应检识黄酮，如盐酸 - 镁粉反应可用于黄酮、黄酮醇、二氢黄酮和二氢黄酮醇的鉴别，四氢硼钠反应可用于二氢黄酮类化合物的鉴别，三氯化铁用于酚羟基数目的鉴别。

二、色谱检识

黄酮类化合物的色谱检识主要有硅胶薄层色谱、聚酰胺薄层色谱和纸色谱法。

（一）薄层色谱法

薄层色谱法是分离检识黄酮类化合物的重要方法之一，多数采用吸附薄层，常用的吸附剂有硅胶和聚酰胺；其他还有纤维素薄层色谱。

1. 硅胶薄层色谱 是分离检识黄酮类化合物的常用方法，分离检识游离黄酮常用有机溶剂系统展开，如甲苯 - 乙酸乙酯 - 甲酸（5：4：1）、苯 - 甲醇（95：5）、三氯甲烷 - 甲醇（8.5：1.5）、苯 - 甲醇 - 乙酸（35：5：5）等，如以甲苯 - 乙酸乙酯 - 甲酸（5：2：1，上层）为展开剂鉴别侧柏叶中的槲皮素。分离检识黄酮苷则采用极性较大的溶剂系统展开，如正丁醇 - 乙酸 - 水（3：1：1）、乙酸乙酯 - 甲酸 - 水（8：1：1）、三氯甲烷 - 甲醇 - 水（65：45：12）、三氯甲烷 - 乙酸乙酯 - 丙酮（5：1：4）等，实际工作中根据待检识成分极性的大小，适当调整溶剂种类及溶剂间比例。如以乙酸乙酯 - 甲酸 - 水（8：1：1）为展开剂鉴别槐花中的芦丁，以三氯甲烷 - 甲醇 - 水（13：6：2，下层）为展开剂鉴别枳壳中的柚皮苷。

笔记栏

2. 聚酰胺薄层色谱　其分离原理和规律与聚酰胺柱色谱相同,由于聚酰胺对黄酮类化合物有较强的吸附能力,需采用展开能力较强的溶剂,展开剂中多含有醇、酸或水,或兼有两者。分离检识游离黄酮常用有机溶剂为展开剂,如三氯甲烷 - 甲醇(94:6)、三氯甲烷 - 甲醇 - 丁酮(12:2:1)、苯 - 甲醇 - 丁酮(90:6:4,84:8:8,60:20:20)等。分离检识黄酮苷常用含水有机溶剂为展开剂,如甲醇 - 乙酸 - 水(90:5:5)、甲醇 - 水(1:1)、丙酮 - 水(1:1)、异丙醇 - 水(3:2)和水 - 正丁醇 - 丙酮 - 乙酸(16:2:2:1)等。如以甲苯 - 乙酸乙酯 - 甲醇 - 甲酸(10:3:1:2)为展开剂鉴别黄芩中的黄芩苷、黄芩素、汉黄芩素,以乙酸乙酯 - 丁酮 - 三氯甲烷 - 甲醇 - 水(15:15:6:4:1)为展开剂鉴别野菊花中的蒙花苷。

3. 纤维素薄层色谱　纤维素无吸附性,属分配色谱,适用于分离极性较强的黄酮苷类成分,其色谱行为可参考纸色谱。

（二）纸色谱法

纸色谱属于分配色谱,采用不同的溶剂系统,可用于检识黄酮类化合物及其苷类的混合物。一般黄酮苷元宜用极性较小的"醇性"展开系统,如正丁醇 - 乙酸 - 水(4:1:5 上层,BAW)或叔丁醇 - 乙酸 - 水(3:1:1,TBA)或水饱和的正丁醇等,此为正相色谱,化合物极性小则 R_f 值较大;黄酮苷宜用极性较大的"水性"展开系统,如含盐酸、乙酸或氯化钠的水溶液等,色谱行为类似反相色谱,化合物极性大则 R_f 值较大。花色素及花色苷的检识则可用含盐酸或乙酸的水溶液作展开剂。黄酮类化合物纸色谱展开时,R_f 值与结构之间大致有下列关系:

1. 同一类型化合物　当用醇性展开剂如 BAW 展开时,分子中羟基数目越多,极性越大,则 R_f 值越小;相反,羟基数目越少,则 R_f 值越大。

2. 不同类型化合物　当用水性展开剂如 3%~5% 乙酸展开时,非平面型分子如二氢黄酮、二氢黄酮醇、二氢查耳酮等,因亲水性稍强,故 R_f 值较大(0.10~0.30);平面型分子如黄酮、黄酮醇、查耳酮等,几乎停留在原点不动(R_f<0.02)。

3. 黄酮苷元和黄酮苷　当用醇性展开剂展开时,因黄酮苷极性大于苷元,对于苷元相同的化合物其 R_f 值大小为:苷元 > 单糖苷 > 双糖苷;以在 BAW 中展开为例,多数类型的黄酮苷元(花色苷元例外)R_f 值在 0.70 以上,而苷则小于 0.70;但用水性展开剂如水或 2%~8% 乙酸、3% 氯化钠或 1% 盐酸展开时,则上述顺序相反,黄酮苷元几乎停留在原点不动,苷的 R_f 值可在 0.50 以上,且糖链越长则 R_f 值越大。此外,糖的结合位置对 R_f 值也有影响。

第六节　黄酮类化合物的波谱特征

一、紫外光谱

紫外及可见光谱是黄酮类化合物结构研究的一种方法,但是需结合其他波谱方法进行综合分析,才能准确地鉴定被测样品的结构。

在甲醇溶液中,大多数黄酮类化合物在 200~400nm 区域内有两个主要的紫外吸收带,出现在 300~400nm 的吸收带称带Ⅰ,由桂皮酰基系统电子跃迁引起;出现在 240~280nm 的吸收带称带Ⅱ,由苯甲酰基系统电子跃迁引起,如下式所示。

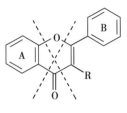

黄酮　　R=H
黄酮醇　R=OH

不同类型黄酮类化合物带Ⅰ或带Ⅱ的峰位、峰形和吸收强度不同,见图 12-6 和表 12-3。因此,根据紫外光谱特征可以大致推测化合物的结构类型。

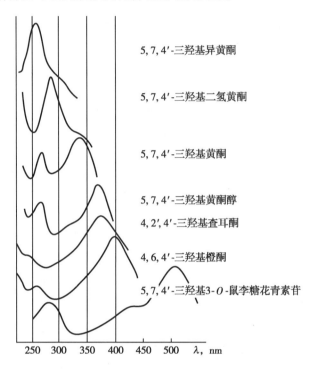

5,7,4'-三羟基异黄酮

5,7,4'-三羟基二氢黄酮

5,7,4'-三羟基黄酮

5,7,4'-三羟基黄酮醇
4,2',4'-三羟基查耳酮

4,6,4'-三羟基橙酮

5,7,4'-三羟基3-O-鼠李糖花青素苷

图 12-6　不同类型黄酮类化合物的紫外光谱

表 12-3　黄酮类化合物在甲醇溶液中的紫外可见吸收光谱主要特征

黄酮类型	带Ⅰ/nm	带Ⅱ/nm
黄酮	304~350	250~280
黄酮醇(3-OH 取代)	328~357	250~280
黄酮醇(3-OH 游离)	358~385	250~280
异黄酮	310~330(肩峰)	245~270
二氢黄酮、二氢黄酮醇	300~330(肩峰)	270~295
查耳酮	340~390	220~270(低强度)
噢呋	370~430	230~270(低强度)
花色素及其苷	465~560	270~280

1. 黄酮及黄酮醇类　黄酮和黄酮醇的紫外光谱图形相似,均出现 2 个主峰,且两峰图形相似,强度相近。但两者的带Ⅰ位置不同,黄酮带Ⅰ位于 304~350nm,黄酮醇带Ⅰ位于 358~385nm,据此可对这两类化合物进行区别。

黄酮、黄酮醇的 B 环或 A 环上取代基的性质和位置不同,将影响带 I 或带 II 的峰位和峰形。如 7- 和 4′- 位引入羟基、甲氧基等含氧基团,可引起相应吸收带红移。3- 或 5- 位引入羟基,因能与 4 位 C=O 形成氢键缔合,前者使带 I 红移,后者使带 I 和带 II 均红移。B 环上的含氧取代基逐渐增加时,带 I 红移值(nm)也逐渐增加,但不使带 II 产生位移,但有时可改变带 II 的峰形。见表 12-4。

表 12-4　B 环引入羟基对黄酮类化合物紫外光谱中带 I 的影响

化合物	羟基位置		带 I /nm
	A 或 C 环	B 环	
3,5,7- 三羟基黄酮(高良姜素)	3,5,7	—	359
3,5,7,4′- 四羟基黄酮(山柰酚)	3,5,7	4′	367
3,5,7,3′,4′- 五羟基黄酮(槲皮素)	3,5,7	3′,4′	370
3,5,7,3′,4′,5′- 六羟基黄酮(杨梅素)	3,5,7	3′,4′,5′	374

带 II 的峰位主要受 A 环氧取代程度的影响,当 A 环上的含氧取代基增加时,使带 II 红移,而对带 I 无影响或影响甚微,但 5- 羟基黄酮除外,见表 12-5。

表 12-5　A 环引入羟基对黄酮类化合物紫外光谱中带 II 的影响

化合物	A 环上羟基位置	带 II /nm
黄酮	—	250
5- 羟基黄酮	5	268
7- 羟基黄酮	7	252
5,7- 二羟基黄酮	5,7	268
5,6,7- 三羟基黄酮(黄芩素)	5,6,7	274
5,7,8- 三羟基黄酮(去甲汉黄芩素)	5,7,8	281

黄酮或黄酮醇的 3-、5- 或 4′- 羟基被甲基化或苷化后,可使带 I 紫移。如 3-OH 甲基化或苷化使带 I(328~357nm)与黄酮的带 I 波长范围重叠(且光谱曲线的形状也相似),5-OH 甲基化使带 I 和带 II 紫移 5~15nm,4′-OH 甲基化或苷化,使带 I 紫移 3~10nm。其他位置上的羟基取代对甲醇中的紫外光谱几乎无影响。酚羟基被乙酰化后,原来酚羟基对紫外光谱的影响几乎消失,如槲皮素五乙酰化物的紫外光谱与无羟基取代的黄酮极为相似。

2. 异黄酮、二氢黄酮及二氢黄酮醇类　此 3 类化合物的结构中都有苯甲酰系统而无桂皮酰系统,所以它们的紫外光谱特征是带 II 吸收强,而带 I 以肩峰或低强度吸收峰出现,易与黄酮、黄酮醇及查耳酮、橙酮相区别。异黄酮的带 II 通常出现在 245~270nm,二氢黄酮和二氢黄酮醇的带 II 都出现在 270~295nm,据此可相互区别。这 3 类化合物的带 II,当 A 环含氧取代基增加时则向红位移,但带 II 一般不受 B、C 环含氧取代基增加的影响。

3. 查耳酮及橙酮类　此 2 类化合物的紫外光谱特征是带 I 均为主峰且强度很高,而带 II 较弱,为次强峰,利用这一特征可与上述几类黄酮化合物相区别。查耳酮的带 I 通常出现在 340~390nm,而橙酮的带 I 一般位于 370~430nm。与黄酮、黄酮醇类相同,当 B 环引入氧取代基时,也会使相应的带 I 产生红移。

二、核磁共振氢谱

核磁共振氢谱(^1H-NMR)是黄酮类化合物结构研究的一种重要方法,具有简便、快速、结构信息量大等优点。根据化合物溶解度不同,所用溶剂有氘代三氯甲烷、氘代二甲基亚砜(DMSO-d_6)、氘代吡啶等,其中 DMSO-d_6 溶解范围广,而且对各种质子信号的分辨率高,有利于鉴别黄酮类母核上的酚羟基,是一种理想的溶剂。

以下介绍 ^{1}H-NMR 规律是从将黄酮类化合物制备成三甲基硅醚衍生物后,溶于 CCl_4 中进行测定而获得的数据中总结出来的。因此,应用下述规律分析在 DMSO-d_6 中测定的结果时,应注意其各种质子信号的化学位移值也可能超出所述范围,但其信号的峰形和在整个 NMR 谱中的相对位置是基本一致的。

游离黄酮的 ^{1}H-NMR 信号大多集中在低场芳香质子信号区,且 A、B 和 C 环质子信号各自形成自旋体系,故较易区分,黄酮苷类 ^{1}H-NMR 信号则包含苷元和糖基两部分。下面对黄酮类化合物 ^{1}H-NMR 规律做一简述。

(一) C 环质子

不同类型黄酮化合物结构上的主要区别在于 C 环的不同,C 环质子在 ^{1}H-NMR 中各有特征,故可用以判断化合物的结构类型。

1. 黄酮和黄酮醇类　黄酮类 H-3 常以一个尖锐单峰出现在 $\delta 6.30$ 处,它可能与某些黄酮中的 H-8 或 H-6 信号相混淆,应注意区别。黄酮醇类 3 位有含氧取代基,故在 ^{1}H-NMR 上无 C 环质子。

2. 异黄酮类　H-2 因受到 1 位氧原子和 4 位羰基影响,以一个尖锐单峰出现在 $\delta 7.60 \sim 7.80$,较一般芳香质子位于较低场。如以 DMSO-d_6 作溶剂测定时,该质子信号可向低场位移至 $\delta 8.50 \sim 8.70$。

3. 二氢黄酮类　H-2 因受两个不等价的 H-3 偶合,被分裂成 1 个双二重峰($J_{反}$ =ca.11.0Hz,$J_{顺}$ =ca.5.0Hz),中心位于约 $\delta 5.20$。2 个 H-3 各因偕偶以及与 H-2 的邻偶也被分裂成双二重峰(J=17.0Hz,$J_{反}$ =11.0Hz;J=17.0Hz,$J_{顺}$ =5.0Hz),中心位于 2.80 处,但往往相互重叠,见表 12-6。

4. 二氢黄酮醇类　H-2 和 H-3 为反式二直立键,分别以二重峰出现(J_{aa} =ca.11.0Hz),H-2 位于 $\delta 4.80 \sim 5.00$,H-3 位于 $\delta 4.10 \sim 4.30$。当 3-OH 成苷后,使 H-2 和 H-3 信号均向低场位移,H-2 位于 $\delta 5.00 \sim 5.60$,H-3 位于 $\delta 4.30 \sim 4.60$,见表 12-6。

表 12-6　二氢黄酮和二氢黄酮醇中 H-2 和 H-3 的化学位移

化合物	H-2	H-3
二氢黄酮	5.00~5.50dd	约 2.80dd
二氢黄酮醇	4.80~5.00d	4.10~4.30d
二氢黄酮醇 -3-O- 糖苷	5.00~5.60d	4.30~4.60d

5. 查耳酮类　H-α 和 H-β 分别以二重峰(J=ca.17.0Hz)形式出现,化学位移分别为 $\delta 6.70 \sim 7.40$ 和 $\delta 7.00 \sim 7.70$。

6. 橙酮类　C 环的环外质子 =CH 常以单峰出现在 $\delta 6.50 \sim 6.70$,A 环和 B 环上羟基取代使该峰稍向高场位移。

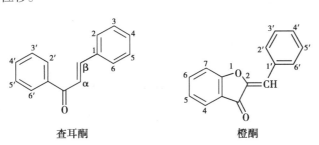

查耳酮　　　　　　橙酮

（二）A 环质子

1. 5,7- 二羟基黄酮类化合物　此为黄酮类化合物最常见的取代模式,A 环的 H-6 和 H-8 分别以间位偶合的双重峰(J=ca.2.5Hz)出现在 δ5.70~6.90,且 H-6 的双重峰总是比 H-8 的双重峰位于较高场。当 7- 羟基被苷化后,H-6 和 H-8 信号均向低场位移,见表 12-7。

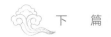

5,7-二羟基黄酮类化合物

表 12-7　5,7- 二羟基黄酮类化合物中 H-6 和 H-8 的化学位移

化合物	H-6	H-8
黄酮、黄酮醇、异黄酮	6.00~6.20d	6.30~6.50d
上述化合物的 7-O- 葡萄糖苷	6.20~6.40d	6.50~6.90d
二氢黄酮、二氢黄酮醇	5.75~5.95d	5.90~6.10d
上述化合物的 7-O- 葡萄糖苷	5.90~6.10d	6.10~6.40d

2. 7- 羟基黄酮类化合物　A 环的 H-5 因与 H-6 为邻偶,表现为 1 个双峰(J= ca.8.0Hz),又因受到 4 位羰基强烈的负屏蔽效应的影响,化学位移约为 δ8.00 左右。H-6 因有 H-5 邻偶及 H-8 间偶的双重作用,表现为 1 个双二重峰(dd,J=ca.8.0Hz 和 2.5Hz)。H-8 因与 H-6 的间位偶合,表现为 1 个双峰(J= ca.2.5Hz)。7- 羟基黄酮类化合物中 H-6 和 H-8 的化学位移值在 δ6.30~7.10,比 5,7- 二羟基黄酮类化合物中相应质子的化学位移值大,并且位置可能相互颠倒,见表 12-8。

7-羟基黄酮类化合物

表 12-8　7- 羟基黄酮类化合物中 H-5、H-6 和 H-8 的化学位移

化合物	H-5	H-6	H-8
黄酮、黄酮醇、异黄酮	7.90~8.20d	6.70~7.10dd	6.70~7.00d
二氢黄酮、二氢黄酮醇	7.70~7.90d	6.40~6.50dd	6.30~6.40d

3. 5,6,7- 三羟基黄酮类化合物　与 5,7- 二羟基黄酮类化合物相比,当 6 位有羟基取代后,H-8 向低场位移至 δ6.80~7.00。

5,6,7-三羟基黄酮类化合物

（三）B 环质子

1. 4′- 氧取代黄酮类化合物　B 环的 4 个质子可以分成 H-2′、H-6′和 H-3′、H-5′两组,

笔记栏

每组质子均表现为双重峰(2H,d,$J=$ ca.8.0Hz),位于δ6.50~7.90,比 A 环质子处于稍低的磁场,且 H-2′、H-6′总是比 H-3′、H-5′位于稍低磁场,二者化学位移相差约为 1.0,是因为 C 环对H-2′、H-6′的去屏蔽效应及 4′-OR 的屏蔽作用之故。H-2′、H-6′的具体峰位与 C 环的氧化水平有关,见表 12-9。

4′-氧取代黄酮类化合物

表12-9 4′-氧取代黄酮类化合物中 H-2′,H-6′和 H-3′,H-5′的化学位移

化合物	H-2′、6′	H-3′、5′
黄酮类	7.70~7.90d	6.50~7.10d
黄酮醇类	7.90~8.10d	6.50~7.10d
二氢黄酮类	7.10~7.30d	6.50~7.10d
二氢黄酮醇类	7.20~7.40d	6.50~7.10d
异黄酮类	7.20~7.50d	6.50~7.10d
查耳酮(H-2、6 和 H-3、5)类	7.40~7.60d	6.50~7.10d
橙酮类	7.60~7.80d	6.50~7.10d

2. 3′,4′-二氧取代黄酮类化合物 3′,4′-二氧取代黄酮和黄酮醇中 B 环 H-5′因与 H-6′的邻位偶合以双重峰的形式出现在δ6.70~7.10(d,$J=$ca.8.0Hz)。H-2′因与 H-6′的间偶,亦以双重峰的形式出现在δ7.20~7.80(d,$J=$ca.2.0Hz)处。H-6′因分别与 H-2′和 H-5′偶合,以双二重峰出现在δ7.30~7.90(dd,$J=$ca.2.0Hz 和 8.0Hz)处,两信号有时重叠或部分重叠,需仔细辨认,见表 12-10。

3′,4′-二氧取代黄酮类化合物

表12-10 3′,4′-二氧取代黄酮类化合物中 H-2′和 H-6′的化学位移

化合物	H-2′	H-6′
黄酮(3′,4′-OH 及 3′-OH,4′-OCH$_3$)	7.20~7.30d	7.30~7.50dd
黄酮醇(3′,4′-OH 及 3′-OH,4′-OCH$_3$)	7.50~7.70d	7.60~7.90dd
黄酮醇(3′-OCH$_3$,4′-OH)	7.60~7.80d	7.40~7.60dd
黄酮醇(3′,4′-OH,3-O-糖)	7.20~7.50d	7.30~7.70dd

根据 H-2′和 H-6′的化学位移,可以区别黄酮和黄酮醇的 3′、4′-位上是 3′-OH,4′-OCH$_3$还是 3′-OCH$_3$,4′-OH。在 3′-OH,4′-OCH$_3$黄酮和黄酮醇中,H-2′通常比 H-6′出现在高场区;而在 3′-OCH$_3$,4′-OH 黄酮和黄酮醇中,H-2′和 H-6′的位置则相反。

3′,4′-二氧取代异黄酮、二氢黄酮及二氢黄酮醇中,H-2′、H-5′及 H-6′为一复杂多重峰(常组成两组峰)出现在δ6.70~7.10,C 环对这些质子的影响极小,每个质子化学位移主要取决于它们相对于含氧取代基的邻位或对位。

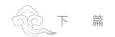

3. 3′,4′,5′-三氧取代黄酮类化合物　如果 3′,5′-是相同取代基时,H-2′和 H-6′以 1 个相当于 2 个质子的单峰出现在 δ6.50~7.05。当 3′-或 5′-OH 是不同取代基时,则 H-2′和 H-6′因相互偶合而分别以 1 个双重峰(J=ca.2.0Hz)出现。

OR
OR
OR

3′,4′,5′-三氧取代黄酮类化合物

(四) 糖基上的质子

1. 单糖苷　糖基上的质子信号在 δ3.2~6.0,糖的端基质子(以 H-1″表示)与糖上其他质子相比位于较低场区,具体峰位与成苷位置及糖的种类等有关,见表 12-11。

表 12-11　黄酮类化合物单糖苷中 H-1″的化学位移

化合物	H-1″	化合物	H-1″
黄酮醇-3-O-葡萄糖苷	5.70~6.00	黄酮醇-3-O-鼠李糖苷	5.00~5.10
黄酮类-7-O-葡萄糖苷	4.80~5.20	黄酮醇-7-O-鼠李糖苷	5.10~5.30
黄酮类-4′-O-葡萄糖苷	4.80~5.20	二氢黄酮醇-3-O-葡萄糖苷	4.10~4.30
黄酮类-5-O-葡萄糖苷	4.80~5.20	二氢黄酮醇-3-O-鼠李糖苷	4.00~4.20
黄酮类-6-及8-C-糖苷	4.80~5.20		

对于黄酮类化合物葡萄糖苷,连接在 3-OH 与连接在 4′-或 5-或 7-OH 上的葡萄糖端基质子的化学位移明显不同,易于区别;对于黄酮醇-3-O-葡萄糖苷和黄酮醇-3-O-鼠李糖苷,其端基质子化学位移值也有较大区别,但二氢黄酮醇-3-O-葡萄糖苷和 3-O-鼠李糖苷的端基质子化学位移值则区别很小。当黄酮苷类直接在 DMSO-d_6 中测定时,糖的端基质子(H-1″)有时与糖上的羟基质子信号混淆,但当加入 D_2O 后,羟基质子信号则消失,而糖的端基质子(H-1″)可清楚地显示出来。对于鼠李糖苷,鼠李糖上的 C-CH$_3$ 以 1 个二重峰(J=6.5Hz)或多重峰出现在 δ0.80~1.20,易于鉴别。

黄酮苷类化合物中端基质子信号的偶合常数,可被用于判断其苷键构型,详见糖和苷有关部分。

2. 双糖苷类　末端糖的端基质子(以 H-1‴表示)因离黄酮母核较远,受其负屏蔽影响较小,它的信号比 H-1″位于较高场,且因末端糖的连接位置不同其向高场位移的程度也不同。如由葡萄糖和鼠李糖构成的黄酮-3-或 7-O-双糖苷中常见有 2 种类型:

苷元-芸香糖基[即苷元-O-β-D-葡萄糖(6→1)-α-L-鼠李糖]

苷元-新橙皮糖基[即苷元-O-β-D-葡萄糖(2→1)-α-L-鼠李糖]

上述两种连接方式可依据糖和苷类化合物一章所述的方法进行确定,也可通过比较鼠李糖上端基质子或 C-CH$_3$ 质子(H-6‴)的化学位移来区别,在双糖苷中,末端鼠李糖上的 C-CH$_3$ 质子以 1 个二重峰或多重峰出现在 δ0.70~1.30,见表 12-12。

表 12-12　黄酮双糖苷中鼠李糖 H-1‴和 H-6‴的化学位移

化合物	H-1‴	H-6‴
芸香糖基	4.20~4.40(d,J=2.0Hz)	0.70~1.00(d)
新橙皮糖基	4.90~5.00(d,J=2.0Hz)	1.10~1.30(d)

（五）其他质子

1. 酚羟基质子 测定酚羟基质子可将黄酮类化合物直接溶 DMSO-d_6 测定。7、3'、4' 和 5' 位酚羟基质子信号一般出现在 $\delta 9.00 \sim 10.50$ 附近，而 5 位酚羟基质子由于与 4 位羰基形成氢键，向低场位移，位于 $\delta 12.00 \sim 13.00$。向被测定的样品溶液中加入 D_2O，这些信号即消失。如在木犀草素 -7-O-β-D- 葡萄糖苷的 ^{1}H-NMR 中，酚羟基质子信号分别出现在 $\delta 12.99$（5-OH）、10.01（4'-OH）和 9.42（3'-OH）处。

2. C_6- 和 C_8-CH_3 质子 其中 C_6-CH_3 质子比 C_8-CH_3 质子出现在稍高场处（$\Delta\delta$ 约 0.2）。如异黄酮中，前者在 $\delta 2.04 \sim 2.27$，后者在 $\delta 2.14 \sim 2.45$。

3. 甲氧基质子 除少数例外，甲氧基质子一般以单峰出现在 $\delta 3.50 \sim 4.10$，糖基上的一般质子也在此区域出现吸收峰，但它们均不是单峰，故极易区别。甲氧基在母核上的位置，可用 NOE 技术或 2D-NMR 等技术确定。

4. 异戊烯基质子 黄酮的 6- 及 8- 位常具有异戊烯基取代，异戊烯基的质子信号较容易识别，且在不同氘代溶剂中的位移值差别不大。其中 2 个甲基质子为 2 个单峰信号出现在 $\delta 1.70 \sim 1.80$，亚甲基常以双峰出现在约 $\delta 3.40$，烯质子常以三重峰出现在约 $\delta 5.20$。

5. 乙酰氧基上的质子 黄酮类化合物如制成乙酰化衍生物后进行测定，通常糖基上的乙酰氧基质子信号出现在 $\delta 1.65 \sim 2.10$（s）处，而苷元上酚羟基形成的乙酰氧基质子信号则出现在 $\delta 2.30 \sim 2.50$（s）处，易于区分。

三、核磁共振碳谱

目前对各种类型黄酮类化合物的核磁共振碳谱（^{13}C-NMR）信号已进行了归属，并已阐明了各类型黄酮类化合物碳信号的化学位移特征，据此可获得黄酮骨架类型、取代模式、黄酮苷中糖苷类型及其糖的连接位置等信息。

（一）黄酮类化合物骨架类型的判断

黄酮类化合物中央 3 个碳原子 ^{13}C-NMR 信号因母核结构不同而各具特征，其化学位移和裂分情况见表 12-13，通过比较三者之间的差异，可用于推断黄酮类的结构类型。

表 12-13 黄酮类化合物中央 3 个碳原子的化学位移

化合物	C-2	C-3	C-4（C＝O）
黄酮类	160.5~165.0s	103.0~111.8d	176.3~184.0s
黄酮醇类	145.0~150.0s	136.0~139.0s	172.0~177.0s
异黄酮类	149.8~155.4d	122.3~125.9s	174.5~181.0s
二氢黄酮类	75.0~80.3d	42.8~44.6t	189.5~195.5s
二氢黄酮醇类	82.7d	71.2d	188.0~197.0s
查耳酮类*	136.9~145.4d	116.6~128.1d	188.6~194.6s
橙酮类	146.1~147.7s	111.6~111.9d（＝CH—）	182.5~182.7s

* 查耳酮的 C-2 为 C-β，C-3 为 C-α。

（二）黄酮类化合物取代模式的判断

黄酮类化合物中芳环碳原子的信号特征可用于确定母核上取代基的取代模式，无取代基黄酮的 ^{13}C-NMR 信号归属如下。

1. 取代基的影响 黄酮类化合物 B 环上引入取代基（X）时，引起的位移效应与简单苯衍生物基本一致，见表 12-14。

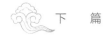

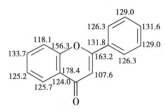

无取代基黄酮的 ^{13}C-NMR 信号

表 12-14 黄酮类化合物 B 环上的取代基位移效应

X	Z_i(连接碳)	Z_o(邻位碳)	Z_m(间位碳)	Z_p(对位碳)
OH	26.6	−12.8	1.6	−7.1
OCH₃	31.4	−14.4	1.0	−7.8

可以看出,羟基和甲氧基的引入可使同碳原子(α-碳)信号大幅度向低场位移,邻位碳(β-碳)和对位碳信号则向高场位移,间位碳信号虽然向低场位移但幅度较小。

通常,当 A 环或 B 环上引入取代基时,位移影响只限于引入取代基对应环,如果一个环上同时引入几个取代基,其位移影响具有某种程度的加和性。但当黄酮类母核上引入 5-OH 时,不但影响 A 环,而且由于 5-OH 与 4 位羰基形成氢键缔合,C-4、C-2 位的电子云密度降低,使 C-4 和 C-2 信号分别向低场位移 4.5 和 0.9,而 C-3 信号则向高场位移 2.0。如果 5-OH 被甲基化或苷化,则氢键缔合被破坏,上述信号分别向相反方向位移。

2. A 环碳原子

(1) 5,7- 二羟基黄酮类化合物:C-5、C-7 由于直接和酚羟基相连,其信号位于低场,约为 $\delta155.0\sim165.0$。C-6 和 C-8 因位于酚羟基邻位,出现在较高场 $\delta90.0\sim100.0$,且与 C-8 信号相比,C-6 信号总是出现在较低磁场。如在黄酮和黄酮醇中二者相差约为 $\delta4.8$;在二氢黄酮中 C-6 信号移向高场,使二者相差减少,约为 $\delta0.9$。当 C-6 或 C-8 有烷基或碳糖苷取代时,C-6 或 C-8 信号将发生较大的低场位移,如 C-6 位有甲基或异戊烯基取代,则 C-6 信号向低场位移 $\delta6.0\sim9.6$;当 C-6 位有碳糖基取代,则 C-6 信号向低场位移约 $\delta10.0$,据此可鉴定 6-C 糖苷或 8-C 糖苷或 6,8- 二碳糖苷。

(2) 7- 羟基黄酮类化合物:C-7 位羟基造成 C-6、C-8 位处于高场,δ 值小于 120.0;C-5 位受 7 位影响较小,约为 $\delta120.0\sim125.0$。

(3) 5,6,7- 三羟基黄酮类化合物:与 5,7- 二羟基黄酮类化合物相比,当 6 位有羟基取代后,C-6 向低场位移至 $\delta130.0\sim140.0$,C-8 受到的影响较小。反之,8 位有羟基取代后,C-8 向低场位移至 $\delta130.0\sim135.0$,C-6 受到的影响较小。

3. B 环碳原子

(1) 4′- 羟基黄酮类化合物:黄酮、黄酮和异黄酮的 C-1′ 信号一般较稳定,在 $\delta121.0\sim122.0$。在二氢黄酮中,由于 B 环不与 C 环共轭,C-1′ 信号向低场位移至 $\delta128.0\sim130.0$,受羟基的影响,C-3′、5′(约为 $\delta115.0$)总是比 C-2′、6′ 处于高场(约为 $\delta128.0$)。

(2) 3′,4′- 二羟基黄酮类化合物:C-3′、C-4′ 受羟基的影响出现在约 $\delta145.0$,C-2′、C-5′ 和 C-6′ 处于高场,δ 小于 120.0。

(三) 黄酮苷类化合物上糖的连接位置

黄酮类化合物形成 O- 糖苷后,苷元和糖的相关碳原子均将产生相应的苷化位移,由于苷元上苷化位置及糖的种类不同,苷化位移幅度也不同,利用苷化位移规律可判断黄酮类化合物苷中糖的连接位置。

在酚苷中,糖的端基碳信号因苷化向低场位移,$\delta+4.0\sim+6.0$,位移的具体数值取决于酚羟基周围的环境。如苷化位置在苷元的 7- 或 2'-、3'-、4'- 位时,糖的端基碳信号一般位于 $\delta100.0\sim102.5$,但 5-OH 葡萄糖苷和 7-OH 鼠李糖苷例外,糖的端基碳信号分别位于 $\delta104.3$ 和 99.0 处。

苷元的苷化位移对于判断黄酮类化合物 -O 苷中糖的连接位置具有重要意义。一般苷元经苷化后,直接与糖基相连的碳原子向高场位移,其邻位和对位碳原子则向低场位移,且对位碳原子的位移幅度最大。当 3-OH 糖苷化后,对 C-2 引起的苷化位移比一般邻位效应要大得多,说明 2,3 位碳碳双键与一般芳香系统不同,更具有烯烃的特征。当 7-OH 或 3-OH 与鼠李糖成苷时,C-7 或 C-3 信号的苷化位移比一般糖苷要大,据此可与一般糖苷区别。当 5-OH 糖苷化后,因其与 4-C=O 的氢键缔合被破坏,对 C 环碳原子产生较大影响,使 C-2、C-4 信号明显向高场位移,而 C-3 信号则向低场位移。

在苷化位移无法判断糖的连接位置时,可考虑应用 2D-NMR,通常先分析 HMQC 或 HSQC,归属各个碳和其相连氢的化学位移,然后应用 HMBC 分析糖端基氢和相连苷元碳之间的相关信号,从而确定糖的连接位置。

黄酮类化合物的 C-8 和 C-6 位较易与糖端基碳直接相连形成碳苷,此时糖端基碳将位于约 $\delta75.0\sim80.0$,同时应用 HMBC 观察糖端基氢与苷元的相关峰可用于决定糖基连在苷元上的位置。

四、质谱

对于极性较小的黄酮苷元,常用的是电子轰击质谱(EI-MS),可得到较强的分子离子峰 [M]‡,且常为基峰。也可应用场解吸质谱(FD-MS)、快速原子轰击质谱法(FAB-MS)及电喷雾质谱(ESI-MS)等软电离质谱技术,直接进行测定,获得分子离子峰 [M]‡ 或准分子离子峰,以及有关苷元及糖基部分的重要结构信息。

(一)游离黄酮类化合物

游离黄酮类化合物的 EI-MS 中,除分子离子峰 [M]$^+$ 外,在高质量区常可见 [M–H]$^+$、[M–CO]$^+$ 和 [M–CH$_3$]$^+$(含甲氧基者)等碎片离子峰。黄酮类化合物主要有裂解途径 I (RDA 裂解)(图 12-7)和裂解途径 II (图 12-8)两种基本的裂解途径,这两种裂解途径产生的碎片离子 A$_1^{\ddagger}$、B$_1^{\ddagger}$、B$_2^+$,保留着 A 环和 B 环的基本骨架,特别是碎片 A$_1^{\ddagger}$ 与相应的碎片 B$_1^{\ddagger}$ 的质荷比之和等于分子离子 [M]‡ 的质荷比,这些碎片离子在结构鉴定中有重要意义。

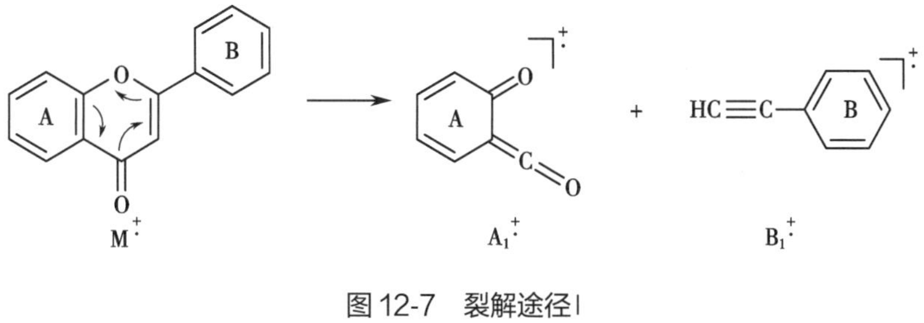

图 12-7　裂解途径 I

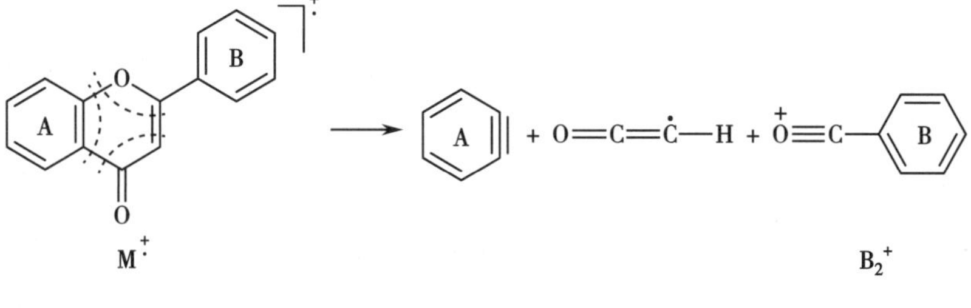

图 12-8　裂解途径 II

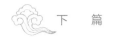

上述这两种裂解途径相互竞争、相互制约, B_2^+、$[B_2-CO]^+$ 离子强度几乎与 A_1^+、B_1^+ 离子以及进一步裂解产生的子离子(如 $[A_1-CO]^+$、$[A_1-CH_3]^+$)等总强度成反比。

1. 黄酮类 黄酮的基本裂解途径见图 12-9,以途径 I 为主。多数游离黄酮的分子离子峰 $[M]^{\ddot{+}}$ 为基峰,其他较重要的峰有 $[M-H]^+$、$[M-CO]^+$ 以及由裂解途径 I 产生的碎片 A_1^+、$[A_1-CO]^+$ 和 B_1^+ 峰。

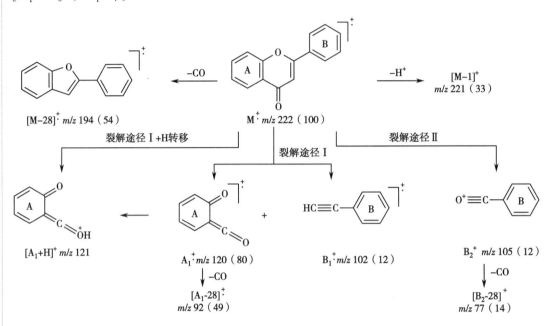

图 12-9 黄酮类化合物的基本裂解途径

A 环上的取代情况,可根据 A_1^+ 碎片的质荷比 (*m/z*) 来确定,如 5,7- 二羟基黄酮质谱中有与黄酮相同的 B_1^+ 碎片 (*m/z* 102),但它的 A_1^+ 比后者高 32 质量单位,即 *m/z* 152 代替了 *m/z* 120,说明 A 环上应有两个羟基取代。同理,B 环上的取代情况可根据 B_1^+ 碎片确定,见表 12-15。

表 12-15 不同取代基的黄酮的质谱数据

化合物	A_1^+	B_1^+
黄酮	120	102
5,7- 二羟基黄酮	152	102
5,7,4' - 三羟基黄酮(芹菜素)	152	118
5,7- 二羟基 -4' - 甲氧基黄酮(刺槐素)	152	132

有 4 个或 4 个以上含氧取代基的黄酮类在途径 I 中常产生中等强度的 A_1^+ 和 B_1^+ 碎片离子,具有重要的鉴定意义;而有 4 个或 4 个以上含氧取代基的黄酮醇类只能产生微弱的 A_1^+ 和 B_1^+ 碎片离子。

黄酮的 6- 及 8- 位常有异戊烯基取代,可通过上述方法比较 A_1^+ 碎片质量单位来确定。6- 及 8- 位含甲氧基的黄酮在裂解中可失去甲基,产生一个强的 $[M-CH_3]^+$ 离子峰,继之再失去 CO,产生 $[M-43]^+$ 碎片离子。

2. 黄酮醇类 黄酮醇的基本裂解途径见图 12-10。多数游离黄酮醇的分子离子峰是基峰,主要按裂解途径 II 进行,得到的 B_2^+ 离子及其失去 CO 而形成的 $[B_2-28]^+$ 离子具有重要的鉴定意义。

由于 B_2^+ 和 $[B_2-28]^+$ 强度几乎与 A_1^+、B_1^+ 及由 A_1^+、B_1^+ 衍生的一系列离子的总强度互成反

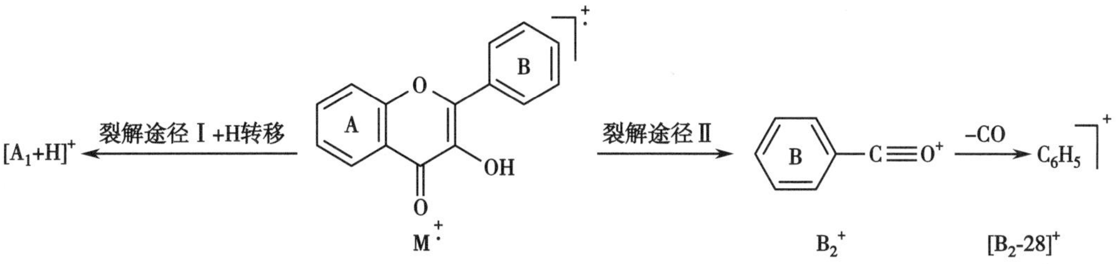

图 12-10　黄酮醇类化合物的基本裂解途径

比,因此,如果在一个黄酮或黄酮醇质谱中看不到由裂解方式 I 得到的碎片离子时,则应检查 B_2^+ 离子。通过观察 B_2^+ 离子与分子离子[M]$^+$间的 m/z 差异,可帮助判断 A 环和 C 环的取代情况。

游离黄酮醇质谱中除了 M$^+$、B_2^+、A_1^+、[A_1 + H]$^+$ 等离子外,还可看到[M–H]$^+$、[M–15]$^+$(M–CH$_3$),[M–43]$^+$(M–CH$_3$–CO)等碎片离子,也具有一定的诊断价值。

（二）黄酮苷类化合物

黄酮苷类化合物可直接用 FD-MS、FAB-MS 和 ESI-MS 进行分析。FD-MS 可形成强的分子离子峰[M]$^+$ 及[M+H]$^+$峰,直接测得分子量。

FAB-MS 主要形成很强的准分子离子峰,如[M+1]$^+$、[M+Na]$^+$、[M+K]$^+$ 等,易测得分子量,通过高分辨质谱（HR FAB-MS）还可以测得精确的分子量,从而推断分子式。

ESI-MS 可提供[M+H]$^+$ 或[M–H]$^-$ 离子而获得样品的分子量,常用于分析鉴定分子量大的黄酮苷类。

第七节　含黄酮类化合物的中药研究实例

一、槐花

槐花为豆科植物槐 Sophora japonica L. 的干燥花及花蕾,前者习称"槐花",后者习称"槐米"。槐花苦,微寒;归肝、大肠经;具有凉血止血,清肝泻火之功效;用于便血,痔血,血痢,崩漏,吐血,衄血,肝热目赤,头痛眩晕。

1. 主要有效成分　槐花含有黄酮、皂苷、鞣质、多糖等成分,黄酮类化合物是槐花中的主要有效成分,芦丁是其中代表性成分,又名芸香苷,是槲皮素的芸香糖苷,黄酮苷元有槲皮素、山奈酚、异鼠李素（isorhamnetin）等。芦丁广泛存在于自然界中,槐米中芦丁含量较高,花蕾开放后(即槐花)含量大大降低。2020 年版《中华人民共和国药典》(一部)规定,含总黄酮以芦丁计,槐花不得少于 8.0%,槐米不得少于 20.0%;含芦丁槐花不得少于 6.0%,槐米不得少于 15.0%。

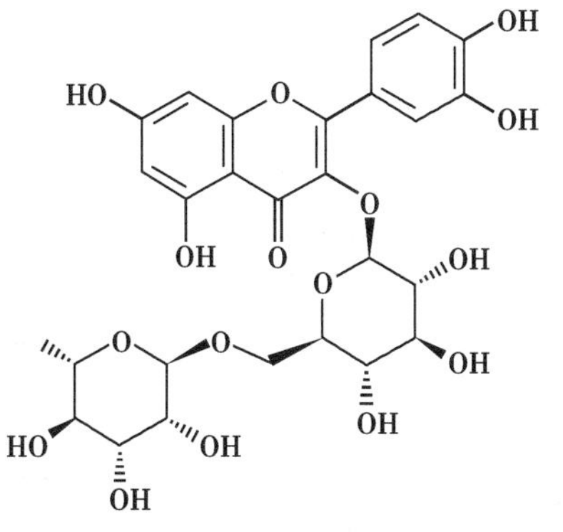

芦丁 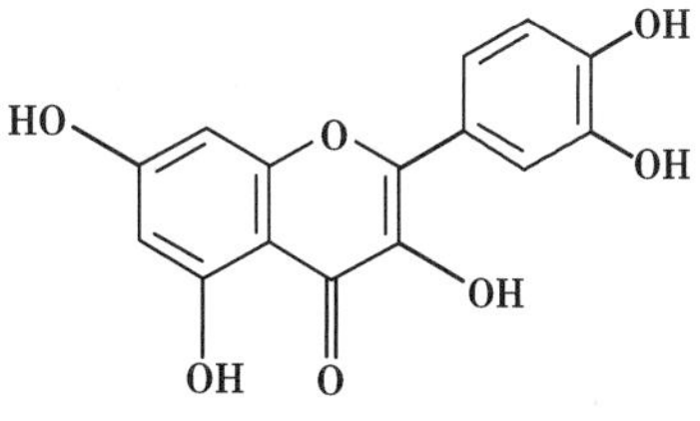　　　　　　　　　　　　　　　槲皮素

芦丁为浅黄色粉末或极细微淡黄色针状结晶,含 3 分子结晶水($C_{27}H_{30}O_{16} \cdot 3H_2O$),分子量 610.51(无水物),无水物极易吸潮且熔点不恒定,难溶于冷水(1:8 000),溶于热水(1:200),溶于醇类溶剂,如热甲醇(1:7)、冷甲醇(1:100)、热乙醇(1:60)、冷乙醇(1:650),不溶于苯、乙醚、三氯甲烷、石油醚等,易溶于吡啶、甲酰胺和碱性溶液。槲皮素为黄色针状结晶(稀乙醇),含 2 分子结晶水($C_{15}H_{10}O_7 \cdot 2H_2O$),分子量 302.24(无水物),溶于甲醇、乙醇、丙酮、乙酸乙酯、吡啶、冰乙酸等,不溶于石油醚、苯、乙醚、三氯甲烷,几乎不溶于水,易溶于碱性水溶液。

槐花自古作为止血药,其主要成分芦丁具有改善微循环和降低毛细血管脆性、止血、抗菌、消炎、抗辐射、抗氧化等作用。复方芦丁片用于治疗脆性增加的毛细血管出血症,也用于高血压脑病、脑出血、视网膜出血、出血性紫癜、急性出血性肾炎等的辅助治疗。芦丁也可作为制备槲皮素、羟乙基槲皮素、羟乙基芦丁、二乙胺基乙基芦丁等的原料,以羟乙基芦丁为主要成分的曲克芦丁片及注射液,用于闭塞综合征、血栓性静脉炎、毛细血管出血等。槲皮素具有抗氧化、抗肿瘤、抗炎、抗菌和保护心血管等多方面作用,具有较好的祛痰、止咳作用,并有一定的平喘作用,可用于治疗慢性支气管炎。

2. 芦丁的提取分离　利用芦丁结构中有多个酚羟基显酸性,可溶于碱液,加酸后又重新析出的性质,采用碱提酸沉法进行提取,石灰水中的钙离子可沉淀除去槐花米中的黏液质等酸性杂质,硼砂起到保护邻二酚羟基的作用,提取分离流程见图 12-11。

槐米粗粉

　　↓ 加约 6 倍量水及硼砂适量,煮沸,石灰乳调 pH8~9,
　　↓ 微沸 20~30 分钟,提取 2 次,趁热抽滤

合并提取液

　　↓ 加浓盐酸调 pH5,静置,抽滤,水洗至洗液呈中性,干燥

芦丁粗品

　　↓ 热水或乙醇重结晶

芦丁

图 12-11　芦丁的提取分离流程

3. 芦丁的结构鉴定　该化合物为黄色粉末状结晶,溶于碱水、沸乙醇、甲醇和丙酮,常温下不溶于水,也不溶于苯、乙醚、石油醚。遇 $FeCl_3$-$K_3[Fe(CN)_6]$ 试剂显蓝色,提示含有酚羟基。^{1}H-NMR(图 12-12)中低场区 $\delta6.20$(1H,d,$J=1.6Hz$),$\delta6.39$(1H,d,$J=1.6Hz$)为黄酮特征的 A 环氢信号,通过化学位移值和偶合常数值可判断为 A 环 H-6 和 H-8,其中 $\delta6.20$ 应为 H-6。$\delta6.85$(1H,d,$J=8.0Hz$)、7.55(1H,s)和 7.56(1H,d,$J=8.0Hz$)为黄酮 B 环质子信号,从化学位移值和偶合常数值可判断为 B 环 H-5′、H-2′ 和 H-6′。低场区的宽峰应为酚羟基质子信号,其中 $\delta12.61$ 应为 C-5 上酚羟基质子信号。该化合物未出现 H-3 的信号峰,应为黄酮醇类化合物。

^{13}C-NMR(图 12-13)中除溶剂峰信号和糖基碳信号外,该化合物信号主要集中在低场,出现在 $\delta94.0$~177.8,共 17 个碳信号,除去糖的 2 个端基碳信号,其余 15 个信号说明该化合物可能是黄酮类成分,其中 $\delta177.8$ 为黄酮 4 位羰基的特征信号。$\delta99.1$ 为 94.0 为黄酮 A 环 C-6 和 C-8 的特征信号,与文献中槲皮素的 NMR 数据进行比较,确定该化合物苷元为槲皮素。

HSQC(图 12-14)中 $\delta4.39$ 和 5.34 处的氢信号与 $\delta101.2$ 和 101.6 的碳信号相关,推测是糖端基质子,同时发现在 $\delta3.05$~3.70 区域有多个质子信号,故判断该化合物应有 2 个糖基。结合 ^{13}C-NMR、HMQC 谱和 HMBC(图 12-15),对 2 个糖基上的各个质子和碳信号进行归属,与标准的糖的化学位移数据比较,推断 2 个糖为葡萄糖和鼠李糖。HMBC 中 $\delta5.36$(葡萄糖的端基氢)与 $\delta133.8$(苷元的 C-3)之间出现远程相关峰,同时苷元 C-3 与槲皮素 C-3 相比向

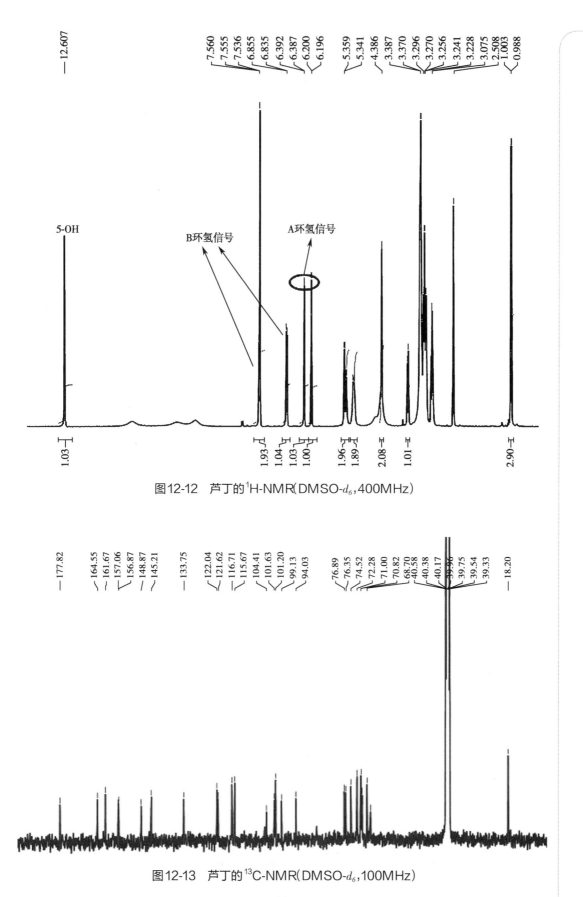

图12-12 芦丁的 ^{1}H-NMR(DMSO-d_6,400MHz)

图12-13 芦丁的 ^{13}C-NMR(DMSO-d_6,100MHz)

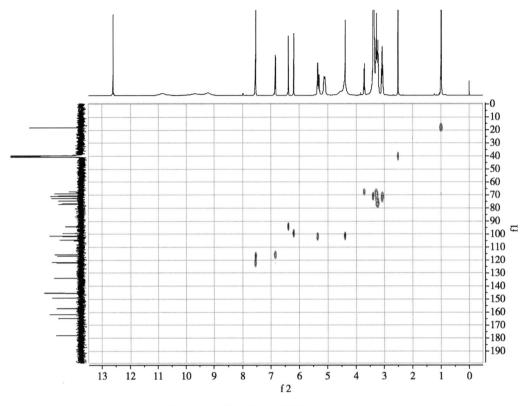

图 12-14　芦丁的 HSQC（DMSO-d_6）

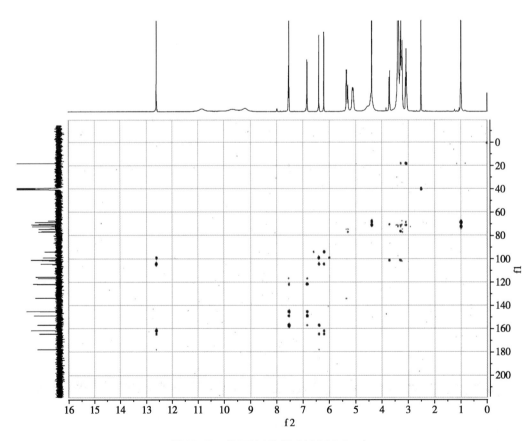

图 12-15　芦丁的 HMBC（DMSO-d_6）

高场移动约 2.8 个化学位移值,说明葡萄糖接在苷元 3 位。$\delta 4.39$（鼠李糖的端基氢）与 $\delta 68.7$（葡萄糖 C-6）之间出现远程相关峰,同时葡萄糖 C-6 向低场移动约 5 个化学位移值,说明鼠李糖连在葡萄糖 6 位上,故该化合物应为芦丁。NMR 数据归属见表 12-16。

表 12-16　芦丁的 NMR 谱数据（DMSO-d_6）

No.	¹H-NMR（J/Hz）	¹³C-NMR	No.	¹H-NMR（J/Hz）	¹³C-NMR
Ag1ycone			2′	7.55(1H,s)	115.7
2	—	145.2	3′		145.2
3	—	133.8	4′		148.9
4	—	177.8	5′	6.85(1H,d,8.0)	116.7
5	—	161.7	6′	7.56(1H,d,8.0)	121.6
6	6.20(1H,d,1.6)	99.1	D-glc		
7	—	164.6	1″	5.36(1H,d,8.0)	101.6
8	6.39(1H,d,1.6)	94.0	6″	3.08,3.23(2H,m)	68.7
9	—	156.9	L-rha		
10	—	104.4	1‴	4.39(1H,s)	101.2
1′	—	122.0	6‴	0.99(3H,d)	18.2

二、黄芩

黄芩为唇形科植物黄芩 *Scutellaria baicalensis* Georgi 的干燥根,苦,寒;归肺、胆、脾、大肠、小肠经;具有清热燥湿、泻火解毒、止血、安胎之功效;用于湿温,暑湿,胸闷呕恶,湿热痞满,泻痢,黄疸,肺热咳嗽,高热烦渴,血热吐血,痈肿疮毒、胎动不安。

黄芩含有黄酮、萜类、酚酸类、甾醇、挥发油及多糖等多种成分,其中黄芩苷、黄芩素、汉黄芩苷(wogonoside)、汉黄芩素(wogonin)等黄酮是主要的有效成分,是黄芩及黄芩制剂的主要质量控制指标,2020 年版《中华人民共和国药典》(一部)规定,黄芩中含黄芩苷不得少于 9.0%。

黄芩苷　　　　　　　　　　　黄芩素

汉黄芩苷　　　　　　　　　　汉黄芩素

黄芩苷为淡黄色针晶(甲醇),分子式 $C_{21}H_{18}O_{11}$,分子量 446.35,易溶于 N,N-二甲基甲酰胺、吡啶,可溶于碳酸氢钠、碳酸钠、氢氧化钠、氨水等碱液,但在碱液中不稳定,渐变为暗棕色;可溶于含水醇和热冰乙酸,难溶于甲醇、乙醇、丙酮,几乎不溶于水、乙醚、苯、三氯甲烷等。黄芩苷经水解后生成的苷元黄芩素分子中具有邻三酚羟基,易被氧化转为醌类衍生物而显绿色,见图12-16。此系黄芩保存或炮制不当变为绿色的原因,黄芩变绿后,表明有效成分黄芩苷受到破坏,质量随之降低。

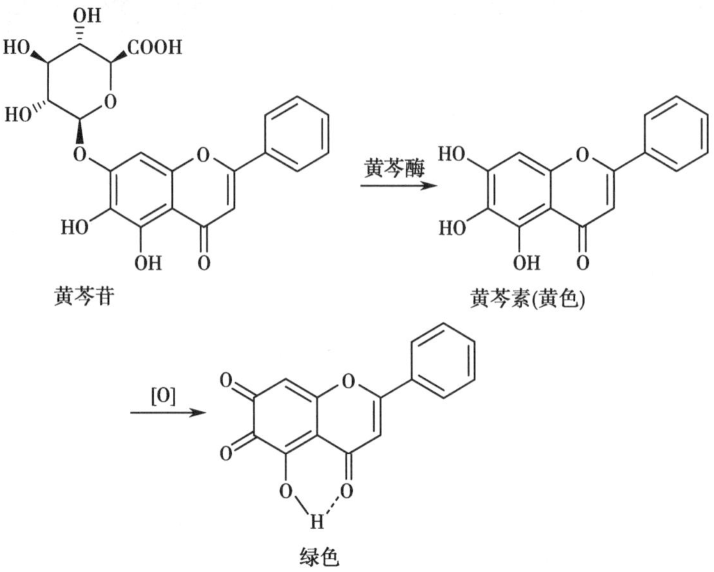

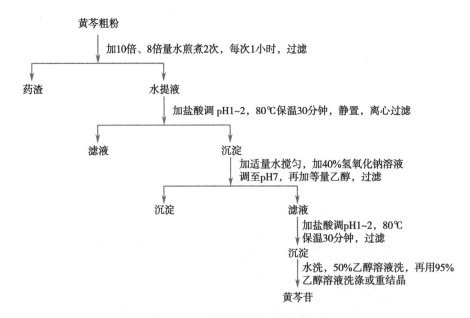

图 12-16 黄芩苷水解为黄芩素后易氧化变色

黄芩苷是 C7 位上羟基与葡糖醛酸结合的苷,酸性较强,利用其在酸性条件下水溶性较小,而在碱性条件下水溶性较大的性质,通过反复的碱溶酸沉达到分离精制的目的。提取过程需要注意防止酶解和氧化,其提取分离流程见图 12-17。

图 12-17 黄芩苷的提取分离流程

黄芩苷和黄芩素是黄芩的主要活性成分,两者在体内可以相互转化,黄芩苷在肠道的吸收主要是由肠道菌群及其产生的 β- 葡糖醛酸糖苷酶(GUS)水解为黄芩素,黄芩素又经小肠黏膜的肠道尿苷二磷酸葡糖醛酸转移酶(UGT)结合为黄芩苷后吸收入血。黄芩苷和黄芩素具有广泛的药理作用,如抗炎、抗氧化、抗肿瘤、抗菌、抗抑郁、抗病毒、保肝、保护心脑血管等。黄芩苷片剂和胶囊剂用于急、慢性肝炎和迁延性肝炎的辅助治疗;黄芩素铝胶囊用于肠炎、痢疾。

近年来黄芩苷和黄芩素的抗肿瘤作用研究广泛而深入,主要集中在消化系统、呼吸系统和生殖系统等方面,对肝癌、结肠癌、肺癌、乳腺癌等有效。两者通过多种途径和靶点发挥作用,具有抑制肿瘤细胞增殖、阻滞肿瘤细胞周期、诱导肿瘤细胞凋亡、抑制肿瘤细胞侵袭和转移、抑制肿瘤上皮间质转化、促使肿瘤细胞向正常细胞分化和抗肿瘤多药耐药性等作用;在体内除直接抑制肿瘤的作用外,还可通过抗炎和调节免疫发挥抗肿瘤作用。黄芩素的活性总体高于黄芩苷,两者的抗肿瘤机制总体相似,有少量差异。

三、葛根

葛根为豆科植物野葛 *Pueraria lobata*（Willd.）Ohwi 的干燥根,习称野葛。葛根甘、辛,凉;归脾、胃、肺经;具有解肌退热,生津止渴,透疹,升阳止泻,通经活络,解酒毒的功效;用于外感发热头痛,项背强通,口渴,消渴,麻疹不透,热痢,泄泻,眩晕头痛,中风偏瘫,胸痹心痛,酒毒伤中。

葛根含有异黄酮类、葛根苷类(pueraside,二氢查耳酮衍生物)、三萜皂苷(葛根皂醇 A、B、C 等齐墩果烷型醇类化合物)、生物碱等成分,主要有效成分为异黄酮类,有大豆素、大豆苷、葛根素、大豆素 -7,4′ - 二葡萄糖苷、葛根素木糖苷等,其中代表性成分为葛根素,2020 年版《中华人民共和国药典》(一部)规定,葛根含葛根素不得少于 2.4%。

大豆素	$R_1=R_2=R_3=H$
大豆苷	$R_1=R_3=H$ $R_2=glc$
葛根素	$R_2=R_3=H$ $R_1=glc$
大豆素-7,4′-二葡萄糖苷	$R_1=H$ $R_2=R_3=glc$
葛根素木糖苷	$R_1=glc$ $R_2=xyl$ $R_3=H$

葛根素为白色或微黄色结晶性粉末,分子式 $C_{21}H_{20}O_9$,分子量 416.38,在水和有机溶剂中溶解度都不大,加热可溶于水、甲醇、乙醇,不溶于乙酸乙酯、三氯甲烷、苯。葛根素为碳苷,不被酶解,也不易被稀酸水解,只有用缓和的氧化反应。

利用多种色谱方法联用,分离得到葛根异黄酮类化合物,提取分离流程见图 12-18。

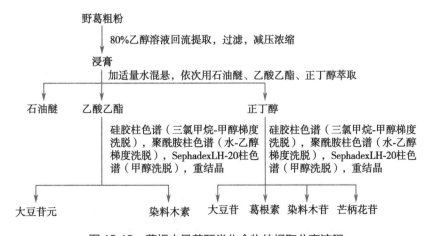

图 12-18 葛根中异黄酮类化合物的提取分离流程

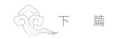

葛根总黄酮具有扩张冠状动脉,增加冠状动脉血流量以及降低心肌耗氧量等作用。葛根素化学结构与天然雌激素类似,已被证明具有雌激素活性,被誉为"植物雌激素",具有脑保护、心血管保护、降血糖、抗炎、抗骨质疏松、抗肝毒性、提高免疫力、抗菌、抗病毒等多种作用。葛根素注射液可用于辅助治疗冠心病、心绞痛、心肌梗死、视网膜动、静脉阻塞、突发性耳聋。

葛根素对心脑血管疾病具有重要的药理和治疗作用,可以影响 Na^+、K^+、Ca^{2+} 跨膜转运而改善心肌细胞膜电位及心律失常,并具有抗心肌纤维化损伤、舒张血管、抗动脉钙化及粥样硬化、促血管新生、改善微血流、抗血小板凝集、降血脂、抗糖尿病等作用;具有显著的脑保护活性,对阿尔茨海默病(AD)、帕金森病(PD)及脑卒中等模型动物或细胞产生保护作用。

糖尿病中医学名消渴,葛根素通过降血糖、降血脂、保护血管、抗氧化应激、减轻炎症性反应和改善胰岛素等机制来防治糖尿病,并且可以改善微血管、大血管及神经系统并发症的发生发展。

葛根素能发挥雌激素样的作用,在体内外实验中有增加骨量、改善骨代谢、抑制破骨细胞分化、促进成骨细胞生成的作用,从而起到抗骨质疏松的作用,临床也发现葛根素对绝经后骨质疏松症患者有一定程度的治疗作用。

四、银杏叶

银杏叶为银杏科植物银杏 *Ginkgo biloba* L. 的干燥叶,甘、苦、涩、平;归心、肺经;具有活血化瘀,通络止痛,敛肺平喘,化浊降脂的功效;用于瘀血阻络,胸痹心痛,中风偏瘫,肺虚咳喘,高脂血症。

银杏叶主要成分有黄酮类、萜类内酯、有机酸类及多糖类等。黄酮类化合物包括 3 类:单黄酮类如槲皮素、山柰酚、异鼠李素及其苷等;双黄酮类如银杏双黄酮、异银杏双黄酮、去甲银杏双黄酮、穗花杉双黄酮(amentoflavone)、金松双黄酮(sciadopitysin)及 5′- 甲氧基去甲银杏双黄酮等;儿茶素类如儿茶素、表儿茶素、没食子酸儿茶素(galloocatechin)和表没食子酸儿茶素(epigalloocatechin)等。银杏黄酮类化合物具有改善脑循环、扩张血管、增加冠脉及脑血管流量、降低血黏度等作用,是治疗心脑血管疾病的有效物质;萜类内酯有银杏内酯 A、银杏内酯 B、银杏内酯 C、银杏内酯 M、银杏内酯 J(二萜内酯)以及白果内酯(倍半萜内酯),萜内酯是血小板激活因子(PAF)受体特异性拮抗剂。2020 年版《中华人民共和国药典》规定,银杏叶含总黄酮醇苷不得少于 0.4%,总黄酮醇苷含量 =(槲皮素 + 山柰酚 + 异鼠李素含量)× 2.51;含萜类内酯以银杏内酯 A、银杏内酯 B、银杏内酯 C 和白果内酯的总量计,不得少于 0.25%。

银杏双黄酮　　　　　　　$R_1 = R_2 = CH_3$　　$R_3 = R_4 = H$
异银杏双黄酮　　　　　　$R_1 = R_3 = CH_3$　　$R_2 = R_4 = H$
去甲银杏双黄酮　　　　　$R_1 = CH_3$　　$R_2 = R_3 = R_4 = H$
穗花杉双黄酮　　　　　　$R_1 = R_2 = R_3 = R_4 = H$
金松双黄酮　　　　　　　$R_1 = R_2 = R_3 = CH_3$　　$R_4 = H$
5′-甲氧基去甲银杏双黄酮　$R_1 = CH_3$　　$R_2 = R_3 = H$　　$R_4 = OCH_3$

银杏叶多用其总提取物,采用乙醇提取、大孔吸附树脂等方法进行制备,其提取分离流程见图 12-19。

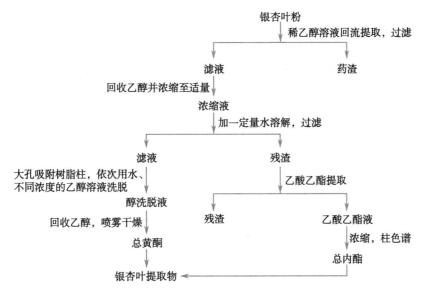

图 12-19　银杏叶提取物的制备方法

《中华人民共和国药典》规定银杏叶提取物含总黄酮醇苷不得少于 24.0%,含萜类内酯以白果内酯、银杏内酯 A、银杏内酯 B 和银杏内酯 C 的总量计,不得少于 6.0%。以银杏叶提取物为原料制成的药物有银杏叶口服液、片剂、胶囊剂、滴丸剂等,具有活血化瘀通络的功效,用于瘀血阻络引起的胸痹心痛、中风、半身不遂、舌强语謇;冠心病稳定型心绞痛、脑梗死见上述证候者。

五、淫羊藿

淫羊藿为小檗科植物淫羊藿 *Epimedium brevicornu* Maxim.、箭叶淫羊藿 *Epimedium sagittatum*（Sieb.et Zucc.)Maxim.、柔毛淫羊藿 *Epimedium pubescens* Maxim. 或朝鲜淫羊藿 *Epimedium koreanum* Nakai 的干燥叶,又名仙灵脾。淫羊藿辛、甘,温;归肝、肾经;具有补肾阳,强筋骨,祛风湿之功效;用于肾阳虚衰,阳痿遗精,筋骨痿软,风湿痹痛,麻木拘挛。

淫羊藿的化学成分包括黄酮、木脂素、酚苷、生物碱、多糖等,其中黄酮类成分如淫羊藿苷（icariin）、朝藿定 A（epimedin A）、朝藿定 B（epimedin B）、朝藿定 C（epimedin C）、宝藿苷 I（baohuoside I）等为主要活性成分,是淫羊藿质量控制的指标性成分,2020 年版《中华人民共和国药典》一部规定淫羊藿含宝藿苷 I 不得少于 0.030%;含朝藿定 A、朝藿定 B、朝藿定 C 和淫羊藿苷的总量,朝鲜淫羊藿不得少于 0.40%,淫羊藿、柔毛淫羊藿、箭叶淫羊藿均不得少于 1.2%。

淫羊藿苷

淫羊藿苷属于 8-异戊烯基黄酮醇苷类的结构,淡黄色针状结晶(含水吡啶),溶于乙醇、乙酸乙酯,不溶于乙醚、苯、三氯甲烷。

采用溶剂萃取、硅胶柱色谱等方法分离淫羊藿中的淫羊藿苷等成分,其提取分离流程见图 12-20。

淫羊藿是常用的补肾阳、强筋健骨类中药,中医学认为肾主骨生髓,肾气充足则骨骼得以生长、修复,肾气虚则骨痿,淫羊藿苷是淫羊藿的主要活性成分,在骨骼系统中有较突出的药效作用,可防治骨质疏松,通过调节多种信号通路促进骨髓间充质干细胞、成骨细胞、脂肪干细胞、软骨细胞等多种细胞成骨化或抑制软骨细胞凋亡,并且抑制细胞成脂分化或血管生成,从而达到提高骨密度、改善骨量、促进骨结合及治疗骨关节炎的目的。

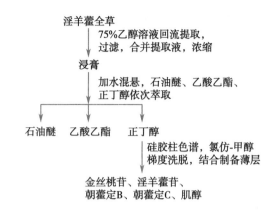

图 12-20 淫羊藿中淫羊藿苷等成分的提取分离流程

淫羊藿苷对神经、心血管、生殖及免疫等系统均有一定的活性,并有一定的抗肿瘤作用。通过抑制 β-淀粉样蛋白的产生、Tau 蛋白的过度磷酸化及多巴胺含量的降低,起到保护神经系统的作用,对多种神经系统疾病如脑缺血、阿尔茨海默病、帕金森病、多发性硬化症和抑郁症等有改善作用。通过保护心肌细胞、促进心肌细胞生成、改善内皮功能障碍,发挥心血管系统保护作用。淫羊藿苷作为补肾助阳要药淫羊藿的主要活性成分之一,能够促进性激素的形成、生殖器官的功能等,提高性功能。通过调节 T 细胞平衡、杀伤细胞活性等提高免疫力,可改善风湿性关节炎、支气管哮喘、多发性硬化和系统性红斑狼疮等自身免疫性疾病的病情。

学习小结

1. 学习内容

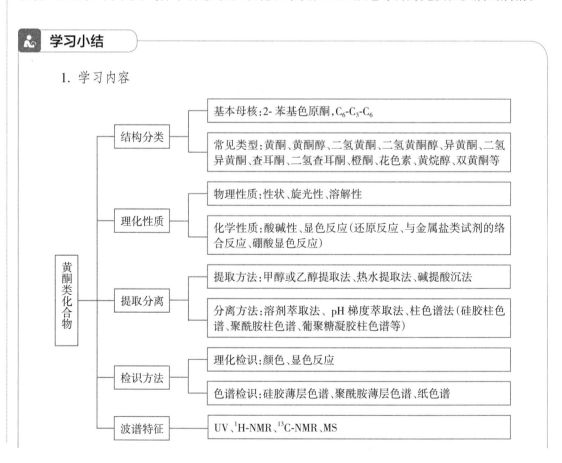

笔记栏

2. 学习方法

(1) 黄酮类化合物的结构与分类要抓住其 2- 苯基色原酮的基本母核,在此基础上根据分类依据,学习掌握其他类型。

(2) 学习理化性质时要紧密结合结构特点,掌握不同的结构特点对颜色、旋光性、溶解性、酸性以及显色反应等的影响。

(3) 提取分离方法主要依据溶解性、酸性、极性、分子量大小等性质。色谱法中根据色谱原理掌握其分离规律,如硅胶柱色谱属于吸附色谱,按极性大小分离;聚酰胺色谱为氢键吸附,根据氢键强弱以及是否成苷等因素分离;凝胶色谱中分离黄酮苷时主要为分子筛原理,按分子大小分离,分离黄酮苷元时主要为吸附原理,按极性大小分离。

(4) 检识方法包括理化检识和色谱检识,硅胶薄层色谱、聚酰胺薄层色谱分离检识规律参考相应的柱色谱,纸色谱为分配色谱。

(5) 学习波谱特征时注意结合不同类型黄酮类化合物的结构特点,以黄酮或黄酮醇为例,将 UV、NMR、MS 等波谱特征进行串联学习。

● (陈建真)

复习思考题

1. 什么是黄酮类化合物? 简述黄酮、黄酮醇、二氢黄酮、异黄酮、查耳酮、橙酮、花色素、黄烷醇的结构特点,并各举一例。

2. 不同类型黄酮类化合物的颜色和溶解性各有何特点? 黄酮的酸性与结构之间的关系如何?

3. 聚酰胺色谱分离黄酮类化合物的原理是什么? 分离规律有哪些?

4. 检识黄酮类化合物最常见的显色反应是什么? 如何鉴别:①黄酮和二氢黄酮;②3-OH 黄酮和 5-OH 黄酮?

5. PC 的分离原理是什么? 用 PC 检识芦丁和槲皮素,分别以 BAW(4∶1∶5,上层)和 5% 乙酸为展开剂,比较两者的 R_f 大小并解释之。

6. 黄酮类化合物在甲醇溶液中的紫外光谱有何特征? 不同类型的黄酮类化合物紫外光谱有何不同? 黄酮和黄酮醇 C 环的 ^{1}H-NMR 特征有何不同?

扫一扫,
测一测

第十三章

萜类化合物和挥发油

学习目标

掌握萜的定义、主要分类,熟悉代表性化合物草酚酮、环烯醚萜、薁类的结构特点、主要性质和检识方法,挥发油的化学组成、通性、提取分离方法及检识方法;熟悉萜类化合物的提取和分离方法;了解萜的生源途径(生源异戊二烯法则),萜类化合物的生物合成、波谱特征及研究实例。

第一节 萜类化合物

一、概述

萜类化合物(terpenoid)在自然界分布极为广泛,是骨架庞杂、种类繁多、具有广泛生物活性的一类重要的天然药物化学成分。近年来从海洋生物中发现了大量的萜类化合物,据不完全统计,萜类化合物超过了 26 000 种。挥发油、树脂、橡胶等所含主要成分多属于萜类化合物。

从化学结构上看,萜类化合物是异戊二烯$(C_5H_8)_n$首尾相连的聚合体及其衍生物,其骨架一般以 5 个碳为基本单元,少数也有例外。从生源来看,甲羟戊酸(mevalonic acid,MVA)是萜类化合物生物合成途径中的关键前体,其在萜类的生物体内合成中主要以异戊烯焦磷酸(isopentenyl pyrophosphate,IPP)的形式存在。因此,萜类化合物是一类由甲羟戊酸衍生而成,且大多数分子式符合$(C_5H_8)_n$通式的衍生物。

目前,萜类化合物仍根据分子结构中异戊二烯单位的数目进行分类,见表 13-1。同时根据各萜类分子结构中碳环的有无和数目多少,进一步分为无环萜、单环萜、双环萜、三环萜及四环萜等。萜类化合物多为含氧衍生物,少数萜类分子中含有氮原子,为萜类生物碱,如乌头碱(aconitine)。

本章主要介绍单萜、倍半萜、二萜及二倍半萜。

表 13-1 萜类化合物的分类与分布

类别	碳原子数目	异戊二烯单位数	存在
半萜	5	1	植物叶
单萜	10	2	挥发油
倍半萜	15	3	挥发油
二萜	20	4	树脂、植物醇

续表

类别	碳原子数目	异戊二烯单位数	存在
二倍半萜	25	5	海绵、植物病菌、昆虫代谢物
三萜	30	6	皂苷、树脂
四萜	40	8	胡萝卜素
多聚萜	$7.5 \times 10^3 \sim 3 \times 10^5$	>8	橡胶、硬橡胶

二、单萜

单萜(monoterpene)是由 2 个异戊二烯单位组成,含有 10 个碳原子的萜类化合物及其衍生物,多为植物挥发油中低沸程组分,其中含氧衍生物具有较强的生物活性及香气,是医药、食品和化妆品的重要原料。

单萜可分为无环(链状)单萜(acyclic monoterpene)、单环单萜(monocyclic monoterpene)、双环单萜(bicyclic monoterpene)及三环单萜(tricyclic monoterpene)等,环大多为六元环,也有三元、四元、五元及七元碳环。

(一)无环单萜

罗勒烯(ocimene)和月桂烯(myrcene)互为同分异构体,具有特殊的香味,是典型的无环单萜,主要作为香料工业的原料;香叶醇(geraniol)和橙花醇(nerol)互为顺反异构体,香茅醇(citronellol)是香叶醇或橙花醇氢化还原后的产物,常共存于同一挥发油中,具有玫瑰香气。

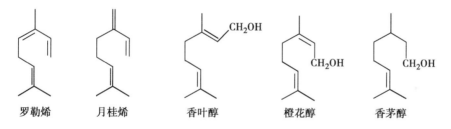

罗勒烯　　　月桂烯　　　香叶醇　　　橙花醇　　　香茅醇

(二)单环单萜

单环单萜可看成是由链状单萜环合衍变而来,常见的结构类型有对 - 薄荷烷型(p-menthane)、环香叶烷型(cyclogeraniane)和䓬酚酮型(troponoide)。

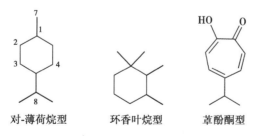

对-薄荷烷型　　　环香叶烷型　　　䓬酚酮型

α- 紫罗兰酮(α-ionone)存在于千屈菜科植物指甲花的挥发油中,有香气,可作为香料;薄荷醇(menthol)是唇形科植物薄荷和欧薄荷挥发油的主要成分,其左旋体称"薄荷脑",白色块状或针状结晶,有镇痛、止痒作用。

䓬酚酮是一类变形的单萜化合物,它们的碳骨架不符合经验的异戊二烯定则。䓬酚酮具有芳香化合物的性质,环上的羟基具有酚的通性,其酸性介于酚类和羧酸之间。分子中的羟基易于甲基化,但不易酰化;羰基与羧酸中羰基的性质类似,但不能和一般羰基试剂反应。该类化合物能与多种金属离子形成络合物结晶体,并显示不同颜色,可用于鉴别。红外光谱

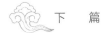

显示其羰基(1 600~1 650cm^{-1})和羟基(3 100~3 200cm^{-1})的吸收峰位置与一般化合物中的羰基和羟基略有区别。α-崖柏素(α-thujaplicin)存在于崖柏和罗汉柏的心材中。草酚酮类化合物多具有抗肿瘤活性,且多有毒性。

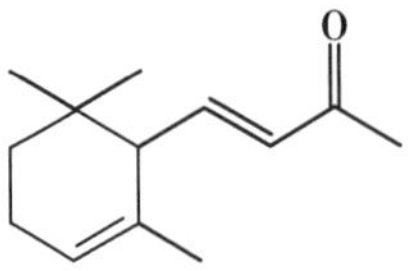

α-紫罗兰酮 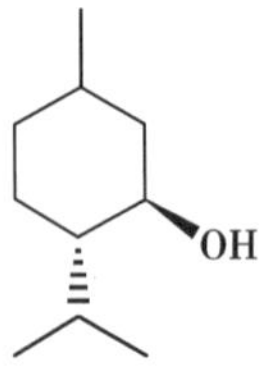　　　　L-薄荷醇 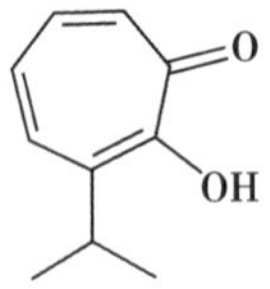　　　　α-崖柏素

(三)双环单萜

双环单萜的碳骨架可以看成薄荷烷分子中 C-8 分别与 C-1、C-2、C-3 相连或 C-4 与 C-2 相连形成的桥环化合物。常见的结构类型有蒎烷型(pinane)、蒈烷型(carane)、莰烷型(camphane)、异莰烷型(isocamphane)和葑烷型(fenchane)。芍药苷(paeoniflorin)为白色粉末,熔点 196℃,在酸性环境(pH 2~6)下稳定,在碱性环境下不稳定;樟脑(camphor)为白色结晶性固体,熔点 179.8℃,易升华,具有特殊的芳香气味;龙脑(borneol)俗名冰片,又称樟醇,是樟脑的还原产物,有升华性,熔点为 204~208℃。右旋龙脑和左旋龙脑互为旋光异构体,合成品为消旋龙脑。莰烯(camphene)右旋体熔点 51~52℃,存在于樟木、樟叶挥发油中,左旋体熔点 49~50℃,存在于缬草油(valerian oil)、香茅油(citronella oil)中;葑酮(fenchone)是樟脑的异构体,在小茴香果实挥发油中较多。

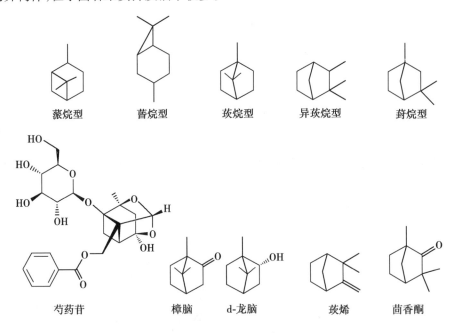

蒎烷型　　　蒈烷型　　　莰烷型　　　异莰烷型　　　葑烷型

芍药苷　　　樟脑　　　d-龙脑　　　莰烯　　　葑酮

(四)三环单萜

三环单萜的常见结构类型有三环烷型和葛缕樟烷型等。对檀香醇(teresantalol)存在于檀香心材挥发油中;香芹樟脑(carvonecamphor)是藏茴香酮(carvone)经日光长期照射的产物。

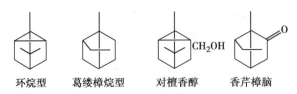

环烷型　　　葛缕樟烷型　　　对檀香醇　　　香芹樟脑

（五）环烯醚萜类类化合物

环烯醚萜类类化合物（iridoid）是一类特殊的单萜化合物，为臭蚁二醛（iridoidial）的缩醛衍生物。臭蚁二醛原是从臭蚁的防卫分泌物中分离得到的化合物，在植物体内也发现有此类成分存在，且系由焦磷酸香叶酯（GPP）衍生而成，故属单萜类化合物。GPP 在植物体内先逐步转化成臭蚁二醛，再衍生成环烯醚萜，环烯醚萜形成后，其 C_4- 甲基经氧化脱羧，形成 4- 去甲基环烯醚萜（4-demethyliridoid）。若其 C_7-C_8 处化学键断裂开环，则形成裂环烯醚萜（secoiridoid），并多与糖结合形成苷，其生物合成途径如图 13-1。

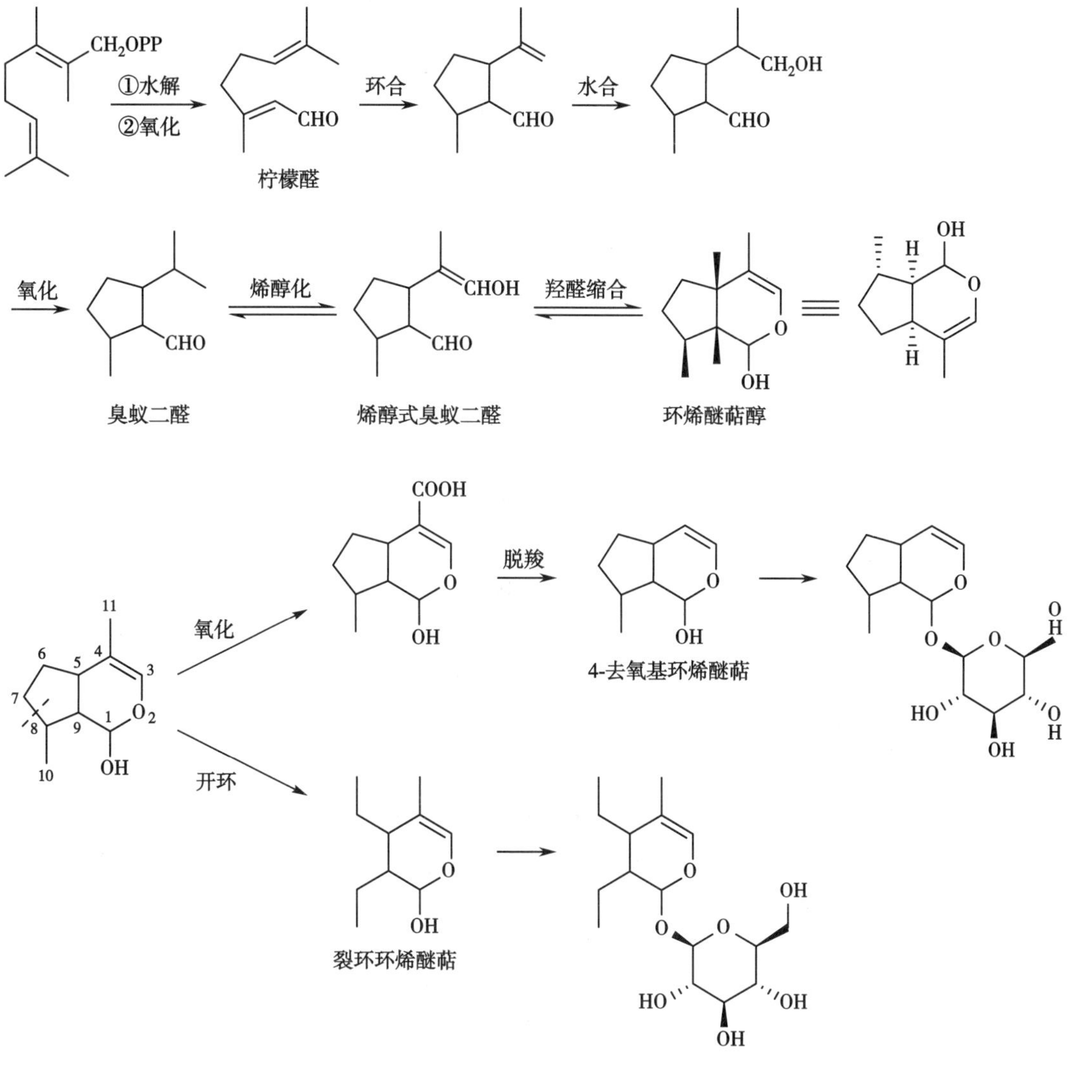

图 13-1 环烯醚萜类化合物的生物合成途径

环烯醚萜类化合物多具有半缩醛及环戊烷的结构特点，其半缩醛 C-1 位羟基性质不稳定，故环烯醚萜类化合物主要以 C-1 羟基与糖成苷的形式存在于植物体内；根据其环戊烷环是否裂环，可将环烯醚萜类化合物分为环烯醚萜苷及裂环烯醚萜苷。

1. 环烯醚萜苷 环烯醚萜类化合物多以苷的形式存在，苷元多具有 10 个碳原子，其结构上 C-1 羟基多与葡萄糖形成苷，且多为 β-D- 葡萄糖苷，C-11 有时氧化成羧酸，并可形成内酯。根据 C-4 位取代基的有无，此类化合物进一步又分为环烯醚萜苷及 4-去甲基环烯醚萜苷。

（1）C-4 位有取代基的环烯醚萜苷：C-4 位多连有甲基或羧基、羧酸甲酯、羟甲基。如栀

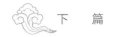

子中的栀子苷(gardenoside)、京尼平苷(geniposide)。栀子苷为其主要化学成分,有一定的泻下作用,京尼平苷有显著的泻下、利胆作用,其苷元京尼平(genipin)具有显著的促进胆汁分泌活性。鸡屎藤苷(paederoside)是鸡屎藤中主要化学成分,其C-4位羧基与C-6位羟基形成γ-内酯;鸡屎藤植物组织受损时,鸡屎藤苷C-10位的甲硫酸酯因酶解产生甲硫醇,使得该植物具有鸡屎的恶臭而得名。马鞭草苷(verbenalin)存在于马鞭草中,具有收缩子宫的作用,也是副交感神经作用器官的兴奋剂,并有镇咳作用。

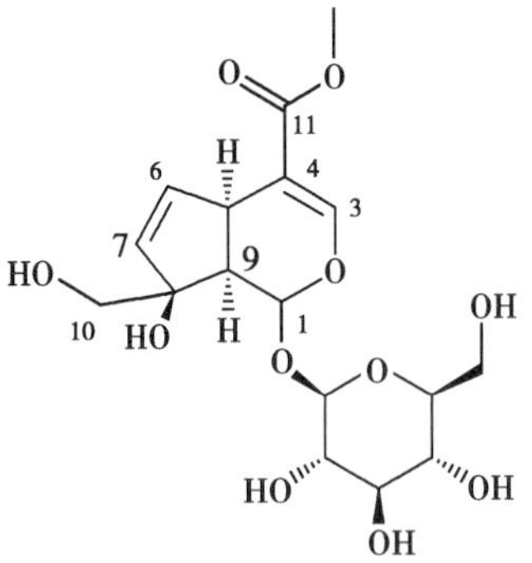

栀子苷

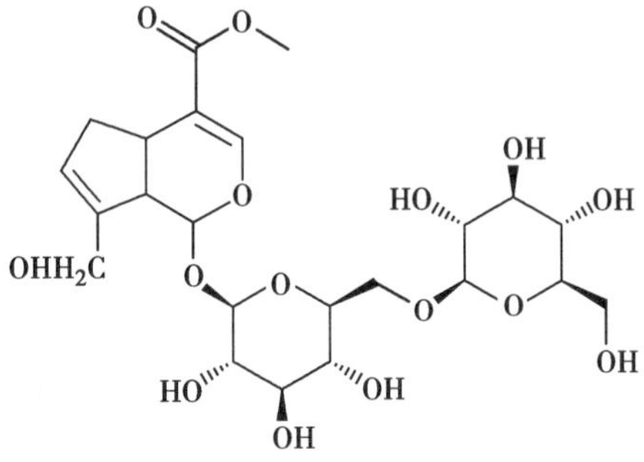

京尼平-1-*O*-龙胆双糖苷

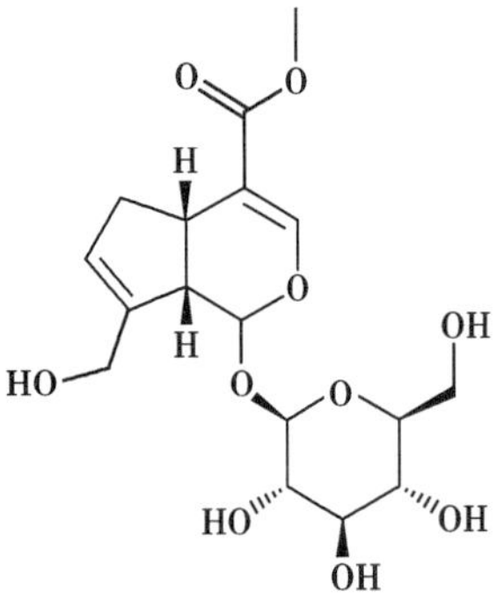

京尼平苷

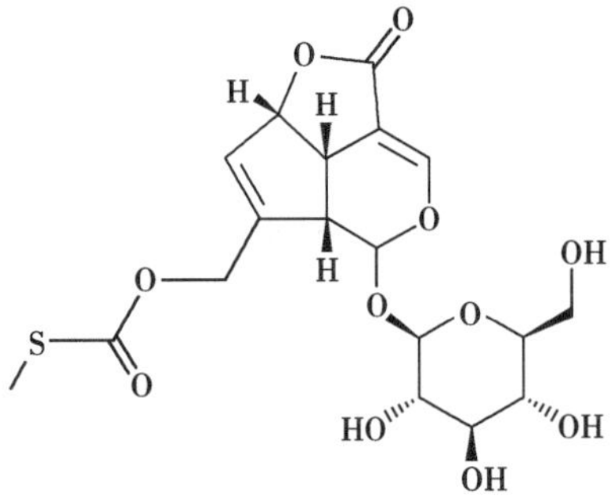

鸡屎藤苷

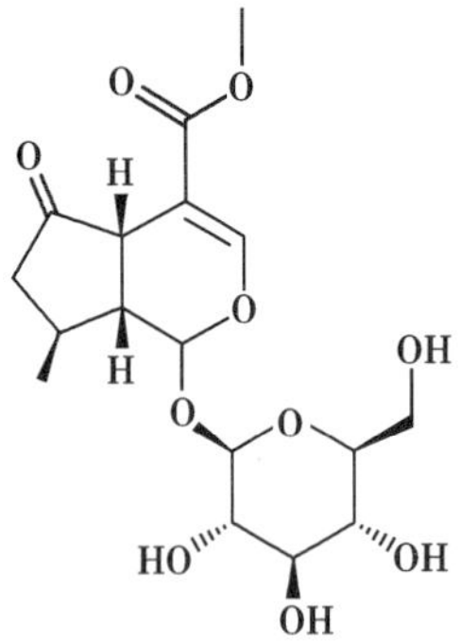

马鞭草苷

　　(2) 4-去甲环烯醚萜苷:4-去甲基环烯醚萜苷为环烯醚萜苷(iridoid glycoside)的C-4降解生成的苷,苷元碳骨架为9个碳,又称作C-4位无取代基环烯醚萜苷,环上取代情况与环烯醚萜苷类似。

　　梓醇(catalpol)是地黄降血糖的有效成分,并有较好的利尿及迟缓性泻下作用;钩果草苷(harpagoside)存在于北玄参根中,有一定的镇痛抗炎活性。

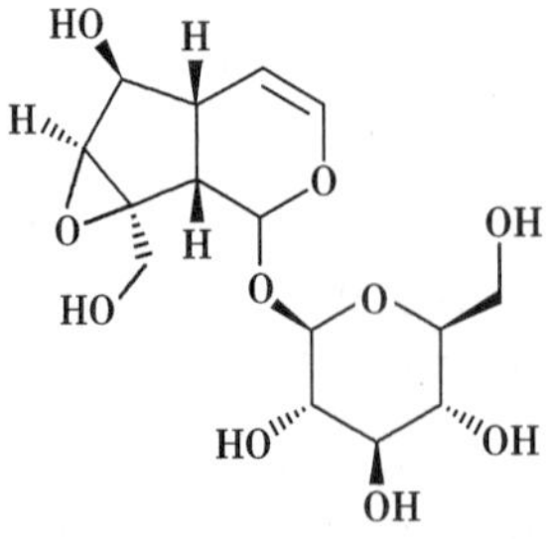

梓醇

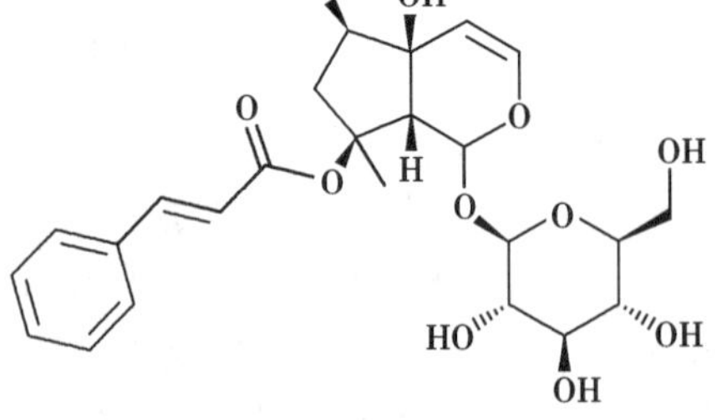

钩果草苷

　　2. 裂环烯醚萜苷　　裂环烯醚萜苷(secoiridoid glycoside)是由环烯醚萜苷的苷元部分在C-7、C-8处开环衍生而来。这类化合物在龙胆科、茜草科、木犀科植物中分布较广,尤其在龙胆科的龙胆属和獐牙菜属植物中存在的更为普遍。龙胆苦苷（gentiopicroside）是龙胆科植物龙胆、当药、獐牙菜等植物中的苦味成分。当药苷（又称獐牙菜苷，sweroside）、当药苦苷（又称獐牙菜苦苷，swertiamarin）为当药和獐牙菜中的苦味成分。

龙胆苦苷　　　　　当药苷　　R=H
　　　　　　　　　　当药苦苷　R=OH

三、倍半萜

倍半萜（sesquiterpene）是指分子骨架由 3 个异戊二烯单位组成,含有 15 个碳原子的萜类化合物。倍半萜多与单萜共存于植物挥发油中,是挥发油中高沸程(250~280℃)部分的主要组分,倍半萜的含氧衍生物多有较强的生物活性及香气。

倍半萜的骨架类型及化合物数量是萜类成分中最多的,可分为无环(链状)倍半萜（acyclic sesquiterpene）、单 环 倍 半 萜（monocyclic sesquiterpene）、双 环 倍 半 萜（bicyclic sesquiterpene）、三环倍半萜（tricyclic sesquiterpene）及四环倍半萜（tetracyclic sesquiterpene）,其碳环有五元、六元、七元甚至十二元的大环。

（一）无环倍半萜

金合欢烯（farnesene）存在于枇杷叶、生姜等的挥发油中,有 α、β 两种构型;橙花叔醇（nerolidol）又称苦橙油醇,具有苹果香气,是橙花油的主要成分之一。

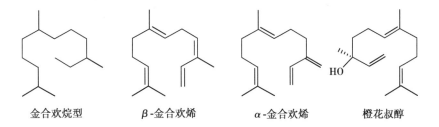

金合欢烷型　　　β-金合欢烯　　　α-金合欢烯　　　橙花叔醇

（二）单环倍半萜

α- 姜黄烯（α-curcumene）存在于郁金挥发油中,用于活血化瘀、疏肝解郁;α- 蛇麻烯（α-humulene）存在于蛇麻的球果中,具有健胃消食和抗结核作用;青蒿素（arteannuin）是从中药青蒿(黄花蒿)中分离到的具有过氧结构的倍半萜内酯,有很好的抗恶性疟疾活性,其多种衍生物制剂如蒿甲醚、青蒿琥珀酸单酯已用于临床。

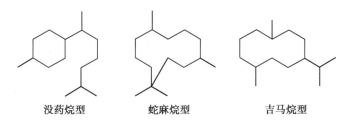

没药烷型　　　蛇麻烷型　　　吉马烷型

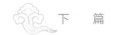

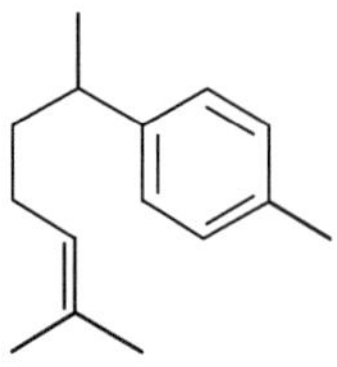

α-姜黄烯 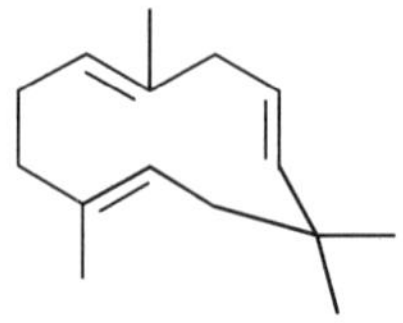　　　　α-蛇麻烯 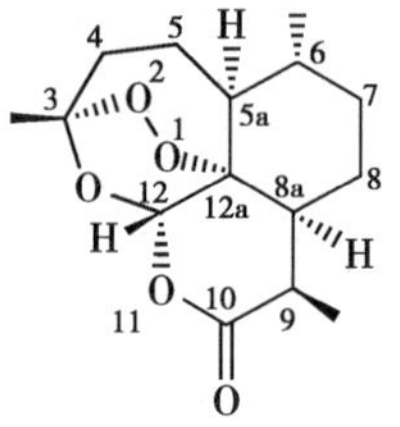　　　　　青蒿素

(三) 双环倍半萜

桉叶醇（eudesmol）有 α、β 两种异构体，在桉油、厚朴、苍术中均含有。棉酚（gossypol）在棉籽中为消旋体，在棉的茎、叶中均含有。棉酚为黄色液体，有杀精子作用，但由于毒副作用大而未用于临床；棉酚还有抗菌、杀虫活性。β- 白檀醇（β-santalol）为白檀油中沸点较高的组分，用作香料的固香剂，并有较强的抗菌作用。

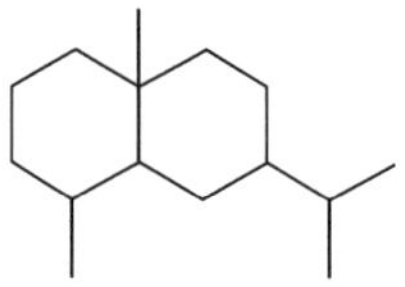

桉烷型 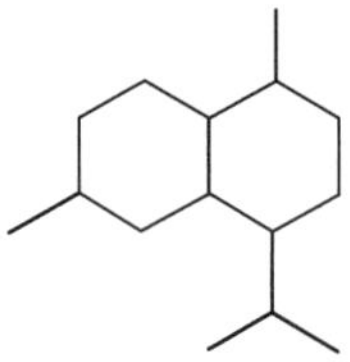　　　　　　杜松烷型 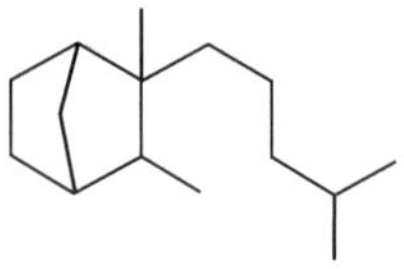　　　　　　β-檀香烷型

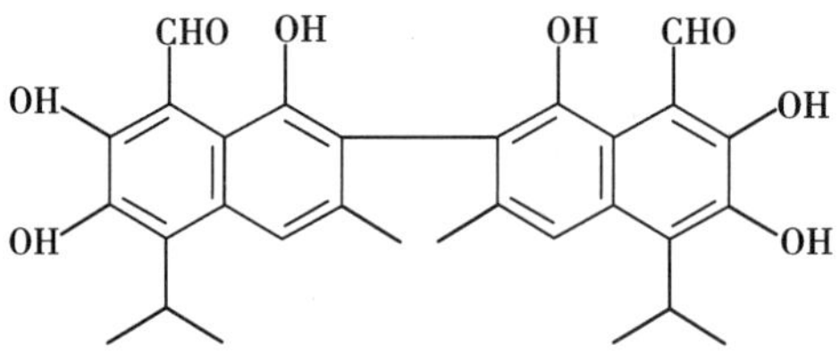

棉酚

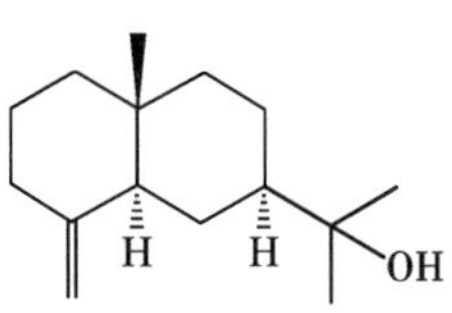

β-桉叶醇 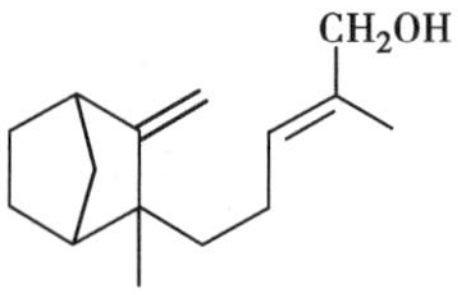　　　　　　　β-白檀醇

薁类化合物（azulenoid）是由五元环与七元环并合而成的芳烃衍生物，可看成是由环戊二烯负离子和环庚三烯正离子并合而成。薁是一种非苯型的芳烃类化合物，具有一定的芳香性。分子结构中具有高度的共轭体系，能与苦味酸或三硝基苯作用，形成有敏锐熔点的 π 络合物结晶，可用于鉴别；薁类化合物在可见光（400~700nm）吸收光谱中可观察到强吸收峰。此类化合物沸点较高，一般在 250~300℃，不溶于水，可溶于有机溶剂和强酸，加水稀释又可析出，故可用 60%~65% 硫酸或磷酸提取；在挥发油分级蒸馏时，高沸程馏分中若有蓝色或绿色的馏分，提示可能有薁类成分存在。

薁类化合物在中药中有少量存在，多数是由存在于挥发油的氢化薁类脱氢而成，如愈创木醇（guaiol）是存在于愈创木木材挥发油中的氢化薁类衍生物，当该化合物在蒸馏、酸处理时，可氧化脱氢形成薁类。莪术醇（curcumol）存在于莪术根茎的挥发油中，具有抗肿瘤活性。泽兰苦内酯（euparotin）是圆叶泽兰中的抗癌活性成分。

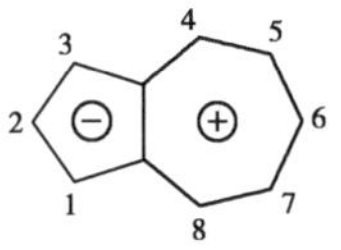

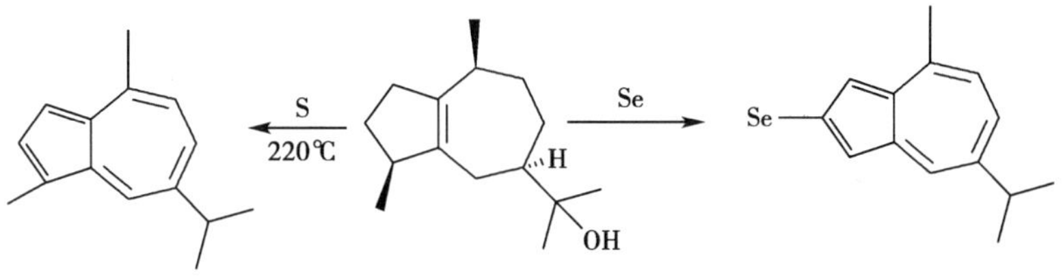

愚　　　　愈创木薁　　　　愈创木醇　　　　2,4-二甲基-7-异丙基薁

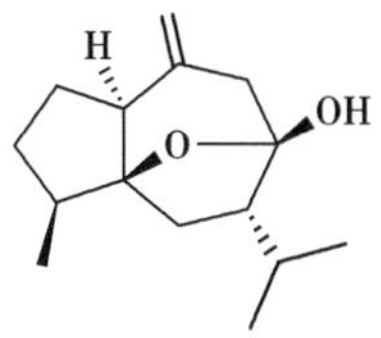

莪术醇 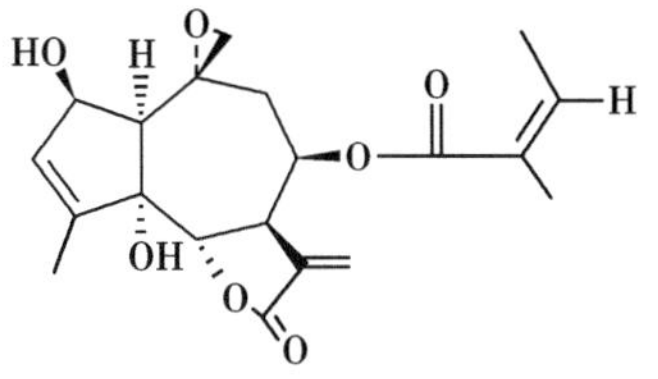　　　　　　　　泽兰苦内脂

（四）三环倍半萜

α-檀香醇（α-santalol）存在于白檀木挥发油中，有很强的抗菌活性。

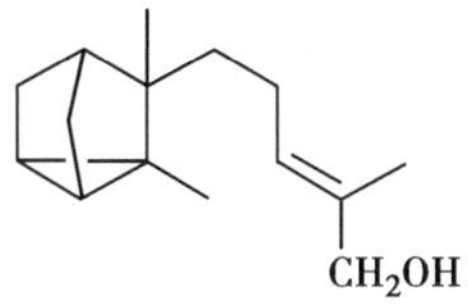

α-檀香醇

四、二萜

二萜（diterpene）是指分子骨架由 4 个异戊二烯单位组成，含有 20 个碳原子的萜类化合物。二萜在自然界中分布广泛，如松柏科植物分泌的乳汁、树脂等均以二萜类衍生物为主。一些含氧二萜衍生物具有较强的生物活性，如穿心莲内酯（andrographolide）、雷公藤内酯（triptolidenol）、银杏内酯（ginkgolide）、紫杉醇（taxol）、甜菊苷（stevioside）等。

二萜类化合物可分为无环（链状）二萜（acyclic diterpene）、单环二萜（monocyclic diterpene）、双环二萜（bicyclic diterpene）、三环二萜（tricyclic diterpene）、四环二萜（tetracyclic diterpene）、五环二萜（pentacyclic diterpene）等，天然无环及单环二萜较少，双环及三环二萜数量较多。

（一）无环二萜

植物醇（phytol）与叶绿素分子中的卟啉结合成酯广泛存在于植物中。

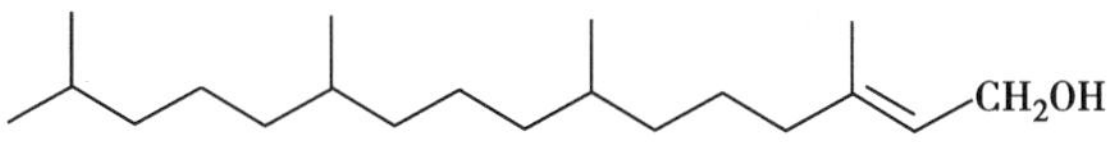

植物醇（phytol）

（二）单环二萜

维生素 A（vitamin A）主要存在于动物肝中，是保持正常夜间视力的必需物质。

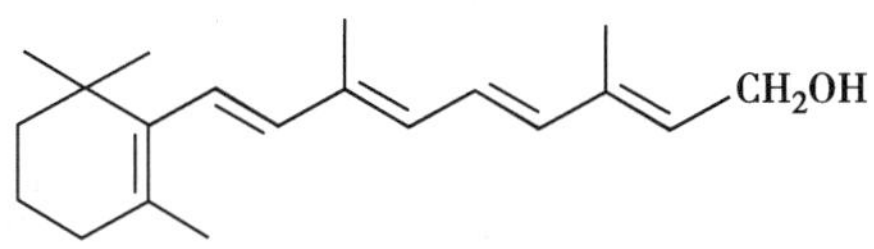

维生素A（vitamin A）

（三）双环二萜

穿心莲叶中含有较多二萜内酯及二萜内酯苷类成分，其中穿心莲内酯（andrographolide）

是抗炎的主要活性成分,临床用于治疗急性菌痢、胃肠炎、咽喉炎、感冒发热等,疗效确切,但水溶性不好。为增强其水溶性,在无水吡啶中与丁二酸酐作用,制备成穿心莲内酯丁二酸半酯钾盐;与亚硫酸钠在酸性条件下制备成穿心莲内酯磺酸钠,使其成为水溶性化合物用于制备浓度较高的注射剂。

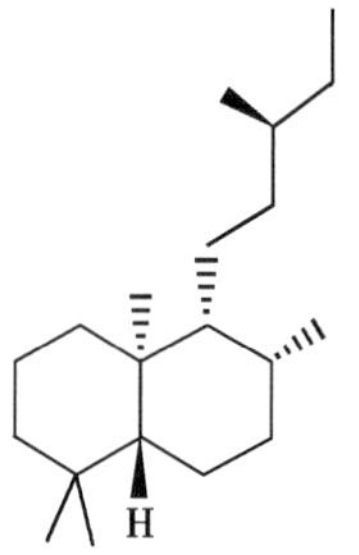

| 半日花烷型 | 穿心莲内酯 | 穿心莲内酯磺酸钠 |

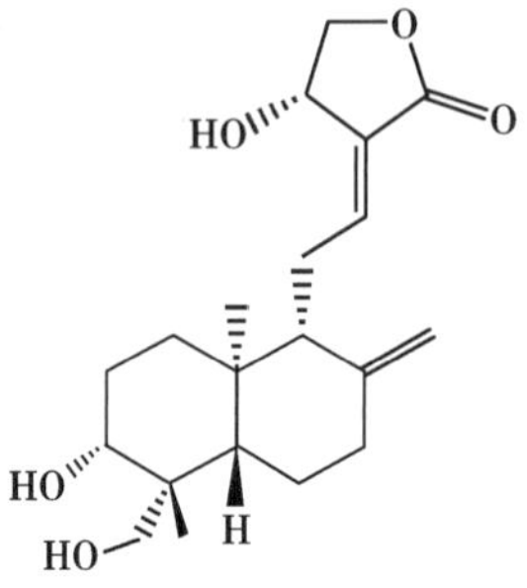

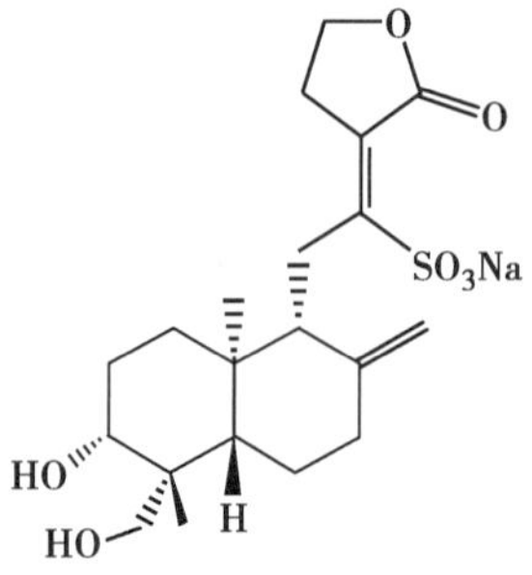

银杏内酯(ginkgolide)是银杏根皮及叶的强苦味成分,已分离并鉴定了银杏内酯 A、银杏内酯 B、银杏内酯 C、银杏内酯 M、银杏内酯 J。其基本结构中有 3 个内酯环,但只有 2 个碳环,因此银杏内酯为双环二萜。银杏内酯及银杏总黄酮是银杏叶制剂中治疗心脑血管病的主要有效成分。

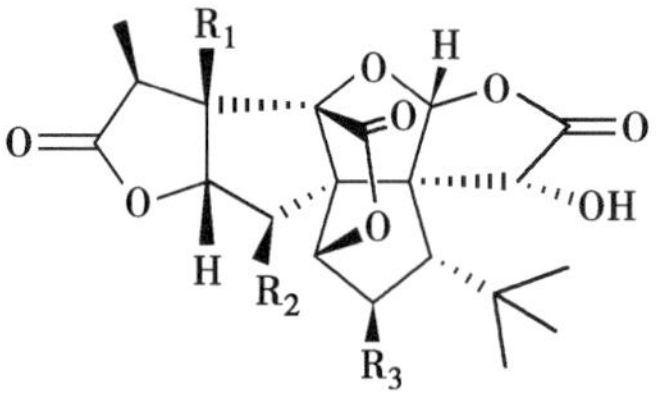

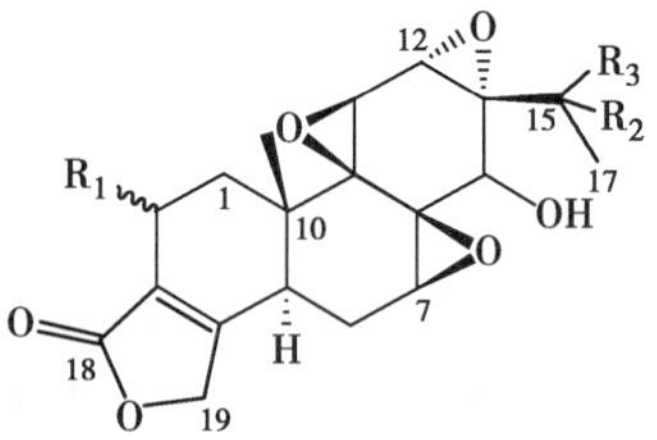

银杏内酯A: R_1=OH, R_2=H, R_3=H
银杏内酯B: R_1=OH, R_2=OH, R_3=H
银杏内酯C: R_1=OH, R_2=OH, R_3=OH
银杏内酯M: R_1=H, R_2=OH, R_3=OH
银杏内酯J: R_1=OH, R_2=H, R_3=OH

雷公藤甲素: R_1=H, R_2=H, R_3=CH$_3$
雷公藤乙素: R_1=OH, R_2=H, R_3=CH$_3$
雷公藤内酯: R_1=H, R_2=OH, R_3=CH$_3$
16-羟基雷公藤内酯醇: R_1=H, R_2=H, R_3=CH$_2$OH

(四)三环二萜

雷公藤甲素(triptolide)、雷公藤乙素(tripdiolide)、雷公藤内酯(triptolidenol)及 16- 羟基雷公藤内酯醇(16-hydroxytriptolide)是从雷公藤中分离出的抗肿瘤活性物质;雷公藤甲素对乳腺癌和胃癌细胞系集落形成有抑制作用,16- 羟基雷公藤内酯醇具有较强的抗炎、免疫抑制和雄性抗生育作用。

紫杉醇(taxol)又称红豆杉醇,是存在于红豆杉科红豆杉属(*Taxus*)多种植物中具有抗癌作用的二萜类化合物,临床上用于治疗卵巢癌、乳腺癌和非小细胞肺癌等,有较好的疗效。

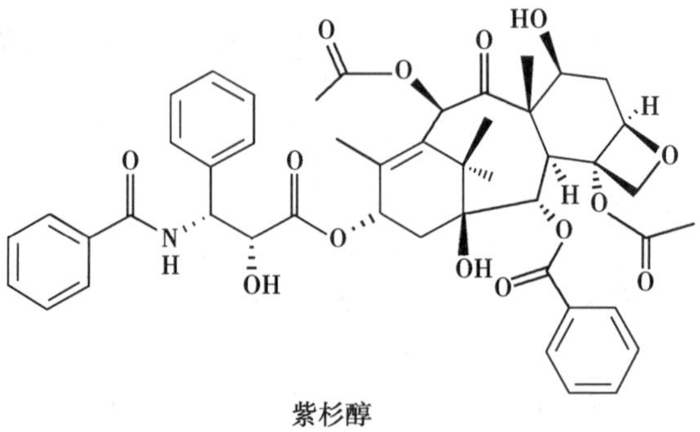

紫杉醇

(五) 四环二萜

甜菊苷 (stevioside) 是菊科植物甜叶菊叶中所含的四环二萜甜味苷,甜菊苷曾在医药、食品工业中广泛应用,但近年来有报道甜菊苷有致癌作用,美国及欧盟已禁用。大戟二萜醇 (phorbol) 属四环二萜类成分,存在于大戟科和瑞香科的许多植物中,当其母核上的 C-12 和 C-13 位上的羟基被酯化后,形成一系列 phorbol-12,13 二元酯的辅致癌因子。闹羊花毒素 III (rhodojaponin III) 来源于羊踯躅(闹羊花),从中药六轴子即羊踯躅的果实中也分离得到,该化合物不仅对重症高血压有紧急降压作用,而且对室上性心动过速有减慢心率作用。

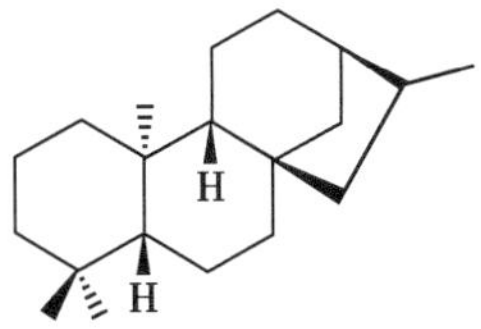

贝壳杉烷型 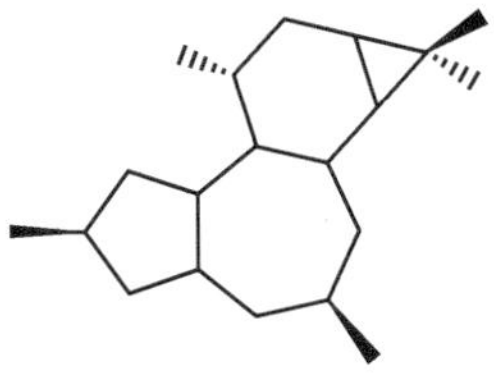　　　　　大戟烷型 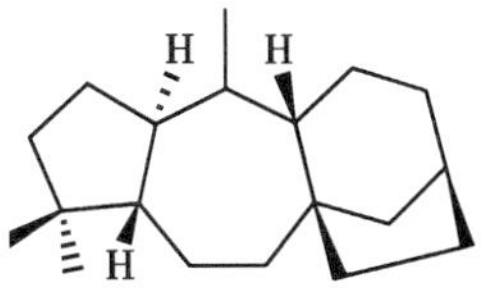　　　　　木藜芦毒烷型

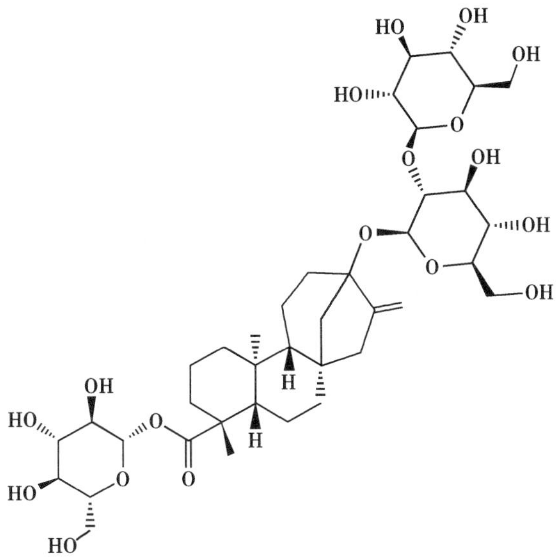

甜菊苷

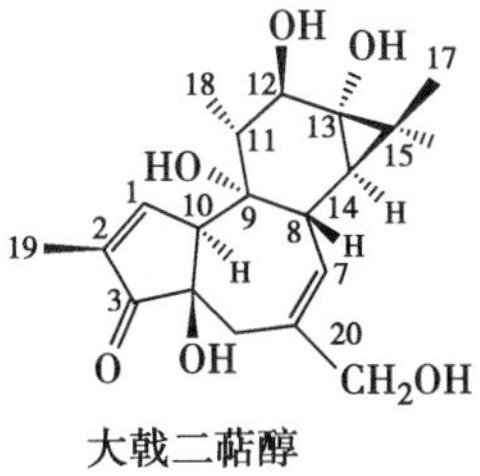

大戟二萜醇 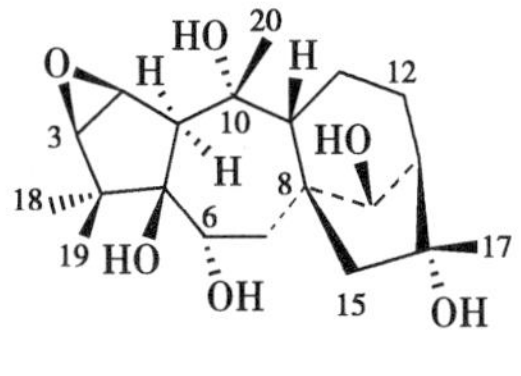　　　　　　闹羊花毒素 III

五、二倍半萜

二倍半萜 (sesterterpene) 是指分子骨架由 5 个异戊二烯单位组成,含有 25 个碳原子的萜类化合物。与其他萜类相比,二倍半萜数量少,约有 6 种类型 30 余种化合物。天然的二倍半萜主要分布在羊齿植物、植物病原菌、海洋生物海绵、地衣及昆虫分泌物中,其中海绵是二倍半萜的主要来源。

呋喃海绵素 -3 (furanspongin-3) 是从海绵中分得的含呋喃环的链状二倍半萜。网肺衣酸

（retigeranic acid）是存在于网肺衣及其地衣的近缘种中的具有五环骨架的二倍半萜。

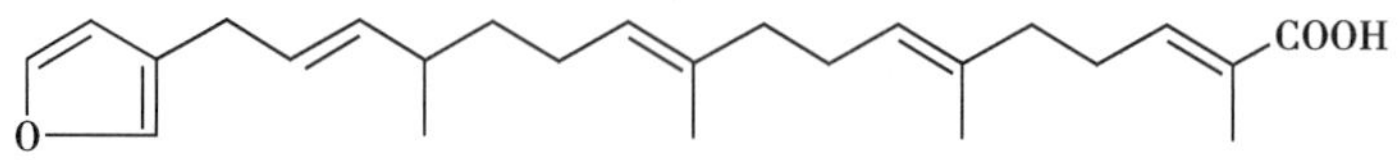

呋喃海绵素-3

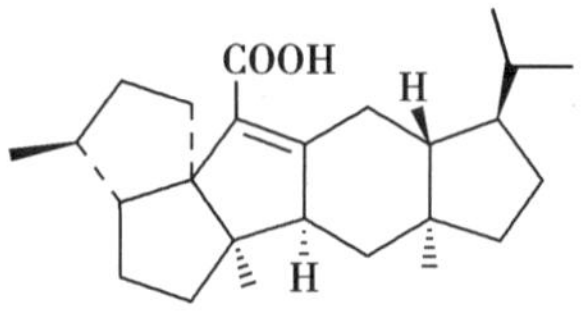

网肺衣酸

六、萜类化合物的理化性质

（一）性状

萜类化合物中分子量较小的单萜和倍半萜多为具有特殊香气的油状液体,具有挥发性,是挥发油的重要组成成分;而分子量较大的二萜和二倍半萜多为固体,可形成结晶,不具有挥发性。萜类化合物多数具有光学活性,因多有苦味,又称苦味素。也有少数萜有甜味,如甜菊苷。

（二）溶解性

萜类化合物多具亲脂性,溶于甲醇、乙醇,易溶于乙醚、三氯甲烷、乙酸乙酯等有机溶剂,难溶或不溶于水。萜类化合物在水中的溶解度与分子中官能团极性大小和数量有关,如官能团极性增大或数量增多,则在水中的溶解度增大。萜类化合物与糖结合成苷时,极性随分子中糖数目的增加而增强,可溶于热水,易溶于甲醇、乙醇等亲水性有机溶剂。

（三）化学性质

1. 加成反应　萜类化合物中常含有双键或羰基,这些基团可与卤素、卤化氢、亚硝酰氯、亚硫酸氢钠和吉拉德试剂等发生加成反应,其产物常具有结晶性。因此通过反应可识别萜类化合物分子中不饱和键的存在和不饱和程度,还可利用加成产物具有良好晶型的特性,用于萜类的分离和鉴定。

（1）双键加成反应

1）亚硝酰氯反应:亚硝酰氯(Tilden 试剂)能与很多不饱和萜的双键加成,生成亚硝基氯化物。反应时将不饱和萜与亚硝酸戊酯(或亚硝酸乙酯)混合,冷却下加入浓盐酸,振摇,即可析出亚硝基氯化物结晶(必要时可用乙醇、丙酮重结晶),其结晶多为蓝色或蓝绿色,可用于不饱和萜的分离及鉴别(此亚硝基氯化物也可用不饱和萜卤化氢加成物的复原方法分解出原萜烯)。萜烯的亚硝基衍生物还可与伯胺或仲胺(常用六氢吡啶)缩合成亚硝基胺类,此缩合物具有较好的结晶及一定的物理常数,可用于鉴定,反应过程见图 13-2 和图 13-3。

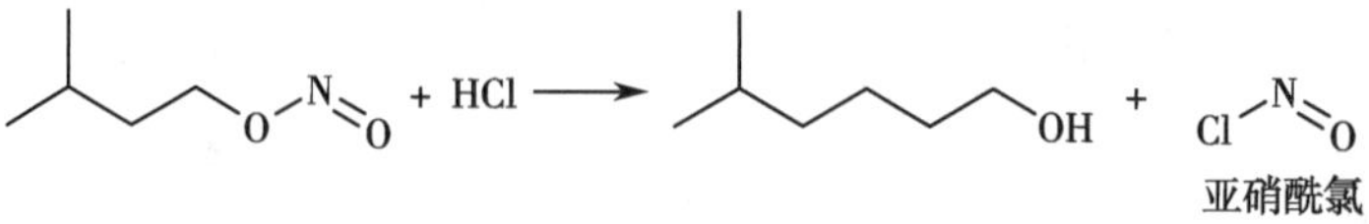

图 13-2　亚硝酰氯生成反应

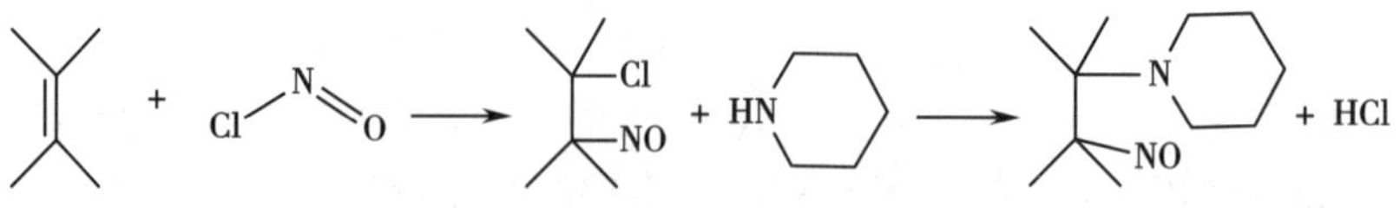

萜烯　　　亚硝酰氯　　　氯化亚硝基衍生物　　　亚硝基胺类

图 13-3　亚硝酰氯反应

需要注意的是,非四取代萜烯的氯化亚硝基衍生物结晶多为无色的二聚体,可加热至熔融或做成溶液解聚而呈蓝或蓝绿色。

2)卤化氢加成反应:氯化氢及溴化氢等卤化氢类试剂在冰乙酸为溶剂时,可对萜类双键进行加成,其加成产物可于冰水中析出结晶。例如,柠檬烯与氯化氢的冰乙酸溶液反应,加入冰水稀释即有柠檬烯二氢氯化物晶体析出(图 13-4)。

3)溴加成反应:在冰冷却条件下,于不饱和萜的冰乙酸或乙醚 - 乙醇混合溶液中滴加溴,可生成其溴加成物的结晶。

4)第尔斯 - 阿尔德反应:具有共轭二烯结构的萜类化合物能与顺丁烯二酸酐产生第尔斯 - 阿尔德反应(Diels-Alder reaction),生成物为结晶,以此初步证明共轭双键的存在(图 13-5)。

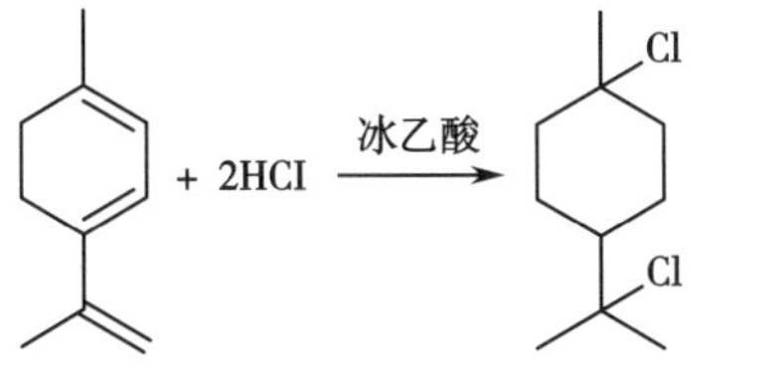

图 13-4 卤化氢加成反应

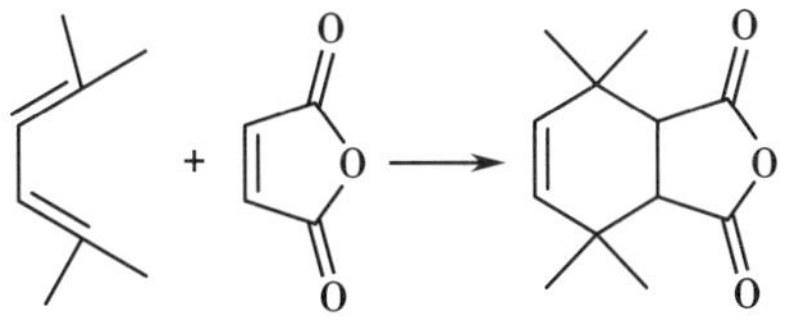

图 13-5 第尔斯 - 阿尔德反应

有些具有 2 个非共轭双键的萜类也可与顺丁烯二酸酐生成加成物(是其双键移位至共轭所致),故用此反应判定共轭双键结构时,应结合紫外光谱等其他数据综合分析。

(2)羰基加成反应

1)亚硫酸氢钠加成:具羰基的萜类化合物可与亚硫酸氢钠加成,生成结晶性的加成物而与非醛酮类的萜分离,其加成物用酸或碱(多用草酸、硫酸或碳酸钠)处理,可分解复原成原萜醛或萜酮。但反应时要注意控制反应条件,如果时间过长或温度过高,会使双键发生不可逆的加成。如柠檬醛的加成,不同条件下得到的加成物不同(图 13-6)。

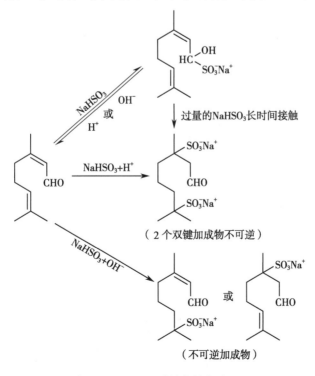

图 13-6 亚硫酸氢钠加成

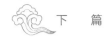

2）吉拉德（Girard）试剂加成：吉拉德试剂是一类带季铵基团的酰肼,可与具羰基的萜类生成水溶性加成物而与脂溶性非羰基萜类分离,常用的试剂为吉拉德 T 及吉拉德 P 两种。

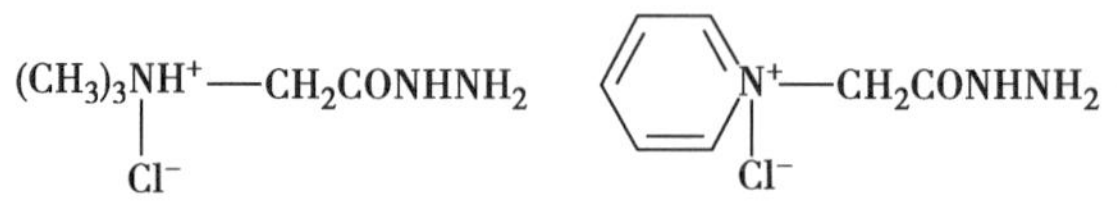

$$(CH_3)_3NH^+—CH_2CONHNH_2 \qquad\qquad ⟨N⟩^+—CH_2CONHNH_2$$
$$Cl^- \qquad\qquad\qquad\qquad Cl^-$$

　　　　吉拉德试剂T　　　　　　　　吉拉德试剂P

反应时在萜酮及萜醛的乙酸 - 无水乙醇(1∶10,重量比)溶液中加入吉拉德试剂(加乙酸促进反应),回流加热,反应结束后加水稀释,用乙醚萃取非羰基类化合物后,分取水层用硫酸或盐酸酸化,再用乙醚萃取,乙醚萃取液蒸去溶剂即得原萜酮或萜醛(图 13-7)。

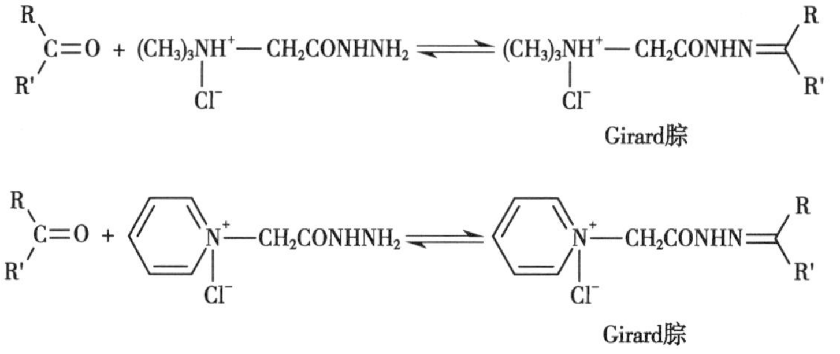

$$\begin{matrix}R\\R'\end{matrix}C=O + (CH_3)_3NH^+—CH_2CONHNH_2 \rightleftharpoons (CH_3)_3NH^+—CH_2CONHN=C\begin{matrix}R\\R'\end{matrix}$$
$$Cl^- \qquad\qquad\qquad Cl^-$$
Girard腙

$$\begin{matrix}R\\R'\end{matrix}C=O + ⟨N⟩^+—CH_2CONHNH_2 \rightleftharpoons ⟨N⟩^+—CH_2CONHN=C\begin{matrix}R\\R'\end{matrix}$$
$$Cl^- \qquad\qquad\qquad Cl^-$$
Girard腙

图 13-7　吉拉德试剂加成反应

2. 氧化反应　不同氧化剂在一定的条件下,能将萜类化合物中的不同基团氧化,生成各种氧化产物。常用的氧化剂有臭氧、铬酐(三氧化铬)、高锰酸钾,其中以臭氧应用最为广泛。例如,臭氧氧化萜类化合物,既可用来测定分子双键的位置,亦可用于相关的醛酮合成(图 13-8)。

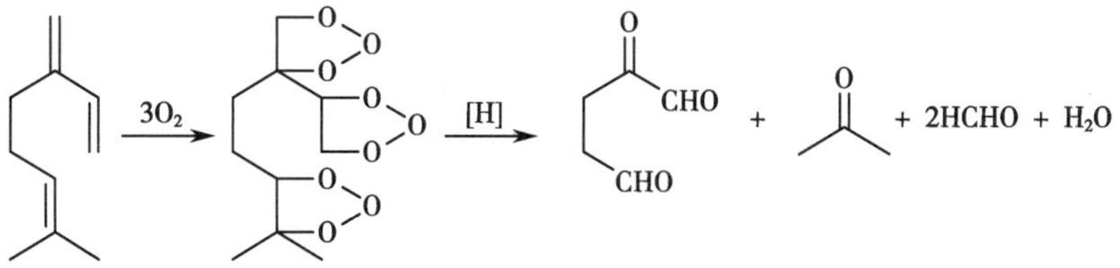

$$\xrightarrow{3O_2} \xrightarrow{[H]}$$
$$\begin{matrix}CHO\\CHO\end{matrix} + 丙酮(CH_3COCH_3) + 2HCHO + H_2O$$

图 13-8　臭氧氧化萜类的氧化反应

铬酐是应用非常广泛的一种氧化剂,几乎能与所有可氧化的基团作用,利用强碱型离子交换树脂与三氧化铬制得具有铬酸基的树脂,它与仲醇在溶剂中回流,生成酮,得率高达73%~98%,副产物少,产物易分离、纯化。例如薄荷醇氧化成薄荷酮的反应如下(图 13-9)。高锰酸钾是常用的中强氧化剂,可使环断裂而氧化成羧酸。

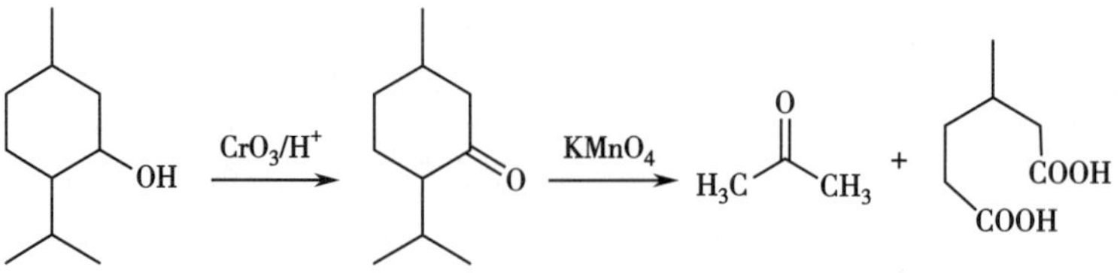

$$\xrightarrow{CrO_3/H^+} \xrightarrow{KMnO_4} H_3C—CO—CH_3 + \begin{matrix}COOH\\COOH\end{matrix}$$

图 13-9　铬酐和高锰酸钾氧化萜类的氧化反应

二氧化硒是具有特殊性能的氧化剂,它较专一地氧化羰基的 α- 甲基或亚甲基,以及碳碳双键旁的 α- 亚甲基(图 13-10)。

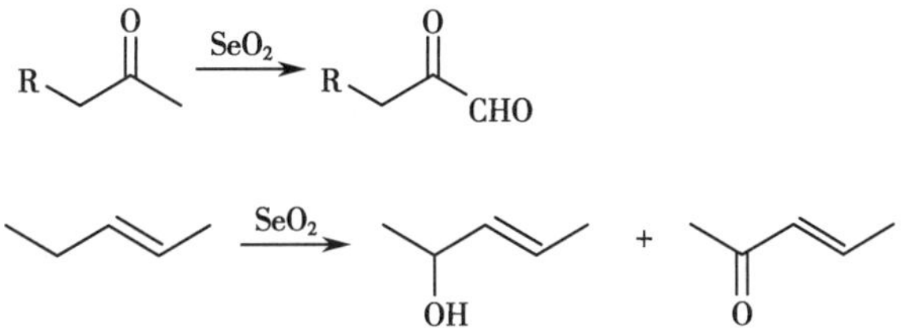

图 13-10 二氧化硒氧化萜类的氧化反应

3. 脱氢反应 通常在惰性气体的保护下,用铂黑或钯做催化剂,将萜类成分与硫或硒共热(200~300℃)而实现环状结构脱氢。脱氢反应在早期研究萜类化合物的结构,尤其是萜类母核的骨架鉴定时具有重要意义。在脱氢反应中,环萜的碳骨架因脱氢转变为芳香类衍生物,该衍生物可通过合成的方法加以鉴定,从而推断萜类化合物母核的结构(图 13-11,图 13-12)。

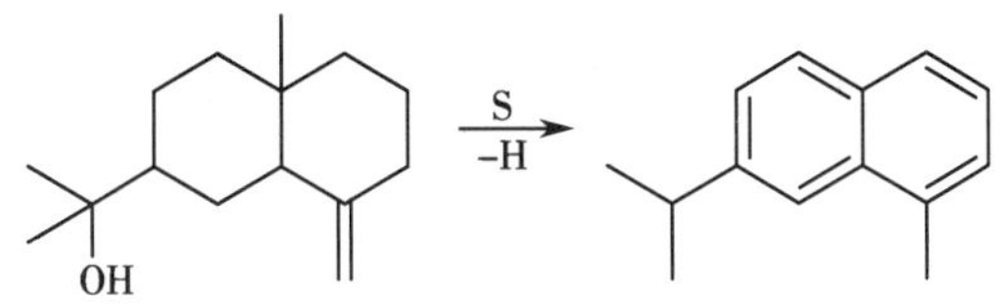

图 13-11 β- 桉叶醇的脱氢反应

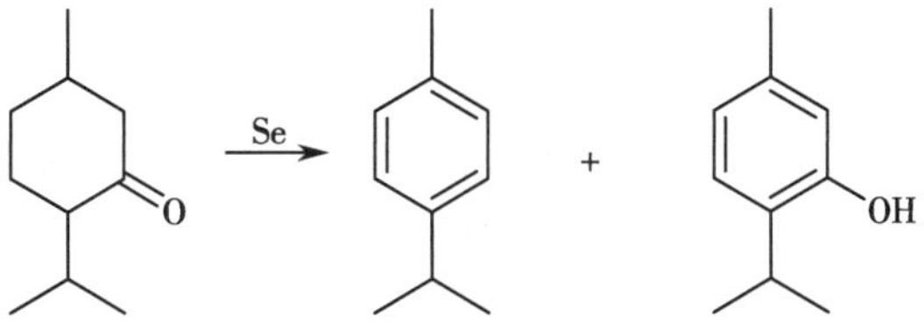

图 13-12 薄荷醇的脱氢反应

4. Wagner-Meerwein 重排反应 萜类化合物在发生加成、消除或亲核取代反应时,常发生 Wagner-Meerwein 重排,使碳骨架发生改变。目前工业上合成樟脑就是由 α- 蒎烯经 Wagner-Meerwein 重排,再进行氧化制得(图 13-13)。

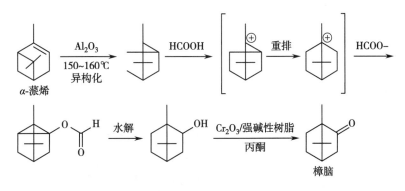

图 13-13 萜类的 Wagner-Meerwein 重排

七、提取与分离

（一）萜类化合物的提取

1. 游离萜类的提取　游离萜类成分极性较小，亲脂性较强，一般可先用甲醇或乙醇提取，回收溶剂后，将浸膏均匀分散于水中，再以有机溶剂按极性由小到大递增顺序依次萃取，得到不同极性部位的萜类提取物。

如中药材富含油脂和叶绿素，在用醇提取后，可将提取液浓缩至含醇量为 70%~80%，以石油醚萃取去除强亲脂性成分，再将提取液浓缩至无醇后，用三氯甲烷或乙酸乙酯等有机溶剂萃取，得到不同极性的萜类提取物。若药材中含极性较大的萜类（如多羟基萜内酯），则可先用石油醚对药材脱脂，再用醇提取，也可在醇提取后，将提取液浓缩至一定体积，用活性炭去除强亲脂性成分及叶绿素，再进行分离。

萜内酯的提取可依据其结构，在醇提取得到总提取物后，利用内酯在碱性条件下加热开环成盐而溶解，加酸后又闭环而沉淀的特性进行分离。但有些遇酸或碱易发生结构变化的萜内酯，不宜用碱溶酸沉法进行提取。

2. 萜苷类化合物的提取　萜苷类成分极性较大，亲水性较强，可用甲醇、乙醇、含水乙醇、含水丙酮或乙酸乙酯提取，减压回收溶剂后，将浸膏均匀分散在水中，用乙醚或三氯甲烷（二氯甲烷）萃取除去脂溶性杂质，再用正丁醇萃取，回收正丁醇后，得到粗总萜苷；也可用大孔吸附树脂纯化，将含有萜苷的水溶液通过大孔吸附树脂柱，用水及稀乙醇依次除去水溶性杂质，再选用适当浓度的醇液洗脱萜苷，如桃叶珊瑚苷（aucubin）可用大孔吸附树脂纯化得到。

在萜苷的提取过程中，要防止酶对苷键的水解，另外环烯醚萜苷稳定性较差，提取时注意先杀酶，同时要避免长时间高温提取或与较强酸性或碱性物质接触。

（二）萜类化合物的分离

1. 利用特殊官能团分离　萜类化合物中常见的官能团为双键、羰基、内酯环、羧基、碱性氮原子（萜类生物碱）及羟基等，可利用加成、碱开环酸闭合、酸碱成盐及形成酸性酯等反应，使具有相应官能团萜类化合物的溶解性发生改变，以固体或液体转溶的形式从总萜中分离出来。双键是萜类多具有的官能团，其加成物可使液态的单萜烯以结晶形式析出，可用于分离与精制。

2. 结晶法分离　有些萜类化合物的粗提物经萃取法纯化处理后，纯度得到提高，当萃取液适当浓缩后，常会析出结晶，滤取结晶后，再以适量的溶剂重结晶，有时可得到纯度很高的萜类化合物。如薄荷醇、樟脑、茴香脑等可用结晶法纯化与精制。

3. 柱色谱分离　柱色谱是分离萜类化合物的主要方法，用其他方法难以分离的萜类化合物都可用吸附柱色谱法分离。常用吸附剂为硅胶和中性氧化铝，硅胶最为常用，而氧化铝在分离过程中可能引起萜类化合物的结构变化，选用时需慎重。洗脱剂为石油醚、正己烷、环己烷、石油醚 - 乙酸乙酯等，对于极性较大的多羟基萜醇及萜酸可用三氯甲烷 - 丙酮、三氯甲烷 - 甲醇或三氯甲烷 - 乙醇等。

八、萜类化合物的检识

萜类化合物多为不饱和环状结构，其碳骨架类型复杂多样，除草酚酮、环烯醚萜及薁类化合物具有基本固定骨架结构和专属性的检识反应外，绝大多数的单萜、倍半萜、二萜及二倍半萜缺乏专属性强的检识反应，因此目前对萜类化合物检识主要利用硫酸 - 乙醇等通用显色剂或羰基显色反应进行。

（一）理化检识

1. 环烯醚萜的检识　环烯醚萜分子结构中具有半缩醛羟基,性质很活泼,对酸碱试剂敏感,可发生分解、聚合、缩合、氧化等反应,形成不同颜色的产物。此外,能与 Trim-Hill 试剂发生 Weiggering 反应,还能与 Shear 试剂发生 Shear 反应,可用于环烯醚萜及其苷类的鉴别。由于检识反应有时会出现假阴性,故应多做几种检识反应,并佐以苷的检识反应进行补充检识。

2. 草酚酮的检识　草酚酮具有芳香化合物和一般酚类的性质,能与铁、铜等重金属离子生成具有一定颜色的络盐,可供检识。如与 1% 三氯化铁反应,生成赤红色结晶;与稀硫酸铜溶液反应生成绿色结晶。许多其他酚类也可与三氯化铁、硫酸铜生成相似颜色的沉淀或结晶,因此根据这些检识反应下结论时,要结合草酚酮的挥发性及其波谱信息综合分析。

3. 薁类化合物的检识　薁类化合物检识多用 Sabety 反应,即取挥发油 1 滴溶于 1ml 三氯甲烷中,加入 5% 溴的三氯甲烷溶液数滴,若产生蓝、紫或绿色,表示含有薁类衍生物;也可与 Ehrlich 试剂(对 - 二甲胺基苯甲醛 - 浓硫酸)反应,若产生紫色或红色,表明有薁类衍生物存在。

（二）色谱检识

除前述草酚酮、环烯醚萜及薁类等特殊萜类化合物外,其他萜类化合物经薄层展开后,用通用显色剂或醛酮类显色剂反应方可显色。

1. 吸附剂　多用硅胶 G、氧化铝及它们与硝酸银组成的络合吸附剂。

2. 展开剂　多为石油醚(或正己烷)- 乙酸乙酯系统,极性大的萜醇或萜烯可在展开剂中加入三氯甲烷或甲醇等。

3. 显色剂　通用显色剂:硫酸、香草醛 - 硫酸、茴香醛 - 硫酸、五氯化锑、磷钼酸、碘蒸气等。专属显色剂:2,4- 二硝基苯肼、邻联茴香胺试剂等用于检识醛酮类化合物。

九、萜类化合物的波谱特征

常见的萜类化合物包括单萜、倍半萜、二萜和二倍半萜。其中,单萜、倍半萜和二萜种类繁多,碳骨架类型变化大,谱学特征共性较少。由于萜类化合物多由异戊二烯单位连接而成,骨架的碳谱中出现 5 的整数倍信号峰成为萜类化合物最显著的波谱特征。如二萜有 20 个碳的信号峰。

虽然萜类化合物种类繁多且结构复杂,但每一种骨架的萜类均有独特的波谱规律,而且近缘植物内往往含有相同或相似的化学成分,因此,查阅相关文献对于结构解析会有很大帮助。对于未知萜类化合物的结构解析,往往需要借助二维核磁共振(2D-NMR)技术来完成。下面对萜类化合物的波谱特征做一简述。

（一）紫外光谱

当萜类化合物分子中具有共轭双键,如具有 α、β 不饱和羰基结构的化合物在 210~300nm 有较强吸收。当分子中仅存在孤立双键时,在 210~220nm 处有较强末端吸收。

（二）红外光谱

萜类化合物具有酸、酯、醛、酮等结构时,在 1 800~1650cm^{-1} 有强的羰基伸缩振动吸收峰,根据该吸收峰的位置,可判断羰基的类型。若分子中有双键存在,则在 1 660~1 600cm^{-1} 有中等强度的吸收峰。

（三）核磁共振谱

核磁共振谱(NMR 谱)对推测萜类化合物结构有重要的作用。与文献数据进行比对,有

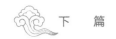

助于推断其结构,而 2D-NMR 谱(HMQC、HMBC、NOESY)对进一步确定复杂萜类的结构,明确其立体化学(构型、构象)特征有较大帮助。

（四）旋光光谱

旋光光谱对确定化合物的立体结构有重要意义。一类骨架往往有类似的旋光行为。如具有环戊酮结构的环烯醚萜,一般都显示较强的(−)-Cotton 效应,这对判断羰基的存在及某些立体结构很有价值。

十、含萜类化合物的中药研究实例

（一）栀子

栀子为茜草科栀子(*Gardenia jasminoides* Ellis)的干燥成熟果实。性微寒,味苦。归心、肺、三焦经;具有泻火除烦,清热利湿,凉血解毒的功能;外用消肿止痛。用于热病心烦,湿热黄疸,淋证涩痛,血热吐血,目赤肿痛,火毒疮疡;外治扭挫伤痛等症。现代药理研究表明,栀子在保肝利胆、降血糖、促进胰腺分泌、胃功能保护、降压、调脂、神经保护、抗炎、抗氧化、抗疲劳、抗血栓等方面具有一定的活性。

栀子中主要含有环烯醚萜类、二萜类、三萜类、黄酮类、有机酸酯类等化学成分,其中,环烯醚萜类成分为栀子中治疗脑缺血损伤的主要有效成分。栀子中环烯醚萜苷类成分有栀子苷、去羟基栀子苷(京尼平苷)、京尼平龙胆双糖苷、山栀子苷、栀子酮苷、鸡屎藤次苷甲酯、京尼平苷酸、10-*O*-乙酰京尼平糖苷、6-对香豆酰京尼平龙胆双糖苷、车叶草苷、去乙酰车叶草苷酸甲酯、栀子酮苷等,其中,栀子苷为栀子中含量最高的环烯醚萜苷成分,《中华人民共和国药典》规定,栀子中栀子苷含量不得少于 1.5%。

栀子苷易溶于水,溶于乙醇、甲醇,不溶于石油醚。现代研究表明其药理作用广泛,对消化、呼吸、泌尿生殖、心血管等系统均有药理作用。主要体现在镇痛、抗炎、利胆保肝、中枢神经保护、抗肿瘤、抗辐射以及治疗软组织损伤、抑制胃液分泌等生物活性。如栀子苷能够显著改善大鼠非酒精性脂肪肝病。栀子苷能够有效地降低糖尿病模型大鼠的血糖水平和高脂血症小鼠的血脂指标。

参考文献

1. 史永平,孔浩天,李昊楠,等.栀子的化学成分、药理作用研究进展及质量标志物预测分析[J].中草药,2019,50(2):281-289.
2. 廖铁松,闵建新,潘玲玲,等.茜草科植物环烯醚萜类化合物的研究进展[J].中草药,2018,49(6):1437-1450.
3. 李海波,马金凤,庞倩倩,等.栀子的化学成分研究[J].中草药,2020,51(22):5687-5697.
4. 梁惠卿,林曼婷,赵道,等.栀子苷改善大鼠非酒精性脂肪性肝病游离脂肪酸代谢的机制研究[J].中国中药杂志,2016,41(3):470-475.
5. 姚冬冬,舒娈,杨蕾,等.栀子及其活性成分栀子苷防治糖尿病作用机制研究进展[J].中国中药杂志,2014,39(8):1368-1373.
6. 姚冬冬,舒娈,杨蕾,等.栀子苷降糖作用及相关机制研究[J].中草药,2014,45(8):1121-1125.
7. 陈萍,李朋,张浩.栀子黄色素与栀子苷降血脂和体内抗氧化作用的比较[J].华西药学杂志,2016,31(3):254-256.

（二）青蒿

青蒿为菊科植物黄花蒿(*Artemisia annua* L.)的干燥地上部分。性寒,味苦、辛;归肝、胆经;具有清虚热、除骨蒸、解暑热、截疟、退黄的功能;用于温邪伤阴,夜热早凉,阴虚发热,骨蒸劳热,暑邪发热,疟疾寒热,湿热黄疸等症的治疗。青蒿入药,最早见于马王堆三号汉墓出土(公元前 168 年左右)的帛书《五十二病方》,其后在历代本草《神农本草经》《大观本草》《本草纲目》及《肘后备急方》中均有收录。青蒿中主要含有倍半萜、二萜、黄酮、苯丙酸、香豆素、黄酮和挥发油等多种类型化学成分,具有抗疟疾、抗肿瘤、抑菌杀虫、解热抗炎、免疫调节等药理活性。青蒿显著的抗疟活性使其较早就用于疟疾的治疗。晋代葛洪《肘后备急方》治疟病方载有:"青蒿一握,以水二升渍,绞取汁尽服之",在"绞汁"治疟理论的启发之下,20 世纪 70 年代初我国学者发现并提纯了青蒿中抗疟有效成分青蒿素。这一发现也使中国医学科学院屠呦呦获得了 2015 年诺贝尔生理学或医学奖。目前,以青蒿素类药物为主的联合疗法已经成为世界卫生组织推荐的抗疟疾标准疗法,世卫组织认为,青蒿素联合疗法是目前治疗疟疾最有效的手段,也是抵抗疟疾耐药性效果最好的药物,中国作为抗疟药物青蒿素的发现方及最大生产方,在全球抗击疟疾进程中发挥了重要作用。

青蒿素为首次从青蒿中分离得到的具有过氧基的新型倍半萜内酯,在治疗多药抗药性恶性疟疾方面,具有高效、快速、低毒、安全等特点。但其在胃肠道中不易吸收,生物利用度低。此外,青蒿素在水及油中的溶解度均很小,难以制成适当剂型。因此,对其结构进行修饰,寻找合适的青蒿素衍生物作为有效的抗疟药,成为青蒿素研究的热点。

由于过氧基团是青蒿素抗疟活性的必需基团,结构改造都是在保留过氧桥键结构的基础上进行的,主要集中在 9 位、10 位进行结构修饰,其中,以 10 位的修饰最为常见。通过对青蒿素的结构修饰,发现双氢青蒿素的抗疟活性较好,且分子中还原出一个羟基,便于结构修饰,所以绝大多数青蒿素的结构修饰都是以双氢青蒿素为先导化合物进行的。二氢青蒿素(dihydroartemisinin)、蒿甲醚(artemether)、蒿乙醚(arteether)及青蒿琥酯钠(sodium artesunate)均具有确切的抗疟活性,其中蒿甲醚为我国具有自主知识产权的新药。由于该类衍生物克服了青蒿素溶解性差的缺点,临床中已可以通过口服、注射和透皮吸收等途径进行给药。在治疗儿童疟疾时,该类药物还显示了低毒、抗疟谱宽的优点。

| 双氢青蒿素 | 蒿甲醚 | 蒿乙醚 | 青蒿琥酯钠 |

参考文献

1. 李海波,秦大鹏,葛雯,等.青蒿化学成分及药理作用研究进展[J].中草药,2019,50(14):3461-3470.
2. 黎润红,饶毅,张大庆."523 任务"与青蒿素发现的历史探究[J].自然辩证法通讯,2013,35(1):107-121.
3. 青蒿素结构研究协作组.一种新型的倍半萜内酯——青蒿素[J].科学通报,1977(3):142.
4. 张铁军,王于方,刘丹,等.天然药物化学史话:青蒿素——中药研究的丰碑[J].中草药,2016,47(19):3351-3361.
5. 骆伟,刘杨,丛琳,等.青蒿素及其衍生物的研究进展[J].中国药物化学杂志,2012,22(2):155-166
6. Begue JP, Bonnet DD. The future of antimalarials:artemisinin and synthetic endoperoxides [J]. Drugs Future, 2005, 30(5):509-518.

(三)穿心莲

中药穿心莲为爵床科穿心莲属植物穿心莲[*Andrographis paniculata*(Burm.f.)Nees]的干燥地上部分,又名榄核莲、一见喜,为一年生草本植物。性苦寒,归心、肺、大肠、膀胱经。具有清热、解毒、凉血、消肿的功效,临床用于治疗急性痢疾、胃肠炎、咽喉炎、扁桃体炎、感冒发热、疮疖肿毒及外伤感染等,也被誉为"天然抗生素"。

穿心莲中含有多种二萜内酯类化合物。目前已从穿心莲中分离出的二萜内酯类化合物主要有穿心莲内酯(andrographolide)、新穿心莲内酯(neoandrographolide)、14-去氧穿心莲内酯(dexyandrographolide)、脱水穿心莲内酯(dehydroandrographolide)等,其中以穿心莲内酯的含量最高。《中华人民共和国药典》规定含穿心莲内酯、新穿心莲内酯、14-去氧穿心莲内酯和脱水穿心莲内酯的总量不得少于1.2%。

穿心莲内酯又称穿心莲乙素,为无色方形或长方形结晶,味极苦。易溶于甲醇、乙醇、丙酮等,微溶于氯仿、乙醚,难溶于水、石油醚。具有内酯的通性,遇碱并加热,内酯可开环成穿心莲酸盐,遇酸则闭环恢复成穿心莲内酯,对酸碱不稳定,pH大于10时,不但内酯开环,并可产生双键位移等结构改变。内酯环具有活性亚甲基反应,可与Legal试剂、Kedde试剂等反应显紫红色。

新穿心莲内酯又称穿心莲丙素,为无色柱状结晶,无苦味。易溶于甲醇、乙醇、丙酮,微溶于水,难溶于苯、乙醚、氯仿。具有苷类和内酯的通性。

14-去氧穿心莲内酯又称穿心莲甲素,为无色片状结晶,(丙酮、乙醇、氯仿)或无色针状结晶(乙酸乙酯),味微苦。易溶于甲醇、乙醇、丙酮、氯仿,微溶于乙醚和水。具有内酯的通性。

脱水穿心莲内酯,为无色针状结晶(30%或50%乙醇),易溶于乙醇、丙酮,可溶于氯仿,不溶于水。也具有内酯的通性。

因穿心莲内酯难溶于水,不易制成注射剂,临床应用受到限制,故常将其与丁二酸酐在无水吡啶中作用,制成丁二酸半酯的钾盐或与亚硫酸钠在酸性条件下制成穿心莲内酯磺酸钠,而成为水溶性化合物,用于配制较高浓度的注射剂。当前注射品种有喜炎平、炎琥宁、穿琥宁等。

| 穿心莲内酯 | 新穿心莲内酯 | 去氧穿心莲内酯 | 脱水穿心莲内酯 |

参考文献

1. 兰继平,胡彦君,王雅琪,等.穿心莲制剂指纹图谱及其制备过程药效相关性研究[J].中国中药杂志,2016,41(15):2802-2808.

2. Ling Y,Tao W,Lan T,et al.Poor oral bioavailability of a prom-ising anti-cancer agent andrographolide is due to extensive me-tabolism and efflux by p-glycoprotein[J].Journal of Pharmaceutical Sciences,2011,100(11):5007-5017.

3. 王芳,翟文婷,李艳丽,等.穿心莲内酯制剂及药代动力学的研究进展[J].中国药业,2013,22(9):1-4.

（四）雷公藤

雷公藤为卫矛科(Celastraceae)雷公藤属植物雷公藤(*Tripterygium wilfordii* Hook.f.)的干

燥根,又名黄藤木、霹雳木、黄藤、菜虫药等。味苦、辛,性寒,有剧毒,归肝、肾二经,具有祛风除湿、杀虫解毒、消肿止痛、舒筋活络功效。临床上多用于治疗类风湿关节炎、血小板减少性紫癜、肾小球肾炎、红斑狼疮、湿疹和银屑病等免疫系统疾病。现代研究表明,雷公藤具有抗炎、抗病毒、抗肿瘤、杀虫等多种药理作用,雷公藤的化学成分复杂,主要有效成分包括生物碱、二萜、三萜和木脂素等,也还含有少量苷类、糖类、酚酸类和微量元素。这些活性成分同时也是毒性成分,虽然对免疫疾病的疗效较好,但是副作用也较多,对心、肝、骨髓、胃肠及生殖系统具有强烈的毒性。

雷公藤甲素是雷公藤的主要活性成分之一,属于二萜内酯类成分,具有免疫抑制、抗炎、抗肿瘤等多种药理作用,是雷公藤多苷片、雷公藤片等制剂主要有效成分。雷公藤甲素毒性较大、水溶性差、治疗窗口窄,极大限制了临床上应用。研究发现,雷公藤甲素主要是通过结合着色性干皮病 B 基因(XPB),抑制 RNA 的转录,发挥其免疫抑制的药效作用,因此,雷公藤甲素的毒性源自药效作用机制(对细胞内较多的基因转录都有抑制作用),常规的结构修饰无法在保持药效的情况下实现减毒作用。雷公藤甲素抗肿瘤活性的可能机制主要是通过抑制肿瘤细胞增殖、诱导细胞凋亡、抗肿瘤细胞侵袭转移、化疗增敏和抗耐药等途径对肿瘤细胞起到抑制作用。

构效关系研究发现,C-14 位羟基是雷公藤甲素的非活性基团,可以作为连接位点,引入一些水溶性或靶向性基团,设计成水溶性、靶向性或者透皮吸收性的雷公藤甲素前药,解决雷公藤甲素的成药性问题,提高其临床疗效。目前报道的雷公藤甲素水溶性前药主要分为脂肪酸类、氨基盐类和磷酸酯类。

参考文献

1. 杨芳.雷公藤的研究进展[J].第一军医大学分校学报,2003,26(2):159-160.

2. Brinker AM,Ma J,Lipsky PE,et al.Medicinal chemistry and pharmacology of genus Tripterygium(Celastraceae)[J].Phytochemistry,2007,68(6):732-766.

3. 冯先礼,岑国栋.雷公藤多苷对小鼠细胞免疫功能的影响[J].现代药物与临床,2009,24(5):289-291.

4. Liu Y,Chen HL,Yang G.Extract of *Tripterygium wilfordii* Hook.f.protect dopaminergic neurons against lipopolysaccharide induced inflammatory damage[J].Am J Chin Med,2010,38(4):801-814.

5. Qin WZ,Lin J.Advance of the research on *Tripterygium wilfordii* Hook.f.to a new height[J].CJIM,2005,11(2):87-88.

6. Liu J,Wu Q,Shu J,et al.Three new abietane-type diterpene glycosides from the roots of *Tripterygium wilfordii*[J].Fitoterapia,2017,120:126-130.

7. Yang RK,et al.Isolation and identification of chemical constituents from ethyl acetate and water in *Tripterygium wilfordii*[J].J Chin Pharm,2019,30:638-641.

8. Liu JQ,et al.Study on chemical constituents and thermal stability of *Tripterygium wilfordii*[J].Chem Ind Forest Prod,2017,37(2):72-78.

9. Liu JQ,et al.Study on thermal stability of two active components of *Tripterygium wilfordii*[J].Jiangxi Med J,2016,47(11):62-64.

10. 夏焱,段宏泉,张铁军,等.雷公藤属药用植物的研究进展[J].中草药,2005,36(7):1093-1096.

11. Kupchan SM,Court WA,Dailey RG Jr,et al.Triptolide and tripdiolide,novel antileukemic diterpenoid trepoxides from *Tripterygium wilfordii*[J].Am Chem Soc,1972,94(20):7194-7195.

12. 徐晓昱,郑伟娟,华子春,等.雷公藤内酯醇抗肿瘤作用机理研究进展[J].中国医药生物技术,2009,4(5):367-369.

13. 崔进,陈晓,苏佳灿.雷公藤甲素药理作用研究新进展[J].中国中药杂志,2017,42(14):2655-2658.

14. 范文强,吕书龙,马玲,等.雷公藤甲素治疗类风湿关节炎的作用机制及安全性分析[J].中草药,2019,50(16):3866-3871.

15. 宋基正,刘宇灵,林龙飞,等.雷公藤甲素抗肿瘤新型给药系统研究进展[J].中草药,2019,50(5):1269-

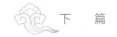

1275.

16. Titov VD,Gilman B,He QL,et al.XPB,a subunit of TFIIH,is a target of the natural product triptolide［J］.Nat Chem Biol,2011,7(3):182-188.

17. 肖治均,刘传鑫,杨欣欣,等.雷公藤研究进展及其质量标志物的预测分析［J］.中草药,2019,50(19):4752-4768.

18. 刘莉,闫君,舒积成,等.雷公藤生物碱类成分及其药理活性研究进展［J］.天然产物研究与开发,2019,31(12):2170-2181.

第二节　挥　发　油

一、概述

挥发油（volatile oil）又称精油（essential oil），是一类具有芳香气味油状液体的总称。在常温下能挥发，与水不相混溶，可随水蒸气蒸馏。

挥发油在植物界分布很广，如菊科（苍术、白术、佩兰）、芸香科（橙、降香、柠檬）、伞形科（川芎、茴香、当归、柴胡）、唇形科（薄荷、藿香、香薷、紫苏、荆芥）、樟科（樟木、肉桂）、木兰科（厚朴、八角茴香、辛夷）、姜科（姜、姜黄、莪术、山柰）等植物中含有丰富的挥发油类成分。在我国芳香植物约有70科，200属，600~800种。

挥发油存在于植物的油管、油室、分泌细胞或树脂道中，多呈油滴状，有的与树脂、黏液质共存，少数以苷的形式存在。如松柏类的树脂通常溶于挥发油中，呈半流动状，这类树脂称油树脂。切开松类树干，流动的生松脂（即油树脂）渗出，生松脂经水蒸气蒸馏可得约70%的挥发油（松节油）、约25%的松香（二萜）。很多植物的挥发油存在于花蕾中，如丁香、辛夷、野菊花、月季、蔷薇等；有些存在于果实中，如砂仁、吴茱萸、蛇床子、八角茴香等；有的存在于果皮中，如橙、橘等；还有的存在于根中，如当归、独活、防风等；而莪术、姜黄、川芎等的挥发油存在于根茎中；细辛、薄荷、佩兰、藿香、鱼腥草、艾、菊等全株植物中都含有挥发油；少数如肉桂、厚朴等的挥发油主要存在于树皮中。挥发油含量一般在1%以下，也有少数含油量在10%以上，如丁香含丁香油高达14%~21%。

挥发油类成分具有多种生物活性，在临床上具有止咳、平喘、祛痰、发汗、解表、祛风、镇痛、杀虫以及抗菌消炎等功效。如薄荷油有清凉、祛风、消炎、局麻作用；生姜油有镇静催眠、解热、镇痛、抗惊厥、抗氧化作用；大蒜油可治疗肺结核、支气管炎、肺炎和霉菌感染；香柠檬油对淋球菌、葡萄球菌、大肠杆菌和白喉杆菌有抑制作用。挥发油不仅在医药领域发挥重要作用，也是香料、食品及化学工业的重要原料。

二、挥发油的组成

挥发油是混合物，按化学结构分类，可将挥发油中的化学成分分为萜类化合物、芳香族化合物、脂肪族化合物以及含硫和含氮化合物等。挥发油化学组成复杂，一般以某种或某几种成分占较大比例，如樟脑油中樟脑含量约占50%，薄荷油中薄荷醇含量可达80%。一种挥发油常常含有数十种乃至数百种成分。如保加利亚玫瑰油中已分离鉴定出275个化合物，茶叶挥发油中含有150多种成分。

（一）萜类化合物

挥发油中的萜类成分所占比例最大，主要为单萜、倍半萜及其含氧衍生物，且多数含氧衍生物具有较强的生物活性。柠檬烯（limonene）主要存在于柑属柠檬等果皮的挥发油中，有镇咳、祛痰、抗菌等作用;莪术醇(curcumol)存在于姜科植物温郁金的干燥根茎中,有抗肿瘤等作用。

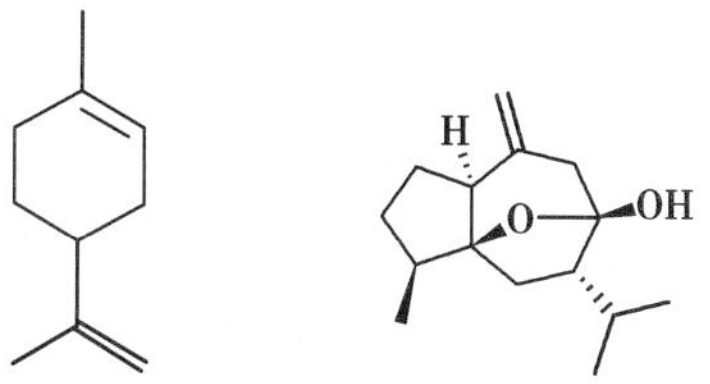

柠檬烯　　　　莪术醇

（二）芳香族化合物

芳香族化合物在挥发油中所占比例仅次于萜类,其大多数为苯丙素衍生物,也有萜源衍生物。桂皮醛(cinnamaldehyde)存在于樟科植物肉桂的干燥树皮中,有镇痛、镇静和抗惊厥等作用;丁香酚(eugenol)存在于桃金娘科植物丁香的花蕾中,有局麻、止痛、抗菌、消炎、防腐等作用。

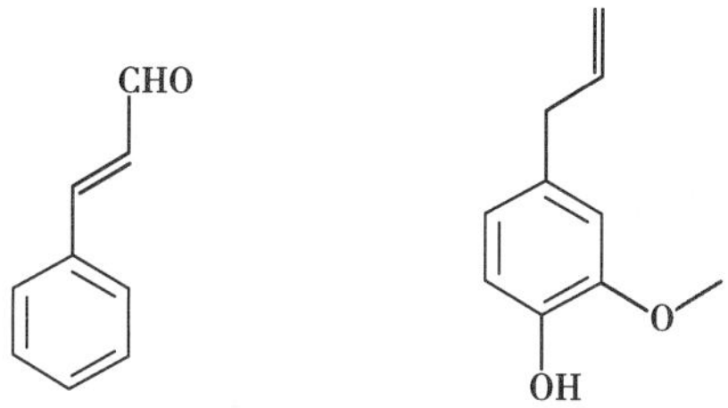

桂皮醛　　　　丁香酚

（三）脂肪族化合物

挥发油中的脂肪族化合物主要是一些具有挥发性的小分子化合物。如甲基正壬酮存在于三白草科植物蕺菜中,具有抗菌消炎、止咳镇痛作用;正庚烷(n-heptane)存在于松节油中。

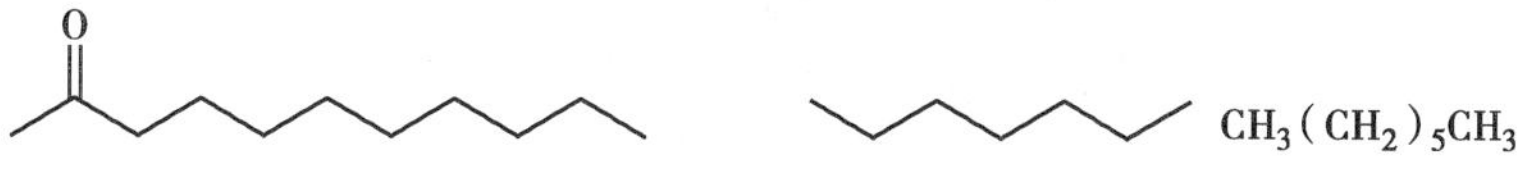

甲基正壬酮　　　　正庚烷 $CH_3(CH_2)_5CH_3$

（四）其他类化合物

除了上述 3 类化合物,中药中其他的可随水蒸气蒸馏的挥发性成分,也称挥发油,如一些含硫和含氮的化合物,大蒜辣素(allicin)是大蒜中大蒜氨酸经酶水解后的产物,具有抗菌、抗病毒等作用;黑芥子油是芥子苷经芥子酶水解后产生的异硫氰酸烯丙酯,具有抗癌活性。

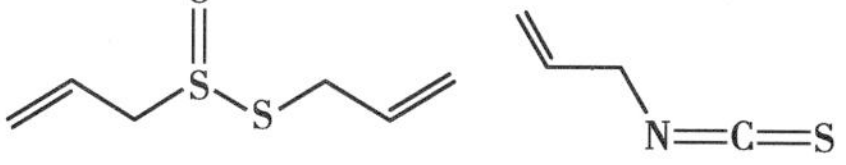

大蒜辣素　　　　异硫氰酸烯丙酯

川芎嗪(tetramethlpyrazine)、麻黄碱、烟碱等成分虽然具有挥发性,但通常被不被认为是挥发油类成分,而将其归类为生物碱。

三、挥发油的理化性质

（一）性状

1. 颜色　挥发油在常温下大多为无色或淡黄色油状液体,有些挥发油含有薁类成分或溶有色素而显特殊颜色,如苦艾油显蓝绿色,洋甘菊油显蓝色,麝香草油显红色。

2. 形态　挥发油在常温下为透明液体。有些挥发油冷藏时主要成分会结晶析出,这种析出物习称"脑",如薄荷脑、樟脑、茴香脑等。滤去析出物的油称"脱脑油",如薄荷油的脱脑油习称"薄荷素油",但仍含有约50%的薄荷脑。

3. 气味　挥发油具有特殊的气味,大多数为香味或辛辣味,少数挥发油具有异味,如鱼腥草油有腥味,土荆芥油有臭气。挥发油的气味,往往是其品质优劣的重要标志。

4. 挥发性　挥发油具有挥发性,在常温下可自行挥发而不留油迹,这是挥发油与脂肪油的本质区别。

(二) 溶解度

挥发油为亲脂性成分,难溶于水,易溶于石油醚、乙醚、二硫化碳等有机溶剂。在高浓度乙醇中能全部溶解,而在低浓度乙醇中只能溶解一部分。挥发油中的含氧化合物能够极少量的溶于水,使水溶液具有该挥发油的特有香气,医药工业上利用这一性质制备芳香水,如薄荷水。

(三) 物理常数

挥发油是混合物,无确定的物理常数,但挥发油中各组成成分基本稳定,因此其物理常数有一定的范围。见表13-2。

1. 相对密度　挥发油多数比水轻,也有少数比水重,如丁香油、桂皮油等。挥发油的相对密度在0.850~1.065。

2. 旋光性　挥发油几乎都有旋光性,比旋光度一般在 –97°~+117°范围内。

3. 折光性　挥发油具有强折光性,折射率在1.43~1.61。

4. 沸点　挥发油沸点一般在70~300℃。

表13-2　常见挥发油的物理常数

名称	相对密度(15℃)	比旋光度(20℃)	折射率
桂皮油	1.045~1.072	–1°~+1°	1.602~1.614
丁香油	1.038~1.060	–130°以下	1.530~1.533
香附油	0.960~0.992	–74.5°	1.418~1.528
桉叶油	0.904~0.924	–5°~+5°	1.458~1.470
姜油	0.872~0.895	–25°~+50°	1.480~1.499
藿香油	0.962~0.967	+5°~+6°	1.506~1.516
薄荷油	0.890~0.910	–18°~–32°(25℃)	1.458~1.471
橙皮油	0.842~0.846(25℃)	+94°~+99°(25℃)	1.472~1.474
八角茴香油	0.978~0.988(25℃)	–2°~+1°(25℃)	1.553~1.560

(四) 化学常数

1. 酸值　代表挥发油中游离羧酸和酚类成分含量的指标。以中和1g挥发油中游离酸性成分所消耗氢氧化钾的毫克数表示。

2. 酯值　代表挥发油中酯类成分含量的指标。以水解1g挥发油中的酯类所需氢氧化钾的毫克数表示。

3. 皂化值　代表挥发油中游离羧酸和酚类成分与结合态酯总和的指标。以中和并皂化1g挥发油中含有的游离酸性成分与酯类所需氢氧化钾的毫克数表示。实际上皂化值是酸值和酯值之和。

（五）稳定性

挥发油与空气及光线接触，常常会氧化变质，比重增加，颜色变深，失去原有香味，并能形成树脂样物质，也不能再随水蒸气蒸馏，故挥发油应贮存于棕色瓶内并低温保存。

四、挥发油的提取与分离

（一）挥发油的提取

1. **蒸馏法**　此法为提取挥发油常用方法。提取时，可将中药材适当粉碎，加水浸泡后用共水蒸馏、隔水蒸馏或水蒸气蒸馏法提取。前两种方法简单，但易引起药材焦化而影响挥发油的品质，后一种方法温度较低，可避免过热或焦化，但设备较前两种复杂。馏出液冷却后分取油层，若油水共存不分层，可用盐析法促使挥发油自水中析出，再用低沸点有机溶剂如乙醚或石油醚萃取，回收溶剂后可得到挥发油。

蒸馏法虽具有设备简单、操作容易、成本低、提油率高等优点，但由于提取过程温度较高，某些对热不稳定的挥发油成分易发生结构变化而影响挥发油的品质，因此对热不稳定的挥发油不宜用此法提取。

2. **溶剂提取法**　含挥发油的药材用乙醚、石油醚（30~60℃）、二硫化碳、四氯化碳等低沸点有机溶剂连续回流提取或冷浸提取。提取液蒸馏或减压蒸馏除去有机溶剂后即得粗制挥发油。得到的粗制挥发油中常含有一些脂溶性成分如树脂、油脂、蜡、叶绿素等，故需进一步精制纯化。常用的方法是利用乙醇对油脂、蜡等脂溶性成分的溶解度随温度的下降而降低的特性，先将挥发油粗品加适量的热乙醇溶解，放置冷却，滤除析出物，再蒸馏除去乙醇即得净油；也可将粗制挥发油再进行蒸馏，以获得较纯的挥发油。

3. **吸收法**　油脂类具有吸收挥发油的性质，利用此性质可提取一些贵重的挥发油，如茉莉花油、玫瑰油常用此法提取。通常用无臭味的猪油3份和牛油2份的混合物，均匀地涂抹在50×100cm的玻璃板两面，然后将此玻璃板嵌入高5~10cm的木制框架中，在玻璃板上面铺放金属网，网上放一层新鲜花瓣，再将这样一个个的木框玻璃板重叠起来，花瓣被包围在两层脂肪的中间，挥发油逐渐被油脂所吸收，待脂肪充分吸收芳香成分后，刮下脂肪，即为"香脂"，此法称之冷吸收法，如将花瓣等原料浸泡于油脂中，于50~60℃下低温加热，使芳香成分溶于油脂中，此为温浸吸收法。吸收挥发油的油脂可直接用于香料工业，也可加入适量热无水乙醇溶解，放置冷却，滤除析出物，醇溶液减压蒸去乙醇后得到精油。

4. **压榨法**　此法适用于含挥发油较多和新鲜原料的提取，如鲜橘、柑、柠檬的果皮等，将原料粉碎压榨，挥发油从植物组织中被挤压出来，再静置分层或用离心机分出油分，即得粗品。此法得到的产品不纯，可能含有水分、叶绿素、黏液质及细胞组织等杂质而呈混浊状态，同时此法很难将挥发油全部压榨出来，故可将压榨后的残渣进行水蒸气蒸馏，使挥发油提取完全。压榨法得到的挥发油可保持原有的新鲜香味。

5. **二氧化碳超临界流体提取法**　该方法应用于提取挥发油，具有防止氧化、热解及提高品质的优点。如紫苏中特有香味成分紫苏醛在用水蒸气蒸馏法提取时，会受热分解，影响挥发油的品质，而使用二氧化碳超临界流体法提取所得芳香挥发油气味与原料相同，明显优于其他方法。应用此法在芹菜籽、生姜、茴香等挥发油的提取上均获得较好效果。

6. **微波辅助提取法**　微波辅助提取挥发油技术的最大特点在于微波的能量利用率高、提取速率快、得率高，操作简单。由于微波的提取时间短，降低了挥发油的热降解、氧化的可能性，得到的挥发油气味清新、香醇、接近原料气味。其基本原理是微波可透过细胞壁，直接作用于细胞内极性分子，导致细胞内部温度升高，使挥发油物质迅速汽化，细胞膨胀。当细胞内部压力大于细胞膨胀系数时，细胞壁发生破裂，挥发油从细胞内逸出。微波的这种内加热方式,使细胞内传热和传质方向一致,即同为由内向外,具有协同效应,加快了提取速率,缩短了提取时间。

(二)挥发油的分离

从药材中提取得到的挥发油常为混合物,需经进一步的分离,方可得到单体化合物,常用的分离方法如下。

1. 冷冻析晶法　将挥发油放置在0℃以下析晶,如无晶体析出,可置-20℃至结晶析出,得到的结晶经重结晶后可得纯品。如薄荷油置-10℃,12小时后析出第一批粗脑,滤过,将挥发油继续置-20℃冷冻24小时,析出第二批粗脑,合并两批粗脑,加热熔融后,置0℃冷冻,可得到纯度较好的薄荷脑。该方法简便,但有时分离不完全,有些成分复杂的挥发油冷冻后仍不能析出结晶。

2. 分馏法　挥发油的组成成分由于类别不同,各成分的沸点也有差别,如萜类成分中的碳原子一般相差5个,同时双键的位置、数目和含氧官能团的不同,使它们的沸点不同,并且有一定的规律性,在单萜中沸点随着双键的增多而升高,即三烯 > 二烯 > 一烯;含氧单萜的沸点随着官能团的极性增大而升高,即酸 > 醇 > 醛 > 酮 > 醚,注意酯比相应的醇沸点高(表13-3)。

表13-3　萜类的沸程

萜类	常压沸程 /℃	萜类	常压沸程 /℃
半萜类	~130	单萜烯烃无环三个双键	180~200
单萜烯烃双环一个双键	150~170	含氧单萜	200~230
单萜烯烃单环两个双键	170~180	倍半萜及其含氧衍生物	230~300

挥发油中的某些成分在接近其沸点温度时,结构易被破坏,故通常都采用减压分馏。一般在35~70℃/10mmHg被蒸馏出来是单萜烯类化合物;在70~100℃/10mmHg被蒸馏出来的是单萜含氧化合物;而在80~110℃/10mmHg被蒸馏出来的是倍半萜及其含氧衍生物,有时倍半萜含氧化合物沸点很高。由于所得到的各馏分中的组成成分常呈交叉情况,所以经过分馏后得到的每一馏分仍可能是混合物,需经进一步精馏或结合冷冻、重结晶、色谱等方法,才可能得到单一成分。

3. 化学分离法　根据挥发油中各组分的结构或官能团不同,采用化学方法处理,使各组分得到分离。挥发油的化学分离可用以下流程表示(图13-14)。

(1)碱性成分的分离:分离挥发油中的碱性成分时,可将挥发油溶于乙醚,加1%硫酸或盐酸萃取,分取酸水层碱化后,再用乙醚萃取,回收乙醚后即可得到碱性成分。

(2)酚、酸性成分的分离:将挥发油的乙醚液先用5%的碳酸氢钠溶液萃取,分取碱水层,加稀酸酸化,再用乙醚萃取,回收乙醚后可得到酸性成分;除去酸性成分后的挥发油乙醚液继续用2%氢氧化钠溶液萃取,分取碱水层,酸化,乙醚萃取,回收乙醚,得到酚类或其他弱酸性成分。

(3)醛、酮类成分的分离:除去酚、酸类成分的挥发油母液,水洗至中性,以无水硫酸钠干燥后,加入亚硫酸氢钠饱和溶液,振摇,分取水层或加成物结晶,再加酸或碱处理,使加成物分解,以乙醚萃取,回收乙醚后得到醛或酮类成分。也可将干燥后的挥发油与吉拉德试剂T或P回流1小时,生成水溶性的缩合物,用乙醚萃取除去不具羰基的成分后,再用酸处理,得到醛或酮类成分。

(4)醇类成分的分离:将除去了醛或酮类成分的挥发油与丙二酸单酰氯或邻苯二甲酸酐或丙二酸反应生成酸性单酯,将生成物转溶于碳酸氢钠溶液中,用乙醚除去未反应的挥发油

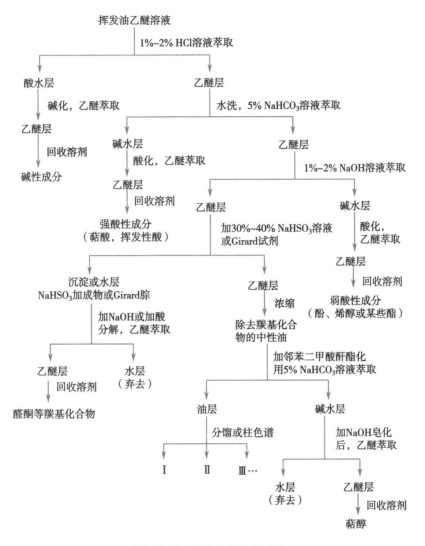

图 13-14 挥发油的化学分离

成分,将碱溶液酸化,再以乙醚萃取所生成的酸性单酯,回收乙醚,将酸性单酯加入碱液中,经皂化后,可得到原有的醇类成分。伯醇易成酯,仲醇反应较慢,而叔醇则较难发生酯化反应。

(5) 其他成分的分离:挥发油中的酯类成分多用精馏或色谱分离,萜醚成分在挥发油中不多见,可利用醚类与浓酸形成盐结晶的性质从挥发油中分离出来,如桉叶油中的桉油精属于萜醚成分,它与浓磷酸可形成磷酸盐结晶。还可利用溴、氯化氢、溴化氢、亚硝酰氯等试剂与双键加成,所得到的产物常为结晶状态,借以分离或纯化。

4. 色谱分离法 由于挥发油的组成成分很复杂,某些挥发油成分在采用上述方法分离后难以得到单体化合物,而将分馏法或化学法与色谱分离法结合起来使用将会得到比较好的分离结果。

(1) 吸附柱色谱:色谱法中以吸附柱色谱应用最广泛,常用的吸附剂为硅胶和中性氧化铝,洗脱剂多用石油醚、己烷、石油醚 - 乙酸乙酯、己烷 - 乙酸乙酯等,经分馏法或化学法分离得到挥发油组分可溶于石油醚中,通过硅胶柱色谱,先用石油醚或己烷洗脱,然后用石油醚(己烷)- 乙酸乙酯梯度洗脱,逐渐增加乙酸乙酯含量以增大洗脱剂的极性,使挥发油中的各成分较好地分离。

(2) 气相色谱:挥发油组成成分可以采用气相色谱法进行很好的分离,采用制备型气相色谱 - 质谱联用技术,可将挥发油成分分离并同时对成分进行鉴定。

（3）其他色谱法：对于不易分离的挥发油成分可用制备薄层色谱进行分离，其展开方式可采用连续两次展开及不同展开剂单向二次展开，通常能获得较好的分离效果。

五、挥发油的检识

（一）一般检查

将样品溶于乙醚或石油醚中，滴于滤纸上，在室温下能挥发而不留痕迹的为挥发油，若油斑不消失则可能含有油脂。

（二）理化常数测定

1. 物理常数的测定　　相对密度、比旋光度、折射率是鉴定挥发油常用的物理常数。测定挥发油的物理常数，一般先测折射率，若折射率不合格，则此挥发油不合格，其余项目不必再测。

2. 化学常数的测定　　酸值、酯值、皂化值是挥发油的重要化学常数，是衡量挥发油质量的重要指标。挥发油的 pH 也是其重要化学常数，测定挥发油的 pH，如呈酸性，表示含有游离的酸或酚类化合物，如呈碱性表示含有碱性化合物。

（三）官能团的鉴定

挥发油中的不同成分因含有不同的官能团而表现出不同的特性，通过对挥发油官能团的鉴定，可初步了解挥发油的组成。

1. 酚类　　在挥发油的乙醇溶液中，加入三氯化铁的乙醇溶液，如含有酚类化合物则出现蓝、蓝紫或绿色。

2. 羰基化合物　　若挥发油与硝酸银的氨溶液发生银镜反应，表示有醛类等还原性物质存在。若挥发油与 2,4- 二硝基苯肼、氨基脲、羟胺等试剂反应生成结晶型沉淀，表示含有醛或酮类化合物。

3. 不饱和化合物和薁类衍生物　　向挥发油的三氯甲烷溶液中滴加 5% 溴的三氯甲烷溶液，若红色退去表示挥发油中含有不饱和化合物，继续滴加溴的三氯甲烷溶液，若出现蓝色、紫色或绿色，则表示含有薁类衍生物。向挥发油的无水甲醇溶液中滴加浓硫酸，若出现蓝色或紫色，表明有薁类化合物存在。

4. 内酯类化合物　　向挥发油的吡啶溶液中滴加亚硝酰铁氰化钠及氢氧化钠溶液，如出现红色并逐渐消失，表示挥发油中含有 α、β- 不饱和内酯类化合物。

（四）色谱检识

1. 薄层色谱　　吸附剂常用硅胶 G 或 Ⅱ~Ⅲ 级中性氧化铝，若以石油醚或正己烷为展开剂，可将挥发油中不含氧的化合物较好的展开，而含氧化合物则留在原点；若以石油醚 - 乙酸乙酯（85∶15）为展开剂，可将不含氧的化合物展至前沿，而含氧化合物较好的展开。实际工作中常分别用这两种展开剂对同一样品作单向二次展开。

常用的显色剂有两类，一类为通用显色剂，即香草醛 - 浓硫酸，然后 105℃ 加热，挥发油中各种成分显不同的颜色。另一类为各成分官能团专属显色剂，常用的有：

（1）2% 高锰酸钾水溶液：若在粉红色背景下产生黄色斑点，表明含有不饱和化合物。

（2）2,4- 二硝基苯肼试剂：若产生黄色斑点表明含有醛酮类化合物。

（3）异羟肟酸铁反应：若斑点显淡红色，可能含有酯或内酯。

（4）三氯化铁反应：若斑点显绿色或蓝色，表明含有酚性化合物。

（5）硝酸铈铵试剂：若在黄色背景下显棕色斑点，表明含有醇类化合物。

（6）对 - 二甲氨基苯甲醛试剂：室温下显蓝色表明含有薁类化合物。

（7）0.05% 溴酚蓝乙醇溶液：若产生黄色斑点表明含有机酸类化合物。

2. 气相色谱 气相色谱具有分离效率和灵敏度高、样品用量少、分析速度快等优点,广泛用于挥发油的分离、定性和定量分析。对已知成分的鉴定,可利用已知的对照品与挥发油在同一条件下进行气相色谱分析,以相对保留时间确定挥发油中的这一成分。

3. 气相色谱 - 质谱联用法 对于未知成分的鉴定,目前多采用气相色谱 - 质谱 - 数据系统联用(GC-MS-DS)技术,气相色谱具有分离的功能,质谱具有检测和结构分析能力,对于化学组成复杂、成分类型众多的挥发油类成分的鉴定,GC-MS 具有极大优势。通过与已知化合物质谱数据库比对,大大提高了挥发油分析鉴定的速度和研究水平。

学习小结

1. 学习内容

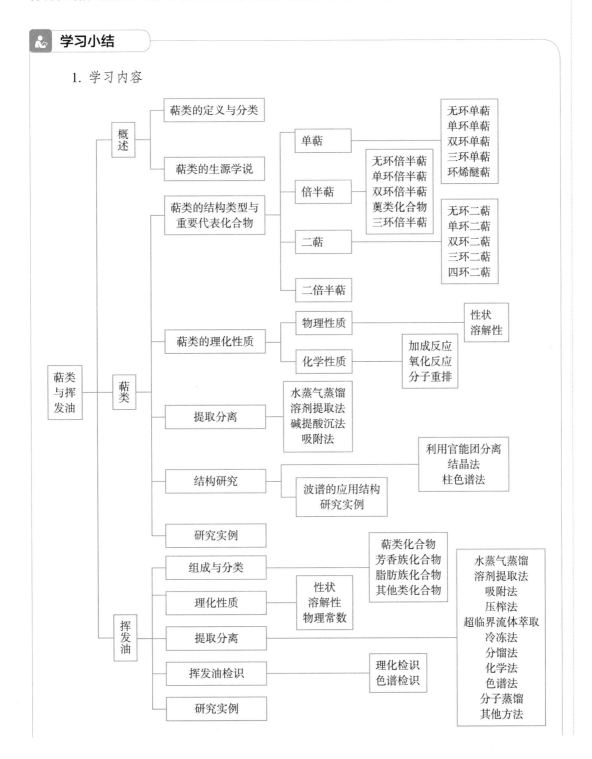

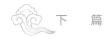

2. 学习方法

(1) 学习萜类化合物应首先了解萜类的结构及分类,注意异戊二烯通式,骨架一般以 5 个碳为基本单元,熟悉萜类主要的代表化合物。

(2) 学习挥发油应先了解其化学组成,注意不同官能团鉴定时的颜色变化特征。

(刘荣华　吴　霞)

扫一扫,
测一测

复习思考题

1. 萜类化合物的定义、分类及生物合成途径。
2. 萜类的结构类型及重要化合物。
3. 萜类化合物的理化性质。
4. 萜类化合物的提取分离方法。
5. 挥发油的定义与分类。
6. 挥发油的性质。
7. 挥发油的提取分离方法。
8. 挥发油的鉴定方法。

PPT 课件

第十四章

三萜类化合物

📝 **学习目标**

掌握三萜类化合物的概念、结构与分类、理化性质、溶血作用、检识方法、波谱特征;熟悉三萜及其苷类化合物的主要结构类型;了解三萜及其苷类化合物的分布、生源途径、生物活性以及化合物的结构鉴定。

第一节 概 述

三萜类化合物(triterpenoid)为一类由甲羟戊酸途径衍生而成,基本碳架由 6 个异戊二烯单元组成的化合物。根据经验异戊二烯法则,三萜类化合物多数具有 30 个碳原子,但有些三萜类化合物的碳原子数虽然不是 30 个,由于其生源途径符合生源异戊二烯法则,也属于三萜类化合物范畴。三萜类化合物是中药中一类重要的化学成分。

三萜类化合物广泛分布在自然界中,尤其以双子叶植物中分布最多。三萜类化合物在生物体内以游离形式或以与糖结合形成苷或成酯的形式存在。三萜苷类成分,因其水溶液振摇后能产生大量持久性肥皂样泡沫,且不因加热而消失,故被称为三萜皂苷。因多数三萜皂苷具有羧基,所以又被称为酸性皂苷。含三萜类化合物的常见中药如人参、西洋参、三七、黄芪、甘草、柴胡、桔梗、川楝皮、甘遂、泽泻、茯苓和灵芝等。

三萜皂苷由三萜苷元和糖组成。苷元常为四环三萜和五环三萜。构成三萜皂苷的糖种类比较多,常见的有葡萄糖、半乳糖、阿拉伯糖、鼠李糖、木糖及葡糖醛酸和半乳糖醛酸,另外还有核糖、脱氧核糖、夫糖、鸡纳糖、甘露糖、果糖、氨基糖和乙酰氨基糖等。皂苷分子上的糖多以寡糖形式与苷元连接,多数糖为吡喃糖,也有呋喃糖。根据糖的数目不同,将皂苷分为单糖皂苷、双糖皂苷、三糖皂苷等;根据苷键原子数目不同,形成数目不同的糖链,也可将皂苷分为单糖链皂苷、双糖链皂苷、三糖链皂苷等;根据苷元与糖成苷官能团的不同,也可将皂苷分为醇苷和酯苷,前者为皂苷的主要存在形式,后者也称酯皂苷,有些皂苷同时具备醇苷和酯苷结构,如人参皂苷 R_0;以原生苷形式存在的皂苷被酸、碱或酶水解,若仅是部分糖被水解,所生成的苷被称之为次苷(次生皂苷)。

三萜类化合物因具有广泛的生理活性,如抗肿瘤、抗病毒、降血糖等作用,成为当今研究的热点。特别是近年来,随着色谱等现代分离手段的应用,使其研究有了突破性进展,越来越多的新化合物被分离、鉴定,如人参中新的皂苷类化合物不断被发现,部分皂苷的生理活性不断被阐明,为人参皂苷的新药开发及由人参组方的中药复方作用机制研究奠定了基础。

第二节　三萜类化合物的结构与分类

三萜类化合物的分类遵循经验异戊二烯法则。根据化合物是否成环以及成环的数目，分为链状三萜、单环三萜、双环三萜、三环三萜、四环三萜和五环三萜等，其中四环三萜和五环三萜在自然界分布较多，且多数以与糖成苷的形式存在。也有根据三萜类化合物在自然界存在形式进行分类的，分为三萜皂苷及其苷元和其他三萜类化合物两大类（如苦味素、树脂类和三萜生物碱等），但该分类法不常用。

一、链状三萜

链状三萜多见于海洋生物中，如日本海兔中发现氧化鲨烯类化合物 aulilol，从红藻中分离出具有细胞毒活性的多醚鲨烯类化合物，这些鲨烯类化合物属于链状三萜常见的化合物。鲨烯（或称角鲨烯、菠菜烯）主要存在鲨鱼肝油和其他鱼类肝油中的非皂化部分，或一些植物油（如茶籽油、橄榄油等）的非皂化部分。鲨烯是由焦磷酸金合欢酯尾尾缩合而成，也是合成其他三萜化合物的前体，即鲨烯在鲨烯环氧酶（由 NADPH 辅酶参与）作用下，生成 2,3- 环氧鲨烯，进而在环化酶作用下，合成三环、四环和五环三萜化合物，因此 2,3- 环氧鲨烯是其他三萜化合物的生源中间体。

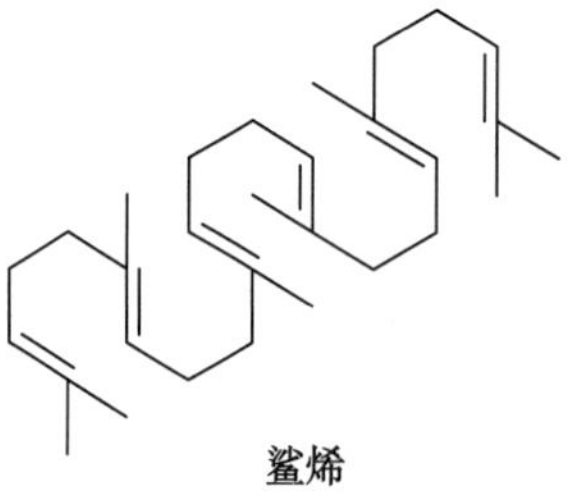

鲨烯 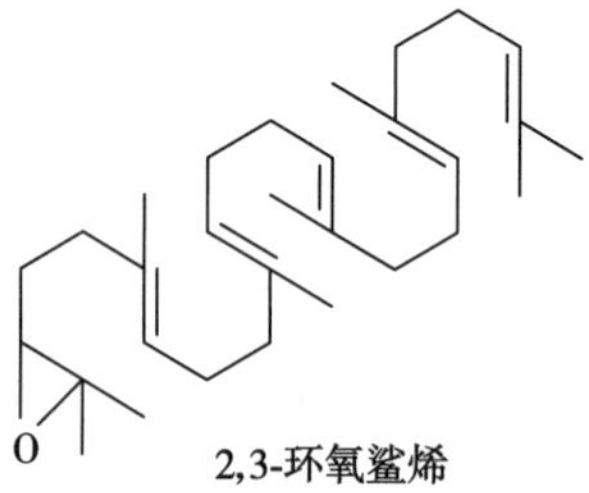　　　　　　2,3-环氧鲨烯

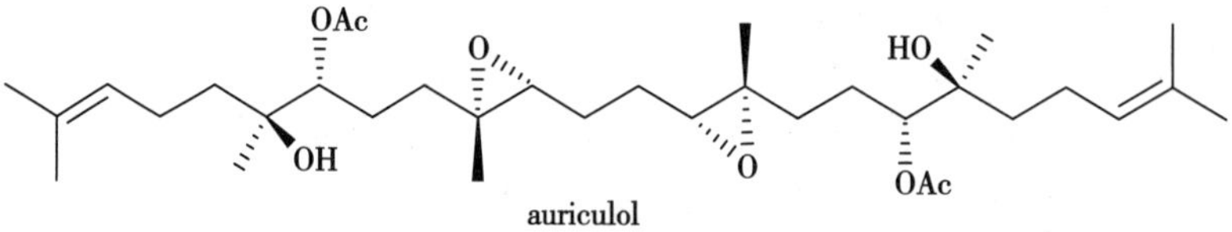

auriculol

研究表明，鲨烯具有抗肿瘤和抗氧化等多种生理活性，由鲨烯制成的鲨烯复合剂，具有延缓衰老作用。临床上，由鲨烯制成的角鲨烯胶丸用于各种缺氧性疾病、心脏病、肝炎和癌症的辅助治疗。

二、单环三萜

对单环三萜的研究报道很少。第一个被发现的单环三萜是菊科蓍属植物中的 achilleol A，该化合物也在茶梅油的非皂化部分中被分离。另外，从柴胡属植物中分离到 achilleol A 的酯。

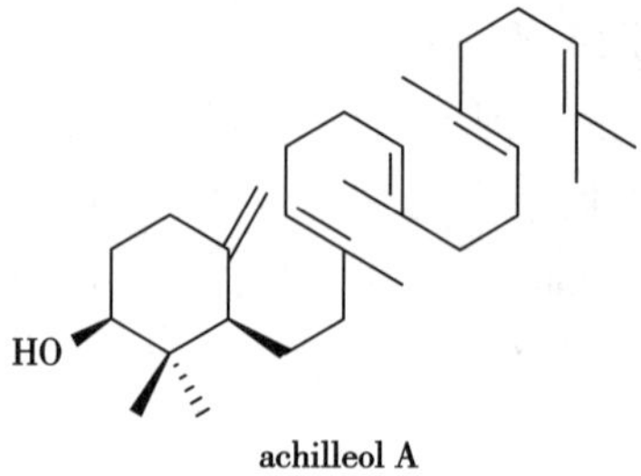

achilleol A

三、双环三萜

从海洋生物中分离到多种双环三萜,如从 *Asteropus sp.* 中分离到 pouosides A~E 化合物,其中 pouoside A 具有细胞毒作用;从红色海绵中分离到 siphonellinol 化合物;从一种太平洋海绵中分离到 naurol A 和 naurol B 化合物,等。虽然双环三萜的报道逐步增多,但多集中在从海洋生物中分离得到,也有从陆生植物中分离到的报道,如从楝科植物中分离到 lansic acid 化合物,从蕨类植物 Polypodiaceous 和 Aspidiaceous 的新鲜叶中分离到 α-polypodatetraene 和 γ-polypodatetraene,这些化合物也都属于双环三萜。

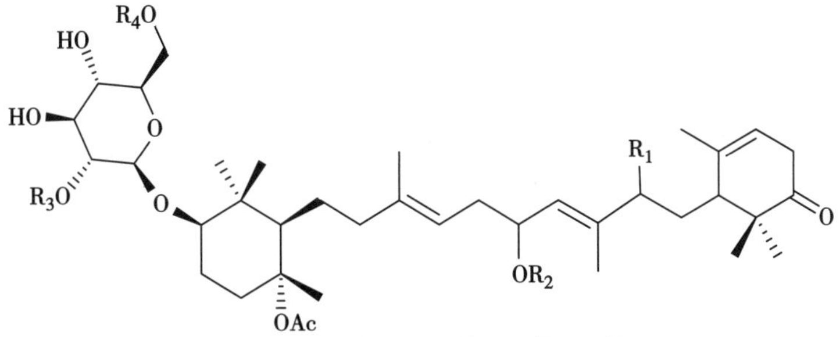

	R_1	R_2	R_3	R_4
pouoside A	OAc	Ac	H	H
pouoside B	OAc	H	H	H
pouoside C	H	Ac	H	H
pouoside D	OAc	Ac	Ac	H
pouoside E	OAc	Ac	H	Ac

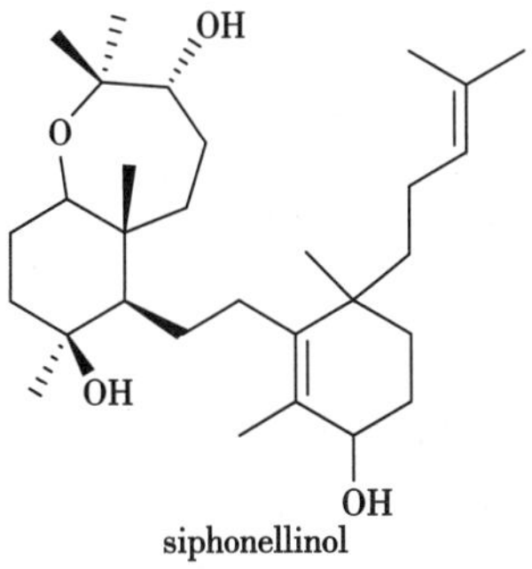

siphonellinol

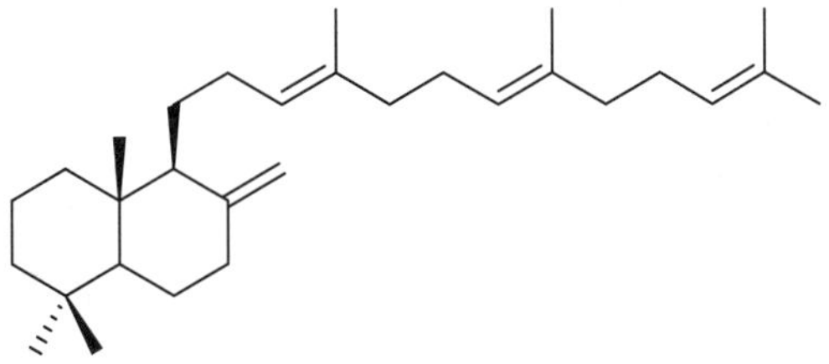

α-polypodatetraenes

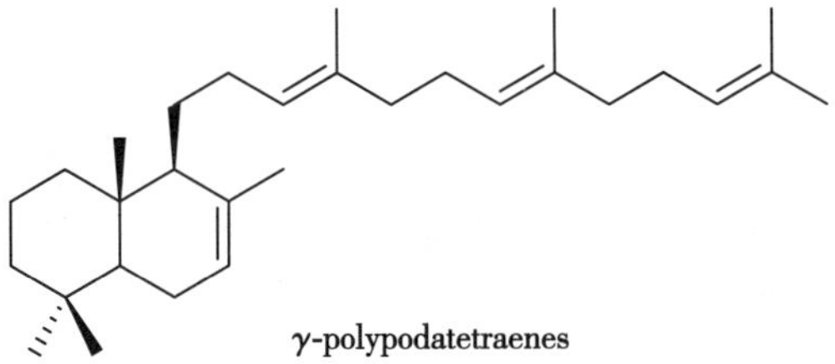

γ-polypodatetraenes

四、三环三萜

目前对三环三萜的研究报道不多。报道的三环三萜从生源上都与双环三萜有关,如从伏石蕨的新鲜全草中分离的 malabaricatriene 1 和 malabaricatriene 2,在生源上可以看成是由 α-polypodatetraene 和 γ-polypodatetraene 环合而成;从楝科植物的果皮中分离到 lansiosides A、B 和 C,其苷元结构从生源上也可以看成是由 lansic acid 环合而成。从五味子科南五味子属植物冷饭团的根和蔓中分离到 3 个由化合物 12β-hydroxycoccinic acid 衍生而来的三环三萜:kadcotriones A~C。

malabaricatriene 1 C$_{13}$-βH
malabaricatriene 2 C$_{13}$-αH

lansioside A　R=N-acetyl-β-D-glucosamine
lansioside B　R=β-D-glucose
lansioside C　R=β-D-xylose

kadcotrione A

kadcotrione B

kadcotrione C

五、四环三萜

四环三萜在自然界分布广,是一类重要的中药化学成分,一般以游离型或以苷的形式存在生物体内。根据四环三萜母核上取代基位置和构型不同分类(表 14-1),母核基本结构与羊毛脂甾烷母核相同或相似的四环三萜,包括羊毛脂甾烷型、环菠萝蜜烷(环阿屯烷或环阿尔廷烷)型、葫芦素烷型、大戟烷型、甘遂烷型、楝烷型等。母核基本结构与达玛烷母核相同或相似的四环三萜,包括:达玛烷和原萜烷等。大部分四环三萜基本母核具有环戊烷并多氢菲,母核第 17 位碳上常有一个含 8 个碳的侧链取代,但楝烷型是 4 个碳的侧链,这类四环三萜也称四降三萜或降四环三萜,一般母核有 5 个甲基,其中第 4 位碳是偕二甲基。

表 14-1　四环三萜类化合物不同母核结构的主要特征

四环三萜类型	CH3 取代	C17 侧链取代	C20 构型	代表化合物
羊毛脂甾烷型	10β,13β,14α	β 型,8 个碳	R	茯苓酸
环菠萝蜜烷型	10-CH$_2$-9,13β,14α	β 型,8 个碳	R	环黄芪醇
葫芦素烷型	9β,13β,14α	β 型,8 个碳	R	雪胆甲素
大戟烷型	10β,13α,14β	α 型,8 个碳	R	大戟醇
甘遂烷型	10β,13α,14β	α 型,8 个碳	S	flindissone
楝烷型	10β,13α,8β	α 型,4 个碳	S	川楝素
达玛烷型	10β,8β,14α	β 型,8 个碳	S,R	人参皂苷
原萜烷型	10β,8α,14β	β 型,8 个碳	S	泽泻萜醇

（一）羊毛脂甾烷（lanostane）型

羊毛脂甾烷也称羊毛脂烷、羊毛甾烷、阿尔廷，其母核上有三位含碳的取代基，而且都是 β 构型，如 10 位和 13 位的甲基取代及 17 位的侧链取代，这三位含碳取代基取代位置与甾体母核的含碳取代基位置一样，所以冠名"甾"字，称之为羊毛脂甾烷，但有别于甾体母核结构在于羊毛脂甾烷母核在 14 位和 4 位分别还有 α 构型的甲基和偕二甲基取代。另一结构特点是 A/B 环、B/C 环和 C/D 环都是反式。羊毛脂甾烷 3 位有羟基取代，称羊毛脂甾烷醇，或称羊毛脂烷醇，如羊毛脂醇，是羊毛脂的主要成分，也存在大戟属植物的乳液中。

中药茯苓具有利水渗湿，健脾宁心的功效，其含有茯苓糖、茯苓素及麦角甾醇等化学成分。由其中分离出的茯苓素有茯苓酸和块苓酸，它们的母核结构也属于羊毛脂甾烷，但在第 24 位上有一个额外的碳原子，即属于含 31 个碳原子的三萜酸。

中药灵芝为多孔菌科真菌赤芝或紫芝的干燥子实体。具有补气安神，止咳平喘的功效，其中含有 100 多个四环三萜类化合物，且属于高度氧化的羊毛脂甾烷衍生物，根据母核碳数目不同，分为 30 个碳（如 ganoderic acid C）、27 个碳（如 lucidenic acid A）和 24 个碳（如 lucidone A）的四环三萜，后两种为第一种的降解产物，这些羊毛脂甾烷衍生物因多数母核结构中有羧基取代，表现酸性，习称灵芝三萜酸。

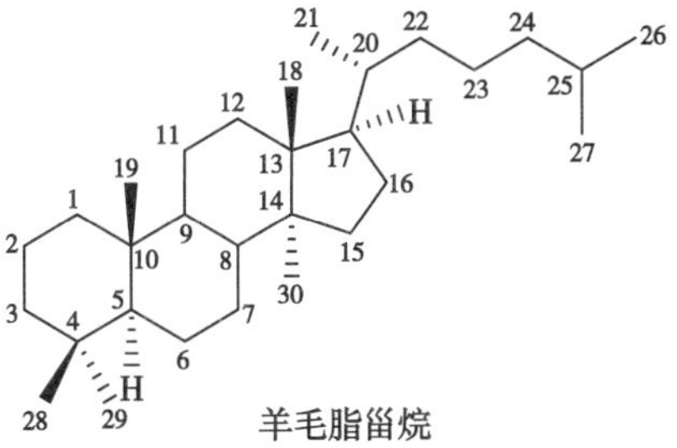

羊毛脂甾烷

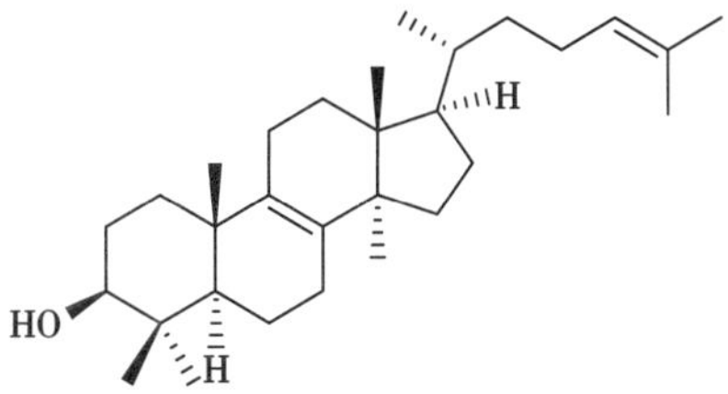

羊毛脂醇

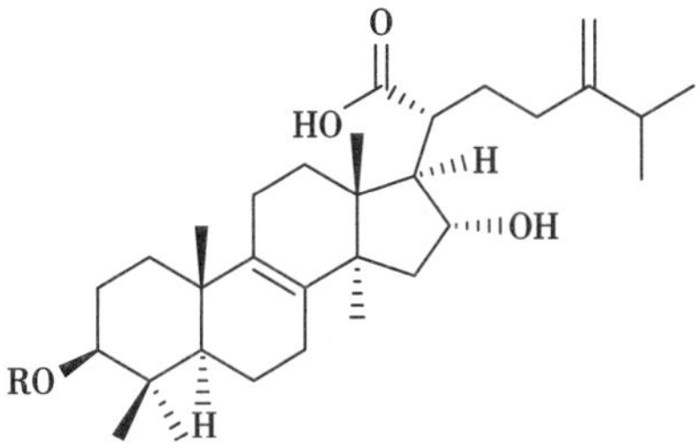

茯苓酸 R=COCH₃
块苓酸 R=H

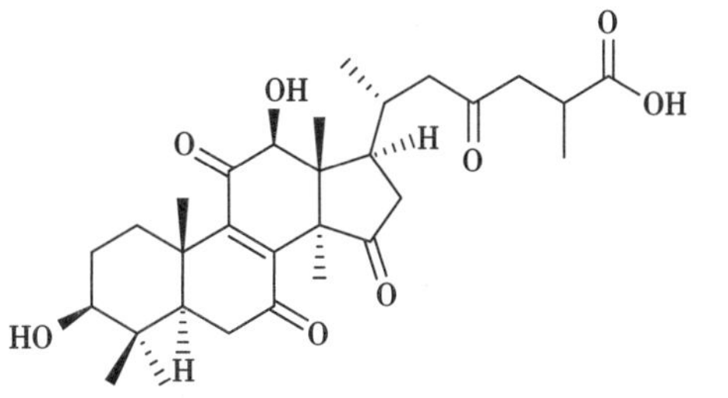

ganoderic acid C

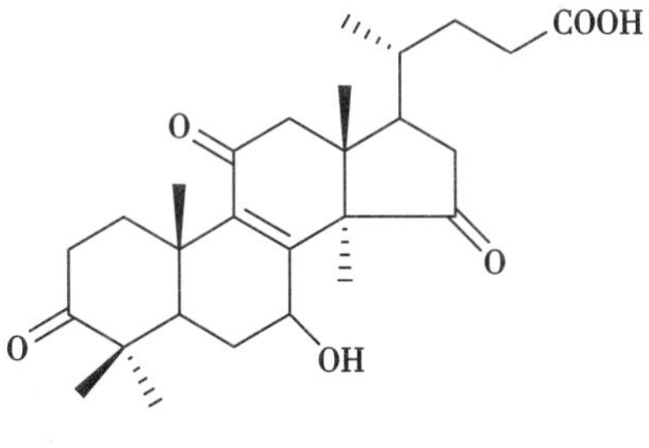

lucidenic acid A

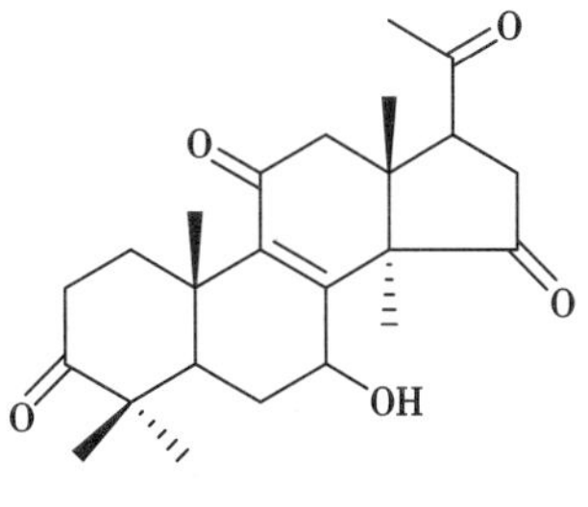

lucidone A

（二）环菠萝蜜烷（cycloartane）型

环菠萝蜜烷也称环阿屯烷或环阿尔廷，基本结构与羊毛脂甾烷相似，只是环菠萝蜜烷 19 位甲基与 9 位脱氢形成三元环，这类化合物虽然有 5 个碳环，但因生源与羊毛脂甾烷关

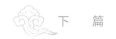

系密切,所以仍将该类化合物视为四环三萜。

中药黄芪为豆科植物蒙古黄芪(或膜荚黄芪)的干燥根。具有补气固表,利尿托毒,排脓,敛疮生肌的功效。黄芪含有多种活性成分,包括黄芪多糖、黄芪皂苷、黄芪黄酮等。其中已发现环菠萝蜜烷型的三萜皂苷 20 多个,包括黄芪苷Ⅰ~Ⅳ、异黄芪苷Ⅰ、异黄芪苷Ⅱ、乙酰黄芪苷Ⅰ和黄芪皂苷甲、乙、丙等,这些皂苷的真正皂苷元为环黄芪醇,其化学名称为 20(R),24(S)-3β,6α,16β,25- 四羟基 -20,24- 环氧 -9,19- 环阿尔廷烷。

环黄芪醇的 3 位、6 位和 25 位羟基常与糖连接形成单糖链、双糖链或三糖链皂苷,如黄芪苷Ⅶ为三糖链三萜苷;黄芪苷Ⅰ为双糖链三萜苷,并且糖上还有乙酰基取代;黄芪苷Ⅳ也称黄芪甲苷,也为双糖链三萜苷,是黄芪药材鉴别的对照品。这些皂苷在酸性条件下水解,除了获得真正皂苷元环黄芪醇外,还可获得黄芪醇,这是由于环黄芪醇结构中环丙烷环极易在酸水解时开裂,同时 9 位和 11 位脱氢形成双键,生成黄芪醇,因此黄芪醇不是黄芪皂苷真正的苷元。

从湖南土家族药物血筒,即异型南五味子的干燥茎中分离得到 3 个环菠萝蜜烷型的三萜:heteroclic acid、cycloartenone 和 chisandronic acid;5 个 A 环裂环的环菠萝蜜烷型三萜:heteroclitalactone A、heteroclitalactone B、heteroclitalactone C、heteroclitalactone F、schisanlactone E。

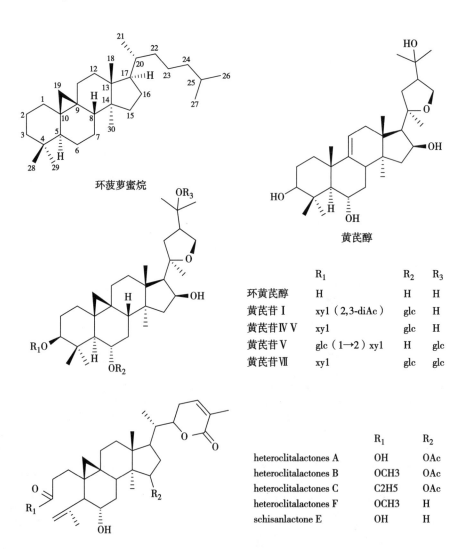

环菠萝蜜烷

黄芪醇

	R_1	R_2	R_3
环黄芪醇	H	H	H
黄芪苷Ⅰ	xyl（2,3-diAc）	glc	H
黄芪苷ⅣⅤ	xyl	glc	H
黄芪苷Ⅴ	glc（1→2）xyl	H	glc
黄芪苷Ⅶ	xyl	glc	glc

	R_1	R_2
heteroclitalactones A	OH	OAc
heteroclitalactones B	OCH3	OAc
heteroclitalactones C	C2H5	OAc
heteroclitalactones F	OCH3	H
schisanlactone E	OH	H

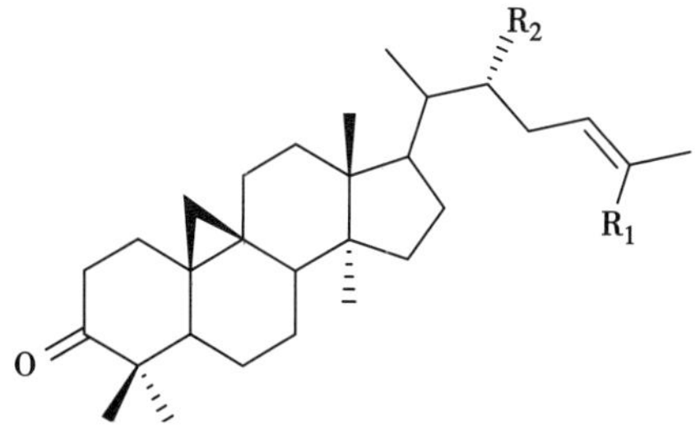

	R_1	R_2
heteroclic acid	COOH	OAc
cycloartenone	CH3	H
schisandronic acid	COOH	H

（三）葫芦素烷（cucurbitane）型

葫芦素烷也称葫芦烷，基本结构与羊毛脂甾烷相似，葫芦素烷第 9 位有甲基取代，而羊毛脂甾烷第 10 位有甲基取代，其他取代基位置都一样，但 A/B 环上 5 位和 8 位都是 β-H，10 位是 α-H。葫芦素烷型是葫芦科中药中皂苷的主要母核结构类型，该皂苷成分种类多样，统称葫芦素类，如小蛇莲根中分离的雪胆甲素和乙素（cucurbitacin Ⅰa，Ⅱb），雪胆甲素是雪胆乙素第 25 位羟基的乙酰化产物。异株泻根中分离的异株泻苷甲（bryoside）和异株泻苷乙（bryonoside），均为双糖链皂苷，前者为三糖苷，后者为四糖苷。研究表明，两者酸水解获得的异株泻皂苷元（bryodulcosigenin）为真正的皂苷元。罗汉果具有清热润肺，滑肠通便的功效，其主要成分为罗汉果苷，其中罗汉果苷Ⅴ的 0.02% 溶液，其甜度是蔗糖 250 多倍，是药材鉴别的对照品。葫芦科植物中含有的葫芦素结构均属于葫芦素烷，如葫芦素 B。

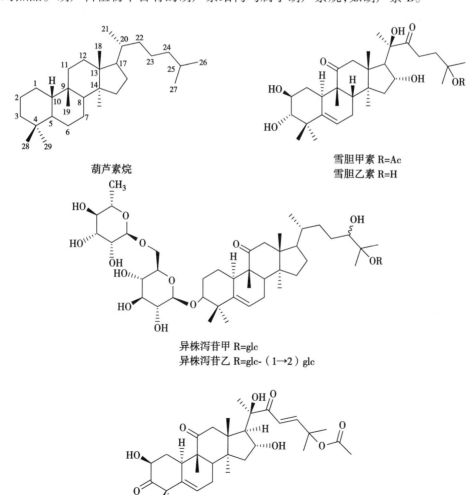

葫芦素烷

雪胆甲素 R=Ac
雪胆乙素 R=H

异株泻苷甲 R=glc
异株泻苷乙 R=glc-（1→2）glc

葫芦素 B

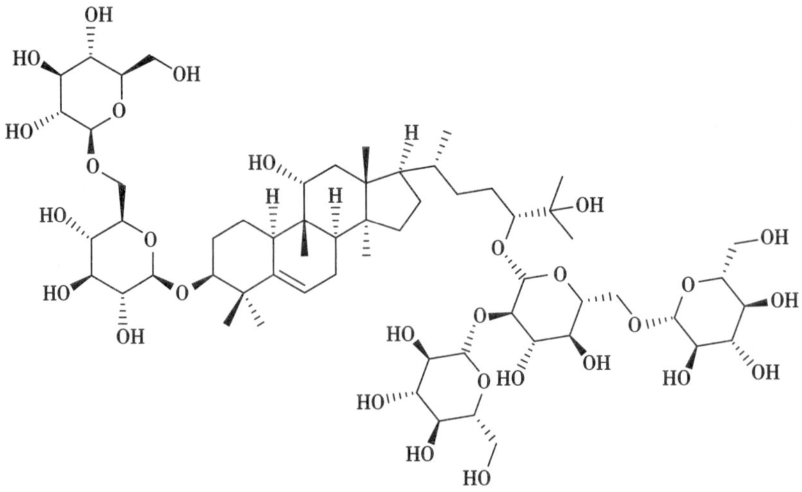

罗汉果甜素 V

(四) 大戟烷(euphane)型

大戟烷型的母核基本结构与羊毛脂甾烷型相似,只是 13 位、14 位和 17 位上取代基构型不同。

许多大戟属植物乳液中含有大戟烷衍生物,如大戟二烯醇(euphol)在中药甘遂、狼毒和千金子中均大量存在,并作为甘遂药材鉴别的对照品。属于大戟烷衍生物的还有中药乳香含有的乳香二烯酮酸(masticadienonic acid)和异乳香二烯酮酸(isomasticadienonic acid),马尾树果实和叶中大戟烷型三糖链皂苷马尾树苷 A 和 B(rhoipteleside A,B)及二糖链皂苷马尾树苷 E(rhoipteleside E),等。

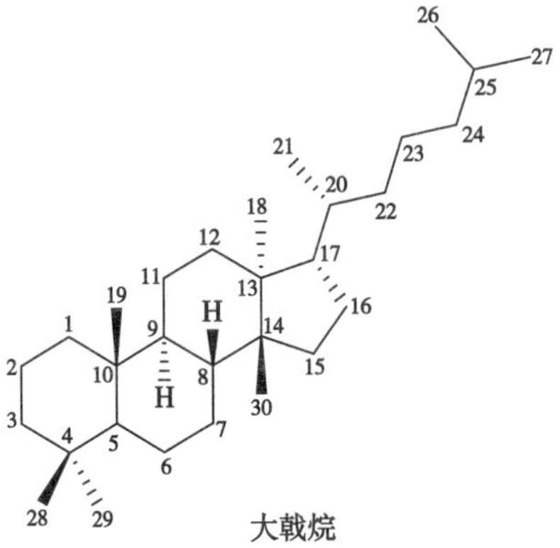

大戟烷

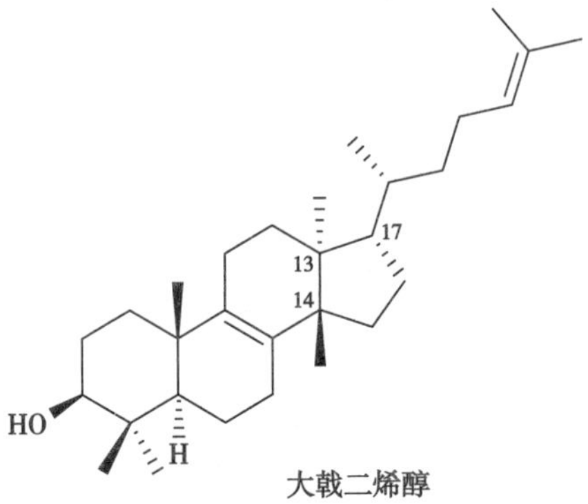

大戟二烯醇

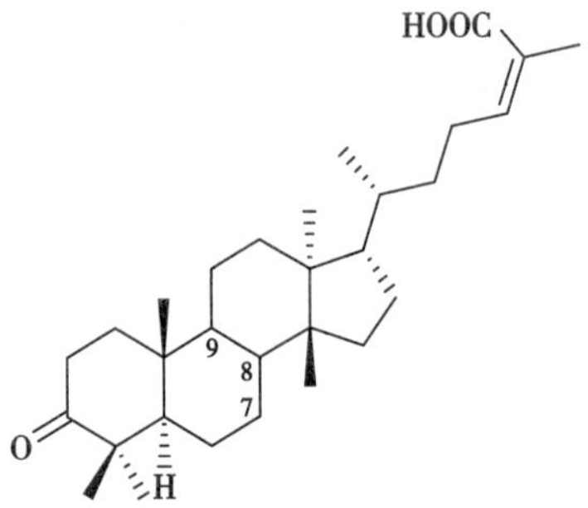

乳香二烯酮酸　　Δ$^{7(8)}$
异乳香二烯酮酸　Δ$^{8(9)}$

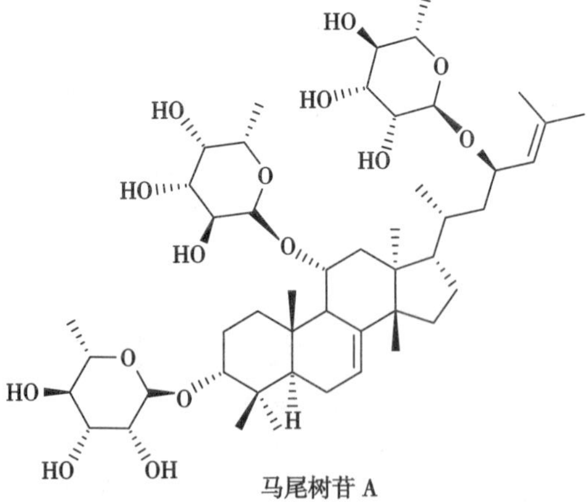

马尾树苷 A

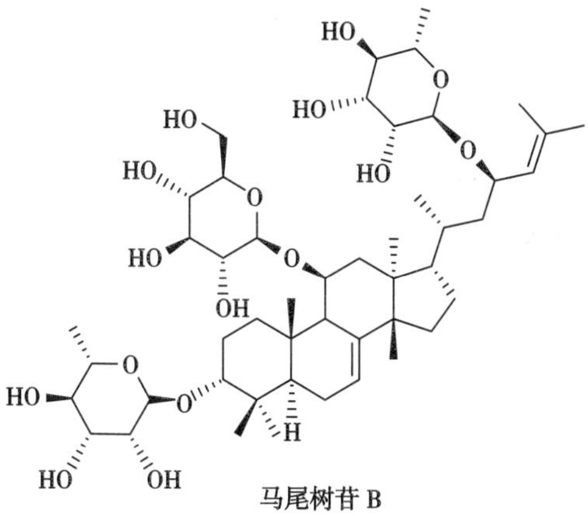

马尾树苷 B

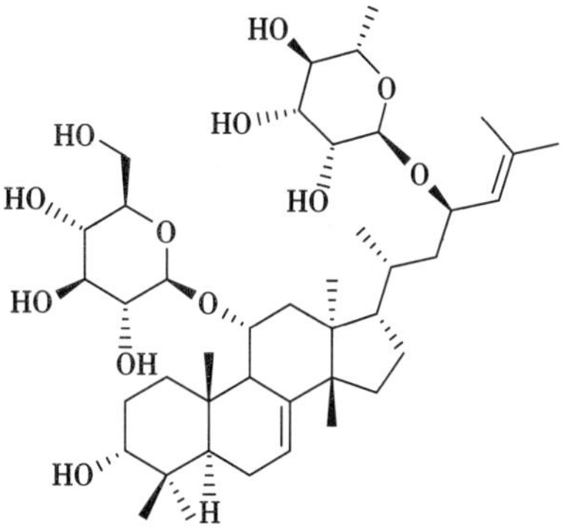

马尾树苷 E

(五) 甘遂烷（tirucallane）型

甘遂烷型的基本母核结构与大戟烷型相似，只是在第 20 位碳的构型不同，甘遂烷型为 S 型，而大戟烷型为 R 型。

甘遂烷型化合物在植物界分布比较罕见，而且数量较少。藤桔属植物果实中含有 5 个甘遂烷型化合物，分别为 flindissone、3-oxotirucalla-7,24-diene-23-o1、3-oxotirucalla-7, 24-diene-21,23-diol、triucalla-7,24-diene-3β,23-diol 和 tirucalla-7,24-diene-3β,21,23-triol 等化合物。

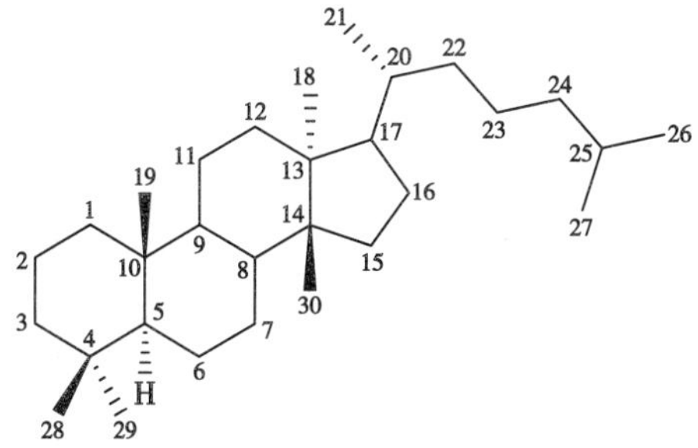

甘遂烷

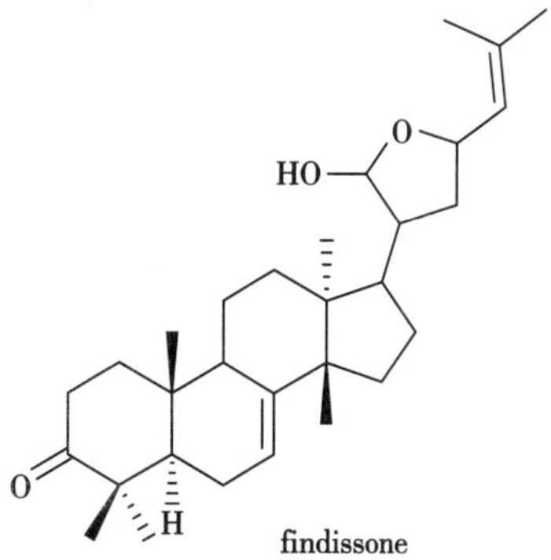

findissone

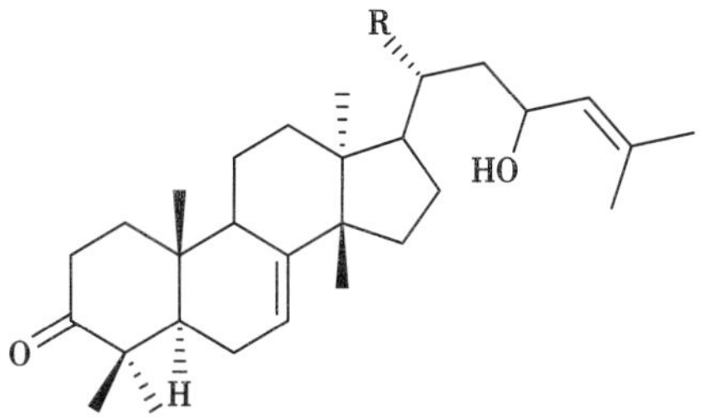

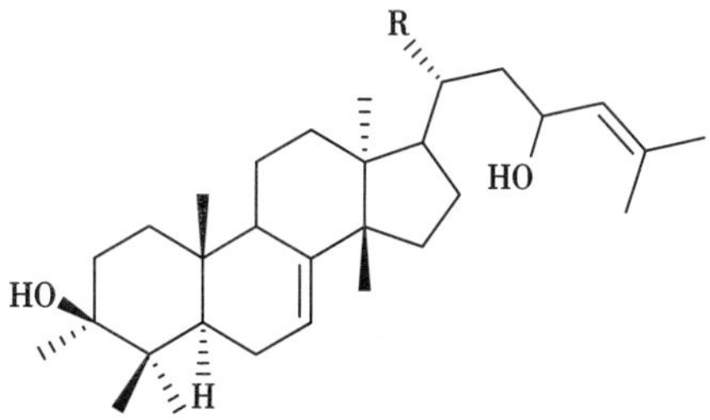

3-oxotirucalla-7,24-diene-23-ol	R=CH₃

3-oxotirucalla-7,24-diene-23-ol　　　　R=CH$_3$

3-oxotirucalla-7,24-diene-21，23-diol　R=CH$_2$OH

triucalla-7,24-diene-3,23-diol　　R=CH$_3$

tirucalla-7,24-diene-3,23-diol　　R=CH$_2$OH

(六) 楝烷（meliacane）型

楝烷型的基本母核结构中共有 26 个碳，是一类特殊的四环三萜。与甘遂烷型基本母核结构相似，但楝烷型 14 位没有甲基取代，在 8 位有甲基取代，17 位有 4 个碳原子的侧链取代，而且是 S 型。从母核结构上判断，甘遂烷型（17 位为 S 型）比大戟烷型（17 位为 R 型）更接近楝烷型，但对印度楝叶中的楝烷型化合物研究发现，大戟烷型比甘遂烷型更能有效地转变成楝烷型。

　　楝科楝属植物苦楝果实及树皮中含有多种楝烷型化合物,称楝苦素类成分。如从川楝的果实中分离到川楝素(toosendanin);从印度楝分离得到六个化合物,分别是:1α-methoxy-1,2-dihydroepoxyazadiradione,1β,2β-diepoxyazadiradione,7-acetylneotri-chilenone,7-desacetyl-7-bezoylazadiradiradione,7-desacetyl-7-bezoyl-epoxyazadiradione,7-desacetyl-7-benzoyl-gedunin。这些化合物具有共同结构特点是17位碳上连接四氢呋喃环,3位和16位多为酮基,14、15位多有三元氧环,7位有乙酰基或苯甲酰基。

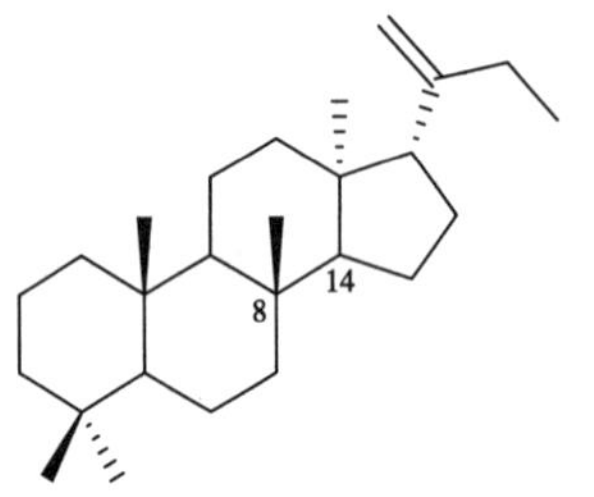

棟烷

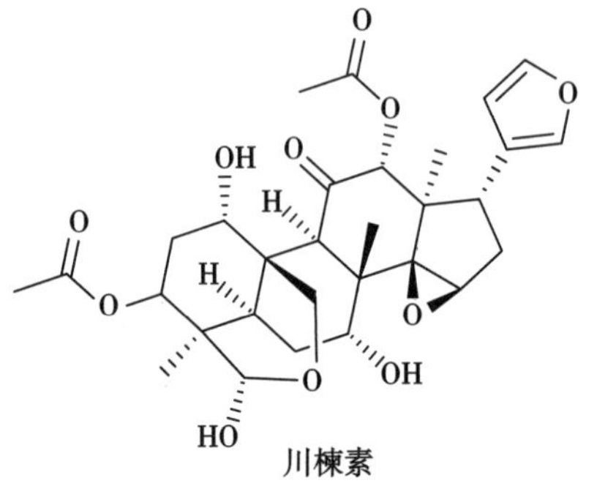

川楝素

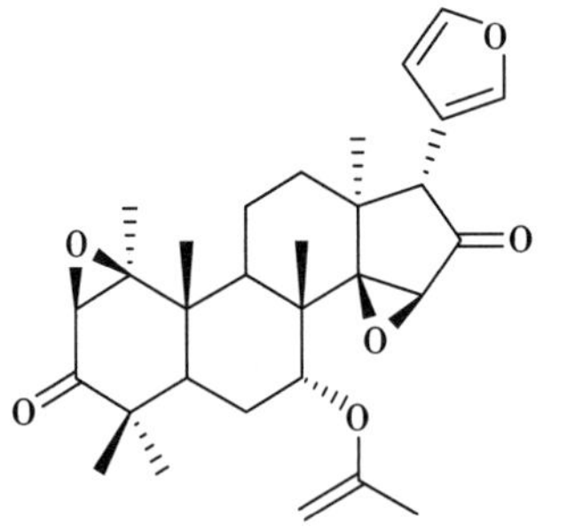

1β,2β-diepoxyazadiradione

1β-methoxy-1,2-dihydroepoxyazadiradione

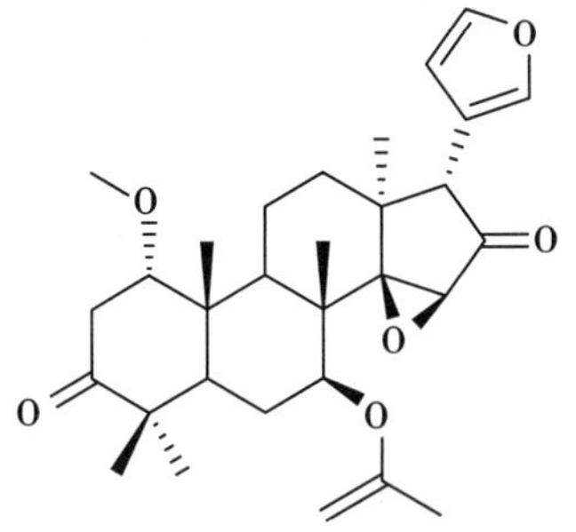

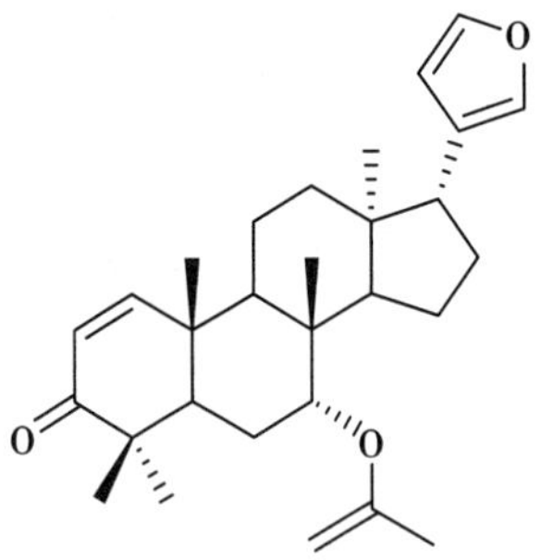

7-acetylneotrichilenone

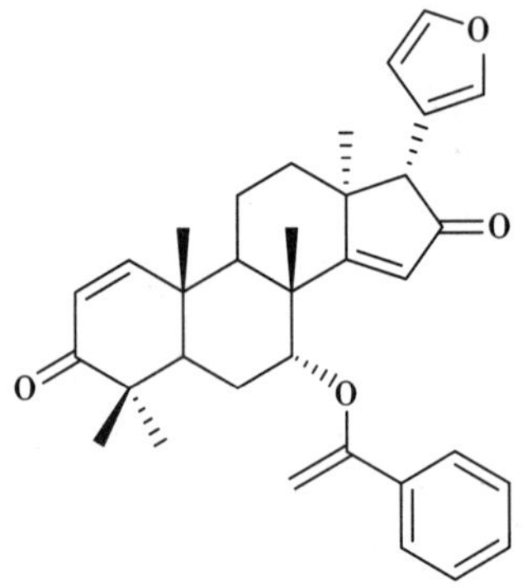

7-desacetyl-7-bezoylazadiradiradione

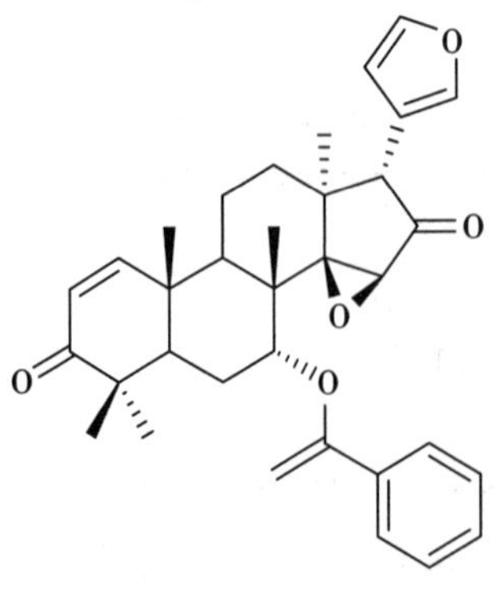

7-desacetyl-7-bezoyl-epoxyazadiradione

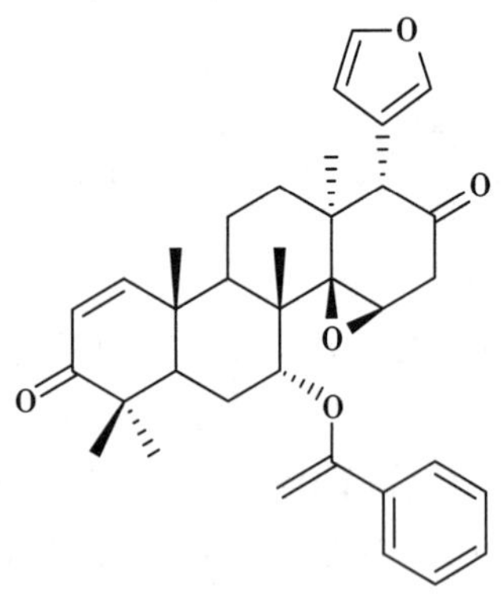

7-desacetyl-7-benzoyl-gedunin

306

（七）达玛烷（dammarane）型

达玛烷型的基本母核结构特点是 8 位和 10 位分别有 β 甲基,17 位的侧链为 β 构型,20 位碳为 R 或 S 型,而羊毛脂甾烷基本母核结构 8 位没有甲基取代,但在 13 位有 β-CH_3,而且 20 位碳为 R 构型。

达玛烷型四环三萜化合物在自然界分布较为广泛,如五加科人参属人参、西洋参、三七等植物的根、茎、叶、花、果实中含有的多种人参皂苷,其苷元主要属于该结构类型,如从具有大补元气,复脉固脱,补脾益肺,生津,安神等功效的中药人参中分离得到的人参皂苷 Rb_1 的苷元是人参皂苷元 20(S)- 原人参二醇、人参皂苷 Re 和 Rg_1 的苷元是 20(S)- 原人参三醇,两者苷元均属于达玛烷型。人参中除了三萜皂苷类成分外,还含有机酸、甾醇、维生素、黄酮等成分。除了人参皂苷外,葫芦科植物棒锤瓜茎皮中棒锤三萜 A（neoalsamitin A）;鼠李科植物酸枣的种仁中分离得到的作为酸枣仁药材鉴别对照品的酸枣仁皂苷 A 和 B（jujubosides A 和 B）等也都属于该结构类型。另外从无患子科具有清热解毒、化痰散瘀功效的无患子根中分离到多个达玛烷型三萜皂苷,如 sapinmusaponin O 和 sapinmusaponin P 等。

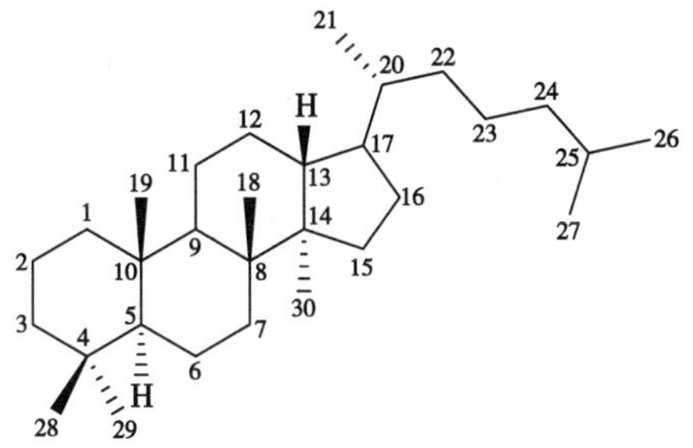

达玛烷

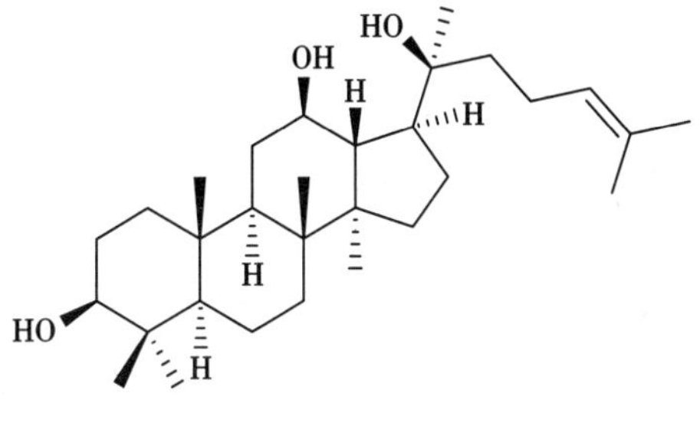

20（S）-原人参二醇

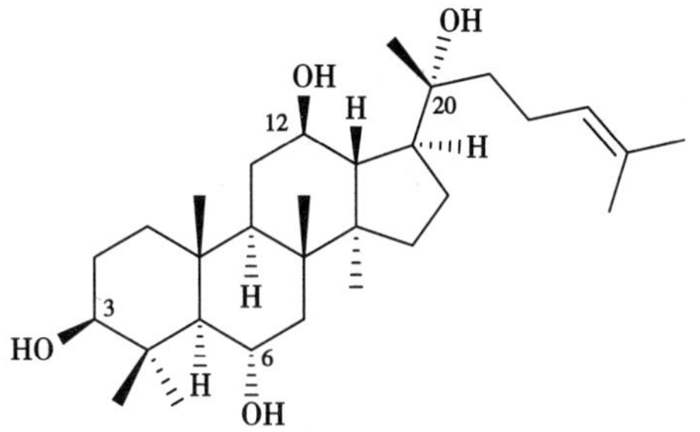

20（S）-原人参三醇

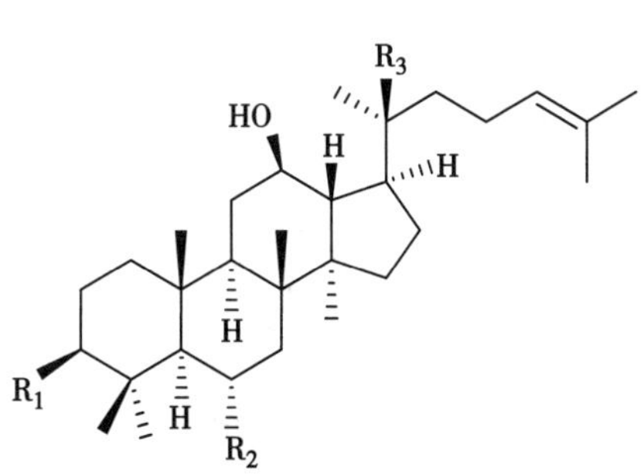

	R_1	R_2	R_3
人参皂苷Rb₁	O-glc（2→1）glc	H	O-glc（6→1）glc
人参皂苷Re	OH	O-glc（2→1）rha	O-glc
人参皂苷Rg₁	OH	O-glc	O-glc

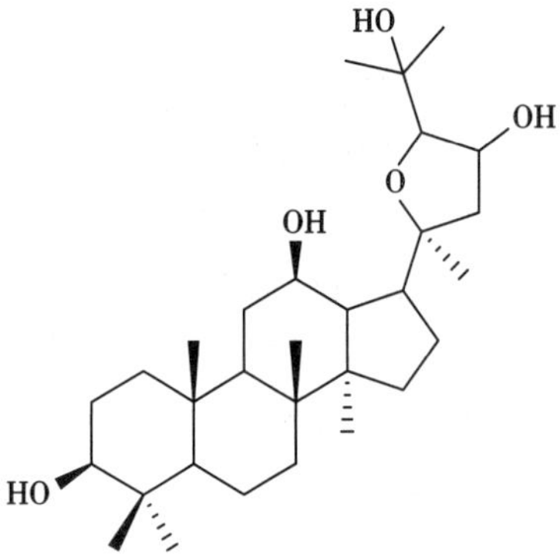

棒槌三萜 A

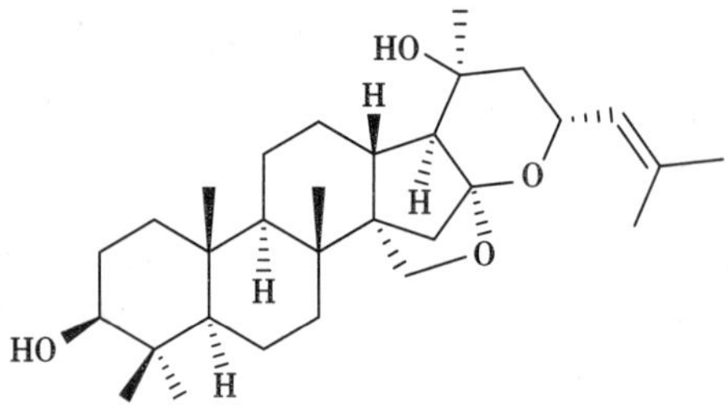

酸枣仁皂苷元

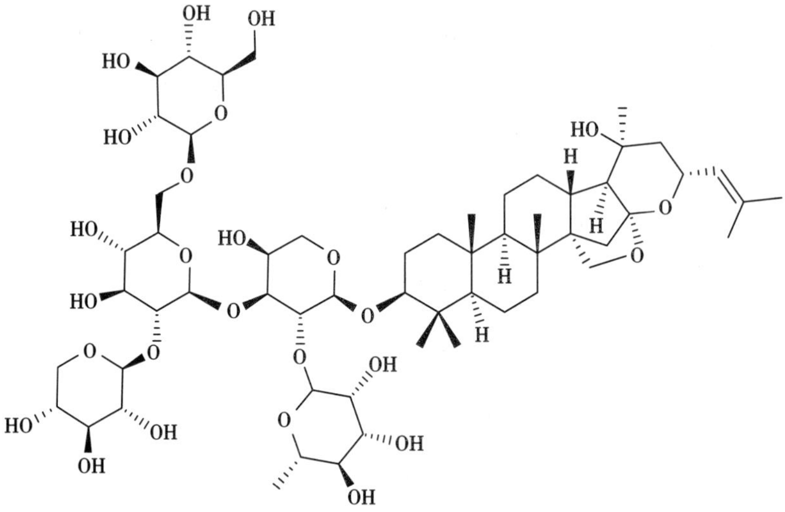

酸枣仁皂苷A

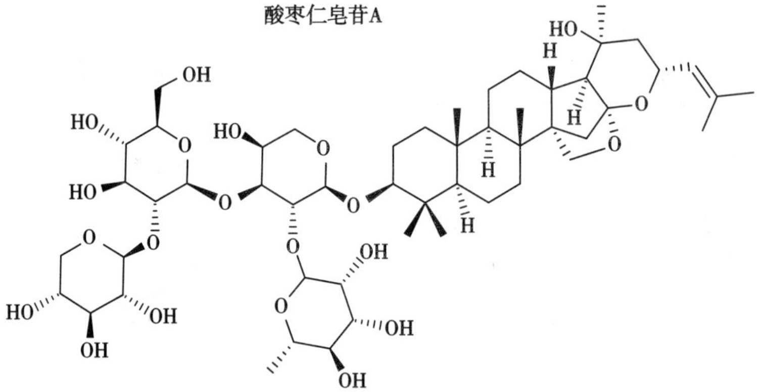

酸枣仁皂苷B

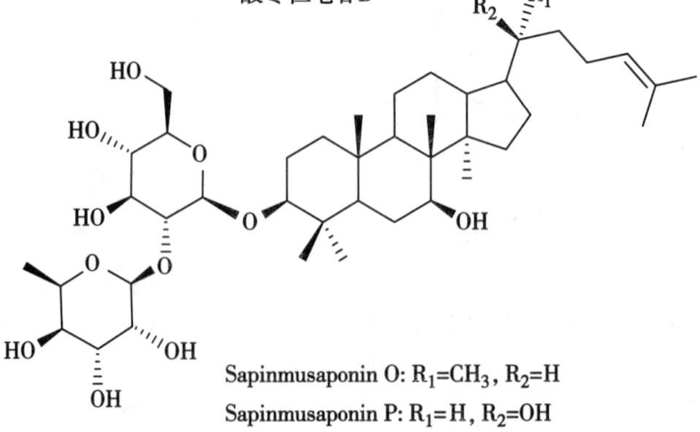

Sapinmusaponin O: R₁=CH₃, R₂=H
Sapinmusaponin P: R₁=H, R₂=OH

　　人参是"百草之王",通过介绍人参的本草考证、基源、化学成分、药理作用及应用,将中医药思维融入到教学中,增强学生的民族自信心,引导学生思考如何在民族智慧传承中进行传承与创新。

(八) 原萜烷(protostane)型

　　原萜烷型的基本母核结构特点与达玛烷型相似,差别只是在8位和14位取代的甲基构型不同,原萜烷型分别为 α 和 β 构型,而达玛烷型分别为 β 和 α 构型,原萜烷型第20位碳为 S 构型。

　　中药泽泻的块茎具有利小便,清湿热的功效。其主要成分23-乙酰泽泻醇 B(23-O-acetylalisol B)、泽泻萜醇 A(alisol A)和泽泻萜醇 B(alisol B)等化合物的基本母核结构属于该结构类型,其中23-乙酰泽泻醇 B 为泽泻药材鉴别的对照品。

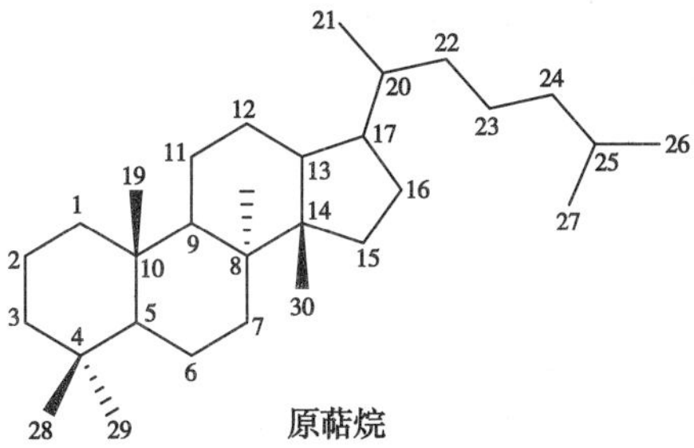

原萜烷 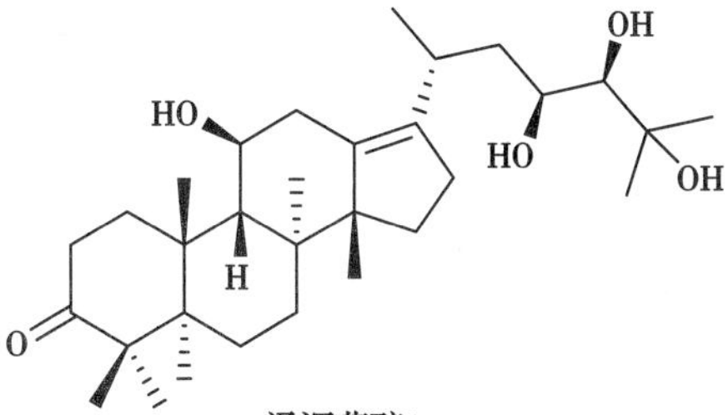　　　　　泽泻萜醇A

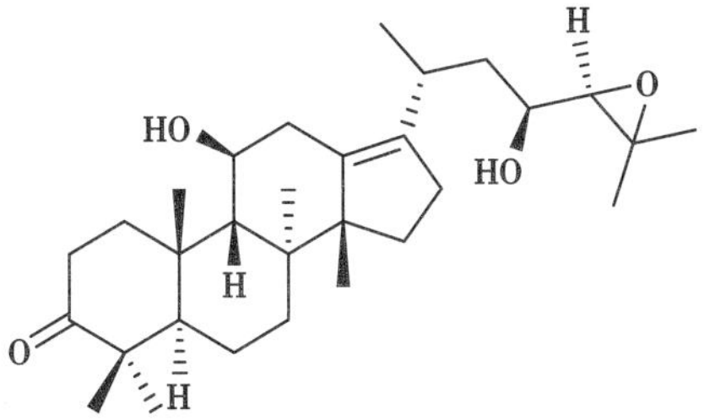

泽泻萜醇B 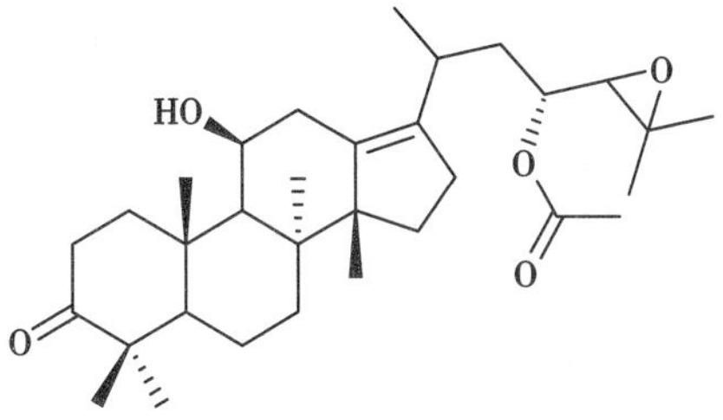　　　　23-乙酰泽泻萜醇B

六、五环三萜

　　五环三萜在自然界分布也比较广泛,也是一类重要的中药化学成分,常在植物体内以游离型或与糖结合形成皂苷的形式存在。从生源看,五环三萜化合物被认为是由四环三萜化合物17位侧链环合的衍生物,常与四环三萜化合物共同存在于同植物体内。其结构特征也保留四环三萜基本母核结构特征,如多数五环三萜化合物在4位连接偕二甲基、8位、10位和17位有 β 基团取代,A/B、B/C、C/D 均为反式。但其基本母核有五个环,D/E 为顺式,28位和30位或24位可能为羧基取代,双键多在 C-12 或 C-11 位等。

　　五环三萜又根据 E 环和 C 环大小、母核上取代基位置及构型,分为 E 环为六元环(如齐墩果烷型、熊果烷型和木栓烷型)、E 环为五元环(如羽扇豆烷型、羊齿烷型、异羊齿烷型、何帕烷型和异何帕烷型)、C 环为七元环,见表14-2。

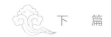

表 14-2　五环三萜类化合物不同母核结构的主要特征

五环三萜类型	CH₃ 取代	C4 取代	C20 取代	其他特征
齐墩果烷型	$10\beta,8\beta,14\alpha,17\beta$	偕二甲基	偕二甲基	
熊果烷型	$10\beta,8\beta,14\alpha,17\beta$	偕二甲基	20-α 甲基	19β- 甲基
木栓烷型	$9\beta,14\beta,13\alpha,17\beta$	4β,5β 甲基	偕二甲基	
羽扇豆烷型	$10\beta,8\beta,14\alpha,17\beta$	偕二甲基		19α- 异丙基
羊齿烷型	$10\beta,13\alpha,14\beta,17\alpha$	偕二甲基		22α- 异丙基
异羊齿烷型	$10\beta,13\beta,14\alpha,17\beta$	偕二甲基		21β- 异丙基
何帕烷型	$10\beta,8\beta,14\alpha,18\alpha$	偕二甲基		21α- 异丙烯基
异何帕烷型	$10\beta,8\beta,14\alpha,18\alpha$	偕二甲基		21β- 异丙基
其他类型	C 环为七元环,E 环为六元环			

(一) 齐墩果烷(oleanane)型

齐墩果烷又称 β- 香树脂烷。基本碳架为多氢蒎的五环母核,连接 2 个偕二甲基,共 8 个甲基取代,形成 6 个季碳。一般 3 位有羟基取代,多为 β 型,少数为 α 型,如 α- 乳香酸 (α-boswellic acid)。母核上常有羧基取代,显酸性,也是酸性皂苷的主要结构类型。

该类化合物在植物界广泛分布,主要分布在豆科、五加科、桔梗科等一些植物中。

齐墩果酸(oleanolic acid)在植物体内多与糖结合成皂苷形式存在,如甘草、柴胡、人参等,也有以游离形式存在,如女贞子、白花蛇舌草、连翘等。

中药甘草具有补脾益气,清热解毒,祛痰止咳,缓急止痛,调和诸药的功效。其中主要含有甘草皂苷,也称甘草酸,因味甜也称甘草甜素,是由苷元(甘草次酸)和二分子葡糖醛酸结合成苷。苷元基本母核结构为齐墩果烷型,20 位有羧基取代,因此甘草皂苷有三个羧基,其衍生物甘草酸单铵盐为甘草药材鉴别的对照品。甘草次酸 D/E 环为顺式,表现在 18 位氢与 17 位甲基为同侧,均为 β 构型,而异构体乌拉尔甘草次酸的 D/E 环为反式,表现在 18 位氢与 17 位甲基为异侧,18 位氢为 α 构型。药理研究表明,只有甘草次酸才具有促肾上腺皮质激素(ACTH)样作用。

齐墩果烷

α-乳香酸

齐墩果酸

笔记栏

甘草次酸　R=H

甘草酸　　R=β-D-glc（1→2）-α-D-glc

乌拉尔甘草次酸

中药柴胡是具有和解表里、疏肝、升阳的中药,含有 100 多个三萜皂苷,其苷元基本母核属于齐墩果烷型。根据皂苷元结构不同,将柴胡皂苷分为 7 类不同类型:环氧醚（Ⅰ）、异环双烯（Ⅱ）、12- 烯（Ⅲ）、同环双烯（Ⅳ）、12- 烯 -28- 羧酸（Ⅴ）、异环双烯 -30- 羧酸（Ⅵ）、18- 烯型（Ⅶ）。其中Ⅰ型皂苷的苷元的主要结构特征是 13、28β- 环氧醚键,是柴胡皂苷的真正皂苷元,有皂苷元 e、f、g（saikogenins e、f、g）,即 Δ^{11}-13,28- 环氧 - 齐墩果烯型,对应的皂苷分别是柴胡皂苷 a、c、d、e,其中柴胡皂苷 a 和柴胡皂苷 d 为柴胡药材鉴别的对照品。其他型皂苷元为Ⅰ型皂苷元的衍生物,包括:Ⅱ型皂苷元基本母核为异环双烯,即 $\Delta^{11,(13,18)}$- 齐墩果二烯型,如柴胡皂苷 b₁ 和 b₂;Ⅲ型皂苷元为环内单烯,即 Δ^{12}- 齐墩果烯型,如柴胡皂苷 b₃ 和 b₄,柴胡皂苷 f 及其苷元为长刺皂苷元;Ⅳ型皂苷元为同环双烯,即 $\Delta^{9(11),12}$- 齐墩果二烯型,如柴胡皂苷 g;Ⅱ型、Ⅲ型和Ⅳ型皂苷元 17 位为羟甲基取代,而Ⅴ型皂苷元是 17 位为羧基取代,也属于环内单烯,如从圆叶柴胡叶中分离的圆叶柴胡皂苷 a、b 和 c（rotundioside A、B and C）等;Ⅳ型苷元基本母核为异环双烯,但在 30 位有羧基取代,即 30 羧基 -$\Delta^{11(13,18)}$- 齐墩果二烯型,如柴胡皂苷 u 和 v;Ⅶ型苷元基本母核的 18 位具有双键,如从南柴胡分离的 bupleuroside ⅩⅢ。

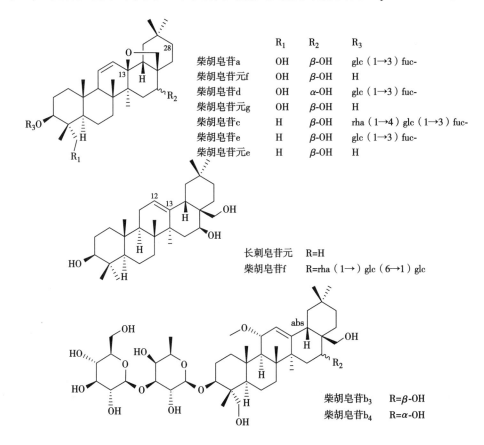

	R₁	R₂	R₃
柴胡皂苷 a	OH	β-OH	glc（1→3）fuc-
柴胡皂苷元 f	OH	β-OH	H
柴胡皂苷 d	OH	α-OH	glc（1→3）fuc-
柴胡皂苷元 g	OH	β-OH	H
柴胡皂苷 c	H	β-OH	rha（1→4）glc（1→3）fuc-
柴胡皂苷 e	H	β-OH	glc（1→3）fuc-
柴胡皂苷元 e	H	β-OH	H

长刺皂苷元　R=H

柴胡皂苷 f　R=rha（1→）glc（6→1）glc

柴胡皂苷 b₃　R=β-OH

柴胡皂苷 b₄　R=α-OH

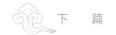

	R_1	R_2	R_3
圆叶柴胡皂苷a	α-OH	β-D-glc（1→6）-β-D-glc（1→2）-β-D-glc（1→6）-β-D-glc-	SO$_3$H
圆叶柴胡皂苷b	H	β-D-glc（1→6）-β-D-glc（1→2）-β-D-glc（1→6）-β-D-glc-	SO$_3$H
圆叶柴胡皂苷c	H	β-D-glc（1→6）-β-D-glc（1→2）-β-D-glc（1→2）-β-D-glc-	SO$_3$H

	R_1	R_2
柴胡皂苷元b	CH$_3$	H
柴胡皂苷g	CH$_2$OH	glc（1→3）fuc-

柴胡皂苷u	R=glc
柴胡皂苷v	R=H

bupleuroside XⅢ

　　中药商陆具有逐水消肿,通利二便,解毒散结的功效。其中含有大量皂苷,如商陆皂苷甲、乙、丙、丁（esculentoside A、B、C、D）,其苷元均为商陆酸（esculentic acid）,基本母核属于齐墩果烷型,其中商陆皂苷甲为商陆药材鉴别的对照品。

　　葫芦科植物土贝母的根茎具有散结,消肿,解毒的功效。从中分离得到的土贝母苷甲（tubeimoside A）的苷元的基本母核也属于齐墩果烷型,糖链是一环状结构连接而形成的皂苷,是土贝母药材鉴别的对照品。

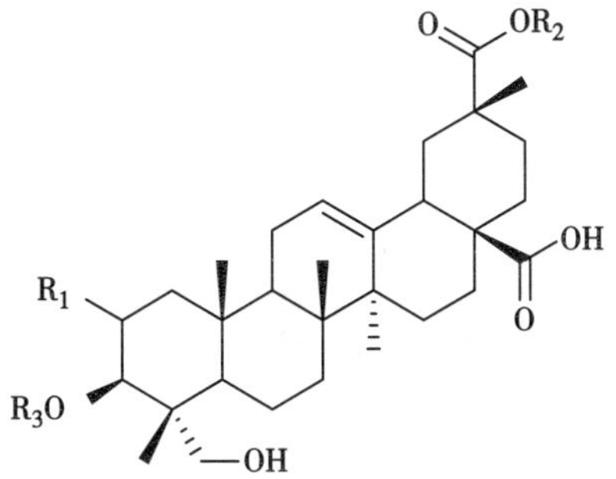

	R_1	R_2	R_3
商陆酸	H	H	H
商陆皂苷甲	OH	CH$_3$	glc（1→4）xly-
商陆皂苷乙	OH	CH$_3$	xly
商陆皂苷丙	H	CH$_3$	glc（1→4）xly-
商陆皂苷丁	OH	CH$_3$	glc

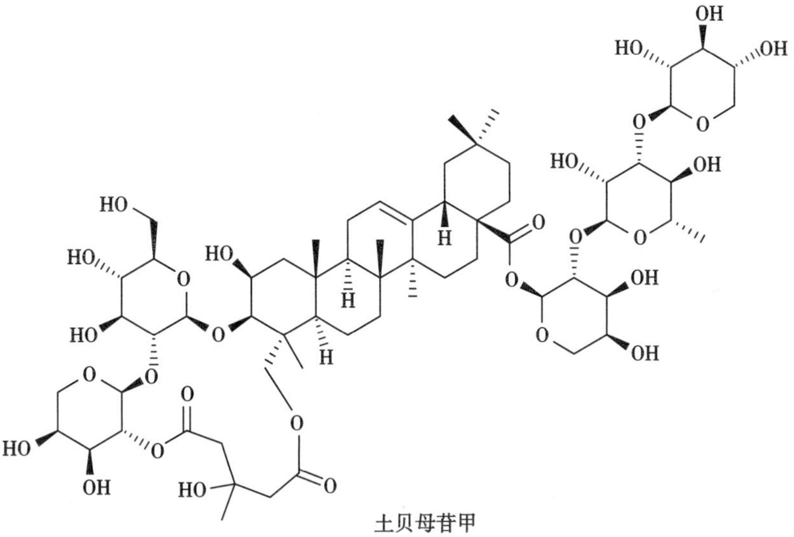

土贝母苷甲

(二) 熊果烷（ursane）型

熊果烷又称 α- 香树脂烷,也称乌苏（索）烷。基本碳架为多氢蒎的五环母核,也有 8 个甲基取代,甲基取代位置与齐墩果烷唯一不同的是 19 和 20 分别有 1 个甲基取代,因此熊果烷型只有 1 个偕二甲基,形成 5 个季碳。

该类化合物在植物界分布也比较广泛,以游离或与糖结合形成皂苷的形式存在植物体内,如中药地榆、枇杷叶、女贞子等。

中药地榆具有凉血止血,解毒敛疮的功效。从中分离出地榆皂苷 B 和 E（san-guisorbin B、E）、地榆皂苷Ⅰ和Ⅱ（ziyu-glucoside Ⅰ、Ⅱ）等。

蒲公英和旋覆花中的蒲公英醇（taraxasterol）,款冬花中的款冬二醇（faradiol）、阿里二醇（arnidiol）等都属于熊果烷型的异构体蒲公英烷型的三萜类化合物。

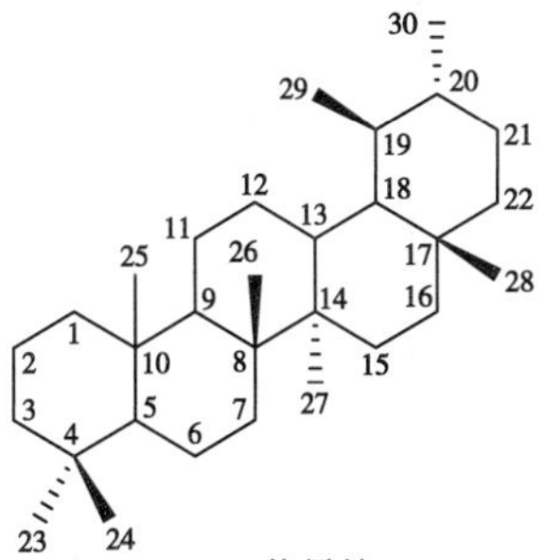

熊果烷

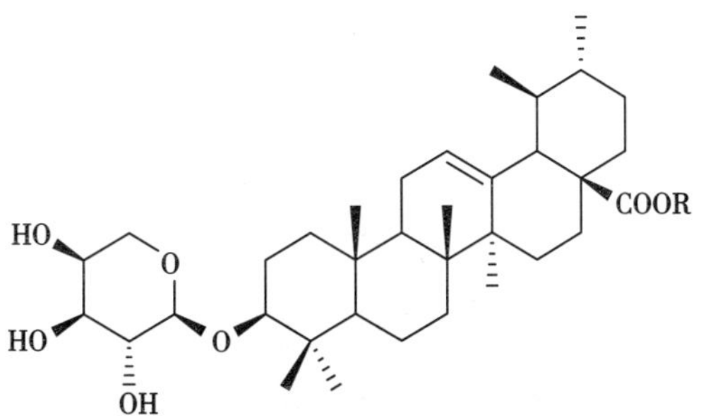

地榆皂苷B   R=H
地榆皂苷E   R=3-Ac-glc

313

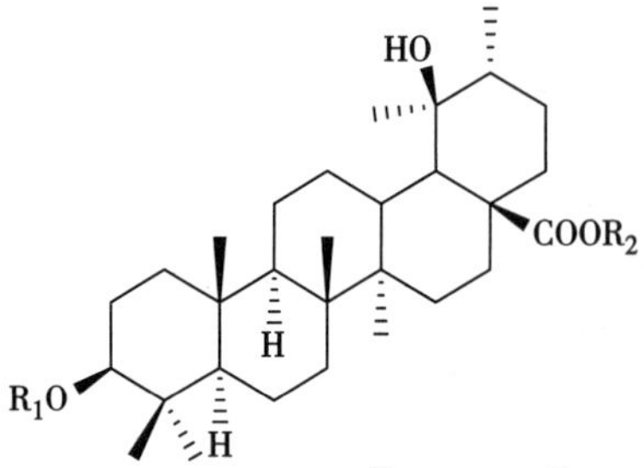

	R_1	R_2
地榆皂苷 I	ara（p）	H
地榆皂苷 II	ara（p）	glc

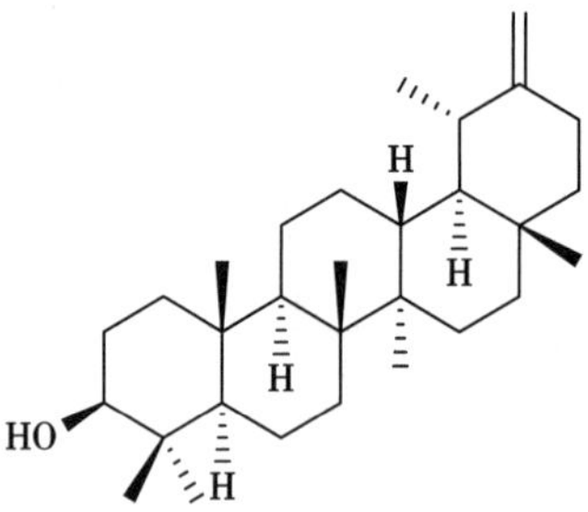

蒲公英醇

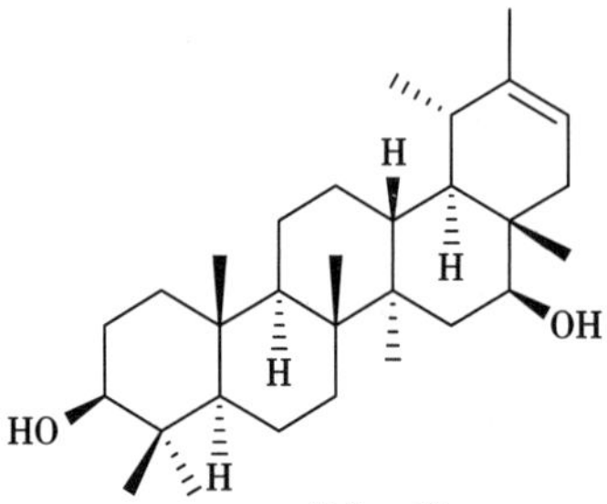

款冬二醇

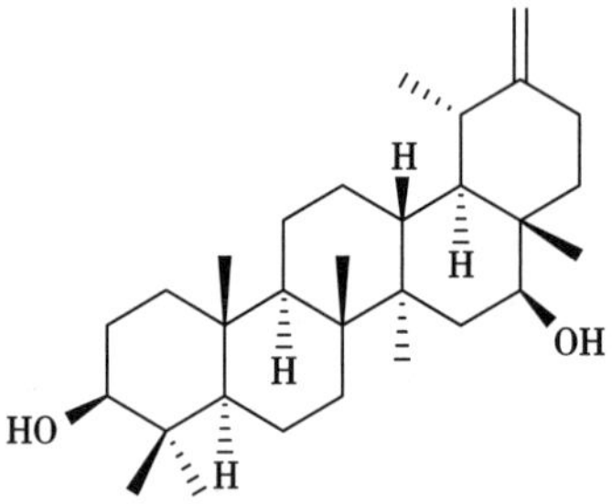

阿里二醇

（三）木栓烷（friedelane）型

木栓烷型从生源上可以看成是由齐墩果烯甲基移位而成,即齐墩果烯 4 位偕二甲的 1 个甲基移位至 5 位、10 位甲基移位至 9 位、8 位甲基移位至 14 位、14 位甲基移位至 13 位。木栓烷型基本母核只有 20 位 1 个偕二甲基,共 8 个甲基取代,形成 6 个季碳。

卫矛科植物雷公藤具有祛风,解毒,杀虫的作用。从其去皮根中分离出雷公藤酮(triptergone),其基本母核结构为失去 25 位甲基的木栓烷型衍生物;卫矛科植物独子藤的茎中也含有多种木栓烷型衍生物,如 29-羟基木栓酮(29-hydroxy friedelan-3-one)、12β-羟基木烯酮(12β-hydroxy friedelane-1-ene-3-one)、12β-羟基木栓酮(12β-hydroxy friedelan-3-one)、海棠果醛(canophyllal)、木栓酮(friedelin)和海棠果酸(canophyllalic acid)等。

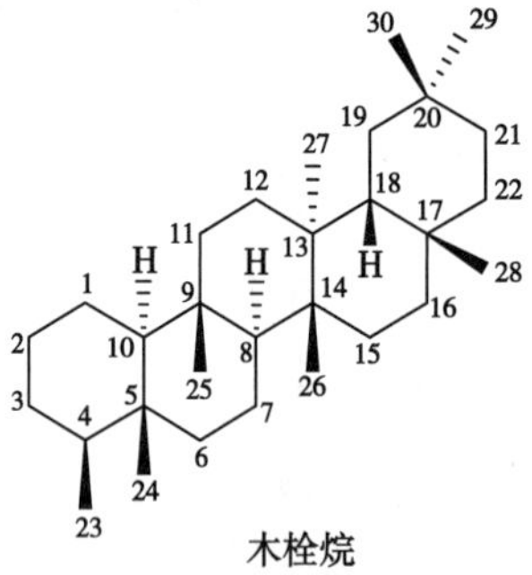

木栓烷

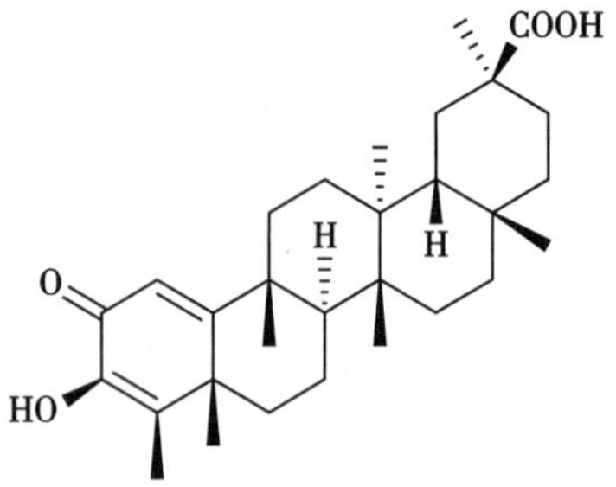

雷公藤酮

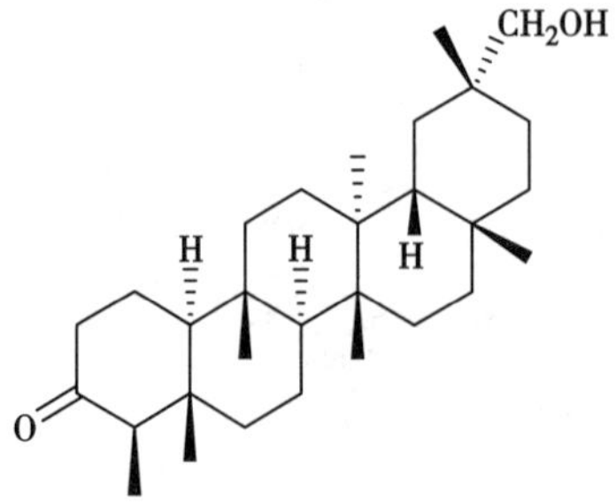

29-羟基木栓酮

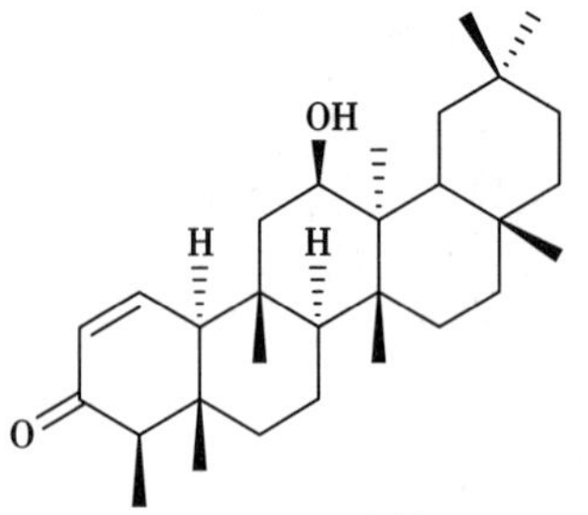

12β-羟基木烯酮

(四) 羽扇豆烷(lupane)型

羽扇豆烷从生源上可以看成是由齐墩果烷的 E 环 20 位和 21 位碳碳键断裂,且 21 位碳与 19 位碳连接成五元环,形成的结构类型,因此 19 位连接 α 构型的异丙基,并有 $\Delta^{20(29)}$ 双键。母核上其他甲基取代位置和构型与齐墩果烷相同。

具有羽扇豆烷型结构的化合物存在于中药羽扇豆种皮、酸枣仁、桦树皮、槐花等中。如羽扇豆醇(lupeol)、白桦脂醇(betulin)、白桦脂酸(betulinic acid)、白桦脂醛(betulinaldehyde)等游离型;白头翁皂苷 A₃ 和 B₄(pulsatilosides A₃ and B₄)等羽扇豆烷型皂苷,其中白头翁皂苷 B₄ 为白头翁药材鉴别的对照品,其苷元为 23- 羟基白桦脂酸(23-hydroxy-betulinic acid)。

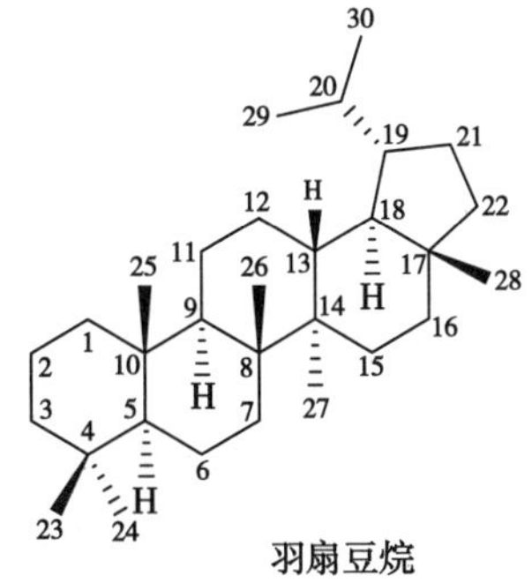

羽扇豆烷

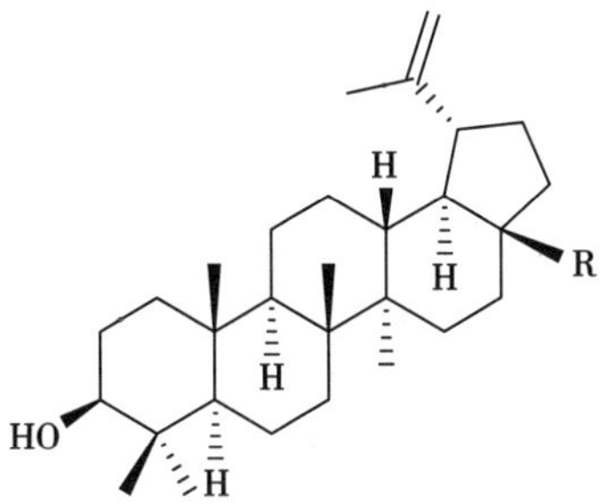

	羽扇豆醇	R=CH₃
	白桦脂醇	R=CH₂OH
	白桦脂酸	R=COOH
	白桦脂醛	R=CHO

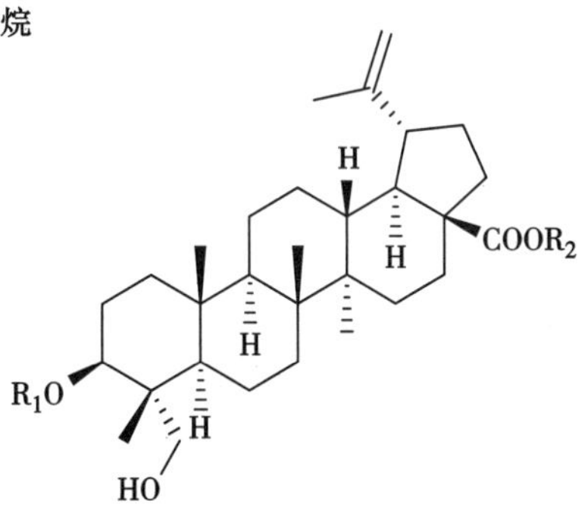

	R₁	R₂
23-羟基白桦脂酸	H	H
白头翁皂苷A₃	rha(1→2)ara-	H
白头翁皂苷B₄	rha(1→2)ara-	rha(1→4)glc-(1→6)glc-

(五) 羊齿烷(fernane)型和异羊齿烷(isofernane)型

可以认为是羽扇豆烷的异构体,但取代基位置和构型有差异,异丙基取代位置为 E 环的 21 位,而不是 19 位,13 位有甲基取代,8 位上没有甲基取代。羊齿烷型和异羊齿烷型两者除了 10 位和 4 位的取代基种类和构型一样外,其他位置(如 13、14、17 和 21 位)取代基相同,但构型不同。如芦竹素(arundoin)和羊齿烯醇(fernenol)的基本母核结构属于羊齿烷型;白茅素(cylindrin)的基本母核结构属于异羊齿烷型。

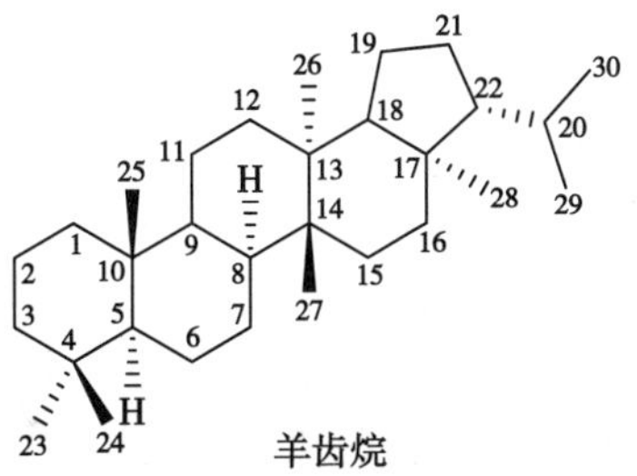

羊齿烷

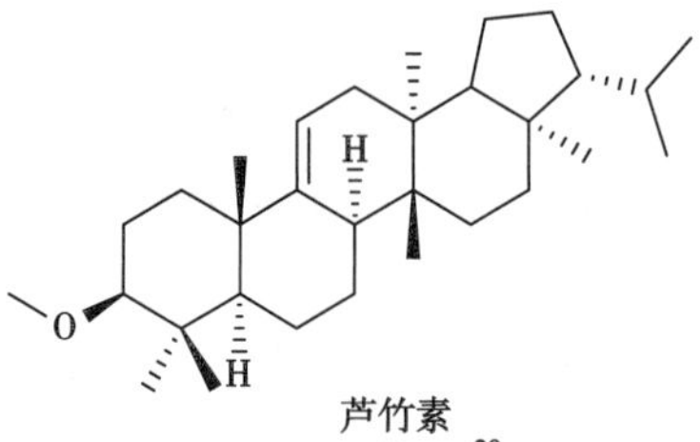

芦竹素

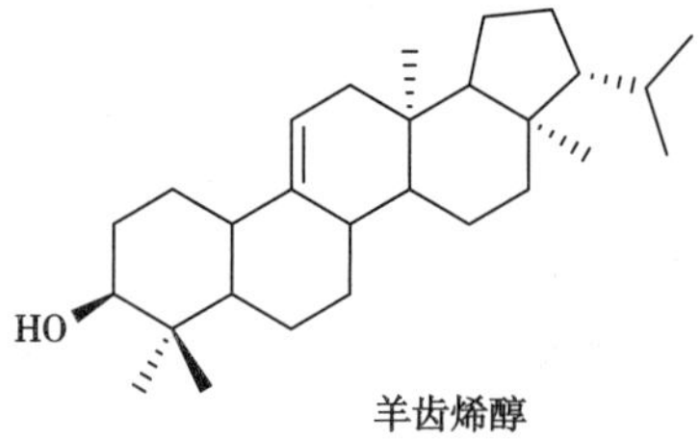

羊齿烯醇

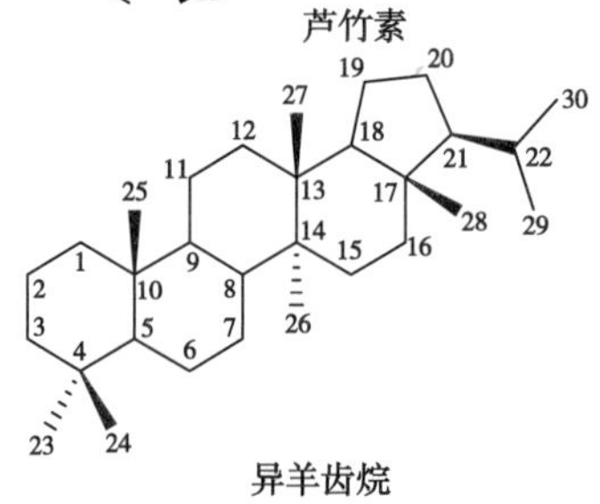

异羊齿烷

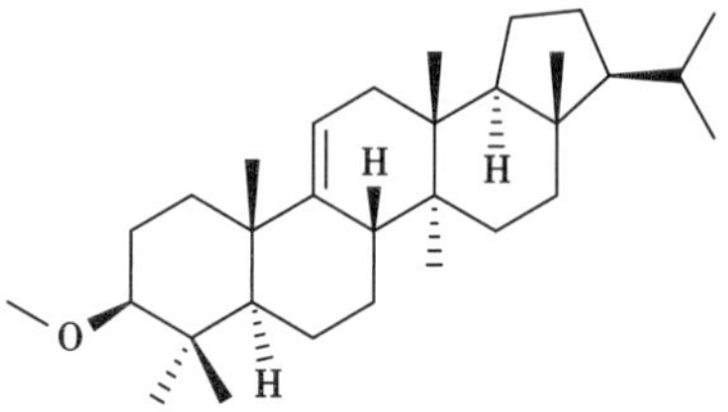

白茅素

（六）何帕烷（hopane）型和异何帕烷（isohopane）型

这两种类型的三萜类化合物可以认为是羽扇豆烷型的异构体，但取代基位置和构型有差异，异丙基（或异丙烯基）取代位置为 E 环的 21 位，而不是 19 位，18 位有甲基取代，17 位上没有甲基取代。何帕烷型和异何帕烷型除了 21 位上的异丙基的构型不同外，其他取代基的类型和构型都一样，其中何帕烷型 21 位异丙基为 α 型，异何帕烷型 21 位异丙基为 β 型。如的里白烯（diploptene）和羟基何帕酮（hydroxyhopanone）均为何帕烷型三萜化合物。

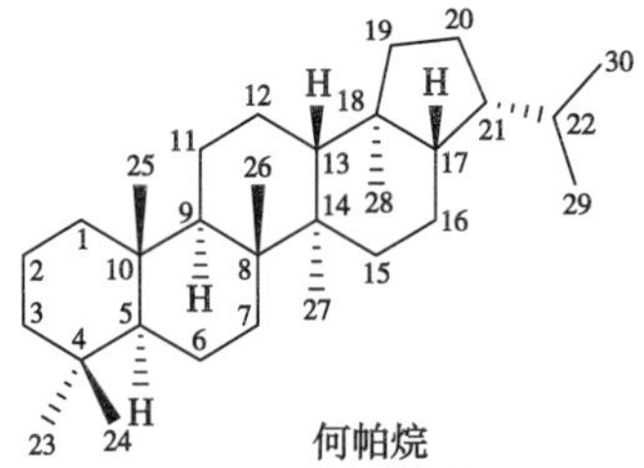

何帕烷

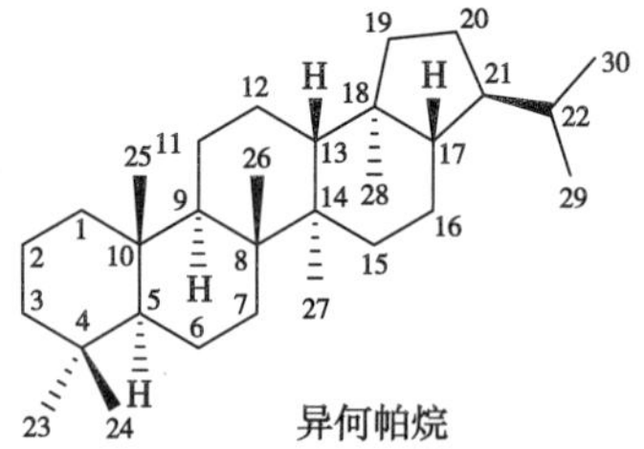

异何帕烷

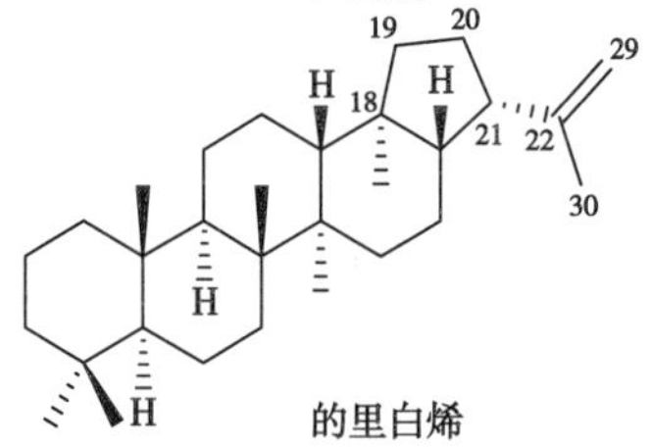

的里白烯

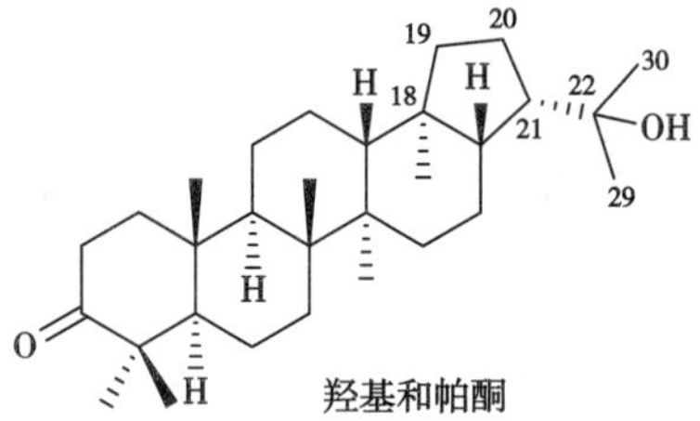

羟基何帕酮

（七）其他类型

目前从自然界中分离出的五环三萜基本母核结构不同于上述几种类型的都归属于其他类型，已发现的有 C 环为七元环的三萜类化合物。如从石松中分离的石松素（lycoclavanin）和石松醇（lycoclavanol）。

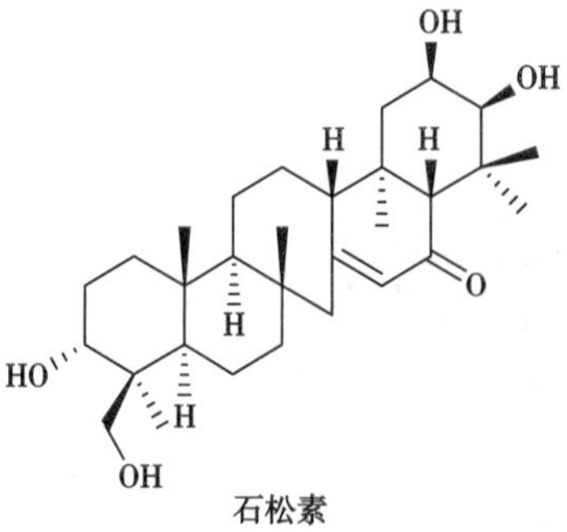

石松素

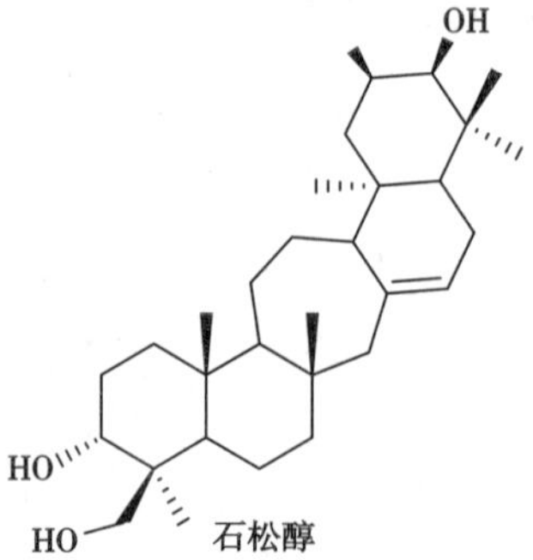

石松醇

第三节 三萜类化合物的理化性质和溶血作用

一、物理性质

(一)性状

大多数游离三萜类化合物有完好结晶,但三萜皂苷常为无定形粉末,仅少数为结晶,如常春藤皂苷为针状结晶。糖数目较多的皂苷极性较大,具有吸湿性。多数皂苷味苦、辛辣,且对人体黏膜有强烈刺激性;少数味甜,且对黏膜刺激性较小,如甘草皂苷。

游离三萜类化合物有固定的熔点,而且随极性取代基团的增加而升高。皂苷因在到达熔点之前已发生分解,因此常无明显的熔点,多数测得是分解点,一般在 200~300℃。

(二)溶解度

游离三萜类化合物极性弱,能溶于弱极性有机溶剂,如石油醚、乙醚、三氯甲烷等,不溶于水,但可溶于甲醇、乙醇等溶剂。三萜皂苷由于糖分子引人,极性增大,可溶于水,易溶于热水、甲醇、乙醇等强极性溶剂,但几乎不溶于丙酮、乙醚、石油醚等弱极性溶剂。随着皂苷水解为次生苷,极性降低,在水中溶解度降低,而在弱极性溶剂中的溶解度随之增加,如加工红参时,生成的次生苷人参皂苷 Rh_2,可溶于乙醚。皂苷在含水丁醇或戊醇中溶解度较好,尤其是在水饱和正丁醇溶剂中有较好的溶解度,因此正丁醇是实验研究中提取分离皂苷时常采用的有机溶剂。

皂苷有助溶性,促进其他成分在水中的溶解。因此含有皂苷的中药水提取物可能存在某些亲脂性成分,增加了对皂苷分离纯化的难度。

(三)发泡性

皂苷水溶液经强烈振摇产生持久性泡沫,且不因加热而消失,这是与蛋白质水溶液产生泡沫的明显区别。皂苷发泡性基于其降低水溶液表面张力而具有表面活性作用,这种表面活性与皂苷分子内部亲水性和亲脂性结构比例有关,只有当两者比例适当,才有较好的表面活性。某些皂苷由于亲水性强于亲脂性或亲脂性强于亲水性,其表面活性作用低,或只有微弱泡沫反应,如甘草皂苷泡沫反应就很弱。基于皂苷的泡沫反应,常将其制作成清洁剂、乳化剂等。

二、化学性质

(一)颜色反应

在无水条件下,三萜类化合物经强酸(磷酸、硫酸、高氯酸等)、中等强度酸(三氯乙酸)或 Lewis 酸(五氯化锑、氯化锌等)作用,产生各种颜色变化或荧光。可能是由于三萜母核在酸的作用下产生脱水,增加双键结构,并形成共轭系统等而呈色。母核具有共轭系统的三萜类化合物颜色反应快。

1. Liebermann-Burchard 反应 也称乙酸酐-浓硫酸反应,反应在试管中进行。将样品溶解在乙酸酐中,加浓硫酸-乙酸酐(1∶20)数滴,可产生黄→红→紫→蓝等颜色变化,最后退色。反应过程中,适当水浴加热,促进颜色反应速度。

2. Rosen-Heimer 反应 也称三氯乙酸反应,反应在滤纸上进行。将样品的三氯甲烷溶液或醇溶液滴在滤纸上,喷 25% 三氯乙酸的乙醇溶液,加热至 100℃,呈红色,逐渐变为紫色,反应过程必须注意观察颜色的变化,温度过高,斑点发黑。

除了上述两种显色反应外,三萜类化合物可发生的显色反应有 Salkowski 反应(三氯甲烷-浓硫酸反应)、Kahlenberg 反应(五氯化锑反应)、Tschugaeff 反应(冰乙酸-乙酰氯反应)等。

(二) 皂苷水解

皂苷水解可以用于皂苷结构研究及活性改造等,主要包括酶水解、酸水解等。

1. 酶水解　植物体内有某种皂苷存在,往往有水解该皂苷的酶存在,因此,为了避免皂苷受酶水解,提取皂苷时,要抑制酶的活性。有时为了获得皂苷元或次生皂苷,可以选择适当的酶水解皂苷。由于酶水解条件温和,往往可以获得完整的苷元,也有被用于皂苷的结构研究。

2. 酸水解　皂苷的苷键常是氧苷中的醇苷或酯苷,其中醇苷容易被酸水解,但酸的浓度往往会影响苷元结构,反应产物中得不到原皂苷元,如皂苷元为 A 型的人参皂苷酸水解获得人参二醇,而不是人参皂苷元 20(S)- 原人参二醇,B 型的人参皂苷酸水解获得人参三醇,而不是人参皂苷元 20(S)- 原人参三醇。

因此,为了获得原始皂苷元,需要采用温和水解法,除了酶水解外,还可以用 Smith 降解法、光分解法、土壤微生物分解法等。

3. 碱水解　含有酯键的皂苷易被碱水解。酯苷键一般可在 $NaOH/H_2O$ 中回流加热一定时间,使其水解。但在此条件下,水解生成的糖常会分解。故一般较容易水解的酯苷键用 5mol/L 的氨水水解。

三、溶血作用

皂苷水溶液大多数能破坏红细胞,因而具有溶血作用,这是由于多数皂苷与红细胞膜上的胆固醇结合产生难溶性的分子复合物,破坏了红细胞的正常渗透性,使细胞内渗透压增加而发生崩解,从而导致溶血现象。皂苷的溶血作用反映皂苷具有一定毒性。皂苷溶血作用强弱可用溶血指数表示。溶血指数是指在一定条件(等渗、缓冲及恒温)下,能使同一动物来源的血液中红细胞完全溶血的最低皂苷浓度,浓度越低,毒性越强。如甘草皂苷的溶血指数为 1∶4 000,薯蓣皂苷的溶血指数为 1∶400 000,说明薯蓣皂苷的毒性比甘草皂苷强。

临床上应用皂苷应注意皂苷的溶血性。一般皂苷水溶液静脉注射毒性极大,低浓度也能产生溶血作用,肌内注射易引起组织坏死,但口服无溶血作用。

皂苷的溶血作用与其结构有关。一般是否有溶血作用与皂苷的苷元有关,而溶血的强弱与皂苷连接的糖有关,溶血指的是皂苷,而不是皂苷元。一般皂苷溶血强弱为单糖链皂苷 > 酸性皂苷 > 双糖链皂苷,但不是所有的皂苷都具有溶血作用,如皂苷元为 A 型的人参皂苷具有抗溶血作用,B 型的人参皂苷和 C 型的人参皂苷有溶血作用,而人参总皂苷(包括A、B、C 型的人参皂苷混合物)无溶血作用。

应当指出,中药的其他成分也具有溶血作用,如某些植物的树脂、脂肪酸、挥发油等也能产生溶血,而鞣质通过凝集红细胞而抑制溶血。因此判断是否是由皂苷引起的溶血,除进一步纯化后再检查外,可以结合胆甾醇沉淀法,若沉淀后的滤液无溶血现象,而沉淀物经乙醚溶解,过滤,残渣溶于水,该水溶液若有溶血作用,表示溶血是由皂苷引起。

第四节　三萜类化合物的检识

一、理化检识

(一) 泡沫反应

皂苷水溶液经强烈振摇能产生持久性泡沫(持续 15 分钟以上),而且这种泡沫不因加热而消失,这是与蛋白质的区别。利用泡沫试验,可以初步判断样品是否含有皂苷。其方法是:

取中药粉末少许,加 10 倍水,煮沸 10 分钟后过滤,滤液置试管,经振摇后产生持久性泡沫,则为阳性。

应当注意,不是所有的皂苷的水溶液都有阳性的泡沫试验,同时也要注意蛋白质产生的假阳性。

(二)显色反应

Liebermann-Burchard 等颜色反应和 Molish 反应可以初步判断三萜或三萜皂苷,虽然反应比较灵敏,但专属性较差。还可以利用 Liebermann-Burchard 反应和 Rosen-Heimer 反应鉴别三萜皂苷和甾体皂苷。

(三)溶血试验

取供试液 1ml,于水浴上加热蒸干,残留物加 0.9% 氯化钠溶液溶解,再加几滴 2% 的红细胞悬浮液,若溶液由混浊变为澄清,示有皂苷类成分存在,即产生溶血现象。可以用于皂苷的检识,还可以用于皂苷的含量的粗略推算。如某中药的水提取液测得的溶血指数为 1∶1M,所用的对照标准皂苷的溶血指数为 1∶100M,则有该中药中皂苷含量约为 1%。

二、色谱检识

三萜类化合物色谱检识常用硅胶为吸附剂,展开剂的选择依游离三萜类化合物和三萜皂苷的极性不同而不同。游离三萜类化合物亲脂性强,常选用亲脂性溶剂为展开剂,如环己烷 - 乙酸乙酯(1∶1)、三氯甲烷 - 乙酸乙酯(1∶1)、苯 - 丙酮(1∶1)、三氯甲烷 - 丙酮(95∶5)。三萜皂苷极性强,常用极性强的溶剂为展开剂,如三氯甲烷 - 甲醇 - 水(13∶7∶2,下层)、正丁醇 - 乙酸 - 水(4∶1∶5,上层)、乙酸乙酯 - 吡啶 - 水(3∶1∶3)、乙酸乙酯 - 乙酸 - 水(8∶2∶1)等。反相薄层色谱也用于三萜类化合物的检识,固定相为反相 C_{18}(RP-18)或反相 C_8(RP-8),展开剂为甲醇 - 水或乙腈 - 水,分离效果一般比较好。

分离酸性皂苷时,流动相中加入少量甲酸或乙酸,可以抑制样品解离,克服拖尾现象。薄层色谱常用显色剂有 10% 硫酸溶液、三氯乙酸试剂、香草醛 - 硫酸试剂等,若显色不明显,可以适当加热,但要注意温度不宜过高,避免炭化影响显色。

三、三萜类化合物的波谱特征

同单萜和二萜等类型化合物相比,三萜类化合物的骨架结构相对较为固定,尤其是其中较为常见的五环三萜和四环三萜类型。由于生源关系,同属植物常含有结构类似的化学成分,所以查阅同属植物的化学成分研究报道,对确定所研究植物中的三萜及皂苷的结构会有很大帮助。对于一些母核新颖较复杂的三萜类化合物的结构可采用 2D-NMR 和单晶 X- 射线衍射分析等方法进行确定。

(一)紫外光谱

大多数三萜类化合物没有共轭体系,不产生紫外吸收。但如结构中有一个孤立双键,仅在 205~250nm 处有微弱吸收,当分子中有共轭体系时,则在紫外区 210~300nm 有较强吸收。如有 α,β- 不饱和羰基,最大吸收在 242~250nm;如有异环共轭双烯,最大吸收在 240~260nm;同环共轭双烯最大吸收则在 285nm。此外,11-oxo、Δ^{12}- 齐墩果烷型化合物,可用紫外光谱判断 18-H 的构型,当 18-H 为 β 构型,最大吸收为 248~249nm,18-H 为 α 构型,最大吸收为 242~243nm。

(二)核磁共振氢谱

在氢谱中可获得三萜类化合物中的甲基质子、连氧碳质子、烯氢质子等重要信息。一般三萜类化合物中甲基质子信号在 δ0.63~1.50。在核磁共振氢谱(^{1}H-NMR)的高场中出现多个甲基峰是三萜类化合物的最主要特征,从甲基的数目还可推测三萜类化合物的类型。羽扇豆烷型的 30 位甲基因与双键相连,具有烯丙偶合,所以 δ 在 1.63~1.80,呈宽单峰。26 位甲基受 C-27 和 C-28 位取代基影响,当 C-28 为—COOCH$_3$ 时,使 26 位甲基质子信号向高场位移约 0.12,C-27 为—COOCH$_3$ 时,则使其向低场位移 0.08。在多数五环三萜中 27 位甲基质子信号处于最低场,通常 δ 在 1.00 以下。此外,场区 δ0.63~1.50 区域内,常出现堆积成山形的 CH$_2$、CH 信号。

连氧碳质子的化学位移随着位置、环境和构型的不同有较明显的变化。比较有规律的有乙酰基质子、甲酯质子和 3 位质子(绝大多数三萜的 C-3 位连有氧原子)。乙酰基中甲基质子的信号在 δ1.82~2.07,甲酯中甲基质子信号在 δ3.60 左右。大多数三萜化合物 C-3 上有羟基或其他含氧基团,与其他亚甲基信号重叠较少,易于辨认。此时,3 位质子信号在 δ3.20~4.00,受 2 位亚甲基质子的偶合,多为 dd 峰。此点是区别甾体的重要特征(甾体往往由于 2 位和 4 位均为亚甲基,与 3 位质子发生偶合,而使 3 位质子呈现多重峰)。

烯氢信号的化学位移(δ)一般约为 4.30~6.00。环内双键质子的 δ 一般大于 5.00,如齐墩果酸类和乌苏酸类 C-12 烯氢在 δ4.93~5.50 处出现宽单峰、三重峰或分辨不好的多重峰。环外烯氢的 δ 一般小于 5.00,如羽扇豆烯和何帕烯型的 C-29 位 2 个同碳氢信号多出现在 δ4.30~5.00。由于羽扇豆烯型三萜 E 环上的异丙烯基受 C-12 位质子空间位阻的影响不能自由旋转,双键末端的两个质子不等价,表现为双峰,而何帕烯型的两个末端烯氢接近等价,合并为一单峰,利用这一特点可区别这两种母核。

三萜皂苷糖部分的 ^{1}H-NMR 特征与糖和苷的章节中介绍的相同,最主要的是糖的端基质子信号,从端基质子信号的数目可推测糖的个数,偶合常数可用于确定苷键构型。

(三) 核磁共振碳谱

核磁共振碳谱(^{13}C-NMR)在确定三萜皂苷元类型、糖与苷元、糖与糖之间连接位置、糖环大小和糖的数目等方面有重要作用。由于分辨率高,三萜或其皂苷的 ^{13}C-NMR 几乎可给出每一个碳的信号。在 ^{13}C-NMR 中,角甲基一般出现在 δ8.9~33.7,其中 23、29 位甲基出现在低场,化学位移依次为 δ28.0 和 33.0 左右。苷元中与氧连接的碳在 δ60.0~90.0,烯碳在 δ109.0~160.0,羰基碳在 δ170.0~220.0,其他碳一般在 δ60.0 以下。

1. 双键位置及母核类型的确定 当双键位于不同类型母核或同一母核的不同位置时,其碳原子化学位移有明显差别。表 14-3 列出一些常见类型三萜化合物 ^{13}C-NMR 的烯碳化学位移。

2. 苷化位置的确定 糖与苷元及糖与糖之间连接后,会产生苷化位移,醇苷一般使苷元化学位移向低场移动,而酯苷则向高场移动。如三萜的 C-3 成苷后,一般 C-3 向低场位移 3~8 化学位移单位,C-4 则向高场移动,糖的端基碳向低场位移 3~8 化学位移单位。当糖与三萜的 C-28 成酯苷后,28 位的羰基碳则向高场位移约 2~5 化学位移单位,而糖的端基碳化学位移(δ)在 95.0~96.0。

表 14-3 齐墩果烷、乌苏烷、羽扇豆烷类三萜主要烯碳的化学位移

三萜及双键的位置	烯碳 δ	其他特征碳
Δ^{12}-齐墩果烯	C$_{12}$:122.0~124.0,C$_{13}$:143.0~144.0	
11-oxo-Δ^{12}-齐墩果烯	C$_{12}$:128.0~129.0,C$_{13}$:155.0~167.0	11-C=O:199.0~200.0
Δ^{11-13},28-epoxy-齐墩果烯	C$_{11}$:132.0~133.0,C$_{12}$:131.0~132.0	
$\Delta^{11,13(18)}$-齐墩果烯	C$_{11}$:126.0~127.0,C$_{12}$:125.0~126.0	C$_{13}$:84.0~85.5
(异环双烯)	C$_{13}$:136.0~137.0,C$_{18}$:133.0~135.0	
$\Delta^{9(11),12}$-齐墩果烯	C$_9$:154.0~155.0,C$_{11}$:116.0~117.0	

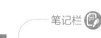
续表

三萜及双键的位置	烯碳 δ	其他特征碳
（同环双烯）	C_{12}:124.0~125.0，C_{13}:143.0~147.0	
Δ^{12}- 乌苏烯	C_{12}:124.0~125.0，C_{13}:139.0~140.0	
$\Delta^{20(29)}$- 羽扇豆烯	C_{29}:109.0，C_{20}:150.0	

3. 糖的数目的确定　多数糖的 C_1 化学位移（δ）在 91.0~105.0，C_6 的 δ 在 60.0~65.0，可根据 δ91.0~105.0 范围内出现的信号数目确定糖的数目。

（四）质谱

EI-MS 等主要用于游离三萜化合物的分子离子峰及裂解碎片峰的研究，可提供该类化合物的分子量、可能的结构骨架或取代基种类及位置的信息。虽然三萜化合物的结构较为复杂，但其分子裂解有一定规律，如五环三萜裂解的规律为：当 C 环内有双键时，一般都有较特征的 RDA 裂解，出现含 A、B 环和 C、D 环的碎片离子峰。根据裂解产生的质量数，可初步推断取代基所在位置。

由于三萜皂苷的难挥发性，所以电子轰击质谱法（EI-MS）和化学电离质谱法（CI-MS）在三萜皂苷的应用中受到限制。目前广泛使用的质谱技术为快速原子轰击质谱法（FAB-MS）和电喷雾电离质谱法（ESI-MS）。这两种质谱法的应用可以得到皂苷的分子离子峰和准分子离子峰用于推出分子量的信息。

第五节　三萜类化合物的制备与鉴定

一、三萜类化合物的制备原理

（一）三萜类化合物的提取

1. 游离三萜类化合物的提取

（1）醇类溶剂提取法：游离的三萜类成分极性较小，亲脂性较强，可用甲醇、乙醇提取，提取物直接进行分离，也可将提取物分散在水中，依次用石油醚、三氯甲烷、乙酸乙酯、正丁醇等溶剂进行萃取，然后进一步分离。三萜类化合物主要集中在三氯甲烷萃取部位（图 14-1）。

（2）酸水解有机溶剂萃取法：将植物原料在酸性溶液中加热水解，过滤，药渣中和后水洗干燥，再用有机溶剂提取出皂苷元。也可先用醇类溶剂提取出皂苷，然后加酸水解，滤出水解物，再用有机溶剂提取出皂苷元。

（3）碱水提取法：某些三萜类化合物含有羧基，可溶于碱水，因此可用碱溶酸沉法提取。

（4）其他方法：如半仿生提取法、超临界流体萃取法（SFE）、超声循环技术等。

2. 三萜皂苷类化合物的提取　三萜皂苷常用醇类溶剂提取，若皂苷中含有多个糖基或含有羟基、羧基等极性基团较多，亲水性强，可用稀醇进行提取。提取液浓缩后，加适量水分散，先用石油醚等亲脂性溶剂萃取，除去亲脂性杂质，再以正丁醇萃取，回收溶剂后，得到粗制总皂苷。也可将醇提液减压浓缩后，采用大孔吸附树脂进行纯化和富集，通常将样品液通过大孔吸附树脂进行吸附，先用水洗，除去蛋白质、糖等水溶性杂质，后用 30%~80% 乙醇梯度洗脱，洗脱液浓缩后，得到粗制总皂苷。

（二）三萜类化合物的分离

1. 游离三萜类化合物的分离　通常用硅胶柱色谱进行分离，洗脱系统为石油醚 - 乙酸

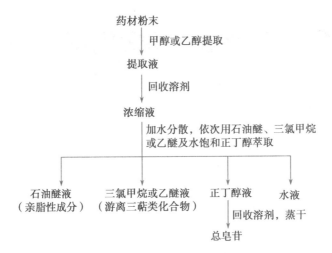

图 14-1 游离三萜类化合物的提取

乙酯、石油醚 - 三氯甲烷、环己烷 - 丙酮、三氯甲烷 - 丙酮、三氯甲烷 - 乙酸乙酯等。

2. 三萜皂苷的分离

(1) 分段沉淀法：利用皂苷难溶于乙醚、丙酮等溶剂的性质，将粗皂苷先溶于少量甲醇或乙醇中，然后逐滴加入乙醚、丙酮或乙醚 - 丙酮(1∶1)的混合溶剂(加入乙醚量以能使皂苷从醇溶液中析出为限)，边加边摇匀，皂苷即析出。开始析出的沉淀往往含杂质较多，继续加入乙醚可得到纯度较高的皂苷。也可采用分段沉淀法，逐渐降低溶液的极性，将极性不同的皂苷分批沉出，达到分离的目的。该法虽然简单，但难以分离完全，不易获得纯品。

(2) 色谱分离法：由于三萜皂苷的极性较大，亲水性较好，不易与杂质分离，而且有些皂苷结构比较相似，因此多采用色谱分离法以获得三萜皂苷类化合物的单体。分离过程中通常采用多种色谱法组合的方法，即一般先通过硅胶柱色谱进行分离，再结合低压或中压柱色谱、薄层制备色谱、高效液相色谱或凝胶色谱等方法做进一步分离。对皂苷的分离，还可在进行硅胶柱色谱前，先用大孔吸附树脂柱色谱进行纯化或初步分离。

二、三萜类化合物的制备与鉴定实例——甘草

甘草为豆科植物甘草(*Glycyrrhiza uralensis* Fisch.)、胀果甘草(*Glycyrrhiza inflata* Bat.)或光果甘草(*Glycyrrhiza glabra* L.)的干燥根和根茎。性平，味甘。归心、肺、脾、胃经。具有补脾益气、清热解毒、祛痰止咳、缓急止痛、调和诸药之功效，常用于脾胃虚弱、倦怠乏力、心悸气短、咳嗽痰多、脘腹、四肢挛急疼痛、痈肿疮毒、缓解药物毒性及烈性等症。现代药理研究表明，甘草具有肾上腺素样作用，具有抗消化性溃疡、解痉、抗炎及免疫抑制等作用。

1. 化学成分类型及理化性质　甘草中主要含三萜类、黄酮类、生物碱类及多糖类成分，其中三萜类成分有甘草皂苷、甘草次酸、乌拉尔甘草皂苷 A、乌拉尔甘草皂苷 B、甘草皂苷 A$_3$、甘草皂苷 B$_2$、甘草皂苷 C$_2$、甘草皂苷 D$_3$ 等，其中甘草皂苷又称甘草酸，为甘草中的甜味成分，是甘草中含量最高的三萜皂苷，此外，甘草中含有较多种类的黄酮类化合物，目前分离出的黄酮类化合物有 70 余种，如甘草苷、异甘草苷、芒柄花苷等。

2020 年版《中华人民共和国药典》(一部)规定，甘草中甘草酸含量不得少于 2.0%，甘草苷含量不得少于 0.5%。

甘草皂苷(glycyrrhizic acid，甘草酸)易溶于稀热乙醇，几乎不溶于无水乙醇或乙醚，但极易溶于稀氨水中，通常利用该性质提取甘草皂苷。甘草皂苷水溶液有微弱的起泡性和溶血性；甘草皂苷可以形成钾盐或钙盐形式，并存在于甘草中；甘草皂苷用 5% 的稀硫酸在

加压下水解,可生成 1 分子甘草皂苷元(glycyrrhetinic acid,甘草次酸)和 2 分子葡糖醛酸(glucopyranuronic acid,glucuronic acid)。

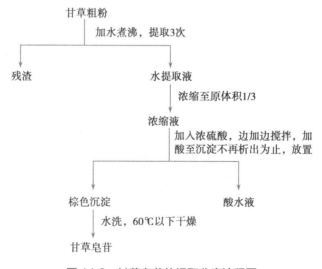

Glycyrrhizic acid   Glycyrrhetinic acid α-D-Glucopyranuronic acid

甘草次酸可分为 2 种类型,一种为 18-αH 型,呈小片状晶体,m.p.283℃,$[\alpha]_D^{27}$ +140°;另一种为 18-βH 型,为针状结晶,m.p.256℃ $[\alpha]_D^{27}$ +86°,这两种结晶均易溶于乙醇或三氯甲烷。

甘草皂苷和甘草次酸都具有促肾上腺皮质激素(ACTH)样的生物活性,临床上作为抗炎药使用,并用于治疗胃溃疡,但只有 18-βH 的甘草次酸才具有 ACTH 样的作用,18-αH 型则没有此种生物活性。

2. 甘草皂苷的提取分离 具体流程如图 14-2 所示。

```
              甘草粗粉
                │ 加水煮沸,提取3次
       ┌────────┴────────┐
      残渣              水提取液
                         │ 浓缩至原体积1/3
                       浓缩液
                         │ 加入浓硫酸,边加边搅拌,加
                         │ 酸至沉淀不再析出为止,放置
               ┌─────────┴─────────┐
            棕色沉淀              酸水液
               │ 水洗,60℃以下干燥
            甘草皂苷
```

图 14-2 甘草皂苷的提取分离流程图

3. 甘草皂苷的结构鉴定 甘草皂苷又称甘草酸、甘草甜素,为甘草中的甜味成分,分子式 $C_{42}H_{62}O_{16}$,分子量 822,冰乙酸结晶为无色柱状结晶,m.p.220℃(分解),$[\alpha]_D^{27}$ +46.2°(乙醇)。^{1}H-NMR(600MHz,DMSO-d_6)的 δ 2.33(1H,s,H-9),5.40(1H,s,H-12),0.96(3H,s,H-23),0.73(3H,s,H-24),1.05(3H,s,H-25),1.04(3H,s,H-26),1.34(3H,s,H-27),0.76(3H,s,H-28),1.09(3H,s,H-29),4.30(1H,d,J=7.3Hz,H-1′),4.53(1H,d,J=7.6Hz,H-1″);^{13}C-NMR(150MHz,DMSO-d_6)δ 38.7(C-1),25.4(C-2),88.1(C-3),39.1(C-4),54.3(C-5),16.9(C-6),32.2(C-7),44.9(C-8),61.1(C-9),36.4(C-10),199.1(C-11),127.3(C-12),169.9(C-13),43.0(C-14),26.1(C-15),25.9(C-16),31.6(C-17),48.1(C-18),40.9(C-19),43.2(C-20),30.6(C-21),37.6(C-22),27.3(C-23),16.2(C-24),16.2(C-25),18.4(C-26),23.1(C-27),28.5(C-28),28.1(C-29),177.9(C-30),

笔记栏

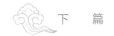

103.5(C-1′),80.3(C-2′),76.8(C-3′),72.2 或 72.0(C-4′),73.7(C-5′),172.3(C-6′),103.2(C-1"),74.9(C-2"),76.2(C-3"),72.0 或 72.2(C-4"),74.6(C-5"),172.3(C-6")。

学习小结

1. 学习内容

- 三萜类化合物
  - 概念
    - 从生源途径定义
    - 从结构特征定义
  - 分类
    - 根据是否成环及成环数目：链状、单环、双环、三环、四环和五环。其中，四环三萜和五环三萜常以皂苷形式存在于天然药物中
  - 理化性质
    - 物理性质 — 性状、熔点、溶解度、皂苷发泡性
    - 化学性质 — 皂苷：颜色反应、沉淀反应、水解
  - 溶血作用
    - 机制、定义、用途及临床用药、溶血强度与皂苷结构
  - 检识
    - 理化检识：泡沫反应、显色反应、溶血试验
    - 色谱检识：薄层色谱法，注意固定相和流动相的选择，显色剂使用注意事项
  - 波谱特征
    - UV、^{1}H-NMR、^{13}C-NMR、MS

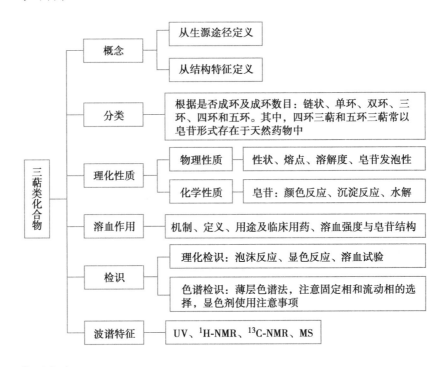

2. 学习方法

(1) 三萜类化合物概述：概念包含两层含义，一是生源异戊二烯法则；一是经验异戊二烯法则。皂苷结构中糖连接的特点。

(2) 学习皂苷结构特点、理化性质、检识、代表性天然药物及其主要化学成分结构。皂苷的主要性质：溶解性、发泡性、吸湿性、溶血性、刺激性、酸性、稳定性等。皂苷元的结构特点，主要在于取代基的位置变化及其构型的差异。皂苷与蛋白质泡沫反应现象区别、三萜皂苷与甾体皂苷颜色反应条件及现象区别，如 Liebermann-Burchard 反应和 Rosen-Heimer 反应。

(3) 三萜类化合物根据化学结构特点分类，即是否成环及成环数目。掌握四环三萜和五环三萜的结构特点及代表化合物。

(周洪雷)

复习思考题

扫一扫，测一测

1. 什么是三萜类化合物？其分类的主要依据是什么？
2. 如何利用发泡性鉴别三萜皂苷与蛋白质？
3. 皂苷的溶血机制是什么？其溶血强度的表示方法是什么？
4. 如何利用化学反应鉴别三萜皂苷和甾体皂苷？

第十五章

甾体类化合物

学习目标

掌握强心苷和甾体皂苷的结构特征、理化性质和检识方法;熟悉强心苷、甾体皂苷类化合物的提取分离及中药实例;了解甾体的含义、分类和生理活性以及 C_{21} 甾类化合物、植物甾醇、胆汁酸类、昆虫变态激素、醉茄内酯的结构特点、一般性质和结构测定。

第一节 概 述

甾体(steroid)是广泛存在于自然界中的一类结构中具有环戊烷并多氢菲甾体母核的化合物。甾体具有广泛的生物活性和药理作用,如抗肿瘤、强心、镇痛、抗炎、抗抑郁、抑菌、抗凝血和抗生育等,同时也是合成甾体类激素的重要原料。

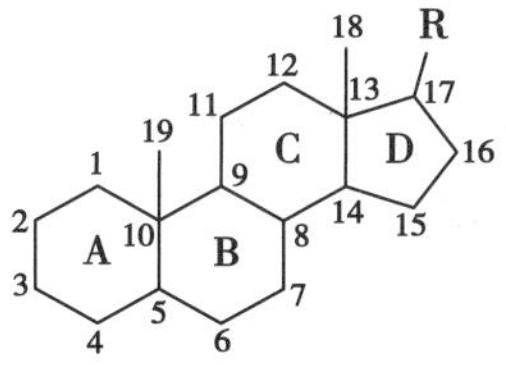

甾体母核

20 世纪 90 年代以来,甾体的研究发展很快,从植物、海洋生物中发现了许多新的甾体皂苷、双甾体、多胺甾体和甾体多羟基硫酸酯等化合物,且多具有独特的生理活性,特别是具有较强的抗癌活性等,已引起药物学家的广泛关注。

一、甾体的结构与分类

天然甾体成分的 C-10 和 C-13 位有角甲基取代,C-17 位有侧链。根据侧链结构的不同,又分为不同的种类,见表 15-1。

表 15-1 天然甾体的种类及结构特点

名称	C_{17} 侧链	A/B	B/C	C/D
强心苷	不饱和内酯环	顺、反	反	顺
甾体皂苷	含氧螺杂环	顺、反	反	反
C_{21} 甾体	C_2H_5	反	反	顺
植物甾醇	8~10 个碳的脂肪烃	顺、反	反	反

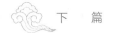

续表

名称	C$_{17}$ 侧链	A/B	B/C	C/D
胆汁酸	戊酸	顺	反	反
昆虫变态激素	8~10 个碳的脂肪烃	顺	反	反
醉茄内酯	内酯环	顺、反	反	反
蟾毒配基	六元不饱和内酯环	顺、反	反	反

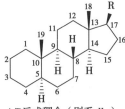

A/B反式稠合（别系allo）　　　　A/B顺式稠合（正系）

天然甾体的 B/C 环都是反式,C/D 环多为反式,A/B 环有顺、反两种稠合方式。因此,甾体可分为 2 种类型:A/B 环顺式稠合的称正系,即 C$_5$ 上的氢原子与 C$_{10}$ 上的角甲基处于同侧,即伸向环平面的前方,为 β 构型(以实线表示);A/B 环反式稠合的称别系(allo),即 C$_5$ 上的氢原子与 C$_{10}$ 上的角甲基不在同侧,而是伸向环平面的后方,为 α 构型(以虚线表示)。通常这类化合物的 C$_{10}$、C$_{13}$、C$_{17}$ 侧链大都是 β 构型,C$_3$ 上有羟基,且多为 β 构型。甾体母核的其他位置上也可以有羟基、羰基、双键等功能团。本章主要介绍强心苷、甾体皂苷、C$_{21}$ 甾体、植物甾醇、胆汁酸类、昆虫变态激素和醉茄内酯等成分。

二、甾体的颜色反应

甾体在无水条件下与浓酸或某些 Lewis 酸作用,能产生各种颜色反应,与三萜化合物类似。

(一) 乙酸酐 - 浓硫酸反应(Liebermann-Burchard 反应)

将样品溶于乙酸酐,加浓硫酸 - 乙酸酐(1:20),产生红→紫→蓝→绿→污绿等颜色变化,最后退色。

(二) 三氯乙酸反应(Rosen-Heimer 反应)

反应在滤纸上进行。将样品的三氯甲烷溶液或醇溶液滴在滤纸上,喷 25% 三氯乙酸的乙醇溶液,加热至 60℃,呈红色,逐渐变为紫色,反应过程必须注意观察颜色的变化,温度过高,斑点发黑。

甾体还可发生三氯甲烷 - 浓硫酸反应(Salkowski 反应)、五氯化锑反应(Kahlenberg 反应)和冰乙酸 - 乙酰氯反应(Tschugaev 反应)等显色反应。

第二节　强　心　苷

一、概述

强心苷(cardiac glycoside)是存在植物界中的对心有显著生理活性的甾体苷类,是由强心苷元(cardiac aglycone)与糖缩合的一类苷类化合物。该类成分可选择性地作用于心、增强心肌收缩力、减慢心率,主要用于治疗心力衰竭与节律障碍等疾病。

自 19 世纪初发现洋地黄类强心成分以来,已从自然界得到千余种强心苷。强心苷主要存在于一些有毒植物中,其中以夹竹桃科、玄参科、百合科、萝藦科、十字花科、毛茛科、桑科、卫矛科等植物中最为普遍。常见的植物有毛花洋地黄、紫花洋地黄、黄花夹竹桃、毒毛旋花子、铃兰、海葱、羊角拗等。

强心苷存在于植物体的叶、花、种子、鳞茎、树皮和木质部等不同部位。在同一植物体中往往含有几个或几十个结构类似、理化性质近似的苷,同时还有相应的水解酶存在。所以,强心苷结构复杂,性质不够稳定,易被水解生成次生苷,给提取分离工作带来一定的困难。

目前,临床上应用的强心苷类药物,都是从植物中提取分离得到的,如去乙酰毛花洋地黄苷丙(西地兰,cedilanid)、异羟基洋地黄毒苷(狄戈辛,digoxin),两者均从玄参科植物毛花洋地黄叶中提取获得;黄夹苷(强心灵)是从夹竹桃科植物黄花夹竹桃果仁中提取得到;铃兰毒苷是从百合科植物铃兰全草中提取获得。

二、强心苷的结构与分类

强心苷由强心苷元(cardiac aglycone)与糖两部分构成。

(一) 苷元部分的结构分类

根据 C_{17} 位侧链不饱和内酯环的不同,强心苷元可分为 2 类:

1. 甲型强心苷元　C_{17} 位侧链为五元不饱和内酯环($\Delta^{\alpha\beta}$-γ- 内酯),称强心甾烯类(cardenolides),即甲型强心苷元。天然存在的强心苷类大多属于此类,如夹竹桃苷元(oleandrigenin)。

甲型强心苷元　　　　　　夹竹桃苷元(oleandrigenin)

2. 乙型强心苷元　C_{17} 位侧链为六元不饱和内酯环($\Delta^{\alpha\beta,\gamma\delta}$-$\delta$- 内酯),称海葱甾二烯类(scillanolides)或蟾蜍甾二烯类(bufanolide),即乙型强心苷元。自然界中属于此类苷元的强心苷较少,如海葱苷元(scillarenin)。

乙型强心苷元　　　　　　海葱苷元(scillarenin)

(二) 苷元部分的结构特点

1. 甾体母核　由 A、B、C、D 4 个环构成,而且 4 个环的稠合方式是 A/B 环为顺、反

2 种形式,但多为顺式;如洋地黄毒苷元(digitoxigenin)。反式稠合的较少,如乌沙苷元(uzarigenin)。B/C 环均为反式;C/D 环多为顺式。

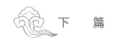

洋地黄毒苷元（digitoxigenin）　　　　　乌沙苷元（uzarigenin）

2. 取代基　在强心苷元母核上 C_3 和 C_{14} 位都有羟基取代,C_3-OH 大多是 β 构型,少数为 α 构型,命名时冠以表(epi)字,如洋地黄毒苷元的 C_3- 异构体称 3- 表洋地黄毒苷元(3-epidigitoxigenin)。由于 C/D 环是顺式稠合,所以 C_{14}-OH 均为 β 构型。C_3-OH 常与糖缩合成苷键的形式存在。母核上除 C_3、C_{14} 位上有羟基外,在其他位置上亦可能有羟基存在,如 C_1、C_5、C_{11}、C_{12}、C_{15}、C_{16} 一般为 β 羟基,C_2、C_{11}、C_{12} 一般为 α 羟基。有的苷核 C_{16}-β-OH 还可与一些小分子脂肪酸如甲酸、乙酸或异戊酸等结合形成酯。母核上也可能有双键或羰基的存在,双键一般位于 C_4、C_5 位或 C_5、C_6 位,羰基一般位于 C_{11} 位或 C_{12} 位。甾核的 C_{10}、C_{13}、C_{17} 位上各有一个侧链,C_{10} 上大都为甲基,也可能是羟甲基、醛基或羧基;C_{13} 位为甲基;C_{17} 位为不饱和内酯环,多为 β 构型。

天然存在的一些强心苷元,如洋地黄毒苷元(digitoxigenin)、3- 表洋地黄毒苷元(3-epidigitoxigenin)、乌沙苷元(uzarigenin)、绿海葱苷元(scilliglaucosidin)、蟾毒素(bufotalin)的结构。

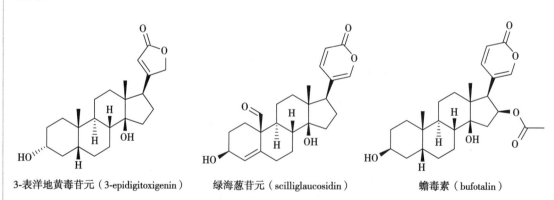

3-表洋地黄毒苷元（3-epidigitoxigenin）　　绿海葱苷元（scilliglaucosidin）　　蟾毒素（bufotalin）

按甾类化合物的命名,甲型强心苷是以强心甾(cardenolide)为母核命名,如洋地黄毒苷元的化学名为 3β,14β- 二羟基 -5β- 强心甾 -20(22)- 烯[3β,14β-dihydroxy-5β-card-20(22)-enolide];乙型强心苷元则以海葱甾(scillanolide)或蟾酥甾(bufanolide)为母核,例如海葱苷元(scillarenin)化学名为 3β,14β- 二羟基 - 海葱甾 4,20,22- 三烯(3β,14β-dihydroxy-acilla-4,20,22-trienolide)。

（三）糖部分的结构

构成强心苷的糖有 20 多种。根据糖 C_2 上有无羟基可以分为 α- 羟基糖(2- 羟基糖)和 α- 去氧糖(2- 去氧糖)两类。α- 去氧糖常见于强心苷类,故可作为区别于其他苷类成分的重要特征之一。

1. α- 羟基糖　除 D- 葡萄糖外,还有 6- 去氧糖如 L- 鼠李糖、L- 夫糖、D- 鸡纳糖、D- 弩箭子糖(D-antiarose)、D-6- 去氧阿洛糖(D-6-deoxyallose);6- 去氧糖甲醚如 L- 黄花夹竹桃糖(L-thevetose)、D- 洋地黄糖(D-digitalose)等。

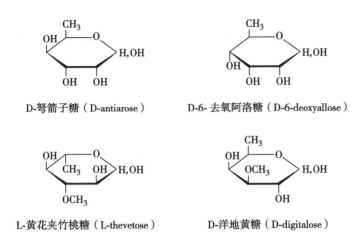

D-弩箭子糖（D-antiarose）　　　D-6- 去氧阿洛糖（D-6-deoxyallose）

L-黄花夹竹桃糖（L-thevetose）　　　D-洋地黄糖（D-digitalose）

2. α- 去氧糖　除 2,6- 二去氧糖如 D- 洋地黄毒糖(D-digitoxose)外,还有 2,6- 二去氧糖甲醚如 L- 夹竹桃糖(L-oleandrose)、D- 沙门糖(D-sarmentose)、D- 加拿大麻糖(D-cymarose)和 D- 迪吉糖(D-diginose)等。

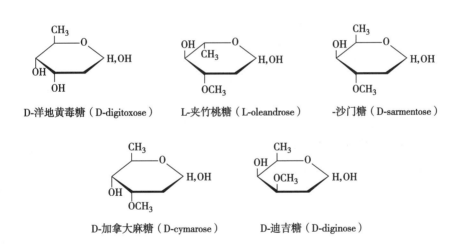

D-洋地黄毒糖（D-digitoxose）　　L-夹竹桃糖（L-oleandrose）　　-沙门糖（D-sarmentose）

D-加拿大麻糖（D-cymarose）　　　D-迪吉糖（D-diginose）

(四) 苷元和糖的连接方式

强心苷大多是寡糖苷,少数是单糖苷或双糖苷。通常按糖的种类以及和苷元的连接方式,可分为以下 3 种类型:

Ⅰ型　苷元 -(2,6- 去氧糖)$_x$-(α- 羟基糖)$_y$

Ⅱ型　苷元 -(6- 去氧糖)$_x$-(α- 羟基糖)$_y$

Ⅲ型　苷元 -(α- 羟基糖)$_y$

如紫花洋地黄苷 A(purpurea glycoside A)属于Ⅰ型强心苷;乌本苷(ouabain)属于Ⅱ型强心苷;绿海葱苷(scilliglucoside)属于Ⅲ型强心苷。植物界存在的强心苷,以Ⅰ、Ⅱ型较多,Ⅲ型较少。

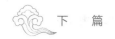

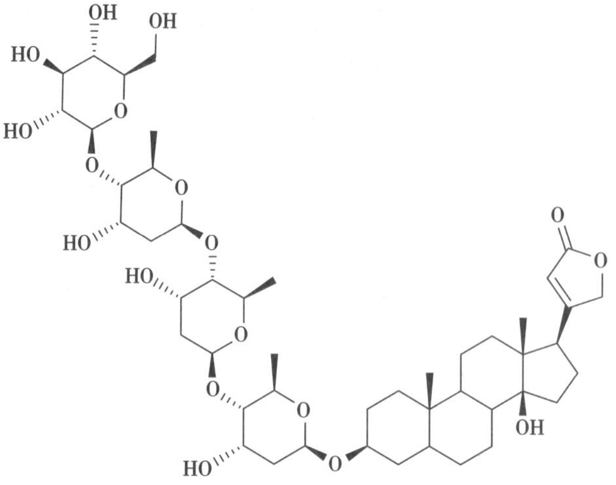

紫花洋地黄苷A（purpurea glycoside A）

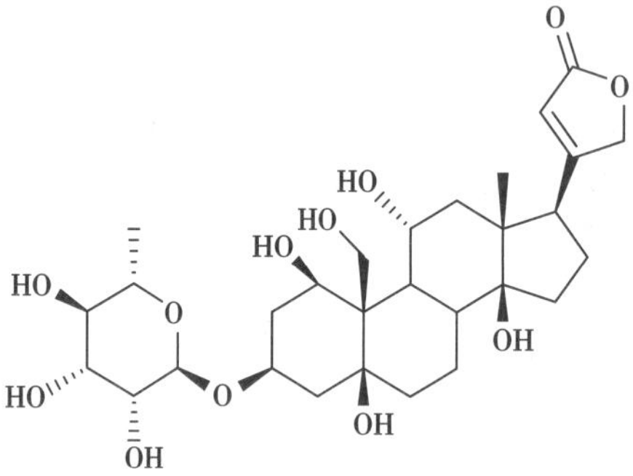

乌本苷（ouabain）

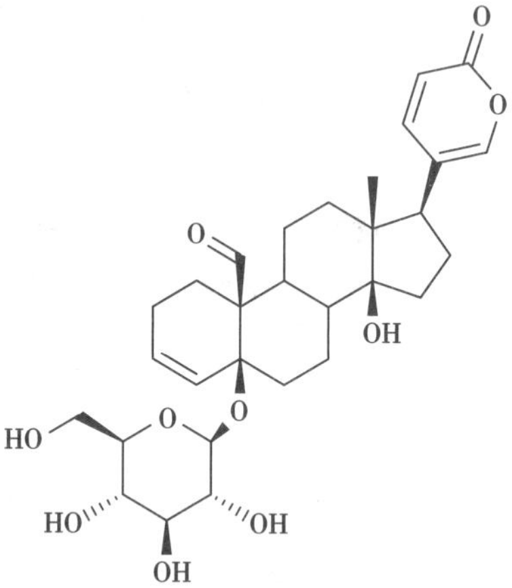

绿海葱苷（scilliglaucoside）

三、强心苷的结构与活性的关系

强心苷为心脏兴奋剂,主要作用是延长传导时间,兴奋心肌。大量的研究证明,强心苷的化学结构对其生理活性有较大影响。强心苷的强心作用取决于苷元部分,主要是甾体母核的立体结构、不饱和内酯环的种类及一些取代基的种类及其构型。糖部分本身不具有强心作用,但可影响强心苷的强心作用强度。强心苷的强心作用强弱常以对动物的毒性(致死量)来表示。

（一）甾体母核

与强心作用关系密切的是 C/D 环必须为顺式稠合,一旦这种稠合被破坏将失去强心作用。若 C_{14} 羟基为 β 构型时即表明 C/D 环为顺式稠合,若为 α 构型或脱水形成脱水苷元,则强心作用消失。A/B 环为顺式稠合的甲型强心苷元,必须具 C_3-β-OH,否则无活性。A/B 环为反式稠合的甲型强心苷元,无论 C_3 是 β-OH 还是 α-OH 均有活性。

（二）不饱和内酯环

C_{17} 侧链上 α、β 不饱和内酯环为 β 构型时,有活性;为 α 构型时,活性减弱;若 α、β 不饱和键转化为饱和键,活性大为减弱,但毒性也减弱;若内酯环开裂,活性降低或消失。

（三）取代基

强心苷元甾核中一些基团的改变亦将对生理活性产生影响。如 C_{10} 位的角甲基转化为醛基或羟甲基时,其生理活性增强;C_{10} 位的角甲基转为羧基或无角甲基,则生理活性明显减弱。此外,母核上引入 5β、11α、12β 羟基,可增强活性,引入 1β、6β、16β 羟基,可降低活性;引入双键 $\Delta^{4(5)}$ 活性增强,引入双键 $\Delta^{16(17)}$ 则活性消失或显著降低。

(四)糖部分

强心苷中的糖本身不具有强心作用,但它们的种类、数目对强心苷的毒性会产生一定的影响。一般来说,苷元连接糖形成单糖苷后,毒性增加。随着糖的个数增多,分子量增大,苷元相对比例减少,又使毒性减弱。如对于毒毛旋花子苷元组成的 3 种苷的毒性比较,可见表 15-2。

表 15-2　毒毛旋花子苷元组成的 3 种苷的毒性比较

化合物名称	LD_{50}(猫,mg/kg)
毒毛旋花子苷元	0.325
加拿大麻苷(毒毛旋花子苷元 -D- 加拿大麻糖)	0.110
k- 毒毛旋花子次苷 -β(毒毛旋花子苷元 -D- 加拿大麻糖 -D- 葡萄糖)	0.128
k- 毒毛旋花子苷[毒毛旋花子苷元 -D- 加拿大麻糖 -D-(葡萄糖)$_2$]	0.186

从表 15-2 可见,一般甲型强心苷及苷元的毒性规律为:三糖苷 < 二糖苷 < 单糖苷 > 苷元。

在甲型强心苷中,同一苷元的单糖苷,其毒性的强弱取决于糖的种类。如对于洋地黄毒苷元与不同单糖结合的苷的毒性比较,结果见表 15-3。

表 15-3　洋地黄毒苷元与不同单糖结合的苷的毒性比较

化合物名称	LD_{50}(家猫,mg/kg)	化合物名称	LD_{50}(家猫,mg/kg)
洋地黄毒苷元	0.459	洋地黄毒苷元 -L- 鼠李糖	0.278
洋地黄毒苷元 -D- 葡萄糖	0.125	洋地黄毒苷元 - 加拿大麻糖	0.288
洋地黄毒苷元 -D- 洋地黄糖	0.200		

由表 15-3 可见,单糖苷的毒性次序为:葡萄糖苷 > 甲氧基糖苷 >6- 去氧糖苷 >2,6- 去氧糖苷。

在乙型强心苷及苷元中,苷元的作用大于苷,其毒性规律为:苷元 > 单糖苷 > 二糖苷。

比较甲、乙两型强心苷元时发现,通常乙型强心苷元的毒性大于甲型强心苷元。

四、强心苷的理化性质

(一)性状

强心苷多为无定形粉末或无色结晶,具有旋光性,C_{17} 位侧链为 β 构型者味苦,为 α 构型者味不苦。对黏膜具有刺激性。

(二)溶解性

强心苷一般可溶于水、醇、丙酮等极性溶剂,略溶于乙酸乙酯、含醇三氯甲烷,几乎不溶于乙醚、苯、石油醚等极性小的溶剂。

强心苷的溶解性与分子所含糖的数目、种类、苷元所含的羟基数及位置有关。原生苷由于分子中含糖基数目多,其亲水性强于次生苷和苷元。在溶解性的比较中还需注意糖的类型、糖和苷元上羟基的数目,例如,乌本苷虽是单糖苷,但整个分子却有 8 个羟基,易溶于水(1:75),难溶于三氯甲烷;洋地黄毒苷虽为三糖苷,但整个分子只有 5 个羟基,故在水中溶解度小(1:100 000),易溶于三氯甲烷(1:40)。此外,分子中羟基是否形成分子内氢键,也可影响强心苷溶解性,如毛花洋地黄苷丙在水中溶解度(1:18 500)比苷乙大(几乎不溶),而在三氯甲烷中的溶解度则相反,前者苷元是 C_{14}、C_{16}- 二羟基,其中 C_{16}- 羟基能和 C_{17}-β 内酯环的羰基形成分子内氢键,而后者是 C_{14}、C_{12}- 二羟基,不能形成氢键。

(三) 水解反应

强心苷的苷键可被酸或酶催化水解,分子中的内酯环和其他酯键能被碱水解。水解反应是研究和测定强心苷的组成、改造强心苷结构的重要方法,可分为化学方法和生物方法。化学方法主要有酸水解、碱水解;生物方法有酶水解。强心苷的苷键水解和水解产物因组成糖的不同而有所差异。

1. 酸水解

(1) 温和酸水解:用稀酸(0.02~0.05mol/L 的盐酸或硫酸)在含水醇中经短时间(半小时至数小时)加热回流,可水解去氧糖的苷键,2- 羟基糖的苷键在此条件下不易断裂。Ⅰ型强心苷在此条件下可水解为苷元和糖。此水解条件温和,对苷元的影响较小,不致引起脱水反应,对不稳定的 α- 去氧糖亦不致分解(图 15-1)。

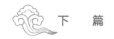

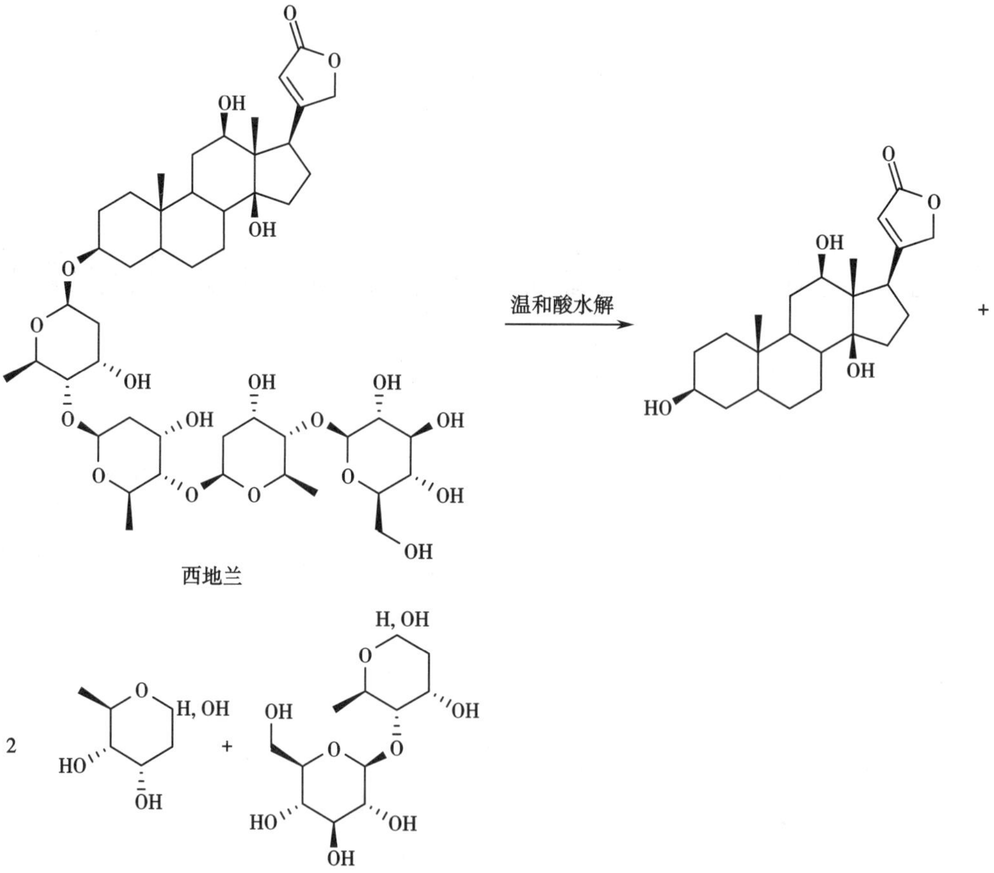

图 15-1　强心苷的温和酸水解

本法不宜用于 16 位有甲酰基的洋地黄强心苷类的水解,因 16 位甲酰基即使在这种温和的条件下也能被水解。

(2) 强烈酸水解:Ⅱ型和Ⅲ型强心苷与苷元直接相连的均为 α- 羟基糖,由于糖的 2- 羟基阻碍了苷键原子的质子化,使水解较为困难,用温和酸水解无法使其水解,必须增高酸的浓度(3%~5%),延长作用时间或同时加压,才能使 α- 羟基糖定量地水解下来,但由于此条件下反应较为剧烈,常可引起苷元的结构变化,C_{14}- 羟基、C_{16}- 羟基易与邻位氢失水形成脱水苷元。如黄夹苷(thevetin)用盐酸水解时,不能得到洋地黄毒苷元而得到它的双脱水苷元。

(3) 氯化氢 - 丙酮法(Mannich 法):将强心苷置于含 1% 氯化氢的丙酮溶液中,20℃放置两周。因糖分子中 C_2 羟基和 C_3 羟基与丙酮反应,生成丙酮化物,进而水解,可得到原生苷元和糖衍生物。例如以此法水解乌本苷(图 15-2)。

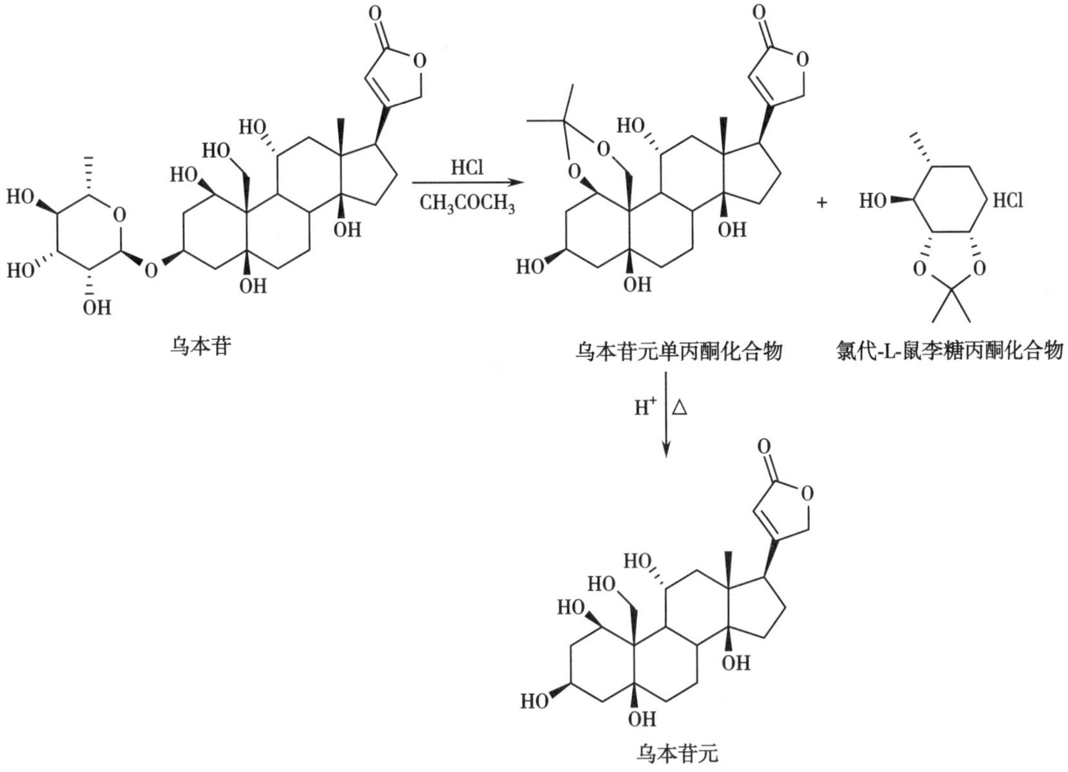

图 15-2　Mannich 法水解乌本苷

本法适合于多数Ⅱ型强心苷的水解。但是,多糖苷因极性太大,难溶于丙酮中,水解反应不易进行或不能进行。可用丁酮、环己酮、丙酮 - 二氧六环混合液代替丙酮。本法并不适用于所有的Ⅱ型苷,例如黄夹次苷乙用此法水解只能得到缩水苷元。

2. 酶水解　酶水解有一定的专属性。在含强心苷的植物中,有水解葡萄糖的酶,但无水解 α - 去氧糖的酶,所以能水解除去分子中的葡萄糖,保留 α - 去氧糖而生成次级苷。不同性质的酶,作用于不同性质的苷键。如毒毛旋花子中含有 β-D- 葡萄糖苷酶(β-D-glucosidase)和毒毛旋花子双糖酶(strophanthobiase),用前者酶解可使 K- 毒毛旋花子苷生成 K- 毒毛旋花子次苷,用后者酶解则得到加拿大麻苷(图 15-3)。

含强心苷的植物中均有相应的水解酶共存,故分离强心苷时,常可得到一系列同一苷元的苷类,其区别仅在于 D- 葡萄糖个数的不同。

此外,其他生物中的水解酶亦能使某些强心苷水解。如来源于动物脏器(家畜的心肌、肝等)、蜗牛的消化液、紫首蓿和一些霉菌中的水解酶,尤其是蜗牛消化酶,它是一种混合酶,几乎能水解所有苷键,能将强心苷分子中糖链逐步水解,直至获得苷元,常用来研究强心苷的结构。

苷元类型不同,被酶解难易程度也不同。毛花洋地黄苷和紫花洋地黄毒苷用紫花苷酶

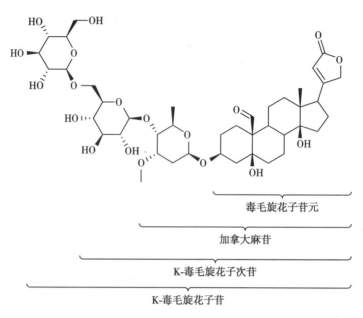

毒毛旋花子苷元

加拿大麻苷

K-毒毛旋花子次苷

K-毒毛旋花子苷

图 15-3　K- 毒毛旋花子苷的酶水解

酶解,前者糖基上有乙酰基,对酶作用阻力大,故水解慢,后者水解快。一般来说,乙型强心苷较甲型强心苷易被酶水解。

3. 碱水解　强心苷的苷键不被碱水解。但碱试剂可使强心苷分子中的酰基水解、内酯环裂开、$\Delta^{20(22)}$ 移位及苷元异构化。

(1) 酰基的水解:强心苷的苷元或糖上常有酰基存在,它们遇碱可水解脱去酰基。一般用碳酸氢钠、碳酸氢钾、氢氧化钙、氢氧化钡等。α- 去氧糖上的酰基最易脱去,用碳酸氢钠、碳酸氢钾处理即可,而羟基糖或苷元上的酰基需用氢氧化钙、氢氧化钡处理才可。甲酰基较乙酰基易水解,提取分离时,用氢氧化钙处理即可。

(2) 内酯环的水解:上述 4 种碱液只能水解酰基,不影响内酯环。在水溶液中,氢氧化钠、氢氧化钾溶液可使内酯环开裂,加酸后可再环合;在醇溶液中,氢氧化钠、氢氧化钾溶液使内酯环开环后生成异构化苷,酸化亦不能再环合成原来的内酯环,为不可逆反应。

甲型强心苷在氢氧化钾的醇溶液中,通过内酯环的质子转移、双键转移,以及 C_{14} 位羟基质子对 C_{20} 位的亲电加成作用而生成内酯型异构化苷,再经皂化作用开环形成开链型异构化苷。

内酯型异构化苷　　　　开链型异构化苷

甲型强心苷在氢氧化钾醇溶液中,内酯环上双键 20(22) 转移到 20(21),生成 C_{22} 活性亚甲基。C_{22} 活性亚甲基与很多试剂可以产生颜色反应。

乙型强心苷在氢氧化钾醇溶液中,不发生双键转移,但内酯环开裂生成甲酯异构化苷。

（四）强心苷的颜色反应

强心苷的颜色反应可由甾体母核、不饱和内酯环和 α- 去氧糖产生。因甾体母核的颜色反应在本章第一节已经述及，故以下仅介绍另两个结构部分产生的颜色反应。

1. C_{17} 位上不饱和内酯环的颜色反应　甲型强心苷在碱性醇溶液中，由于五元不饱和内酯环上的双键移位产生 C_{22} 活性亚甲基，能与活性亚甲基试剂作用而显色。这些有色化合物在可见光区常有最大吸收，故亦可用于定量。乙型强心苷在碱性醇溶液中，不能产生活性亚甲基，无此类反应。所以利用此类反应，可区别甲、乙型强心苷。

（1）亚硝酰铁氰化钠试剂（Legal）反应：取样品 1~2mg，溶于吡啶 2~3 滴中，加 3% 亚硝酰铁氰化钠溶液和 2mol/L 氢氧化钠溶液各 1 滴，反应液呈深红色或蓝色并渐渐退去。凡分子中有活性亚甲基者均有此呈色反应。

此反应机制可能是由于活性亚甲基与亚硝酰铁氰化钠中的亚硝基缩合生成肟基衍生物而留在络合阴离子内，Fe^{3+} 被还原为 Fe^{2+}。

（2）间二硝基苯试剂（Raymond）反应：取样品约 1mg，以少量 50% 乙醇溶解，加入间二硝基苯乙醇溶液 0.1ml，摇匀后再加入 20% 氢氧化钠溶液 0.2ml，呈紫红或蓝色。

（3）3,5- 二硝基苯甲酸试剂（Kedde）反应：取样品的甲醇或乙醇溶液于试管中，加入 3,5- 二硝基苯甲酸试剂（A 液：2% 3,5- 二硝基苯甲酸甲醇或乙醇溶液；B 液：2mol/L 氢氧化钾溶液，用前等量混合）3~4 滴，产生红色或紫红色。

本试剂可作为强心苷薄层色谱显色剂，喷雾后显紫红色，几分钟后退色。

（4）碱性苦味酸试剂（Baljet）反应：取样品的甲醇或乙醇溶液于试管中，加入碱性苦味酸试剂（A 液：1% 苦味酸乙醇溶液；B 液：5% 氢氧化钠水溶液，用前等量混合）数滴，呈现橙色或橙红色。此反应有时发生较慢，放置 15 分钟以后才能显色。

2. α- 去氧糖颜色反应

（1）Keller-Kiliani（K-K）反应：取样品 1mg，用冰乙酸 5ml 溶解，加 20% 的三氯化铁水溶液 1 滴，混匀后倾斜试管，沿管壁缓慢加入浓硫酸 5ml，观察界面和乙酸层的颜色变化。如有 α- 去氧糖，乙酸层显蓝色或蓝绿色。界面的呈色，由于是浓硫酸对苷元所起的作用逐渐向下层扩散，其显色随苷元羟基、双键的位置和数目不同而异，可显红色、绿色、黄色等，但久置后因炭化作用，均转为暗色。

此反应只对游离的 α- 去氧糖或在此条件下能解离出 α- 去氧糖的强心苷呈阳性，对 α- 去氧糖和葡萄糖或其他羟基糖连接的二糖、三糖及乙酰化的 α- 去氧糖不显色。故此反应阳性可肯定 α- 去氧糖的存在，但对此反应不显色的有时未必具有完全的否定意义。

（2）呫吨氢醇（Xanthydrol）反应：取样品少许，加呫吨氢醇试剂（0.01% 呫吨氢醇冰乙酸溶液：浓硫酸 =100：1），置水浴上加热 3 分钟，只要分子中有 α- 去氧糖即显红色。此反应极为灵敏，分子中的 α- 去氧糖可定量地发生反应，故还可用于定量分析。

（3）对二甲氨基苯甲醛反应：将样品的醇溶液点于滤纸上，喷对二甲氨基苯甲醛试剂（1% 对二甲氨基苯甲醛的乙醇溶液：浓盐酸 =4：1），90℃加热 30 秒，分子中若有 α- 去氧糖

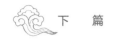

可显灰红色斑点。

(4) 过碘酸 - 对硝基苯胺反应:将样品的醇溶液点于滤纸或薄层板上,先喷过碘酸钠水溶液(过碘酸钠的饱和水溶液:蒸馏水 =1∶2),室温放置 10 分钟,再喷对硝基苯胺试液(1% 对硝基苯胺的乙醇:浓盐酸 =4∶1),立即在灰黄色背底上出现深黄色斑点,置紫外灯下观察则为棕色背底上出现黄色荧光斑点。若再喷以 5% 氢氧化钠甲醇溶液,斑点则转为绿色。

五、强心苷的提取分离

由于强心苷在植物中的含量一般都比较低(1% 以下),且同一植物中常含几个甚至几十个结构相似、性质相近的强心苷,这些成分常与糖类、皂苷、色素、鞣质等共存,影响或改变强心苷在许多溶剂中的溶解度。另外,多数强心苷是多糖苷,受植物中酶、酸的影响可生成次生苷,与原生苷共存,从而增加了成分的复杂性,也增加了提取分离工作的难度。

由于强心苷易受酸、碱和酶的作用,发生水解、脱水及异构化等反应,因此,在提取分离过程中要特别注意这些因素的影响或应用。在研究或生产中,当以提取分离原生苷为目的时,首先要注意抑制酶的活性,防止酶解,原料要新鲜,采收后尽快干燥,最好在 50~60℃ 通风快速烘干或晒干,保存期间要注意防潮,控制含水量,提取时要避免酸碱的影响;当以提取次生苷为目的时,要注意利用上述的影响因素,采取诸如发酵以促进酶解、部分酸、碱水解等适当方法,以提高目标提取物的产量。

(一) 强心苷的提取

强心苷的原生苷和次生苷均能溶于甲醇、乙醇中。一般常用甲醇或 70%~80% 乙醇作溶剂,提取效率高,且能使酶失去活性。

原料为种子或含亲脂性杂质较多时,需用石油醚或汽油脱脂后提取;原料为含叶绿素较多的叶或全草时,可用稀碱液皂化法或将醇提液浓缩,保留适量浓度的醇,放置,使叶绿素等脂溶性杂质成胶状沉淀析出,滤过除去。也可以用活性炭吸附除去叶绿素等脂溶性杂质,用氧化铝柱或聚酰胺柱吸附除去糖、水溶性色素、鞣质、皂苷、酸性及酚性物质。但应注意,强心苷亦有可能被吸附而损失。

(二) 强心苷的分离

分离混合强心苷,常采用溶剂萃取法、逆流分溶法和色谱分离法。对含量较高的组分,可用适当的溶剂,反复结晶得到单体。但一般需用多种方法配合使用。两相溶剂萃取法和逆流分溶法均是利用强心苷在两相溶剂中分配系数的差异而达到分离目的。例如,毛花洋地黄苷甲、乙、丙的分离,详见本节研究实例部分有关内容。

分离亲脂性的苷元、单糖苷和次生苷,一般选用吸附色谱,常以中性氧化铝、硅胶为吸附剂,用正己烷 - 乙酸乙酯、苯、丙酮、氯仿 - 甲醇、乙酸乙酯 - 甲醇等作洗脱剂。对弱亲脂性的成分宜选用分配色谱,可用硅胶、硅藻土、纤维素为支持剂,以乙酸乙酯 - 甲醇 - 水、氯仿 - 甲醇 - 水作洗脱剂。

六、强心苷的检识

(一) 理化检识

强心苷的理化鉴别主要是利用强心苷分子结构中甾体母核、不饱和内酯环、α- 去氧糖的颜色反应。常用的反应有 Liebermann-Burchard 反应、Keller-Killiani 反应、呫吨氢醇反应、Legal 反应和 Kedde 反应等。

如果样品 Liebermann-Burchard 反应、Keller-Killiani 反应或呫吨氢醇反应阳性表明有甾体母核和 α- 去氧糖,则基本可判定样品含强心苷类成分。若进一步试验,其 Legal 反应或

Kedde 反应等亦呈阳性,则表明样品所含成分可能属于甲型强心苷类,反之,则可能是乙型强心苷类。

(二) 色谱检识

色谱法是检识强心苷的一种重要手段,常用方法为薄层色谱。

强心苷的薄层色谱检识常用吸附薄层色谱。由于强心苷分子中含有较多的极性基团,尤其是多糖苷,对氧化铝产生较强的吸附作用,分离效果较差。因此常用硅胶作吸附剂,以三氯甲烷 - 甲醇 - 冰乙酸(85∶13∶2)、二氯甲烷 - 甲醇 - 甲酰胺(80∶19∶1)、乙酸乙酯 - 甲醇 - 水(8∶5∶5)等溶剂系统作展开剂。也可用反相硅胶薄层色谱分离强心苷,常用的溶剂展开系统有甲醇 - 水、三氯甲烷 - 甲醇 - 水等。对于极性较弱的苷元及一些单糖苷,亦可采用氧化铝、氧化镁、硅酸镁作吸附剂,以乙醚或三氯甲烷 - 甲醇(99∶1)等作展开剂。

强心苷色谱检识常用显色剂有以下几种。

1. 2% 3,5- 二硝基苯甲酸乙醇溶液与 2mol/L 氢氧化钾溶液等体积混合,喷后强心苷显红色,几分钟后退色。

2. 1% 苦味酸水溶液与 10% 氢氧化钠水溶液(95∶5)混合,喷后于 90~100℃烘 4~5 分钟,强心苷呈橙红色。

3. 2% 三氯化锑的三氯甲烷溶液,喷后于 100℃烘 5 分钟,各种强心苷及苷元显不同的颜色。

七、强心苷的波谱特征

波谱特征在区别甲型强心苷和乙型强心苷中具有重要作用。

(一) 紫外光谱

强心苷由于具有共轭双键,在紫外光谱中都有相应吸收。具有 $\Delta^{\alpha\beta}$-γ- 内酯环的甲型强心苷,在约 220nm(lgε 约 4.34)处呈最大吸收;具有 $\Delta^{\alpha\beta,\gamma\delta}$-$\delta$- 内酯环的乙型强心苷在 295~300nm(lgε 约 3.93)处有特征吸收,借此可区别两类强心苷。分子中若引入非共轭双键,此双键在紫外区无吸收。若引入 $\Delta^{16(17)}$ 与 $\Delta^{\alpha\beta}$-γ- 内酯环共轭,则另外在约 270nm 处产生强的共轭吸收;若引入 $\Delta^{14(15),16(17)}$ 双烯和内酯双键共轭,在 330nm 附近产生强吸收。若引入两个非共轭双键与内酯的双键不共轭时,则在 244nm 处有吸收。强心苷元在 C-11 或 C-12 位有羰基时,在约 290nm 处有低强度吸收,若二者均有羰基,吸收峰向长波移动。

(二) 红外光谱

强心苷的所有功能基在红外光谱中都有相应吸收,其中最特征的吸收来自不饱和内酯环上的羰基。根据羰基吸收峰的强度和峰位,可以区分五元不饱和内酯环和六元不饱和内酯环,即区分甲、乙型强心苷元。

具有 $\Delta^{\alpha\beta}$-γ- 内酯环的甲型强心苷元,一般在 1 800~1 700cm^{-1} 处有两个羰基吸收峰,较低波数的是 α、β 不饱和羰基产生的正常吸收,较高波数的吸收峰为其不正常吸收,随溶剂性质而改变,在极性大的溶剂中,吸收强度减弱或消失,而正常吸收在极性溶剂中,吸收强度不变或略加强。例如,3- 乙酰毛花洋地黄毒苷元在二硫化碳溶液中,红外光谱有 3 个羰基吸收峰,即 1 783cm^{-1}、1 756cm^{-1} 和 1 738cm^{-1}。其中 1 783cm^{-1} 处的吸收峰则是羰基的不正常吸收峰,可随溶剂极性增大,吸收强度显著减弱,但峰位不变;1 756cm^{-1} 是不饱和内酯环上羰基的正常吸收峰,因有 $\Delta^{\alpha\beta}$ 共轭而向低波数位移 20~30cm^{-1}(α、β 饱和内酯的羰基峰在 1 786cm^{-1} 处);1 738cm^{-1} 为乙酰基上羰基的吸收。

具有 $\Delta^{\alpha\beta,\gamma\delta}$-$\delta$- 内酯环的乙型强心苷在 1 800~1 700cm^{-1} 区域内也有两个羰基吸收峰,但因其环内共轭程度高,故两峰均较甲型强心苷元中相应的羰基峰向低波数位移约 40cm^{-1} 左右。例如嚏根草苷元(hellebrigenin),在三氯甲烷溶液中测定时,出现 1 740cm^{-1} 和 1 718cm^{-1} 两个吸收峰。前者为正常峰,后者为非正常峰,亦因溶剂极性增大而吸收强度减弱。

(三) 核磁共振氢谱

甲型强心苷 $\Delta^{\alpha\beta}$-γ- 内酯环 C$_{21}$ 上的 2 个质子以宽单峰或三重峰或 ABq 峰(J=18Hz)出现在 δ4.5~5.0 区域,具体峰型与使用的氘代试剂种类有关;C$_{22}$ 上的烯质子因与 C$_{21}$ 上的 2 个质子产生远程偶合,故以宽单峰出现在 δ5.6~6.0 区域内。在乙型强心苷中,其 $\Delta^{\alpha\beta,\gamma\delta}$-$\delta$- 内酯环上的 C$_{21}$ 上的烯质子以单峰形式出现在 δ7.2 左右,C$_{22}$ 和 C$_{23}$ 上的烯质子各以二重峰形式分别出现在约 δ7.8 和 δ6.3 左右。

强心苷元的 18-CH$_3$ 和 19-CH$_3$ 在 δ1.0 左右有特征吸收峰,均以单峰形式出现,易于辨认,且一般 18-CH$_3$ 的信号位于 19-CH$_3$ 的低场。若 C$_{10}$ 位为醛基取代,则 C$_{10}$ 位甲基峰消失,而在 δ9.5~10.0 内出现一个醛基质子的单峰。

强心苷中除常见的糖外,常连有 2- 去氧糖和 6- 去氧糖。在 ^{1}H-NMR 中,6- 去氧糖 C-5 位甲基在高场区 δ1.0~1.5 出现 1 个双峰(J=6.5Hz)或多重峰。2- 去氧糖的端基质子与 2- 羟基糖不同,呈双二重峰(dd 峰),C$_2$ 上的 2 个质子处于高场区。含有甲氧基的糖,其甲氧基以单峰出现在 δ3.5 左右。

(四) 核磁共振碳谱

强心苷分子中的甾体母核各类碳的化学位移值范围见表 15-4 所示。

表 15-4 强心苷甾体母核各类碳的化学位移值范围

碳的类型	化学位移	碳的类型	化学位移
伯碳	12~24	醇碳	65~91
仲碳	20~41	烯碳	119~172
叔碳	35~57	羰基碳	177~220
季碳	27~43		

一般来说,在强心苷元的结构中引入羟基,可使羟基的 α- 位碳和 β- 位碳向低场位移。如洋地黄毒苷元与羟基洋地黄毒苷元比较,后者的 C$_{16}$ 位有羟基,所以其 C$_{15}$、C$_{16}$、C$_{17}$ 的化学位移值(δ42.6、72.8、58.8)均比洋地黄毒苷元相应碳原子的化学位移值大(δ33.0、27.3、51.5)。如果 C$_5$ 位引入 β- 羟基,C$_4$、C$_5$、C$_6$ 信号均向低场移动。当羟基被酰化后,与酰氧基相连的碳的信号向低场位移,而其 β- 位碳则向高场位移。如洋地黄毒苷元 C$_2$、C$_3$、C$_4$ 的 δ 分别为 28.0、66.9、33.5,而 3- 乙酰基洋地黄毒苷元的 C$_2$、C$_3$、C$_4$ 的 δ 为 25.4、71.4、30.8。

在 5α- 甾体(如乌沙苷元)的 A/B 环中大多数碳的 δ 比 5β- 甾体(如洋地黄毒苷元)处于低场 2~8,而且前者 19- 甲基碳的 δ 约为 12.0,后者(5β- 甾体)的 δ 约为 24.0。两者相差约 11~12,易于辨认。因此,利用这一规律有助于判断 A/B 环的构象。

核磁共振碳谱(^{13}C-NMR)对于鉴定强心苷分子中糖链的结构以及糖链与苷元的连接位置等,同样具有重要作用,其规律请参考第三章有关部分。强心苷分子中常见的糖有 2,6- 去氧糖、6- 去氧糖及它们的甲氧基糖。这些糖的 ^{13}C-NMR 化学位移值见表 15-5。

表 15-5 2,6- 去氧糖和 6- 去氧糖 ^{13}C-NMR 的化学位移值（C_5D_5N）

化合物	1′	2′	3′	4′	5′	6′	OCH$_3$
L- 夹竹桃糖	95.9	35.8	79.3	77.1	69.1	18.6	56.9
D- 加拿大麻糖	97.6	36.4	78.7	74.0	71.1	18.9	58.1
D- 迪吉糖	98.2	33.1	79.1	67.0	71.2	17.6	55.1
D- 沙门糖	97.3	33.6	80.3	67.9	69.9	17.5	56.7
L- 黄花夹竹桃糖	98.9	73.8	84.8	76.6	68.9	18.5	60.6
D- 洋地黄糖	103.6	70.9	85.1	68.7	71.0	17.4	57.2

（五）质谱

强心苷元的开裂方式较多也较复杂，苷元的离子峰较弱，特征峰较少。除 RDA 裂解、羟基的脱水、脱甲基、脱 C-17 位侧链和醛基脱 CO 外，还有一些由复杂开裂产生的特征碎片。

甲型强心苷元可产生保留 γ- 内酯环或内酯环加 D 环的特征碎片离子，如 m/z 111、124、163 和 164。

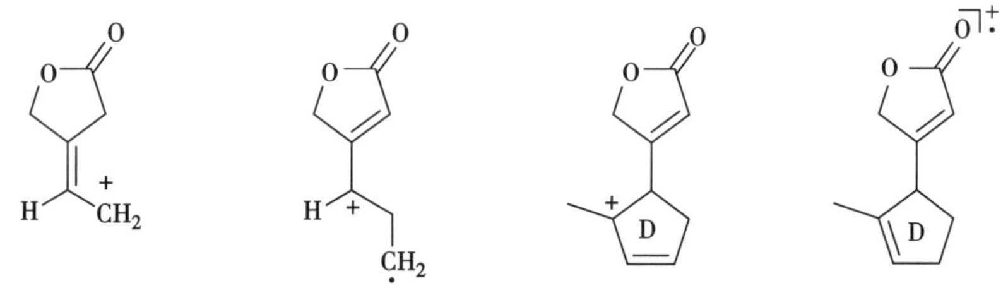

m/z 111   *m/z* 124   *m/z* 163   *m/z* 164

乙型强心苷元的裂解，可见以下保留 δ- 内酯环的碎片离子峰，如 m/z 109、123、135 和 136，借此可与甲型强心苷元相区别。

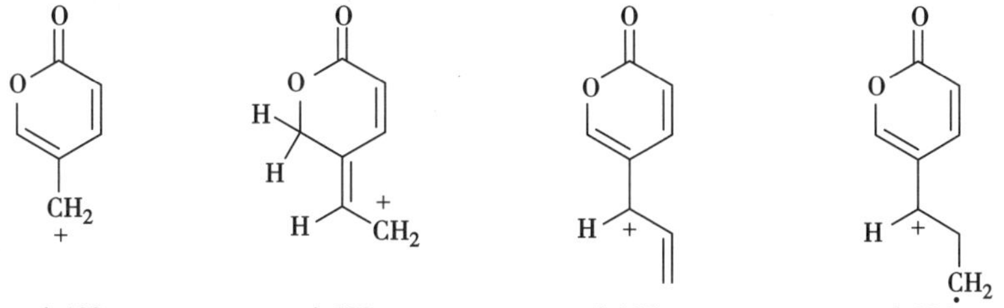

m/z 109   *m/z* 123   *m/z* 135   *m/z* 136

八、含强心苷的中药及蟾酥强心成分的举例

（一）毛花洋地黄

毛花洋地黄（*Digitalis lanata* Ehrh.）是玄参科植物，在临床应用已有百年历史，至今仍是治疗心力衰竭的有效药物。从毛花洋地黄叶中分离到的强心苷达 30 余种，多为次生苷，其苷元均是甲型强心苷元。属于原生苷的有毛花洋地黄苷甲、乙、丙、丁和戊（lanatoside A、B、C、D、E），以苷甲和苷丙的含量较高。此外，还含叶绿素、树脂、皂苷、蛋白质、水溶性色素、糖类等杂质和可水解原生苷的酶。

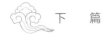

　　毛花洋地黄是制备强心药西地蓝（cedilanid-D，又称去乙酰毛花洋地黄苷丙）和地高辛（digoxin，又称异羟基洋地黄毒苷）的主要原料。西地兰经酶解去掉末端的葡萄糖产生的次生苷即为地高辛，地高辛的特点与西地蓝相似，但作用迅速，蓄积性小，可制成注射液，临床上用于急性心脏疾患的治疗。

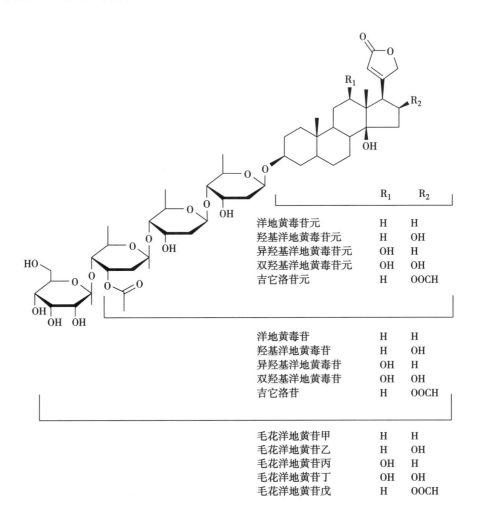

	R_1	R_2
洋地黄毒苷元	H	H
羟基洋地黄毒苷元	H	OH
异羟基洋地黄毒苷元	OH	H
双羟基洋地黄毒苷元	OH	OH
吉它洛苷元	H	OOCH
洋地黄毒苷	H	H
羟基洋地黄毒苷	H	OH
异羟基洋地黄毒苷	OH	H
双羟基洋地黄毒苷	OH	OH
吉它洛苷	H	OOCH
毛花洋地黄苷甲	H	H
毛花洋地黄苷乙	H	OH
毛花洋地黄苷丙	OH	H
毛花洋地黄苷丁	OH	OH
毛花洋地黄苷戊	H	OOCH

　　1. 主要化学成分及结构

　　（1）西地蓝为无色晶体，mp 256~268℃（分解），$[\alpha]_{20}^{D}$ +12.2°（75% 乙醇）。能溶于水（1∶500）、甲醇（1∶200）或乙醇（1∶2 500），微溶于氯仿，几乎不溶于乙醚。医药用西地蓝是毛花洋地黄苷丙的去乙酰化物。

　　（2）地高辛是异羟基洋地黄毒苷，为白色结晶或结晶性粉末。熔点 235~245℃（分解），无臭，味苦。溶于稀乙醇、吡啶，几乎不溶于水、乙醚、丙酮、乙酸乙酯、三氯甲烷，在 80% 乙醇溶液中的溶解度比羟基洋地黄毒苷大。

　　2. 地高辛的提取　　利用毛花洋地黄叶中存在的 β-D- 葡萄糖酶水解去除葡萄糖，再用乙醇提取。提取液浓缩至 20% 时，脂溶性杂质溶解度小，析胶效果好，可以除去脂溶性杂质，而强心苷类成分保留在稀醇溶液中。利用次生苷在三氯甲烷中溶解度较大分离次生苷。再用氢氧化钠洗涤脱去乙酰基并除去残留的叶绿素。最后再利用地高辛在三氯甲烷中溶解度较大得到地高辛粗品。然后可以利用乙醇重结晶法对地高辛粗品进行精制。具体流程如下：

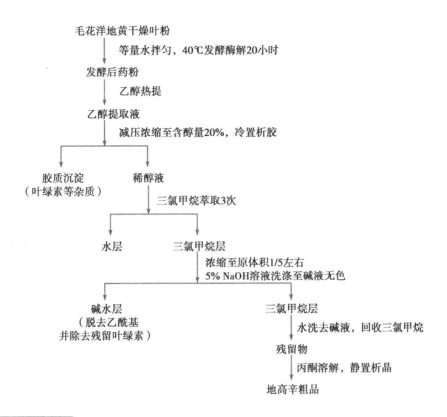

毛花洋地黄干燥叶粉

　↓ 等量水拌匀，40℃发酵酶解20小时

发酵后药粉

　↓ 乙醇热提

乙醇提取液

　↓ 减压浓缩至含醇量20%，冷置析胶

胶质沉淀（叶绿素等杂质）　　稀醇液

　　　　　　　　　　↓ 三氯甲烷萃取3次

水层　　　三氯甲烷层

　　　　　↓ 浓缩至原体积1/5左右
　　　　　　5% NaOH溶液洗涤至碱液无色

碱水层（脱去乙酰基并除去残留叶绿素）　　三氯甲烷层

　　　　　　　　　　　↓ 水洗去碱液，回收三氯甲烷

　　　　　　　　　　残留物

　　　　　　　　　　　↓ 丙酮溶解，静置析晶

　　　　　　　　　　地高辛粗品

思政元素

　　地高辛堪称是治疗心力衰竭历史最悠久的药物,地高辛药效的发现,培养学生善于观察、见微知著、锲而不舍、积极探索的精神;地高辛易发生毒性反应,如何认识地高辛,培养学生的辩证思维能力。

（二）黄花夹竹桃

　　黄花夹竹桃[*Thevetia peruviana* (Pers.) K. Schum.]为夹竹桃科植物。性寒味苦,有毒。具强心利尿、祛痰定喘,祛瘀镇痛功效。临床用于治疗心力衰竭,喘息咳嗽,癫痫,跌打损伤,肿痛,经闭等。其果仁中含有多种强心成分,含量高达 8%~10%,已分离得到黄夹苷甲与黄夹苷乙(thevetin A、B),用发酵酶解方法从次生苷中又得到 5 个单糖苷。从黄花夹竹桃中得到的次生苷混合物(商品名为强心灵),其强心效价比原生苷高 5 倍左右。

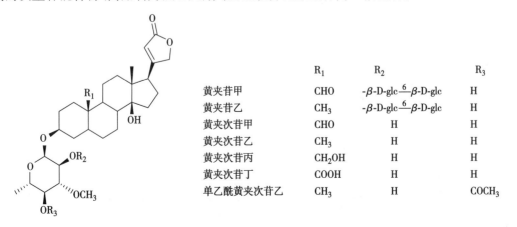

	R_1	R_2	R_3
黄夹苷甲	CHO	-β-D-glc$\overset{6}{-}$$\beta$-D-glc	H
黄夹苷乙	CH_3	-β-D-glc$\overset{6}{-}$$\beta$-D-glc	H
黄夹次苷甲	CHO	H	H
黄夹次苷乙	CH_3	H	H
黄夹次苷丙	CH_2OH	H	H
黄夹次苷丁	COOH	H	H
单乙酰黄夹次苷乙	CH_3	H	$COCH_3$

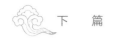

（三）蟾酥

蟾酥是蟾蜍科动物中华大蟾蜍（*Bufobufo gargarizans* Cantor）或黑眶蟾蜍（*Bufo melanostictus* Schneider）等的耳下腺及皮肤腺分泌的白色浆液，经加工干燥而成。味辛，性温。具解毒、止痛、开窍醒神之功效。临床用于痈疽疔疮，咽喉肿痛，中暑神昏等，是中成药六神丸、喉症丸、救心丸、蟾立苏等多种中药制剂的组成之一。2020 年版《中华人民共和国药典》规定，华蟾酥毒基和脂蟾毒配基的总量不得少于 6.0%。

1. 主要化学成分及结构　蟾酥浆和蟾酥的化学成分复杂，主要成分有蟾蜍甾二烯类（乙型强心苷元）、强心甾烯类、蟾毒色胺类和其他成分。

（1）蟾蜍甾二烯类（bufanolide）：蟾蜍甾二烯类有游离型和结合型。甾环上 C_3-OH 以游离状态存在为游离型，称蟾毒配基。蟾毒配基主要为蟾毒灵（bufalin）、华蟾毒精（cinobufagin）、蟾毒它灵（bufotalin）、脂蟾毒配基（resibufogenin）、日蟾毒它灵（gamabufotalin）、蟾毒它里定（bufotalidin）等化合物，其中蟾毒灵的强心作用最大。甾环上 C_3 位按所连接酸的不同可分为蟾毒类（如蟾毒灵 -3- 辛二酸精氨酸酯）、蟾毒配基脂肪酸酯（如蟾毒灵 -3- 半辛二酸酯）和蟾毒配基硫酸酯（如蟾毒灵 -3- 硫酸酯）3 种类型。

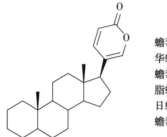

蟾毒灵	3-β-OH; 14-β-OH
华蟾毒精	3-β-OH; 14-β-epoxy; 15-β-epoxy; 16-β-OAc
蟾毒它灵	3-β-OH; 14-β-OH; 16-β-OAc
脂蟾毒配基	3-β-OH; 14-β-epoxy; 15-β-epox
日蟾毒它灵	3-β-OH; 11-α-OH; 14-β-OH
蟾毒它里定	3-β-OH; 5-β-OH; 14-β-OH; 19-CHO

蟾毒存在于新鲜的蟾蜍浆中，可被蟾毒体内酶水解或加工成蟾酥过程中被水解或部分水解，蟾酥的化学成分多系蟾毒水解或部分水解产物，从蟾酥中除能分离出蟾毒配基外，还能分离出蟾毒它灵 -3- 半辛二酸酯和脂蟾毒配基 -3- 半丁二酸酯等部分水解产物。

（2）强心甾烯类：这类化合物在蟾蜍中数量较少，其母核为甲型强心苷元，多以酯的形式存在。例如从新鲜蟾蜍浆中分离出的沙门苷元 -3- 辛二酸精氨酸酯（samentogenin-3-suberoyl-larginine ester）和沙门苷元 -3- 硫酸酯（sarmentogene-3-sulfate），以及从蟾酥中分离出的沙门苷元 -3- 半辛二酸酯（sarmentogenin-3-hydrogen suberate）等均属此类化合物。

（3）蟾毒色胺类（bufotenines）：该类化合物均含有吲哚环，属蟾蜍加工炮制过程中分解产物的水溶性部分，是具有一定生物活性的吲哚类生物碱，已分离出 5- 羟色胺、蟾蜍色胺、蟾蜍季胺等近 10 种吲哚类衍生物。

（4）其他化合物：从蟾蜍中分离的化合物还有吗啡、肾上腺素、胆甾醇、β- 谷甾醇类、蝶啶类和多糖类等化合物。

2. 主要有效成分的提取分离　从蟾蜍中分离蟾毒配基或从新鲜蟾酥中分离结合型蟾毒配基、强心甾烯蟾毒类主要应用色谱法。以下简要举例介绍。

（1）将蟾酥粉碎后与等量砂混匀，置于沙氏提取器中用适量氯仿回流提取 24 小时，回收氯仿，得棕红色干燥提取物。将上述氯仿提取物用少量丙酮溶解上样于硅胶柱中，环己烷 - 丙酮梯度洗脱，得 6 种化合物，分别为：脂蟾毒配基、蟾毒灵、华蟾毒精、日蟾毒它灵、南美蟾毒精和蟾毒它灵。

（2）将蟾蜍浆用氯仿 - 甲醇（1∶1）提取，提取液通过硅胶柱，洗脱剂为氯仿 - 甲醇 - 水（80∶20∶2.5），划分成 3 个部位，对每个部位反复进行硅胶柱色谱，并结合凝胶过滤色谱（Sephadex LH-20）、高效液相色谱等分离，可得到约 20 种蟾毒及其同系物。

3. **主要有效成分的检识**　检识方法有理化鉴别、薄层色谱、毛细管气相色谱法、高效液相色谱以及凝胶电泳法各种色谱检识等。

蟾酥的理化鉴别主要通过显色反应。一般来说，Legal 反应、Raymond 反应和 Kedde 反应等可使蟾酥中的强心甾烯蟾毒类呈阳性反应，但对蟾蜍甾二烯类却呈阴性反应。蟾蜍甾二烯类常用浓硫酸显色，反应一般在瓷点滴板上进行，各种蟾蜍甾二烯类成分可呈现不同的颜色。

在色谱法中，薄层色谱法是较常用的方法。例如对脂蟾毒配基、蟾毒灵、华蟾毒精等进行检识时，常用硅胶 G 为吸附剂，三氯甲烷 - 丙酮 - 环己烷（3∶3∶4）为展开剂，显色剂为 10% 硫酸乙醇溶液或取 0.065g 盐酸苯肼，加 12ml 水溶解，再加浓硫酸 88ml 即可。100~105℃烘 3 分钟，可见光和紫外光下检识。

第三节　甾体皂苷

一、概述

甾体皂苷（steroidal saponin）是一类由螺甾烷（spirostane）与糖结合而成的甾体苷类，其水溶液经振摇后多能产生大量肥皂水溶液样的泡沫，故称甾体皂苷。

甾体皂苷类在植物中分布广泛，但在双子叶植物中较少，主要分布在单子叶植物中，大多存在于百合科、薯蓣科、石蒜科和龙舌兰科，菠萝科、棕榈科、茄科、玄参科、豆科、姜科、延龄草科等植物中也有存在。常见的含有甾体皂苷的中药材有知母、山草薢、穿山龙、黄独、菝葜、七叶一枝花等。此外，由多种海洋生物和动物体内亦分离到一系列结构特殊的甾体皂苷。

由于甾体皂苷元是合成甾体避孕药和激素类药物的原料，国内外学者于 20 世纪 60 年代在寻找该类药物资源和改进工艺等方面做了大量工作。进入 20 世纪 90 年代，分离技术、结构测定手段有了飞速发展，许多新的生物活性物质逐渐被发现，特别是防治心脑血管疾病、抗肿瘤、降血糖和免疫调节等作用引起了广泛关注，一些新的皂苷药物开始进入临床使用，并取得满意的结果。如从植物黄山药（*Dioscorea panthaica* Prain et Burk.）中提取的甾体皂苷制成的地奥心血康胶囊，对心脏病心绞痛发作疗效很好。心脑疏通为从蒺藜（*Tribulus terrestris* L.）果实中提取的甾体总皂苷制剂，对缓解心绞痛、改善心肌缺血有较好疗效。从云南白药原料重楼（*Paris polyphylla*）中分离得到的甾体皂苷Ⅰ和皂苷Ⅳ，对 P388、L1210、KB 细胞均有抑制作用。还有研究表明，大蒜中的甾体皂苷是其降血脂和抗血栓作用的活性成分，洋金花中的醉茄内酯类化合物是治疗银屑病的有效成分。

二、甾体皂苷的结构与分类

（一）甾体皂苷的结构特征

甾体皂苷由甾体皂苷元与糖缩合而成。甾体皂苷元由 27 个碳原子组成，其基本碳架是螺甾烷的衍生物。

甾体母核

1. 甾体母核结构　甾体皂苷元结构中含有 6 个环,除甾体母核 A、B、C、D 4 个环外,E 环和 F 环以螺缩酮(spiroketal)形式相连接(C_{22} 为螺原子),构成螺旋甾烷结构。

2. 甾体母核稠合方式　一般 A/B 环有顺、反两种稠合方式(5β 或 5α),B/C 环和 C/D 环均为反式稠合。

3. 甾体母核构型　E 环和 F 环中有 C_{20}、C_{22} 和 C_{25} 三个手性碳原子。其中,20 位上的甲基均处于 E 环的平面后,属于 α 型(20αE 或 20βF),其 C_{20} 的绝对构型为 S 型。C_{22} 上的含氧侧链亦属 α 型(22αF),其绝对构型为 R 型。C_{25} 的绝对构型依其上的甲基取向的不同可能有两种构型,当 25 位上的甲基位于 F 环平面上处于直立键时,为 β 取向(25βF),其 C_{25} 的绝对构型为 S 型,又称 L 型或 *neo* 型,为螺甾烷醇(spirostanol);当 25 位上的甲基位于 F 环平面下处于平伏键时,为 α 取向(25αF),其 C_{25} 的绝对构型为 R 型,又称 D 型或 *iso* 型,为异螺旋甾烷醇(isosprirostanol)。螺旋甾烷和异螺旋甾烷互为异构体,它们的衍生物常共存于植物体中,由于 25R 型较 25S 型稳定,因此,25S 型易转化成 25R 型。

螺甾烷醇(spirostanol)　　　　　　　　　异螺甾烷醇(isosprirostanol)

4. 取代基　皂苷元分子中常多含有羟基,大多在 C_3 位上连有羟基,且多为 β 取向,如薯蓣皂苷元(diosgenin)。除 C_9 和季碳外,其他位置上也可能有羟基取代,有 β 取向,也有 α 取向。一些甾体皂苷分子中还含有羰基和双键,羰基大多在 C_{12} 位,是合成激素所需的结构条件,如剑麻皂苷元(sisalagenin);双键多在 $\Delta^{5(6)}$ 和 $\Delta^{9(11)}$ 位,少数在 $\Delta^{25(27)}$ 位。

薯蓣皂苷元(diosgenin)　　　　　　　　　剑麻皂苷元(sisalagenin)

5. 组成甾体皂苷的糖　以 D- 葡萄糖、D- 半乳糖、D- 木糖、L- 鼠李糖和 L- 阿拉伯糖较为常见，此外，也可见到夫糖和加拿大麻糖。在海星皂苷中还可见到 6- 去氧葡萄糖和 6- 去氧半乳糖。糖基多与苷元的 C_3-OH 成苷，也有在其他位如 C_1、C_{26} 位置上成苷。寡糖链可能为直链或分支链。皂苷元与糖可能形成单糖链皂苷或双糖链皂苷。

知母皂苷A-Ⅲ

薯蓣皂苷（dioscin）

6. 甾体皂苷属性　甾体皂苷分子结构中不含羧基，故称中性，又称中性皂苷。

（二）甾体皂苷的结构类型

按螺甾烷结构中 C_{25} 的构型和 F 环的环合状态，将其分为四种类型。

1. 螺甾烷醇型　由螺甾烷衍生的皂苷为螺甾烷醇型皂苷，C_{25} 的绝对构型为 S 型，如从中药知母（*Anemarrhena asphodeloides* Bge.）中分得的知母皂苷 A-Ⅲ，其皂苷元是菝葜皂苷元（sarsasapogenin），化学名为 5β，20βF，22αF，25βF 螺旋甾 -3β- 醇，简称螺旋甾 -3β- 醇。

2. 异螺甾烷醇型　由异螺甾烷衍生的皂苷为异螺甾烷醇型皂苷，C_{25} 的绝对构型为 R 型，如从薯蓣科薯蓣属植物根茎中分得的薯蓣皂苷（dioscin），其水解产物为薯蓣皂苷元（diosgenin），化学名为 Δ^5-20βF，22αF，25αF 螺旋甾烯 -3β- 醇，简称 Δ^5- 异螺旋甾烯 -38- 醇，是合成甾体激素类药物和甾体避孕药的重要原料。

3. 呋甾烷醇（furostanol）型　由 F 环裂环而衍生的皂苷称呋甾烷醇型皂苷。呋甾烷醇型皂苷中除 C_3 位或其他位可以成苷外，C_{26}-OH 上多与葡萄糖成苷，但其苷键易被酶解。在 C_{26} 位上的糖链被水解下来的同时 F 环也随之环合，成为具有相应螺甾烷或异螺甾烷侧链的单糖链皂苷。例如菝葜根中的菝葜皂苷（parillin），属于螺甾烷醇型的单糖链皂苷。与菝葜皂苷伴存的原菝葜皂苷（sarsaparilloside），是 F 环开裂的呋甾烷醇型双糖链皂苷，易被 β- 葡萄糖苷酶酶解，失去 C_{26} 位上的葡萄糖，同时 F 环重新环合，转为具有螺甾烷侧链的菝葜皂苷。

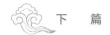

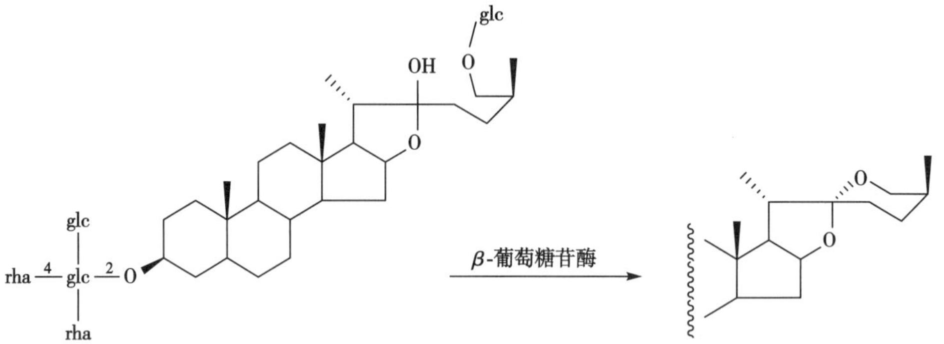

原菝葜皂苷（sarsaparilloside）　　$\xrightarrow{\beta\text{-葡萄糖苷酶}}$　　菝葜皂苷（parillin）

4. 变形螺甾烷醇（pseudo-spirostanol）型　　由 F 环为呋喃环的螺甾烷衍生的皂苷为变形螺甾烷醇型皂苷。天然产物中这类皂苷较少。其 C_{26}-OH 为伯醇基，均与葡萄糖成苷。在酸水解除去此葡萄糖的同时，F 环迅速重排为六元吡喃环，转为具有相应螺甾烷或异螺甾烷侧链的化合物。如从新鲜茄属植物 *Solanum aculeatissimum* 中分得的 aculeatiside A 和 aculeatiside B，是纽替皂苷元（nuatigenin）的双糖链皂苷，前者 3-OH 连有马铃薯三糖（β-chacotriose），后者 3-OH 连有茄三糖（β-solatriose）。当用酸水解时，二者可得到纽替皂苷元和异纽替皂苷元（isonuatigenin）。

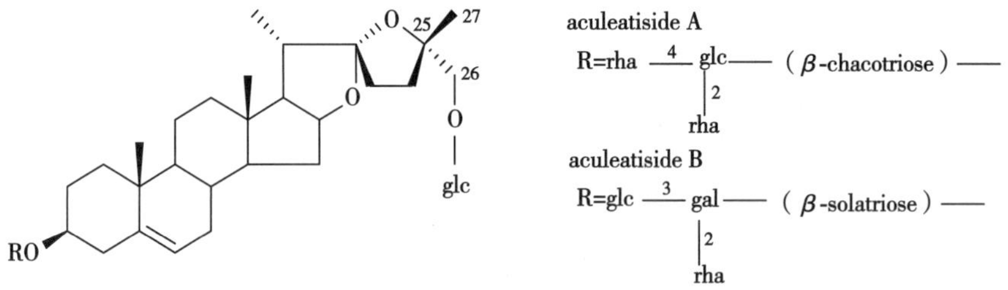

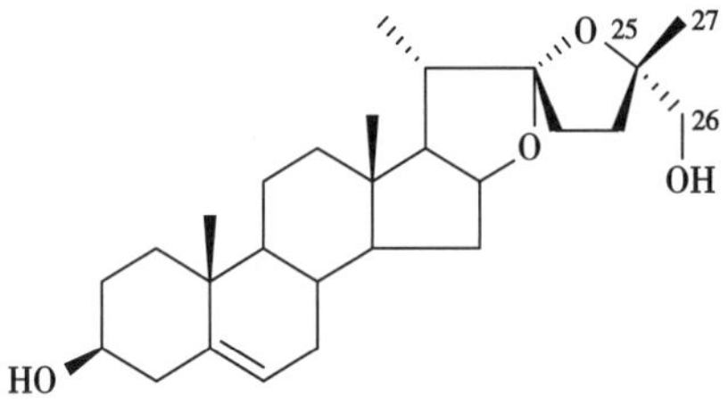

aculeatiside A
R=rha $\xrightarrow{4}$ glc （β-chacotriose）——
　　　　|2
　　　rha

aculeatiside B
R=glc $\xrightarrow{3}$ gal （β-solatriose）——
　　　　|2
　　　rha

纽替皂苷元（nuatigenin） 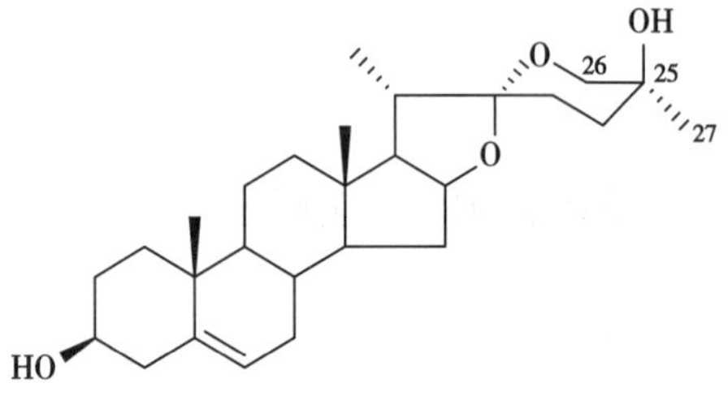　　　　　　异纽替皂苷元（isonuatigenin）

近年来，利用现代分离纯化技术和波谱分析方法从中药中发现了百余种甾体皂苷，分离得到的种类越来越丰富，结构更具新颖性。其苷元的结构骨架也已超出了传统的概念，如：

糖基大多数是和皂苷元中的 3-OH 相连，但少数情况下 3-OH 游离，而糖基和其他位置羟基相连，如沿阶草皂苷 D（ophiopogonin D）中，糖和皂苷元 1-OH 相连。

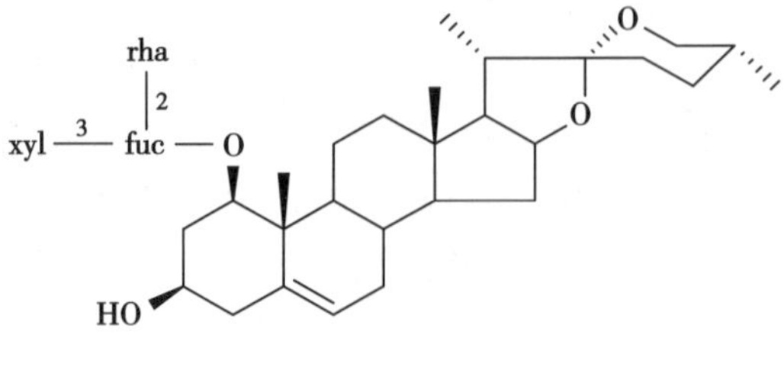

沿阶草皂苷D（ophiopogonin D）

甾体皂苷类化合物的苷元部分或者糖部分成盐。如从 *Certonardoa semiregularis* 中分离得到 certonardoside D 木糖 3 位和磺酸钠成盐。

certonardoside D

三、甾体皂苷的理化性质

（一）性状

甾体皂苷大多为无色或白色无定形粉末，不易结晶，而甾体皂苷元多有较好的结晶形状。它们的熔点都较高，苷元的熔点常随羟基数目增加而升高。甾体皂苷和苷元均具有旋光性，且多为左旋。

（二）溶解性

甾体皂苷一般可溶于水，易溶于热水、稀醇，难溶于丙酮，在含水丁醇或戊醇中溶解度较好，几乎不溶于或难溶于石油醚、苯、乙醚等亲脂性溶剂。甾体皂苷元易溶于甲醇、乙醇、三氯甲烷、乙醚等有机溶剂，难溶于或不溶于水。

（三）表面活性和溶血性

甾体皂苷所具有的表面活性和溶血作用与三萜皂苷相似，但 F 环开裂的甾体皂苷常不具溶血作用，而且表面活性降低。

（四）与甾醇形成分子复合物

甾体皂苷的乙醇溶液可与甾醇（常用胆甾醇，cholesterol）形成难溶性的分子复合物。生成的分子复合物用乙醚回流提取时，胆甾醇可溶于乙醚，而皂苷不溶。故可利用此性质进行皂苷的分离精制和定性检查。除胆甾醇外，皂苷还可与其他含有 C-3 位 β-OH 的甾醇（如 β-谷甾醇、β-sitosterol、豆甾醇、stigmasterol 等）结合生成难溶性分子复合物，而 C_3-OH 为 α 型，或者当 C_3-OH 被酰化或者成苷键的甾醇则不能和皂苷生成难溶性的分子复合物。而且，皂苷与 A/B 环为反式相连或具有 $\triangle^5$ 结构的甾醇形成的分子复合物溶度积最小。因此，此沉淀反应也可用于判断、分离甾醇中的 C_3-OH 差向异构体和 A/B 环顺反异构体。另外，三萜皂苷与甾醇形成的分子复合物不及甾体皂苷与甾醇形成的复合物稳定。

（五）颜色反应

甾体皂苷在无水条件下，遇某些酸类亦可产生与三萜皂苷相似的显色反应。只是甾体皂苷在进行 Liebermann-Burchard 反应时，其颜色变化最后出现绿色，三萜皂苷最后出现红色；在进行 Rosen-Heimer 反应时，三萜皂苷加热到 100℃才能显色，而甾体皂苷加热至 60℃即发生颜色变化。由此可区别三萜皂苷和甾体皂苷。

在甾体皂苷中，F 环裂解的双糖链皂苷与盐酸二甲氨基苯甲醛试剂（Ehrlich 试剂，简称 E 试剂）能显红色，对茴香醛（Anisaldehyde）试剂（简称 A 试剂）则显黄色；而 F 环闭环的单糖链皂苷只对 A 试剂显黄色，对 E 试剂不显色。以此可区别两类甾体皂苷。

四、甾体皂苷的提取与分离

甾体皂苷的提取分离方法与三萜皂苷相似，只是甾体皂苷不含羧基，显中性，亲水性相对较弱，在提取分离时加以注意。

(一)甾体皂苷的提取

甾体皂苷的提取多采用溶剂法，主要使用甲醇或稀乙醇，提取液回收溶剂后，可用乙醚、丙酮沉淀，也可将得到的浸膏分散在水中，用水饱和的正丁醇萃取，或用大孔吸附树脂处理，得到粗总皂苷。

甾体皂苷元的提取可依据其难溶或不溶于水、易溶于有机溶剂的性质，用有机溶剂如乙醚、三氯甲烷提取或萃取，也可先提取出总皂苷，然后加酸水解，用石油醚、乙醚、三氯甲烷等有机溶剂自水解液中提取出皂苷元。工业生产将植物原料直接在酸性溶液中加热水解，水解物水洗干燥后，再用有机溶剂提取。

(二)甾体皂苷的分离

分离混合甾体皂苷的方法与三萜皂苷相似。常采用溶剂沉淀法(乙醚、丙酮)、胆甾醇沉淀法、吉拉尔试剂法(含羰基的甾体皂苷元)、硅胶柱色谱法、大孔吸附树脂柱色谱、葡聚糖凝胶 Sephadex LH-20 柱色谱及逆流色谱等方法进行分离。

五、甾体皂苷的检识

(一)理化检识

甾体皂苷的理化检识方法与三萜皂苷相似，主要是利用皂苷的理化性质，如显色反应、泡沫试验、溶血试验等。常用的显色反应有 Liebermann-Burchard 反应、Salkowski 反应、Rosen-Heimer 反应、五氯化锑反应、茴香醛 - 硫酸和盐酸 - 对二甲氨基苯甲醛反应。其中 Liebermann-Burchard 反应和 Rosen-Heimer 反应可用于区别三萜皂苷和甾体皂苷；茴香醛 - 硫酸和盐酸 - 对二甲氨基苯甲醛反应可用于区别螺甾烷类和 F 环开环的呋甾烷类甾体皂苷。

(二)色谱检识

甾体皂苷的色谱检识可采用吸附薄层色谱和分配薄层色谱。常用硅胶作吸附剂或支持剂，用中性溶剂系统展开。亲水性强的皂苷，用分配色谱效果较好；若采用吸附薄层色谱，常用的展开剂有三氯甲烷 - 甲醇 - 水(65：35：10，下层)、正丁醇 - 乙酸 - 水(4：1：5，上层)等。亲脂性皂苷和皂苷元，若采用吸附薄层色谱，常用的展开剂有苯 - 甲醇、三氯甲烷 - 甲醇、三氯甲烷 - 苯等。

薄层色谱常用的显色剂有三氯乙酸、10% 浓硫酸乙醇液、磷钼酸和五氯化锑等，喷雾后加热，不同的皂苷和皂苷元显不同的颜色。

六、甾体皂苷类化合物的波谱特征

甾体的母核都含有环戊烷并多氢菲的结构，相对较为固定。同三萜类化合物相似，由于生源关系，同属植物常含有结构类似的化学成分，所以查阅同属植物的化学成分研究报道，对确定所研究植物中的甾体及皂苷的结构会有很大帮助。对于一些母核新颖、较复杂的甾体的结构可采用 2D-NMR 和单晶 X- 射线衍射分析等方法进行确定。甾体由于同三萜化合物有相似的骨架结构，易于混淆，波谱学方法是区别两者的较好手段。

(一)紫外光谱

甾体皂苷元多数无共轭系统，因此在 200~400nm 处无明显吸收。如果结构中引入孤立双键、羰基、α,β- 不饱和酮基或共轭双键,则可产生吸收。一般来说,含孤立双键的苷元在 201~225nm 有较弱的末端吸收,含羰基苷元在 285nm 有一弱吸收(ε500),具 α,β- 不饱和酮基在 240nm 左右有较强的特征吸收,共轭二烯系统在 235nm 左右有吸收。

(二)红外光谱

甾体皂苷元分子中含有螺缩酮结构,在红外光谱中能显示出经典的 980cm^{-1}(A),920cm^{-1}(B),900cm^{-1}(C)和 860cm^{-1}(D)附近的 4 个特征吸收谱带,其中 A 带最强。而且 B 带与 C 带的相对强度与 C$_{25}$ 位的构型有关,若 B 带 >C 带,则 C$_{25}$ 为 S 构型(即螺旋甾烷型),若 B 带 <C 带,则 C$_{25}$ 为 R 构型(即异螺旋甾烷型),利用此特征可以区别 C$_{25}$ 位两种立体异构体。如果是两种立体异构体的混合物,则 B 带和 C 带强度相近。如果 F 环开裂则没有这种螺缩酮结构的 4 个特征吸收谱带。

(三)核磁共振氢谱

同三萜化合物类似,甾体皂苷元在高场区亦出现因环上亚甲基和次甲基质子信号相互重叠堆积而成的复杂峰图,但甲基峰数目明显少于三萜化合物。其中明显可见的有 4 个归属于 18、19、21 和 27 位甲基的特征峰,其中 18-CH$_3$ 和 19-CH$_3$ 均为单峰,前者处于较高场,后者处于较低场;21-CH$_3$ 和 27-CH$_3$ 因和邻位氢偶合,均为双峰,后者处于较高场;如果 C$_{25}$ 位有羟基取代,则 27-CH$_3$ 为单峰,并向低场移动。

27-CH$_3$ 的化学位移值可鉴别甾体皂苷元的两种 C$_{25}$ 异构体,即 C$_{25}$ 上的甲基为 α- 取向(25R 型)时,其 CH$_3$ 质子信号(δ 约 0.70)要比 β- 取向(25S 型)的 CH$_3$ 质子信号(δ 约 1.10)处于较高场。这两种 C$_{25}$ 异构体在氢谱中的区别还表现在 C$_{26}$ 上 2 个氢质子的信号,在 25R 异构体中 C$_{26}$ 上二个氢的化学位移值相近,在 25S 异构体中则差别较大。

大多数甾体 C$_3$ 上有羟基或其他含氧基团,与其他亚甲基信号重叠较少,易于辨认。此时,3 位质子信号在 δ3.2~4.0,受 2 位与 4 位亚甲基质子的偶合,为多重峰。此点是区别三萜化合物的重要特征(三萜类化合物往往由于只有 2 位亚甲基,与 3 位质子发生偶合,而使 3 位质子呈现 dd 峰)。

甾体皂苷糖部分的核磁共振氢谱(^{1}H-NMR)特征与糖和苷的章节中介绍的相同,最主要的是糖的端基质子信号,从端基质子信号的数目可推测糖的个数,偶合常数可用于确定苷键构型。

(四)核磁共振碳谱

甾体皂苷元往往有 27 个碳信号,结合 DEPT 谱,可判断碳的类型。其中 16 位和 20 位连氧碳信号较为特征,分别在 δ80 和 δ109 左右。18、19、21 和 27 位的 4 个甲基的化学位移一般均低于 δ20。

核磁共振碳谱(^{13}C-NMR)对于鉴别甾体皂苷元 A/B 环的稠合方式及 C$_{25}$ 异构体可提供重要的信息。甾体皂苷元 C$_5$ 构型是 5α(A/B 反式)时,C-5、C-9 和 C$_{19}$ 信号的化学位移值分别为 44.9、54.4 和 12.3 左右;如为 5β(A/B 顺式)时,则 C$_5$、C$_9$ 和 C$_{19}$ 信号的化学位移值分别为 36.5、42.2 和 23.9 左右。在螺旋甾烷型甾体皂苷中,27-CH$_3$ 信号的化学位移与 C$_{25}$ 的构型有关,且因取向不同,还将显著影响 F 环上其他各碳信号的化学位移。在 22α-O、25R- 系列中,27-CH$_3$ 信号位于 17.1 ± 0.1 处;在 22α-O、25S- 系列中,27-CH$_3$ 信号位于 16.2 ± 0.2 处。

(五)质谱

由于甾体皂苷元分子中有螺甾烷结构,在质谱中均出现很强的 m/z 139 的基峰,中等强度的 m/z 115 的碎片离子峰及一个弱的 m/z 126 碎片离子峰,这些峰的裂解途径(图 15-4)。

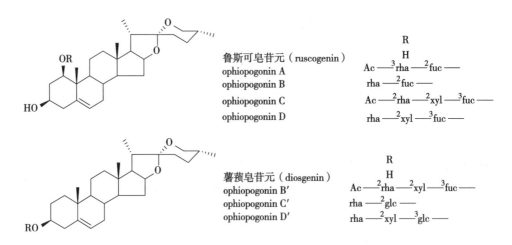

图 15-4　甾体皂苷元的裂解途径

七、含甾体皂苷的中药研究实例

(一) 麦冬

中药麦冬为百合科植物麦冬[*Ophiopogon japonicus*(Linn. f.)Ker-Gawl.]的干燥块根。味甘、微苦,性微寒。具有养阴生津,润肺清心之功效,用于肺燥干咳,虚痨咳嗽,津伤口渴,心烦失眠,内热消渴,肠燥便秘,咽白喉等。近代临床及药理研究表明,麦冬能提高动物的耐缺氧能力,改善冠脉微循环,具抗心律失常、降低血糖、提高机体免疫功能等作用。

麦冬的主要有效成分为皂苷、多糖和黄酮类化合物。从不同来源的麦冬中已分得 40 多种甾体皂苷,如麦冬皂苷 A、B、C、D、B′、C′、D′(ophiopogonin A、B、C、D、B′、C′、D′)。麦冬皂苷 A、B、C、D 的皂苷元为鲁斯可皂苷元(ruscogenin),成苷位置为 C_1 位。麦冬皂苷 B′、C′、D′的苷元时薯蓣皂苷元(diosgenin),成苷位置为 C_3 位。皂苷中的糖主要有夫糖、鼠李糖、木糖及葡萄糖等。2020 年版《中华人民共和国药典》以麦冬对照药材为对照品,以甲苯 - 甲醇 - 冰乙酸(80∶5∶0.1)为展开剂,在硅胶 GF_{254} 薄层板上展开,紫外灯下(254nm)观察荧光。以鲁斯可皂苷元为对照品,测定麦冬总皂苷含量,要求含量不得少于 0.12%。

	R
鲁斯可皂苷元(ruscogenin)	H
ophiopogonin A	Ac —³rha —²fuc —
ophiopogonin B	rha —²fuc —
ophiopogonin C	Ac —²rha —²xyl —³fuc —
ophiopogonin D	rha —²xyl —³fuc —

	R
薯蓣皂苷元(diosgenin)	H
ophiopogonin B′	Ac —²rha —²xyl —³fuc —
ophiopogonin C′	rha —²glc —
ophiopogonin D′	rha —²xyl —³glc —

麦冬皂苷 A、B、C、D 的提取分离流程如下：

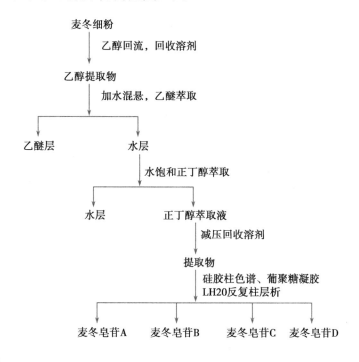

（二）重楼

重楼为百合科云南重楼[*Paris polyphylla* Smith var. *Yunnanensis*（Franch）.Hand.Mazz.]或七叶一枝花[*Paris polyphylla* Smith var. *chinensis*（Franch.）Hara]的干燥根茎,性微寒,味苦,有小毒,归肝经。具有清热解毒、消肿止痛、凉肝定惊等功效,用于疔疮痈肿、咽喉肿痛、蛇虫咬伤、跌仆伤痛、惊风抽搐。重楼是著名中成药云南白药、宫血宁胶囊等的主要组成药物。药理研究表明,重楼具有止血、抗肿瘤、抗生育、免疫调节及治疗心血管疾病等多方面的生物活性。

重楼含有甾体皂苷、C_{21} 孕甾烷苷、甾醇及其苷、黄酮苷、植物蜕皮激素、多糖等,迄今为止已从重楼属植物中分离出 50 余种甾体皂苷,如重楼皂苷Ⅰ、Ⅱ、Ⅲ、Ⅳ、Ⅴ、Ⅵ、Ⅶ、D、H（polyphyllin Ⅰ、Ⅱ、Ⅲ、Ⅳ、Ⅴ、Ⅵ、Ⅶ、D、H）等,其苷元主要为异螺甾烷醇类的薯蓣皂苷元、偏诺皂苷元（pennogenin）、24α- 羟基偏诺皂苷元、27- 羟基偏诺皂苷元、23,27- 二羟基偏诺皂苷元、25S- 异纽替皂苷元、纽替皂苷元以及 C21 甾类皂苷元等 15 种苷元。苷元多在 3 位与糖连接成苷,主要有 D- 葡萄糖、L- 鼠李糖、L- 呋喃阿拉伯糖;也有在 26 位连接有 D- 葡萄糖;在 24位连接有半乳糖;薯蓣皂苷和偏诺皂苷是重楼皂苷存在的主要形式,分别由薯蓣皂苷元和偏诺皂苷元在 3 位与糖基连接而成。

2020 年版《中华人民共和国药典》(一部)规定,重楼中含重楼皂苷Ⅰ、重楼皂苷 H 和重楼皂苷Ⅴ的总量不得少于 0.60%。

薯蓣皂苷元（diosgenin）　　　　　　　　偏诺皂苷元（pennogenin）

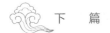

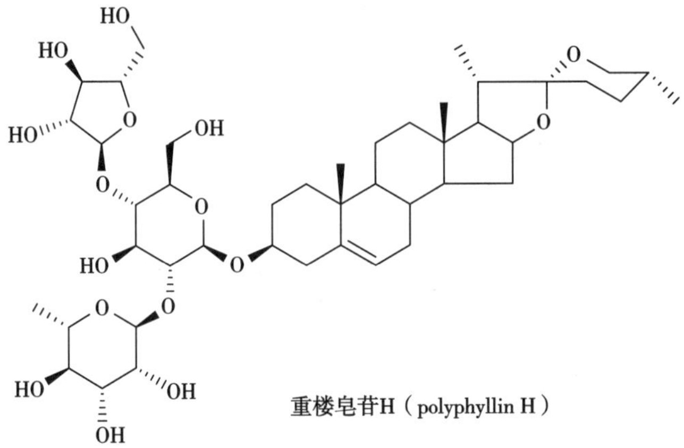

重楼皂苷H（polyphyllin H）

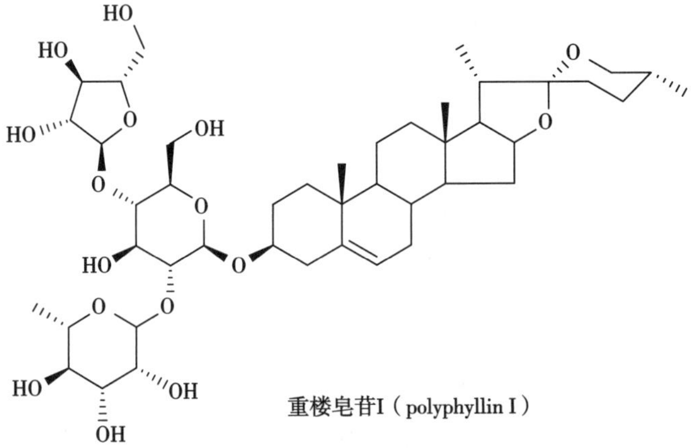

重楼皂苷I（polyphyllin I）

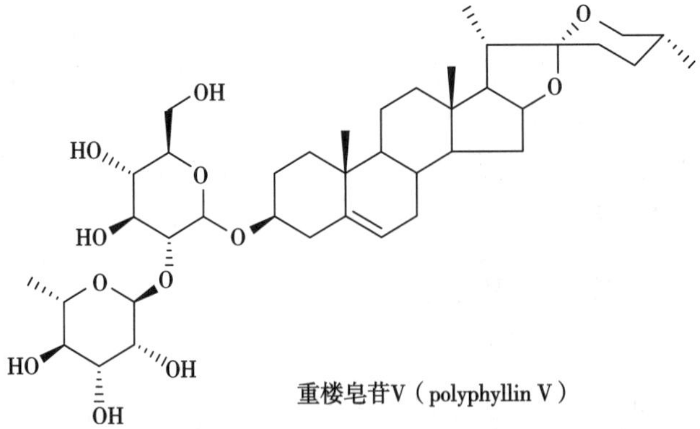

重楼皂苷V（polyphyllin V）

重楼中的甾体皂苷分离流程如下：

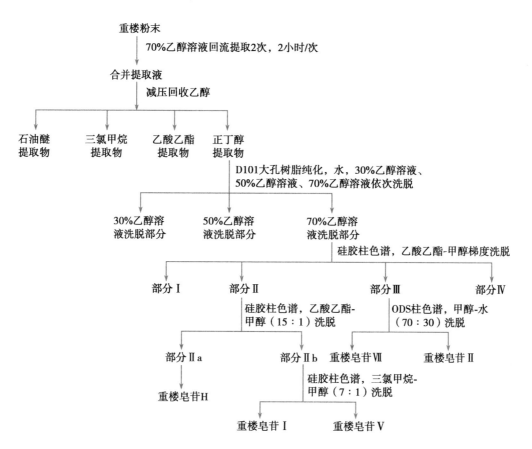

第四节 C$_{21}$ 甾 体

一、概述

C$_{21}$ 甾体（C$_{21}$-steroid）是一类含有 21 个碳原子的甾体衍生物。此类化合物多具有抗炎、抗肿瘤、抗生育等生物活性，是目前广泛应用于临床的一类重要药物，如黄体酮（progesterone）。

C$_{21}$ 甾体除存在于玄参科、夹竹桃科、毛茛科等植物中外，在萝藦科植物中分布较集中，苷元按骨架主要分为 4 种类型（Ⅰ~Ⅳ型），其中以Ⅰ型为基本结构的苷元占绝大多数，如从具有抗癫痫作用的萝藦科南山藤属植物苦绳（*Dregea sinensin*）中分离得到苦绳苷Ⅰ（dresioside Ⅰ）。

黄体酮（progesterone）

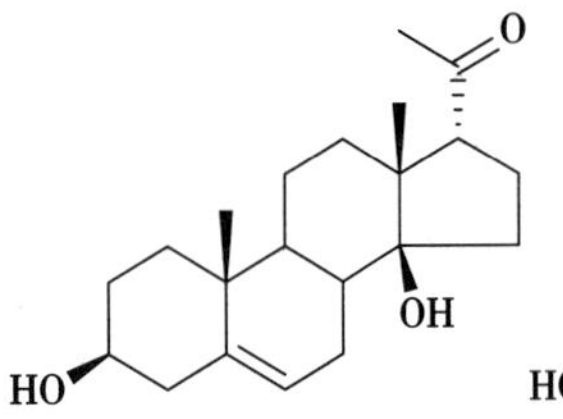

Ⅰ型 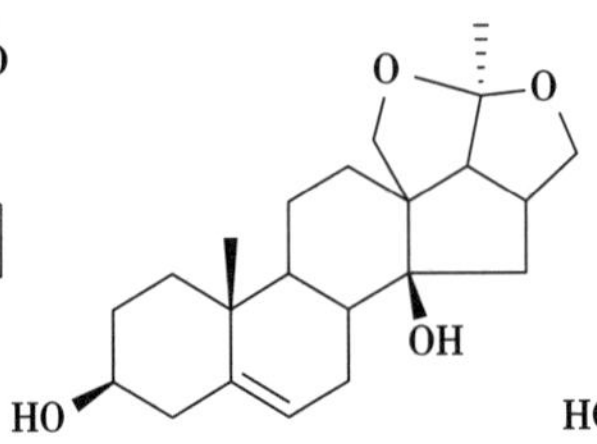　　　　Ⅱ型 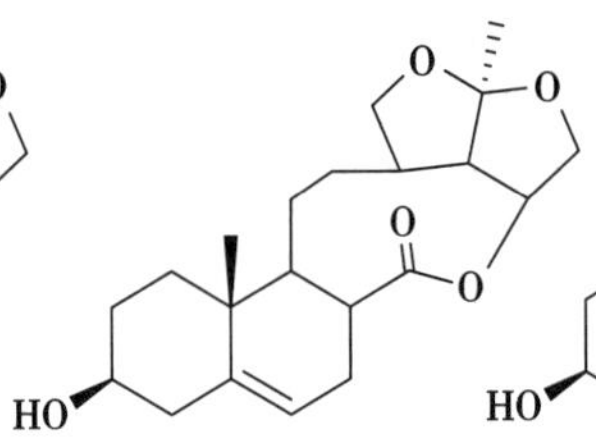　　　　Ⅲ型 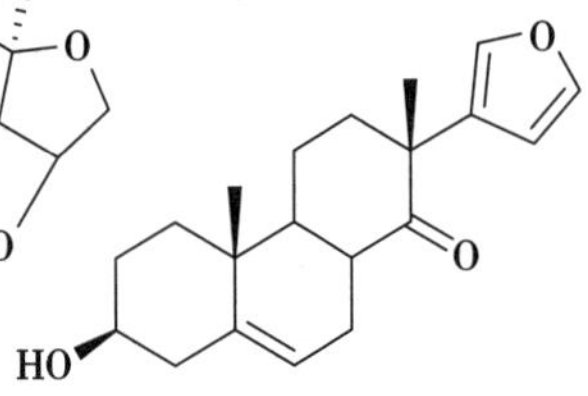　　　　Ⅳ型

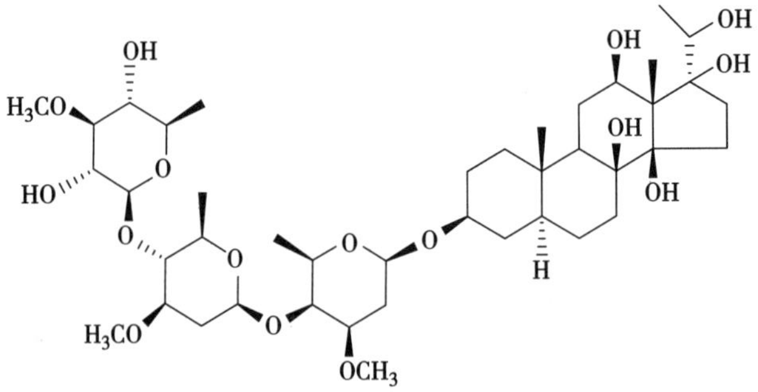

苦绳苷Ⅰ（dresioside Ⅰ）

在植物体中,C_{21}甾体类成分多数以苷的形式存在,且大多与强心苷共存于同种植物中。例如洋地黄叶和种子中,既含有强心苷,也含有C_{21}甾苷,一般称洋地黄醇苷类,它们没有强心作用,如与强心苷共存于紫花洋地黄叶中的地芰普苷、地芰帕尔普苷等。但也有一些植物,含C_{21}甾苷,而不含强心苷,以在萝藦科植物中比较常见。

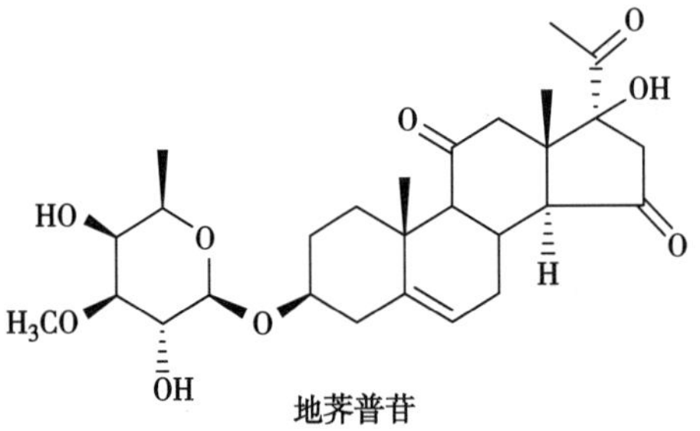

地芰普苷 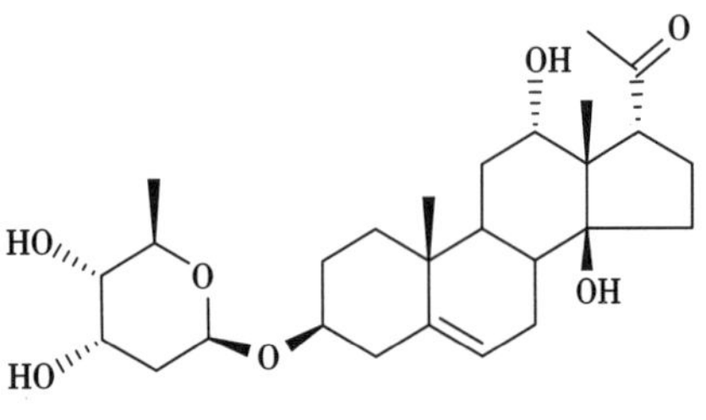　　　　　　　　　　　　地芰帕尔普苷

近年来还发现一些变形C_{21}甾体,如从华北白前根（*Cynanchum hancoakianum*）中分离得到的脱水何拉得苷元（anhydrohirundigenin）,系14,15-开裂孕甾烷（14,15-secopregnane）的衍生物;由蔓生白薇（*C.Versicolor*）的根中得到的白薇新苷（neocynaversicoside）,系13,14、14,15-双开裂孕甾烷（13,14、14,15-disecopregnane）的衍生物。此外,还发现一些含氮的C_{21}甾体,如百部科金刚大（*Croomia japonica*）中发现的金刚大啶（croominidine）。

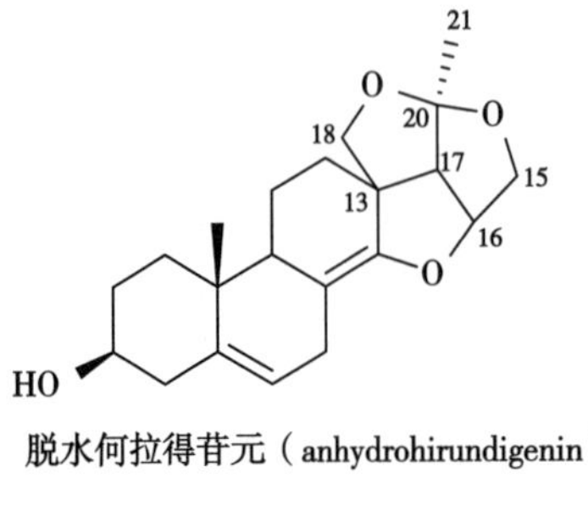

脱水何拉得苷元（anhydrohirundigenin） 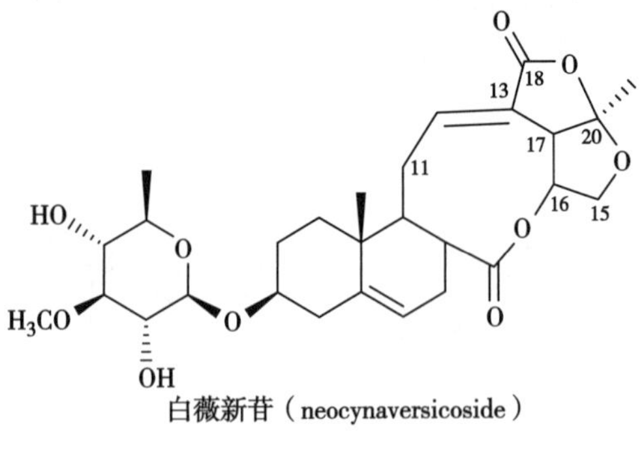　　　　　白薇新苷（neocynaversicoside）

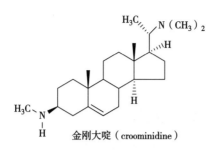

金刚大啶（croominidine）

二、C₂₁ 甾体的结构特点和主要性质

C_{21} 甾体是以孕甾烷（pergnane）或其异构体为基本骨架的羟基衍生物。一般 A/B 环为反式稠合，B/C 环多为反式，少数为顺式，C/D 环为顺式稠合。甾体母核上多有羟基、羰基（多在 C_{20} 位）、酯基及双键（多在 C_5、C_6 位）。C_{17} 位侧链多为 α- 构型，但也有 β- 构型。

C_{21} 甾苷中除含有一般的羟基糖外，尚有 2- 去氧糖。糖链多与苷元的 C_3-OH 相连，少数与 C_{20}-OH 相连，有单糖苷和寡糖苷。C_{20} 位苷键易被酸水解成次生苷。

C_{21} 甾类化合能发生甾核的显色反应，由于分子中具有 α- 去氧糖，还能发生 Keller-Kiliani 反应。

第五节　植 物 甾 醇

一、概述

植物甾醇（phytosterol）为甾体母核 C_{17} 位侧链是 8~10 个碳原子链状侧链的甾体衍生物。在植物界分布广泛，是植物细胞的重要组分。在植物体中多以游离状态存在，且常与油脂共存于植物种子或花粉中，也有与糖形成苷的 形式或高级脂肪酸酯的形式存在。

中药中常见的植物甾醇有 β- 谷甾醇（β-sitosterol）及其葡萄糖苷又称胡萝卜苷（daucosterol）、豆甾醇（stigmasterol）、α- 菠甾醇（bessisterol）、菜油甾醇（campesterol）等。此外，在低等植物中存在的如麦角甾醇（ergosterol），是维生素 D 的前体，经紫外光照射能转化为维生素 D_2。

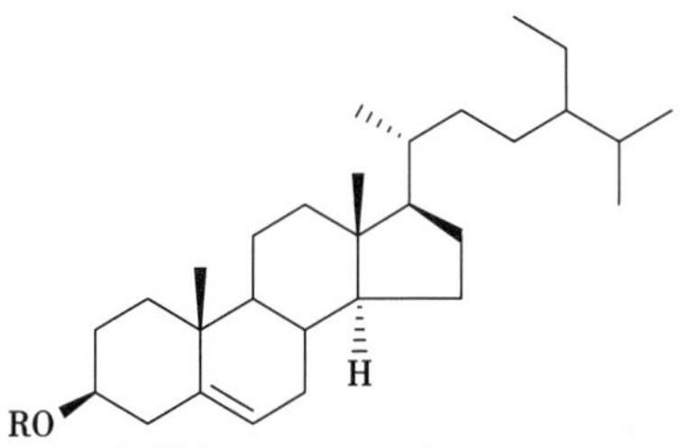

β-谷甾醇（β-sitosterol）　R=H
胡萝卜苷（daucosterol）　R=glc

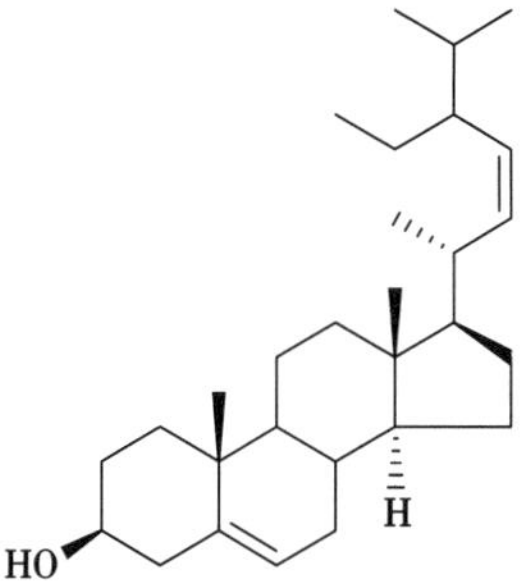

豆甾醇（stigmasterol）

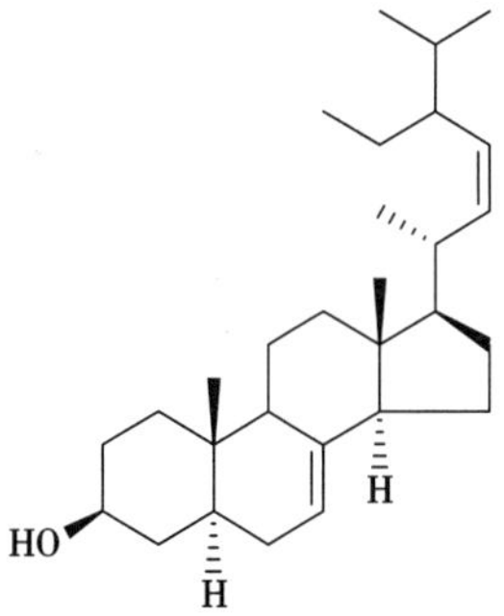

α-菠甾醇（bessisterol）

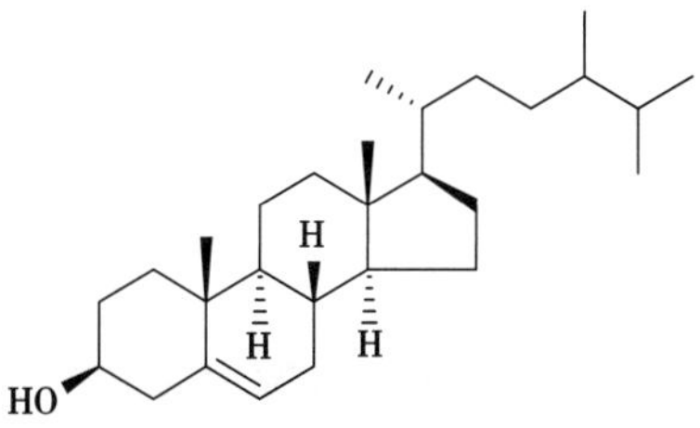

菜油甾醇（campesterol）

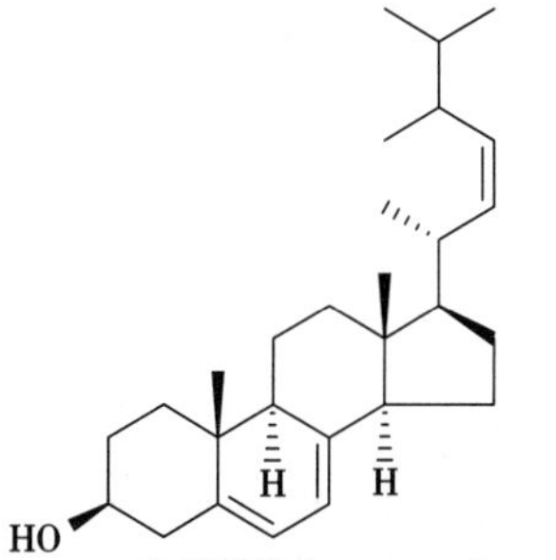

麦角甾醇（ergosterol）

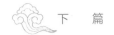

研究表明,植物甾醇具有十分重要的生理活性,具有控制糖原和矿物质代谢、保持生物内环境稳定、调节应激反应、降低血液胆固醇、抗肿瘤、防止前列腺肥大等多种生理功能并在拮抗胆固醇、预防心血管疾病等方面表现出的效果,使其在医学、化工、食品等领域逐渐被关注。

二、植物甾醇的结构特点和主要性质

甾体母核 A/B 环有顺式和反式两种稠合方式,B/C 环和 C/D 环均为反式稠合。甾体母核或侧链上多有双键。C_3-OH 可与糖成苷或形成脂肪酸酯。

游离的植物甾醇都有较好的结晶形状和熔点,易溶于三氯甲烷、乙醚等有机溶剂,难溶于水,其苷能溶于醇中。具有甾体母核的颜色反应。

由于植物甾醇常与油脂共存,在提取分离时可用皂化法使油脂皂化为可溶于水的钠皂或钾皂,而与不溶于水的不皂化物分离,不皂化物中即含有甾醇。

第六节　胆汁酸类化合物

一、概述

胆汁酸(bile acid)是胆烷酸(cholanic acid)的衍生物,存在于动物胆汁中,如动物药熊胆粉、牛黄等均含有胆汁酸,并是其主要有效成分。

二、胆汁酸的结构特点

胆汁酸甾核四个环的稠合方式与植物甾醇相同。在甾核的 3、6、7、12 等位置都可以有羟基或羰基取代,各种动物胆汁中胆汁酸的区别,主要在于羟基数目、位置及构型的区别。胆汁酸在动物胆汁中通常以侧链的羧基与甘氨酸或牛磺酸的氨基以酰胺键结合成甘氨胆汁酸或牛磺胆汁酸,并以钠盐的形式存在,如牛磺胆酸(taurocholic acid)等。

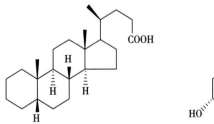

胆烷酸(cholanic acid) 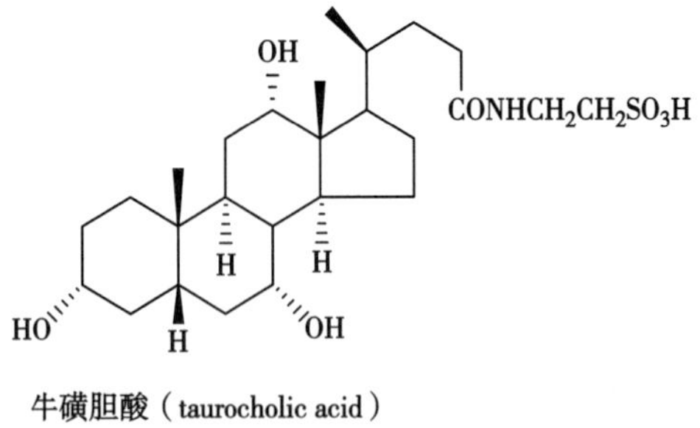　　　　牛磺胆酸(taurocholic acid)

三、胆汁酸的理化性质

(一) 酸性

游离或结合型胆汁酸均呈酸性,难溶于水,易溶于有机溶剂,与碱成盐后则可溶于水。利用此性质可以精制各种胆汁酸。

(二) 酯化反应

将胆汁酸的末端羧基酯化后,易得到胆汁酸酯结晶,胆汁酸酯类在酸水中回流数小时,即可得到游离的胆汁酸。此性质也可用于精制各种胆汁酸。

（三）羟基与羰基的反应

甾核上的羟基可以乙酰化,其乙酰化物容易结晶,有利于胆汁酸的纯化和精制。甾核上的羟基还可氧化成酮基,再用还原法除去酮基。利用此反应,以来源丰富的胆汁酸为原料,选择适宜的氧化剂和还原剂,可制备某些去氧胆酸。

（四）颜色反应

胆汁酸类除具有甾体母核的颜色反应外,尚具有以下颜色反应:

1. Pettenkofer 反应　取胆汁 1 滴,加蒸馏水 4 滴及 10% 蔗糖溶液 1 滴,摇匀,倾斜试管,沿管壁加入浓硫酸 5 滴,置冷水中冷却,则在两液分界处出现紫色环。其原理是蔗糖经浓硫酸作用生成羟甲基糠醛,后者可与胆汁酸结合成紫色物质。

2. Gregory-Pascoe 反应　取胆汁 1ml,加 45% 硫酸 6ml 及 0.3% 糠醛 1ml,塞紧振摇后,在 65℃ 水浴中放置 30 分钟,胆酸存在的溶液显蓝色。本反应可用于胆酸的定量分析。

3. Hammarsten 反应　取少量样品,用 20% 铬酸溶液（20g CrO_3 在少量水中,用乙酸加至 100ml）溶解,温热,胆酸为紫色,鹅去氧胆酸不显色。

四、胆汁酸的提取分离

胆汁酸是胆烷酸的衍生物,存在于动物胆汁中,是主要有效成分。从动物胆汁中提取分离各种胆汁酸的提取方法原理基本相同,即将新鲜动物胆汁加入适量的固体氢氧化钠进行加热,使结合胆汁酸水解成游离胆汁酸钠盐,溶于水中,收集水层,加盐酸酸化,使胆汁酸沉淀析出,即得总胆酸粗品,然后再用适当方法进行分离精制。

游离或结合型胆汁酸均呈酸性,难溶于水,易溶于有机溶剂,与碱成盐后则可溶于水,可利用此性质精制各种胆汁酸;胆汁酸的末端羧基酯化后,易得到胆汁酸酯结晶,胆汁酸酯类在酸水中回流数小时,即可得到游离的胆汁酸。此性质也可用于精制各种胆汁酸。根据甾核上的羟基和羰基基团,可采用相应的反应分离纯化胆汁酸,甾核上的羟基可以乙酰化,其乙酰化物容易结晶,有利于胆汁酸的纯化和精制。甾核上的羟基还可氧化成酮基,再用还原法除去酮基。利用此反应,以来源丰富的胆汁酸为原料,选择适宜的氧化剂和还原剂,可制备某些去氧胆酸。

五、含胆汁酸的中药研究实例

（一）牛黄

由于天然牛黄的药源有限,远远不能满足医疗需要。从 20 世纪 50 年代开始,我国就参考天然牛黄的化学组成,研制成功人工牛黄,并进行了药理研究及临床验证工作,于 20 世纪 70 年代初制定了统一配方及主要原料的质量规格。现人工牛黄为《中华人民共和国药典》品种,主要由牛胆粉、胆酸、猪去氧胆酸、牛磺酸、胆红素、胆固醇、微量元素等加工制成。2020 年版《中华人民共和国药典》（一部）规定,薄层色谱鉴别中,在与胆酸对照品、猪去氧胆酸对照品和牛磺酸对照品色谱相应的位置上,显相同颜色的斑点;在与牛胆粉对照药材色谱相应的位置上,显相同颜色的斑点。人工牛黄中含胆酸不得少于 13.0%,含胆红素不得少于 0.63%。

（二）熊胆

中药熊胆为熊科动物黑熊（*Selenarctos thibetanus*）或棕熊（*Ursus arctos*）的干燥胆汁,现临床应用的主要为养殖黑熊引流胆汁的干燥品。有清热、平肝、明目等功效。临床用于惊风抽搐,咽喉肿痛等。

熊胆的主要化学成分为胆汁酸,包括牛磺熊去氧胆酸（tauroursodesoxycholic acid）、牛磺鹅去氧胆酸（taurochenodeoxycholic acid）及游离的熊去氧胆酸（ursodeoxycholic acid）、鹅去氧

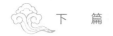

胆酸（chenodeoxycholic acid）等。其中牛磺熊去氧胆酸是熊胆的特征性成分和其镇痉作用的主要有效成分，也是熊胆鉴别及其质量评价的主要指标成分。

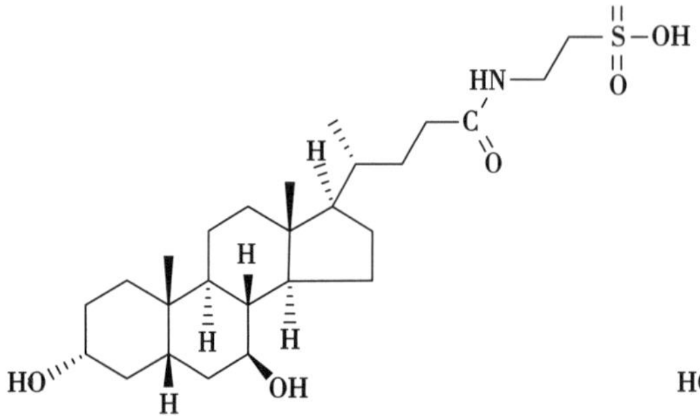

牛磺熊去氧胆酸
（tauroursodeoxycholic acid）

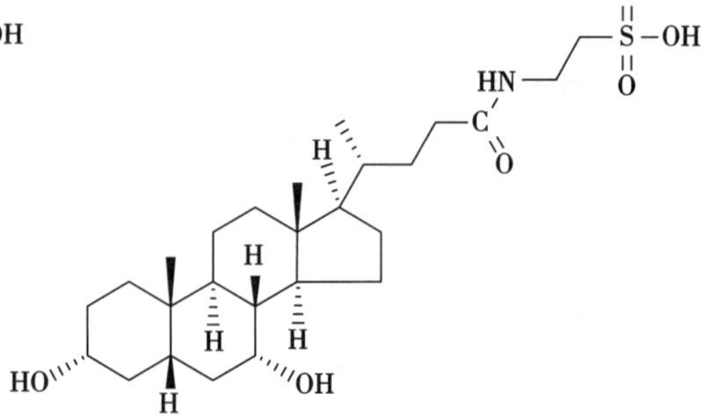

牛磺鹅去氧胆酸
（taurochenodeoxycholic acid）

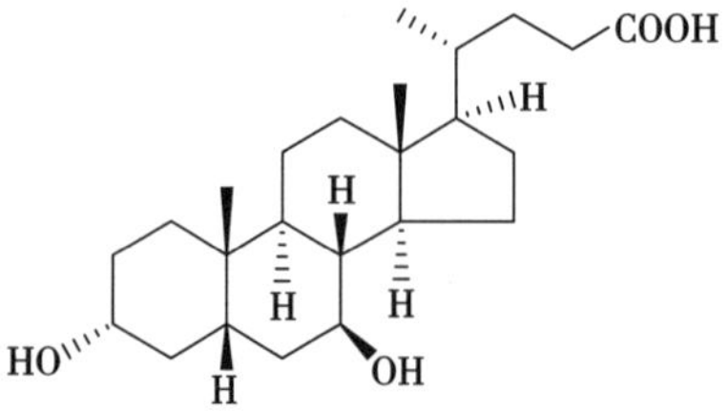

熊去氧胆酸（ursodeoxycholic acid）

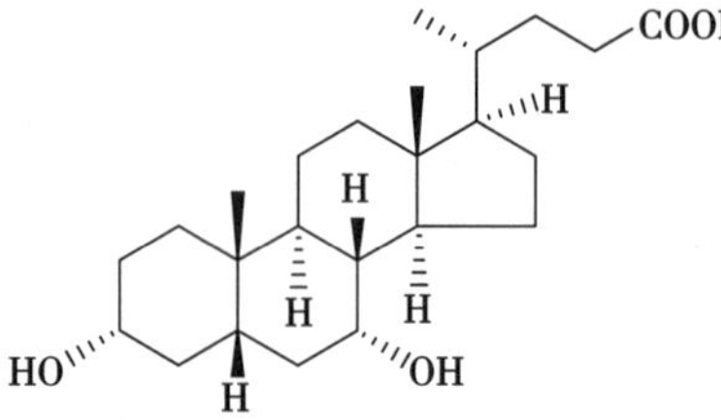

鹅去氧胆酸（chenodeoxycholic acid）

第七节　昆虫变态激素

一、概述

昆虫变态激素（insect moulting hormone）是甾醇的衍生物或代谢产物。该类化合物最初在昆虫体内发现，是昆虫蜕皮时必要的激素。如蚕蛹中含的蜕皮甾酮（ecdystrone），是一类具有强蜕皮活性的物质，有促进细胞生长的作用，能刺激真皮细胞分裂，产生新的表皮并使昆虫蜕皮。

20世纪60年代后从植物界也逐渐分离得到蜕皮类化合物，发现许多羊齿类植物和不少高等植物的根、叶等提取物具有此活性并自其中分离出结晶形激素。于是将这类植物成分称植物蜕皮素（phytoecdysone）。如桑树叶也含有 α- 蜕皮素（α-ecdysone）；从牛膝中分离得的蜕皮甾酮（ecdysterone）、牛膝甾酮（inokosterone）。这类成分能促进人体蛋白质合成，排除体内胆固醇，降低血脂以及抑制血糖上升等生物活性。霉菌和海藻类没有此种活性。因此，植源性昆虫变态激素是一类很有开发价值的资源，有着广泛的应用前景。

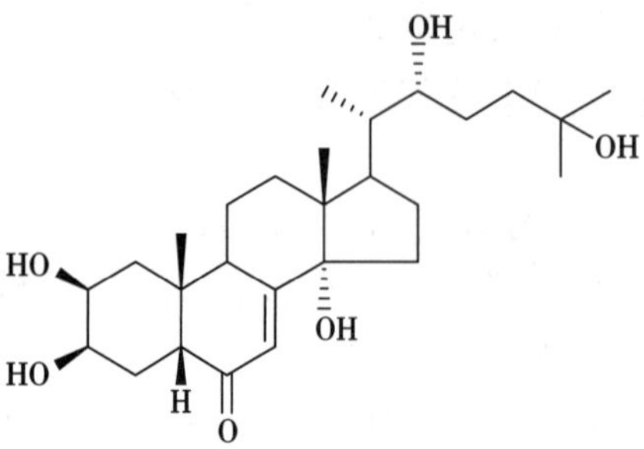

α-蜕皮素（α-ecdysone）

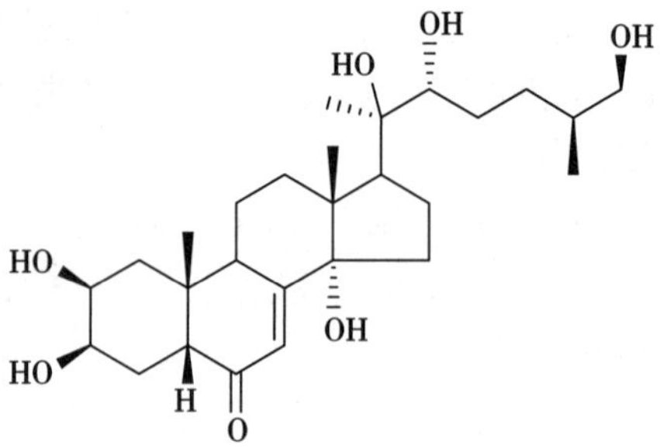

牛膝甾酮（inokosterone）

二、昆虫变态激素的结构特点和主要性质

昆虫变态激素的甾体母核 A/B 环大多为顺式稠合,个别为反式稠合,且反式稠合无蜕皮活性或活性减弱。甾核上带有 7 位双键(Δ^7)和 6- 酮基,含有多个羟基,C_{17} 侧链为 8~10 个碳原子的多元醇。

由于昆虫变态激素类化合物分子中含有多个羟基,故在水中的溶解性比较大,易溶于甲醇、乙醇、丙酮,难溶于正己烷、石油醚等溶剂,具有甾核的颜色反应。

第八节　醉茄内酯

一、概述

醉茄内酯(withanolide)是一类含有 28 个碳原子,其主要结构为侧链 C_{20} 位连有 δ- 内酯的甾体衍生物(具有麦角甾烷骨架的 C_{26} 羧酸内酯)。1962 年,从茄科植物醉茄(*Withania somnifera*)的叶中首次分离出一个结晶状化合物,后经鉴定为含有 28 个碳原子的甾体,命名为醉茄素 A(withafefin A)。因该类化合物是首次从醉茄中分离得到,故称此类化合物为醉茄内酯。

醉茄内酯类化合物基本存在于茄科植物中,主要分布在醉茄属、酸浆属、曼陀罗属等。近十几年来,随着各种分离技术和波谱分析技术(尤其是 NMR 技术)的快速发展和应用,大大加快了醉茄内酯类化合物的研究速度,其化学结构研究工作取得了巨大的进展,到目前为止全世界分离出的醉茄内酯类化合物已达 400 余种。早在 20 世纪 60~70 年代就已发现醉茄内酯类化合物具有较明显的生物活性,特别是在抗菌、抗炎、细胞毒、细胞免疫和抗肿瘤等方面有较强的药理作用。如 *Dunalia brachyacantha* 叶中存在的抗寄生虫、抗微生物及抗疟疾活性的 18- 乙酰氧醉茄内酯 D(18-acetoxy withanolide D)。又如变形的醉茄内酯类化合物,具扩环六元芳香 D 环结构的 salpichrolide A 和 salpichrolide G,这两种化合物是植物 *Salpichroa origanifolia* 地上部分的家蝇拒食成分,前者拒食作用较强,后者毒力较强。

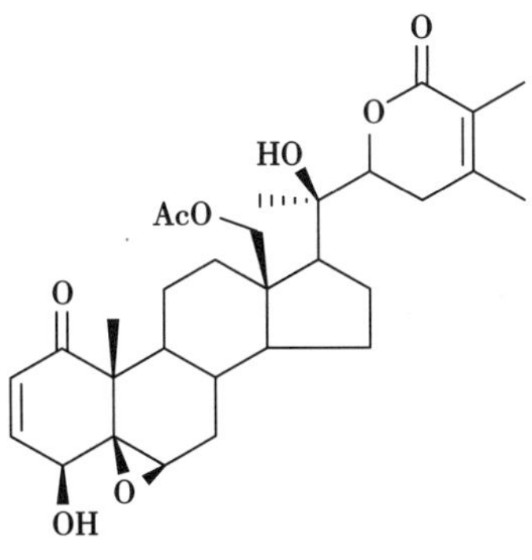

18-乙酰氧醉茄内酯 D
(18-acetoxy withanolide D)

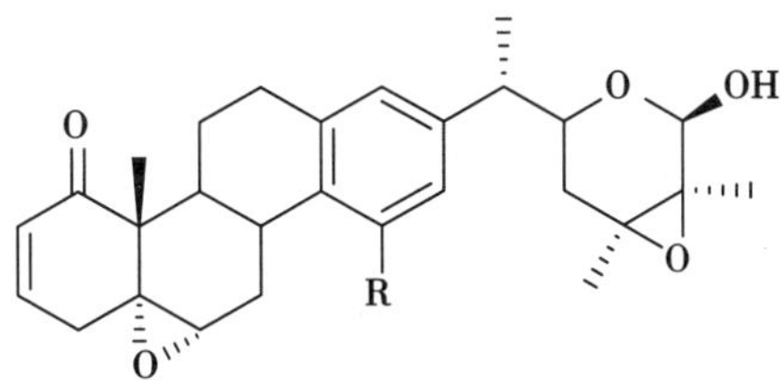

	R
salpichrolide A	H
salpichrolide G	OH

近年,从中药洋金花(*Datura metel* L.)中分离鉴定了近 30 种醉茄内酯类化合物,其中魏察白曼陀罗素 E(withametalin E)、withafastuosin E、魏察白曼陀罗素 C(withametalin C)和魏察

白曼陀罗素 G（withametalin G）等,并通过药理学和分子生物学实验,证明醉茄内酯类化合物是洋金花治疗银屑病的有效成分。

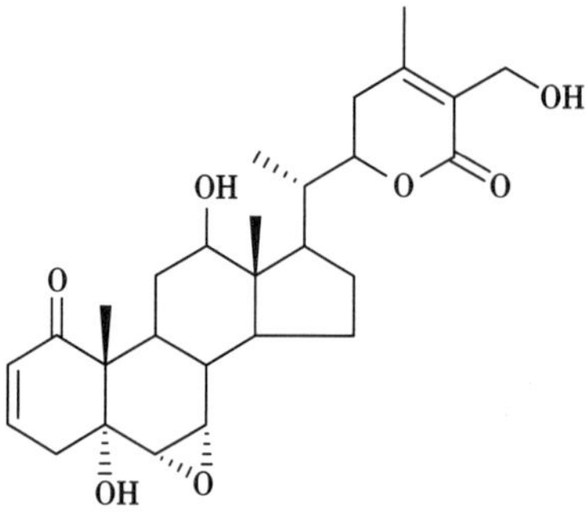

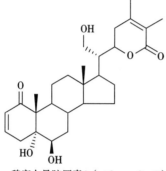

魏察白曼陀罗素E（withametalin E）

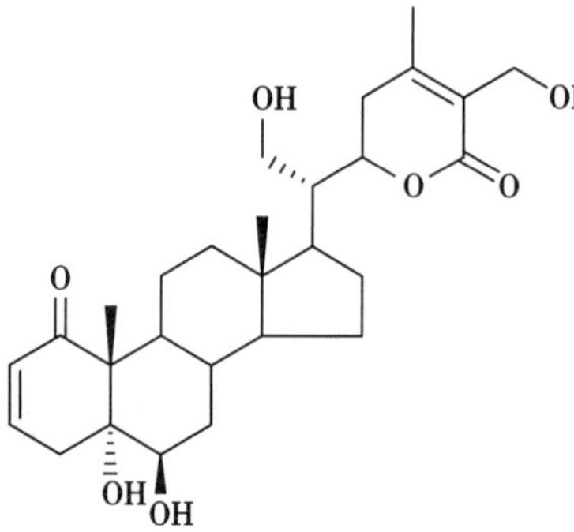

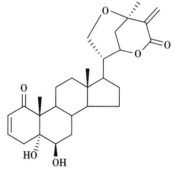

withafastuosin E

魏察白曼陀罗素C（withametalin C）

魏察白曼陀罗素G（withametalin G）

二、醉茄内酯的结构特点和主要性质

(一)结构特点

1. 甾体母核　醉茄内酯类化合物共由 28 个碳原子组成,具有麦角甾烷的基本骨架,分子中含 A、B、C、D 4 个环,侧链上的 C_{26} 羧基与 C_{22} 位的羟基形成 δ- 内酯环(E 环),少数为 C_{26} 羧基与 C_{23} 位的羟基形成 γ- 内酯环,其内酯环常具有 α、β- 不饱和内酯结构。甾体母核的 A/B 环有顺式和反式两种稠合方式,B/C 和 C/D 环均为反式稠合。

2. 取代基　分子中最多具有 5 个甲基(18、19、21、27、28 位),其中 21 和 27 位甲基常变化为羟甲基;亦见有 C_{21} 和 C_{24} 形成醚状结构。羰基多位于 1 和 26 位;羟基多位于 1、3、5、6、7、12、21、27 位等,少见于 14、15、16、17、20、28 位等;在 2、5、6、24、25 位上多有双键存在。醉茄内酯类化合物多以苷元的形式存在,少数通过 C_3 羟基或 C_{27} 羟基与葡萄糖形成单糖苷。

3. 醉茄内酯类化合物多以苷元的形式存在,少数通过 C_3-OH 或 C_{27}-OH 与葡萄糖形成单糖苷。

(二)性质

游离的醉茄内酯多具有较好的结晶形状和熔点,易溶于三氯甲烷、乙醚和甲醇等有机溶剂;醉茄内酯苷类化合物多为白色无定形粉末,难溶于三氯甲烷,可溶于甲醇等有机溶剂。

学习小结

1. 学习内容

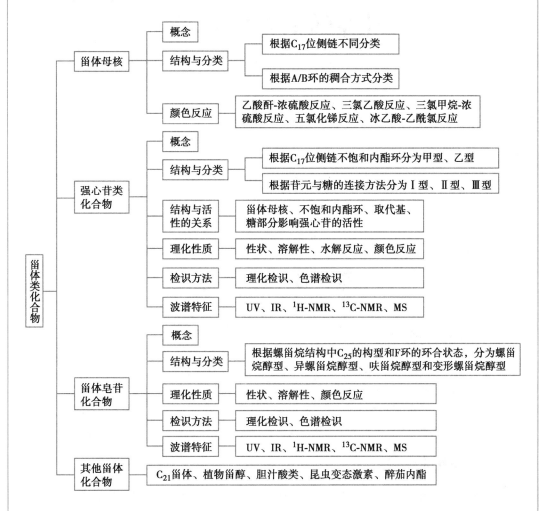

2. 学习方法
(1) 掌握强心苷、甾体皂苷的结构特点、理化性质和检识。
(2) 熟悉强心苷和甾体皂苷类化合物的中药实例。
(3) 熟悉 C_{21} 甾体、植物甾醇、胆汁酸类和醉茄内酯类化合物的结构特点、理化性质和检识。
(4) 了解 C_{21} 甾体、植物甾醇、胆汁酸类和醉茄内酯类化合物中药实例。

（原红霞）

复习思考题

1. 常见的甾体有几类？其结构各有何特点？
2. 强心苷按苷元结构特点分为几种类型？如何用化学方法鉴别？
3. 提取原生强心苷时应注意哪些因素？
4. 甾体皂苷与强心苷在结构上有何区别？如何用化学方法区别二者？
5. 甾体皂苷与三萜皂苷在结构上有何区别？如何用化学方法区别二者？

第十六章

生物碱类化合物

学习目标

掌握生物碱的含义、理化性质、提取分离与检识方法;熟悉生物碱的分类与基本结构,分布和生物活性,代表性中药实例;了解生物碱的结构研究方法。

第一节 概　述

一、生物碱的含义

生物碱(alkaloid)是指主要来源于自然界的一类含氮有机化合物,多呈碱性。生物碱大多有较复杂的环状结构,氮原子常结合在环内。一般来说,生物界除生物体必需的含氮有机化合物(如氨基酸、蛋白质、肽类、核酸、核苷酸、氨基糖、含氮维生素等)外,其他含氮有机化合物均被视为生物碱。

二、生物碱的分布

生物碱主要分布于植物界,绝大多数存在于高等植物的双子叶植物中,如毛茛科黄连、乌头、附子,罂粟科罂粟、延胡索,茄科洋金花、颠茄、莨菪,防己科粉防己、北豆根,小檗科三棵针,豆科苦参、苦豆子等。单子叶植物也有少数科属含生物碱,如石蒜科、百合科、兰科等。百合科中重要的中药有川贝母、浙贝母等。少数裸子植物如麻黄科、红豆杉科、三尖杉科的一些植物中也存在生物碱。

生物碱在植物体内的分布,对某种植物来说,也可能分布于全株,但多数集中在某一器官。如金鸡纳生物碱主要分布在金鸡纳树皮中,麻黄生物碱在麻黄髓部含量高。生物碱在植物中含量差别也很大,如黄连根茎中含小檗碱 7% 以上,而卫矛科植物美登木中的抗肿瘤成分美登素(maytansine)收率仅为千万分之二。

含生物碱的植物中常是多种生物碱共存。具有近缘关系植物中的生物碱生物合成途径基本相似,因而其化学结构也类似。同科同属的植物往往含有同一母核或结构相同的化合物。

三、生物碱的存在形式

在植物体内,有一定碱性的生物碱多以有机酸盐形式存在,如柠檬酸盐、草酸盐、酒石酸盐以及琥珀酸盐等,少数成无机盐形式,如盐酸盐、硫酸盐等,还有部分碱性极弱的生物碱以游离态存在,如酰胺类生物碱。其他存在形式尚有 *N*- 氧化物、酯类、苷等。

四、生物碱的主要生物活性

生物碱多数具有显著、特殊的生物活性。如吗啡(morphine)、延胡索乙素(tetrahydropalmatine)具有镇痛作用;阿托品(atropine)具有解痉作用;小檗碱(berberine)、苦参碱(matrine)、蝙蝠葛碱有抗菌消炎作用;苦参碱、苦豆碱、石蒜碱等有抗病毒的活性;利血平、延胡索甲素、小檗胺、东莨菪碱、钩藤碱、川芎嗪(ligustrazine)等有降血压的作用;麻黄碱(ephedrine)有止咳平喘作用;奎宁(quinine)有抗疟作用;苦参碱、氧化苦参碱等还有抗心律失常作用;长春碱(vinblastine)、喜树碱、秋水仙碱(colchicine)、三尖杉碱、紫杉醇(taxol)等有不同程度的抗肿瘤作用。此外,雷公藤甲素、苦参碱有一定的生殖毒性。

🔍 **知识链接**

生物碱的药用价值

生物碱的活性多样,具有很高的药用价值。许多常用中药如黄连、麻黄、防己、川芎、乌头(附子)、洋金花、延胡索等的有效成分均为生物碱。目前,许多生物碱有效成分(单体)或有效部位已开发成药品应用于临床。如,有效成分(单体)成药:小檗碱(黄连素)、川芎嗪、吗啡、阿托品、利血平、奎宁、苦参碱等。有效部位成药:如桑枝总生物碱2020 年 9 月被国家药品监督管理局批准上市用于治疗 2 型糖尿病。

第二节　生物碱的结构与分类

生物碱的分类方式多样,有按植物来源分类,如黄连生物碱、苦参生物碱等;有按化学结构类型进行分类,如吡啶类生物碱、异喹啉类生物碱等;有按生源途径分类,如鸟氨酸系生物碱、赖氨酸系生物碱等。本章采用生源途径结合化学结构类型分类。

🧑‍🏫 **课堂互动**

大多数生物碱中氮原子位于环内,组成杂环母核。请问含氮杂环有哪些类型?

一、鸟氨酸系生物碱

该系列生物碱是由鸟氨酸生化转化而来,主要包括吡咯烷类、莨菪烷类和吡咯里西啶类。

(一)吡咯烷类生物碱

该类生物碱结构较简单,数量较少。常见的如益母草中的水苏碱(stachydrine)、古柯中的红古豆碱(cuscohygrine)等。

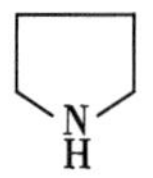

四氢吡咯 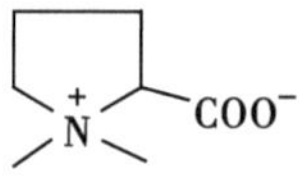　　　　　水仙碱 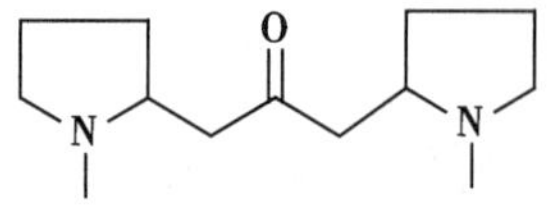　　　　　　　红古豆碱

(二) 莨菪烷类生物碱

此类生物碱多由莨菪烷的 C_3- 醇羟基和有机酸缩合成酯。主要存在于茄科的颠茄属、曼陀罗属、莨菪属和天仙子属的植物中。如山莨菪碱(anisodamine)、樟柳碱(anisodine)等。

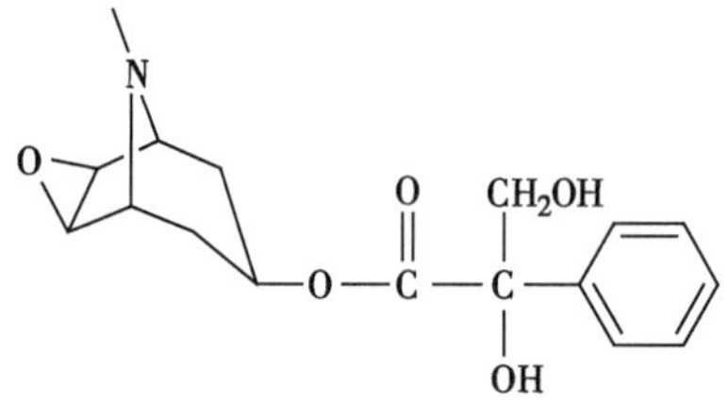

樟柳碱 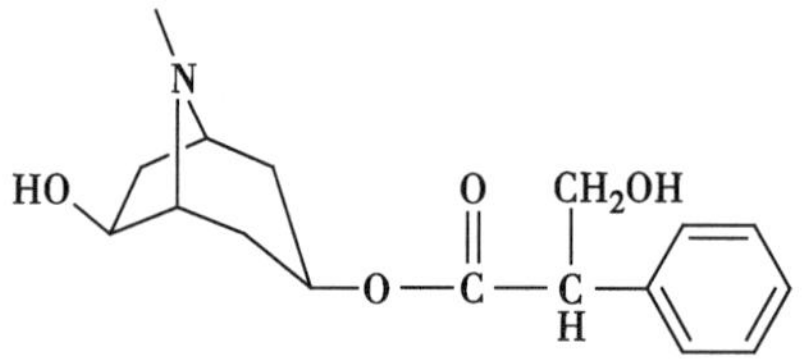　　　　　　　　　　　　　　　山莨菪碱

(三) 吡咯里西啶类生物碱

该类生物碱由两个吡咯烷共用一个氮原子稠合而成。主要分布于菊科千里光属植物中，如大叶千里光碱(macrophylline)等。

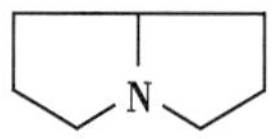

吡咯里西啶 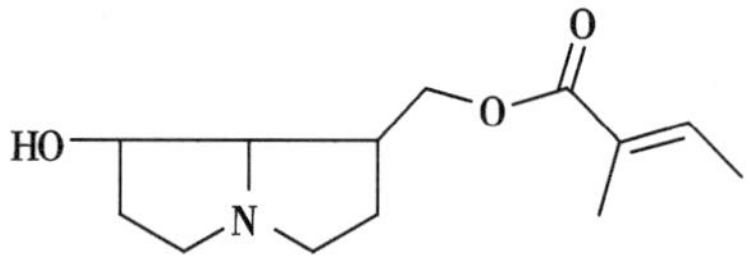　　　　　　　　大叶千里光碱

二、赖氨酸系生物碱

赖氨酸系生物碱有包括哌啶类、吲哚里西啶类和喹诺里西啶类生物碱。

(一) 哌啶类生物碱

哌啶类生物碱母核结构较简单,分布广泛。如胡椒中的胡椒碱(piperine)、槟榔中的槟榔碱(arecoline)、槟榔次碱(arecaidine)等。

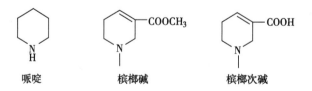

哌啶　　　　　　　槟榔碱　　　　　　槟榔次碱

(二) 吲哚里西啶类生物碱

由哌啶和吡咯共用一个氮原子稠合而成,数目较少,主要分布于大戟科一叶萩属植物中。如一叶萩中的一叶萩碱(securinine)等。

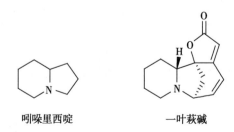

吲哚里西啶　　　　　　　一叶萩碱

364

(三) 喹诺里西啶类生物碱

为两个哌啶共用一个氮原子稠合而成。主要分布于豆科、石松科等,如野决明中的金雀花碱(cytisine)和苦参中的苦参碱(matrine)等。

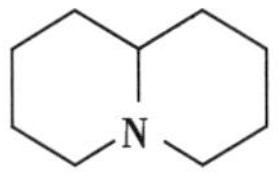

| 喹诺里西啶 | 苦参碱 | 金雀花碱 |

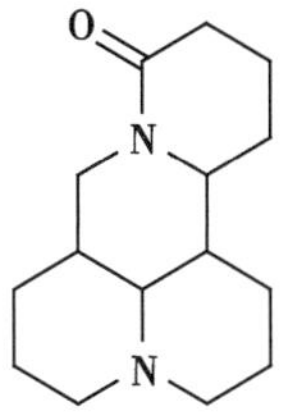

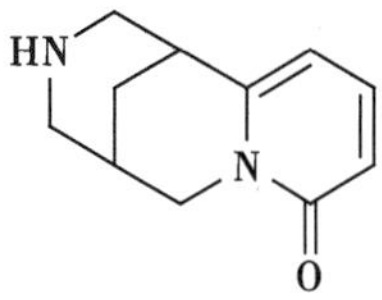

三、苯丙氨酸和酪氨酸系生物碱

以酪氨酸和苯丙氨酸衍生的生物碱分布广、数量多(约 1 000 多种),结构类型复杂,药用价值大。

(一) 苯丙胺类生物碱

该类生物碱氮原子处于环外,数目较少。代表化合物如麻黄中的麻黄碱(ephedrine)、伪麻黄碱(pseudoephdrine)、甲基麻黄碱(methylephedrine)、甲基伪麻黄碱(pseudo-methylephedrine)、去甲基麻黄碱(norephedrine)和去甲基伪麻黄碱(norpseudoephedrine)等。

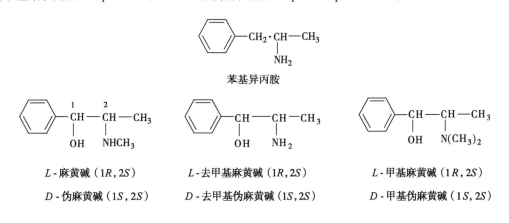

苯基异丙胺

L - 麻黄碱（$1R$, $2S$）
D - 伪麻黄碱（$1S$, $2S$）

L - 去甲基麻黄碱（$1R$, $2S$）
D - 去甲基伪麻黄碱（$1S$, $2S$）

L - 甲基麻黄碱（$1R$, $2S$）
D - 甲基伪麻黄碱（$1S$, $2S$）

思政元素

麻黄碱的两面性

麻黄碱是中药麻黄的代表性药效成分。但大量长期使用可引起震颤、焦虑、失眠、头痛、心悸、发热感、出汗等不良反应。同时,麻黄碱经过化学处理,能变成甲基苯丙胺(冰毒)和亚甲二氧基甲基苯丙胺(摇头丸),是毒品制备的原料,在我国属易制毒严格管制品。由此可见,事物具有两面性。"欲思其利,必虑其害,欲思其成,必虑其败",凡事都要辩证地看问题,要有辩证的思考能力。毒品的危害巨大,要"珍爱生命,远离毒品",树立正确的人生观和价值观。

（二）异喹啉类生物碱

此类生物碱在药用植物中分布较广泛,结构类型较多。主要结构类型如下:

1. 小檗碱类和原小檗碱类 此类生物碱可以看作由两个异喹啉环稠合而成,依据母核结构中碳环氧化程度的不同,分为小檗碱类和原小檗碱类,小檗碱类多为季铵碱,如小檗碱(berberine);而原小檗碱类多为叔胺碱,如延胡索中的延胡索乙素(tetrahydropalmatine)。

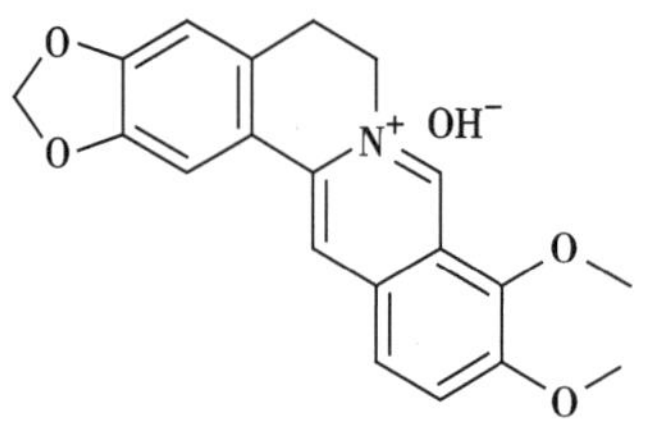

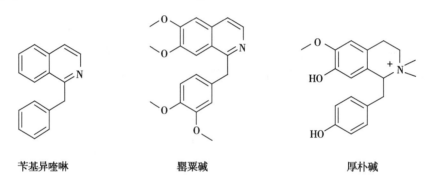

小檗碱 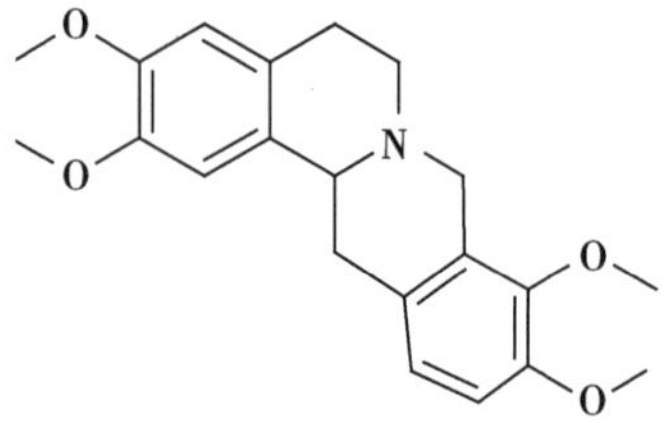   延胡索乙素

2. 苄基异喹啉类 为异喹啉母核 1- 位连有苄基的一类生物碱,代表化合物如罂粟中的罂粟碱(papaverine)和厚朴中的厚朴碱(magnocurarine)等。

苄基异喹啉   罂粟碱   厚朴碱

3. 双苄基异喹啉类 为 2 个苄基异喹啉通过 1-3 个醚键相连接而成的一类生物碱。如存在于防己科粉防己中的汉防己甲素(tetrandrine)和汉防己乙素(fangchinoline);蝙蝠葛中的主要酚性生物碱蝙蝠葛碱(dauricine)。

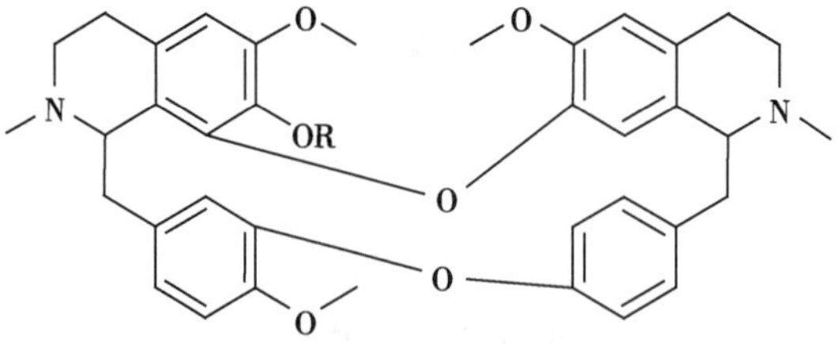

汉防己甲素 R = CH₃
汉防己乙素 R = H

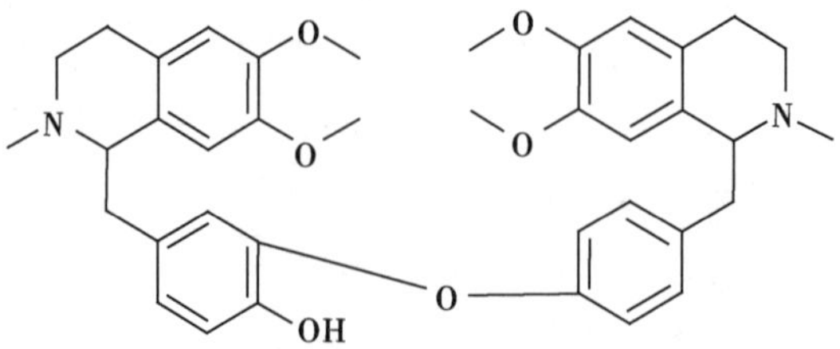

蝙蝠葛碱

4. 吗啡烷类　代表性生物碱如吗啡(morphine)、可待因(codeine)、蒂巴因(thebaine);青风藤中的青风藤碱(sinomenine)等。

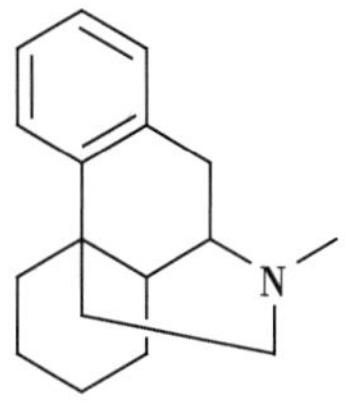

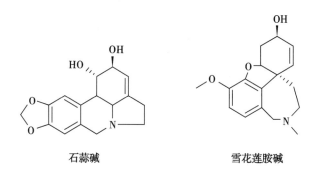

吗啡烷 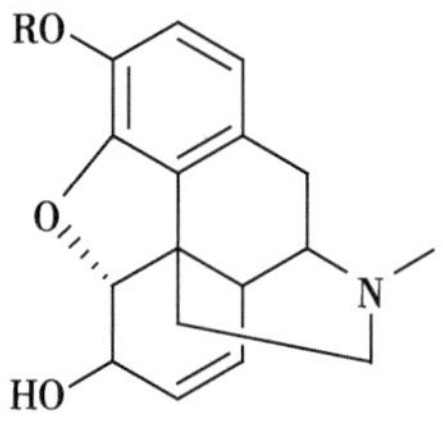　　　吗啡　R=H　　　　　蒂巴因 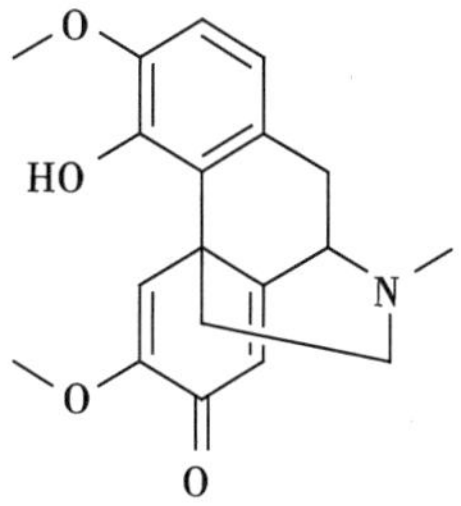　　　　　青风藤碱
　　　　　　可待因　R=CH₃

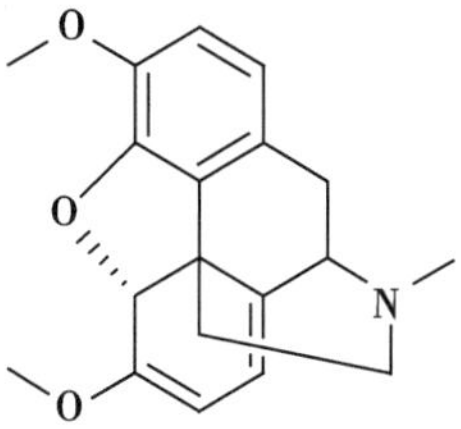

(三) 苄基苯乙胺类生物碱

该类生物碱主要分布于石蒜科的石蒜属、水仙属等植物中。代表生物碱如石蒜碱(lycorine)雪花莲胺碱(galanthamine)等。

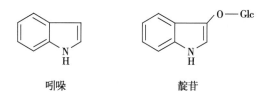

石蒜碱　　　　　　　　　　雪花莲胺碱

四、色氨酸系生物碱

此类生物碱数目最多、类型和结构复杂。主要结构类型有:

(一) 简单吲哚类生物碱

该类生物碱结构简单,结构中只有吲哚母核,而无其他杂环。代表生物碱如存在于蓼蓝中的靛苷(indican)等。

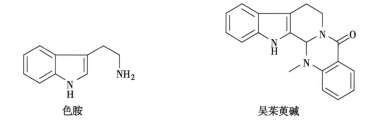

吲哚　　　　　　　靛苷

(二) 色胺吲哚类生物碱

该类生物碱中含有色胺片段,结构较简单。如吴茱萸中的吴茱萸碱(evodiamine)等。

色胺　　　　　　　　　　吴茱萸碱

（三）半萜吲哚类生物碱

又称麦角碱类生物碱,分子中含有一个四环的麦角碱结构。由色胺构成的吲哚衍生物上连有一个异戊二烯片段形成。主要分布于麦角菌类中,如麦角新碱(ergometrine)。

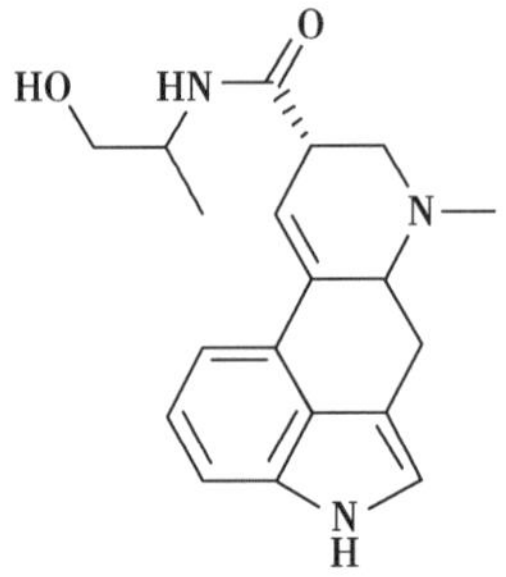

麦角新碱

（四）单萜吲哚类生物碱

分子中具有吲哚母核和一个 C_9 或 C_{10} 的裂环番木鳖萜及其衍生物的结构单元。该类生物碱已知的种类约 1 100 多个。如,萝芙木中的利血平(reserpine),分子结构中单萜部分来源于裂环番木鳖萜类及其重排衍生物;来源于长春花中的长春碱、长春新碱等,由不同单萜吲哚类生物碱经分子间缩合而成,具有很强的抗癌活性;此外,喜树中的喜树碱、10-羟基喜树碱和金鸡纳属植物中的金鸡宁、奎宁等,从生源结构上也属于单萜吲哚类生物碱。

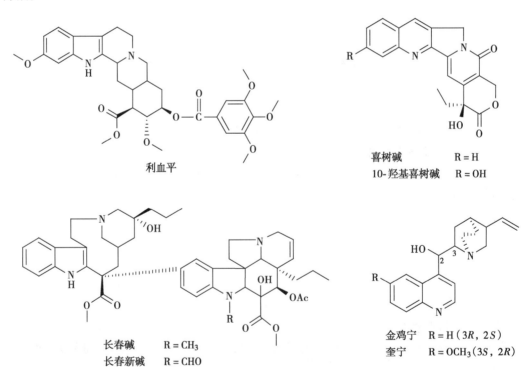

利血平

喜树碱　　　　R = H
10-羟基喜树碱　R = OH

长春碱　　R = CH₃
长春新碱　R = CHO

金鸡宁　R = H(3R, 2S)
奎宁　　R = OCH₃(3S, 2R)

五、邻氨基苯甲酸系生物碱

包括喹啉类和吖啶酮类生物碱,主要分布于芸香科植物中。如白鲜皮中具有抗菌活性的白鲜碱(dictamnine);鲍氏山油柑树皮中具有显著抗肿瘤活性的山油柑碱(acronycine)。

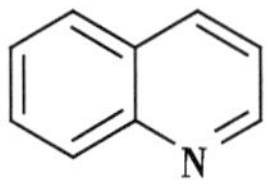

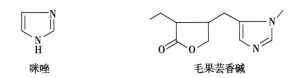

喹啉 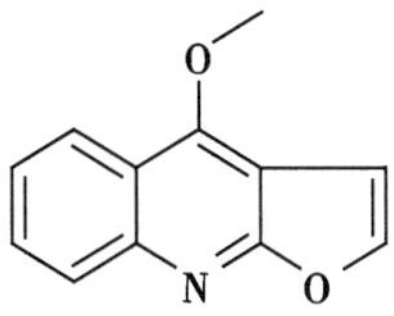　　　　　　　　　　　　白鲜碱

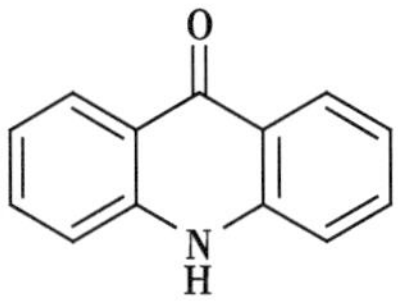

吖啶酮 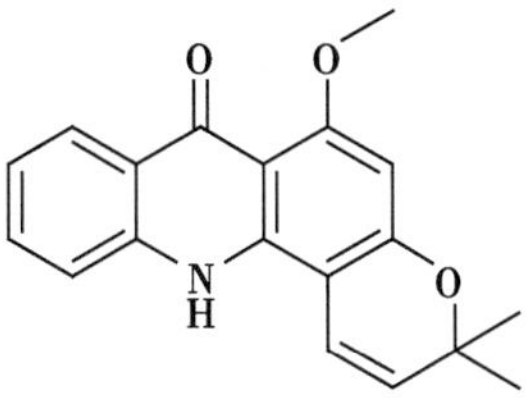　　　　　　　　　　　山油柑碱

六、组氨酸系生物碱

主要为咪唑类生物碱,数目较少。代表性生物碱如毛果芸香中的毛果芸香碱(pilocarpine)。

咪唑　　　　　　　　　　毛果芸香碱

七、萜类生物碱

该类生物碱主要由甲羟戊酸途径衍生而来,常见类型包括单萜类、倍半萜类、二萜和三萜类。

(一) 单萜类生物碱

主要有环烯醚萜衍生的生物碱。代表化合物如猕猴桃碱(actinidine)、龙胆碱(gentianine)等,多分布于龙胆科植物中,且常与单萜吲哚类生物碱共存。

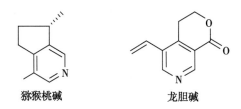

猕猴桃碱　　　　　　　　龙胆碱

(二) 倍半萜类生物碱

主要分布于兰科石斛属和睡莲科萍蓬草属植物中。代表化合物如石斛碱(dendrobine)、萍蓬定(nupharidine)等。

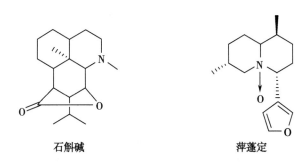

石斛碱　　　　　　　　　萍蓬定

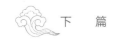

(三) 二萜类生物碱

该类生物碱的基本母核为四环二萜或五环二萜,代表性生物碱如乌头碱(aconitine)、3-乙酰乌头碱(3-acetylaconitine)、高乌甲素碱甲(lappaconitine A)、牛扁碱(lycoctonine)等。主要存在于毛茛科乌头属、翠雀属和飞燕草属植物中。

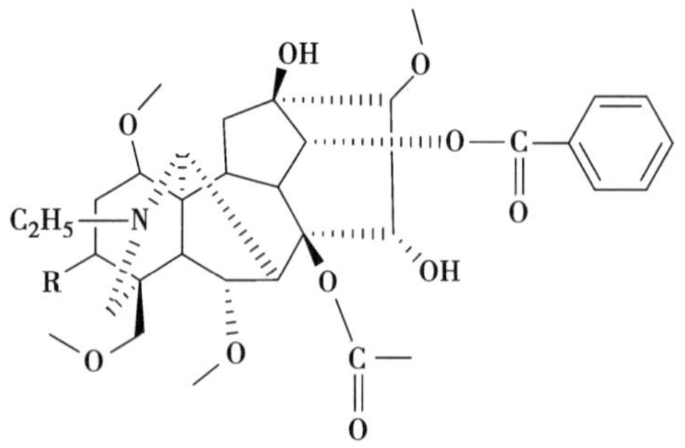

乌头碱　　　　　R=H

3-乙酰乌头碱　　R=OAc

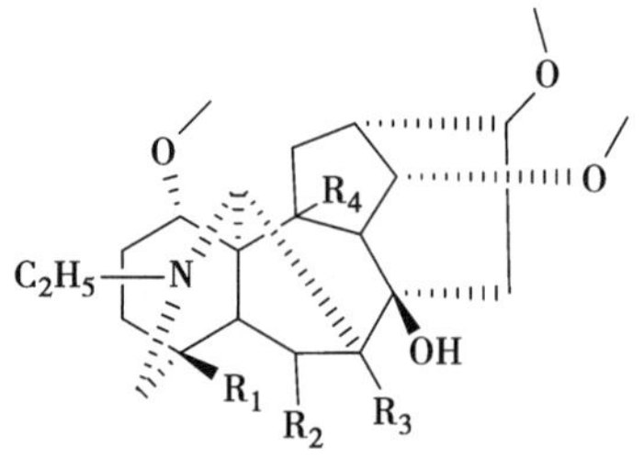

高乌碱　　R$_1$=OOCC$_6$H$_4$NHCOCH$_3$

　　　　　R$_2$=R$_3$=H,R$_4$=OH

牛扁碱　　R$_1$=CH$_2$OH,R$_2$=OCH$_3$

　　　　　R$_3$=OH,R$_4$=H

📺 课堂互动

乌头碱、次乌头碱、美沙乌头碱等为双酯型生物碱,具麻辣味,毒性极强,是乌头的主要毒性成分。临床用药煲煎含有乌头(附子)中药的时候,要久煎。请认真观察乌头碱的化学结构,从化学官能团稳定性的角度思考久煎的原因。

乌头碱、次乌头碱、美沙乌头碱等为双酯型生物碱,具麻辣味,毒性极强,是乌头的主要毒性成分。若将双酯型生物碱在碱水中加热,或将乌头直接浸泡于水中加热,或不加热在水中长时间浸泡,都可使酯基水解,生成无毒性的单酯型生物碱或无酯键的醇胺型生物碱。乌头碱水解后生成的单酯型生物碱为乌头次碱、无酯键的醇胺型生物碱为乌头原碱。单酯型生物碱的毒性小于双酯型生物碱,醇胺型生物碱几乎无毒性,但它们均不减低原双酯型生物碱的疗效。这就是乌头及附子经水浸、加热等炮制后毒性变小而疗效不减的化学原理。

(四) 三萜类生物碱

这类生物碱较少,主要分布于交让木科交让木属植物中。代表生物碱如交让木碱(daphniphylline)。

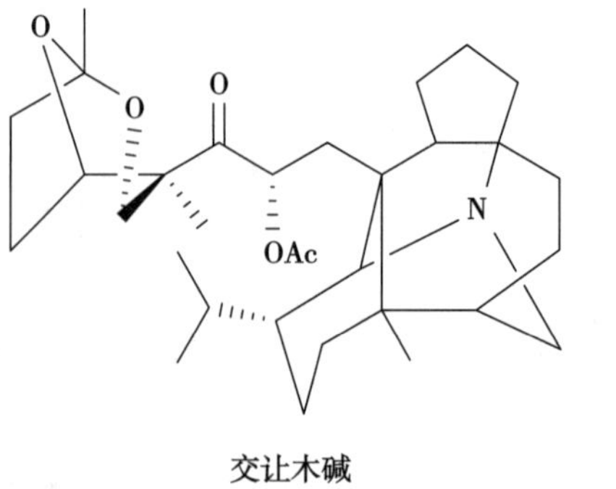

交让木碱

八、甾体类生物碱

此类生物碱被认为是含氮的甾体衍生物,结构中都有甾体母核,但氮原子均不在甾体母核内,根据甾核的骨架可分为孕甾烷(C_{21})生物碱、环孕甾烷(C_{24})生物碱和胆甾烷(C_{27})生物碱。胆甾烷生物碱有两类:胆甾烷碱类及异胆甾烷碱类。

(一) 孕甾烷生物碱

该类生物碱主要分布于夹竹桃科植物中,少数在黄杨科植物中,如康斯生(conessine)等。

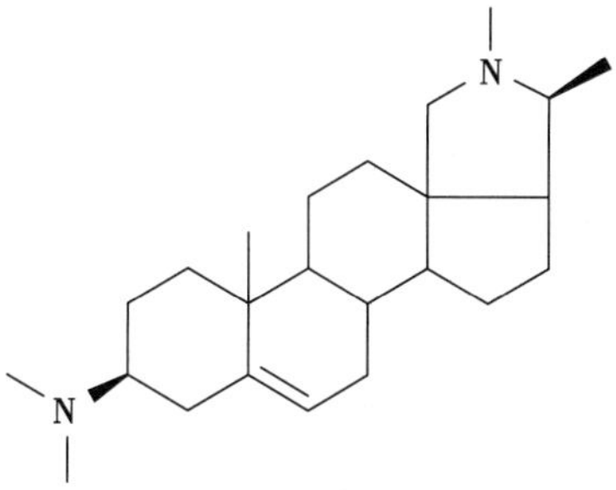

康斯生

(二) 环孕甾烷生物碱

此类生物碱仅分布于黄杨木科植物中。如黄杨科黄杨属植物中的环维黄杨星 D(cyclovirobuxine D)。

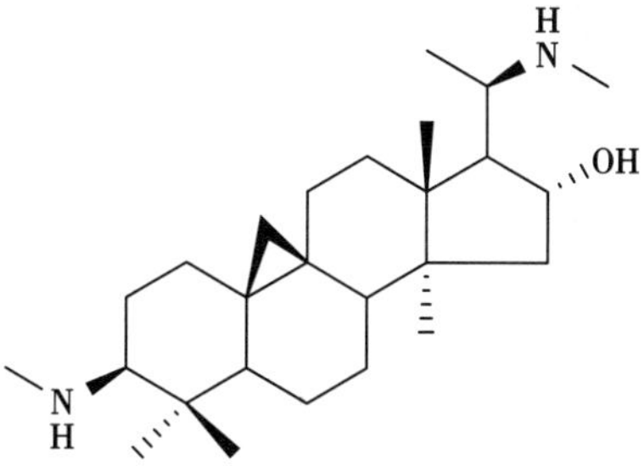

环维黄杨星D

(三) 胆甾烷生物碱

1. 胆甾烷碱类 代表生物碱如白藜芦胺(veralkamine)、辣茄碱(solanocapsine)、澳洲茄胺(solasodine)、龙葵次碱(solanidine)、圆锥茄次碱(jurubidine)等。

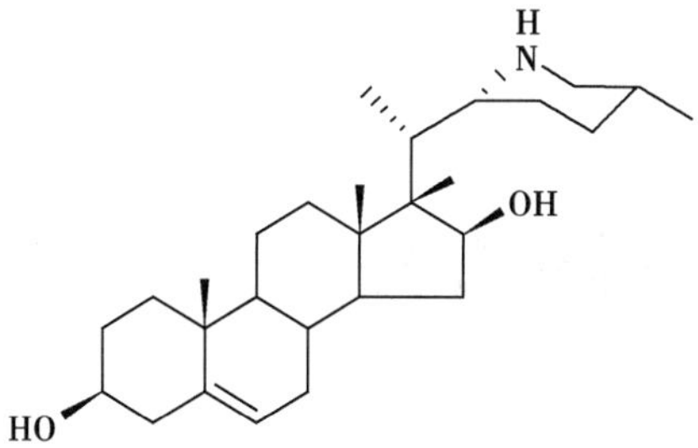

白藜芦胺

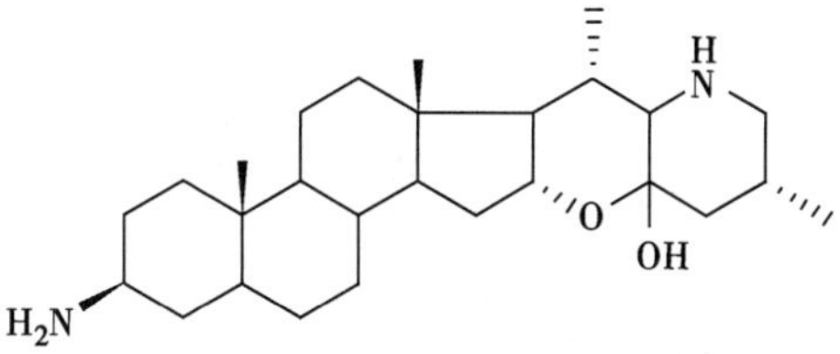

辣茄碱

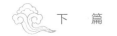
澳洲茄胺

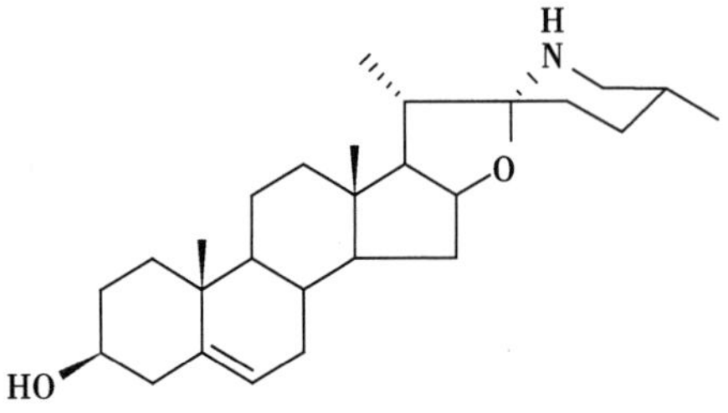

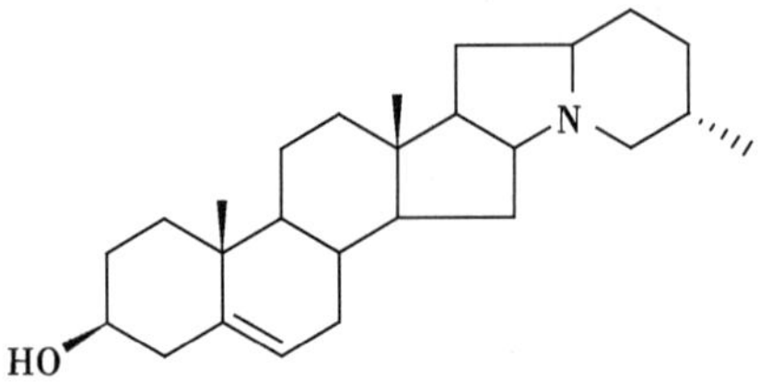

龙葵次碱

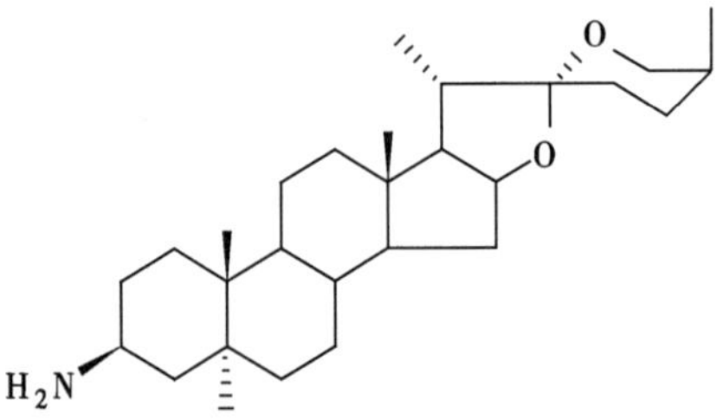

圆锥茄次碱

2. 异胆甾烷碱类　代表性生物碱如浙贝甲素（verticine）、藜芦胺（veratramine）、介藜芦碱
（jervine）等。

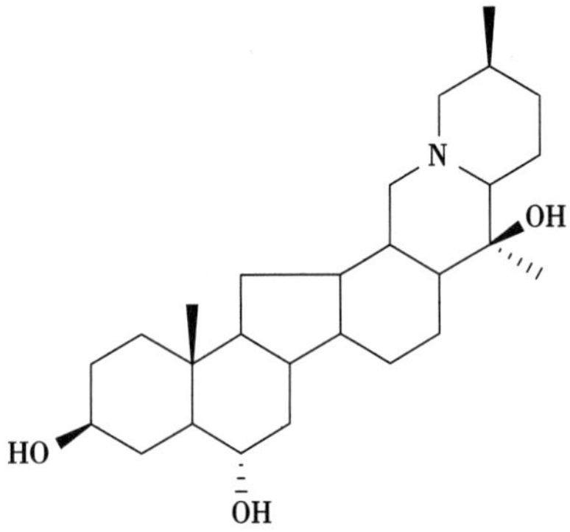

浙贝甲素

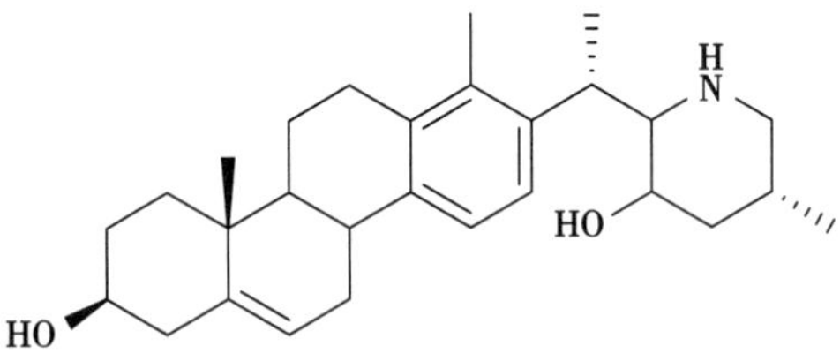

藜芦胺

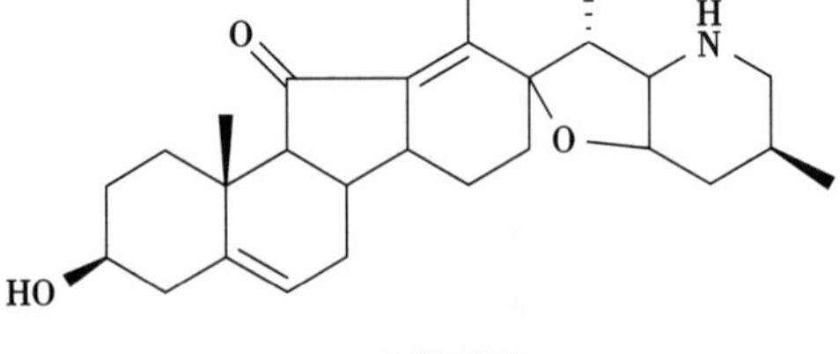

介藜芦碱

第三节　生物碱的理化性质

一、物理性质

（一）性状

多数生物碱为结晶形固体，少数为非晶形粉末；个别为液体，如毒芹碱（coniine）、烟

碱、槟榔碱等。少数液体生物碱及小分子固体生物碱具挥发性,如麻黄碱、烟碱等,咖啡因(caffeine)等个别生物碱具有升华性。

生物碱一般呈无色或白色,少数具有高度共轭体系结构的生物碱显颜色,如一叶萩碱为淡黄色,小檗碱(berberine)、蛇根碱、利血平(serpentine)呈黄色,小檗红碱(berberubine)呈红色等。

生物碱多具苦味,成盐后苦味增强。少数呈特殊气味,如甜菜碱具有甜味。

(二)溶解性

生物碱的溶解性与生物碱的存在状态有关,是生物碱提取分离的主要依据。

1. 游离生物碱

(1)亲脂性生物碱:大多数叔胺碱和仲胺碱为亲脂性,一般能溶于有机溶剂,尤其易溶于亲脂性有机溶剂,如苯、乙醚、卤代烷等,特别易溶于三氯甲烷。亲脂性生物碱可溶于酸水,在甲醇、乙醇、丙酮等亲水性有机溶剂中也有较好的溶解度,但不溶或难溶于水和碱水。

(2)亲水性生物碱:主要指季铵碱和少数小分子叔胺碱。这些生物碱可溶于水、甲醇、乙醇,难溶于亲脂性有机溶剂。某些生物碱既有一定程度的亲水性,既可溶于水、醇类溶剂,也可溶于亲脂性有机溶剂,如麻黄碱、苦参碱、氧化苦参碱、东莨菪碱、烟碱等。这些生物碱往往是分子较小,或具有醚键、配位键,或为液体等。某些含 N- 氧化物的生物碱,由于分子结构中的 N—O 配位键为半极性键,其极性增大,水溶性增强,在亲脂性有机溶剂中的溶解度降低。如氧化苦参碱的水溶性大于苦参碱。

(3)具特殊官能团的生物碱:同时含有酚羟基或羧基的生物碱称两性生物碱,既可溶于酸水,也可溶于碱水,但在 pH8~9 时溶解性最差,易产生沉淀,如吗啡、小檗胺(berbamine)、槟榔次碱等,其中含有酚羟基者常称酚性生物碱。在碱水溶液中,一些具内酯或内酰胺结构的生物碱,其内酯或内酰胺结构可开环形成羧酸盐而溶于水中,继之加酸又可环合析出。

另有一些生物碱的溶解性不符合上述规律,如石蒜碱难溶于有机溶剂而溶于水,喜树碱不溶于一般有机溶剂但易溶于酸性三氯甲烷等。

2. 生物碱盐　生物碱的盐一般易溶于水,可溶于醇类,难溶于亲脂性有机溶剂。其一般规律是:生物碱的无机酸盐水溶性大于有机酸盐;在无机酸盐中,含氧酸盐的水溶性大于卤代酸盐;在卤代酸盐中,生物碱的盐酸盐水溶性最大,而氢碘酸盐的水溶度最小;在有机酸盐中,小分子有机酸盐水溶性大于大分子有机酸盐;多元酸盐的水溶性大于一元酸盐的水溶性。但有些生物碱盐的溶解性比较特殊,如小檗碱的盐酸盐、麻黄碱的草酸盐等难溶于水,高石蒜碱(homolycorine)的盐酸盐难溶于水而易溶于三氯甲烷等。

二、化学性质

(一)碱性

碱性是生物碱最重要的化学性质,也是生物碱提取、分离和结构鉴定的主要依据。

1. 碱性表示方法　根据 Lewis 酸碱电子理论,凡是能给出电子的电子供体即为碱,能接受电子的电子受体即为酸。生物碱因分子中氮原子上的孤电子对能给出电子而显碱性。生物碱碱性大小可用其碱式离解常数 pK_b 表示,也可用其共轭酸的酸式离解常数 pK_a 表示。目前,统一用 pK_a 表示生物碱碱性。pK_a 与生物碱的碱性大小成正比,即 pK_a 越大,生物碱的碱性越强。

$$B + H_2O \rightleftharpoons BH^+ + OH^-$$

碱　酸　　　共轭酸 共轭碱

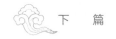

通常情况下，pK_a 小于 2 为极弱碱，pK_a 在 2~7 为弱碱，pK_a 在 7~11 为中强碱，pK_a 在 11 以上为强碱。常见生物碱分子中碱性基团的 pK_a 大小顺序一般为：胍基 > 季铵碱 >N- 烷杂环 > 脂肪胺 > 芳香胺 >N- 芳杂环 > 酰胺 > 吡咯 > 腈。

2. 影响碱性强弱的因素　包括氮原子的杂化方式、电子云密度、空间效应及分子内氢键形成等因素。

（1）氮原子的杂化方式：生物碱分子中氮原子的孤电子对在不等性杂化轨道上，其碱性强弱随杂化程度变化，即 sp³>sp²>sp。如四氢异喹啉为 sp³ 杂化，其 pK_a 为 9.5；吡啶和异喹啉均为 sp² 杂化，其 pK_a 分别为 5.17 和 5.4；氰基为 sp 杂化，碱性极弱，几近中性。季铵碱的碱性强是因羟基以负离子形式存在，碱性类似无机碱，pK_a 在 11 以上。

（2）诱导效应：生物碱分子中氮原子附近的供电基（如烷基）和吸电基（如含氧基团、芳环、双键）诱导效应，影响氮原子上的电子云密度变化，导致碱性发生改变。其一般规律为：供电诱导使氮原子核外电子云密度增加，接受质子的能力增强，因而碱性增强；而吸电诱导一般使氮原子核外电子云密度减小，接受质子的能力减弱，而碱性降低。如麻黄碱的碱性（pK_a=9.58）强于去甲麻黄碱（pK_a=9.00），即是由于麻黄碱氮原子上的甲基供电诱导的结果；两者的碱性弱于苯异丙胺（pK_a=9.80），则因两者 1- 羟基吸电诱导所致。

麻黄碱（pK_a 9.58）　　去甲基麻黄碱（pK_a 9.00）　　苯异丙胺（pK_a 9.80）

具有氮杂缩醛结构的生物碱常易于质子化而呈强碱性，氮原子邻位碳原子上具 α、β- 双键或 α- 羟基者可发生异构化形成季铵碱，碱性增强。如醇胺型小檗碱即具有氮杂缩醛结构，其氮原子上的孤电子对与 α- 羟基的 C-O 单键的 σ 电子发生转位，形成季铵型小檗碱。

氮杂缩醛

醇胺型小檗碱　　　　　季铵型小檗碱

但在稠环中，若氮杂缩醛体系中氮原子处于桥头，则因其本身所具有的刚性结构而不能发生质子异构化，相反由于羟基的吸电效应使碱性减小。如阿马林（amaline）的 N_4 虽然有 α- 羟基，但其位于桥头，氮原子上的孤电子对不能转位，故碱性中等（pK_a=8.15）。伪士的宁（pseudostrychnine）的碱性（pK_a=5.60）小于士的宁（pK_a=8.29）的原因亦是如此。

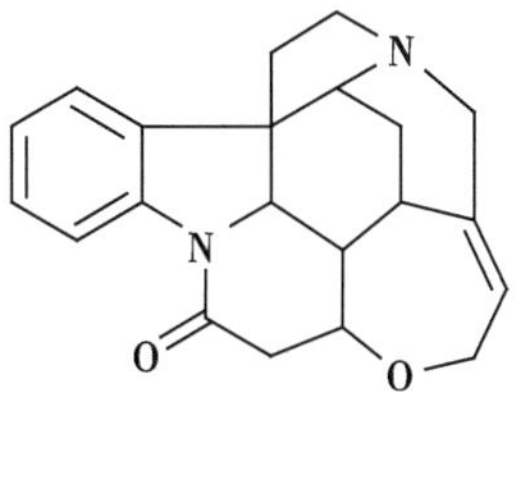

笔记栏

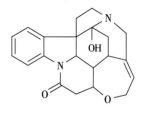

士的宁（pK_a 8.29） 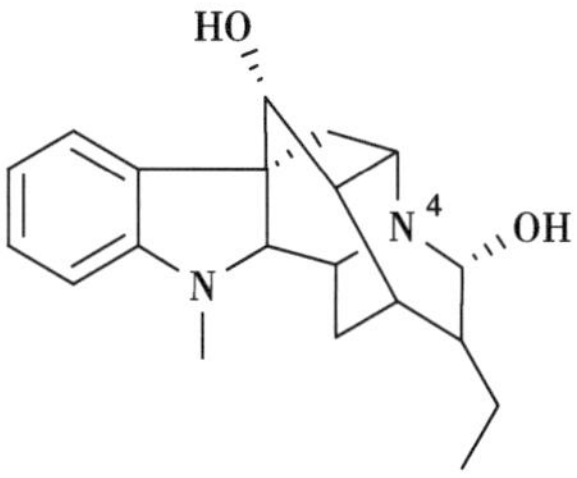　　　　阿马林（pK_a 8.15）　　　　伪士的宁（pK_a 5.60）

（3）诱导 - 场效应：生物碱分子中如有一个以上氮原子时，当其中一个氮原子质子化后，就产生一个强的吸电基团—N⁺HR，它对另外的氮原子产生诱导效应和静电场效应，使碱性降低。如鹰爪豆碱（sparteine）中两个氮原子的碱性相差很大（ΔpK_a=8.1），主要原因为两个氮原子空间上接近，存在着显著的诱导 - 场效应。

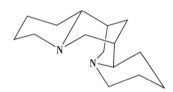

鹰爪豆碱（ΔpK_a 8.1）

（4）共轭效应：生物碱分子中氮原子的孤电子对与 π- 电子基团共轭时一般使生物碱的碱性减弱。常见的有苯胺和酰胺两种类型。

1）苯胺型：氮原子上的孤电子对与苯环 π- 电子形成 p-π 共轭体系后碱性减弱。如毒扁豆碱（physostigmine）的 2 个氮原子，其 N_1 的 pK_a 为 1.76，N_3 的 pK_a 为 7.88，两个氮原子碱性的差别系由共轭效应引起。又如环己胺的 pK_a 为 10.64，而苯胺 pK_a 为 4.58，后者显然为共轭效应所致。

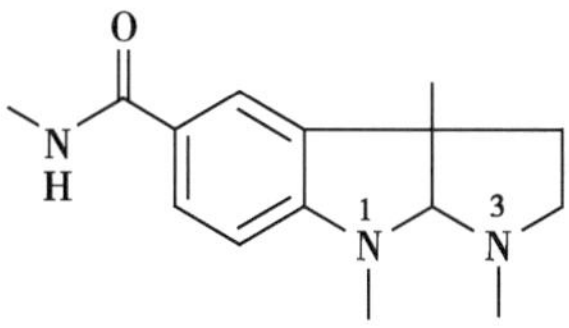

毒扁豆碱（N_1：pK_a 1.76；N_3：pK_a 7.88）

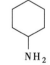

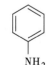

环己胺（pK_a 10.64）　　　　　　苯胺（pK_a 4.58）

2）酰胺型：酰胺中的氮原子与羰基的 p-π 共轭效应，使其碱性极弱。如胡椒碱的 pK_a=1.42，秋水仙碱（colchicine）的 pK_a=1.84，咖啡因（caffeine）的 pK_a=1.22。

胡椒碱（pK_a 1.42）　　　　秋水仙碱（pK_a 1.84）　　　　咖啡因（pK_a 1.22）

但并非所有的 p-π 共轭效应均使碱性减弱。如胍基接受质子后形成季铵离子，由于 p-π 共轭效应使体系具有高度共振稳定性，因而显强碱性（pK_a=13.6）。

值得注意的是，氮原子的孤电子对 p 电子的轴与共轭体系的 π 电子轴共平面是产生 p-π 共轭效应的必要条件。如邻甲基 N,N- 二甲苯胺（pK_a=5.15）中邻甲基所产生的空间位阻，使 p-π 共轭效应减弱，碱性强于 N,N- 二甲基苯胺（pK_a=4.39）。

N, N- 二甲基苯胺（pK_a 4.39）　　　　邻甲基 - N, N - 二甲基苯胺（pK_a 5.15）

（5）空间效应：由于氮原子附近取代基的空间立体障碍或分子构象因素，使质子难于靠近，碱性减弱。如东莨菪碱（pK_a=7.50）、莨菪碱（pK_a=9.65）等。

东莨菪碱（pK_a 7.50）　　　　莨菪碱（pK_a 9.65）

（6）氢键效应：当生物碱成盐后，氮原子附近若有羟基、羰基，并处于有利于形成稳定的分子内氢键时，氮原子上的质子不易解离，则碱性增强。如麻黄碱的碱性（pK_a=9.58）小于伪麻黄碱（pK_a=9.74），即源于麻黄碱共轭酸在形成分子内氢键时，分子中的甲基和苯基处于重叠位置，而成为不稳定构象，而伪麻黄碱分子中的甲基和苯基为不重叠的稳定构象。

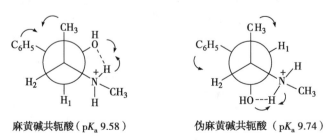

麻黄碱共轭酸（pK_a 9.58）　　　　伪麻黄碱共轭酸（pK_a 9.74）

再如钩藤碱（rhynchophylline）共轭酸能形成稳定的分子内氢键使碱性增强,而异钩藤碱（isorhynchophylline）则不然。

钩藤碱（pK_a 6.32）　　　　　　异钩藤碱（pK_a 5.20）

对于具体生物碱来讲,应该综合考虑各种不同因素对其碱性大小的影响。一般来说,空间效应与诱导效应并存时,空间效应居主导地位;共轭效应与诱导效应并存时,共轭效应居主导地位。

（二）沉淀反应

生物碱在酸水溶液或稀醇溶液中与某些试剂生成难溶于水的复盐或络合物的反应称生物碱沉淀反应。这些试剂称生物碱沉淀试剂。生物碱的沉淀反应通常在酸性条件下进行,但苦味酸试剂可在中性条件下进行。常用的生物碱沉淀试剂见表 16-1。

表 16-1　生物碱沉淀试剂主要类型

试剂名称	化学组成	沉淀颜色
碘化铋钾（Dragendorff）	$KBiI_4$	橘红色至黄色
硅钨酸（Bertrand）	$SiO_2 \cdot 12WO_3 \cdot nH_2O$	白色或淡黄色
碘化汞钾（Mayer）	K_2HgI_4	类白色
碘 - 碘化钾（Wagner）	$KI\text{-}I_2$	红棕色
苦味酸（Hager）	2,4,6- 三硝基苯酚	黄色
雷氏铵盐（Ammoniumreineckate）	$NH_4[Cr((NH_3)_2SCN)_4]$	红色

利用沉淀反应鉴别生物碱时,应注意假阴性和假阳性反应的干扰。如仲胺类麻黄生物碱与生物碱沉淀试剂反应产生假阴性结果;而中药水提取液中存在的蛋白质、多肽、鞣质等成分可与生物碱沉淀试剂产生假阳性结果。因此,在进行生物碱预试验时,应设法除去干扰成分,以保证实验结果的准确可靠。

一般除去干扰成分的方法是将中药酸水提取液碱化,同时用三氯甲烷萃取,收集三氯甲烷层,再用酸水进行萃取,此酸水液再与沉淀试剂进行反应,以判断生物碱的有无。此外,进行生物碱鉴别时,应采用三种以上试剂同时进行。

生物碱沉淀反应作为生物碱重要性质之一,在生物碱的提取、分离、鉴别及含量测定方面都具有非常重要的意义。如预试中药中生物碱成分的存在与否,可通过试管反应或作为薄层色谱的显色剂;在生物碱的提取分离过程中可用于指示终点,雷氏铵盐沉淀法可用于季铵碱的分离等。

（三）显色反应

某些试剂能与个别生物碱反应生成不同颜色,这些试剂称生物碱显色剂。此类反应可用于生物碱的检识和个别生物碱的鉴别。例如:

Mandelin 试剂（1% 钒酸铵的浓硫酸溶液）:与莨菪碱及阿托品显红色,奎宁显淡橙色,吗

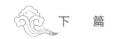

啡则显蓝紫色,可待因显蓝色,士的宁显蓝紫色;

Frobde 试剂(1% 钼酸铵的浓硫酸溶液):与乌头碱显黄棕色,吗啡显紫色转棕色,小檗碱显棕绿色,利血平显黄色转蓝色;

Marquis 试剂(30% 甲醛的浓硫酸溶液):与吗啡显橙色至紫色,可待因显洋红色至黄棕色。

第四节　生物碱的检识

一、化学检识

生物碱化学检识主要采用生物碱沉淀反应,如碘化铋钾、碘化汞钾、碘-碘化钾、硅钨酸、磷钼酸等试剂。但应注意假阳性及假阴性反应的影响,必要时也可选用显色反应进行检识。

二、色谱检识

色谱法在生物碱的鉴别中应用非常广泛,薄层色谱、高效液相色谱和气相色谱等均有应用,纸色谱现在少用。下面主要介绍薄层色谱法的应用。

(一)吸附薄层色谱

1. 吸附剂　常用吸附剂有硅胶和氧化铝,可用于大多数生物碱的分离鉴别。由于硅胶显弱酸性,可与碱性强的生物碱形成盐而使斑点的 R_f 值很小,或出现拖尾,或形成复斑,影响检识效果。通常在涂铺硅胶薄层时用稀碱溶液制成碱性硅胶薄层,或使用碱性展开剂,或在碱性环境中进行,以改善色谱效果。氧化铝显弱碱性,不经处理即可用于生物碱的分离鉴别。但氧化铝的吸附力较强,适合于极性较弱生物碱的色谱鉴别。

2. 展开剂　多以亲脂性溶剂为主,一般以三氯甲烷为基本溶剂,根据生物碱极性大小调整展开系统的组成,若 R_f 太小,可在三氯甲烷中加入适量甲醇、丙酮等极性大的溶剂;若 R_f 太大,则在三氯甲烷中加入适量甲苯、环己烷等极性小的溶剂。在展开剂中加入适量的碱性试剂,如二乙胺、氨水等,可以改善色谱效果。

3. 显色剂　常用改良碘化铋钾试剂,其与大多数生物碱呈橘红色斑点。少数生物碱利用荧光特性进行检识,如小檗碱可产生黄绿色荧光。

(二)分配薄层色谱

对于某些结构相近的生物碱的检识,分配薄层色谱法可获得满意的效果,支持剂通常选用硅胶或纤维素粉,极性小的生物碱多选用甲酰胺作为固定相,展开剂一般选用亲脂性有机溶剂,并用固定相饱和;分离水溶性生物碱,则用亲水性展开剂,如 BAW(n-Butanol-Acetic acid-Water)系统。显色方法同吸附薄层色谱法。

与吸附薄层色谱比较,分配薄层色谱一般用于极性较大生物碱的分离检识。

第五节　生物碱的波谱特征

生物碱的种类繁多且结构复杂,碳骨架类型变化很大,其谱学特征共性较少,但部分类型的生物碱具有较特征的波谱规律,而且近缘植物内往往含有相同或相似的化学成分。因此,查阅相关文献对于结构解析会有很大帮助。对于已知化合物,可通过与文献化合物的波谱数据进行对比鉴别,而对于未知生物碱的结构解析,往往需要借助多种波谱技术,如 MS、NMR、2D-NMR 综合解析。此外,由于生物碱多具有手性碳原子,对其立体结构的解析尤为重要。

一、紫外光谱

紫外光谱反映分子结构中共轭系统的信息。含共轭系统的生物碱,如吡啶、喹啉、吲哚、氧化阿朴菲类、莨菪烷类、苄基异喹啉类、四氢原小檗碱类等,其紫外光谱可辅助推断结构。

二、红外光谱

红外光谱主要用于分子中官能团类型的判断和与已知结构的生物碱进行对照鉴定。

三、核磁共振谱

(一) 核磁共振氢谱

核磁共振氢谱(^{1}H-NMR)是解析生物碱最常用的波谱之一。但对大多数生物碱来说,解析规律同其他类型化合物区别不大。同其他类型化合物相比,生物碱中往往含有氮原子,现将受氮原子影响的质子化学位移范围及 ^{1}H-NMR 在生物碱结构解析中的某些应用作一介绍。

1. 不同类型 N 上质子的 δ 范围　脂肪胺 $\delta 0.30 \sim 2.20$,芳香胺 $\delta 2.60 \sim 5.00$,酰胺 $\delta 5.20 \sim 10.0$。

2. 不同类型 N- 甲基的 δ 范围　叔胺 $\delta 1.97 \sim 2.56$,仲胺 $\delta 2.30 \sim 2.50$,芳叔胺和芳仲胺 $\delta 2.60 \sim 3.10$,杂芳环 $\delta 2.70 \sim 4.00$,酰胺 $\delta 2.60 \sim 3.10$,季铵 $\delta 2.70 \sim 3.50$。由于氢谱中甲基较易辨认,故根据甲基的位置有利于判断氮原子的取代类型。

(二) 核磁共振碳谱

核磁共振碳谱(^{13}C-NMR)与 ^{1}H-NMR 一样,是确定生物碱结构重要的手段之一。其他类型化合物的碳谱规律和在确定化合物结构中的应用,同样适用于生物碱,故不再重复。与上述 ^{1}H-NMR 原理相同,氮原子的电负性使与氮原子相连的甲基的化学位移较普通甲基向低场位移。N- 甲基中碳的化学位移一般在 $\delta 30 \sim 47$。

(三) 其他核磁共振谱

多数生物碱分子较大,结构复杂,可结合 DEPT 谱确定伯(q)、仲(t)、叔(d)、季碳(s)的碳原子类型。另外,HMQC 或 HSQC 也是目前归属碳最重要的方法。HMBC 则可以高灵敏度地检测出 ^{13}C-^{1}H 远程偶合的相关信号,同时提供有关季碳和与杂原子相连 H 的信息。NOESY 广泛用于提供空间连接和立体化学信息。

四、质谱

质谱不仅可确定分子量、分子式,还可利用生物碱碎片裂解规律推定结构。在判断生物碱的分子离子峰时,要注意该离子峰是否符合氮律。以下介绍生物碱质谱的一般裂解规律。

(一) α- 裂解

主要发生在和氮原子相连的 α 碳和 β- 碳之间的键即 α 键上。谱图中基峰或强峰通常是含氮的基团或部分的碎片(图 16-1)。当氮原子的 α 碳连接的基团不同时,则所连接的大基团易于发生 α- 裂解。具有这种裂解的生物碱及类型很多,如辛可宁(cinchonine)、莨菪烷、甾体生物碱等。

(二) RDA 裂解

生物碱含有相当于环己烯结构时,常发生 RDA 裂解,产生一对强的互补离子。由此可

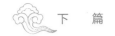

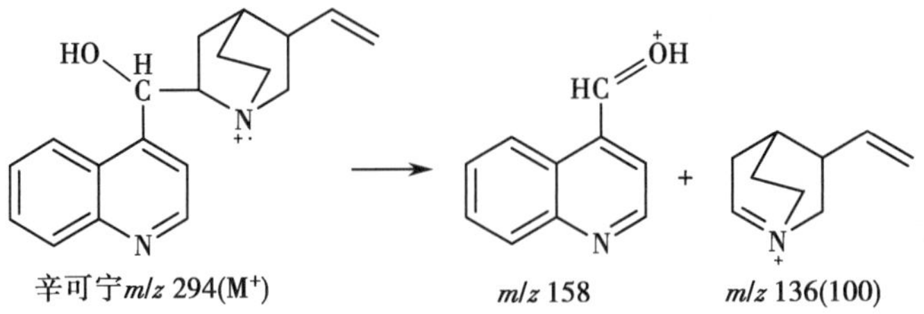

图 16-1　辛可宁的 MS 裂解

确定环上取代基的类型和数目。属于这种裂解的生物碱主要有四氢 β- 卡波林结构的吲哚类、四氢原小檗碱类、普罗托品类以及无 N- 烷基取代的阿朴菲类生物碱等。现以右旋异形蔓长春花胺（vincadifformine）为例说明其裂解过程（图 16-2）。

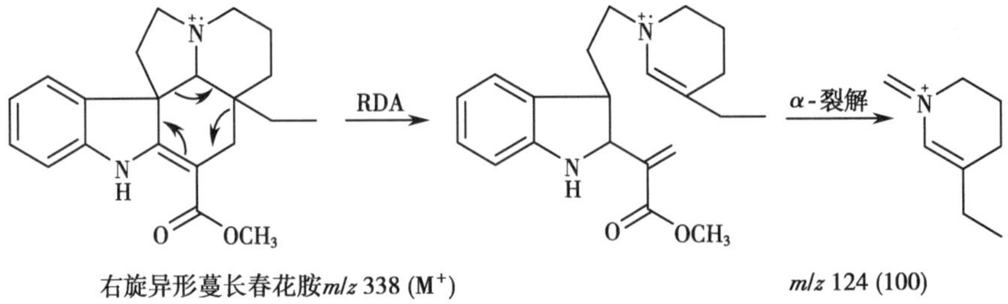

图 16-2　右旋异形蔓长春花胺的 MS 裂解

（三）其他裂解

1. 难以裂解或由取代基及侧链裂解产生的离子　当生物碱主要由芳香体系组成，或以芳香体系为主，或环系多、分子结构紧密者，环裂解较为困难，一般看不到由骨架裂解产生的特征离子，其裂解主要发生在取代基或侧链上。此种裂解的 M⁺ 或［M+1］⁺ 峰多为基峰或强峰。如喹啉类、去氢阿朴菲类、苦参碱类、吗啡碱类、萜类及某些甾体生物碱类等可发生此类裂解。

2. 主要由苄基裂解产生的离子　该类裂解发生在苄基上，苄基四氢异喹啉和双苄基四氢异喹啉的主要发生此类裂解，通常裂解产生的二氢异喹啉离子碎片多数为基峰。

第六节　生物碱的制备

从中药中制备生物碱的方法有多种，选用何种方法主要根据植物中生物碱的性质和存在状态而定。一般先采用溶剂法提取，再根据生物碱溶解性、酸碱性等性质上的差异进行分离。

一、生物碱的提取

1. 水或酸水提取法　大部分生物碱在植物体内以盐的形式存在，可以溶解于水，故可用水提取。也常常用无机酸水提取，使生物碱的大分子有机酸盐变为小分子无机酸盐，增大在水中的溶解度。

酸水提取法常用 0.1%~1% 的硫酸、盐酸等无机酸水作为溶剂，采用浸渍法或渗漉法冷提。此法简便，但得到的提取液浓缩困难，而且水溶性杂质多。故用酸水提取后，一般还应采用下列方法进一步富集和纯化。

（1）阳离子树脂交换法：生物碱盐在水中可解离出生物碱阳离子，能和阳离子交换树脂发生离子交换反应，被交换到树脂上。操作时将酸水提取液通过强酸型阳离子交换树脂柱，酸水中生物碱阳离子交换到树脂上。

$$BH^+Cl^- \longrightarrow BH^+ + Cl^-$$

生物碱盐酸盐　　　生物碱阳离子

$$RH^+ + BH^+ \longrightarrow RBH^+ + H^+$$

注：R 代表型阳离子交换树脂，B 代表游离生物碱。

交换完全后，用中性水或乙醇洗除柱中的杂质。再用下述方法将交换到树脂上的生物碱洗脱下来。

1）碱化后用三氯甲烷或乙醚提取：将已交换上生物碱的树脂从色谱柱中倒出，用氨水调 pH 为 10 左右，再用二氯甲烷或乙醚等有机溶剂回流提取，收集提取液浓缩后可得到总碱。

2）碱性乙醇洗脱：用含氨水的乙醇洗脱，中和洗脱液，回收乙醇即得。

$$RBH^+ + NH_3 \cdot H_2O \longrightarrow RNH_4^+ + B + H_2O$$

3）酸水或酸性乙醇洗脱：交换到树脂上的生物碱阳离子，用酸水或酸性乙醇洗脱时，酸中的阳离子将其置换下来，继续用酸水或酸性乙醇洗脱，可得总生物碱的盐。

$$RBH^+ + HCl \longrightarrow RH^+ + BH^+ + Cl^-$$

（2）萃取法：将酸水提取液碱化，使生物碱游离，再以合适的亲脂性有机溶剂，如二氯甲烷、三氯甲烷、乙醚等萃取，经回收溶剂，即得总生物碱。

2. 醇类溶剂提取法　游离生物碱或其盐一般均可溶于甲醇、乙醇，可用醇渗漉、浸渍或回流提取。由于醇类溶剂溶解范围广，对大多数生物碱或其盐均可溶解，而且多糖、蛋白质等水溶性杂质较少提出，这是其优点。但醇提出的脂溶性杂质又较多，还需配合酸萃取法做进一步纯化处理。具体方法是醇提取液回收溶剂后加稀酸水搅拌，放置，滤过，滤液调碱性后以亲脂性有机溶剂萃取，回收溶剂即得总生物碱。

3. 亲脂性有机溶剂提取法　大多数游离生物碱具有亲脂性，故可用乙醚、二氯甲烷、三氯甲烷、甲苯等亲脂性有机溶剂采用浸渍、回流或连续回流法提取。但一般要将药材用少量碱水，如石灰乳、碳酸钠或稀氨水等湿润后提取，以便使生物碱盐转变成游离碱，同时碱水湿润植物组织细胞可增加有机溶剂的穿透力。得到的提取液用酸水萃取，生物碱成盐，碱化酸水液，再以亲脂性有机溶剂萃取，回收有机溶剂，得总生物碱。

本提取法的主要优点：水溶性杂质少，提取液中的脂溶性杂质又可经酸水萃取留在有机溶剂中。缺点：有机溶剂价格高，安全性差，而且该法对设备要求严格，在实验室或生产中应防止有机溶剂泄漏。

另外，具有特殊性质的生物碱可用溶剂提取法以外的其他方法提取，如少数具有挥发性的生物碱，如麻黄碱可用水蒸气蒸馏法提取；具有升华性的生物碱，如咖啡碱可用升华法提取。

二、生物碱的分离

用上述方法提取往往得到多种生物碱的混合物。根据需要，还要将其进一步分离而制得单体生物碱。

1. 不同类别生物碱的分离　总生物碱中含有多种生物碱,因其酸碱性不同,水溶性有差异,可利用这些性质初步分离。分离流程如图 16-3 所示。

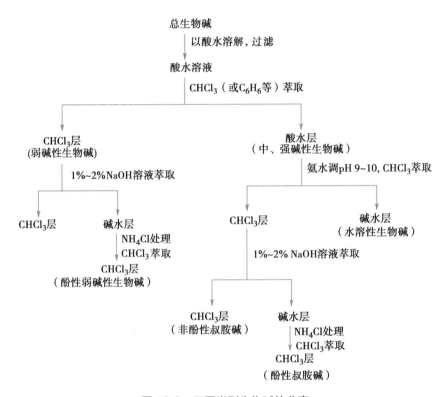

图 16-3　不同类别生物碱的分离

2. 利用生物碱的碱性差异进行分离　总生物碱中各单体生物碱的碱性存在明显差异者,可用 pH 梯度萃取法进行分离。具体方法有两种:一是将总生物碱溶于二氯甲烷等亲脂性有机溶剂,用 pH 由高至低的酸性缓冲液依次萃取,生物碱可按碱性由强至弱顺序被萃取出来,将萃取液分别碱化后,再以有机溶剂萃取即可;二是将总生物碱溶于酸水,逐步加碱调节 pH 由低至高,每调节一次 pH,都用二氯甲烷等有机溶剂萃取,则各单体生物碱按碱性由弱至强的顺序依次被萃取而达到分离。

例如,分离洋金花乙醇浸出液中的莨菪碱和东莨菪碱,就是利用两者碱性差别而实现的。将洋金花的乙醇浸出液浓缩后,碱化到 pH 9~10,以三氯甲烷萃取,萃取液再用稀酸水萃取,将此酸水液加固体碳酸氢钠碱化后,再以三氯甲烷萃取,碱性小的东莨菪碱先被萃取,水层再用氨水碱化至 pH 10,此时用三氯甲烷可萃取出碱性较强些的莨菪碱。

3. 利用生物碱或生物碱盐溶解度的差异进行分离　总生物碱中各单体极性不同,在有机溶剂中的溶解度就可能有差异,可利用这种差异来分离生物碱。例如,苦参总碱中苦参碱极性较小可溶于乙醚,氧化苦参碱极性稍大难溶于乙醚,将苦参总碱溶于三氯甲烷,加入 10 倍量以上乙醚,即可析出氧化苦参碱沉淀。

也可以利用不同生物碱与不同酸生成盐的溶解性差异来分离生物碱或其盐。如麻黄中麻黄碱、伪麻黄碱,即利用两者草酸盐的水溶性不同进行分离。

4. 利用生物碱特殊官能团进行分离　有些生物碱的分子中含有酚羟基、内酰胺或内酯基团。这些基团或结构能发生可逆性化学反应,故可用于分离。酚性生物碱在强碱性条件下成盐溶于水,可与弱或中等碱性生物碱分离。如阿片生物碱中的吗啡具有酚羟基,用氢氧化钠溶液处理,吗啡成盐溶解,而可待因不溶,依此将两者分离。

内酯或内酰胺结构的生物碱可在碱性水溶液中加热皂化开环生成溶于水的羧酸盐,与不具此类结构的生物碱分离,该盐在酸性下又环合成原来的亲脂性生物碱,自水液中析出。例如,从喜树中提取分离具有内酯环结构的喜树碱,即利用了这一性质实现分离。

5. 利用色谱法进行分离　中药中所含的生物碱往往结构相近,性质也相似,用上述分离方法经常达不到完全分离,此时需要采用色谱法。

(1) 吸附柱色谱:常用氧化铝或硅胶作为吸附剂,有时也用纤维素、聚酰胺等。以苯、三氯甲烷、二氯甲烷、乙醚等亲脂性有机溶剂或它们的混合溶剂进行洗脱。

(2) 分配柱色谱:虽然大多数总生物碱能用吸附色谱法分离,但对某些结构特别相近的生物碱,分离效果不一定理想,可采用分配色谱法。如,三尖杉中的抗癌生物碱三尖杉酯碱和高三尖杉酯碱的结构仅差一个亚甲基,极性差异微小,吸附色谱不能分离,而以硅胶为支持剂,以 pH 5.0 缓冲液为固定相,pH 5.0 缓冲液饱和的三氯甲烷溶液为流动相,进行分配色谱就取得满意分离效果。首先洗脱的是高三尖杉酯碱,中间部分是两者的混合物,最后洗下三尖杉酯碱。

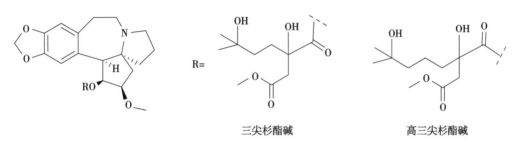

三尖杉酯碱　　　　　　　　高三尖杉酯碱

(3) 高效液相色谱法:高效液相色谱法分离效能高,分析速度快,可分离其他色谱法难以分离的混合生物碱。

制备型薄层色谱、层析柱色谱、中压或低压柱色谱等也可用于生物碱的分离。

在实际工作中,由于某些中药中生物碱种类较多、结构性质相似,一般都要根据具体情况配合选用多种分离方法才能分离得到生物碱单体。

三、水溶性生物碱的分离

1. 沉淀法　水溶性生物碱(主要指季铵碱)可用雷氏铵盐、磷钨酸、硅钨酸等沉淀试剂使之从水溶液中沉淀出来。雷氏铵盐试剂沉淀法在实验室中常用,一般操作步骤如下:

(1) 沉淀季铵碱:将含季铵碱的水溶液用稀盐酸溶液调 pH2~3,加入新配制的雷氏盐饱和水溶液,滤取生成的生物碱雷氏盐沉淀,少量水洗沉淀,至洗涤液不呈红色为止,洗去附着在沉淀表面的水溶性杂质。

(2) 净化及分解生物碱的雷氏盐:生物碱的雷氏盐沉淀用丙酮溶解,滤除不溶物,滤液通过氧化铝柱,以丙酮洗脱。生物碱雷氏盐被丙酮洗脱,而其他极性杂质被氧化铝吸附。收集洗脱液,加入硫酸银饱和水溶液至不再产生沉淀(雷氏银盐)为止,滤除沉淀,转化为硫酸盐的生物碱留在溶液中。往溶液中加入与硫酸银等摩尔数的氯化钡溶液,生成硫酸钡和氯化银沉淀,滤除沉淀,生物碱转化为盐酸盐仍留在溶液中,浓缩滤液,可得到较纯的季铵碱盐酸盐结晶。

用雷氏铵盐纯化水溶性生物碱的化学反应式如下:

$$B^+ + NH_4[Cr(NH_3)_2(SCN)_4] \longrightarrow B[Cr(NH_3)_2(SCN)_4]\downarrow + NH_4^+$$

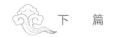
笔记栏

$$2B[Cr(NH_3)_2(SCN)_4] + Ag_2SO_4 \longrightarrow B_2SO_4 + 2Ag[Cr(NH_3)_2(SCN)_4] \downarrow$$

$$Ag_2SO_4 + BaCl_2 \longrightarrow 2AgCl + BaSO_4 \downarrow$$

$$B_2SO_4 + BaCl_2 \longrightarrow 2BCl + BaSO_4 \downarrow$$

注:B 代表季铵生物碱

2. 溶剂法　有的水溶性生物碱能够溶于具有一定亲水性但又与水能分层的有机溶剂(如正丁醇、异戊醇或三氯甲烷 - 甲醇的混合溶剂等),用这类溶剂与含水溶性生物碱的碱水液反复萃取,使水溶性生物碱与强亲水性的杂质得以分离。

第七节　代表性中药研究实例

一、麻黄

中药麻黄(Ephedrae Herba)为麻黄科植物草麻黄 *Ephedra sinica* Stapf.、中麻黄 *E.intermedia* Schrenk et C.A.Mey. 或木贼麻黄 *E.equisetina* Bge. 的干燥草质茎。秋季采割绿色的草质茎,晒干。性味辛、微苦,温。归肺经、膀胱经,具有发汗散寒、宣肺平喘、利水消肿等功效,可用于风寒感冒、风水浮肿、胸闷喘咳。蜜麻黄润肺止咳。多用于表证已解、气喘咳嗽。

麻黄中的主要有效成分为生物碱。总生物碱中主要含有麻黄碱(ephedrine)、其次为伪麻黄碱(pseudoephedrine)及微量的 *l-N-* 甲基麻黄碱,甲基伪麻黄碱,去甲基麻黄碱,去甲基伪麻黄碱、麻黄次碱等。上述 3 种麻黄中所含成分相似,但生物碱含量以木贼麻黄及草麻黄较高,中麻黄含量低。麻黄碱和伪麻黄碱被 2020 年版《中华人民共和国药典》收录为质量控制指标性成分,并规定按干品计其盐酸盐总含量不得低于 0.80%。

麻黄碱和伪麻黄碱属苯丙胺类仲胺生物碱,是一对天然存在的差向异构体,为麻黄中的主要活性成分,常用其盐酸盐。两者均为无色结晶,皆有挥发性。伪麻黄碱的碱性稍强于麻黄碱。游离的麻黄生物碱可溶于水,但伪麻黄碱在水中的溶解度较麻黄碱小。麻黄碱和伪麻黄碱均能溶于三氯甲烷、乙醚、苯及醇类溶剂中。草酸麻黄碱难溶于水,而草酸伪麻黄碱则易溶于水。因麻黄碱和伪麻黄碱为仲胺类,不能与大多数生物碱沉淀试剂发生沉淀反应,通常采用二硫化碳 - 硫酸铜反应(呈棕色沉淀)和铜络盐反应(显蓝紫色)进行鉴定。

第一篇麻黄碱药理学研究论文最早发表在 1924 年,实验结果显示麻黄碱能松弛支气管平滑肌、收缩血管,具有显著的中枢兴奋作用,表现拟肾上腺素药性质,后续研究表明,麻黄碱能作用于肾上腺素受体,这与麻黄的止咳平喘作用相关。麻黄碱能够促进血压上升,在产科麻醉中可用于治疗脊髓麻醉可能出现的低血压,从而维持子宫胎盘的血流量。伪麻黄碱对血管的收缩作用具有一定的选择性,主要作用于上呼吸道血管,能较好地减轻上呼吸道黏膜的充血现象。临床上常用于治疗鼻炎、鼻窦炎等。由于麻黄碱的副作用较伪麻黄碱强,如刺激中枢神经系统和心血管系统,伪麻黄碱正在逐渐取代麻黄碱来治疗上呼吸道感染。

麻黄碱在美国常作为一种可用于减肥的草药膳食补充剂,但因滥用而产生肾结石。据统计,在美国有 35% 的药物诱发泌尿系结石是滥用麻黄碱和愈创甘油醚(单独或联合使用)导致的。研究者在肾结石中检测到麻黄碱、去甲麻黄碱及伪麻黄碱的存在。

伪麻黄碱和麻黄碱对 D-GalN/LPS 诱导的急性肝衰竭具有保护作用,显示良好的抗炎活性。这与两者抑制肝细胞凋亡和单核细胞趋化蛋白 -1(monocyte chemotactic protein-1)的表达,降低了由右旋半乳糖胺与脂多糖(D-GalN/LPS)诱导的急性肝衰竭开始时肿瘤坏死因子 -α

（TNF-α）的产生有关。伪麻黄碱还能显著抑制 *p*-IκB-*α* 的产生，减少胞质中螯合核因子κB（NF-κB）的降解，抑制 NF-κB/p65 向细胞核的易位等。此外，还有报道伪麻黄碱对 H1N1 的复制具有抑制作用。

尽管今天新药层出不穷，但其研发难度在不断地增大。今天老药新用引发关注，不凡成功案例。中医药的治疗经验和药效物质中蕴藏着新药研发的"灵感"，对其深入挖掘和整理，可为原创性新药研发赋能。

参考文献

1. Chen KK,Schmidt CF.The action of ephedrine,the active principle of the Chinese drug Ma huang［J］.J Pharmacol Exp Ther,1924,24(5):339-357.

2. Ralston DH,Alston DH,Lston DH,et al.Effects of equipotent ephedrine,metaraminol,mephentermine,and methoxamine on uterine blood flow in the pregnant ewe［J］.Anesthesiology,1974,40(4):354-370.

3. Haller CA,Benowitz NL.Adverse cardiovascular and central nervous system events associated with dietary supplements containing ephedra alkaloids［J］.New Engl J Med,2000,343(25):1833-1838.

4. Daudon M,Frochot V,Bazin D,et al.Drug-induced kidney stones and crystalline nephropathy:pathophysiology,prevention and treatment［J］.Drugs,2018,78(2):163-201.

5. Powell T,Hsu FF,Turk J,et al.Ma-huang strikes again:ephedrine nephrolithiasis［J］.Am J Kid Dis,1998,32(1):153-159.

6. Hoffman N,McGee SM,Hulbert JC.Resolution of ephedrine stones with dissolution therapy［J］.Urology,2003,61(5):1035.

7. Wu Z,Kong X,Zhang T,et al.Pseudoephedrine/ephedrine shows potent anti-inflammatory activity against TNF-α-mediated acute liver failure induced by lipopolysaccharide/D-galactosamine［J］.Eur J Pharmacol,2014,724:112-121.

8. Deng Li,LIN Jiacheng,Chu Chengzhi,et al.Pseudoephedrine protects mice from H1N1 virus infection via blunting cytokine storms and inhibiting virus replication［J］.Acta Universitatis Traditionis Medicalis Sinensis Pharmacologiaeque Shanghai,2020,34(3):41-49.

二、黄连

中药黄连（Coptidis Rhizoma）为毛茛科植物黄连 *Coptis chinensis* Franch.、三角叶黄连 *C.deltoidea* C.Y.Cheng et Hsiao 或云连 *C.teeta* Wall. 的干燥根茎。秋季采挖，除去须根和泥沙，干燥，撞去残留须根。性味苦、寒，归心、脾、胃、肝、胆、大肠经，具有清热燥湿，泻火解毒之功效。民间单用黄连，或与他药组成复方可治疗消渴尿多、小便如油等消渴病症。中医的消渴病症与现代医学的 2 型糖尿病十分类似。3 种黄连植物都富含小檗碱（又称黄连素，berberine，缩写 BBR）、黄连碱、表小檗碱、巴马汀等原小檗碱类生物碱，其中小檗碱的含量最高，约 5%~8%，被《中华人民共和国药典》收录为质量控制指标性成分。

小檗碱是一种季胺型生物碱，为黄色味苦的针状结晶。小檗碱口服生物吸收差，血药浓度低（0.3~40ng/ml），入血后在肝内分布最高（肝暴露量是血中的 70 倍），是主要靶器官。

自 20 世纪 50 年代起，小檗碱在我国作为特有的非处方药用于治疗细菌性腹泻。1988 年首次报道小檗碱在临床上可有效降血糖，随后陆续有许多临床研究结果发表，总结国内外多个小檗碱用于治疗 2 型糖尿病的随机对照临床研究，并与安慰剂、单纯饮食控制或生活方式改变的治疗组作比较，口服小檗碱（0.6~2.7g/d）8~16 周，能显著改善患者的多饮、多食、多尿等糖尿病症状，显著降低空腹血糖水平（21%~26%）、餐后血糖水平、空腹胰岛素水平，降低糖化血红蛋白（HbA1C）水平（12%~22%），改善口服葡萄糖耐量，增加胰岛素敏感性；其降糖效果与临床常用一线口服降糖药如二甲双胍、罗格列酮和比格列嗪相当；少数人有轻度的一过性胃肠反应，减量后消失。因此，黄连治疗消渴症的药效物质基础为小檗碱类成分。

　　现代研究证明小檗碱治疗 2 型糖尿病的作用机制是多靶点的,主要包括:通过抑制细胞线粒体呼吸链复合物 I,抑制 ATP 合成,激活 AMPK,促进肝、肌肉和脂肪等代谢组织细胞的葡糖糖摄取;显著下调肝细胞内 miR-122 的表达,从而减少糖异生关键酶,如磷酸烯醇式丙酮羧化激酶(PEPCK)和葡糖 -6- 磷酸酶(G6Pase)的表达,抑制肝内糖异生,促进肝和肌肉的糖原合成;口服小檗碱还可增加产生短链脂肪酸(SCFA)的肠道菌丰度和优化肠道菌的组成,阻断内毒素进入血液循环,增加 SCFA 进入血液循环,从而起到抗炎和治疗 2 型糖尿病的作用。

　　小檗碱治疗 2 型糖尿病主要通过校正能量物质代谢紊乱(如线粒体功能)、抗炎抗氧化、优化肠道菌群;其中校正能量物质代谢紊乱属于治疗效应(偏向治标),如降糖,有相应的药靶分子(如 AMPK),而后两者则主要产生背景药效(基础性生物效应,偏向治本),有助于组织细胞建立良好的生理状态,也包括治疗作用,起到标本兼治的作用。由此产生的知识可能对寻找安全有效、标本兼治的慢病防治药物提供了重要的新理论,彰显了中医药资源具有原创优势。

参考文献

1. Liu YT,Hao HP,Xie HG,et al.Extensive intestinal first-pass elimination and predominant hepatic distribution of berberine explain its low plasma levels in rats［J］.Drug Metab Dispos,2010,38(10):1779-1784.

2. Tan XS,Ma JY,Feng R,et al.Tissue distribution of berberine and its metabolites after oral administration in rats［J］.PLoS One,2013,8(10):e77969.

3. 倪艳霞,安强,高云峰,等.黄连素治疗Ⅱ型糖尿病 60 例疗效观察与实验研究[J].中国中西医结合杂志,1988,8(12):711-713.

4. Yin J,Xing H,Ye J.Efficacy of berberine in patients with type 2 diabetes mellitus［J］.Metabolism,2008,57(5):712-717.

5. Zhang YF,Li XY,Zou DJ,et al.Treatment of type 2 diabetes and dyslipidemia with the natural plant alkaloid berberine［J］.J Clin Endocrinol Metab,2008,93(7):2559-2565.

6. Zhang H,Wei J,Xue R,et al.Berberine lowers blood glucose in type 2 diabetes mellitus patients through increasing insulin receptor expression［J］.Metabolism,2010,59(2):285-292.

7. Lan J,Zhao Y,Dong F,et al.Meta-analysis of the effect and safety of berberine in the treatment of type 2 diabetes mellitus,hyperlipemia and hypertension［J］.J Ethnopharmacol,2015,161:69-81.

8. Lee YS,Kim WS,Kim KH,et al.Berberine,a natural product,activates AMP-activated protein kinase with beneficial metabolic effects in diabetic and insulin-resistant states［J］.Diabetes,2006,55(8):2256-2264.

9. Turner N,Li JY,Gosby A,et al.Berberine,and its more biologically available derivative dihydroberberine,inhibit mitochondrial respiratory complex I:a mechanism for the action of berberine to activate AMPK and improve insulin action［J］.Diabetes,2008,57(5):1414-1418.

10. Wei S,Zhang M,Yu Y,et al.Berberine attenuates development of the hepatic gluconeogenesis and lipid metabolism disorder in type 2 diabetic mice and in palmitate-incubated HepG2 cells through suppression of the HNF-4alpha miR122 pathway［J］.PLoS One,2016,11(3):e0152097.

11. Chang WG.Non-coding RNAs and berberine:a new mechanism of its anti-diabetic activities［J］.Eur J Pharmacol,2017,795:8-12.

12. Zhang X,Zhao YF,Zhang MH,et al.Structural changes of gut microbiota during berberine-mediated prevention of obesity and insulin resistance in high-fat diet-fed rats［J］.PLoS One,2012,7(8):e42529.

13. Habtemariam S.Berberine pharmacology and the gut microbiota:A hidden therapeutic link［J］.Pharmacol Res,2020,155:104722.

14. 蒋建东.小檗碱[M].北京:科学出版社,2018:137-145.

笔记栏

学习小结

1. 学习内容

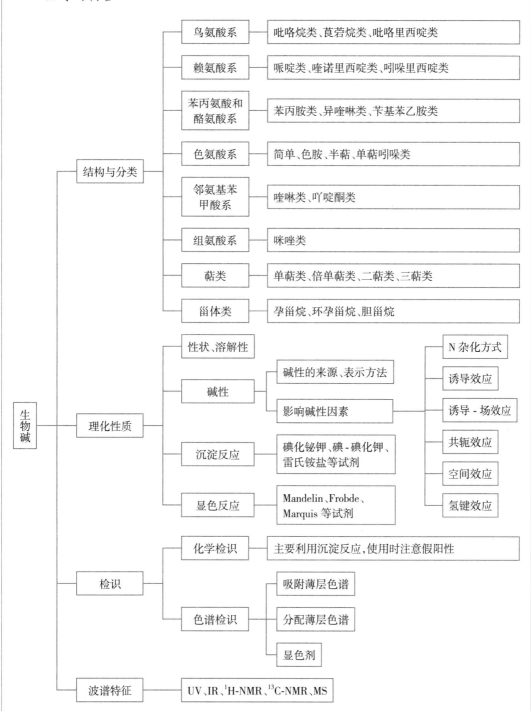

生物碱

- 结构与分类
  - 鸟氨酸系：吡咯烷类、莨菪烷类、吡咯里西啶类
  - 赖氨酸系：哌啶类、喹诺里西啶类、吲哚里西啶类
  - 苯丙氨酸和酪氨酸系：苯丙胺类、异喹啉类、苄基苯乙胺类
  - 色氨酸系：简单、色胺、半萜、单萜吲哚类
  - 邻氨基苯甲酸系：喹啉类、吖啶酮类
  - 组氨酸系：咪唑类
  - 萜类：单萜类、倍半萜类、二萜类、三萜类
  - 甾体类：孕甾烷、环孕甾烷、胆甾烷
- 理化性质
  - 性状、溶解性
  - 碱性
    - 碱性的来源、表示方法
    - 影响碱性因素
      - N 杂化方式
      - 诱导效应
      - 诱导 - 场效应
      - 共轭效应
      - 空间效应
      - 氢键效应
  - 沉淀反应：碘化铋钾、碘 - 碘化钾、雷氏铵盐等试剂
  - 显色反应：Mandelin、Frobde、Marquis 等试剂
- 检识
  - 化学检识：主要利用沉淀反应，使用时注意假阳性
  - 色谱检识
    - 吸附薄层色谱
    - 分配薄层色谱
    - 显色剂
- 波谱特征：UV、IR、^{1}H-NMR、^{13}C-NMR、MS

2. 学习方法

（1）学习生物碱应首先了解生物碱的分类方式，尤其按化学结构进行分类，注意氮杂环的结构类型。

（2）溶解性是生物碱最重要的物理性质，学习时应注意游离生物碱和生物碱盐在溶解性方面的异同点,并注意季铵类生物碱在结构、溶解性方面的特点。

(3) 碱性是生物碱最重要的化学性质之一,应理解氮原子在生物碱碱性中所起的关键作用,pK_a 的含义及与碱性的关系,并能结合实例分析说明影响碱性强弱的因素。

(4) 沉淀反应在生物碱的提取分离鉴别及含量测定等方面具有重要的用途,应熟悉生物碱沉淀反应的条件、生物碱沉淀试剂的种类,重点掌握碘化铋钾试剂在生物碱鉴别中的应用特点。

(5) 色谱检识为生物碱重要的检识方法。常用的硅胶色谱在用于生物碱检识时,可能产生复斑或拖尾,应理解其产生的原因,并掌握解决措施。

(何细新)

复习思考题

1. 分析生物碱采用硅胶色谱分离时 R_f 很小或拖尾或形成复斑的原因。如何改善?

2. 简要说明生物碱碱性的原因、碱性强弱的表示方法。影响生物碱碱性强弱的因素有哪些?

3. 常用生物碱沉淀试剂有哪些? 有何用途? 沉淀反应出现假阳性的原因有哪些? 如何排除?

4. 游离生物碱和生物碱盐的溶解性有何不同?

扫一扫,
测一测

◇◇◇ 第十七章 ◇◇◇

鞣质类化合物

📚 **学习目标**

掌握可水解鞣质和缩合鞣质的结构特点,鞣质的溶解性、还原性、沉淀试剂的种类;鞣质的检识方法及波谱特征。熟悉鞣质的结构类型、分类、理化性质和检识方法及波谱特征。

第一节 概 述

鞣质(tannin)又称单宁,原是指具有鞣制皮革作用的物质,是植物中含有的多元酚类成分,能够与蛋白质结合形成不溶于水的沉淀,故可以把兽皮鞣制成为不易腐败、透气性好、坚韧致密的皮革,因此叫作鞣质。随着现代研究的不断深入,目前人们认为,鞣质是由没食子酸(或其聚合物)的葡萄糖(及其他多元醇)酯、黄烷醇及其衍生物的聚合物以及两者混合共同组成的植物多元酚。鞣质广泛分布于中草药中,特别在种子植物中分布更为广泛,如蔷薇科、大戟科、蓼科、茜草科植物中最为多见,例如五倍子、地榆、大黄、虎杖、仙鹤草、老鹳草、四季青、麻黄等均含有大量的鞣质。鞣质具有多方面生物活性,如抗肿瘤、抗脂质过氧化、清除自由基、抗病毒、抗过敏、止血、止泻等作用,以及治疗疱疹、烧伤等。

鞣质的研究是从 20 世纪 80 年代开始的。由于鞣质属于复杂的多元酚类,有较大的分子量和强极性,而且又常是由许多化学结构和理化性质十分接近的化合物组成的复杂混合物,难于分开;此外,鞣质的化学性质比较活泼,在分离时可能发生氧化、缩合等反应而使结构发生改变等,因此与其他类型中药化学成分相比,鞣质的研究进展较为缓慢。近年来,随着各种新型的色谱填料及制备型 HPLC 等先进分离方法的应用,中药中水溶性化学成分的分离变得比较容易,鞣质的研究有了迅速的发展。至 2020 年,已分离鉴定的鞣质有数百种,新发现的化合物数量之多,类型之广,都超过了以往的总和,且不断发现鞣质和酚酸等其他化合物的聚合体。

第二节 鞣质的结构与分类

根据鞣质的化学结构特征,将鞣质分为可水解鞣质(hydrolysable tannin)、缩合鞣质(condensed tannin)和复合鞣质(complex tannin)三大类。

笔记栏

一、可水解鞣质

可水解鞣质由于分子中具有酯键和苷键,在酸、碱、酶特别是鞣质酶(tannase)或苦杏仁酶的作用下,可水解成小分子酚酸类化合物、糖或多元醇。根据水解的主要产物(酚酸及其多元醇)不同,进一步又可分为没食子鞣质、逆没食子鞣质(鞣花鞣质)及其寡聚体(oligomer)、C-苷鞣质和咖啡鞣质等。

(一)没食子鞣质(gallotannin)

水解后能生成没食子酸、糖或多元醇。此类鞣质的糖或多元醇部分的羟基全部或部分地被酚酸或缩酚酸(depside)所酯化,结构中具有酯键或酯苷键。其中最常见的糖及多元醇部分为葡萄糖,此外还有 D-金缕梅糖(D-hamamelose)、原栎醇(protoquercitol)、奎尼酸(quinic acid)等。

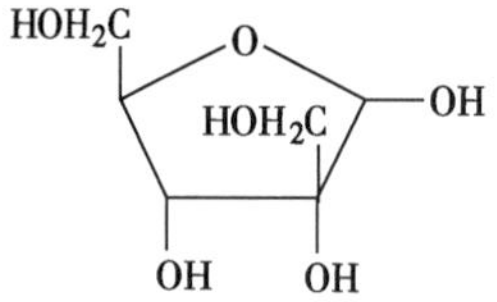

D-金缕梅糖 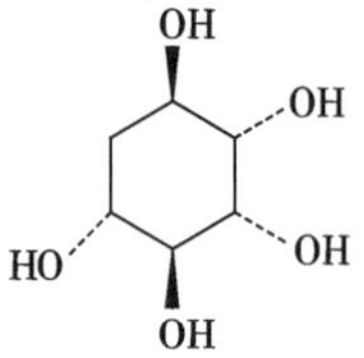　　　　原栎醇 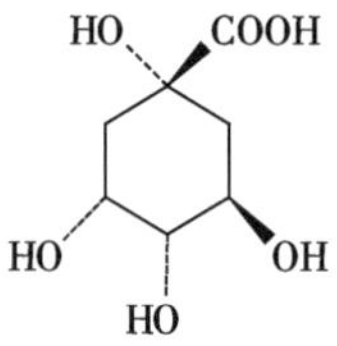　　　　奎尼酸

从中药五倍子中分得的五没食子酰葡萄糖(1,2,3,4,6-pentagalloyl glucose),龙芽草中分得的金缕梅鞣质(5,6-di-galloyhamamelose)以及诃子中发现的诃子酸(chebulinic acid)均属于没食子鞣质。

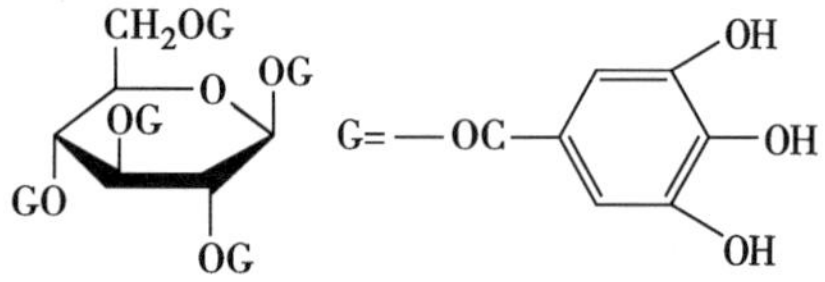

五没食子酰葡萄糖 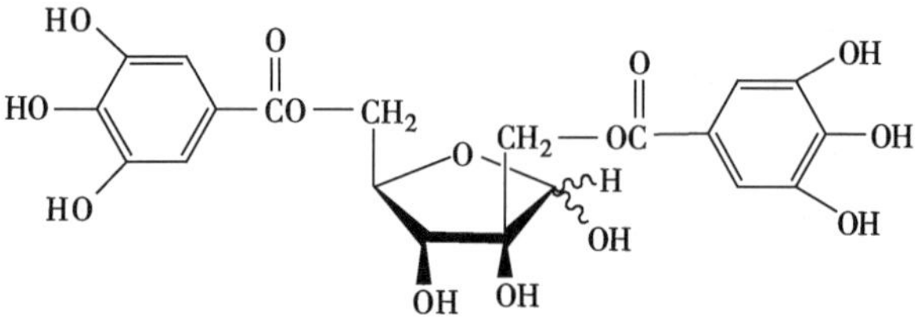　　　　　　　　　金缕梅鞣质

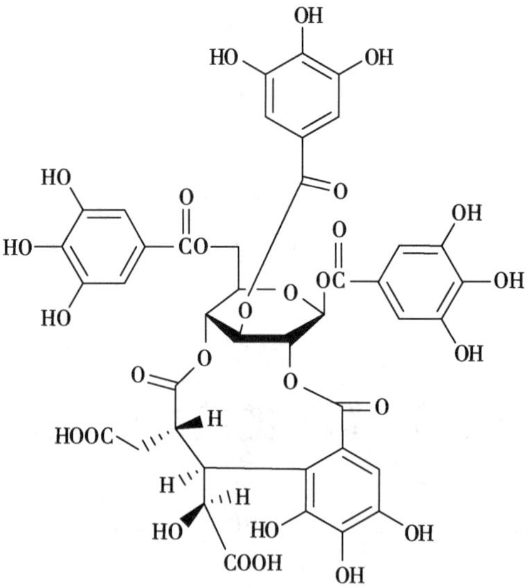

诃子酸

近年来,发现一些没食子鞣质的葡萄糖端基碳上连接 C₆-C₃-C₆ 结构单元。例如从海桐生蛇菰中得到的 3 个鞣质:3-hydroxyphloretin 4′-O-(6″-O-galloyl)-β-D-glucoside(A),3-hydroxyphloretin 4′-O-(3″,4′-di-O-galloyl)-β-D-glucoside(B),3-hydroxyphloretin 4′-O-(4′,6″-di-O-galloyl)-β-D-glucoside(C),是糖端基碳上连接二氢查尔酮结构单元的可水解鞣质。从大戟属植物泽漆中得到 2 个没食子鞣质,槲皮素 -3-O-β-D- 葡萄糖糖苷 -2″- 没食子酸酯(D)和杨梅素 -3-O-(2″-O- 没食子酰基)-β-D- 葡萄糖苷(E),结构中含有黄酮部分。

	R₁	R₂	R₃
A:	H	H	G
B:	G	G	H
C:	H	G	G

D: R = H
E: R = OH

(二) 逆没食子鞣质(ellagitannin)

又称鞣花鞣质,是六羟基联苯二甲酸或与其有生源关系的酚羧酸与多元醇(多数是葡萄糖)形成的酯,水解后可产生逆没食子酸(又称鞣花酸,ellagic acid)。与六羟基联苯二甲酰基(hexahydroxydiphenoyl,HHDP)有生源关系的酚羧酸酰基主要有:脱氢二没食子酰基(dehydrodigalloyl,DHDG),橡腕酰基(valoneoyl,Val),地榆酰基(sanguisorboyl,Sang),脱氢六羟基联苯二酰基(dehydrohexahydroxydiphenoyl,DHHDP),诃子酰基(chebuloyl,Che)等。这些酰基态的酚羧酸在植物体内均来源于没食子酰基,是相邻的 2 个、3 个或 4 个没食子酰基之间发生脱氢、偶合、重排、环裂等变化形成的(图 17-1)。

逆没食子鞣质是植物中分布最广泛、种类最多的一类可水解鞣质。例如特里马素Ⅰ、Ⅱ(tellimagrandinⅠ、Ⅱ),木麻黄亭(casuarictin),英国栎鞣花素(pedunculagin)等是最初分得具 HHDP 基的逆没食子鞣质。

五没食子酰基葡萄糖

特里马素 Ⅰ:R=H(α,β)
特里马素 Ⅱ:R=G

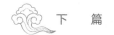

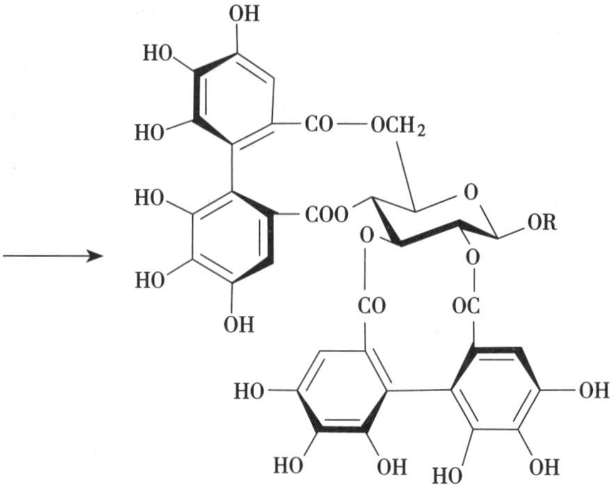

英国栎鞣花素：R＝H（α，β）
木麻黄亭：R＝G

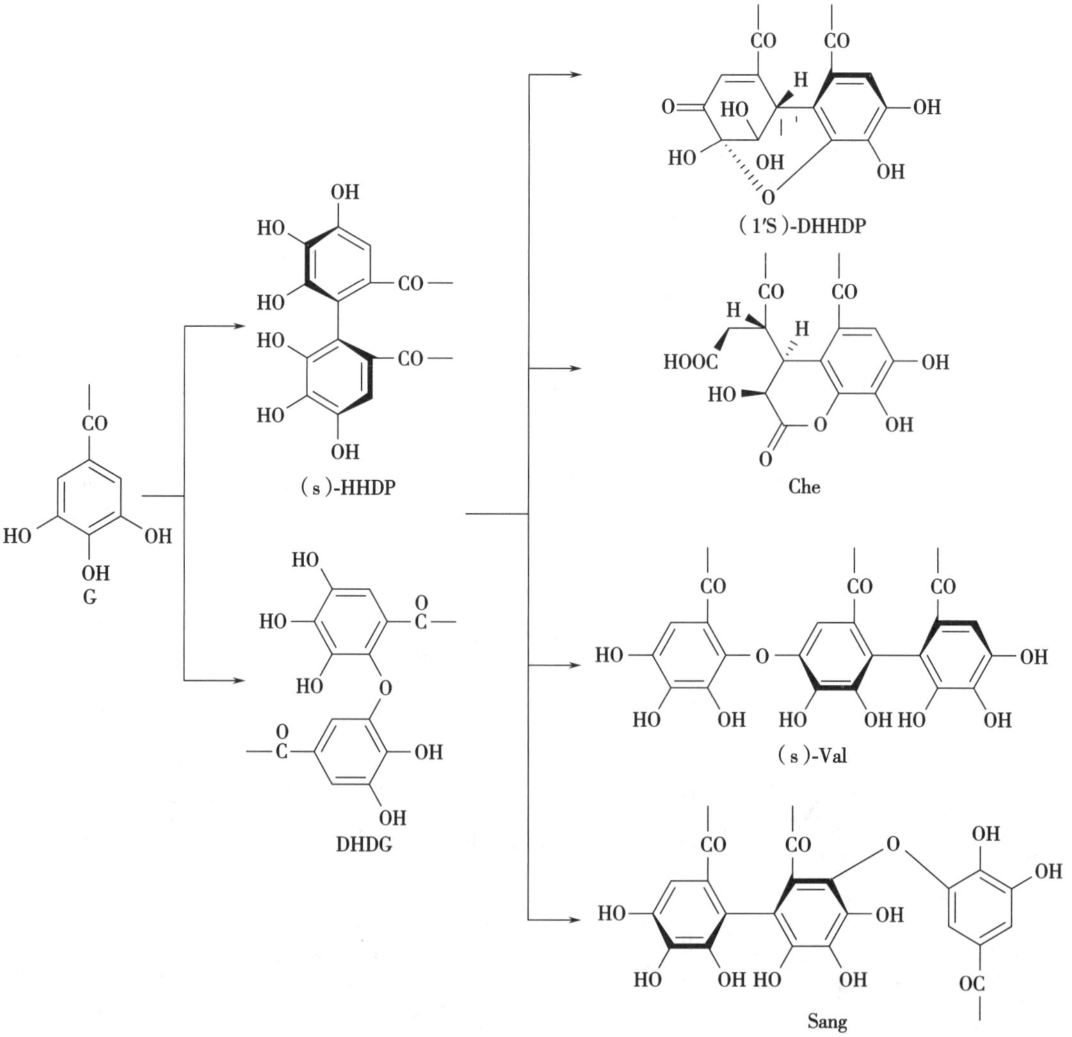

图 17-1　HHDP 的衍生关系

逆没食子鞣质因 HHDP 基及没食子酰基的数目、结合位置等不同,可组合成各种各样的结构。具有 DHDG 基的逆没食子鞣质如仙鹤草中的仙鹤草素(agrimoniin),具有 DHHDP 基的如老鹳草中的老鹳草素(geraniin),具有 Val 基的如月见草中的月见草素 B(oenothein B),具有 Sang 基的如地榆中的地榆素 H-2(sanguiin H-2),具有 Che 基的如诃子次酸(chebulinic acid)。

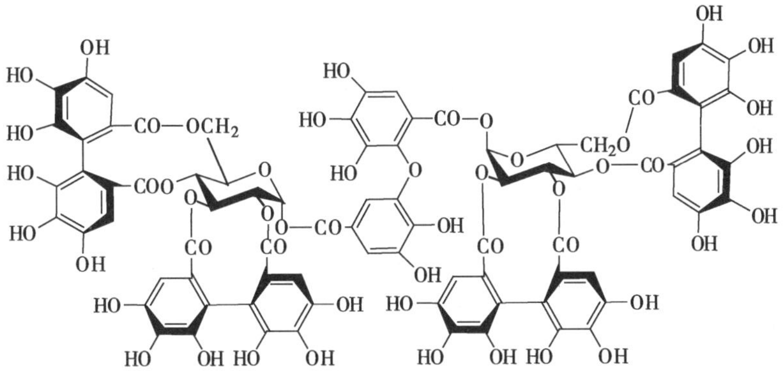

仙鹤草鞣质

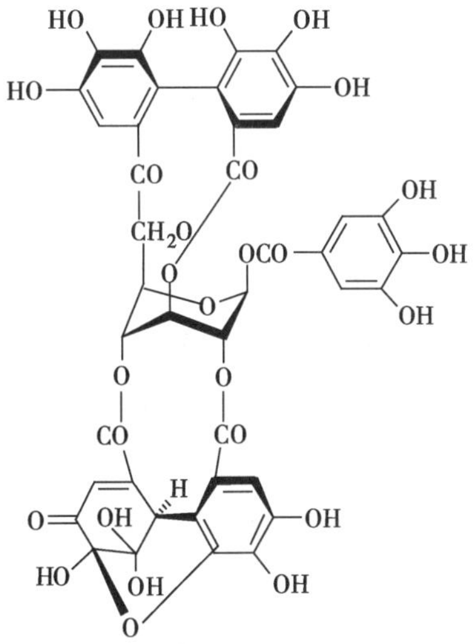

老鹳草素

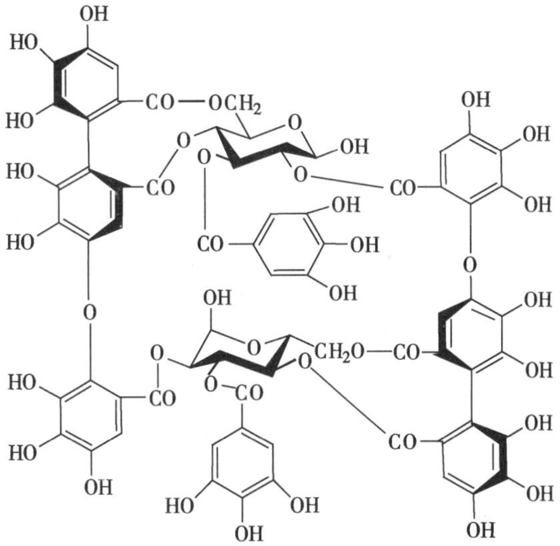

月见草素B

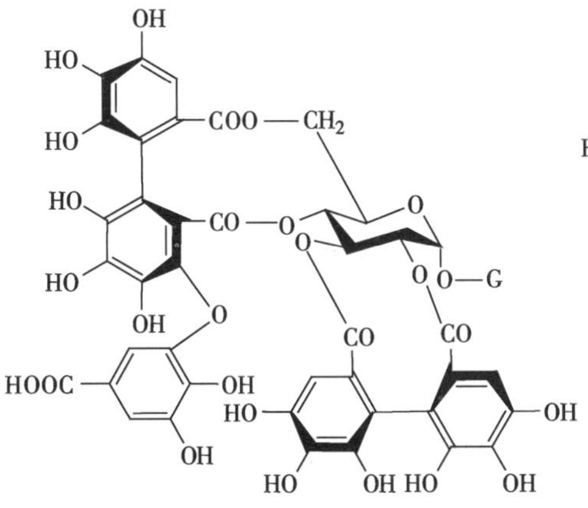

地榆素H-2

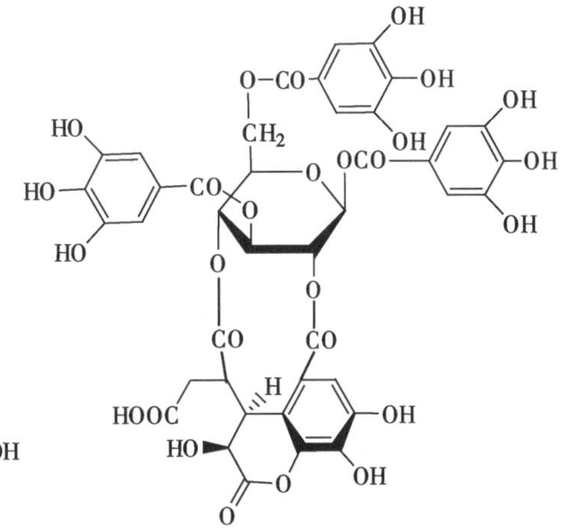

诃子次酸

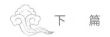

　　近年来,同样发现了一些葡萄糖端基碳上连接 C₆-C₃ 或 C₆-C₃-C₆ 等结构单元的逆没食子鞣质。例如从蛇菰中分离到的 balanophotannin B 和 balanophotannin C 含有咖啡酰基。从海桐生蛇菰(*Balanophora tobiracola*)中分得的 3-hydroxyphloretin 4′-*O*-［3″-*O*-galloyl-4′,6″-*O*-(S)-HHDP］-*β*-D-glucoside(F)和 3-hydroxyphloretin 4′-*O*-［3″-*O*-caffeoyl-4′,6″-*O*-(S)-HHDP］-*β*-D-glucoside(G),在葡萄糖端基碳上连接二氢查尔酮片段,其中化合物 G 的葡萄糖上还连接有咖啡酰基。

balanophotannin B　　R = H
balanophotannin C　　R = G

	R₁	R₂
F	G	OH
G	caffeoyl	OH

　　目前已从中草药中分得的逆没食子鞣质,根据葡萄糖核的数目可分为单聚体、二聚体、三聚体及四聚体,通称可水解鞣质寡聚体(hydrolysable tannin oligomer),其中单聚体和二聚体最多。例如从中国甜茶的丙酮提取物中分到的 6 个新的逆没食子鞣质(rubusuaviin A~F,其中 rubusuaviin A 为逆没食子鞣质单聚体,rubusuaviin B 为二聚体,rubusuaviin C、rubusuaviin D 为三聚体,rubusuaviin E、rubusuaviin F),以及从地榆中得到的地榆素 H-11,均为四聚体。

rubusuaviin A

笔记栏

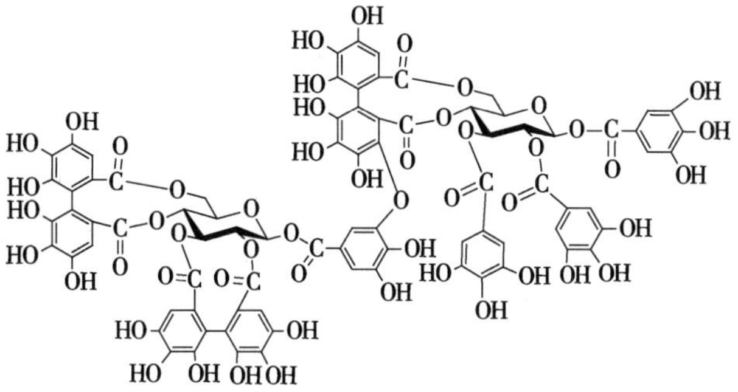

rubusuaviin B

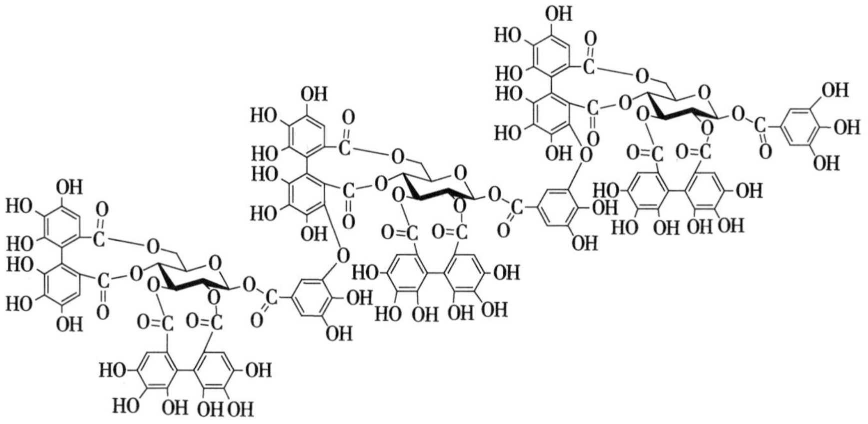

rubusuaviin C

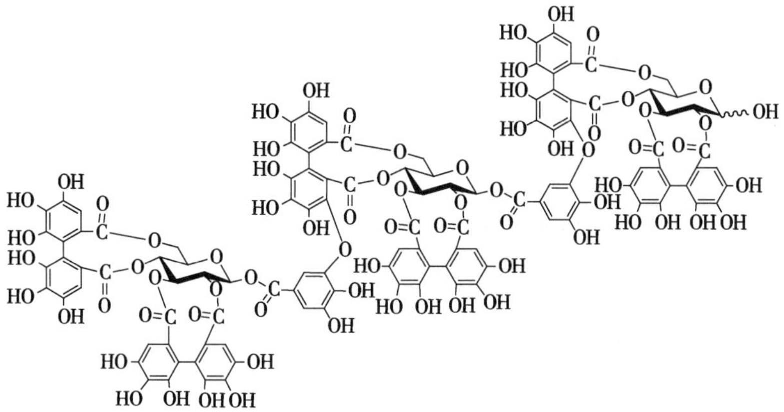

rubusuaviin D

rubusuaviin E　　R= β　galloyl
rubusuaviin F　　R= α, β H

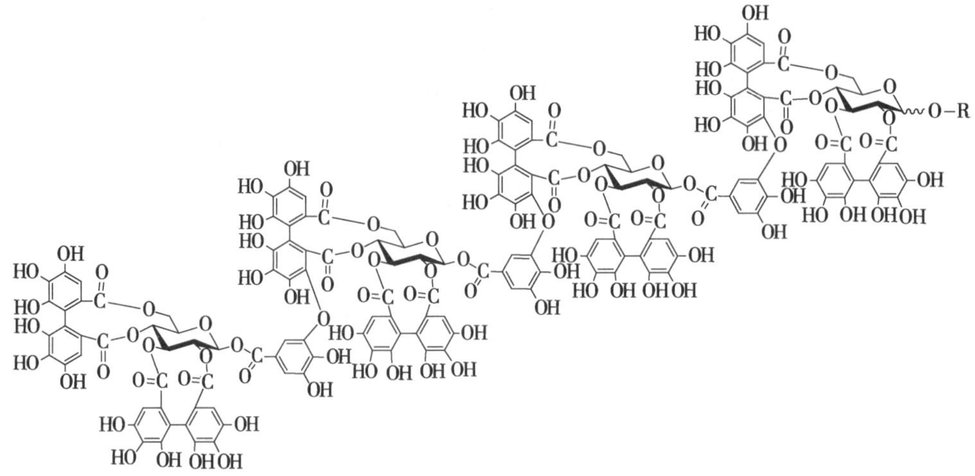

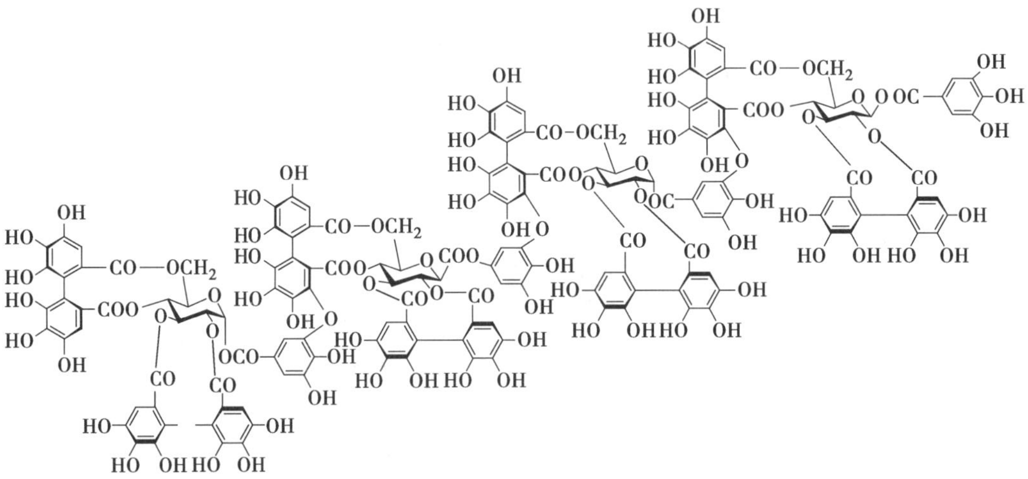

地榆素H-11

（三）C- 苷鞣质（C-glycosidic tannin）

C- 苷鞣质是可水解鞣质中的糖开环后，糖端基碳和 HHDP 等基团以 C-C 相连形成的。木麻黄宁（casuarinin）是最初从麻黄科植物中分得的 C- 苷鞣质，后来又分得很多 C- 苷鞣质，如旌节花素（stachyurin）和榛叶素 B 等。从 *Melaleuca squarrosa* 的叶子中分到一个新的 C- 苷鞣质 melasquanin D，该化合物为 C- 苷鞣质三聚体。

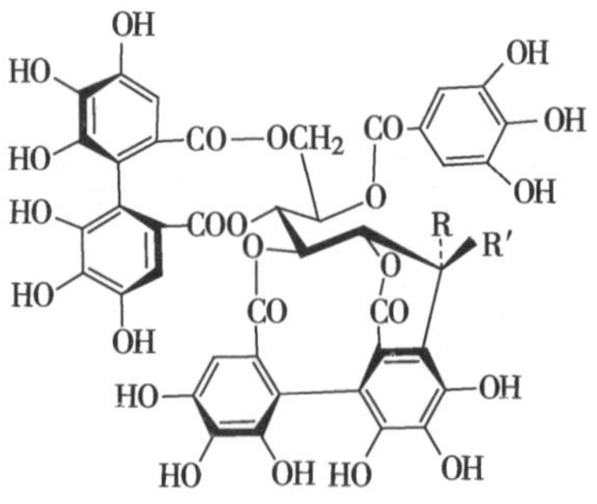

木麻黄宁：R=OH　R′=H
旌节花素：R=H, R′=OH

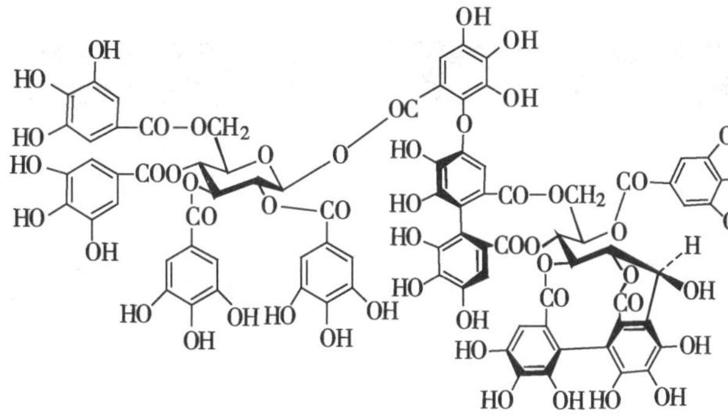

榛叶素 B

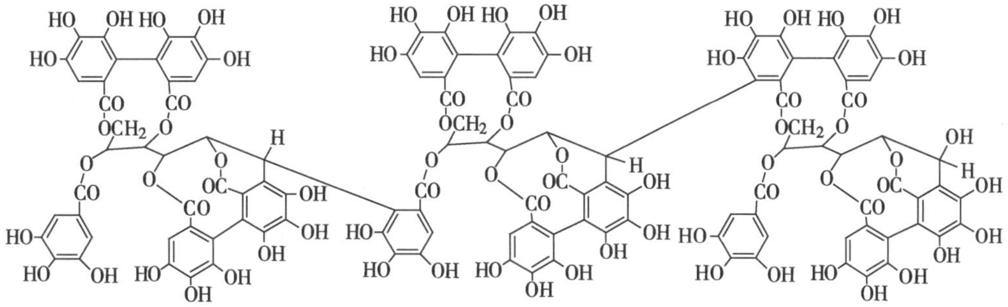

melasquanin D

(四) 咖啡鞣质(caffetannin)

咖啡鞣质是由奎尼酸(quinic acid)和若干个咖啡酸通过酯化反应缩合而成的一类缩酚酸类化合物,属于咖啡酰奎尼酸类(caffeoylquinic acid),咖啡酰奎尼酸根据分子中咖啡酸数目的不同可分单咖啡酰奎尼酸类、双咖啡酰奎尼酸类、三咖啡酰奎尼酸类和多咖啡酰奎尼酸类等。当分子中只含较少数个咖啡酸时,如单咖啡酰奎尼酸类,并不表现鞣质活性。如咖啡豆所含的多元酚类成分主要是绿原酸(chlorogenic acid),其无鞣质活性,但少量含有的 3,4-、3,5-、4,5- 二咖啡酰奎尼酸类的化合物则具鞣质活性。此类双咖啡酰奎尼酸类化合物多见于菊科植物。常见的咖啡酰奎尼酸类化合物见表 17-1。

表 17-1 常见的咖啡酰奎尼酸类化合物

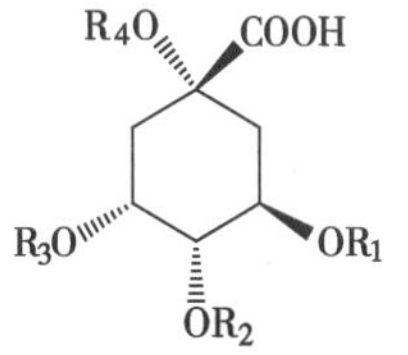

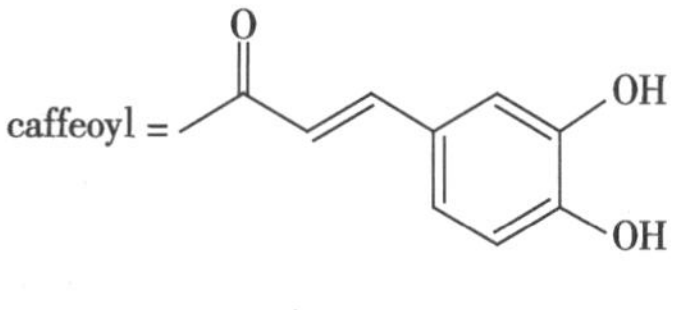

化合物	R_1	R_2	R_3	R_4
chlorogenic acid	caffeoyl	H	H	H
4-O-caffeoylquinic acid	H	caffeoyl	H	H
3,4-di-O-caffeoylquinic acid	caffeoyl	caffeoyl	H	H
3,5-di-O-caffeoylquinic acid	caffeoyl	H	caffeoyl	H
4,5-di-O-caffeoylquinic acid	H	caffeoyl	caffeoyl	H

续表

化合物	R₁	R₂	R₃	R₄
1,3-di-*O*-caffeoylquinic acid	caffeoyl	H	H	caffeoyl
1,3,5-di-O-caffeoylquinic acid	caffeoyl	H	caffeoyl	caffeoyl
3,4,5-di-O-caffeoylquinic acid	caffeoyl	caffeoyl	caffeoyl	H

二、缩合鞣质

缩合鞣质的基本结构由(+)儿茶素(catechin)、(-)表儿茶素(epicatechin)等黄烷-3-醇(flavan-3-ol)或黄烷-3,4-二醇类(flavan-3,4-diol)通过4,8-或4,6-位以C-C缩合而成的。因此也称黄烷类鞣质(flavonoid tannin)。此类鞣质用酸、碱、酶处理或久置均不能水解,但可缩合为高分子不溶于水的产物"鞣红"(tannin red;亦称鞣酐,phlobaphene)。缩合鞣质在植物界的分布比可水解鞣质广泛,天然鞣质大多属于此类。它们主要存在于植物的果实、种子及树皮等部位中,例如柿子、槟榔、钩藤、山茶、麻黄、翻白草、茶叶、大黄、肉桂等都含有缩合鞣质。缩合鞣质与空气接触,特别是在酶的影响下,很易氧化、脱水缩合形成暗棕色或红棕色的鞣红沉淀。

缩合鞣质由于缩合度大,结构内不同单体间4,8-及4,6-位结合可能同时存在,且C₃-OH部分又多数与没食子酰基结合,同时类似化合物往往同时存在于一种植物中,多数情况形成复杂的混合体,使得缩合鞣质的分离、精制和结构测定变得非常困难。

绝大多数缩合鞣质的结构中,黄烷醇相互之间以碳碳键相连接;个别以C-O醚键或双醚键连接;有的除C-C键外兼有醚键而成双倍的连接,或另具有酯键。C-C键连结的位置多为4,8位或4,6位;又如二儿茶素具有开裂的吡喃环等。因此缩合鞣质的结构是很复杂的。目前从中草药中分得的缩合鞣质主要有二聚体、三聚体及四聚体,例如原花青素(procyanidin)B-1为二聚体,原花青素B-5、A-2为三聚体,原花青素C-1为三聚体,从长节珠树皮中的parameritannin A-1和parameritannin A-2,均属于原花青素四聚体。此外,也有五聚体及六聚体等。

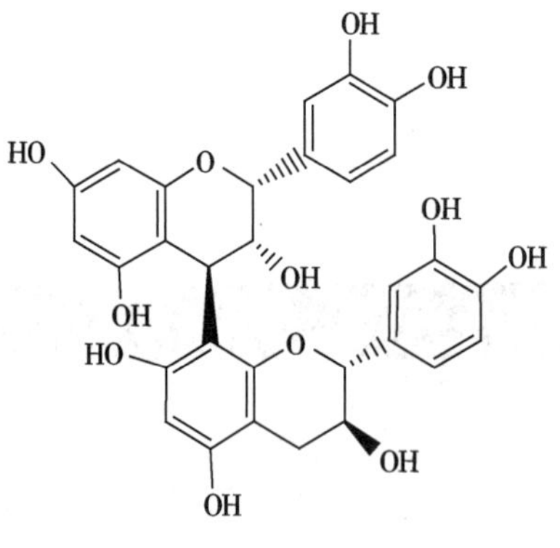

原花青素B-1

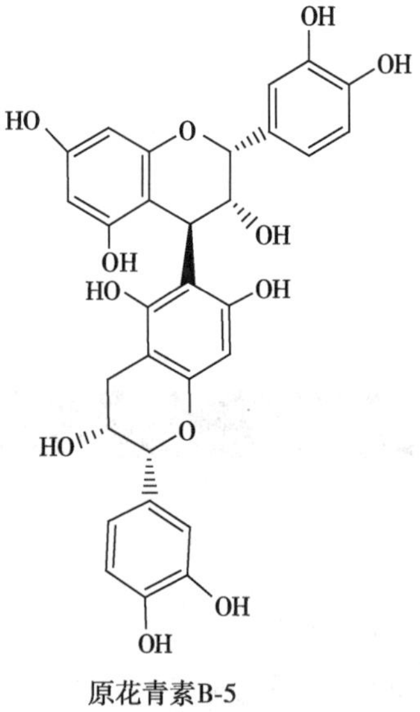

原花青素B-5

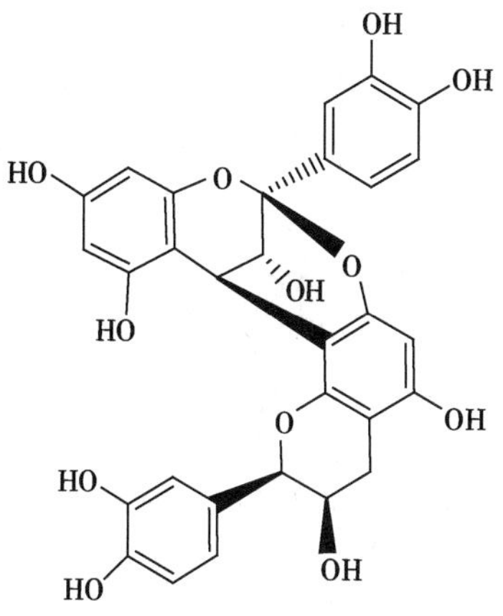

原花青素A-2

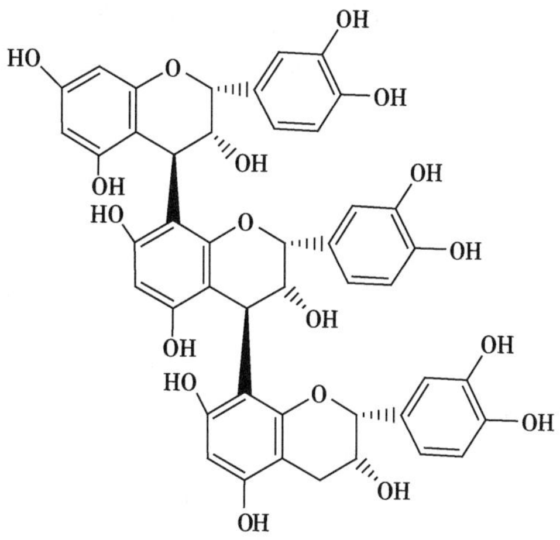

原花青素C-1

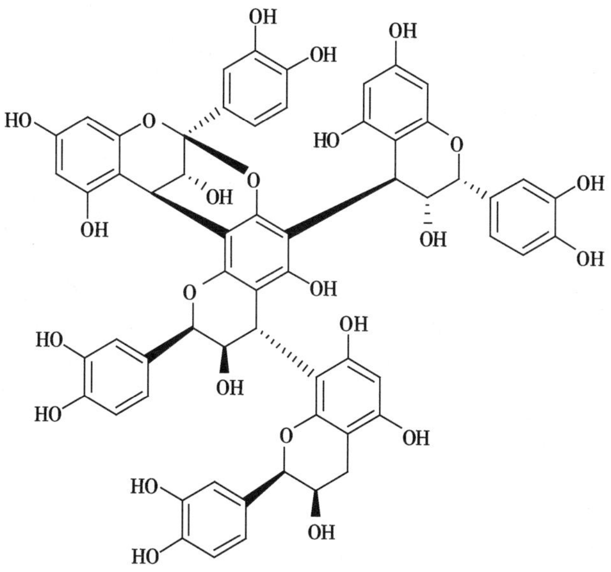

parameritannin A-1

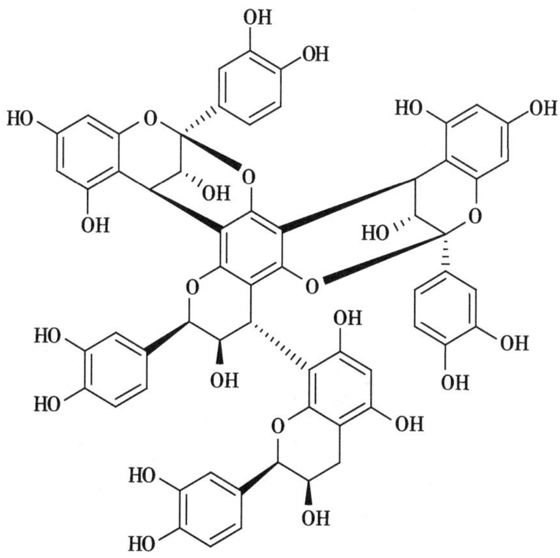

parameritannin A-2

从可可的极性部位中得到 4 个含糖基的缩合鞣质类新化合物:epicatechin 8-C-β-D-galactopyranoside(H) 结构中含有半乳糖,3T-*O*-arabinopyranosyl-ent-epicatechin-(2*a*→7,4*a*→8)-catechin(I)中含有阿拉伯糖,3T-*O*-a-L -arabinopyranosylcinnamtanninB$_1$(J)含有阿拉伯糖,3T-*O*-β-D-galactopyranosyl-cinnamtannin B$_1$(K)中含有半乳糖。

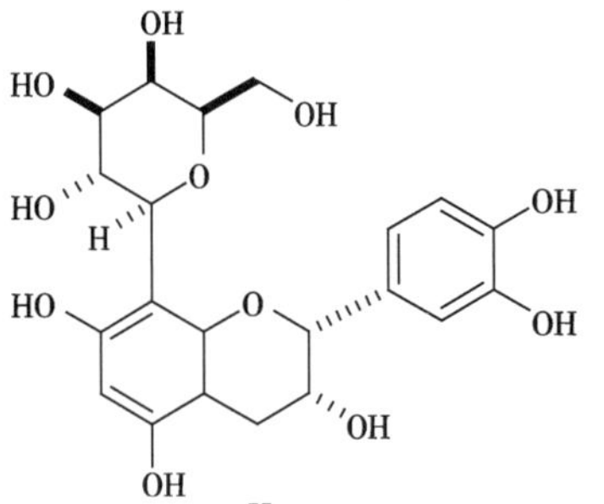

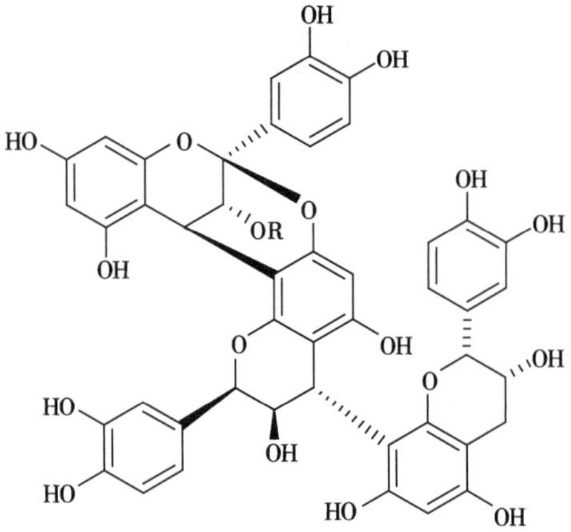

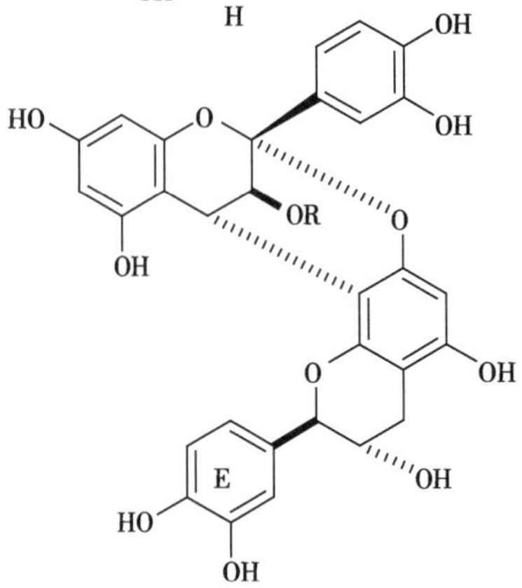

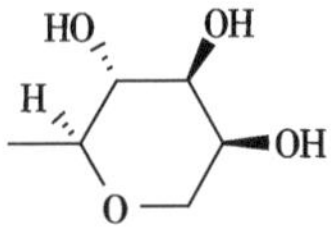

三、复合鞣质

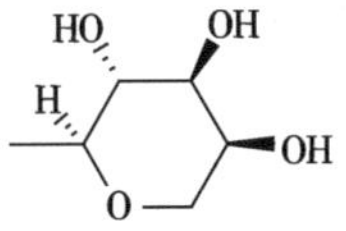

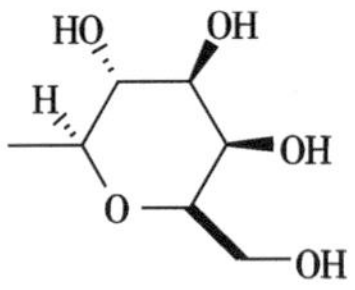

复合鞣质是由可水解鞣质部分与黄烷醇缩合而成的一类鞣质。它们的分子结构由逆没食子鞣质部分与黄烷醇部分结合组成,具有可水解鞣质与缩合鞣质的一切特征。例如,近年来陆续从山茶及番石榴属中分离出的山茶素 B(cameliatannin B)及番石榴素 A、C(guavins A、C)等。从 *Cowania mexicana* 的枝和叶中得到一个新的复合鞣质 cowaniin,该化合物是逆没食子鞣质二聚体与黄烷醇以碳苷形式相连形成的复合体。

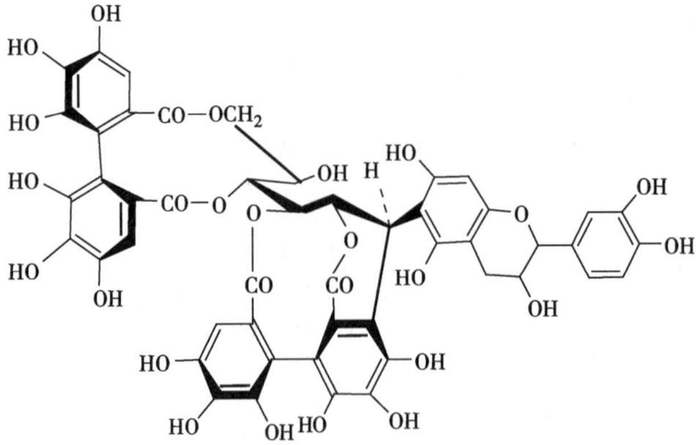

山茶素B

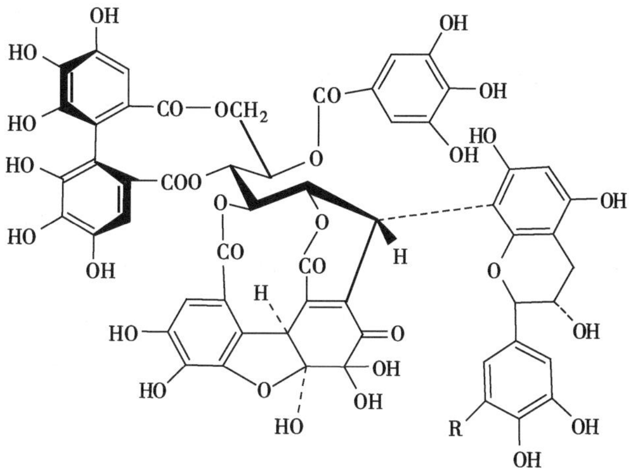

番石榴素A：R=H
番石榴素C：R=OH

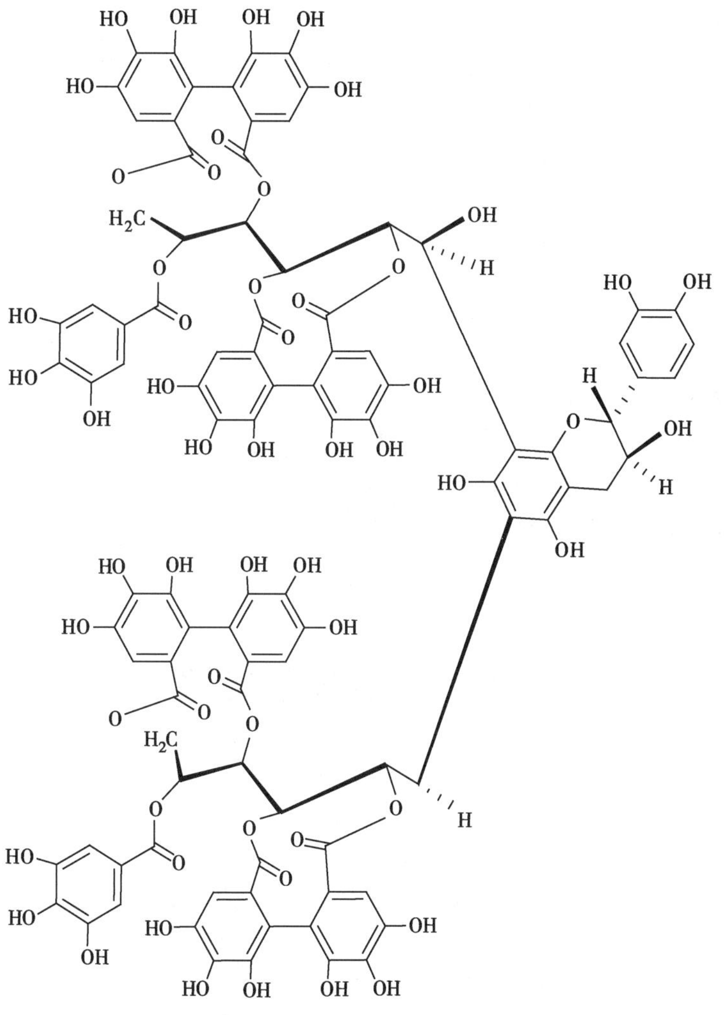

cowaniin

第三节　鞣质的理化性质

一、物理性质

鞣质除少数为结晶状（如老鹳草素）外，大多为灰白色无定形粉末，并多具有吸湿性。

鞣质极性较强，溶于水、甲醇、乙醇、丙酮，可溶于乙酸乙酯、丙酮和乙醇的混合液，难溶或不溶于乙醚、苯、三氯甲烷、石油醚及二硫化碳等。少量水存在能够增加鞣质在有机溶剂中的溶解度。

二、化学性质

（一）还原性

鞣质含有很多酚羟基，为强还原剂，很易被氧化，能还原斐林试剂。

（二）与蛋白质沉淀

鞣质能与蛋白质结合产生不溶于水的沉淀，能使明胶从水溶液中沉淀出来，能使生皮成革，这种性质可作为提纯、鉴别鞣质的一种方法。

（三）与重金属盐沉淀

鞣质的水溶液能与重金属盐，如乙酸铅、乙酸铜、氯化亚锡或碱土金属的氢氧化物溶液等作用，生成沉淀。在提取分离及除去鞣质时均可利用这一性质。

（四）与生物碱沉淀

鞣质的水溶液可与生物碱生成难溶或不溶的沉淀，故可用作生物碱沉淀试剂。在提取分离及除去鞣质时亦常利用这一性质。

（五）与三氯化铁的作用

鞣质的水溶液与 $FeCl_3$ 作用，产生蓝黑色或绿黑色反应或产生沉淀。蓝黑墨水的制造就以鞣质为原料。

（六）与铁氰化钾氨溶液的作用

鞣质与铁氰化钾氨溶液反应呈深红色，并很快变成棕色。

第四节　鞣质的检识

鞣质的定性检识反应很多，最基本的检识反应是使明胶溶液变混浊或生成沉淀。此外，鞣质的简易定性检识法见图 17-2。以丙酮 - 水（8∶2）浸提植物原料（0.1~0.5g），将提取物在薄层色谱上（硅胶 G 板上，多用三氯甲烷 - 丙酮 - 水 - 甲酸不同比例作展开剂）展开后，分别依次喷以三氯化铁及茴香醛 - 硫酸或三氯化铁 - 铁氰化钾（1∶1）溶液，根据薄层上的斑点颜色可初步判断化合物的类型。

鞣质由于分子量大，含酚羟基多，故薄层鉴定时一般需在展开剂中加入微量的酸，以抑制酚羟基的解离。在硅胶色谱中，常用的展开系统为苯 - 甲酸乙酯 - 甲酸（2∶7∶1）。

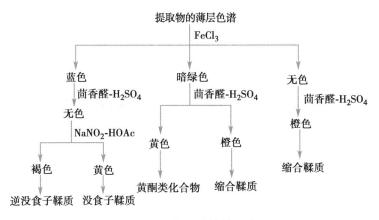

图 17-2 鞣质定性检识法

第五节 鞣质的提取分离

一、鞣质的提取

鞣质的稳定性差,提取鞣质要在选择合适溶剂的基础上,注意控制提取的温度和时间,力求快速、完全,以达到不破坏鞣质的目的。一般提取鞣质时,为防止鞣质在药材干燥或接触空气过程中发生变化,用于提取鞣质的中药原料最好用新鲜原料,且宜立即浸提,也可以用冷冻或浸泡在丙酮中的方法贮存。原料的干燥宜在尽可能短的时间内完成,以避免鞣质在水分、日光、氧气和酶的作用下变质,尤其是在研究鞣质及其有关化合物的生源关系时,应更加注意这一点。

组织破碎提取法是目前提取鞣质最常用的提取方法。经过粉碎的干燥原料或新鲜原料(茎叶类)可在高速搅碎机内加溶剂进行组织破碎提取,然后过滤得到浸提液。

提取鞣质时使用最普遍的溶剂是50%~70% 含水丙酮或 70% 乙醇,采用含水丙酮提取时,丙酮与水的比例视原料含水率而异。含水丙酮或乙醇对鞣质的溶解能力最强,能够打开中药组织内鞣质 - 蛋白质的连接链,使鞣质的提取率提高,提取液经减压浓缩,回收有机溶剂,得到鞣质的水溶液,见图 17-3。

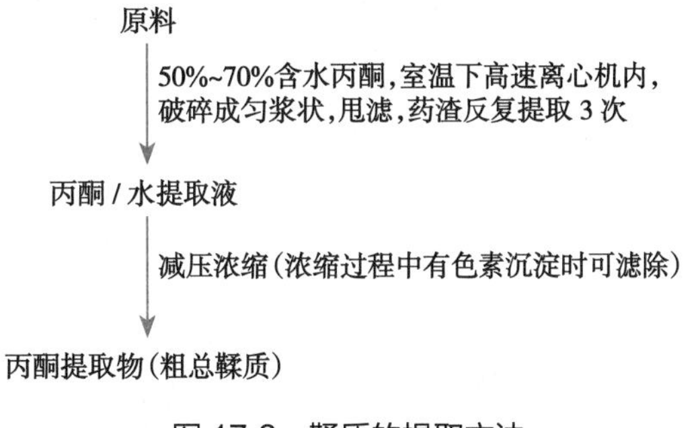

原料

$\downarrow$ 50%~70%含水丙酮,室温下高速离心机内,破碎成匀浆状,甩滤,药渣反复提取 3 次

丙酮 / 水提取液

$\downarrow$ 减压浓缩(浓缩过程中有色素沉淀时可滤除)

丙酮提取物(粗总鞣质)

图 17-3 鞣质的提取方法

二、鞣质的分离

经过上述步骤提取得到的粗总鞣质,仍为混合物,需要进一步分离、纯化,得到单体成分。由于鞣质是复杂的多元酚,分子量较大,极性强,且同一中药中的化学成分又常是由许多化学结构和理化性质十分接近的化合物组成的复杂混合物,难于分开;同时鞣质的化学性质比较活泼,在分离时可能发生氧化、缩合、水解等反应而改变原有结构等,因而鞣质的分离鉴定难度较大。随着各种色谱技术的发展及应用,尤其是高效色谱分离技术的应用,鞣质的研究有了迅速的发展。即使如此,鞣质的分离和纯化仍然是鞣质研究中十分费时而又困难

的工作。

鞣质的分离及纯化,经典方法主要有沉淀法、透析法及结晶法等,现在常用各种色谱法,尤其是制备液相色谱的应用。

1. 溶剂法　通常将含鞣质的水溶液先用乙醚等极性小的溶剂萃取,除去极性小的杂质,然后用乙酸乙酯提取,可得到较纯的鞣质。亦可将鞣质粗品溶于少量乙醇和乙酸乙酯中,逐渐加入乙醚,鞣质可沉淀析出。

2. 沉淀法　利用鞣质与蛋白质结合的性质,可从水溶液中分离鞣质。向含鞣质的水溶液中分批加入明胶溶液,滤取沉淀,用丙酮回流,鞣质溶于丙酮,蛋白质不溶于丙酮而析出,这也是将鞣质与非鞣质成分相互分离的常用方法。

3. 柱色谱法　柱色谱是目前制备纯鞣质及其有关化合物的最主要方法。普遍采用的固定相是 Diaion HP-20、Toyopearl HW-40、Sephadex LH-20 及 MCI Gel CHP-20。以水 - 甲醇、水 - 乙醇、水 - 丙酮为流动相(洗脱剂)。以上各种柱色谱在分离过程中主要是吸附色谱过程,分离效果较好,已经成为分离可水解鞣质及缩合鞣质的常规方法。

利用 Sephadex LH-20 柱对提取物进行初步分组的方法如下述流程所示(图 17-4)依次采用不同的流动相进行洗脱,可得到不同的组分。

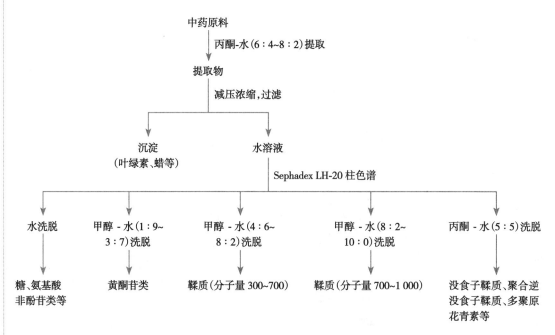

图 17-4　Sephadex LH-20 柱色谱法分离鞣质

在分离鞣质时,也经常采用多种柱色谱相结合的方法。组合使用的顺序一般为 Diaion HP-20、Toyopearl HW-40、MCI Gel CHP-20,因鞣质类成分在水中吸附力最强,故开始先用水冲洗,洗脱出一些多糖、多肽及蛋白质等水溶性杂质,然后依次用 10%、20%、30%、40%、…含水甲醇洗脱,最后用 70% 含水丙酮洗脱(图 17-5)。

4. 高效液相色谱法　HPLC 法对鞣质不仅具有良好的分离效果,而且还可以用于判断鞣质分子的大小、各组分的纯度及 α、β- 异构体等,具有简便、快速、准确、实用性强等优点。

正相 HPLC 采用的分离柱多为 Superspher Si 60 及 Zorbax SIL;检测波长为 280nm;流动相为环己烷 - 甲醇 - 四氢呋喃 - 甲酸(60：45：15：1,V/V)+ 草酸 500mg/1.2L;反相 HPLC 采用的分离柱多为 Lichrospher RP-18;检测波长为 280nm;温度 40℃;流动相为①0.01mol/L 磷

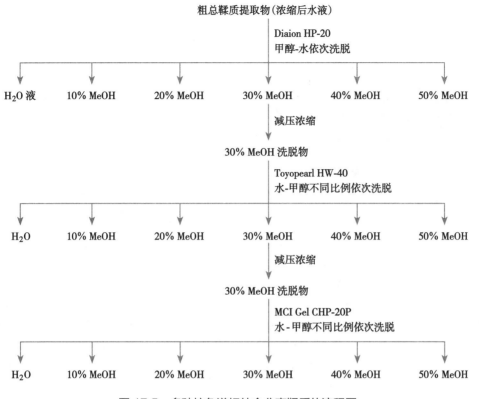

图 17-5 多种柱色谱相结合分离鞣质的流程图

酸 -0.01mol/L 磷酸二氢钾 - 乙酸乙酯(85∶10∶5),②0.01mol/L 磷酸 -0.01mol/L 磷酸二氢钾 - 乙腈(87∶10∶3)。

三、中药制剂生产中除去鞣质的方法

鞣质广泛分布于植物类药材,中药制剂中若含有鞣质,由于其性质不稳定,会导致制剂变色、混浊或沉淀,从而影响产品的质量,因此在很多中药制剂生产中,鞣质被视为杂质予以除掉。除去中药提取物中鞣质的方法有以下几种。

1. 冷热处理法 鞣质在水溶液中是一种胶体状态,高温可破坏胶体的稳定性,低温可使之沉淀。因此可先将药液蒸煮,然后冷冻放置,过滤,即可除去大部分鞣质。

2. 石灰法 利用鞣质与钙离子结合生成水不溶性沉淀,可在中药的水提液中加入氢氧化钙,使鞣质沉淀析出;或在中药原料中拌入石灰乳,使鞣质与钙离子结合生成水不溶物,使之与其他成分分离。

3. 铅盐法 在中药的水提取液中加入饱和的乙酸铅或碱式乙酸铅溶液,可使鞣质沉淀而被除去,然后按常规方法除去滤液中过剩的铅盐即可。

4. 明胶法 在中药的水提取液中,加入适量 4% 明胶溶液,使鞣质沉淀完全,滤除沉淀,滤液减压浓缩至小体积,再加入 3~5 倍量的乙醇,以沉淀过剩的明胶。

5. 聚酰胺吸附法 将中药的水提液通过聚酰胺柱,鞣质与聚酰胺以氢键结合而牢牢吸附在聚酰胺柱上,80% 乙醇溶液亦难以洗脱,而中药中其他成分大部分可被 80% 乙醇溶液洗脱下来,从而达到除去鞣质的目的。

6. 溶剂法 利用鞣质与碱成盐后难溶于醇的性质,在乙醇溶液中用 40% 氢氧化钠溶液调至 pH 9~10,可使鞣质沉淀,再过滤除去。

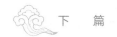

篇

第六节　鞣质的波谱特征

对鞣质的结构解析,以往工作主要集中在可水解鞣质方面,可以用酸使可水解鞣质完全水解或用水或酶使之部分水解,或用硫酸降解法等使之转化为较为简单的结构进行。随着现代波谱技术的发展,多种波谱方法特别是 NMR 谱成为鞣质解析的最有效方法。

一、核磁共振氢谱

(一) 可水解鞣质

通过制备甲基化衍生物后再测定。核磁共振氢谱(^{1}H-NMR)中甲氧基的数目,可测定出酚羟基的数目;根据 ^{1}H-NMR 中糖上端基 H 的数目可以判断糖的个数;根据偶合关系可以找出各组糖上的氢;根据芳香氢数目及化学位移,可以判断其芳核的取代情况。此外根据 ^{1}H-^{1}H COSY 的测定,可以确定各氢间的关系。

鞣质中的糖部分主要为葡萄糖。它以 $^4C_1$ 型或 $^1C_4$ 型两种形式存在。其中 $^4C_1$ 型最为多见。$^1C_4$ 型因羟基均为直立键,不稳定,若被酰化后,羟基被固定可存在于中药中,如老鹳草素等。上述两种构型的葡萄糖中,其 C_1-OH 有 α、β 两种构型存在,一般以 β 型多见。对完全未取代的葡萄糖来讲,其糖基上的各个氢较难区分。但对鞣质类来讲,因糖上各个羟基被酰化,所以各个氢都分开,并显著向低场位移。

(二) 缩合鞣质

在原花色素类缩合鞣质的结构解析中,可应用 ^{1}H-NMR 判断此类缩合鞣质的类型。如用于区分 A- 型或者 B- 型原花色素类的缩合鞣质。B- 型的原花色素类(二聚体以上)由于结构中存在对映结构,会导致 ^{1}H-NMR 峰裂分不明显,多数质子峰以宽单峰(brs)出现,低场的芳香质子信号会重叠在一起,较难辨认。但是,A- 型的原花色素类(二聚体以上)的 ^{1}H-NMR 裂分较为明显,在 δ3.10~4.20 会出现来源于 H-3,H-4 的两个双峰信号,偶合常数一般是 3.5Hz,另外在低场 δ5.80~6.20 会出现 H-6,H-8 的质子信号,根据峰偶合情况和峰个数,可以确定原花色素的聚合个数。

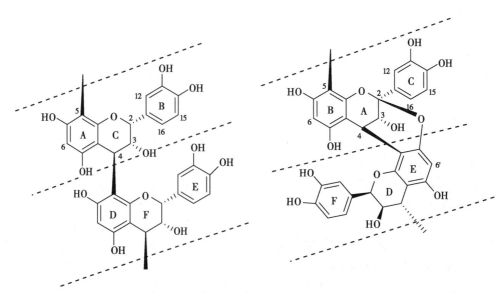

A-型和B-型原花色素类的缩合鞣质结构

二、核磁共振碳谱

(一)可水解鞣质

核磁共振碳谱(^{13}C-NMR)可判断可水解鞣质中没食子酰基(G)、六羟基联苯二甲酰基(HHDP)的数目、酰化位置及糖基的构型。一般来说,对于^{4}C$_1$的葡萄糖基,某个碳原子上的羟基被酰化时,该碳原子的δ增加0.2~1.2,而相邻碳原子的δ降低1.4~2.8。例如:4、6位被酰化时,C-4、C-6的δ增加,C-3、C-5的δ降低。

(二)缩合鞣质

对于原花色素类的缩合鞣质,一般来说^{13}C-NMR中高场区δ25~40碳的个数可以直接判断缩合鞣质的聚合个数;高场C-2、C-3、C-4的δ值可以判断原花色素的连接方式(A-型或B-型)和2,3位的相对构型,B-型连接时2,3位为顺式结构时,C-2的化学位移(δ)一般在76.5~80.5之间,2,3位为反式结构时,C-2的化学位移向低场移动至δ82.0~83.5;A-型连接时C-2的化学位移向低场移动至δ100.0左右。

三、其他核磁共振谱

随着HSQC及HMBC等二维核磁共振技术的应用,鞣质化学结构的判断更为方便、准确。通过前者测定,可以知道结构中C与H的关系,测定后者可以了解相距2个或3个键以上的C与H间的偶合,从而确定它们之间的相对位置。目前已经有了大量的关于鞣质及其有关化合物^{1}H-NMR及^{13}C-NMR的图谱可以利用,使鞣质结构的解析变得大为方便。

第七节 鞣质的研究实例

老鹳草中的鞣质类成分

中药老鹳草为牻牛儿苗科植物牻牛儿苗(*Erodium stephanianum* Willd.)、老鹳草(*G.wilfordii* Maxim.)或野老鹳草(*G.carolinianum* L.)的干燥地上部分,前者习称"长嘴老鹳草",后两者习称"短嘴老鹳草"。除以上3种药典收载品种外,还有尼泊尔老鹳草(*G.eraniumnepalense* Sweey)、块根老鹳草(*G.dahuricum* DC.)、鼠掌老鹳草(*G.sibiricum.*)、中华老鹳草(*G.sinenes* R.Genth)、齿老鹳草(*G.wilfordii*)、毛蕊老鹳草(*G.riostemon* Fiseh.ex.DC)、具腺老鹳草(*G.ilfordii* Maxim var. glandulosum Z.M.Tan)、绒背老鹳草(*G.vlassorianum* Fisch.ex.Lind L.)和原产于日本的童氏老鹳草(*G.thunbergrii* Sieb.et Zucc.)。老鹳草性温,味辛、苦、平,归肝、肾、脾经,具有祛风湿、活血通络、解毒止痢的功效,用于风湿痹痛、麻木拘挛、筋骨酸痛、泄泻痢疾。现代药理研究表明,老鹳草总鞣质有抗菌、抗炎、抑制免疫、镇痛、保护肝损伤、抑制诱变、止泻和止血作用,老鹳草素及其水解产物是抗氧化的主要成分。

化学成分类型

老鹳草中富含鞣质,其许多药理活性与鞣质密切相关(图17-6)。除鞣质外,老鹳草还含有黄酮、有机酸、挥发油和其他类型的化学成分。老鹳草素(geraniin)是日本学者于1976年从老鹳草中分得的第一个鞣质类成分,后续的研究者发现该化合物广泛分布于牻牛儿苗科的老鹳草属和大戟科的叶下珠属植物中,集中分布于植物的叶中(平均含量为10%)且随季节发生变化,远高于茎中的含量(1%),该化合物具有抗氧化、抗肿瘤、抗菌、抗病毒以及免疫抑制等作用。老鹳草素易水解,在提取分离时可分解为没食子酸、六羟基联苯二甲酸、鞣花

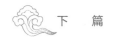

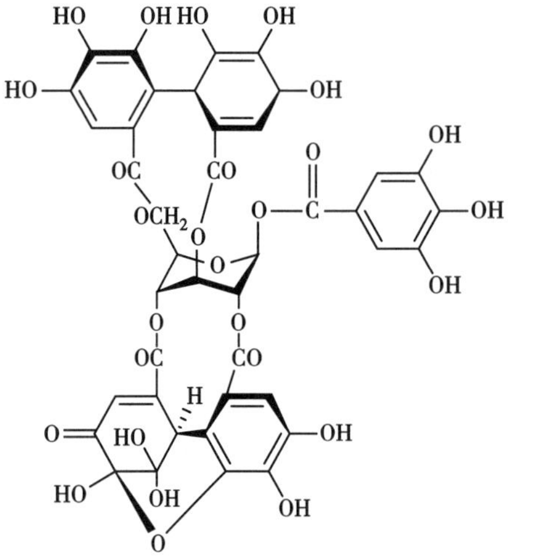

老鹳草素

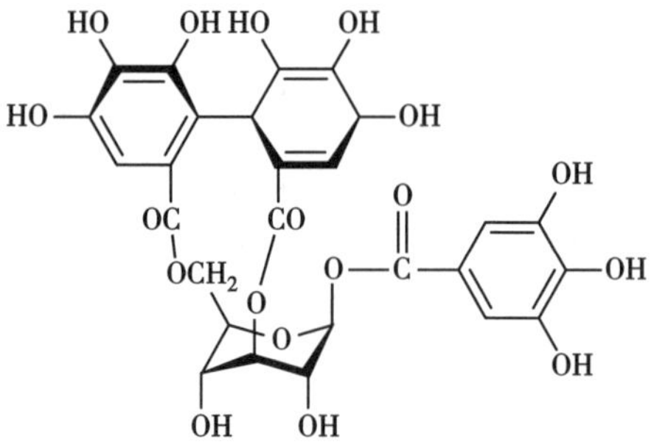

柯里拉京

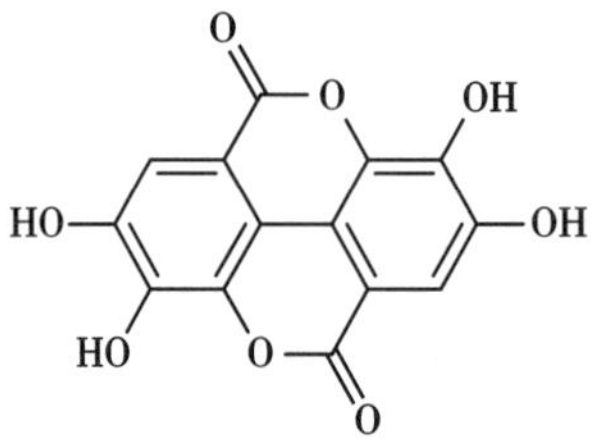

鞣花酸

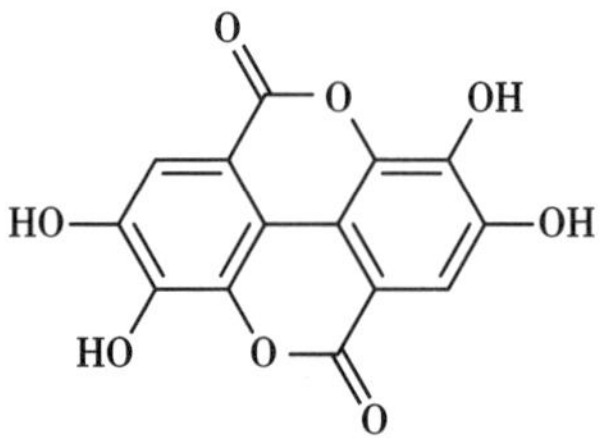

R=H 云实素（短叶苏木酚）
R=COOH 云实酸
R=COOCH₂CH 短叶苏木酚酸乙酯

图 17-6　老鹳草中的鞣质类成分

酸、柯里拉京、云实酸、云实素(短叶苏木酚)等化合物。此外,老鹳草中还含有脱氢老鹳草素、furosinin、furosin、elaeocarpusin、1,3- 双 -*O*- 双倍酚 -2-*O*- 酰 -4,6-(六羟基二苯)-*β*-D- 葡萄糖、儿茶素等多种鞣质或其结构单元。

　　老鹳草中鞣质的提取分离方法:老鹳草(*G.wilfordii* Maxim.)采用75%乙醇水回流提取(图17-7),提取物依次用石油醚和乙酸乙酯萃取,乙酸乙酯部位采用硅胶柱色谱分段,所得各流分再经凝胶柱色谱、制备 HPLC 等方法,得到了 *β*- 谷甾醇、柯里拉京、1,2,3,6- 四 -*O*- 没食子酰基 -*β*-D- 葡萄糖、短叶苏木酚、原儿茶酸、没食子酸、对羟基苯甲酸、*β*- 胡萝卜苷、槲皮素、1,3,6- 三 -*O*- 没食子酰基 -*β*-D- 葡萄糖等 10 个化合物。

　　没食子酸的鉴定:无色针晶(甲醇),m.p.231~233℃。¹H-NMR(DMSO-d_6,500MHz)δ:12.03(1H,s)为—COOH 信号,9.45(2H,s,3、5-OH)和8.48(1H,s,4-OH)为 2 个酚羟基信号,7.16(2H,s,H-2、6)提示有 1 个对称取代的苯环;¹³C-NMR(125MHz,DMSO-d_6)显示没食子酸中 7 个碳信号:δ167.7(C-7),146.1(C-3、5),138.7(C-4),122.2(C-1),110.3(C-2、6)。

　　1,3,6- 三 -*O*- 没食子酰 -*β*-D- 葡萄糖(1,3,6-tetra-*O*-galloyl-*β*-D-glucose) 的鉴定:白色无定形粉末(甲醇),m.p.213~215℃。Molish 反应呈阳性。ESI-MS *m/z*:635［M–H］⁻。¹H-NMR(CD₃OD,400MHz)δ(图 17-8):7.14(2H,s)、7.09(2H,s) 和 7.06(2H,s) 提示有 3 个galloyl,δ5.8~3.2 范围内出现一个葡萄糖的 7 个质子信号,其中 5.77(1H,d) 为糖端基氢信号,偶合常数 8.3Hz 说明葡萄糖为 *β* 构型,5.22(1H,t,*J*=9.6Hz,H-3),4.43(1H,d,*J*=10.7Hz,H-6a),4.21(1H,dd,*J*=12.4Hz、4.6Hz,H-6b),4.05(1H,m,H-5),3.83(1H,t,*J*=9.3Hz,H-2),3.64(1H,t,

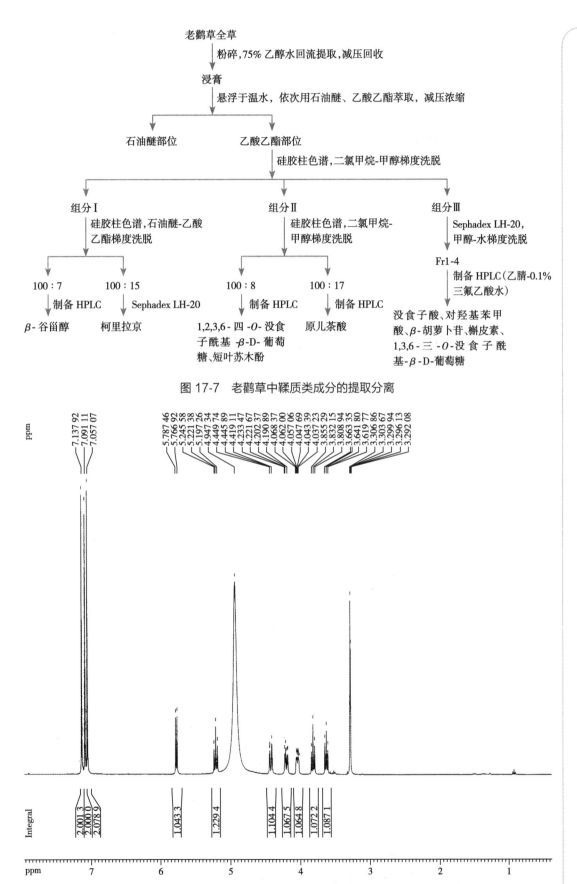

图 17-7　老鹳草中鞣质类成分的提取分离

图 17-8　1,3,6-三-*O*-没食子酰基-*β*-D-葡萄糖的 ¹H-NMR（CD₃OD）

J=8.7Hz,H-4);葡萄糖 6-H δ4.43、4.21,提示 6 位羟基被酰化。^{13}C-NMR(DMSO-d_6,125MHz)
δ(图 17-9):166.5、165.9 和 164.8 有 3 个羰基碳信号,147~110 有 4 组碳信号,每组包含 3 个
化学位移接近的碳信号,提示有 3 个 galloyl;93.5(Glc-1),76.0(Glc-5),74.3(Glc-3),74.3(Glc-2),
71.8(Glc-4),63.5(Glc-6)是一组葡萄糖碳信号,端基碳向高场位移至 δ95.8,说明葡萄糖 C-1
被酰化;葡萄糖 3-C 向高场位移至 δ74.4,提示 3-OH 被酰化。故确定结构为 1,3,6- 三 -O-
没食子酰基 -β-D- 葡萄糖。

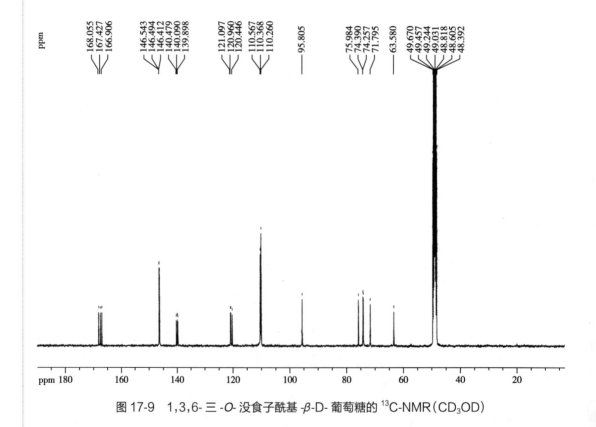

1,3,6-三-O-没食子酰基-β-D-葡萄糖

图 17-9　1,3,6- 三 -O- 没食子酰基 -β-D- 葡萄糖的 ^{13}C-NMR(CD$_3$OD)

1-O- 没食子酰基 -2,3-HHDP-α-D- 葡萄糖(1-O-galloyl-2,3-HHDP-α-D-glucose)的鉴定:
白色无定形粉末(甲醇),m.p.216~219℃。ESI-MS m/z:633.2［M–H］$^-$。^{1}H-NMR(CD$_3$OD,
500MHz)δ(图 17-10):7.04(2H,s)提示有 1 个 galloyl,6.68(1H,s)和 6.65(1H,s)提示 1 个

HHDP 的存在,6.36(1H,d,*J*=1.7Hz)为 1 个葡萄糖的端基质子,由偶合常数 *J*=1.7Hz 确定葡萄糖的构型分别为 α 型,δ5.0~3.9 范围内出现 6 个氢信号,为葡萄糖的其他质子:4.94(1H,t,*J*=10.9Hz),4.79(1H,s),4.50(1H,m),4.15(1H,dd,*J*=11.0Hz、8.0Hz),3.98(1H,d,*J*=1.2Hz),3.30(1H,m);此外,2 个葡萄糖的 6 位质子 δ4.94(t),4.15(dd)的 Δδ 在 1.6 以下,说明 2 个葡萄糖的 4、6 位未被 HHDP 基所取代,因此,HHDP 基取代在 2,3 位。^{13}C-NMR(125MHz,CD$_3$OD)δ(图 17-11):在 171~108 出现 1 个 HHDP 和 1 个 galloyl 的 19 个碳信号,94.9、76.0、71.4、69.3 和 62.3 为一组葡萄糖的碳信号,端基碳信号(δ94.9)偏高场也证明 C-1 被酰化。故确定结构为 1-*O*- 没食子酰基 -2,3-HHDP-α-D- 葡萄糖。

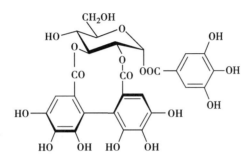

1-*O*-没食子酰基-2,3-HHDP-α-D-葡萄糖

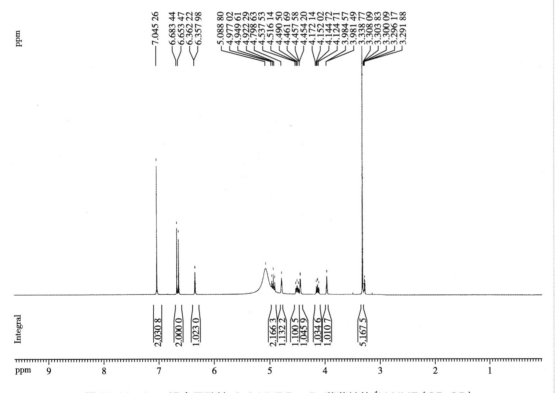

图 17-10　1-*O*- 没食子酰基 -2,3-HHDP-α-D- 葡萄糖的 ^{1}H-NMR(CD$_3$OD)

笔记栏

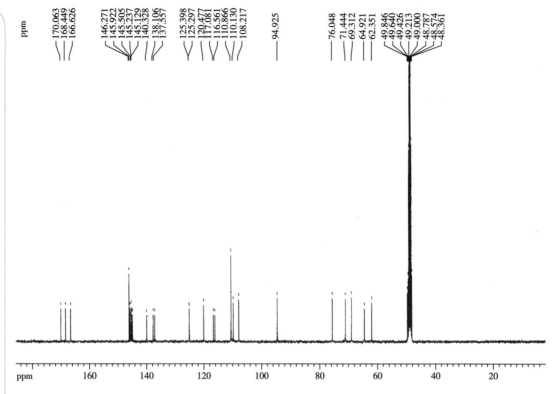

图 17-11　1-*O*-没食子酰基 -2,3-HHDP-*α*-D- 葡萄糖的 ^{13}C-NMR（CD$_3$OD）

学习小结

1. 学习内容

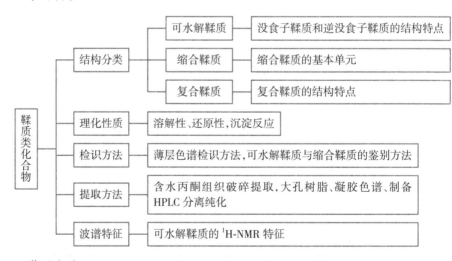

2. 学习方法

（1）学习鞣质的分类，首先应掌握鞣质的结构特点和分类依据。

（2）鞣质的检识、提取分离均是依据其理化性质而开展的，因此掌握鞣质的理化性质是学习其鉴定方法和提取分离方法的前提。

（王彦志）

复习思考题

1. 鞣质的定义是什么？

2. 鞣质的生物合成途径是什么？

3. 可水解鞣质、缩合鞣质及复合鞣质的定义是什么？

4. 鞣质又分为哪些结构类型？

5. 鞣质有哪些化学性质及应用？

6. 生活中有哪些与鞣质相关的实例？

7. 哪些中药富含鞣质？

8. 请思考为什么在中药制剂生产中除去鞣质。

9. 请思考在鞣质分离提纯的过程中有哪些难点。

10. 目前有哪些方法常用于鞣质分离提纯？

11. 目前有哪些方法常用于鞣质的化学结构鉴定？

12. 在 ^{1}H-NMR 解析可水解鞣质中，糖的端基氢（C_1-H）信号在哪个范围？可根据该信号得到哪些信息？

扫一扫，
测一测

第十八章

其 他 成 分

学习目标

学习脂肪酸、有机含硫化合物、脑苷类化合物、萜类化合物、聚炔类化合物、氨基酸、环肽、蛋白质和酶的概念、理化性质、检识方法和代表中药,以及矿物药概况,进一步了解中药中复杂的化学成分,为学习中药中有效成分的制备方法奠定基础。

第一节 脂 肪 酸

一、概述

脂肪酸是脂肪族中含有羧基的一类化合物。此类化合物广泛分布于动植物中。脂肪酸在生物体内几乎均以酯的形式存在。脂肪酸类成分也是中药中一类有效成分,具有很多重要的用途。但是,人们在相当长的时间里对脂肪酸类成分却没有给予足够的重视。此外,中药也有很多生物活性物质是由各种脂肪酸通过生物合成而得到的,例如花生四烯酸转化而成的前列腺素类成分具有非常强的多方面生物活性,使其与其他花生四烯酸类代谢产物一起成为新药开发的重要目标。

二、脂肪酸的结构与分类

(一)饱和脂肪酸

特点为分子中没有双键。如分子中含 16 个碳的棕榈酸和含 18 个碳的硬脂酸广泛分布于动植物中。饱和脂肪酸能促进人体对胆固醇的吸收,使血中胆固醇含量升高,两者易结合并沉积于血管壁,是血管硬化的主要原因。

棕榈酸(16:0):CH_3-$(CH_2)_{14}$-COOH

硬脂酸(18:0):CH_3-$(CH_2)_{16}$-COOH

(二)不饱和脂肪酸

根据不饱和脂肪酸分子中双键数目的不同,不饱和脂肪酸可分为单不饱和脂肪酸和多不饱和脂肪酸。

1. 单不饱和脂肪酸分子中有 1 个双键。如 16 个碳的棕榈油酸和 18 个碳的油酸。陆地动物细胞不能合成更多的脂肪酸双键,故脂肪中含有单不饱和脂肪酸。单不饱和脂肪酸对人体胆固醇代谢影响不大。

棕榈油酸(16:1):CH_3-$(CH_2)_5$-CH=CH-$(CH_2)_7$-COOH

油酸 (18:1): $CH_3-(CH_2)_7-CH=CH-(CH_2)_7-COOH$

2. 多不饱和脂肪酸分子中有 2 个以上双键,双键的数目多为 2~7 个,含 2 个或 3 个双键的脂肪酸多分布于植物油脂中;4 个以上双键的多不饱和脂肪酸主要存在于海洋动物的脂肪中。多不饱和脂肪酸主要包括亚油酸、α- 亚麻酸、γ- 亚麻酸、花生四烯酸、二十二碳六烯酸(DHA)和二十碳五烯酸(EPA)等。多不饱和脂肪酸在人体中易于乳化、输送和代谢,不易在动脉壁上沉淀,有良好的降血脂作用。人脑细胞脂质中有 10% 是 DHA,DHA 很容易通过大脑屏障进入脑细胞,因此 DHA 对脑细胞的形成和生长起着重要的作用,对提高记忆力、延缓大脑衰老有积极的作用。DHA 和 EPA 主要存在于鱼油中,尤其是深海冷水鱼油中含量较高。由于人体能利用糖和蛋白质合成饱和脂肪酸及单不饱和脂肪酸,但人体不能合成亚油酸和 α- 亚麻酸,因此这两种脂肪酸必须从食物或药物中摄取。亚油酸在人体内可转化为花生四烯酸和 γ- 亚麻酸,花生四烯酸是前列腺素的前体物质,前列腺素具有较广泛的调节机体代谢的重要作用。α- 亚麻酸通过脱氢酶和碳链延长酶的催化作用,最后合成 EPA 和 DHA,所以亚油酸和 α- 亚麻酸被称为人体必需脂肪酸。紫苏子油是从唇形科药用植物紫苏的种子中获得,是一种高不饱和度的天然油脂,所含主要成分为 α- 亚麻酸,含量高达 50%~70%,是目前所发现的所有天然植物油中 α- 亚麻酸含量最高的。

亚油酸 (18:2): $CH_3-(CH_2)_4-(CH=CH-CH_2)_2-(CH_2)_6-COOH$

α- 亚麻酸 (18:3): $CH_3-CH_2-(CH=CH-CH_2)_3-(CH_2)_6-COOH$

γ- 亚麻酸 (18:3): $CH_3-(CH_2)_4-(CH=CH-CH_2)_3-(CH_2)_3-COOH$

花生四烯酸 (20:4): $CH_3-(CH_2)_4-(CH=CH-CH_2)_4-(CH_2)_2-COOH$

二十碳五烯酸 (20:5): $CH_3-CH_2-(CH=CH-CH_2)_5-(CH_2)_2-COOH$

二十二碳六烯酸 (22:6): $CH_3-CH_2-(CH=CH-CH_2)_6-CH_2-COOH$

三、脂肪酸的理化性质

(一)溶解性

脂肪酸不溶于水,溶于乙醚、己烷、苯、三氯甲烷、热乙醇等有机溶剂,可溶于冷氢氧化钠溶液。脂肪酸的钠、钾、铵盐可溶于水,难溶于有机溶剂。

(二)酸性

脂肪酸含羧基,其酸性较盐酸和硫酸等无机酸弱,但比碳酸强,可与碱结合生成羧酸盐。

(三)羟基的置换反应

羧基中的羟基可被卤素、烷氧基、酰氧基、氨基等置换,分别生成酰卤、酯、酸酐和酰胺等羧酸衍生物。

(四)酸败

脂肪酸在空气中置久,会产生难闻的气味,这种变化称酸败。酸败由空气中氧、水分或霉菌引起。

(五)显色反应

脂肪酸特别是一些不饱和脂肪酸,可与某些试剂产生颜色反应。常见的显色反应主要有:

1. 碘酸钾 - 碘化钾试验　取 5mg 样品(或样品的饱和溶液 2 滴)加 2% 碘化钾溶液及 4% 碘酸钾溶液各 2 滴,加塞,沸水浴加热 1 分钟。冷却,加 0.1% 淀粉溶液 1~4 滴,呈蓝色。

2. 溴的四氯化碳试验　样品的四氯化碳溶液加 2% 溴的四氯化碳溶液 2 滴,振摇,溶液退色。

3. 高锰酸钾试验　样品的丙酮溶液加 1% 高锰酸钾溶液 2 滴,振摇,溶液退色。

4. 溴 - 麝香草酚蓝试验　样品溶液加溴 - 麝香草酚蓝试液,呈蓝色。

第二节　有机含硫化合物

硫是所有生物必需的元素,在机体内具有诸多重要的作用。如从氨基酸、维生素、辅酶 A,到由含硫氨基酸组成的多肽及蛋白质等一次代谢产物中,硫都扮演着重要的角色。但是,本节主要介绍一些中药中含硫的二次代谢产物。这些产物在中药中分布虽不甚多,但却具有一定的生物活性。

1. 芥子苷　芥子苷是一类主要分布于十字花科植物中的以硫原子为苷键原子的葡萄糖苷类化合物,也是存在于自然界中的 S- 苷的典型代表,已发现的芥子苷达 70 余种。芥子苷具有较强的抗菌作用、抗霉菌作用及杀虫等作用。芥子苷的化学结构可用以下通式表示。芥子苷在植物体内通常以钾盐的形式存在,但有时也以钠盐、铵盐的形式存在。黑芥子中的黑芥子苷是钾盐,白芥子中的白芥子苷除钾盐外,还曾得到过由芥子碱组成的季铵盐。

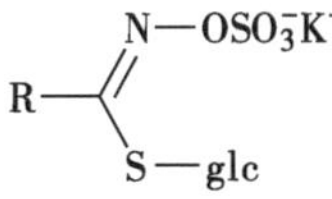

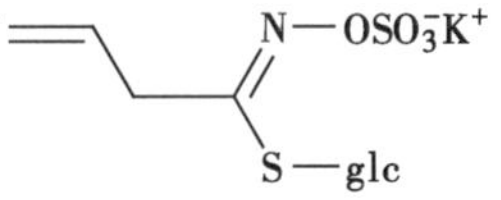

芥子苷通式黑芥子苷

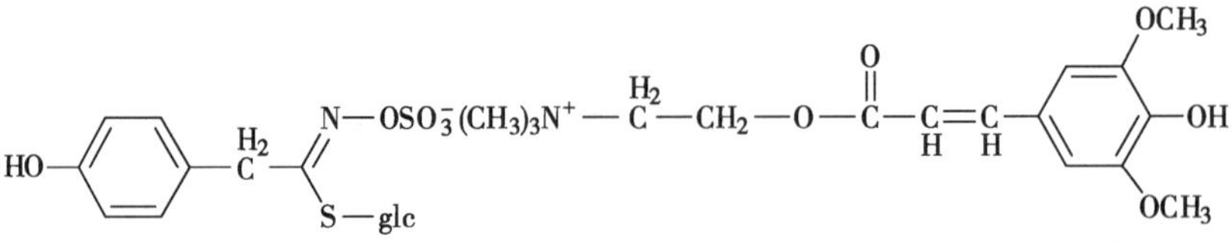

白芥子苷

芥子苷在中性条件下,以芥子苷酶进行水解,先生成葡萄糖和硫代羟肟酸,后者经转位最后产生异硫氰酸酯。白芥子或黑芥子的粉末加温水闷润一定时间后,会发出强烈的辛辣味,此系白芥子或黑芥子中的芥子苷受其共存的芥子苷酶的作用而生成异硫氰酸酯之故。

2. 大蒜辣素和大蒜新素　大蒜为百合科植物蒜的地下鳞茎,作为药用已有悠久历史。大蒜具有行滞气、暖脾胃、消癥积、解毒、杀虫的功效。大蒜中分得的大蒜辣素为二烯丙基硫代亚磺酸酯,系由大蒜中蒜氨酸在蒜氨酸酶的作用下生成的,虽稀释至 1:(85 000~125 000),仍可抑制葡萄球菌、链球菌、伤寒杆菌、副伤寒杆菌、霍乱弧菌、大肠杆菌、白喉杆菌、肺炎球菌、炭疽杆菌等革兰氏阳性及阴性细菌,但其性质不稳定,易分解失去活性。

大蒜新素是从大蒜挥发油中得到一种性质稳定的新抗菌成分,为淡黄色油状液体,相对密度 1.085,折射率 1.580(20℃)。药理实验证明,大蒜新素具有抗病原微生物、抗肿瘤、降血脂、清除自由基及保护肝、胃等作用,为大蒜的有效成分,现已人工合成并用于临床。

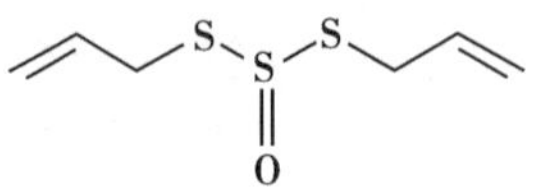

大蒜辣素 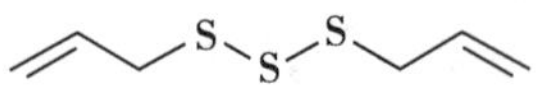　　　　　大蒜新素

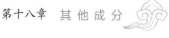

第三节　脑苷类化合物

脑苷类化合物(cerebrosides)是神经鞘脂类的一种,是由神经酰胺和糖苷键连接而成的化合物总称。糖基可以是 1 个至若干个。脑苷类化合物广泛分布于动物界,植物中也有分布,特别是中枢神经系统、肝、脾和血细胞中,是动、植物组织细胞膜的结构成分之一,脑中含量最多,约占脑中脂类 15%,肺、肾次之,肝、脾及血清中也含有。作为膜抗原和病毒、细菌及其毒素的受体,脑苷在细胞识别、细胞黏合、调节细胞免疫、决定血型等方面起着非常重要的作用。脑苷具有抗肿瘤、抗病毒、抗肝毒、免疫调节等作用。脑苷类化合物最早发现于 20 世纪 70 年代初,但直到 70 年代中期才有人报道这类化合物的结构。随着现代分离纯化技术和光谱技术的发展,以及其重要的生理活性,脑苷类化合物越来越受到国内外学者的重视。

脑苷类化合物由神经酰胺和糖苷键组成。神经酰胺是由长链脂肪酸中羧基与神经鞘氨醇(又称长链碱)的氨基经脱水以酰氨键相连形成的一类酰胺类化合物。神经鞘氨醇为长链多羟基脂肪胺(简称长链碱),其极性末端为 1,3- 二羟基 -2- 氨基或 1,3,4- 三羟基 -2- 氨基取代;天然存在的长链碱部分链长为 12~22 个碳,以 18 个碳居多。天然鞘氨醇已发现有 60 种。长链脂肪酸部分(简称长链酸)有的 α 位有羟基取代。2 条长链上可能有双键存在。

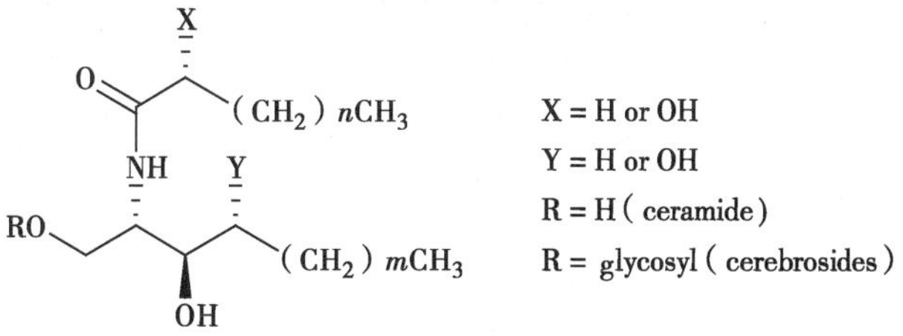

$$X = H \text{ or } OH$$
$$Y = H \text{ or } OH$$
$$R = H \text{ (ceramide)}$$
$$R = glycosyl \text{ (cerebrosides)}$$

神经鞘苷的糖链连在神经酰胺的 1 位羟基上,糖的种类有半乳糖、葡萄糖、甘露糖、果糖、乳糖、葡萄糖胺、葡糖醛酸等。糖上的羟基有的形成亚硫酸酯、乙酸酯、磷酸酯、胆碱磷酸酯、氨基乙基磷酸酯等,或被甲氧基、长链脂肪半缩醛基取代。天然的神经鞘苷和神经酰胺多以同系物的混合物存在。

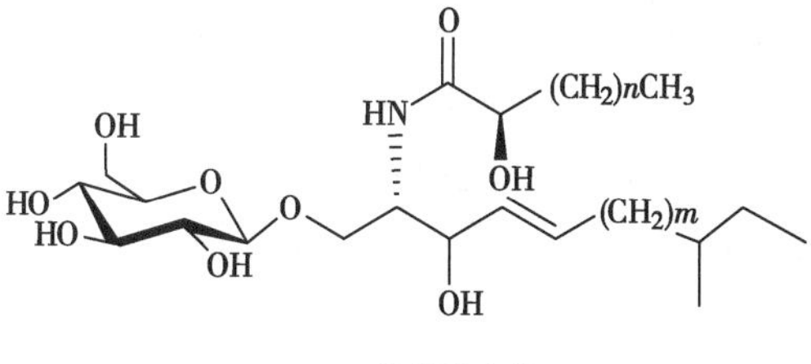

葡萄糖脑苷

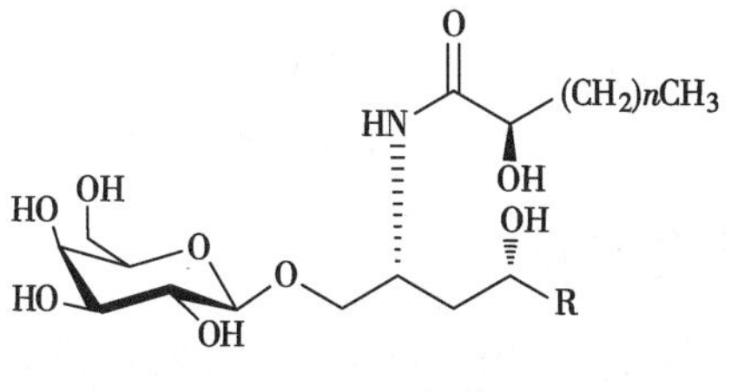

半乳糖脑苷

417

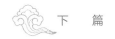

坡扣为天南星科千年健属植物大千年健的根茎。别名大黑麻芋、大黑附子。主要分布于云南省西双版纳傣族自治州等地区。坡扣根茎采用 95% 乙醇提取,提取物依次用石油醚、乙酸乙酯和正丁醇萃取,其乙酸乙酯萃取物经过硅胶柱、HPLC 等分离纯化,得到 5 个脑苷类化合物。

$$1. m=11 \qquad 2. m=13 \qquad 3. m=15 \qquad 4. m=17 \qquad 5. m=19$$

第四节　芪类化合物

一、概述

芪类化合物(stilbenes)是具有均二苯乙烯母核或其聚合物的一类物质的总称。该类化合物多存在于植物组织木质部的薄壁细胞中,当植物受到病菌感染、紫外线照射或化学污染等刺激时,在受刺激部位产生这种抗逆物质,属于植物的应激产物。它们具有多种生物活性,比如抗菌作用、降脂作用、保肝作用、扩张毛细血管改善微循环、扩张冠状血管及降压作用、抗变态反应、抑制血小板聚集作用和抗肿瘤作用。

芪类化合物母核

二、芪类化合物的结构与分类

从结构上,芪类化合物分为简单芪类和聚合芪类。

简单芪类的取代基主要是羟基和甲氧基,有部分芪类含异戊烯基或羧基。羟基及甲氧基的取代位置主要在 3 和 5 位。异戊烯基主要在 4 位而羧基在 2 位。

聚合芪类包括芪与芪的聚合,芪与黄烷醇缩合而成的鞣质以及苯并呋喃型芪。

三、理化性质

芪类化合物大多为无色或浅红色固体,个别为油状物。分子量一般在 200~400,熔点在 150~300℃。芪类化合物易溶于甲醇、丙酮、三氯甲烷、苯、乙酸,其苷易溶于水。芪类化合物在紫外灯下有很强的蓝色荧光,氨熏后荧光加强。该类化合物对光、热不稳定。

四、含芪类化合物中药实例

芪类化合物主要分布在种子植物中,如豆科、桑科、龙脑香科、葡萄科、松科、蓼科、桃金娘科、使君子科、肉豆蔻科、莎草科、唇形科、漆树科、商陆科、虎耳草科、百合科、壳斗科、桦木科、大戟科、马鞭草科、伞形科、柏科、杜鹃花科、禾木科、灵麻藤科等。

白藜芦醇(resveratrol)是一种芪类化合物,首次从毛叶藜芦的根中分离得到。白藜芦醇的纯品外观为白至淡黄色粉末,无味,难溶于水,易溶于乙醚、甲醇等有机溶剂,与氨水等碱性溶液可显红色,与三氯化铁 - 铁氰化钾可发生显色反应。

HO

OH

OH

白藜芦醇

天然的白藜芦醇有顺反两种结构,自然界中主要以反式构象存在,两种结构可以分别与葡萄糖结合,形成 *cis-* 和 *trans-* 白藜芦醇苷。在紫外光线照射下,*trans-* 白藜芦醇能够转化为顺式异构体。

天然白藜芦醇的主要来源植物是虎杖和葡萄。虎杖的根和根茎是提取天然白藜芦醇的主要部位,天然白藜芦醇主要以虎杖苷的形式存在于虎杖植物中。白藜芦醇在植物中的含量少,通过生物酶解的方法可以得到高含量的白藜芦醇。其中,虎杖鲜根中的白藜芦醇含量高于鲜茎,但鲜叶中几乎没有。白藜芦醇提取时常用溶剂有甲醇、乙醇、丙酮等,其中以60%~90% 乙醇水溶液进行回流提取最为常用。

白藜芦醇具有多种药理作用,包括抗肿瘤、抗氧化、抗自由基、抗炎、抗菌、抗病毒、保肝、保护心血管、保护神经系统等。其中,抗肿瘤作用最为引人关注。白藜芦醇抗肿瘤作用表现为对肿瘤的起始、促进和发展 3 个阶段均有抑制作用。其可能成为人类预防癌症的一种天然物质,可防治由环氧合酶及过氧化氢酶的催化物诱导产生的癌症。

第五节　聚炔类化合物

一、概述

聚炔类化合物(polyacetylenes)又称多炔类化合物,大多带有 2 个或更多的共轭三键。其大多数对热不稳定,有的甚至在蒸馏时可能发生爆炸。该类化合物有典型的光分解现象,其中有的即使在 -40℃暗藏,2 天内也会树脂化。但由于许多天然聚炔类化合物具有附加的醇、酮、酸、酯或苯、呋喃、吡喃、噻吩等官能团,使三键变得相对稳定。

二、聚炔类化合物的结构与分类

几乎所有的天然聚炔类化合物的碳链都不具支链,而且大部分有孤立的顺式双键,这一双键的存在形式若从末端甲基开始,就与油酸相似。普遍认为聚炔类化合物的形成始于脂肪酸中的油酸。聚炔类化合物的生物合成途径是油酸通过还阳参油酸这一中间体,再经过连续脱氢等变化,产生一系列聚炔类化合物。

三、聚炔类化合物的提取与分离

聚炔类化合物的提取一般宜于室温下用弱极性溶剂。由于在高等植物中,聚炔类化合物存在于树脂道或油管内,通常用石油醚和乙醚的混合物作浸出溶剂,即使是一些极性稍高

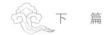

的也可以被提取，只有在处理真菌材料时才需要极性更高的溶剂。通常，提取物经层析(硅胶、氧化铝)来分离。由于该类化合物呈现结晶状态，即使在低温条件下，得率也不高。

四、含聚炔类化合物中药实例

被子植物中，聚炔类化合物主要分布在菊科、桔梗科、五加科、伞形科和海桐花科植物的组织中。在极少数植物中，该类化合物由于真菌侵害作为防御物而产生，如蚕豆酮酸、镰叶芹醇等。另一来源是真菌中担子菌纲的两个科：黑伞科和多孔菌科。但真菌所产生的聚炔类化合物与高等植物的产物有所不同，前者碳链中的碳原子数在8~14，后者则为14~18。

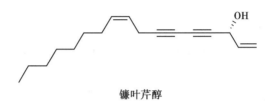

镰叶芹醇

镰叶芹醇(falcarinol)又名人参炔醇(panaxynol)，是聚炔类化合物的一种。1964年高桥三雄等首次从生晒参中分离得到一种聚炔类化合物单体，定名为镰叶芹醇，1966年确定其化学结构式:(9Z)-1,9-二烯-4,6二炔-十七碳-3-醇，分子量为244，并通过化学合成和光谱测定的方法进一步证实。该化合物主要分布在五加科、伞形科、菊科、桔梗科、海桐花科、木犀科、檀香科植物中，其中，生晒参、红参、鲜人参根中镰叶芹醇的含量约为0.031%、0.030%和0.006%。镰叶芹醇对光和热化学不稳定，具有抗癌、抗细菌、抗真菌和神经细胞保护等功能。

第六节 氨基酸、环肽、蛋白质和酶

一、氨基酸

(一) 概述

氨基酸(amino acid)是一类既含氨基又含羧基的化合物。有些氨基酸是组成蛋白质分子的单位，是人体必不可少而又不能自身合成的物质，故这些氨基酸被称为必需氨基酸。必需氨基酸有20种，均为α-氨基酸，存在于蛋白质水解物中，此类氨基酸大部分已被应用于医药等方面。如精氨酸、谷氨酸作肝昏迷抢救药；组氨酸用于治疗胃及十二指肠溃疡和肝炎等。

中药中含有的氨基酸，有些虽不是必需氨基酸，却有一些特殊的生物活性，这些非蛋白氨基酸称天然游离氨基酸。如中药使君子中的使君子氨酸(quisqualic acid)和鹧鸪茶中的海人草氨酸(kainic acid)，都是驱蛔虫的有效成分；南瓜子中的南瓜子氨酸(cucurbitine)具有抑制血吸虫幼虫生长发育的作用；天冬、玄参和棉根中均含有天门冬酸(asparagine)，具有止咳和平喘作用；三七中的三七素(dencichine)具有止血作用；半夏、天南星和蔓荆中的γ-氨基丁酸则有暂时降压的作用。因此，氨基酸的研究是中药有效成分研究不可忽视的内容之一。

使君子氨酸　　　海人草氨酸　　　南瓜子氨酸

三七素　　　　　天门冬素

（二）氨基酸的结构与分类

从结构上看，氨基酸是羧酸分子中羟基上的氢被氨基所取代的衍生物。根据氨基和羧基相对位置，即氨基处于羧基的邻位（α 位）、间位（β 位）和间隔二位（γ 位）等，将氨基酸分为 α- 氨基酸、β- 氨基酸、γ- 氨基酸等，其中以 α- 氨基酸占多数。

此外还可根据氨基酸分子中所含氨基和羧基的数目，分为中性氨基酸、酸性氨基酸和碱性氨基酸 3 类。中性氨基酸分子中的羧基和氨基数目相等；酸性氨基酸分子中羧基多于氨基；碱性氨基酸则碱基多于羧基。

（三）氨基酸的理化性质

1. 性状　氨基酸为无色结晶，具较高熔点。

2. 溶解性　多数氨基酸易溶于水，难溶于有机溶剂，如丙酮、乙醚、三氯甲烷等。

3. 成盐　氨基酸与强酸、强碱均能成盐，因而氨基酸既有碱性又有酸性，是一种两性化合物。同时，分子内氨基和羧基可相互作用生成内盐。

4. 等电点　在水溶液中，分子中的羧基和氨基可以分别像酸、碱一样离子化。当将氨基酸溶液调至某一特定 pH 时，氨基酸分子中羧基电离和氨基电离的趋势恰好相等，这时溶液的 pH 称该氨基酸的等电点。不同的氨基酸具有不同的等电点。在氨基酸的等电点时，分子以内盐的形式存在，因而其溶解度最小，可以沉淀析出。

（四）氨基酸的检识

供试液制备：取中药粗粉 1~2g，加水 10~20ml 温浸 1 小时，滤过，滤液供下述试验用。

1. 理化检识

（1）茚三酮（Ninhydrin）反应：取供试液 1ml，加 0.2% 茚三酮溶液 2~3 滴，摇匀，在沸水浴中加热 5 分钟，冷却后，如显蓝色或蓝紫色，表明含有氨基酸、多肽或蛋白质，此反应亦可作色谱检识，但有的氨基酸产生黄色斑点，并受氨气、麻黄碱、伯胺、仲胺等杂质的干扰而产生假阳性。

（2）Isatin 反应：取供试液滴于滤纸上，晾干，喷洒吲哚醌试液，加热 5 分钟，不同的氨基酸类型显示不同的颜色。

（3）与 Folin 试剂反应：取 1,2- 萘醌 -4- 磺酸钠 0.02g 溶于 5% 碳酸钠溶液 100ml 中，临用时现配。不同氨基酸显不同颜色。

（4）与亚硝酸反应：除亚氨基酸（脯氨酸、羟脯氨酸）外，α- 氨基酸中的氨基能与亚硝酸作用，放出氮气，生成 α- 羟基酸。

2. 色谱检识　常用硅胶薄层色谱检识。

展开剂：①正丁醇 - 乙酸 - 水（4：1：5，上层）；②三氯甲烷 - 甲醇 -17% 氨水（2：2：1）；

③96% 乙醇 -26% 氨水(77∶23);④酚 - 水(3∶1)。在检识氨基酸的色谱中,可用单向色谱法或双向色谱法,较好的双向展开系统是正丁醇 - 乙酸 - 水(3∶1∶1)与酚 - 水(3∶1)溶剂。

显色剂:①茚三酮试剂:喷后于 110℃加热,显紫色。如为脯氨酸、海人草氨酸则显黄色,氨也有反应,因此要注意氨气的干扰。②吲哚醌试剂:灵敏度不如茚三酮试剂。③1,2- 萘醌 -4- 磺酸试剂:喷后于室温干燥,不同的氨基酸显不同的颜色。

二、环肽

(一)概述

环肽(cyclopeptide)是指由酰胺键或肽键形成的一类环状肽类化合物。主要来源于植物、海洋生物和微生物等。已发现鼠李科、梧桐科、露兜树科、茜草科、荨麻科、卫矛科、菊科、唇形科、马鞭草科、紫金牛科、茄科、石竹科、番荔枝科等植物含有环肽类成分。环肽具有多方面生物活性,如从海洋被囊动物得到 didern B 肽类化合物具有抗肿瘤、抗病毒和免疫调节作用;从酸枣仁中分离得到具有安眠作用的 ziayphine 为环肽类化合物;从茜草中得到一系列 14 元环的茜草环肽具有抗肿瘤作用;从人工虫草菌丝体中分离得到具有抗癌(KB 细胞)作用和增强免疫活性的环肽。植物环肽的研究起步晚,其显著的生物活性以及结构的新颖性和多样性,已成为中药化学新的研究热点。

(二)环肽的结构与分类

目前得到的环肽类化合物根据其骨架可分为两大类 6 个类型,见下图。

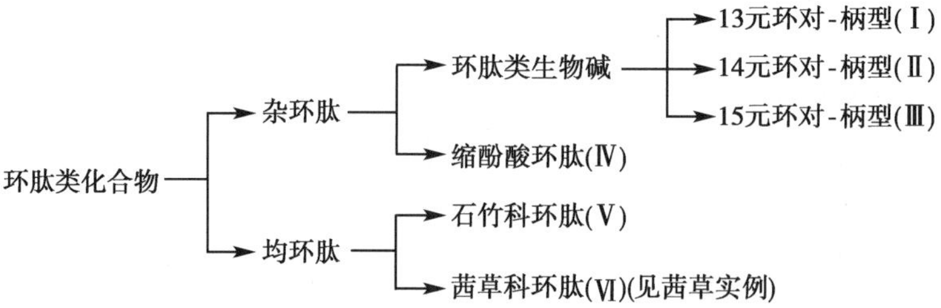

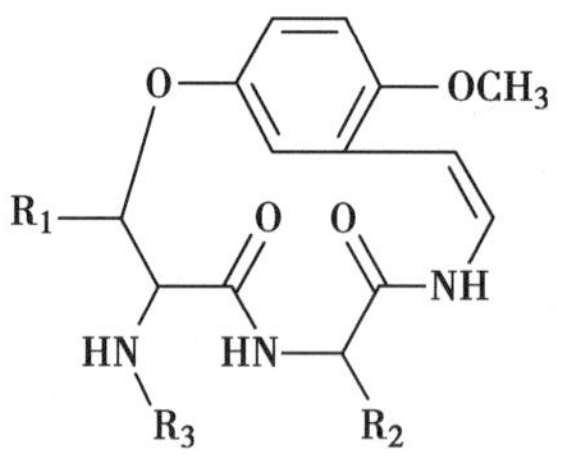

Ⅰ型

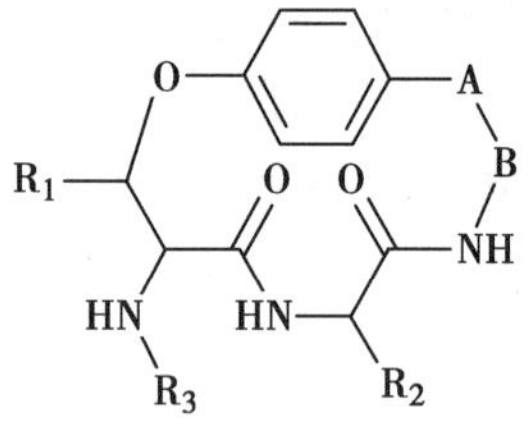

Ⅱ型

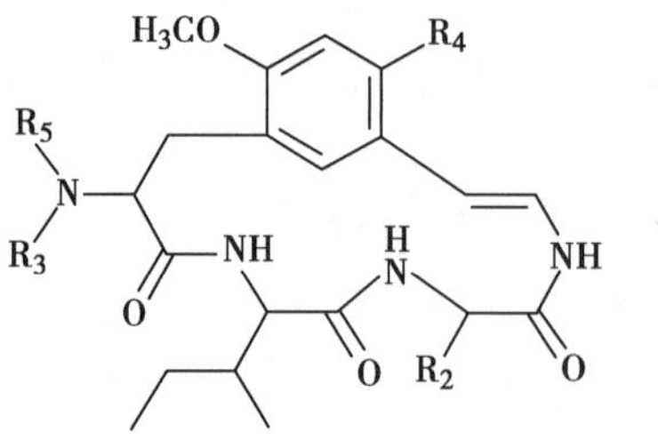

Ⅲ型

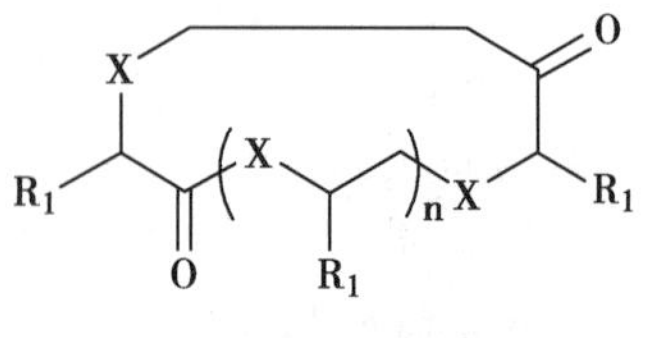

Ⅳ和Ⅴ型

A–B=–CH=CH–, CH(CO)CH_2–, –COCH_2–

R_1, R_2=芳基, 烷基 R_3=氨基酸残基部分

R_4=–H, –OCH_3 R_5=–H, –CH_3

Ⅳ X=N, NH, O

Ⅴ X=N, NH

茜草为茜草科植物茜草的干燥根及根茎,具有凉血、止血、祛痰、治疗痛经的功效。现代药理学研究发现,茜草水煎液有明显的止咳、祛痰、抑菌、抗乙酰胆碱以及升高外周血白细胞等作用。从茜草中分离得到的环己肽类由 6 个氨基酸组成,具有抗癌活性。

	R_1	R_2	R_3	R_4
RA-Ⅰ	H	CH_3	OH	H
RA-Ⅱ	CH_3	H	H	H
RA-Ⅲ	CH_3	CH_3	OH	H
RA-Ⅳ	CH_3	CH_3	H	OH
RA-Ⅴ	H	CH_3	H	H
RA-Ⅵ	CH_3	CH_3	H	H

(三)环肽的理化性质

1. 性状　环肽化合物一般易于结晶,熔点多高于 260℃,有旋光性。

2. 溶解性　环肽化合物易溶于水,可溶于甲醇、三氯甲烷等有机溶剂。

(四)环肽的检识

常用薄层色谱检识。吸附剂:硅胶 G 或硅胶 H;展开剂:三氯甲烷 - 甲醇(9∶1);显色剂:0.2% 茚三酮溶液。

三、蛋白质和酶

(一)概述

蛋白质(protein)和酶(enzyme)是生物体最基本的生命物质,凡是有生命的地方就有蛋白质和酶。蛋白质分子中的氨基酸残基由肽键连接,形成含多达几百个氨基酸残基的多肽链。酶是活性蛋白中最重要的一类。

近年陆续开发了与人体健康密切相关的不同活性的蛋白质,特别是酶类已在临床发挥了很大的作用,并蕴藏着巨大的潜力。例如天花粉蛋白(trichosanthin)具有引产作用和抗病毒作用,对艾滋病病毒也具有抑制作用;番木瓜中的蛋白质水解酶,称木瓜酶(papain),可驱除肠内寄生虫;超氧化物歧化酶(superoxide dismutase,SOD)可阻止脂质过氧化物生成,降低自由基对人体伤害,延缓机体衰老;地龙中提取的蚯蚓纤溶酶,不仅对血栓和纤维蛋白有显著溶解作用,而且可激活纤维溶酶原为纤溶酶(plasmin);麦芽中含有的淀粉酶(amylase)常用于食积不消;苦杏仁中的苦杏仁酶(emulsin),具有止咳平喘作用。

(二)蛋白质和酶的理化性质

1. 溶解性　多数蛋白质和酶溶于水,不溶于有机溶剂。蛋白质的溶解度受 pH 影响。

2. 分子量　蛋白质和酶的溶解具有亲水胶体特性,分子量多在 1 万以上,高的可达1 000 万左右,为高分子物质,不能透过半透膜,此性质可用于提纯蛋白质。

3. 两性和等电点　蛋白质分子两端有氨基和羧基,同氨基酸一样具有两性和等电点。

4. 盐析和变性　蛋白质和酶在水溶液中可被高浓度的硫酸铵或氯化钠溶液盐析而沉淀,此性质是可逆的。当蛋白质和酶被加热,或与酸、碱等作用时,则变性而失去活性,此反应不可逆。

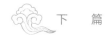

5. 水解　蛋白质在酸、碱、酶等作用下可逐步水解,最终产物为 α- 氨基酸。

6. 酶解　酶具有很高的催化活性及专属性。如麦芽糖酶(maltase)只能水解 α- 苷键,而对 β- 苷键无作用。

7. 沉淀反应

(1) 与酸作用:蛋白质与鞣质、三氯乙酸、苦味酸、硅钨酸等反应产生不溶解物质。

(2) 与金属盐作用:蛋白质与多种金属盐如氯化高汞、硫酸铜等反应产生沉淀。

8. 颜色反应

(1) Biuret 反应:蛋白质在碱性溶液中与硫酸铜溶液反应,产生红色或紫红色。

(2) Dansyl 反应:分子中末端氨基在碳酸氢钠溶液中与 1- 二甲氨基萘 -5- 磺酰氯反应生成相应的磺酰胺衍生物,显黄色荧光,浓度在 0.1~0.001μmol/L 时也能被检出。

(三) 蛋白质和酶的检识

1. 理化检识

(1) 加热沉淀试验:取供试液 1ml,加热煮沸,如产生混浊或沉淀,可能含有蛋白质。或直接加入 5% 硫酸铵溶液 1ml,若产生沉淀,亦表明可能含有蛋白质。

(2) Solway purple 反应:将供试液点在纸片上,滴加酸性蒽醌紫试剂,如呈紫色,表示含蛋白质,而氨基酸、多肽皆不显色。

(3) Biuret 反应:取供试液 1ml,加 40% 氢氧化钠溶液 2 滴,摇匀,滴加 1% 硫酸铜溶液 1~2 滴,摇匀,如显紫色,表示含多肽或蛋白质。

2. 色谱检识薄层吸附剂:硅胶 G;展开剂:三氯甲烷 - 甲醇(或丙酮)(9∶1);显色剂:2% 茚三酮溶液。

第七节　矿　物　质

一、概述

矿物质是以无机成分为主的一类天然化合物,是中药化学研究的另一个主要方面。长期以来,对中药有效成分的研究,偏重于有机物,忽视了无机物。而无机物的研究包括矿物药及植物药中的无机元素。

二、矿物药

(一) 矿物药主要成分

利用矿物、岩石治疗疾病,在我国有悠久历史。明代李时珍《本草纲目》中记载的矿物药已有 355 种,如朱砂、铅丹、赭石、铜青、砒石、石膏、滑石、卤碱等,分别以汞、铅、铁、铜、砷、钙、硅、镁等为主要成分。常见矿物药的主成分和功效见表 18-1。

表 18-1　矿物药的主成分及功效简介

品名	主成分	功效
石膏	$CaSO_4 \cdot 2H_2O$	清热泻火,除烦止渴
白矾	$KAl(SO_4)_2 \cdot 12H_2O$	解毒杀虫,燥湿止痒,祛除风痰,止血止泻
雄黄	As_2S_2	解毒杀虫,燥湿祛痰,截疟
赭石	$Fe_2O_3 \cdot 3H_2O$	平肝潜阳,降逆止血

续表

品名	主成分	功效
朱砂	HgS	清心镇惊,安神解毒
紫石英	CaF_2	镇心安神,温肺,暖宫
磁石	Fe_3O_4	平肝潜阳,聪耳明目,镇惊安神,纳气平喘
炉甘石	$ZnCO_3$	解毒明目退翳,收湿止痒敛疮
滑石	$Mg_3(Si_4O_{10})(OH)_2$	利尿通淋,清热解暑,祛湿敛疮
自然铜	FeS_2	散瘀,接骨,止痛
芒硝	$Na_2SO_4 \cdot 10H_2O$	泻热通便,润燥软坚,清火消肿
玄明粉	Na_2SO_4	泻热通便,润燥软坚,清火消肿
硫黄	矿物硫族自然硫	外用解毒杀虫疗疮,内服补火助阳通便
赤石脂	$Al_4(Si_4O_{10})(OH)_8 \cdot 4H_2O$	涩肠,止血,生肌敛疮
钟乳石	$CaCO_3$	温肺,助阳,平喘,制酸,通乳
花蕊石	Ca 和 Mg 的碳酸盐	涩肠止泻,收敛止血
禹余粮	$Fe_2O_3 \cdot 3H_2O$	涩肠止泻,收敛止血
金礞石	K、Mg、Al 和硅酸	坠痰下气,平肝镇惊
青礞石	Mg、Al、Fe 和硅酸	坠痰下气,平肝镇惊

(二) 矿物药的检测

某些常用的矿物药按国际惯例严禁入药,如朱砂、雄黄为含汞、含砷的毒物,密陀僧为含铅化合物,砒石为剧毒的三氧化二砷。如何解决这一矛盾,除临床慎用外,《中华人民共和国药典》规定了相应的定性鉴别和含量测定方法,如铁盐检查法、重金属盐检查法、砷盐检查法等。此外,对矿物药中所含微量元素可用原子吸收光谱法等进行检测。

石膏系硫酸盐矿物硬石膏族石膏,主成分为含水硫酸钙($CaSO_4 \cdot 2H_2O$),生用清热泻火,除烦止渴,用于外感热病,高热烦渴等。煅石膏收湿,生肌,敛疮,止血;外治溃疡不敛,湿疹瘙痒。药理实验证明,单味石膏即可退热,但有研究认为这与硫酸钙无关,而与所含微量元素有关。近年研究发现,在感染高热时,应用铁、铜含量较高的石膏等清热降火药,将通过内源性白细胞递质(LEM)的作用,加速铁、锌流入肝细胞内和导致铜蓝蛋白复合物及急性期反应蛋白合成的加速,从而增强机体防御能力和杀伤微生物的能力。按《中华人民共和国药典》规定,石膏中含水硫酸钙的含量不得少于95%,重金属含量小于百万分之十,砷盐含量小于百万分之二;烧之,火焰为淡红黄色,能熔成白色磁状小球。烧至120℃时失去部分结晶水即成白色粉末状或块状的煅石膏。

三、无机元素

中药中的无机元素的研究起始于 20 世纪 80 年代。30 多年来的实验研究和临床试验证明,无机元素尤其是微量元素是中药的基本成分之一,也是中药有效成分的重要组成部分。微量元素对生命体比维生素更为重要,因为生命体不能制造必需的微量元素,只能从外界摄取。因此,缺乏微量元素,会导致机体平衡破坏,甚至引起疾病。目前认为生命活动所必需的微量元素有 15 种:铁、铜、锌、锰、钼、钴、铬、硒、钒、镍、锶、锡、硅、碘和氟等。人体失去铁,血液就会丧失输氧功能,生命就不能维持;恶性贫血症与钴缺乏有关;钼、锰、铬、硒元素的不足,是导致癌瘤或心血管病的因素之一;氟和锶的缺乏是造成龋齿和骨质疏松症的重要原因。随着研究的不断深入,微量元素将会越来越显示出其重要性。不仅如此,研究还表明中药的药性,如四气、五味、归经及中药的功效与无机元素的含量也有着特定的相关性,因此中药治疗疾病的物质基础与中药中的无机元素有着紧密的联系。主要无机元素及其功能,见表18-2。

表18-2　主要无机元素及其功能

元素	符号	功能
钠	Na	细胞外的阳离子 Na^+
镁	Mg	酶的激活,叶绿素构成,骨骼的成分
硅*	Si	在骨骼、软骨形成的初期阶段所必需
磷	P	含在 ATP 等之中,为生物合成与能量代谢所必需
硫	S	蛋白质的成分,组成 Fe-S 蛋白质
氯	Cl	细胞外的阴离子 Cl^-
钾	K	细胞外阳离子 K^+
钙	Ca	骨骼、牙齿的主要成分,神经传递和肌肉收缩所必需
钒*	V	促进牙齿的矿化
铬*	Cr	促进葡萄糖的利用,与胰岛素的作用机制有关
锰*	Mn	酶的激活、光合作用中,光解所必需
铁*	Fe	最主要的过渡金属,组成血红蛋白、细胞色素、Fe-S 蛋白等
钴*	Co	红细胞形成所必需的维生素 B_{12} 的组分
镍*	Ni	酶的激活及蛋白组分,膜构造与功能
铜*	Cu	铜蛋白的组分,铁的吸收和利用
锌*	Zn	许多酶的活性中心,胰岛素组分
硒*	Se	与肝功能、肌肉代谢有关
钼*	Mo	黄素氧化酶、醛氧化酶、固氮酶等所必需
碘*	I	甲状腺素的成分

注:有 * 号的为微量元素。

第八节　其他类化合物的制备与鉴定

一、其他类化合物的制备原理

(一)脂肪酸的提取与分离

1. 提取

(1) 有机溶剂提取法:常用乙醚、石油醚及环己烷等亲脂性有机溶剂进行提取,回收溶剂即得粗脂肪酸。

(2) 超临界流体萃取法:通常在压力为 0.1~5kPa,温度 30~45℃的条件下提取总脂肪酸。

2. 分离

(1) 蒸馏法:实际工作中可分为减压分馏和分子蒸馏两类方法。通过控制温度及真空度,即减压降低沸点,减少热变性等手段达到分离纯化的目的,常和尿素结晶法配合使用。

(2) 丙酮冷冻法:碳链长度及饱和程度不同的脂肪酸,在过冷的丙酮溶剂中溶解度不同,借此达到分离的目的。将脂肪酸混合物加到预先冷至 −25℃以下的丙酮中,搅拌,滤过,除去结晶,浓缩后,即得含有较高浓度的 EPA 及 DHA。

(3)脂肪酸盐结晶法:将脂肪酸混合物经氢氧化钠醇溶液皂化为脂肪酸盐,冷却,使饱和及单不饱和脂肪酸盐析出,滤液酸化提取,得高浓度的多不饱和脂肪酸。此法适用于工业生产。

(4)尿素结晶法:是一种经典的提纯多不饱和脂肪酸的方法。尿素能与脂肪族化合物形成加合物,形成加合物的能力与脂肪酸的饱和程度有关,不饱和程度愈低,愈易形成加合物。利用这一原理可将多不饱和脂肪酸与饱和脂肪酸、单不饱和脂肪酸分离。将脂肪酸混合物与尿素的醇溶液混合,保温搅拌,冷却,滤过,得较高浓度的 EPA 和 DHA。

(二)氨基酸的提取分离

从药材中提取氨基酸,可以将药材粗粉用水浸渍,滤液减压浓缩后,加入 2 倍量乙醇,使多糖和蛋白质等沉淀除去,上清液浓缩后通过强酸型阳离子交换树脂,用稀氨水洗脱,收集对茚三酮试剂呈阳性反应的部分,可以得到总氨基酸。也可以用 70% 乙醇浸渍或渗漉,回收乙醇后再通过强酸型阳离子交换树脂进行分离。得到的总氨基酸可以用色谱法进一步分离纯化,如溶剂结晶法、成盐法和电泳法等。

(三)蛋白质和酶的提取分离

蛋白质和酶可以用水浸渍提取,浓缩后加入等量的乙醇或者丙酮,让蛋白质和酶沉淀析出。然后用离心机分出沉淀,以水溶解,采用分级沉淀法、层析法、凝胶过滤法、透析法和电泳法等进行纯化,效果较好。但是由于蛋白质和酶较不稳定,所有的操作应该尽量在较低温度下迅速进行。

二、其他类化合物的制备与鉴定实例

天花粉中蛋白质类成分

天花粉为葫芦科植物栝楼(*Trichosanthes kirilowii* Maxim.)或双边栝楼(*T.rosthornii* Harms)的干燥根。性凉,味甘、苦、酸,具有生津、止渴、降火、润燥、排脓、消肿之功效。天花粉主要含有天花粉蛋白、多种氨基酸、多糖及皂苷类成分。天花粉蛋白可用于中期妊娠引产和治疗恶性葡萄胎、绒癌。利用乙醇沉淀法可以分离天花粉蛋白,提取分离流程见图 18-1。

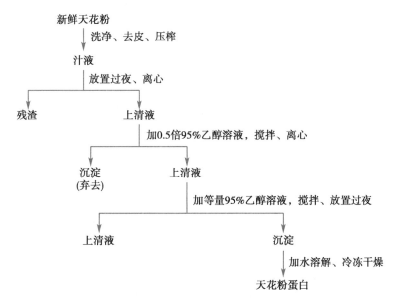

图 18-1 天花粉蛋白的制备

笔记栏

学习小结

1. 学习内容

- 其他成分
  - 脂肪酸、有机含硫化合物、脑苷类、芪类、聚炔类、氨基酸、环肽、蛋白质
    - 概述
    - 分类
    - 理化性质和检识方法
    - 代表性中药
  - 矿物质：概述、常见矿物药

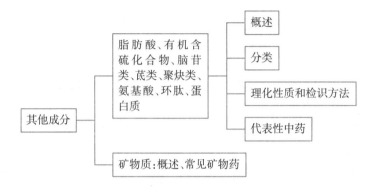

2. 学习方法　学习其他类化合物，重点掌握脂肪酸、有机含硫化合物、脑苷类、芪类、聚炔类、氨基酸、环肽、蛋白质和酶的概念、理化性质、检识方法，了解矿物药的概况。

（董　玉）

扫一扫，测一测

复习思考题

1. 为什么亚油酸和α-亚麻酸被称为人体必需脂肪酸？
2. 简述总蛋白质的一般提取方法及注意事项。
3. 氨基酸常用的检识反应有哪些？

◇◇◇ 主要参考书目 ◇◇◇

1. 郭力,康文艺.中药化学[M].2版.北京:中国医药科技出版社,2018.
2. 匡海学.中药化学[M].3版.北京:中国中医药出版社,2017.
3. 彭国平.中药制药化学[M].北京:中国中医药出版社,2016.
4. 保罗·M.戴维克.药用天然产物的生物合成[M].娄红祥,主译.北京:化学工业出版社,2008.
5. 季宇彬.中药多糖的化学与药理[M].北京:人民卫生出版社,2005.
6. 梁光义.中药化学[M].北京:中医古籍出版社,2005.
7. 裴月湖,娄红祥.天然药物化学[M].7版.北京:人民卫生出版社,2016.
8. 石任兵,邱峰.中药化学[M].2版.北京:人民卫生出版社,2016.
9. 刘斌.中药代谢化学[M].北京:北京科学技术出版社,2017.
10. 王广基.药物代谢动力学[M].北京:化学工业出版社,2005.
11. 刘斌.中药成分体内代谢与分析研究[M].北京:中国中医药出版社,2011.
12. 杨秀伟.中药成分的吸收、分布、代谢、排泄、毒性与药效(上、下册)[M].北京:中国医药科技出版社,2006.
13. 王喜军.中药血清药物化学[M].北京:科学出版社,2010.
14. 盛龙生,苏焕华,郭丹滨.色谱质谱联用技术[M].北京:化学工业出版社,2006.
15. 刘昌孝,张铁军.中药质量标志物理论与实践[M].北京:科学出版社,2019.
16. 肖崇厚.中药化学[M].上海:上海科学技术出版社,1987.

复习思考题
答案要点

模拟试卷及
参考答案